国家卫生和计划生育委员会"十二五"规划教材
全国高等医药教材建设研究会"十二五"规划教材
全国高等学校临床药学专业第二轮规划教材
供临床药学专业用

药 物 化 学

第2版

主　编　宫　平

副主编　孟繁浩　余　瑜

编　者　(以姓氏笔画为序)

马玉卓（广东药学院）

王　钦（泸州医学院）

齐庆蓉（四川大学华西药学院）

余　瑜（重庆医科大学）

张　倩（复旦大学药学院）

陈莉敏（福建医科大学）

陈毅平（广西中医药大学）

孟繁浩（中国医科大学）

赵春深（贵州大学药学院）

赵桂森（山东大学药学院）

宫　平（沈阳药科大学）

韩维娜（哈尔滨医科大学）

甄宇红（大连医科大学）

翟　鑫（沈阳药科大学）

人民卫生出版社

图书在版编目（CIP）数据

药物化学 / 宫平主编. —2 版. —北京：人民卫生出版社，
2014

ISBN 978-7-117-19209-5

Ⅰ. ①药…　Ⅱ. ①宫…　Ⅲ. ①药物化学－高等学校－
教材　Ⅳ. ①R914

中国版本图书馆 CIP 数据核字（2014）第 152130 号

| 人卫社官网 | www.pmph.com | 出版物查询，在线购书 |
| 人卫医学网 | www.ipmph.com | 医学考试辅导，医学数据库服务，医学教育资源，大众健康资讯 |

药 物 化 学
第 2 版

主　　编：宫　平
出版发行：人民卫生出版社（中继线 010-59780011）
地　　址：北京市朝阳区潘家园南里 19 号
邮　　编：100021
E - mail：pmph @ pmph.com
购书热线：010-59787592　010-59787584　010-65264830
印　　刷：北京虎彩文化传播有限公司
经　　销：新华书店
开　　本：787 × 1092　1/16　印张：39
字　　数：949 千字
版　　次：2007 年 8 月第 1 版　2014 年 9 月第 2 版
　　　　　2022 年 6 月第 2 版第 5 次印刷（总第 6 次印刷）
标准书号：ISBN 978-7-117-19209-5/R・19210
定　　价：68.00 元
打击盗版举报电话：010-59787491　E-mail：WQ @ pmph.com
（凡属印装质量问题请与本社市场营销中心联系退换）

出 版 说 明

随着医药卫生体制改革不断深化，临床药学快速发展，教育教学理念、人才培养模式等正在发生着深刻的变化。为使教材建设跟上教学改革发展步伐，更好地满足当前临床药学专业的教学需求，在广泛调研的基础上，全国高等医药教材建设研究会、人民卫生出版社于2013年5月全面启动了全国高等学校临床药学专业第二轮规划教材的论证、修订与出版工作。

全国高等学校临床药学专业第二轮规划教材充分借鉴国际临床药学教育教学的发展模式，积极吸取近年来全国高等学校临床药学专业取得的教学成果，进一步完善临床药学专业教材体系和教材内容，紧密结合临床药学实践经验，形成了本轮教材的编写特色，具体如下：

（一）切合培养目标需求，突出临床药学专业特色

本套教材作为普通高等学校临床药学专业规划教材，既要确保学生掌握基本理论、基本知识和基本技能，满足本科教学的基本要求，同时又要突出专业特色，紧紧围绕临床药学专业培养目标，以药学、医学及相关社会科学知识为基础，充分整合医药学知识，实现临床知识与药学知识的有机融合，创建具有鲜明临床药学专业特色的教材体系，更好地服务于我国临床药学课程体系，以培养能够正确开展合理用药及药物治疗评估、从事临床药学及相关工作、融药学与医学为一体的综合性和应用型临床药学人才。

（二）注重理论联系实践，实现学校教育与药学临床实践有机衔接

本套教材强调理论联系实践，基础联系临床，特别注重对学生临床药学实践技能的培养。尤其是专业核心课程的编写，如本轮新编的教材《临床药物治疗学各论》，由内、外、妇、儿等临床课程与药物治疗学课程内容整合而成，将临床知识与药物治疗学知识有机融合，同时与国家卫生和计划生育委员会临床药师培训基地的专科要求紧密对接，充分吸收临床药师继续教育工作的宝贵经验，实现学校教育与药学临床实践的有机衔接，为学生在毕业后接受继续教育和规范化培训奠定良好基础。

（三）引入案例与问题的编写形式，强化理论知识与药学临床实践的联系

本套教材特别强调对药学临床实践案例的运用，使教材编写更贴近药学临床实践，将理论知识与岗位实践有机结合。在编写形式上，既有实际案例或问题导入相关知识点的介绍，使得理论知识的介绍不再是空泛的、抽象的阐述，更具针对性、实践性；也有在介绍理论知识后用典型案例进行实证，使学生对于理论内容的理解不再停留在凭空想象，而是源于实践。案例或问题的引入不仅仅是从编写形式上丰富教材的内容，更重要的是进一步加强临床药学教材理论与实践的有机融合。

（四）优化编写团队，搭建院校师资携手临床专家的编写平台

临床药学专业本科教育课程，尤其是专业核心课程的讲授，多采用学校教师与临床一线专家联合授课的形式。因此，本套教材在编写队伍的组建上，不但从全国各高等学校遴选了具有丰富教学经验的一线优秀教师作为编写的骨干力量，同时还吸纳了一大批来自医院的具有丰富实践经验的临床药师和医师参与教材的编写和审定，保障了一线工作岗位上实践技能和实际案例作为教材的内容，确保教材内容贴近临床药学实践。

（五）探索教材数字化转型，适应教学改革与发展需求

本套教材为更好地满足广大师生对教学内容数字化的需求，积极探索教材数字化转型，部分教材配套有网络在线增值服务。网络在线增值服务采用文本、演示文稿、图片、视频等多种形式，收录了无法在教材中体现的授课讲解、拓展知识、实际案例、自测习题、实验实训、操作视频等内容，为广大师生更加便捷、高效的教学提供更加丰富的资源。

本轮规划教材主要涵盖了临床药学专业的核心课程，修订和新编主干教材共计15种（详见全国高等学校临床药学专业第二轮规划教材目录）。其中，《临床药物化学》更名为《药物化学》，内科学基础、外科学总论等临床课程不再单独编写教材，而是将相应内容整合到临床药物治疗学中，按照《临床药物治疗学总论》、《临床药物治疗学各论》进行编写。全套教材将于2014年7月起，由人民卫生出版社陆续出版发行。临床药学专业其他教材与医学、药学类专业教材共用。

本套教材的编写，得到了第二届全国高等学校临床药学专业教材评审委员会专家的热心指导和全国各有关院校与企事业单位骨干教师和一线专家的大力支持和积极参与，在此对有关单位和个人表示衷心的感谢！更期待通过各校的教学使用获得更多的宝贵意见，以便及时更正和修订完善。

全国高等医药教材建设研究会

人民卫生出版社

2014年6月

目　　录

序号	教材名称	主编	单位
1	基础化学（第2版）★	李铁福	沈阳药科大学
		张乐华	哈尔滨医科大学
2	临床药学导论（第2版）★	蒋学华	四川大学华西药学院
3	临床药学英语（第2版）	朱　珠	北京协和医院
3-1	临床药学英语学习辅导	朱　珠	北京协和医院
		张进华	福建医科大学附属协和医院
4	诊断学（第2版）★	李学奇	哈尔滨医科大学附属第四医院
5	药物化学（第2版）★	宫　平	沈阳药科大学
6	药剂学（第2版）	王建新	复旦大学药学院
		杨　帆	广东药学院
7	药物经济学	孙利华	沈阳药科大学
8	药物信息学★	赵荣生	北京大学第三医院
9	中医中药学基础	王　秋	中国药科大学
10	生物药剂学	高　申	第二军医大学
		程　刚	沈阳药科大学
11	临床药物代谢动力学（第2版）	刘克辛	大连医科大学
12	临床药理学（第2版）	魏敏杰	中国医科大学
		杜智敏	哈尔滨医科大学
13	药学服务与沟通技能	闫素英	首都医科大学宣武医院
14	临床药物治疗学总论★	李　俊	安徽医科大学
15	临床药物治疗学各论（上、下册）★	张幸国	浙江大学医学院附属第一医院
		胡丽娜	重庆医科大学附属第二医院

说明：本轮规划教材除表中所列修订、新编教材外，还包括了与临床医学、药学专业共用的教材，其中与临床医学专业共用的教材有《病理学》、《病理生理学》、《医学遗传学》、《医学伦理学》；与药学专业共用的教

材有《高等数学》、《物理学》、《有机化学》、《分析化学》、《生物化学》、《药学分子生物学》、《微生物与免疫学》、《人体解剖生理学》、《药理学》、《药事管理学》、《药物毒理学》、《药物分析》。

*为教材有网络增值服务。

胡　欣　北京医院
徐群为　南京医科大学
高　申　第二军医大学
梅　丹　北京协和医院
崔一民　北京大学第一医院
韩　英　第四军医大学附属西京医院
甄健存　北京积水潭医院
蔡卫民　复旦大学药学院
魏敏杰　中国医科大学

前　言

　　《药物化学》（第 2 版）在上版教材《临床药物化学》的基础上，通过调整、更新相关内容进一步修订完善。本教材在修订过程中充分考虑到临床药学专业人才培养的目标与需求，同时参考新版执业药师药物化学考试的相关要求，从临床用药的实际出发，在内容上兼顾医药两方面内容，努力成为供临床药学专业本科教学使用的专门教材，也可作为执业药师考试、硕士生入学考试、临床药师培养、临床医务人员培训的参考用书。

　　第 2 版教材秉承了第 1 版的特色，贯彻以合理用药为主线，临床重点药物为中心，以化学为基础，向临床药学专业学生介绍必须掌握的药物基本知识及药物化学基本原理，包括临床重点药物的化学结构、中英文名称、理化性质、作用机制、体内代谢途径、构效关系、临床用途、毒副作用及药物间相互作用。教材内容上注重现有药物的化学和药学性质，减少药物合成和新药设计的相关内容，旨在为临床药学专业的学生从事临床药学研究奠定药物化学基础，为合理用药提供药物化学支持，为更好地进行药学服务提供药物化学理论指导。

　　第 2 版教材从编写体例、结构框架上进行了调整和改变。在上版教材的基础上，每一章增加了学习要求、案例分析、知识链接、思考题四部分内容，从而为学生提供综合应用、深入讨论和解决临床药学实际问题的引导性素材，培养学生理论与实际相结合的能力，以更加有利于临床药学专业、临床药师或医务人员的学习和参考。

　　与第 1 版比较，本教材增加了一些章节，如第五章第三节（抗阿尔茨海默病药）、第十七章第四节（分子靶向抗肿瘤药）及第十九章（骨质疏松治疗药物）等相关内容。同时，删除了第 1 版中第十六章（药物的相互作用）的内容，将第十一章至第十五章的相关内容调整梳理，精炼为本教材的第二章（药物的结构、性质与生物活性）和第三章（药物代谢），并作为总论部分。

　　教材在编写过程中得到国内 13 所高校长期从事药物化学教学和科研的教师的大力支持。教材共二十一章，由宫平担任主编，孟繁浩、余瑜担任副主编，具体分工是：宫平编写第一、七和第二十章，翟鑫编写第二章并兼任编委会秘书，孟繁浩编写第三、十四章，陈毅平编写第四、五章，马玉卓编写第六、二十一章，张倩编写第八、十二章，王钦编写第九章，余瑜编写第十章，赵春深编写第十一、十九章，甄宇红编写第十三、十五章，陈莉敏、韩维娜编写第十六章，赵桂森编写第十七章，齐庆蓉编写第十八章。宫平、翟鑫负责全书的统稿工作。

　　本书作为临床药学专业本科教材，建议理论课教学时数为 48～64 学时，各校可根据各自教学实际情况对内容进行取舍。有关临床合理用药的药物化学相关文献极少，给本教材的编写带来困难。尽管各位编者在编写过程中付出了极大的努力和艰辛，但限于编者的学识和教学经验有限，加之时间短促，教材中难免存在缺点、不足甚至疏漏之处，恳请广大读者提出宝贵意见，使之更臻完善。

编　者

2014 年 5 月

目　录

第一章　绪　论

学习要求

1. 掌握药物化学的定义、主要研究内容和药物的命名。
2. 熟悉药物化学的发展历程及重要药物的历史地位。
3. 了解新药研发的趋势及新药开发方法。

药物化学（medicinal chemistry）是建立在化学学科的基础上，关于药物的发现、发展和确证，并在分子水平上研究药物作用方式和作用机制的一门学科。

药物化学以化学药物为研究对象，研究药物的发现、分子间的相互作用及所引起的生物效应。研究内容主要包括以下几方面：一是新药的设计与发现，包括基于潜在药物作用靶点或参考内源性配基，利用现代信息学和计算机技术，设计新的药物分子，或者通过各种途径寻找先导化合物，设计出活性高、毒副作用低的活性化合物；二是研究药物的制备原理、合成工艺及稳定性，实现药物的大规模生产；三是研究药物的理化性质、杂质来源等，为制定质量标准和剂型设计提供依据，四是研究化学药物与生物体相互作用的方式及其在生物体内吸收、分布和代谢的规律及代谢产物；五是研究化学药物的构效关系、构代关系和构毒关系。药物化学的总目标是创制新药和有效地利用或改进现有药物，因此，药物分子的设计和合成是药物化学的核心内容。

知识链接

药物的定义与分类

药物是指用于预防、治疗、诊断疾病，或者为了调节人体功能，并规定有明确的适应证、用法、用量以及禁忌证的特殊化学物质。

药物的分类方法很多：①根据来源和性质，可分为天然药物、化学药物和生物药；②根据药物的用途，可分为预防药物、治疗药物和诊断药物；③根据给药方式不同，可分为口服药、注射药和外用药；④根据药物作用于人体的部位，可分为消化系统药物、内分泌系统药物等；⑤根据药理作用不同，可分为镇痛药物、麻醉药物等；⑥根据化学结构不同，可分为甾体激素类药物、磺胺类药物等。

药物化学是连接化学与生命科学并使其融合为一体的交叉学科，是药学领域的带头学科。化学是构建与表征药物分子的主要手段，而生物学可改变并丰富药物化学的内容。药物化学与有机化学属同源学科，有机化学的结构理论、反应机制、合成方法是药物化学进行化合物分子构建、药物合成及机制研究的化学基础；物理化学、结构化学和计算化学为表征药物化学结构、理化性质和进行分子设计提供了重要手段；分子药理学、分子生物学及基因组学、蛋白质组学对揭示生命本质、明确药物作用靶点、设计新药提供了生物学基础；药理学、毒理学和药物代谢动力学提供了进行药效学研究的实验模型、安全性评价的实验方法及体内的药动学参数；计算机科学与信息科学为开展计算机辅助药物设计等新药研究提供了重要的技术手段。总之，药物化学的研究工作是多学科配合、沟通和协调的一项重要工作。

第一节　药物化学的发展历程

一、天然药物原始发现时期

案例分析

案例：1806 年，德国化学家 Friedrich Wilhelm Adam Sertürner 在研究鸦片如何诱发睡眠时，从中分离出吗啡。1817 年，通过重结晶法得到纯品；1826 年，默克公司将吗啡作为药物生产。但其化学结构在超过一个世纪的时间里仍然是一个谜，直到 1925 年，英国化学家 Robert Robinson 才确定了吗啡的结构。1952 年实现了吗啡全合成。此后，化学家们通过结构改造和构效关系的研究，开发了一系列结构简单、疗效更好的吗啡类似物。吗啡的发现有什么重要意义？

分析：吗啡是从天然植物鸦片中提取分离出的有效成分，未作任何化学修饰而直接用于疾病的治疗，说明天然植物中所含的化学成分是产生治疗作用的物质基础，它的发现标志着一个新学科——药物化学的诞生，为现代药物化学的发展建立了良好的开端。随后一批生物碱被分离出来。

人类使用药物源于天然产物，数千年前人类就使用动植物来治疗疾病。吗啡的发现拉开了药物化学研究的帷幕，此后发现了大量的生物碱。如 1817 年得到依米丁（emetine，吐根碱）和兴奋神经系统的士的宁（strychnine，番木鳖碱），1820 年从金鸡纳树皮中分离出抗疟药奎宁（quinine）。其后，又有马钱子碱（brucine，1817 年）、胡椒碱（piperine，1819 年）、咖啡因（caffeine，1819 年）、秋水仙碱（colchicine，1820 年）、毒芹碱（coniine，1826 年）、可待因（codeine，1832 年）、阿托品（atropine，1833 年）和罂粟碱（papaverine，1848 年）等用于多种疾病的治疗。

19 世纪中期以后，煤化工、石油蒸馏技术的发明使化学药品的研究得到了迅猛发展，有机化学的诞生对化学药品工业的发展更是起到了推波助澜的作用。一些经药理测试具有生物活性的有机化合物被用于临床，如三氯甲烷和乙醚作为全身麻醉药，水合氯醛和乌拉坦作为镇静催眠药、锥虫肿胺治疗梅毒等，这促进了制药工业的发展。19 世纪末到 20 世纪初期，人们开始大量地合成和制备一些简单的化学药物，如水杨酸、阿司匹林、苯佐卡因、安替比林和非那西丁等，并且进行大规模的工业生产。

这一时期的化学原理和理论也形成了雏形。1868 年，Brown 和 Fraser 第一次提出了化学结构和生物活性有联系；1908 年，Ehrlich 提出了化学治疗的概念；1878 年，Langley 率先提出了受体的概念，奠定了化学治疗的理论基础；1919 年，Langmuir 相继提出电子等排的概念。人们在了解药物分子中必要结构的过程中，开始探索药物的药效团、作用机制和构效关系。由于受当时科学水平的限制，其研究还只是依据孤立的零星的实验结果，未能从分子的整体结构进行分析，显然是过于简单化了。

案例分析

案例：自古以来人们就知道柳树枝的水提取液有解热作用，后来发现是水杨酸产生的活性。由于水杨酸对胃黏膜的刺激作用而不能直接应用，化学家由此萌发出结构修饰的思路，即用简单的酯化反应将水杨酸改造成水杨酸乙酯，由此得到阿司匹林（aspirin），于 1899 年作为解热镇痛药上市，使用百年不衰。随着对药物靶点的深入研究，发现阿司匹林还可抑制环加氧酶-2（COX-2）而发挥抗血栓作用，使这一老药散发出更大的光芒。这个经典案例有什么重要意义？

分析：阿司匹林是人类历史上第一个用化学方法对天然化合物进行改造而得到的药物。它的成功上市，标志着药物化学的研究开始由天然产物提取分离转入人工半合成品的研究。现代药物化学从此得到了迅速的发展。此外，阿司匹林也是老药新用的典范，同时也是前药的范例。

二、合成药物近代发展时期

20 世纪初期至 50 年代，有机化学和生理学得到较大的发展，促进人们在药物化学的研究中逐步总结出了一些基本的原理，如同系原理、电子等排原理和拼合原理等，为药物的创制提供了有力手段。同时涌现出了大量的多种药物，如麻醉药、镇静药、镇痛药等，成为合成药物研发的黄金时期。

案例分析

案例：1932 年，德国药物学家 Domagk 发现一种红色的染料百浪多息（prontosil），将它注射入被链球菌感染的小鼠体内可杀死链球菌，后来发现它对人感染同样有效。在当时细菌感染无药可用的年代，百浪多息的发现成为一个惊人的突破，拯救了无数患者的生命。1939 年，Domagk 因此而获得诺贝尔医学与生理学奖。研究发现，百浪多息在体外无活性，在体内的酶解作用下生成对氨基苯磺酰胺（简称磺胺）而发挥作用，由此合成了大量的磺胺类抗菌药。磺胺的发现有何重大意义？

分析：磺胺是百浪多息的代谢产物，其结构和细菌生长所需的对氨基苯甲酸相似，可竞争性抑制细菌生长的酶而发挥抗菌作用，磺胺的发现建立了"代谢拮抗"学说，开辟了化学治疗的新纪元。在此基础上，发展了一些具有新适应证的磺胺类药物，如磺胺类降血糖药、磺胺类利尿药等。

微生物学的发展进一步推动了药物化学的发展。1928 年，英国细菌学家 Alexander Fleming 在实验中偶然发现了人类第一个抗生素——青霉素。它的发现开辟了抗生素药物的新纪元，在治疗学上带来了一次革命。数十年来，青霉素拯救了无数肺炎、脑膜炎、脓肿、败血症患者的生命，其医用价值至今仍不可估量。青霉素的出现促使人们开始从真菌和微生物中分离和寻找其他抗生素，同时开展了半合成抗生素的研究。随着四环素、链霉素、氯霉素、红霉素等抗生素的相继问世,特别是链霉素的发现,使当时认为是不治之症的结核病得以攻克,是药物化学对人类的重要贡献之一。

20世纪50年代以后,细胞和分子生物学研究取得重要成果,许多药物的作用机制和代谢被逐步阐明,促使人们改变了过去单纯从化学结构寻找药效团的方法,而是进一步基于生理生化过程来寻找新药。蛋白质化学和酶动力学的发展,促进了以受体、酶、离子通道和核酸等为靶标的一系列新型药物的研发。

20世纪60年代,受体及受体亚型的发现促进了受体激动剂和拮抗剂的发展,寻找作用于某一亚型的高选择性药物成为新药研发的方向。70年代,随着对酶的结构(特别是三维结构)、功能和活性部位的深入研究,以酶为靶点进行的酶抑制剂研究取得了较大进展,例如抗溃疡的 H^+, K^+-ATP 酶抑制剂、降血脂的羟甲戊二酰辅酶 A(HMG-CoA)抑制剂等均有新品上市。与此同时,自从具有较好的抗高血压作用的钙通道阻滞药硝苯地平于1979年上市以来,以钙通道为靶点的药物得到迅速发展,发现了一批的"地平"类钙拮抗药,为高血压的治疗提供了有效药物。此外,对钠、钾和氯通道的研究,为开发心脑血管疾病治疗药物开辟了新途径。

20世纪80年代,诺氟沙星用于临床后,掀起了喹诺酮类药物的研究热潮,氧氟沙星、环丙沙星、洛美沙星等相继上市。喹诺酮类药物的问世成为合成抗菌药发展史上的里程碑。

随着生命科学研究的深入,人们逐渐认识到人体内存在的微量生物活性物质对调节体内功能和维持生命具有非常重要的作用。20世纪30年代,内源性活性物质的研究取得了进展,如利用性器官和孕妇尿作为原料提取制得甾体激素;50年代,发现皮质激素具有广泛的抗炎、免疫抑制作用;60年代,发现甾体口服避孕药;80年代后期,人们发现 NO 在体内的重要作用,在此基础上开展了对 NO 供体和 NO 合酶抑制剂的研究。

20世纪40年代,第一个抗肿瘤药物盐酸氮芥问世,拉开了抗肿瘤药物研发的帷幕,并逐步发展成为目前开发规模最大、投资最多的热点研发领域,取得了突破性进展。生物烷化剂开始了肿瘤化疗的历程,抗肿瘤抗生素、含金属的抗肿瘤药物、天然有效成分如紫杉醇等的上市,为肿瘤的治疗提供了具有不同作用机制的有效药物。*BCR-ABL* 酪氨酸激酶抑制剂伊马替尼成功治疗慢性粒细胞白血病,确立了肿瘤分子靶向治疗的新时代。

在药物化学得到空前发展的时代,"反应停事件"成为新药研究与开发史上最为沉痛的教训,给人留下了深刻的反思。

案例分析

案例: 1956年,德国发明了镇静药沙利度胺(thalidomide),商品名反应停,主要治疗妊娠呕吐反应,临床疗效明显,迅速流行于欧洲、北美等17个国家。但好景不长,1960年左右,上述国家突然发现许多酷似"海豹"的畸形新生患儿,还伴有心脏和消化道畸形、多发性神经炎等症状,全世界超过1万人。这称为"反应停事件"。"海豹肢畸形"是什么原因导致的?该悲剧使人们从中吸取了哪些深刻的教训?有何新意义?

分析: "海豹肢畸形"是由于患儿的母亲在妊娠期间服用沙利度胺消旋体所引起。沙利度胺的两个对映体都有镇静作用,但 *S*-(−)-异构体的二酰亚胺可进行酶促水解反应生成邻苯二甲酰谷氨酸,可渗入胎盘并干扰胎儿叶酸的生成,造成畸胎;而 *R*-(+)-异构体并不致畸。若仅用 *R*-(+)-异构体治疗孕吐,就可避免产生畸胎的惨祸。

"反应停事件"是一次惨痛的教训,它促使各国政府在制定药事管理条例时规定,在上市前必须进行"三致(致畸、致癌、致突变)"药理实验。

沙利度胺虽然以反面的角色被载入史册,但它促进了手性药物及手性药理学的发展。此外,它被新发现对麻风病有治疗作用,在老药新用的事例中又增加了新的内容。

三、现代药物分子设计时期

为了提高新药创制的成功率,减少盲目性,杜绝"反应停事件"的悲剧,需要在科学合理的基础上开展新药创制,这就是药物分子设计。

定量构效关系(quantitative structure-activity relationships,QSAR)方法的建立成为现代药物分子设计时期划时代的发展,通过将化合物的结构信息、理化参数与生物活性进行分析计算,建立合理的数学模型,研究构 - 效之间的量变规律,为药物设计、先导化合物的结构优化和结构改造提供理论依据和指导。1964 年,Hansch 和 Fujita 用 Hansch 方程将化合物的活性与物理化学参数相关联;Free 和 Wilson 提出的 Free-Wilson 加合模型将活性与隐含在不同结构特征的基团参数相关联,以上模型可测得化合物的二维定量构效关系(2D-QSAR),考察整体动物的药效和药代的综合行为。结合该方法,研究开发了新一代的以诺氟沙星为代表的含氟喹诺酮类抗菌药物。

计算机技术的渗透、生命科学的发展,促进了对蛋白质三维结构的预测和生物功能的研究,为探索构效关系提供了理论依据和先进手段,并在此基础发展起来了三维定量构效关系(3D-QSAR),促进了计算机辅助药物设计发展(computer aided drug design,CADD),使药物设计更加趋于合理化。20 世纪 80 年代以后,组合化学(combinatorial chemistry)技术使同一时间内合成大量不同结构顺序或不同取代基及取代位置的化合物成为可能。组合化学结合高通量筛选(high throughput screening,HTS)技术,可进行大范围、快速、高效的活性筛选,加快了新药设计和发现速度。化学数据库的建立促进了化学信息学的发展,化学信息学与计算机辅助药物设计的结合运用,大大提高了先导化合物分子寻找的成功率,在药物化学的研究中占有重要的地位。

随着人类基因组、蛋白质组和生物芯片等研究的深入,大量与疾病相关的基因被发现,给新药的设计提供了更多的靶点分子。以靶点为核心的药物设计加速了药物分子的设计与发现过程,针对靶点的结构特点进行"量体裁衣"式的设计,增强了药物的靶向性,降低了药物的毒副作用,例如基于结构的药物设计(structure-based drug design,SBDD)、基于机制的药物设计(mechanism-based drug design,MBDD)、基于靶点的药物设计(target-based drug design,TBDD)等方法。同时,基于片段的药物设计(fragment-based drug design,FBDD)方法可以在受体结构的指导下有效探测更多的化学空间,从而设计得到结构更具新颖性与多样性的药物分子,已成为除传统的虚拟筛选技术之外又一种被广泛认可的、能够切实可行的用于先导化合物识别与发现的药物设计手段。

21 世纪是生命科学发展的重要时期,新药的设计和研究,由单纯的化学方法向以生物学为导向、化学和分子生物学相结合的方向发展。药物化学将成为名副其实的高科技系统工程,将化学、物理学、医学、生命科学、信息学等多个学科的新理论、技术和手段引入药物化学研究中,给药物化学的发展带来更多新的机遇和挑战。

第二节　新药研发的未来趋势与方法

一、新药研发的未来热点趋势

20世纪下半叶以来，生命科学和生物技术的发展日新月异，人类基因组计划的完成以及后续功能基因组、结构基因组和蛋白质组计划的实施，深刻地改变了药物研究开发的思路和策略，形成了新药研究的新模式——从基因功能到药物。近年新发展的系统生物学概念为发现多基因和病毒感染等复杂疾病的治疗药物提供了新的思路和方向；网络生物学、网络药理学等新理论的发现，推动了新药筛选从单一的"靶点驱动"向"信号通路驱动"和"网络调控驱动"转变。筛选技术上由高通量筛选（high throughput screening, HTS）向高内涵筛选（high content screening, HCS）等新技术转变，结构生物学、计算机和信息科学（生物信息学和化学信息学）等新兴学科越来越多地参与到新药的发现和前期研究中，为创新药物的研究与开发带来了新策略、新方法。

人类基因图谱的绘制、对人体分子信号通路及蛋白质结构的不断了解、计算机建模、分子成像等先进技术为新药研发带来了革新动力。亚洲、欧洲人群非小细胞肺癌患者对吉非替尼的不同反应及疗效，使个性化治疗成为趋势；肿瘤基因组学和肿瘤分子标志的发展使个性化治疗转变为现实，后"重磅炸弹药物"时代即个体化治疗时代即将来临。

个体化治疗（personalized medicines）是指根据患者对某特定疾病的易感性和对相应治疗药物的不同响应，将患者分为不同的患病亚群，然后结合患者自身特点给予相应的治疗。个体化治疗对新药的研发提出了新的要求，有针对性的个体化药物将适应新的全球研发环境，成为未来新药研发的热点趋势。基因组学、蛋白质组学、代谢组学及表观基因组学在个体化诊断试剂和治疗药物研发不断应用，从而改变着新药创制和医疗保健的发展方向。

分子诊断技术是个体化治疗药物研发和临床应用的基础，主要表现为以下几方面：①使药物从治疗向预防转变；②选择最优疗法，避免反复改变疗法；③避免药物不良反应，将药品安全融入药品的研发和使用过程，使药品安全从监测向预测、预防及未来对药品毒性的主动管理转变；④提高研发效率；⑤提高患者用药依从性，尤其对哮喘和糖尿病等因服药依从性差而病情加重的慢性疾病来说意义尤为重大；⑥改善患者生活质量；⑦控制医疗成本。虽然个体化药物的开发和使用还面临着诸多实际问题，但这一改变必将到来，毋庸置疑，分子诊断技术将会在未来几十年发挥重要作用，当然并非以一门独立的学科发展，而是与未来新药研发过程紧密相连。

二、现代新药研发的方法

新药开发是一项极其困难且具有很高科学内涵的工作，既需要有创新思维，又要通过扎实的实验室研究实践及临床试验，也要投入大量人力、财力及耗费许多的时间，并且要承受失败的风险。统计表明，一个新药上市，需要经过万级化合物筛选，耗时10～12年及花费10亿美元左右的经费。因而，是否能创制出一个"重磅炸弹"式的新药（年销售额在5亿～10亿美元以上）是衡量一个国家医药研究水平的重要标志。

自1950年以来，全球已有1200多种新药和疫苗成功上市，近年来制药工业的研发投入不断上升，平均每年超过1200亿美元。2007年至2011年，全球共有149个新化学实体上市，与10年前的196个相比减少了近四分之一。一方面，这与越来越多的研发集中于难度更大、不确定性更强、预期市场竞争较少的具有新治疗靶标或尚未开发的新作用机制的药物有关；另一方面，这是由于临床试验越来越复杂，产品审批要求日益严格，大量重磅炸弹级药物专利陆续到期，世界各国对医疗成本的控制政策，政府资助危机等，使得新药研发过程面临着前所未有的挑战。因此，研发效率降低，新产品上市的总数减少，成本不断攀升。为缓解新药研发本身繁重的程序，解决研发高成本、低效率等问题，如今的医药研发模式更多地体现出其合作性及迭代性，由众多利益相关方，包括大学、非盈利研究机构、中小型企业，甚至存在竞争关系的大型研发企业之间，构建起一个新药研发的"生态系统"，各部分分工合作，加速研发进程，研制更多挽救患者生命的创新药物。

新药开发是药学研究者的任务，它需要凝集医学、生物学、药学、计算机科学及工程学等多门学科集成完成。但是必需提出的是，临床药师在新药研究中的作用是绝对不能忽略的。因为一个全新的药物上市，一定是在已有药物基础上的延续及提高，从量变到质变的过程。临床药师是在第一线直接为患者使用药物，因而他们最深入及细致地了解药物在使用过程中的疗效、毒副作用、代谢、患者接受程度等现象，他们也最能评价和提出已上市药物存在的问题及临床所需要的新药的一些思路，从而为深入开展创新药物研发指明方向。

创新药物的研究常常是药物化学工作者们首先启动，因而，也应该从药物化学学科的角度，对已有治疗药物的化学结构类型、构效关系、理化特性、作用靶点、药效及毒副作用、药物代谢进行综合评价，以便勾划出创新药物的轮廓，使以后的研究工作目标更加明确。在掌握了上述信息并做好准备工作的基础上，可按下列的程序进行新药研究与开发（图1-1）。

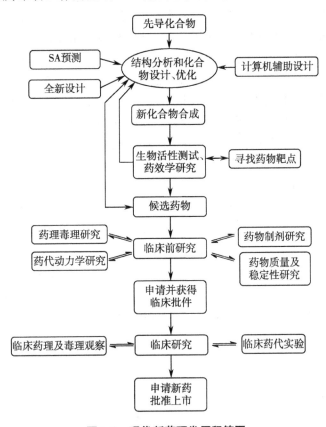

图1-1 现代新药研发历程简图

由于药物的多样性及疾病复杂性,新药研究是一个复杂过程,涉及许多学科的工作,而实施时常常是交叉进行的,不能以一个通行程序来代表一切。这个新药研究过程简图只是一种概念性的简介。

第三节 药物的命名

药物一般有 3 个名称,即化学名称、通用名称和商品名称。

化学名称是药物最准确的系统名称,英文化学名是国际通用的名称,是最准确的名称,它符合由国际纯粹化学和应用化学联合会(IUPAC)制定的命名规则,但一般非常冗长。现在多以美国化学文摘(chemical abstracts service, CAS)为依据,对药物认定其基本母核,其他部分均可看成是取代基团。中文化学名的命名原则可参考科学出版社《英汉化学化工辞典》。例如,H_1 受体拮抗剂盐酸苯海拉明(diphenhydramine hydrochloride,抗过敏药)的英文化学名为 2-diphenylmethoxy-N, N-dimethylethanamine hydrochloride,中文化学名称为 N, N-二甲基 -2-(二苯基甲氧基)乙胺盐酸盐。

通用名称也称为国际非专利药品名称(international non-proprietary names for pharmaceutical substance, INN),是世界卫生组织(World Health Organization, WHO)推荐使用的名称。一个药物只有一个通用名称,不受专利和行政保护,是所有文献、资料、教材以及药品说明书中标明的有效成分的名称,也是药典中使用的名称。中华人民共和国卫生和计划生育委员会药典委员会编写的《中国药品通用名称》是中国药品通用名称(chinese approved drug names, CADN)命名的依据,基本是以 INN 为依据,结合我国具体情况而制定的。中文名尽量和英文名相对应,可采取音译、意译或两者相结合,以音译为主。对于结构简单的药物,其通用名称和化学名称可一致,例如,对乙酰氨基酚、异烟肼等。INN 中对同一类药物常采用同一词干,CADN 对这种词干规定了相应的中文译文,例如,β- 内酰胺类抗生素以头孢(cef-)为词干,镇静催眠药以西泮(-azepam)为词干,局麻药以卡因(-caine)为词干,ACE 抑制剂以普利(-pril)为词干,质子泵抑制剂以拉唑(-prazole)为词干等,这种命名方法极为普遍,给医生或药学工作者记忆及使用带来了方便。

药品作为特殊商品,可以和商标一样注册商品名称。商品名称只能由该药品的注册者使用,可申请专利保护,代表着制药企业的形象和产品声誉。因此,含有相同药物活性成分的药品在不同的国家、生产企业可以用不同的商品名称销售。按照中国新药评审的要求,对商品名称有一些要求,如商品名称不能暗示药品的作用和用途,应高雅、规范、简易顺口等。

以抗高血压药物卡托普利(captopril)为例,说明药物的命名方法。通用名称为卡托普利;INN 名称为 captopril;中文化学名称为 1-(3- 巯基 -2-D- 甲基 -1- 氧丙基)-L- 脯氨酸;英文化学名称为 1-(3-mercapto-2-D-methyl-1-oxopropyl)-L-proline;商品名称为开博通、开富林等。

卡托普利(captopril)

思考题

1. 药物化学研究的主要内容有哪些？
2. "反应停"事情是药物发展史上最沉痛的教训，它带给人们的反思是什么？
3. 药物的名称有几种？试举例说明。
4. 为什么说青霉素的发现开辟了抗生素药物的新纪元？

（宫 平）

第二章 药物的结构、性质与生物活性

 学习要求

1. 掌握药物立体结构对生物活性的影响，手性药物的活性特点；先导化合物、生物电子等排、前药的概念，前药设计的方法及作用；化学结构修饰的方法及作用。

2. 熟悉药物的化学结构对活性的影响，包括药效团、药动团、电荷分布、立体因素及药物与受体的相互作用；理化性质包括溶解度、分配系数、解离度、晶型等因素对活性的影响及特点；药物结构与毒性的关系；软药、硬药、孪药的概念；先导化合物的发现途径。

3. 了解组合化学、反义寡核苷酸及计算机辅助药物设计。

药物的结构决定了药物的理化性质，药物的理化性质及药物与受体的相互作用共同影响着药物的生物活性。药物给药后经吸收、分布、代谢、排泄到达作用部位产生药理作用，药物的结构对每一个过程都会产生重要的影响。

第一节 药物的化学结构与活性的关系

药物的化学结构与生物活性（包括药理和毒理作用）间的关系，称为构效关系（structure-activity relationships，SARs）。构效关系阐明了药物的化学结构和理化性质的改变对活性强度变化的影响规律，可推测药物与受体的作用方式，总结各官能团的不同生物效应，并区分药物分子中的药效团、药动团及毒性基团，为通过改变药物结构来设计、合成有效的新化合物提供了重要的借鉴。

一、药效团、药动团和毒性基团

（一）药效团

具有相同药理作用的药物，其化学结构中的相同部分称为药效团（pharmacophore），它是与受体结合产生药效的药物分子在空间分布的最基本的结构特征。广义的药效团是指药物与受体结合时，在三维空间上具有相同的疏水性、电性、立体性质和相似的构象。受体与药物的结合在本质上是与药效团的结合。药物作用的特异性越高，药效团越复杂。一些典型药物的药效团见表2-1。

（二）药动团

药物结构中决定药物的药代动力学性质且参与体内吸收、分布、代谢和排泄过程的基团称为药动团（kinetophore）。药动团可以看作是药效团的载体。许多体外筛选出的活性分子，往往因首过效应或降解被代谢，表现出生物利用度不高，靶点浓度低等缺点，使疗效降低。为了改善分子的药代动力学性质,需要对其进行化学结构修饰。

表 2-1 一些典型药物的药效团

类别	药效团	类别	药效团
催眠镇静药物	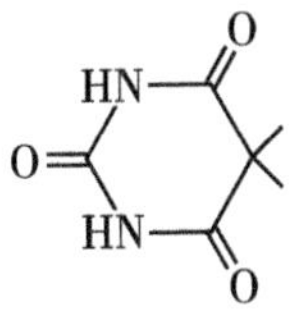	拟肾上腺素类药物	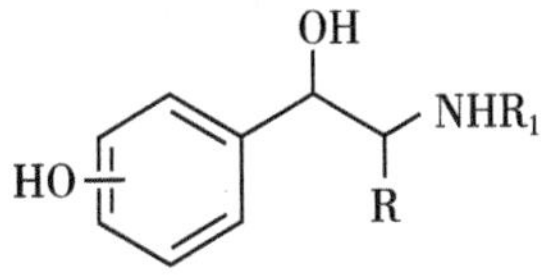
局部麻醉药物	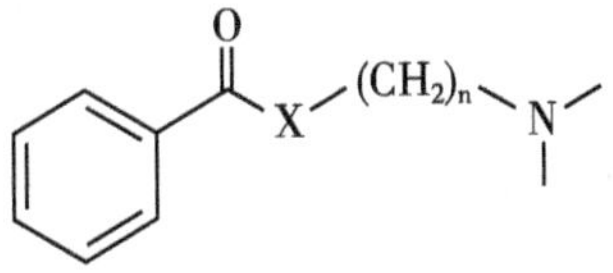	磺酰脲类降血糖药	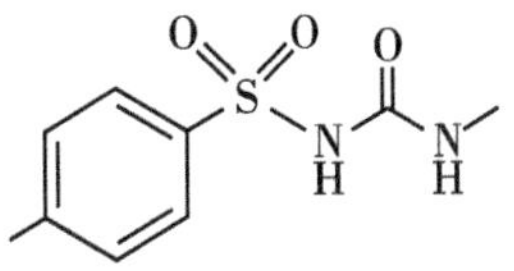
磺胺类抗菌药物	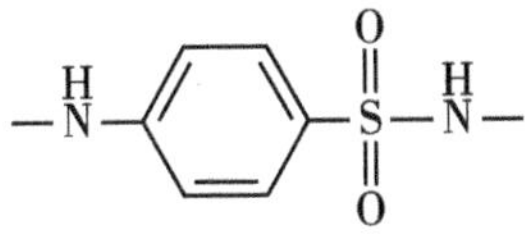	β - 内酰胺类抗生素	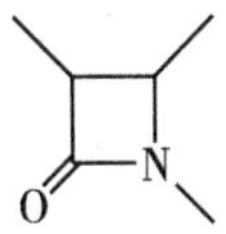
β受体拮抗剂	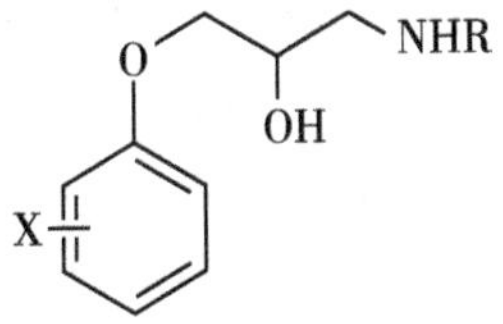	H$_2$ 受体拮抗剂	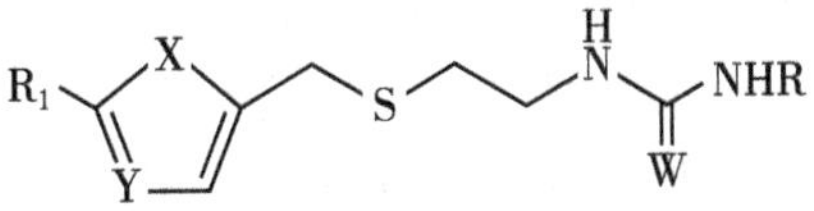
二氢吡啶类钙拮抗药	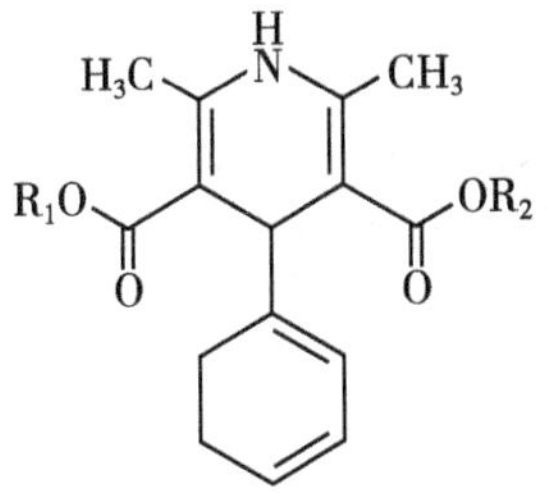	喹诺酮类抗菌药物	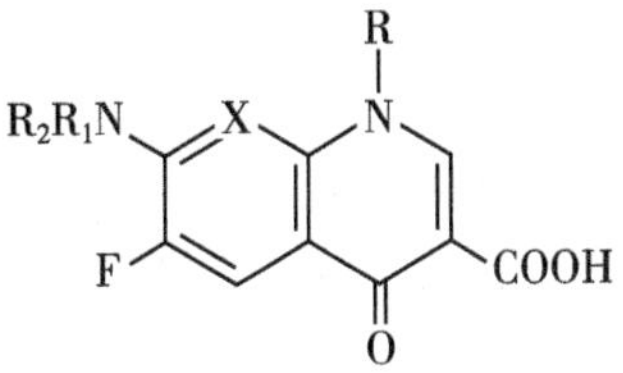
HMG-CoA 还原酶抑制剂	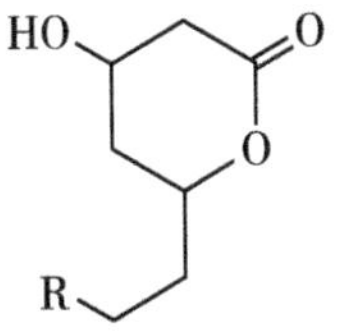	芳烷酸类抗炎药物	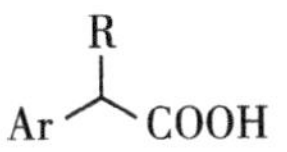

例如,肝细胞中含有胆酸转运系统,对胆酸有较强的亲和力,将药物与胆酸耦联后,即具有了以肝细胞为靶向的特征。如将抗肿瘤药物卡铂(carboplatin)通过烷基链和胆酸结合得到抗肿瘤新药 ChAPt,胆酸作为药动团使药物聚集在肝胆部位,比传统的铂类药物作用更强。又如,药物分子中连接磷酸基团,有助于向细胞内转运。如磷霉素(fosfomycin)是强效的抗菌药。其中环氧基是活性的药效团,膦酸基为转运到细胞内的药动团。

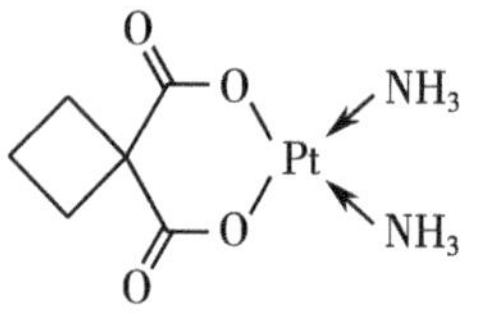

卡铂（carboplatin） 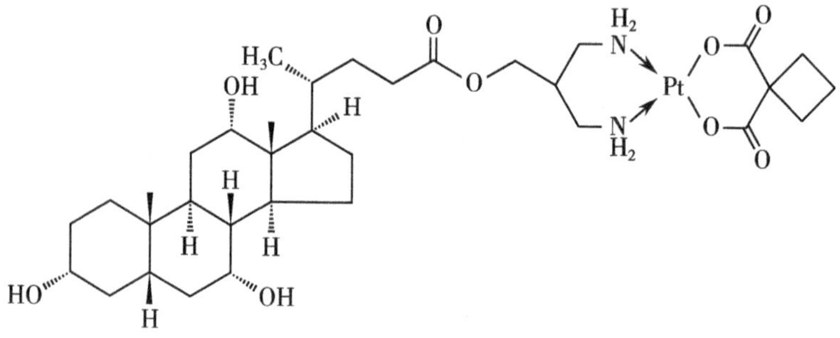　　　　　　　　　　　　ChAPt

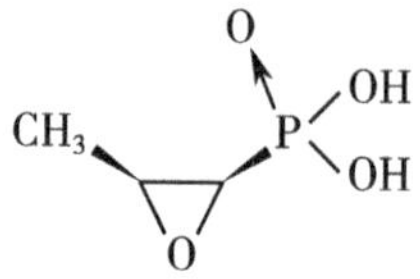

磷霉素（fosfomycin）

（三）毒性基团

在病原体（微生物）或抗肿瘤化学治疗药物中，有相当一部分药效团具有毒性，即为毒性基团（toxicophore）。毒性基团一般有亲电性，在体内与核酸、蛋白质或其他重要成分中的亲核基团发生反应，使发生不可逆的损伤，表现为毒性、致癌性或致突变性。毒性的出现可能是毒性基团通过烷化或氧化反应与生物靶点相互作用的结果，体内一些基本转化方式也有可能产生毒性基团。例如，对乙酰氨基酚（paracetamol）在高剂量给药时，在 CYP450 的 2E1 酶氧化作用下，产生代谢物 N- 乙酰基亚胺醌（NAPQI），很容易和谷胱甘肽或蛋白质的巯基反应产生肝毒性。

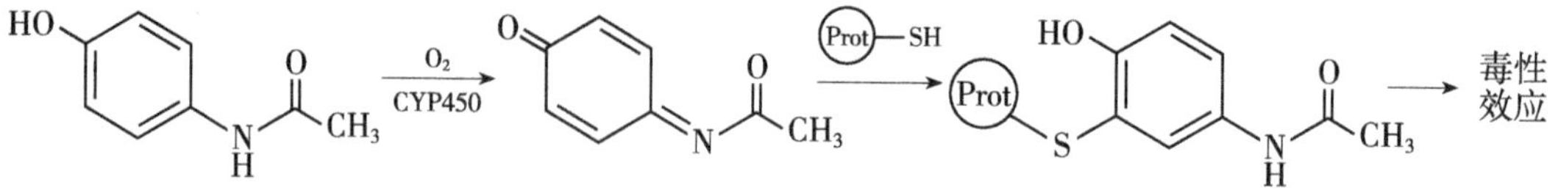

对乙酰氨基酚　　　　　　　　　 N–乙酰亚胺醌　　　　　　　　芳基化蛋白质
（paracetamol）　　　　　　　　　（NAPQI）

作用于组织、器官（除肿瘤外）的药物应避免含有毒性基团。部分基团及其生物活化机制见表 2-2。

表 2-2　毒性基团及其生物活化机制

毒性基团	生物活化机制
呋喃、吡咯环	氧化物
硝基、亚硝基化合物	形成离子基团、血红素结合
偶氮化合物	氮烯离子、异构化正碳离子
氮芥、磺酸酯	吖丙啶离子
亚硝基胺	碳正离子、DNA 烃化
多卤素化合物	形成基团、亚碳化合物
乙烯	环氧化、破坏血色素

二、取代基对活性的影响

药效团是药物与受体作用的基本要素,但每种取代基对药物性质也有影响。如氢原子被烷基、卤素、羟基、硝基、羧基等基团取代后,可使整个分子性质发生变化,从而影响药物的药效,改变作用强度和时间,有时还会使药理活性发生重大变化。

取代基对生物活性的影响程度取决于它的化学反应性能和空间排布,为了呈现最佳的生物活性,基团的化学反应要适度。如果基团太活泼,则极易与靶点反应而表现出毒性作用;若缺少功能基或杂原子基团,则难以同受体作用,使生物活性减弱或无作用。

(一)烷基

烷基为供电子的疏水基团,随着碳原子数目的增加,其疏水性及体积增大,但给电子能力几乎不变。因此,当化合物与受体间以疏水键结合或立体作用为主时,引入烷基可增强与受体的亲和力。在药物设计中,为了增加药物亲脂性或延长作用时间,引入苯基或烷基是首选方法。烷基的引入可产生多种效应:①可以提高化合物的脂溶性,增加脂水分配系数($\log P$),一般每增加一个碳原子可使 $\log P$ 变为原来的 2~4 倍;②会降低分子的解离度,进而影响生物活性,例如,磺胺嘧啶的磺酰氨基有较大的解离度,但磺胺甲嘧啶和磺胺二甲嘧啶由于甲基的供电效应及立体效应,阻碍了分子间氢键和偶极 - 偶极相互作用,使解离度降低,成为长效磺胺;③体积较大的烷基因立体位阻,可增加药物对代谢的稳定性。

(二)卤素

卤素为电负性大于碳的疏水性原子,并具有吸电子的诱导效应,其疏水性及体积均随原子序数的增加而增大(氟原子例外)。卤素的引入可增加分子的脂溶性,还会改变分子的电子分布,从而增强与受体的电性结合,使生物活性发生变化。例如,抗肿瘤药物氟尿嘧啶(fluorouracil)由于体积与尿嘧啶几乎相等,加之 C—F 键特别稳定,在代谢过程中不易分解,是胸腺嘧啶合成酶抑制剂。

CF_3 基团的体积与氯原子相当,当与氯原子结合的部位反应性较高时,可用 CF_3 取代氯原子。溴和碘原子易引起急性过敏反应或致毒作用,应用较少,但治疗甲状腺素缺失的疾病和放射性防护剂中常引入碘原子。

(三)羟基与巯基

引入羟基可增加药物分子的水溶性,是与受体发生氢键结合的必需基团。脂肪链上引入的羟基会使毒性下降,但一般活性也下降。例如,山莨菪碱(anisodamine)在 C-6 位上比阿托品(atropine)多一个羟基,脂溶性降低,其中枢副作用也随之减弱。而芳环的羟基由于共轭效应成为供电基,有利于与受体结合,使活性增强,但一般毒性也相应增加。

巯基可与重金属络合,作为药效团或用于治疗重金属中毒。例如,卡托普利(captopril)的巯基可与血管紧张素转化酶(ACE)的锌离子络合,是发挥酶抑制作用的关键药效团。二巯丙醇(dimercaprol)的巯基可与重金属形成稳定的络合物,用于治疗金、汞及含砷化合物的中毒。

二巯基丙醇　　　　　　　　　　　　硫醇盐复合物
（dimercaprol）　　　　　　　　　（mercaptide complex）

（四）醚基、硫醚基、亚砜和砜

醚相当于将烷烃的亚甲基用氧或硫原子取代而生成的化合物。醚中的氧（硫）原子可形成氢键而有亲水性，烃基有亲脂性，故醚类化合物能定向排列于脂水两相之间，易于通过生物膜，有利于药物的转运。例如，吗啡（morphine）的镇痛作用强而镇咳作用弱，若将酚羟基醚化成 OCH₃ 得到可待因（codeine），其镇痛作用为吗啡的 1/7，为镇咳药物。

硫的极性大于碳而小于氧，故硫醚呈弱吸电性。硫醚易被氧化成亚砜或砜，砜为对称结构，分子极性减小而脂溶性增大；亚砜为较稳定的棱锥形结构，硫氧键使其极性增大，水溶性亦增大。硫醚、亚砜及砜同受体结合的能力及作用强度不同。例如，抗溃疡药奥美拉唑（omeprazole）的亚砜基是重要的药效团，还原成硫醚或氧化成砜都失去活性。硫利达嗪（thioridazine）的 3- 甲硫基被氧化成亚砜后得到美索达嗪（mesoridazine），抗精神病的作用增强。

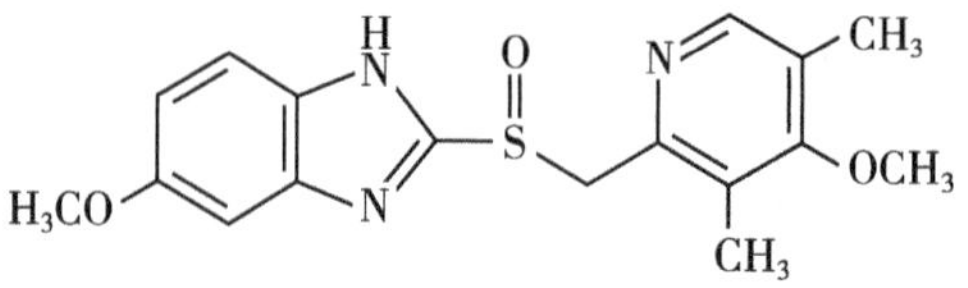

奥美拉唑（omeprazole） 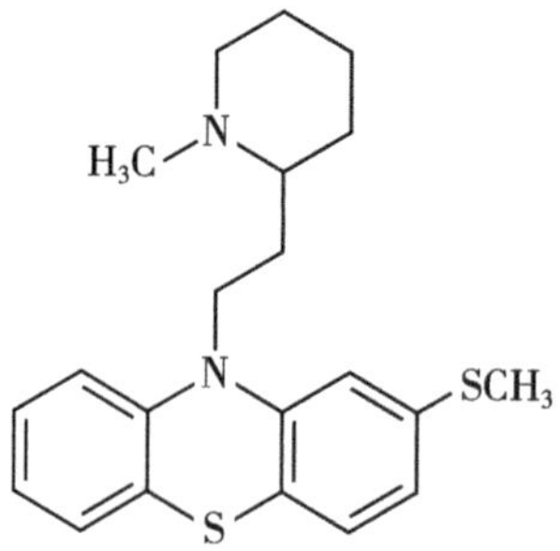   硫利达嗪（thioridazine）

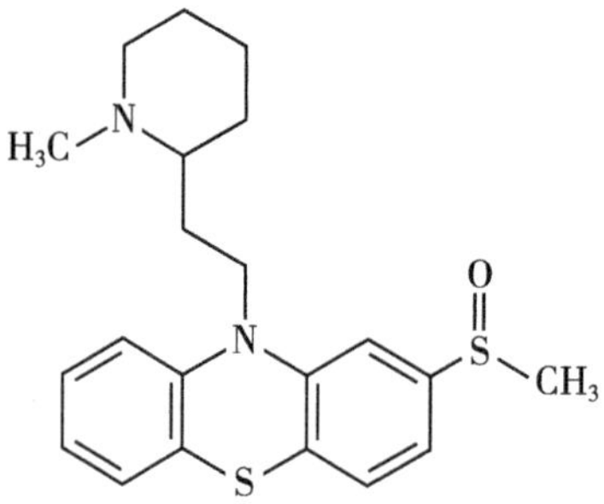

美索达嗪（mesoridazine）

（五）酸性基团和酯基

羧酸及磺酸、磷酸、四氮唑、3- 羟基异噁唑等酸性基团，可提高分子的溶解度，且成盐后溶解度进一步增加。含有羧基的药物可与碱性氨基酸产生很强的离子键相互作用，生物活性会提高，但在生理 pH 条件下常常被离子化，不易通过生物膜。磺酸基一般不具有生物活性，在药物设计中常用于增加药物的亲水性和溶解度。例如，为了克服百浪多息（prontosil）水溶性小的缺点，合成了分子中含两个磺酸钠基团的可溶性百浪多息（prontosil soluble），其水溶性加大，易于排泄，毒性降低。

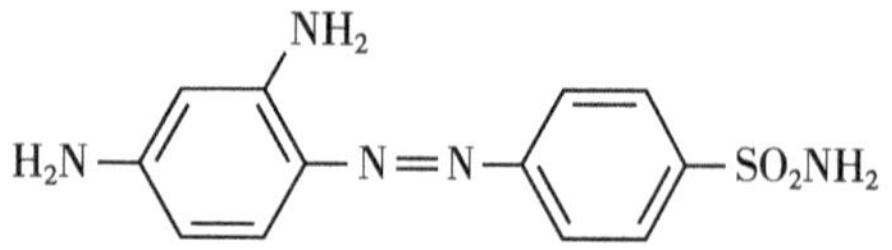

百浪多息（prontosil） 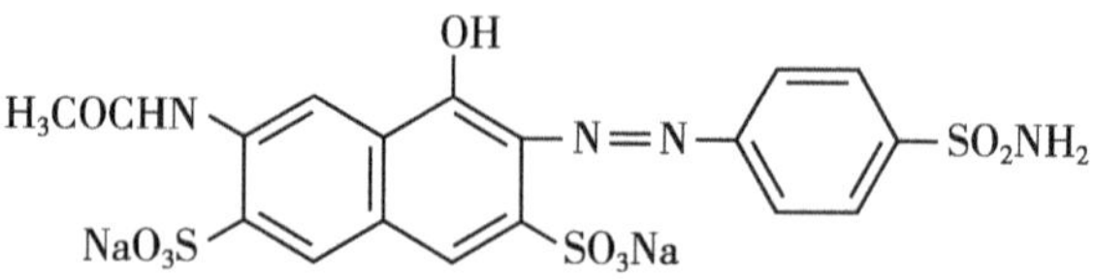   可溶性百浪多息（prontosil soluble）

羧基极性大,结构改造时常制成酯或酰胺以增加脂溶性,利于吸收和转运,并可提高生物活性成为前药。例如,匹氨西林(pivampicillin)是将氨苄西林(ampicillin)的羧基酯化得到的前药,口服易吸收,在体内通过酯酶水解生成活性药物氨苄西林发挥活性。

氨苄西林
(ampicillin)

匹氨西林
(pivampicillin)

(六)碱性基团

碱性基团包括胺、肼、脒及含氮杂环等,为极性基团。碱性基团的引入可增加药物分子的离子吸引或氢键作用,显著降低药物分子的疏水性,使生理作用及作用机制发生变化。

一般伯胺的活性较高,但代谢中会生成毒性大的羟胺中间体,故毒性最大;仲胺次之,叔胺最低,是最常见的药物结构;季铵易电离成稳定的铵离子,由于水溶性大,不易通过血脑屏障,中枢作用很低。例如,对阿托品的结构改造得到溴丙胺太林(propantheline bromide),其结构中的季铵离子使中枢作用大为减弱,仅具有较强的外周抗 M 胆碱作用。芳香氨基不易解离,多以氢键与受体作用,其活性和毒性均强于脂肪胺。氨基酰化可提高化合物的脂溶性,有利于药物的吸收、转运,同时降低了原药的毒性;酰胺在体内可被水解成氨基,因此,酰胺是制备前药的一种有效方法。

(七)硝基

硝基为强吸电子基团,硝基的引入会降低化合物的水溶性和 pK_a,增加脂溶性和偶极矩作用等。多数含硝基的药物是在芳环上引入硝基,如氯霉素(chloramphenicol)等。在脂肪链上很少引入硝基,一般以硝酸酯的形式出现,如硝酸甘油(nitroglycerin)。

三、电荷分布对活性的影响

受体是大分子蛋白结构,各种极性基团的存在使其电荷分布不均匀。药物的电子云密度分布也是不均匀的,药物的电性性质使其与受体可产生电性结合,与生物活性密切关系。若电荷密度分布与特定受体相匹配,则药物与受体容易形成复合物而使活性增强。

例如,普鲁卡因(procaine)是通过羧基的偶极作用与受体结合而发挥局部麻醉作用,其结构对位的氨基具有供电性,通过共轭效应使羧基极化度增加,增强了药物与受体的结合,使作用时间延长,药效提高;而硝基卡因(diethylaminoethyl p-nitrobenzoate)由于硝基的吸电作用,降低了羧基氧上的电荷密度,使与受体的结合弱,麻醉作用极低。

普鲁卡因
(procaine)

硝基卡因
(diethylaminoethyl p-nitrobenzoate)

四、立体结构对活性的影响

生物机体中的蛋白质以及受体（酶）的蛋白结构均是三维结构，对配体药物有立体选择性，因此，药物的立体结构会对其药效产生重要的影响。药物若与受体结合形成复合物，在立体结构上必须有互补性。互补性是药物分子与受体识别的一个决定因素，不仅包括药物与受体间电学特性的互补，也包括空间结构的互补，即"锁匙关系"。但是，药物和受体的构象变化由于受分子内的立体位阻、静电作用和氢键的制约，不具有任意性。因此，药物和受体的互补性愈大，三维结构越契合，所产生的生物活性也越强。

由于药物构型和构象不同，立体结构对生物活性的影响主要有三种：几何异构、光学异构和构象异构。

（一）几何异构的影响

几何异构是由双键或环系等刚性或半刚性结构导致分子内旋转受到限制而产生的。由于几何异构体的结构差别较大，会引起药物药效团和受体互补产生较大的差别，导致药物理化性质和生物活性有很大差异。最经典的例子就是己烯雌酚（diethylstilbestrol），其反式异构体的两个羟基间的距离与雌二醇相同，均为1.45nm，有利于与雌二醇受体结合而具有较强的活性，而顺式异构体的两个羟基间的距离为0.72nm，不能与受体结合而无活性。

又如，抗精神病药物氯普噻吨（chlorprothixene）因顺式异构体的构象与多巴胺受体底物的优势构象接近，其抗精神病活性比反式异构体强5～10倍，反式体主要产生抗组胺作用。

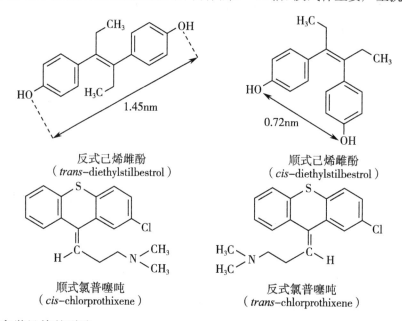

反式己烯雌酚
（*trans*–diethylstilbestrol）

顺式己烯雌酚
（*cis*–diethylstilbestrol）

顺式氯普噻吨
（*cis*–chlorprothixene）

反式氯普噻吨
（*trans*–chlorprothixene）

（二）光学异构的影响

光学异构体分子中存在手性中心，两个对映体互为实物和镜像，又称为对映异构体，是由于分子中原子或取代基的三维空间排列不同而导致的不可重叠的镜像对称体。光学异构体有相同的物理和化学性质。手性药物（chiral drug）是指结构中含有手性中心（也叫不对称中心）的药物，它包括单一的立体异构体、两个以上（含两个）立体异构体的不等量的混合物以及外消旋体。手性药物除了通常所说的含手性中心的化合物外，还包括含有手性轴、手性平面、手性螺旋等因素的化合物。手性药物由于构型不同,进入体内后将被生物大分子组成的手性环境作为不同的分子加以识别匹配,从而在药效学、药代动力学、毒理学等方面表现出不同,最终将产生不同的治疗效果和毒副作用。

手性药物的生物活性可能不同,活性类型大致有 6 种,见表 2-3。

表 2-3　手性药物的生物活性类型及代表药物

生物活性类型	代表药物	药理特点
两个对映体具有等同或相近的同一活性	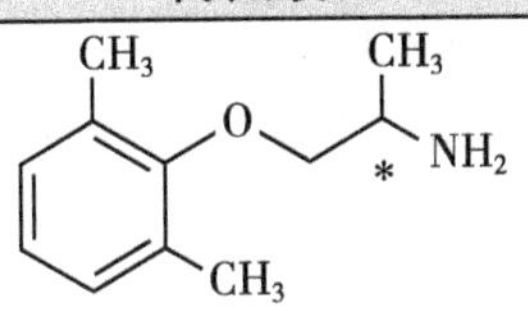 美西律（mexiletine） 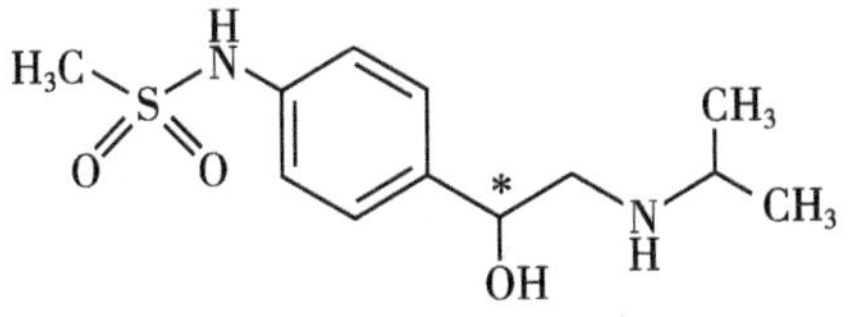 索他洛尔（sotalol）	美西律（mexiletine）、索他洛尔（sotalol）的对映体具有相同的药理作用,临床使用它们的外消旋体
一种对映体有活性,另一种活性弱或无活性	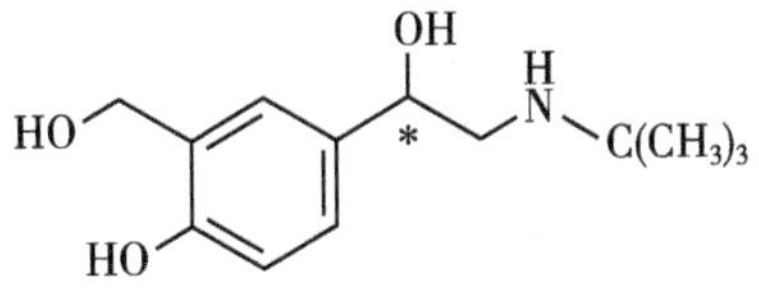 沙丁胺醇（salbutamol） 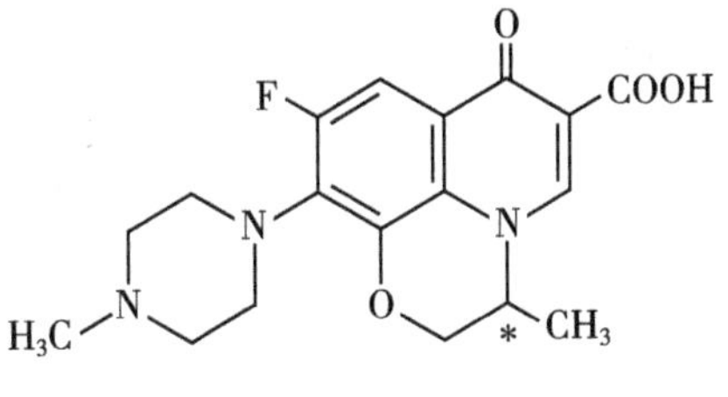 氧氟沙星（ofloxacin）	R- 沙丁胺醇（salbutamol）的抗哮喘活性比 S- 异构体强 80～200 倍;左氧氟沙星（levofloxacin）的抗菌活性比 R- 异构体强 8～128 倍
两个对映体具有不同的生物活性	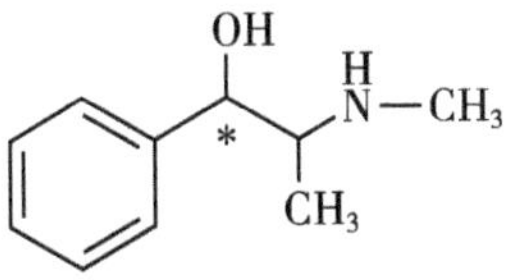 麻黄碱（ephedrine） 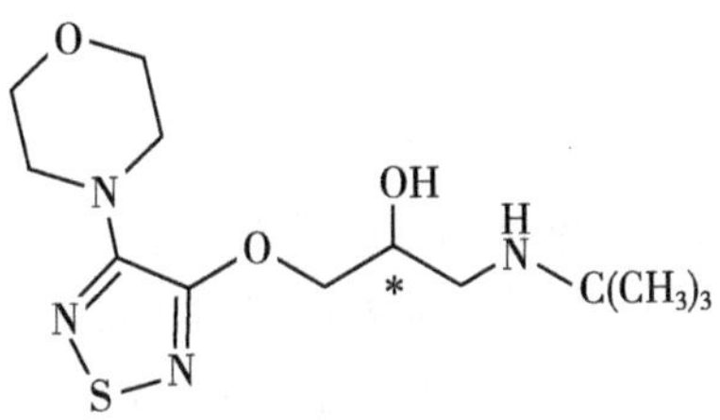 噻吗洛尔（timolol）	麻黄碱（ephedrine）用于血管收缩,伪麻黄碱用于支气管扩张;S- 噻吗洛尔（timolol）治疗心绞痛和高血压,R- 异构体治疗青光眼

17

续表

生物活性类型	代表药物	药理特点
两个对映体具有相反的生物活性	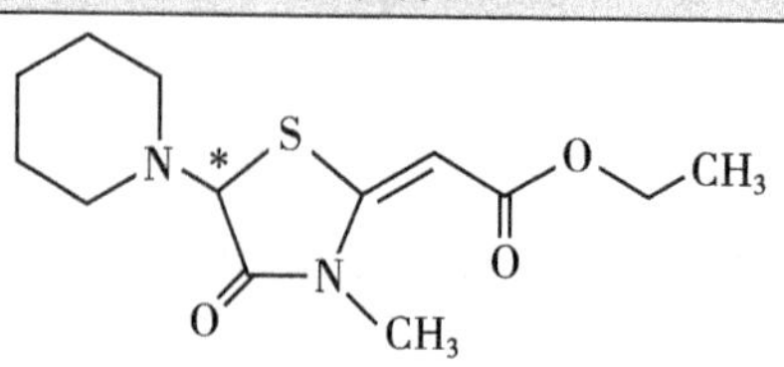 依托唑啉（etozoline） 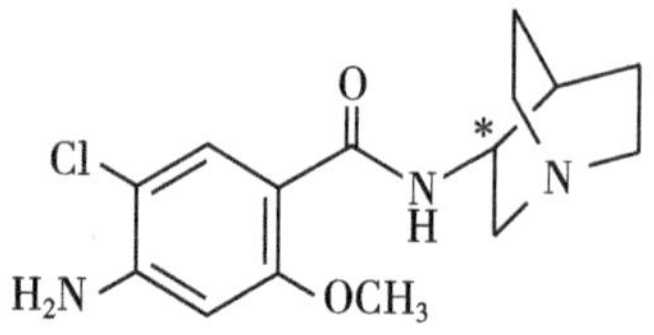 扎考必利（zacopride）	依托唑啉（etozoline）左旋体有利尿作用，右旋体具有抗利尿作用。R-扎考必利（zacopride）为 5-HT₃ 受体拮抗剂，而 S-异构体为 5-HT₃ 受体激动剂
一个对映体有活性，另一个有毒副作用	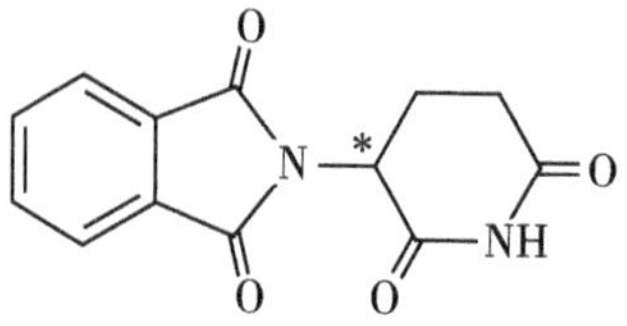 沙利度胺（thalidomide） 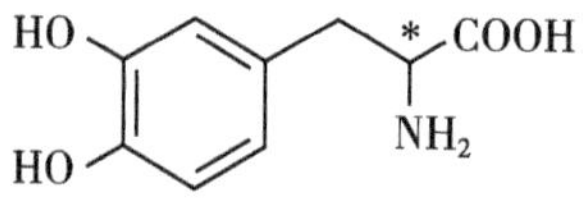 左旋多巴（L-dopa）	R-沙利度胺（thalidomide）有镇静作用，S-异构体是强力致畸剂；左旋多巴（levodopa）为抗帕金森药，右旋体可引起粒细胞减少
对映体间具有协同作用	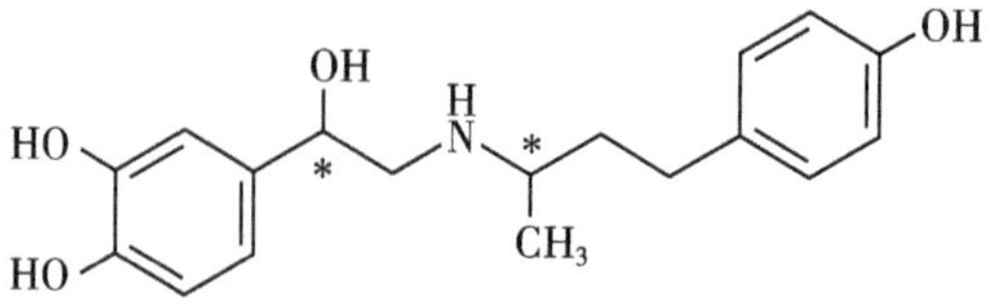 多巴酚丁胺（dobutamine） 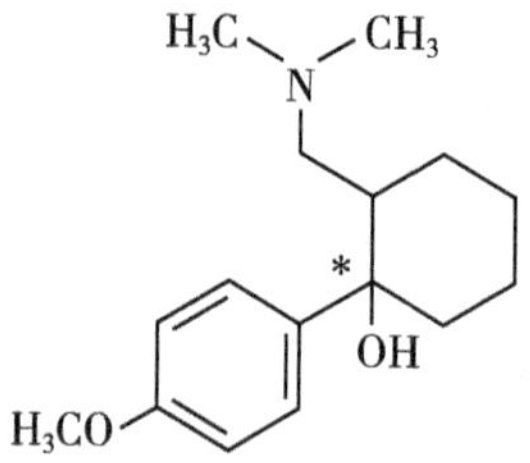 曲马多（tramadol）	多巴酚丁胺（dobutamine）两种对映体均有 β₁ 受体激动作用，左旋体可激动 α₁ 受体，右旋体阻断 α₁ 受体，外消旋体能增加心肌收缩力，不增加心率和血压；曲马多（tramadol）的两种对映体均有镇痛作用，两者在体内生成的去甲基代谢物在功能上互补，可改善患者的耐受性和疗效，有协同作用

手性药物的对映体中，与受体具有高度亲和力或活性强的对映体称为优映体（eutomer）；反之称为劣映体（distomer），两者活性的比值称为优/劣比（eudismic ratio，ER），是对映体药理作用的立体特异性的量度，优/劣比值越大，立体特异性越高。

由于手性药物的不同立体异构体在药效、药代及毒理等方面都可能存在差异，多个国家在制定新药审批文件时规定,在对手性药物开展临床前研究时,应对消旋体和单一对映体分别作出评价以保证用药的合理性和安全性。许多手性药物目前以外消旋体用药,其原因主要有两个:一是手性药物的对映体间具有相似的药理活性,不需要拆分;二是虽然对映体间活性不同,但拆分困难或代价昂贵而未进行拆分。手性药物的研发是一项探索性的工作,情况复杂,在遵循药品研发的自身规律以及手性药物一般要求的基础上,应根据所研制药物的特点进行针对性的研究。

(三)构象异构的影响

由于碳碳单键的旋转或扭曲而引起的分子中原子或基团在空间的不同排列形式称为构象(conformation)。因构象而产生的异构体称为构象异构体。药物与受体相互作用时,构象对药物与受体的互补会产生重要的影响。受体的特异性越大,对药物的特异性构象要求越高。药物和受体结合时不一定采取它的优势构象,这是由于药物分子与受体间作用力的影响,可使药物与受体相互适应而形成分子识别过程的构象重组,我们把药物与受体作用时所采取的实际构象称为药效构象(pharmacophoric conformation)。药物与受体间作用力可以补偿由优势构象转为药效构象时分子内能的增加所需的能量,即维持药效构象所需的能量。

药物分子的基本结构不同,但可能会以相同的作用机制引起相同的药理或毒理作用,这是由于它们具有共同的药效构象,即构象等效性(conformational equivalence),从而以相同的作用方式与受体部位相互作用。构象等效性不仅存在于同系化合物或同型化合物中,在结构差异很大或化学类型不同的化合物之间,也可能有相同的药效构象。

一些结构相似的药物,往往由于某个取代基的变化使分子的构象发生了重大改变,进而使活性强弱发生改变,甚至显示出不同的生物活性。例如,经典的抗精神病药物是多巴胺受体拮抗剂,要求其构象和多巴胺有一定的相似性。氯丙嗪(chlorpromazine)正是由于苯环 2 位的氯原子引起了分子的不对称性,使侧链倾斜于含氯原子的苯环方向,这一构象和多巴胺的构象能部分重叠从而发挥药效;若失去氯原子则无抗精神病作用。

结构相同的药物分子因具有不同的构象,可作用于不同的受体从而产生不同的活性。例如,部分激动剂烯丙吗啡(nalorphine)分子的烯丙基处在 e 键上,为阿片受体拮抗剂;若处在 a 键则为激动剂,药物处于激动与拮抗之间的比率取决于烯丙基处于 a 键或 e 键的比率。而纳洛酮(naloxone)由于 14 位羟基的空间位阻,使取代基完全处于 e 键,为阿片受体的完全拮抗剂。

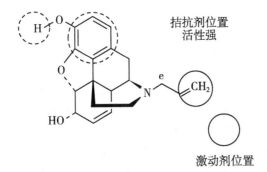

烯丙吗啡(nalorphine)
烯丙基处在e键位置

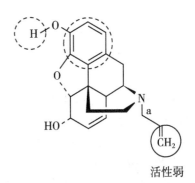

烯丙吗啡(nalorphine)
烯丙基处在a键位置

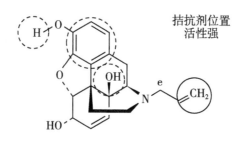

拮抗剂位置
活性强

立体位阻

纳洛酮（naloxone）
烯丙基处在e键位置

五、药物和受体的相互作用对活性的影响

根据药物在分子水平上的作用方式，可将药物分为结构非特异性药物（structurally nonspecific drug）和结构特异性药物（structurally specific drug）。结构非特异性药物的活性主要取决于药物分子的各种理化性质，与化学结构关系不密切，如吸入性麻醉药。结构特异性药物的作用与其和体内特定的受体或酶的相互作用密切相关。药物必须在化学反应性、功能基分布、分子大小和立体排列等方面与受体相适应（即互补），才能与受体形成复合物，产生生物效应，绝大多数药物属于结构特异性药物。

药物与受体的结合方式、立体因素和电性因素均影响药物与受体的相互作用。药物与受体的结合方式主要有两类：一类是以共价键结合，形成不可逆结合；另一类是形成可逆的结合。大多数情况下，药物与受体的结合是可逆的。可逆的结合方式主要有：离子键、氢键、离子-偶极键、偶极-偶极键、范德华力、电荷转移复合物和疏水键等。

$$R-\overset{\overset{O}{\|}}{C}-NH-\text{受体} \qquad H_4\overset{\delta^+}{N}\cdots\overset{\delta^-}{O}-\overset{\overset{O}{\|}}{C}-\text{受体} \qquad -O-H\cdots O=C\big\langle\,\text{受体}$$

A 共价键　　　　　　　　　B 离子键　　　　　　　　　C 氢键

$$-\overset{|}{\underset{|}{C}}-H\cdots H-\overset{|}{\underset{|}{C}}-\text{受体} \qquad \text{药物}\underset{\delta^+}{\overset{\delta^-}{=}}\overset{O}{O}\cdots\overset{\delta^+}{\underset{\delta^-}{C}}-\text{受体}$$

D 疏水键　　　　　　　　　　E 偶极-偶极键

1. 共价键　键能最大，作用强而持久，除非被体内特异的酶解断裂外，很难断裂。因此，以共价键结合的药物，作用一般是不可逆的，若产生毒性也不是可逆的。如青霉素（penicillins）与黏肽转肽酶的活性中心即是以共价键结合，通过形成不可逆抑制剂产生抗菌作用。

2. 疏水键　当药物非极性部分不溶于水时，水分子在药物非极性分子结构的外周有序地排列，药物亲脂部分与受体亲脂部分接近时，在两个非极性区之间的水分子有秩序状态的减少，导致系统的能量降低，稳定了两个非极性部分的结合，这种结合称为疏水键或疏水作用。多数药物分子中的烷基、苯基等非极性基团均易与作用靶点形成疏水键。

3. 离子键　是指药物的带正电荷的正离子与受体带负电荷的负离子之间，因静电引力而产生的电性作用，其结合能力较强，可增加药物的活性。例如，去甲肾上腺素

（noradrenaline）结构中的氨基在体内质子化成铵盐后，与 β_2 肾上腺素受体形成离子键作用。

4. 氢键　药物分子中具有孤对电子的 O、N、S、F、Cl 等原子与 C、N、O、S 等原子共价结合的 H 之间可形成氢键。氢键是药物与受体最普遍的结合方式，在药物与生物大分子结合中有重要作用，可以增强药物的活性。氢键的键能较弱，约为共价键的 1/10，但对药物的理化性质会产生较大影响。当药物与水形成氢键时，溶解度增加。当药物分子内或分子间形成氢键时，则在水中的溶解度减小，而在非极性溶剂中的溶解度增加。

5. 离子 - 偶极键及偶极 - 偶极键　当药物分子中存在电负性的 N、O、S 等原子时，由于这些原子的诱导，使分子中的电荷分布不均匀，形成偶极。该偶极与另一个带电离子形成相互吸引的作用称为离子 - 偶极作用。例如，镇痛药美沙酮（methadone）分子中的碳原子由于羰基极化作用形成偶极，与氨基氮原子的孤对电子形成离子—偶极作用，从而产生与哌替啶相似的空间构象，与阿片受体结合而产生镇痛作用。

美沙酮（methadone）　　　哌替啶（pethidine）

如果一个偶极和另一个偶极产生相互静电作用，称为偶极 - 偶极键。偶极作用常常发生在酰胺、酯、酰卤及羰基等化合物之间。

6. 范德华力　是指一个原子的原子核对另一个原子的外层电子的吸引作用，其键能很弱，是所有键合作用中最弱的一种，但非常普遍。

7. 金属离子络合物　是由电荷密度低的金属离子和电荷密度高的配位体组成。一个金属离子可以与两个或两个以上的配体形成络合物，如铂配合物。

8. 电荷转移复合物　又称电荷迁移络合物，是电子相对丰富的分子与电子相对缺乏的分子间，通过电荷转移而形成复合物。形成复合物的键不同于离子键，也不同于共价键，这种键的键能较低。一些含多个杂原子的药物分子的电子云密度分布不均匀，使其产生电子云密度较高的区域及较低的区域，因此，这些分子自身成为电子供体和电子受体。形成电荷转移复合物一般可增加药物的稳定性及溶解度，有利于药物与受体的结合。

上述键合方式是药物与受体作用的主要形式，可增加复合物的稳定性，更好地发挥药物的药效。一般来说，结合点越多，相互作用越强，活性越高。例如，抗高血压药物卡托普利（captopril）与血管紧张素转化酶（ACE）作用时，可有离子键、氢键、偶极作用、疏水作用（可以看作范德华结合力）、金属离子络合物等多种键合方式，见图 2-1。

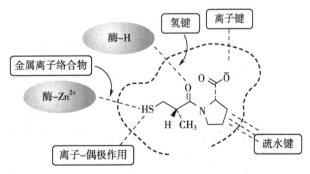

图 2-1　卡托普利与 ACE 作用的键合方式

第二节 药物的理化性质与活性的关系

药物之所以能产生药效，主要是由于药物具有不同的理化性质和特定的化学结构，有利于其分布到作用部位并达到有效的浓度。而对于结构非特异性药物来说，药物的理化性质是产生药效的决定性因素。因此，在设计新药时，不能只考虑生物活性，必须充分考虑到分子的理化性质对活性的影响。本节主要介绍药物的溶解度、脂水分配系数、解离度和晶型等理化性质对药物生物活性的影响。

一、溶解度对活性的影响

临床上应用的药物大多为有机弱酸或有机弱碱，一般在水中溶解度较低，而易溶于有机溶剂，但对于一些含有极性基团如羧基、氨基等的药物，则在水中有较大的溶解度。溶解度（solubility）是指在一定温度（压力）下，在一定量溶剂中达饱和时溶解的药物最大量，反映了药物在水或有机溶剂中的溶解情况。它是药物的一种物理性质，一般用 C_S 表示。

对于水溶性小的药物，可对其进行结构改造来提高水溶性，如引入极性基团，制成相应的盐，形成水溶性复合物或制成前体药物等。这些方法既可提高药物溶解度和疗效，还能适应药物制剂的要求。例如，氯霉素（chloramphenicol）在水中溶解度很小，制成前药——氯霉素丁二酸单酯钠盐后，易溶于水，可制备成注射剂或滴眼剂等以满足临床的需要。

氯霉素（cholramphenicol）　　　氯霉素丁二酸单酯钠盐（chloramphenicol succinate sodium）

又如，布洛芬（ibuprofen）因水溶性较差，导致其溶出慢而吸收不完全。将其与 L- 赖氨酸成盐制得 L- 赖氨酸布洛芬复合物，则可增加其水溶性，可制成液体制剂供临床使用。

布洛芬（ibuprofen）　　　　　L–赖氨酸布洛芬（L–lysine ibuprofen）

二、脂水分配系数对活性的影响

临床用药时可以不同的途径给药，但无论采用何种给药途径，药物都要通过生物膜才可被吸收。细胞膜具有脂质双分子层结构，药物要透过脂质双分子层，就必须具有一定脂溶性；而人体中大部分环境是水相环境，药物要转运扩散至血液或体液，就需要溶解在水里，这要求药物要有一定的水溶性。因此，药物的水溶性和脂溶性需要达到一定的平衡，过高过低均会对发挥药效产生不利的影响。

药物的脂溶性和水溶性的相对大小通常用脂水分配系数（P）表示，一般在正辛醇 - 水体系中测得。P 的表达式为：

$$P = C_O/C_w$$

即：化合物在互不混溶的非水相和水相中分配达到平衡后，在非水相中的浓度 C_O 和在水相中的浓度 C_w 的比值。P 值通常较大，常用其对数 $\log P$ 表示。$\log P$ 值越大则脂溶性越高，$\log P$ 为负值表示药物的水溶性较大。$\log P$ 值一般在 2.0 左右。

各类药物因其作用不同、给药途径不同，对脂水分配系数的要求也不同。例如，局部麻醉药必须有一定的脂溶性，才能穿透局部神经组织的细胞膜并在局部保持较高的浓度；但脂溶性太大则易透过血管壁而被血液带走，减弱或失去局麻作用。因此，其结构中应具有亲脂部分和亲水部分，以保持合适的脂水分配系数，以产生较好的局部麻醉效果。

药物的结构对脂水分配系数有重要的影响。分子中引入烷基、卤素、芳环等亲脂性的基团时，一般会增加脂溶性；容易离子化的药物或引入羟基、氨基和羧基等极性基团时，可增加药物的水溶性，这种官能团的数目越多，药物的水溶性越强。

若药物的脂溶性差，脂水分配系数小，可将其制成脂溶性增加的前药。例如，氟尿嘧啶（5-FU）因脂溶性小，难以透过血脑屏障，限制了对脑部肿瘤的治疗。将 5-FU 的 1 位氮原子上引入脂肪氨甲酰基得到脂溶性增加的前药卡莫氟（carmofur），其透过血脑屏障的能力提高，脑组织中的药物浓度增加，提高了治疗脑部肿瘤的疗效并降低了全身毒副作用。

5-氟尿嘧啶（5-fluorouracil）　　　　　　卡莫氟（carmofur）

有些药物的脂水分配系数较大，易透过血脑屏障而产生中枢神经系统副作用，需进行结构改造以降低其脂水分配系数。例如，为了减少抗过敏药物氯环利嗪（chlorcyclizine）嗜睡的副作用，可将其分子的 N- 甲基改为极性较大的 N- 乙氧乙酸结构，从而得到西替利嗪（cetirizine），其亲水性增强，成为两性离子化合物，难以透过血脑屏障，中枢副作用降低。

氯环利嗪（chlorcyclizine）　　　　　　西替利嗪（cetirizine）

三、解离度对活性的影响

药物解离程度通常用解离度表示。解离度是指溶液中已经解离的电解质的分子数占电解质分子总数（已解离的和未解离的）的百分数。通常用 α 表示。

$$\alpha = \frac{\text{已解离的药物分子数}}{\text{溶液中的药物分子数}} \times 100\%$$

临床应用的药物大多数是弱酸、弱碱及其盐类，其吸收受到给药部位环境或胃肠道酸碱度的影响。药物在体内有两种存在形式，即未解离型（分子型）和解离型（离子型），两者的多少由药物所在部位的 pH 和药物自身的解离常数 pK_a 决定。

酸性药物：

$$\lg \frac{[HA]}{[A^-]} = pK_a - pH$$

碱性药物：

$$\lg \frac{[B]}{[HB^+]} = pH - pK_a$$

通过解离度可以判断出药物在胃及肠道中的吸收情况。分子和离子间的平衡使药物以分子型不断通过生物膜后，到达作用部位，在膜内的水介质中解离成离子型而产生药效。当药物的解离度增加时，药物离子型浓度上升而分子型减少，在亲脂性组织中的吸收减少；而解离度过小时，离子型浓度下降，不利于药物的转运。药物只有具有合适的解离度，才会有最佳的活性。

对酸性药物来说，随着介质 pH 的减小，解离度降低，体内吸收率升高。例如，巴比妥类药物具有弱酸性，在酸性的胃液中几乎不解离，呈分子型，易于吸收。而碱性药物随介质 pH 的增大，解离度减小，体内吸收率升高。例如，镇静催眠药物地西泮（diazepam），在胃液中几乎全部解离，呈离子型，很难吸收，而在 pH 较高的肠内可重新闭环成原药，易于吸收且生物利用度高。此外，完全离子化的季铵盐类化合物在胃肠道均不易吸收，更不能进入中枢神经系统。利用这一特点，将季铵基团引入解痉药物的设计中，降低了中枢副作用，得到外周活性突出的 M 胆碱受体拮抗剂。

改变药物的解离度可以改变其吸收部位。例如，阿司匹林因具有较强的酸性，以分子型在胃中吸收，因此，对胃肠道具有刺激作用。通过将阿司匹林的羧基酯化得到贝诺酯（benorilate），在胃中易于解离而吸收很少，主要在碱性的肠道中吸收，从而减少了阿司匹林对胃肠道的刺激作用。

利用解离度可减少某些药物的副作用。例如胃肠道驱虫药恩波维铵（pyrvinium embonate），由于分子中引入了季铵基团，使该药可以不受 pH 的影响而稳定存在，不能被吸收，从而减少了全身的不良反应。

改变药物的化学结构会对解离度产生较大的影响，进而影响生物活性。例如，巴比妥类药物由于 5 位取代基不同，pK_a 有所差别，在镇静催眠作用的强弱及显效快慢表现出明显的差别。5 位无取代基的巴比妥酸在生理 pH7.4 条件下，99% 以上为离子型，不能透过血脑屏障故无中枢镇静作用；5 位双取代的苯巴比妥有约 50% 以分子型存在，30 分钟显效；而海索比妥分子型占 90%，15 分钟即可显效且作用强，为超短效药物。

四、药物晶型对活性的影响

（一）药物晶型的定义及影响因素

晶型是药物重要的理化性质之一。药物晶型是指同一药物因制备工艺的差异，使药物分子内或分子间键合方式发生改变，致使药物分子或原子在晶格空间排列的不同。

药物多晶型（drug polymorphism）是指药物存在两种或两种以上的不同晶型，这种同一物质的不同晶型状态通常被称为多晶型现象。许多药物都存在多晶型现象，这是药品产生临床疗效差异的关键影响因素，可严重影响一些药物的理化性质及药品质量，如药物溶解度、溶出速率、熔点、密度、硬度、光学性质和蒸气压力等。因此，药物多晶型表现出热力学稳定性的差异。

药物产生多晶型现象的主要因素来自药物制备中各种物理化学条件参数的变化，包括结晶溶剂、温度、压力、时间、分子立体手性参数、构象参数、酸、碱及金属离子等。药物不同晶型间能以溶剂为媒介进行转变。一般药品从生产到使用，要求保持至少两年稳定不变质。考虑到稳定型晶体的溶解度和溶出速率均较小，而这两个因素直接影响生物利用度，所以药物晶型并非越稳定越好，需要选出一个药用优势药物晶型进行开发和生产。药用优势药物晶型是指对于具有多种晶型的药物而言，具备晶型相对稳定、能够最好地发挥疗效且毒副作用较低的晶型。

（二）晶型对活性的影响

晶型对药物的生物活性有重要影响，主要表现在溶解度差异、稳定性差异、溶解速率差异、生物利用度差异及其他差异。

不同晶型药物的熔点可能不同，如棕榈氯霉素 A 晶型 mp.89～95℃，B 晶型 mp.86～91℃。不同晶型药物的体内血药浓度和毒副作用也不同。例如，阿司匹林有两种晶型，晶Ⅰ型和晶Ⅱ型，服用晶Ⅱ型的志愿者血药浓度比服用晶Ⅰ型的志愿者血药浓度高 70%。在不同条件下，各晶型之间可能会相互转化。这些现象将会影响药物在体内的溶出及吸收，进而在一定程度上影响药物质量和疗效。例如，阿西美辛（acemetacin）的五种晶型在正丁醇和 pH6 水溶液中的溶解度有极大差异，饱和水溶液的药物浓度以Ⅰ＜Ⅱ＜Ⅳ＜Ⅴ＜Ⅲ型递增，而在 20℃时，正丁醇饱和溶液的溶解度则相应提高。

药物晶型必须具备一定的稳定性，这是保证药品质量的最基本要求。药物晶型的稳定性有明显的差异，通常无定型的内能较结晶型要高，因此结晶型更稳定。稳定型晶体熵值最小，熔点最高，溶解度最小，稳定性最好；亚稳定型晶体的熵值高，熔点低，溶解度大，故溶出速度也较快。在适当条件下，亚稳定型晶体可转型为稳定型晶体。例如：诺氟沙星（norfloxacin）因制备工艺不同，有稳定型、不稳型两种晶型以及无定形态，在 176.5℃和 195.6℃时，诺氟沙星的不稳晶型会经历不可逆的转型过程转化为稳定晶型。

同一药物即使化学结构相同，若晶型不同，其溶解度和稳定性亦显著不同，因而表现出不同的生物利用度，甚而改变其临床药效和毒性。例如，利福平（rifampicin）存在四种晶型，其中作为药用晶型的晶Ⅳ型在生物体内的吸收血药浓度是晶Ⅱ型的 10 倍。但并非所有的晶型药物均显示出显著的生物利用度差异，例如，法莫替丁（famotidine）有 A、B 两种晶型，但对生物利用度没有显著影响。

由此可见，研究和掌握药物多晶型性质，对于药物合成、处方开发、新药剂型确定前设计、生产工艺的优化、药品质量控制以及临床药效的发挥都有着极为重要的作用。只有对药物晶型有了充分而全面的认识，才有可能找到最适合疾病治疗的药物晶型。

第三节　药物的结构、性质与毒副作用

药物既有治疗作用又有毒副作用，用药时常会遇到药物安全性的问题。药物产生毒副作用的原因是多方面的，不仅与药物的内在活性有关，还与药物的化学结构、理化性质、稳定性、代谢途径、给药剂量(浓度)、给药途径、药物之间的相互作用以及机体的功能状态、年龄、性别等因素有关。本节就药物的化学结构、化学稳定性、药物杂质与毒副作用的关系给予简要介绍，为临床合理用药提供一定的指导依据。

一、化学结构与毒副作用的关系

不同结构类型的药物因结构的特异性，在与作用靶点结合时会产生相应的毒性。现就几类常见结构类型药物的毒副作用总结如下。

（一）含有羧基的药物

该类药物大多有较强的酸性，易引起胃肠道毒性和皮肤刺激作用。例如，对于布洛芬(ibuprofen)等非甾体抗炎药来说，羧基是其活性必需基团。该类药物可阻止血栓素 A_2(TXA$_2$)与 PGI$_2$(前列环素)生成，从而影响血小板止血功能，增加药物酸性对黏膜的直接刺激作用，引发胃肠道反应，严重者可导致贫血、胃穿孔。此外，含有羧基的利尿药呋塞米(furosemide)、依他尼酸(etacrynic acid)亦可引起胃肠道的毒副作用。

药物中含羧基还可引起皮肤瘙痒、面部潮红等副作用，如维生素类药物烟酸(nicotinic acid)等，当将羧基制成酰胺或与肌醇成酯则可避免该副作用。

布洛芬（ibuprofen）

依他尼酸（etacrynic acid）

呋塞米（furosemide）

烟酸（nicotinic acid）

（二）β-羰基羧酸类及 β-羟基酮类药物

该类药物极易和钙、镁、铁、锌等金属离子螯合，导致活性降低并产生毒性。例如，喹诺酮类药物结构中的 3、4 位为 β-羰基羧酸结构，易与金属离子螯合形成水溶性较差的复合物，不仅降低了药物的抗菌活性，还会使体内的金属离子流失，引起缺钙、缺锌和贫血等副作用，尤其对于妇女、老人和儿童作用明显，因此，喹诺酮类药物不宜与抗酸剂、补血剂、奶

制品等同时服用。此外，该类药物可与关节软骨中镁螯合，对未成熟的关节软骨有损伤作用，因此儿童禁用。关节软骨损伤可通过补充镁或维生素E而得到缓解。

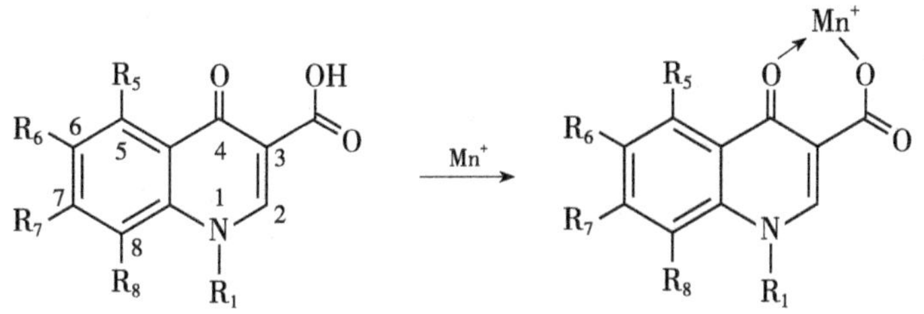

四环素类药物结构中的11位酮基与12位烯醇基是产生抗菌活性的必需基团，在近中性条件下，可与多种金属离子螯合，形成有色络合物而导致活性消失。当与钙离子络合时，可沉积在新生骨表面和牙齿上，小儿服用会产生"四环素牙"，因此对小儿和孕妇应禁用。

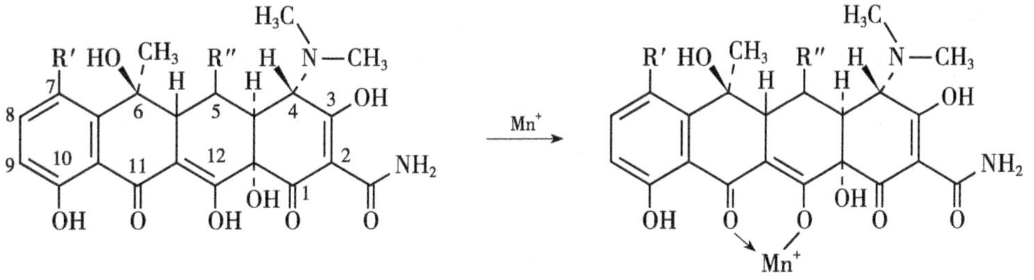

（三）氨基糖苷类抗生素

该类抗生素的主要毒副作用为耳毒性和肾毒性。

产生耳毒性的机制主要是内耳淋巴中药物浓度高和排泄缓慢，使内耳毛细胞变性坏死；使内耳自由基含量增高和前列腺素F_{2a}参与不良反应。耳毒性损害部位是前庭神经或耳蜗神经，多见于链霉素、庆大霉素、新霉素等。当与呋塞米、依他尼酸、万古霉素等合用时会加重耳毒性。

该类抗生素主要经肾排泄并在肾皮质内蓄积，从而导致肾毒性。除氨基糖苷类药物外，可引起肾毒性的抗生素主要还有多肽类、四环素、土霉素和头孢菌素类抗生素头孢噻啶等。

（四）β-内酰胺类抗生素

β-内酰胺类抗生素易产生过敏反应，尤其是青霉素类药物，其发生率可达百分之几，常见的过敏反应包括皮疹、荨麻疹、皮炎、发热、哮喘和过敏性休克，其中以过敏性休克最为严重，甚至可导致死亡。过敏反应主要是由抗原-抗体的相互作用而引起的。如青霉素类药物是小分子物质，可作为半抗原与体内蛋白质结合，成为全抗原，促使机体产生特异性抗体，当再次接触青霉素时即可发生变态反应。青霉素的代谢产物如青霉烯酸、青霉噻唑酸可与体内蛋白质形成青霉噻唑蛋白抗原而易引起变态反应。

头孢菌素的过敏反应主要由双分子或多分子聚合产生的高聚物引起的。与青霉素相比，致敏性不严重，但对青霉素有严重反应的患者不应用头孢菌素治疗。此外，链霉素（streptomycin）等氨基糖苷类抗生素也能引起过敏反应。

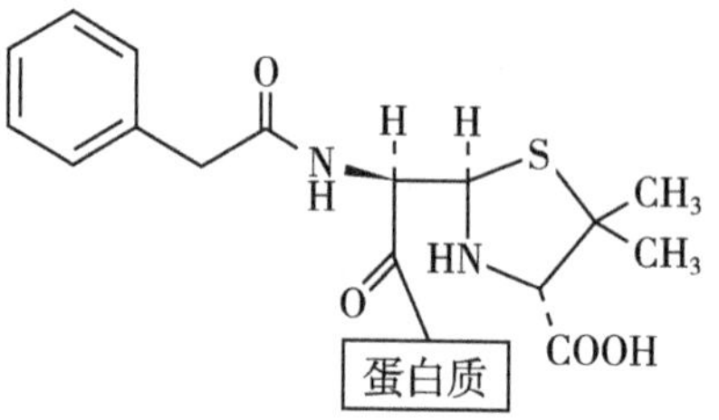

青霉噻唑抗原 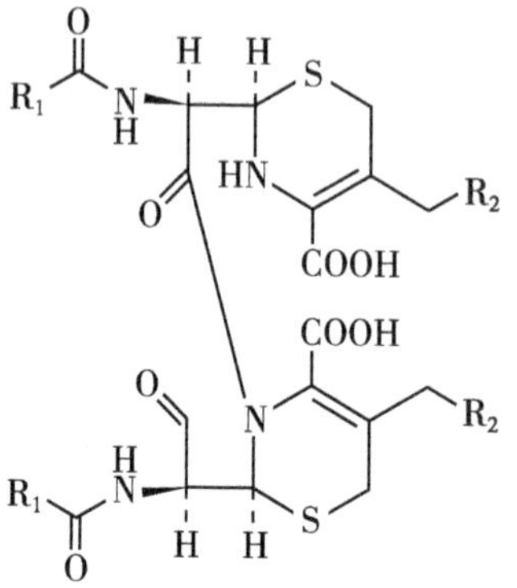　　　　　　　　头孢菌素类二聚物

（五）烷化剂类抗肿瘤药

烷化剂类抗肿瘤药物如氮芥（chlormethine）、美法仑（melphalan）、环磷酰胺（cyclophosphamide）等的毒性反应主要是骨髓抑制和消化道反应，如白细胞及血小板下降、恶心、呕吐、脱发、性腺功能不全等。烷化剂结构中都具有双（β- 氯乙基）- 氨基，在与生物大分子结合发挥抗肿瘤作用的同时，也影响正常细胞的生长繁殖，具有细胞毒性。烷化剂的骨髓抑制作用极为普遍，出现后只能停药或减少用量。另外氟尿嘧啶（fluorouracil）、氯霉素（chloramphenicol）、保泰松（phenylbutazone）也具有很强的骨髓抑制作用。

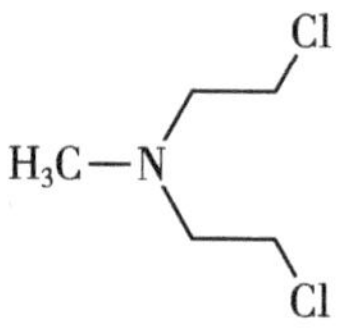

氮芥（nitrogen mustard） 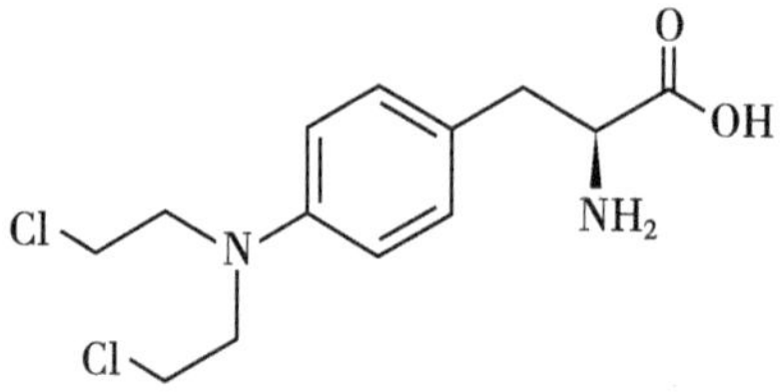　　　美法仑（melphalan） 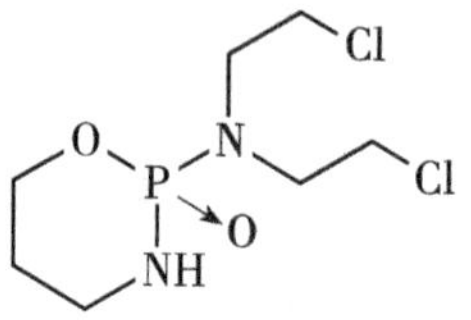　　　环磷酰胺（cyclophosphamide）

二、化学稳定性与毒副作用的关系

化学稳定性是指药物因受外界因素或制剂中其他组分的影响发生化学反应的难易程度，主要的化学反应有氧化、水解、还原、光解、异构化及聚合等。化学结构决定了药物的化学稳定性，亦与外界因素有关，如酸碱性、水分、空气、光线、温度、重金属离子及储存条件等多方面因素。

（一）水解反应与毒副作用

含有酯键（包括内酯）、酰胺键（包括内酰胺）、苷键及活泼卤代烃类药物具有水解性，部分水解产物可产生毒副作用。一些常见药物的水解产物及毒副作用见表2-4。

表2-4　常见药物的水解产物及毒副作用

药物名称	药物结构	主要水解产物	毒副作用
普鲁卡因 procaine	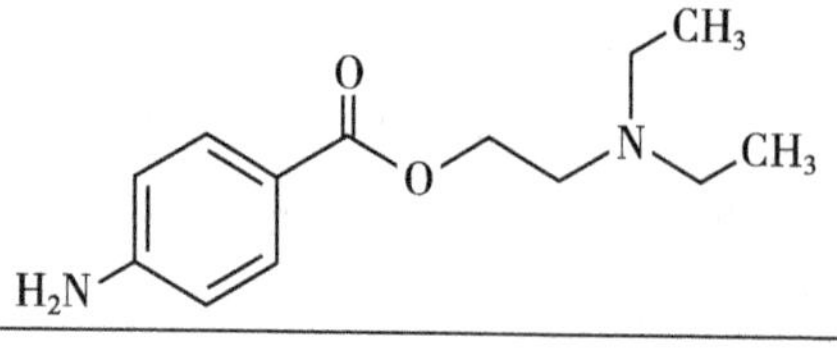	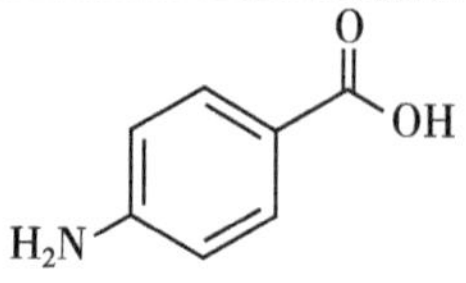	肝脏毒性

续表

药物名称	药物结构	主要水解产物	毒副作用
阿司匹林 aspirin	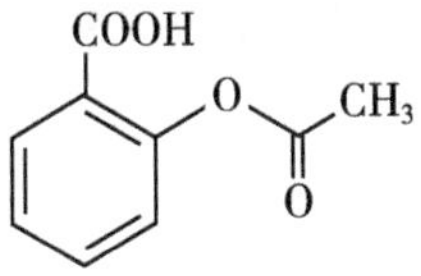	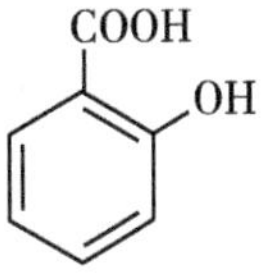	胃肠道刺激性
氯贝丁酯 clofibrate	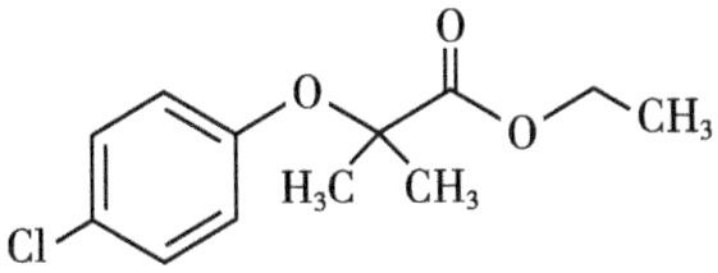	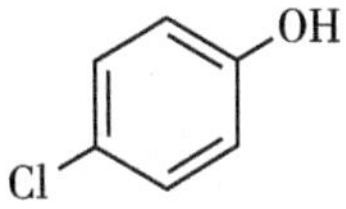	皮炎
利血平 reserpine	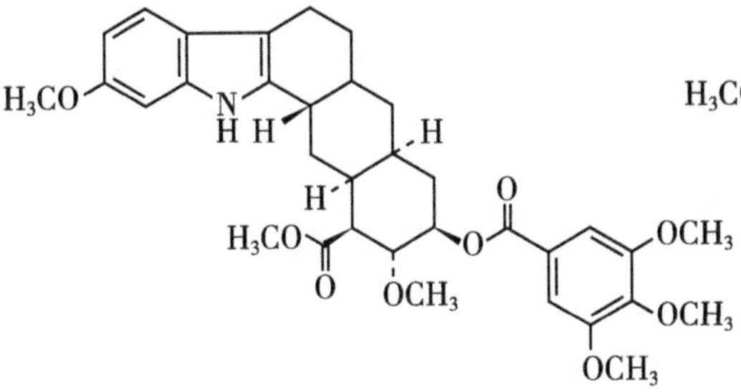	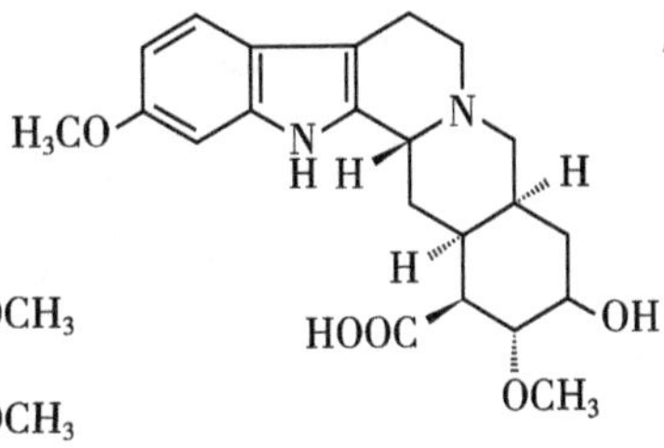	肝脏毒性
青霉素 penicillin	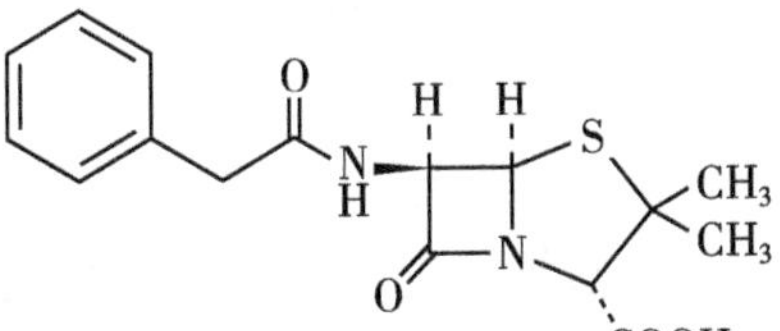	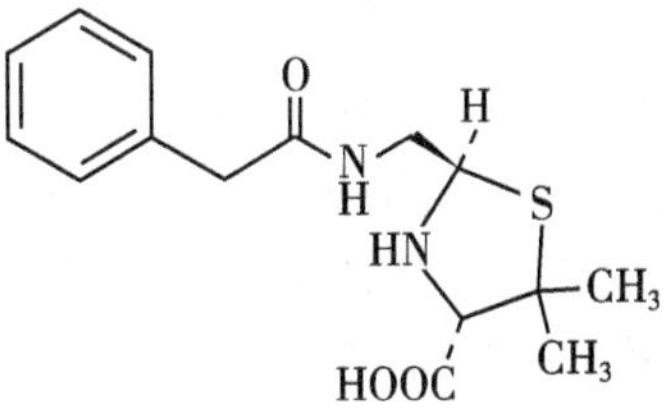	变态反应
利多卡因 lidocaine	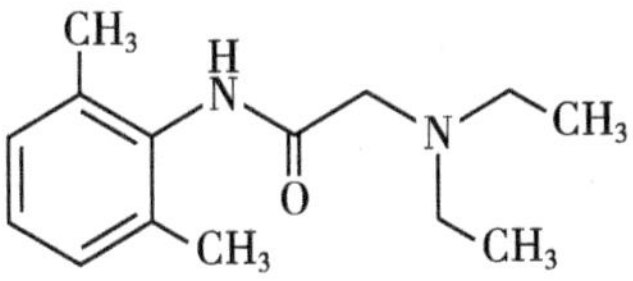	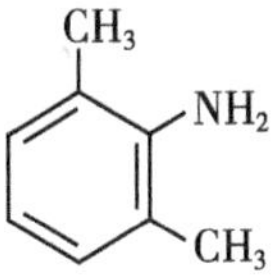	肝脏毒性
对乙酰氨基酚 paracetamol	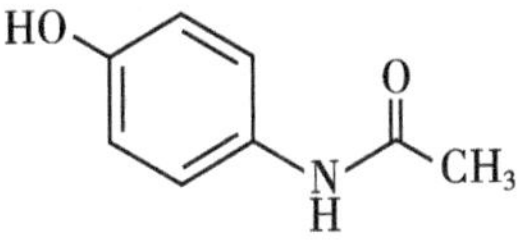	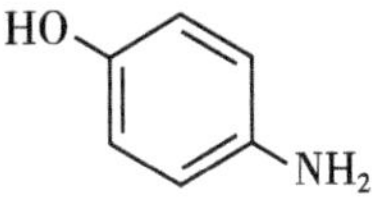	肝脏毒性
异烟肼 isoniazid	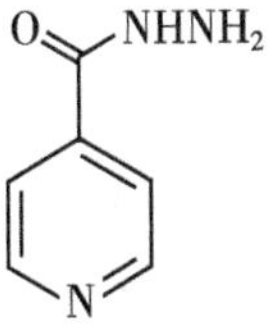	H_2N-NH_2	肝脏毒性
氯霉素 chloramphenicol	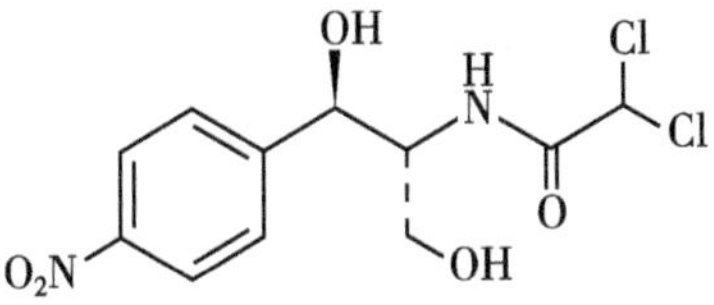	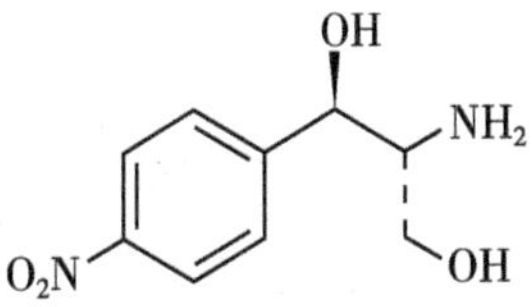	骨髓抑制

29

续表

药物名称	药物结构	主要水解产物	毒副作用
链霉素 streptomycin	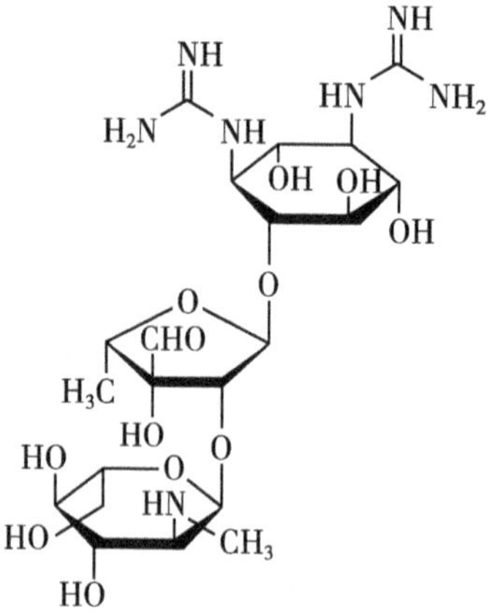	链霉胍及链霉胺	变态反应
苯巴比妥 phenobarbital	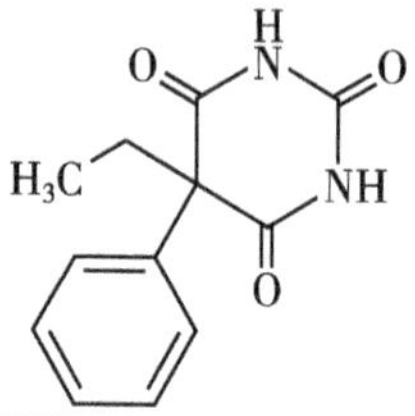	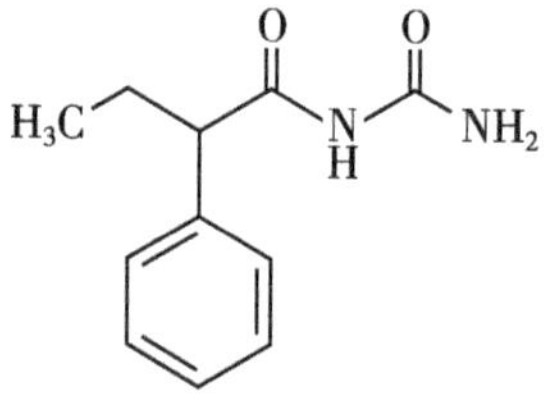	毒性增加

（二）氧化反应与毒副作用

含有芳伯氨基、酚羟基、不饱和双键、肼基、醛基及多 π 芳杂环（吡咯、吲哚、噻吩及吩噻嗪等）的药物，受光照及空气中氧的影响可引起氧化变质，其氧化产物大多具有毒副作用。常见药物的氧化产物及其毒副作用见表 2-5。

表 2-5 部分药物的氧化产物及其毒副作用

药物名称	药物结构	主要氧化产物	毒副作用
吗啡 morphine	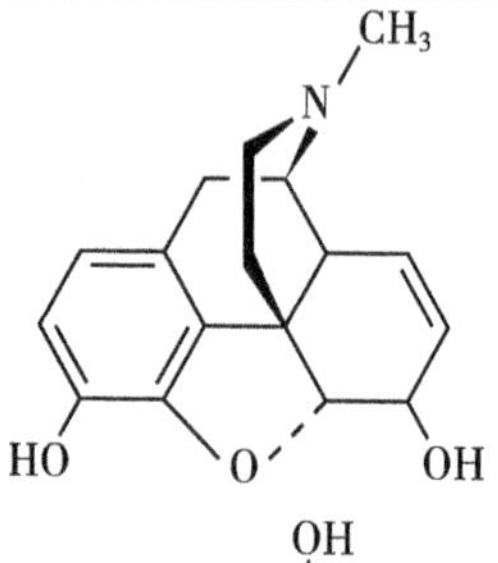	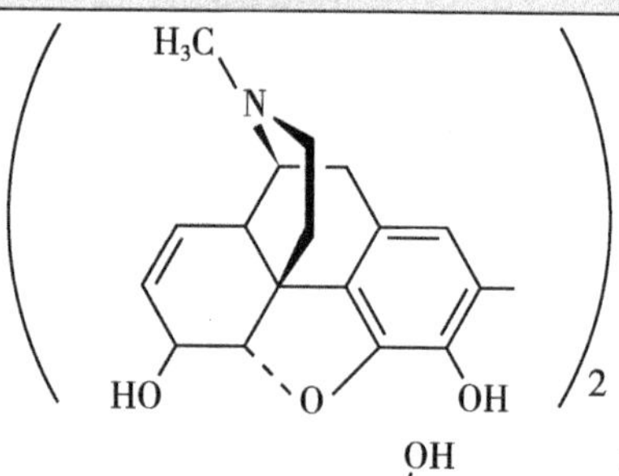	中枢毒性
肾上腺素 adrenaline	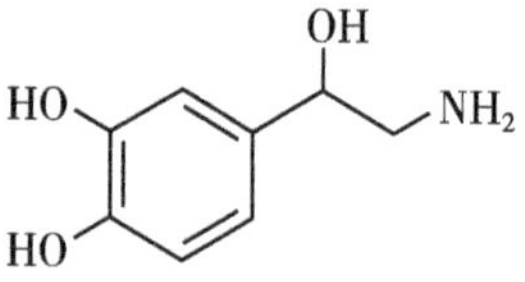	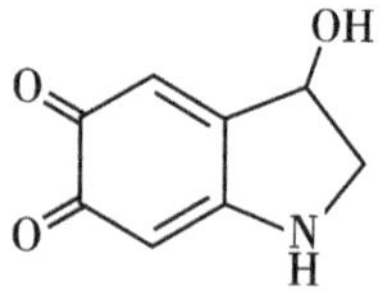	有色物 毒性增加
磺胺嘧啶 sulfadiazine	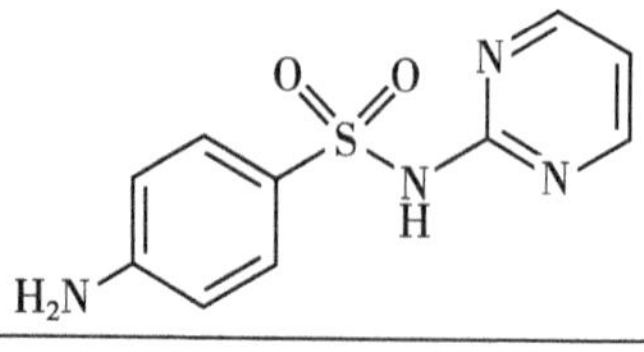	醌类化合物	有色物 毒性增加

续表

药物名称	药物结构	主要氧化产物	毒副作用
异烟肼 isoniazid	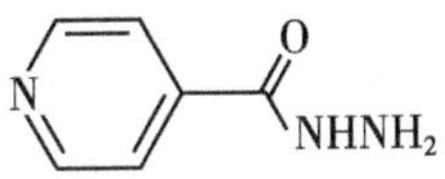	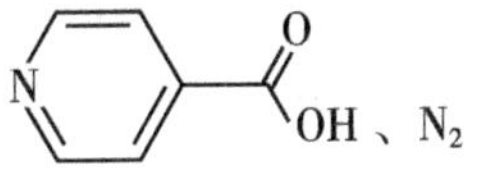 、N_2	刺激性较大
维生素 E vitamin E	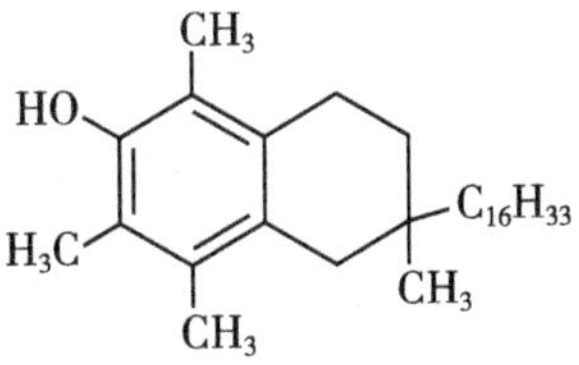	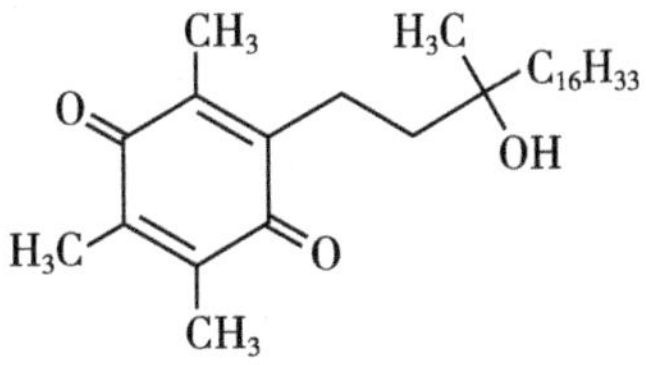	有色物 毒性增加
维生素 C vitamin C	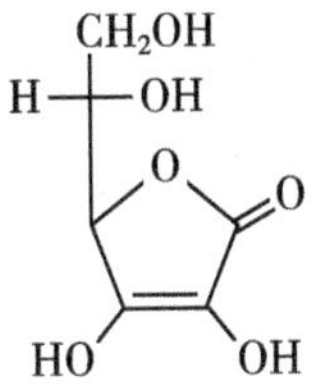	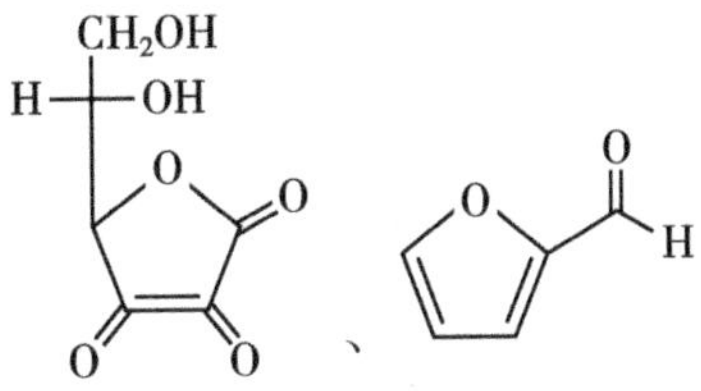 、	有色物 毒性增加
维生素 B_2 vitamin B_2	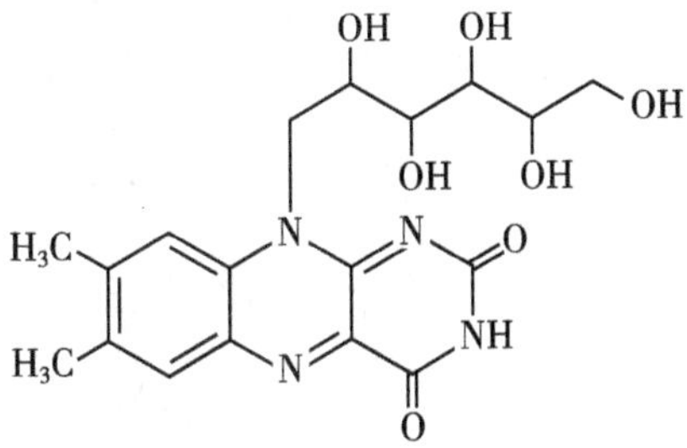	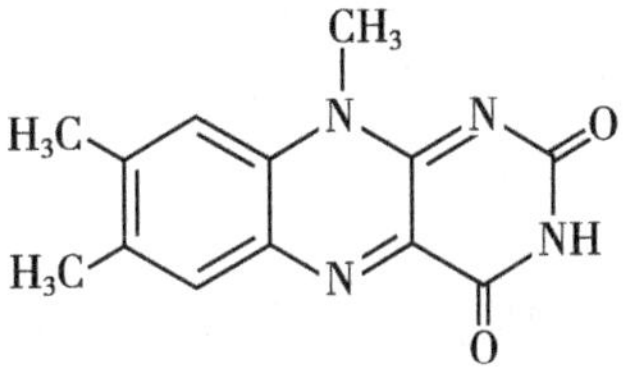	毒性增加
普罗替林 protriptyline	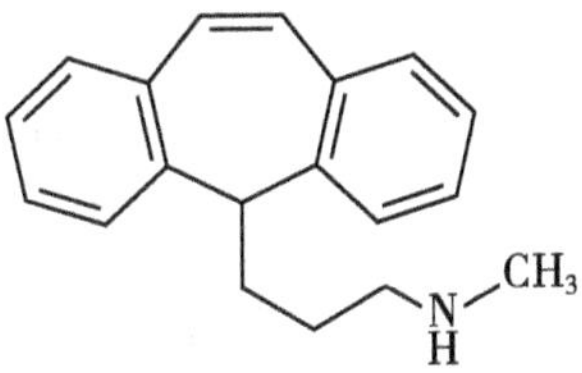	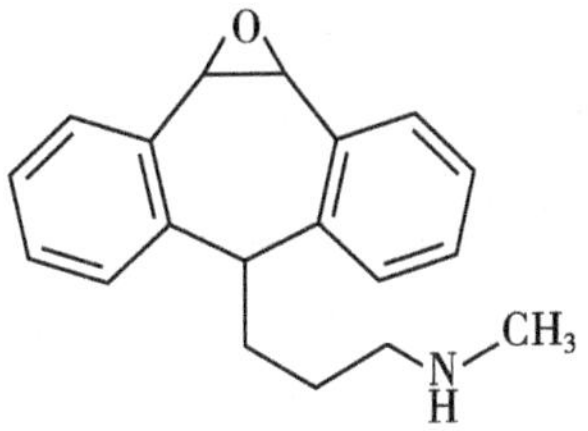	皮肤光毒作用

（三）光毒化反应

又称光毒反应，是光敏物质经适当波长和一定时间的光照后，对个体产生的一种非免疫性反应，在暴露的皮肤局部出现红斑、水肿等晒斑型损害。光毒反应是吩噻嗪类药物的主要毒副作用之一。氯丙嗪（chlorpromazine）遇光分解，生成自由基，自由基与体内蛋白质作用，发生过敏反应。因此，患者服用吩噻嗪类药物后，应避免光照。

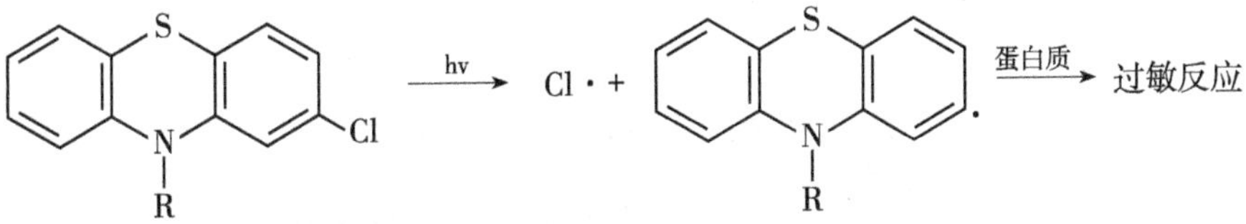

喹诺酮类药物也常发生光毒化反应，尤其是 6，8- 二氟喹诺酮，如司帕沙星（sparfloxacin）、洛美沙星（lomefloxacin）和氟罗沙星（fleroxacin）。

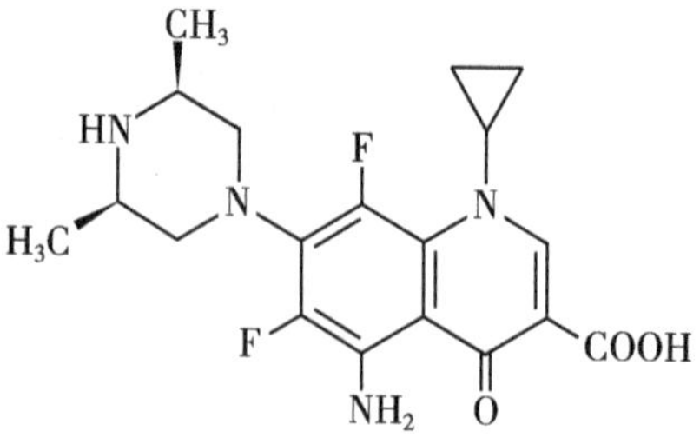

司帕沙星（sparfloxacin）

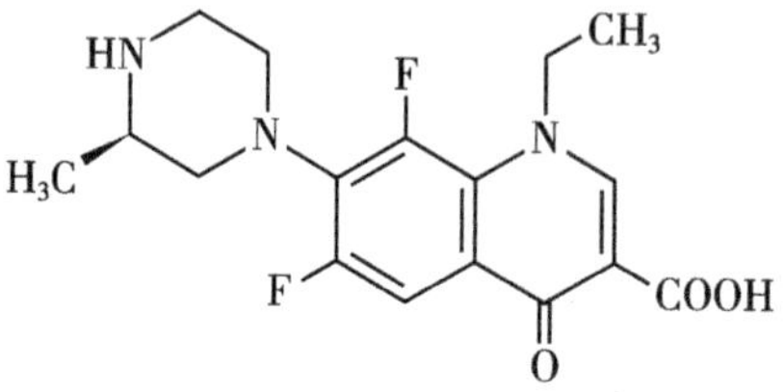

氟罗沙星（lomefloxacin）

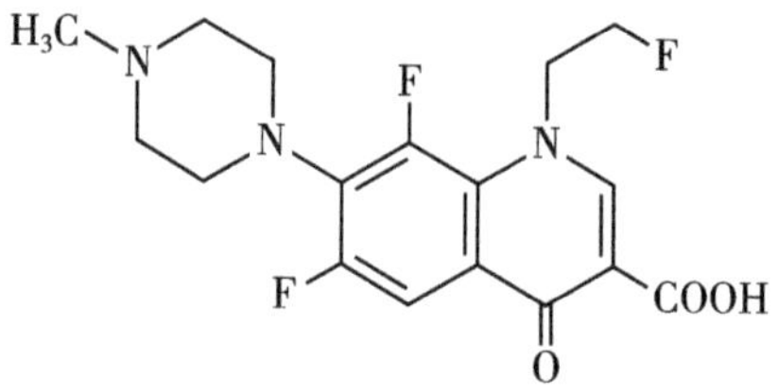

洛美沙星（fleroxacin）

硝苯地平（nifedipine）遇光极不稳定，可发生光催化的降解氧化反应，生成硝基苯吡啶和亚硝基苯吡啶衍生物。后者对人体极为有害，故在生产和贮存过程中均应注意避光。

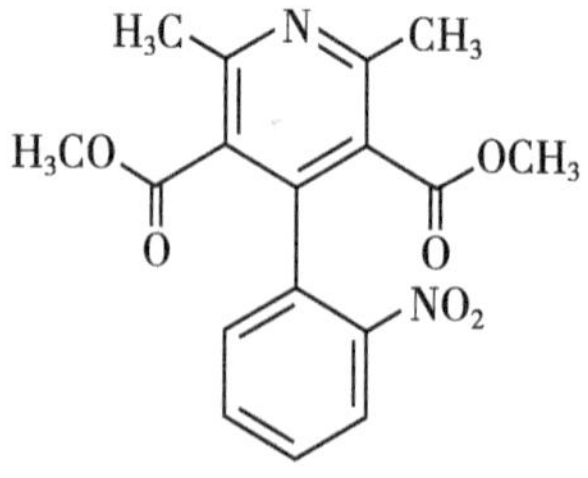

硝基苯吡啶（nitrophenylpyridine）

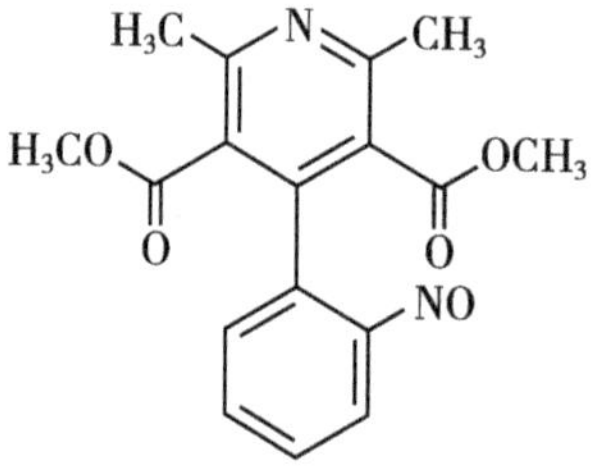

亚硝基苯吡啶（nitrosophenylpyridine）

（四）差向异构化与毒副作用

药物发生差向异构化也可产生毒副作用。例如，四环素类药物在酸性条件下可发生4位差向异构化，生成的差向异构体活性减弱，毒性增加2～4倍，可引起Fanconi综合征及肾毒性。

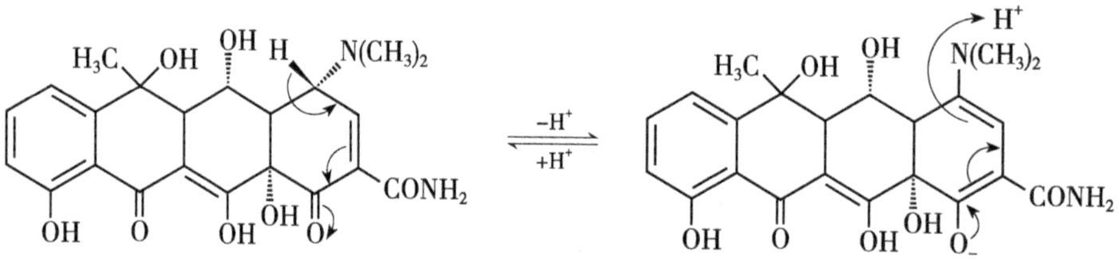

土霉素

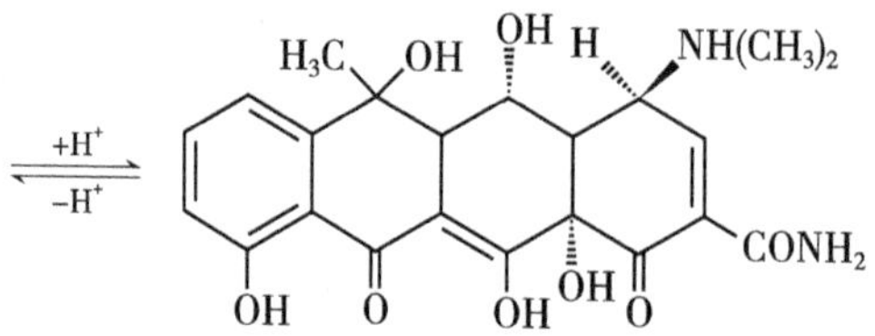

差向异构体

利血平（reserpine）在光照和加热条件下，3β-H 可发生差向异构化，生成无活性的 3- 异利血平，但毒性增加。

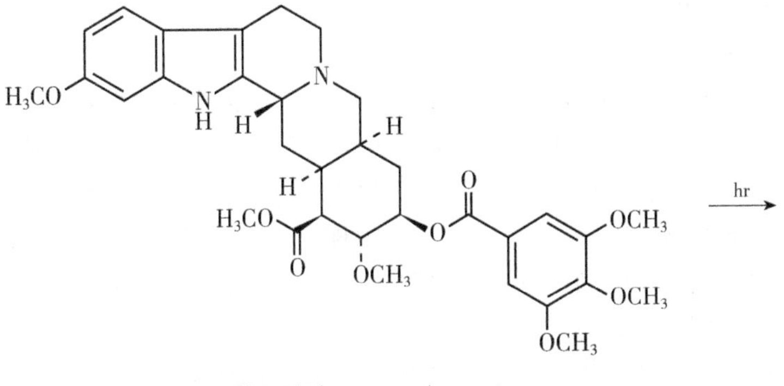

利血平（reserpine）

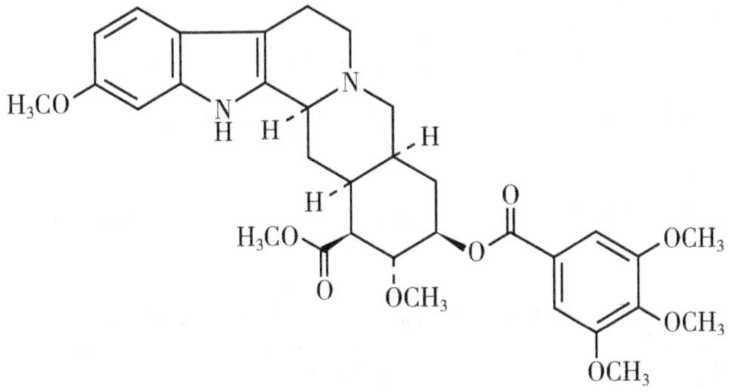

3-异利血平

（五）聚合反应与毒副作用

药物发生聚合反应生成的聚合物也可产生毒副作用。例如，氨苄西林（ampicillin）可发生聚合生成多聚物，易引起过敏反应。

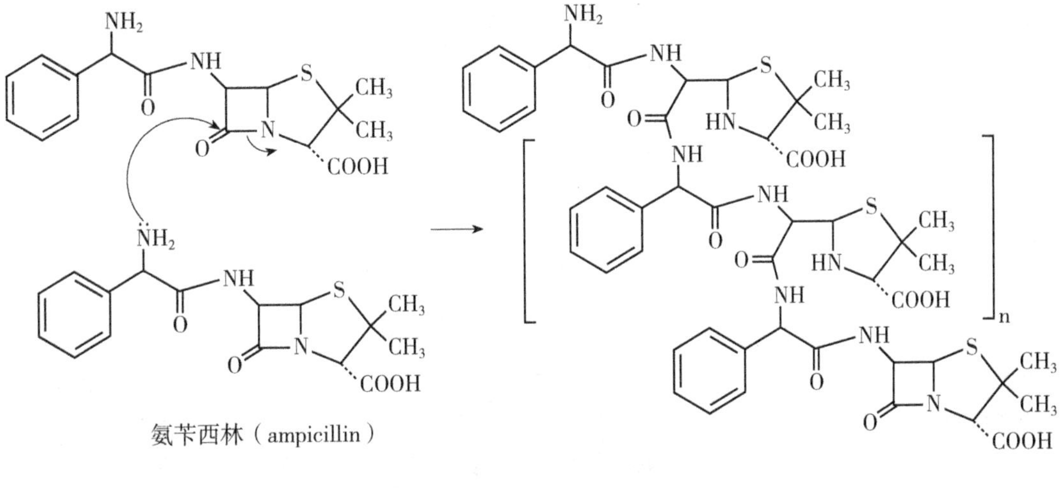

氨苄西林（ampicillin）

三、药物杂质与毒副作用的关系

药品的质量直接影响到药品的安全性和有效性，而药品在生产和储存过程中（受外界因素的影响）引入的杂质对药品质量有重要的影响。杂质的存在不仅影响药物的疗效和稳定性，使药效降低，有时还可引起严重的毒副作用。所以各国药典都要对药物的杂质，尤其对有害杂质进行检查并规定了严格的限量。

（一）杂质的分类

药物杂质按理化性质，可分为有机杂质、无机杂质及残留溶剂；按来源可分为工艺杂质、降解产物、从反应物及试剂中混入的杂质等；按毒性可分为毒性杂质和普通杂质等。

有机杂质包括生产工艺中引入的杂质和降解产物，由于这类杂质的化学结构与活性成分类似或相关，故通常又称为有关物质。药典中规定了许多药物有关物质的检查及其限量，例如，阿司匹林在合成中产生的乙酰水杨酸酐，易引起过敏反应，药典规定应对其进行有关物质检查并控制在 0.003% 限量以下。

无机杂质是指在原料药及制剂生产或传递过程中产生的杂质，主要包括反应试剂、配位体、催化剂、重金属、无机盐等。无机杂质通常是已知杂质，其中，重金属杂质如铅盐和砷盐等可引起肝毒性和肾毒性。

残留溶剂是指在原料药及制剂生产过程中使用的有机溶剂。在药物的合成、分离和纯化过程中使用的某些有机溶剂可产生较大的毒性，如苯可诱发癌症。

（二）药物杂质与毒副作用

药物在合成过程中或储存不当，会引入杂质，从而引发毒副作用，见表 2-6。

表 2-6 部分药物引入的杂质及其毒副作用

药物名称	药物结构	杂质结构
双水杨酯 salsalate	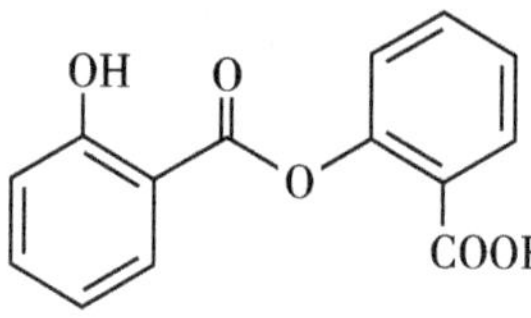	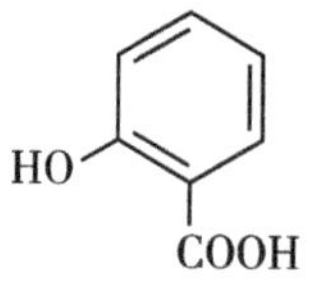
托吡卡胺 tropicamide	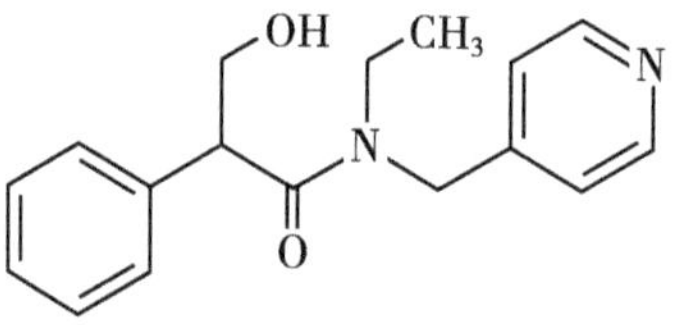	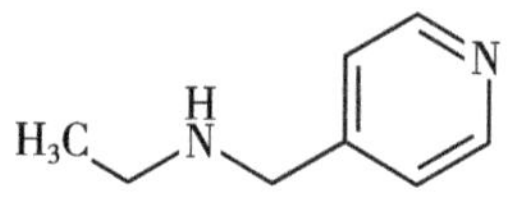
乙胺丁醇 ethambutol	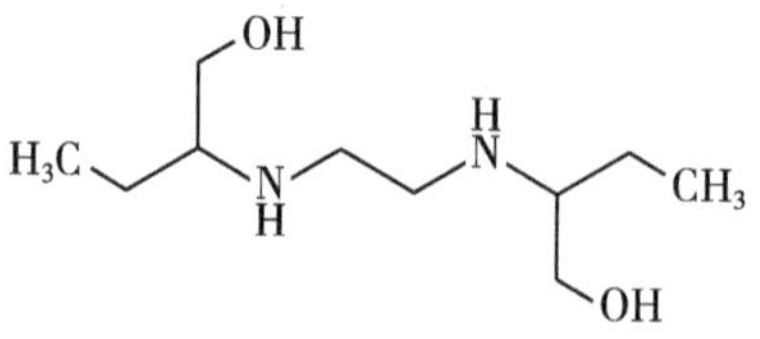	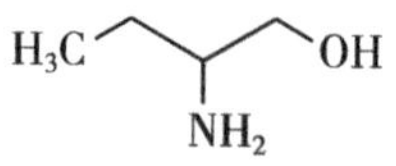
丙米嗪 imipramine	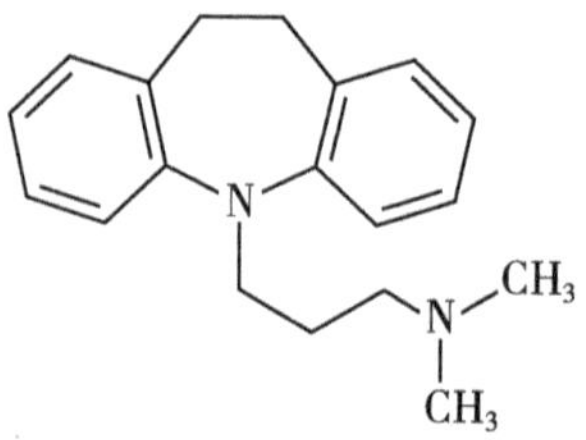	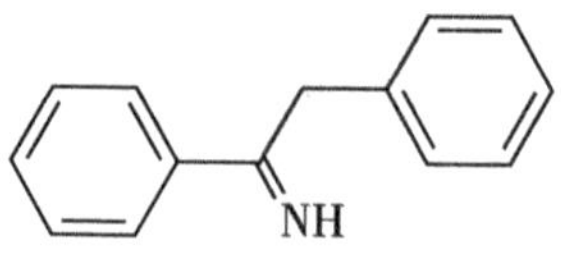

续表

药物名称	药物结构	杂质结构
盐酸左旋咪唑 levamisole hydrochloride	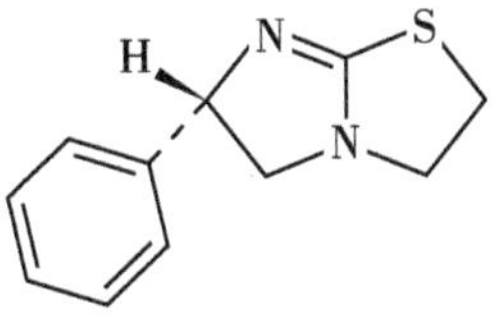	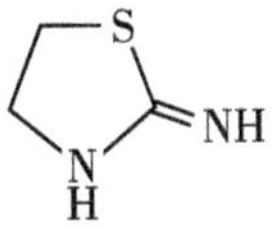
盐酸苯海索 trihexyphenidyl hydrochloride	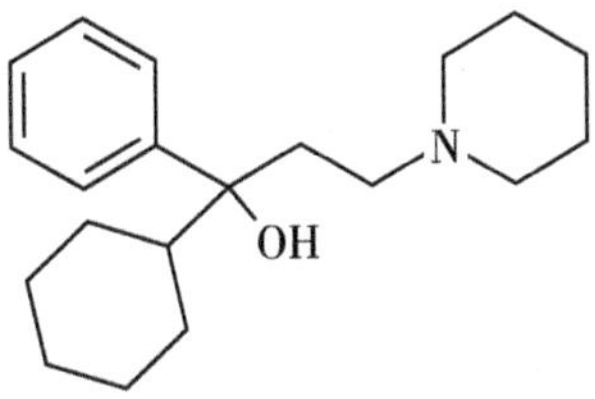	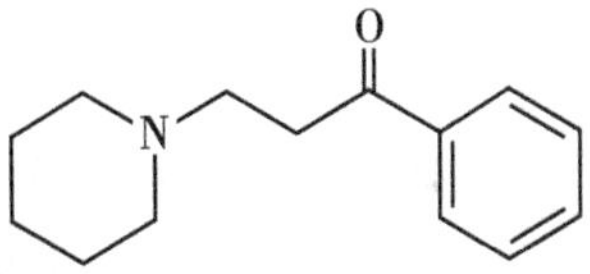
盐酸美西律 mexiletine hydrochloride	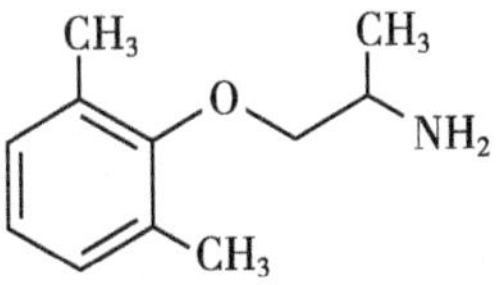	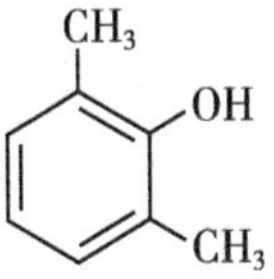

第四节　药物的化学结构修饰

药物的化学结构修饰是指在保持药物原有的化学结构的基础上,仅对其中某些官能团进行结构改变(修饰)。目的是改善药物的药代动力学性质,提高疗效或降低毒副作用等。

一、先导化合物的定义及发现

药物化学的根本任务是设计和发现新药,先导化合物的发现是新药研究的起点。先导化合物(lead compound)简称先导物,是通过各种途径得到的具有一定生理活性的化学物质。一般来说,先导化合物存在某些缺陷,如活性不够强,化学结构不稳定,毒性较大,选择性不好,药代动力学性质不合理等。

新药设计可大致分为两个阶段,即先导化合物的发现和先导化合物的优化。发现先导化合物的途径和方法很多,主要有以下几方面。

(一)从天然产物中发现先导化合物

从植物、微生物、动物及海洋生物等天然产物中,往往可得到化学结构独特,结构类型丰富多样且具有特殊药理作用的多种有效结构,这是发现先导化合物的重要途径之一。

植物来源的化合物是提供新结构类型创新药物的源泉,并为结构简化和修饰开发新药提供资源。目前临床使用的多个药物是直接从植物中提取到,例如,抗胆碱药物阿托品(atropine)是从颠茄根中分离出的茄科生物碱,但对外周及中枢 M 胆碱受体均有拮抗作用,因而有明显的中枢副作用。以阿托品为先导物,将其结构中的叔胺制成季铵,得到溴甲阿托品(atropine methobromide)和异丙托溴铵(ipratropium bromide),因难于通过血脑屏障,无中枢副作用,活性优于阿托品。

35

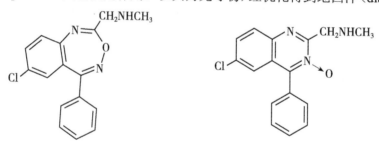

阿托品（atropine）　　溴甲阿托品（atropine methobromide）　　异丙托溴铵（ipratropium bromide）

从微生物发酵获得新化学结构已愈来愈困难，但用微生物发酵产品经过半合成手段进行结构优化取得了很好的成绩。从细菌、真菌培养液中分离出了许多抗生素并已用于临床，如青霉素、四环素、环孢素、阿霉素及克拉维酸等。从橘青霉菌的代谢产物中分离出 HMG-CoA 还原酶抑制剂辛伐他汀（simvastatin）、洛伐他汀（lovastatin）等。

（二）通过随机偶然发现先导化合物

通过偶然事件或意外发现得到先导化合物的例子很多，例如 1，4- 苯二氮䓬类镇静催眠药物的发现。它是在苯并庚噁二嗪类化合物的合成过程中，仅得到六元环的骈合物喹唑啉 N- 氧化物。经长时间放置后，经历了分子内亲核反应并扩环转变为七元环的骈合产物氯氮䓬（chlordiazepoxide），具有安定作用。以其为先导物，经优化得到地西泮（diazepam）。

苯并庚噁二嗪化合物　　　　喹唑啉 N-氧化物（quinazoline N-oxide）

氯氮䓬（chlordiazepoxide）　　地西泮（diazepam）

（三）以现有高活性药物为先导化合物

近年来，临床上先后出现了一些对疾病治疗有突破性效果的"重磅炸弹"式新药，以其为原型药物，随之出现了大量的"me-too"或"me-better"药物，是指一类对已知药物的化学结构稍作改变而得到的与原型药物结构类似，但药物活性提高或药代动力学性质优化的药物。例如，氟伐他汀（fluvastatin）等一系列他汀类降血脂药物是以洛伐他汀（lovastatin）为原型药物改造而得到的，提高了降血脂活性，增强了作用选择性，降低了副作用。

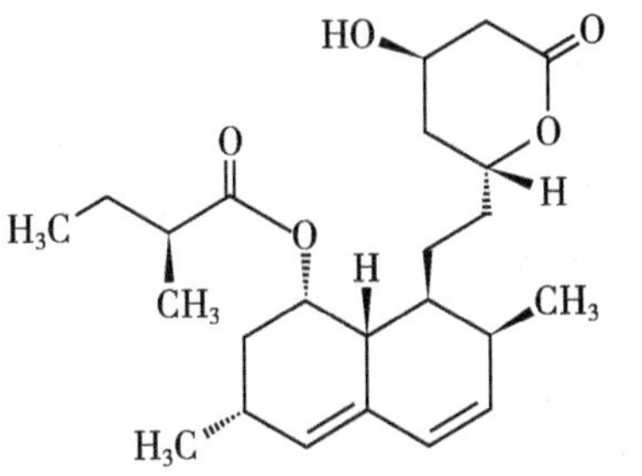

洛伐他汀（lovastatin） 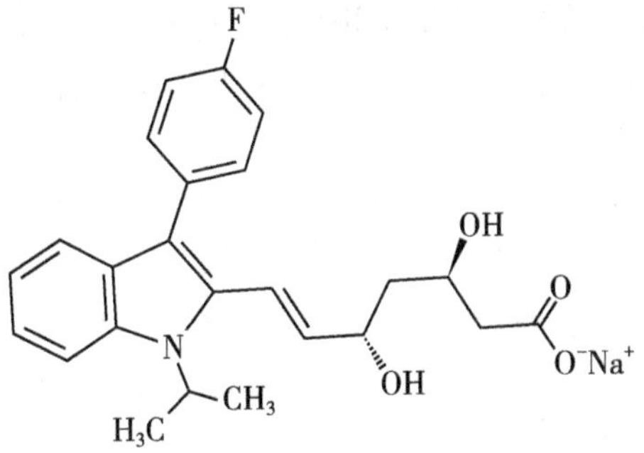　　　　　氟伐他汀（fluvastatin）

（四）从代谢产物中发现先导化合物

药物通过体内代谢过程，可能失活或者转化为有毒物质，也可能发生代谢活化甚至产生其他新的作用，这些代谢产物可成为先导化合物或是新药。磺胺类药物的发现是从代谢产物中发现先导物的经典例子，通过活性代谢物磺胺的发现，以对氨基苯磺酰胺为基本母核，发展了一类新的抗菌药物类型，并提出了"代谢拮抗"学说。

通过药物代谢的研究常常可发现活性更强或毒性降低的药物。例如，H_1 受体拮抗剂阿司咪唑（astemizole）在体内经 N- 脱烷基化得到代谢产物诺阿司咪唑（norastemizole），对 H_1 受体的选择性比原药强，而且活性是原药的 40 倍，已作为新药上市。

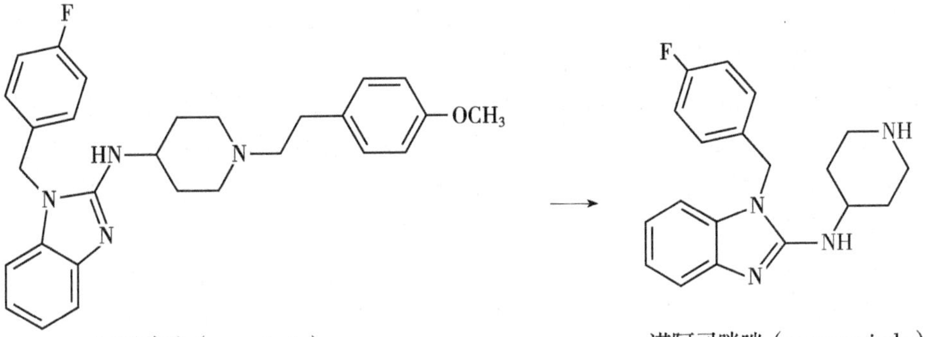

阿司咪唑（astemizole）　　　　　诺阿司咪唑（norastemizole）

（五）通过药物的副作用发现先导化合物

通过观察某些药物的副作用，可开发出具有新治疗作用的药物。以现有药物为先导物，减少了由非药到成药的转化环节，风险低，投入小，有很多成功的例子。例如米诺地尔（minoxidil）为钾通道活化剂，最初作为抗高血压药用于临床，后发现可刺激毛发生长，现用作毛发生长刺激剂。此外，抗抑郁药多塞平（doxepin）在使用中发现对 H_1 和 H_2 受体有阻断作用，现已发展为抗过敏药物。

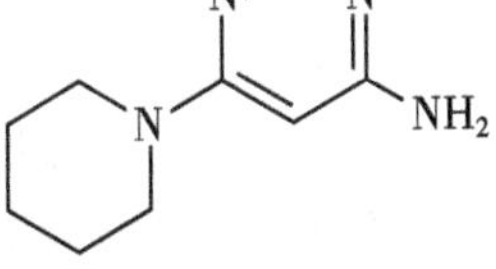

米诺地尔（minoxidil） 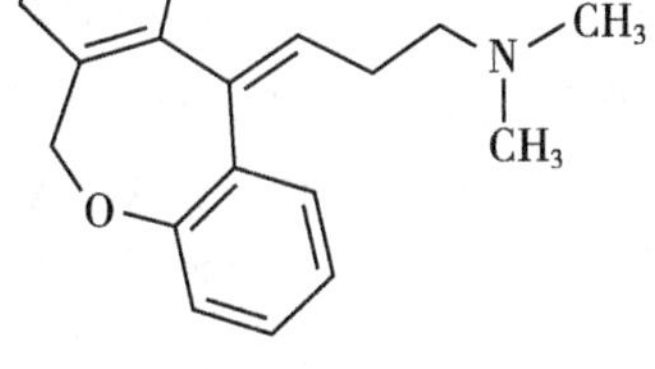　　　　　多塞平（doxepin）

（六）通过从分子生物学途径发现先导化合物

人体经过各种生化反应和生理过程来调节机体的正常功能。研究这些生化反应和生理调节过程是新药设计的靶点，也是先导化合物的源头之一。从分子生物学发现先导化合物的方法又称为基于结构的药物设计。例如，组胺受体有 H_1、H_2 等亚型，可产生不同的生理活性。作用于组胺 H_1 受体时，可以抑制变态反应，作用于组胺 H_2 受体时，可刺激胃酸分泌。以组胺为先导物进行化学修饰，分别得到了 H_1 受体拮抗剂类的抗过敏药如氯苯那敏（chlorpheniramine）和 H_2 受体拮抗剂类抗溃疡药物如西咪替丁（cimetidine）等。

（七）通过计算机辅助药物筛选寻找先导化合物

计算机辅助药物筛选又称为虚拟筛选，是通过对化合物库进行搜索发现有可能成为先导物的母体结构。该方法是药物设计的热点，目前已经成为一种不可缺少的独立的研究方法。通常，当获得受体大分子的三维结构以及与药物结合部位的信息后，可以采用计算机分子模拟技术，分析受体与药物结合部位的性质、药效团的模型，运用数据库搜寻与受体作用位点相匹配的分子，快速发现新的先导化合物。

计算机辅助药物筛选操作过程的第一步需要用二维或多维的描述符表述结构特征；第二步是在相关的数据库进行高通量的筛选，进行合理性的筛选，不断缩小命中的范围，得到潜在的活性化合物（hits）；第三步是活性测定，将最终筛选的目标物通过购买或合成得到，并进行药理活性的测定，最后得到活性化合物或先导物（leads）。

（八）通过其他的方法得到先导化合物

1. 组合化学（combinatorial chemistry） 是利用全自动或半自动合成仪，快速合成数目巨大的化学实体。同时配合高通量筛选为发现和优化先导化合物提供了新的途径，已成为寻找新先导化合物的高效率方法。组合化学的合成方法有固相合成和液相合成，设计组合合成方法时可以平行合成，也可以系统合成或混合合成。常用树脂作为载体，最初主要用在核酸和多肽的合成，把一些简单分子作为构建模块（building block），设计不同的排列组合方式及连接顺序把它们连接起来。其特点是可同时制备大量的小分子化合物，建立庞大的化合物库。它突破了传统单一合成和评价化合物的模式，使合成化合物的能力大大提高。这种方法合成步骤少，产生的化合物库包含了大量化合物，为筛选提供了物质基础。

组合化学尽管在短时间内可合成出上万个化合物，但不是人们所想象那样从中就能找出一个新化学实体，其中原因之一是结构多样性不够，尤其对非肽的有机小分子库，虽然组合化学尚未达到预期目的，但作为新药研究化合物来源是一种必不可少的渠道。

2. 反义寡核苷酸（antisense oligonucleotides，ASON） 是发现先导化合物新的途径之一，是根据核酸间碱基互补原理，利用一小段外源性的人工或生物合成的特异互补 RNA 或 DNA 片段，与靶细胞中的 mRNA 或 DNA 通过碱基互补结合，通过这种寡核苷酸链抑制或封闭其基因的表达。与其相似的是反义 DNA，与靶 mRNA 形成碱基配对的 DNA-mRNA 杂交链，封闭了某一特定基因片段。目前这种技术在抗病毒和抗肿瘤药物等以核酸为靶点的药物中有不少成功的例子。例如，以乙型肝炎病毒（HBV）的 DNA 为靶位，设计反义 DNA，抑制 HBV 的复制而治疗乙型病毒性肝炎。

二、药物的化学结构修饰方法

(一)酯化或酰胺化修饰

酯化和酰胺化修饰是药物的化学结构修饰中最常用的方法,可用于含有羟基、羧基和氨基等基团药物的修饰。

羟基是药物结构中的药效基团,但容易被氧化破坏或代谢,对羟基进行酯化可增加药物的稳定性,延长半衰期。羧基有较强的酸性及较大的极性,容易对胃肠道产生刺激,并影响药物的吸收,此外羧基容易与体内的活性物质结合,使药物的代谢速度加快,为改善以上毒副作用,羧酸类药物也可通过酯化和酰胺化进行结构修饰。如贝诺酯(benorilate)是酯化修饰的典型例子。氨基可以通过与氨基酸或脂肪酸形成酰胺来进行修饰,如抗肿瘤药氮甲(formylmerphalan)就是对美法仑(melphalan)进行甲酰化得到的药物,毒性降低。另外,抗结核药物对氨基水杨酸的氨基被苯甲酰化后,可使稳定性增强。

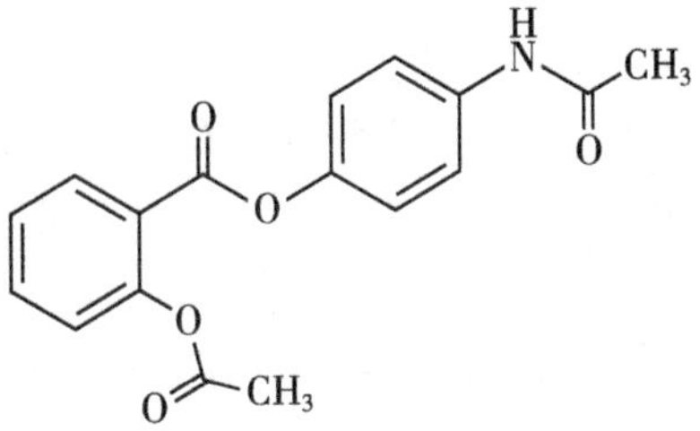

贝诺酯(benorilate) 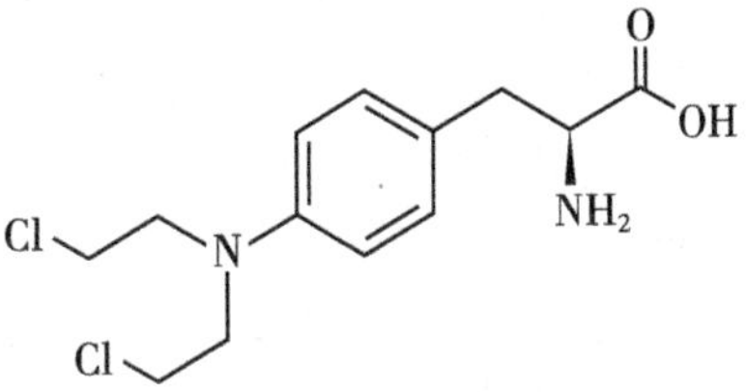　　　　美法仑(melphalan)

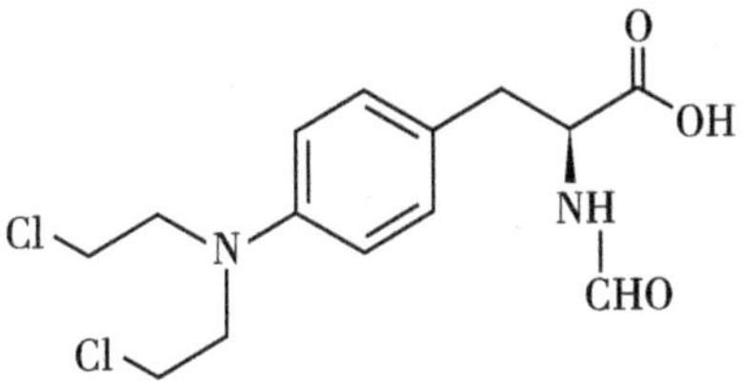

氮甲(formylmerphalan)

(二)成盐修饰

具有酸碱性的药物可转变成盐,某些中性药物可转化为具有酸碱性的基团再成盐,成盐后可使药物有适合的 pH,降低对机体的刺激,提高水溶性,增加稳定性并有较好的活性。

含有羧酸、磺酰胺等强酸性基团的药物可与钾、钠等碱金属成盐,如青霉素钾、苯妥英钠、磺胺嘧啶银等。酚类和烯醇类药物酸性较弱,不适合与碱金属成盐,但含有烯二醇结构的药物酸性强,可制成盐,如将维生素 C(vitamin C)制成钠盐。羧酸还可以和碱性的氨基酸成盐,如阿司匹林与赖氨酸成盐得到赖氨匹林(aspirin-DL-lysine),可降低阿司匹林的酸性,增强其止痛效果。羧酸还可与有机碱成盐,如将青霉素与普鲁卡因成复盐,得到普鲁卡因青霉素(procaine penicillin),可减少青霉素的刺激作用,增加水溶性。

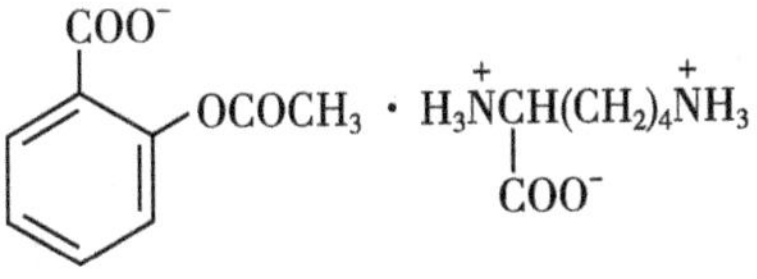

赖氨匹林(aspirin-DL-lysine)

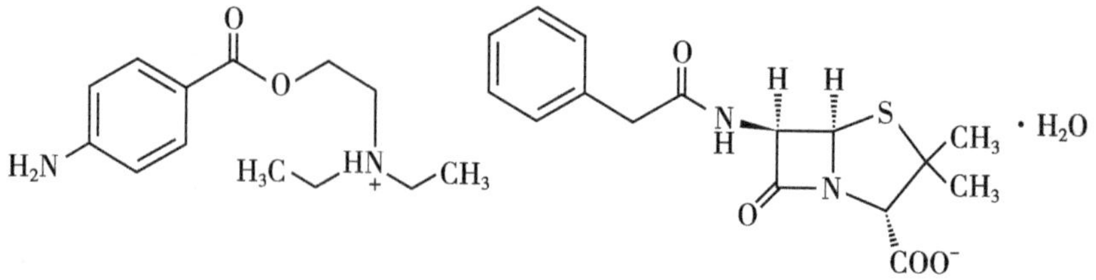

普鲁卡因青霉素（procaine penicillin）

　　脂肪胺类、含氮杂环等碱性药物可与有机酸或无机酸成盐，以减少药物的刺激和不良味觉，降低毒性，如马来酸氯苯那敏、盐酸吗啡等。

（三）环骨架变换修饰

　　对先导化合物的结构优化以及由已知药物出发进行模拟创新，大都涉及骨架变换。对含有环骨架药物的结构修饰方法主要有：开环、闭环、环消除、环缩小或扩大等。通过环骨架变换，旨在改善药物的物理化学及生物学性质，提高结构新颖性。

　　依据药物分子的相似性，设计开环和闭环的类似物，在设计中要遵照两个原则。第一，开环化合物在体内代谢时可以环化，形成原来的化合物，实际上把开环化合物视为前药；反之同理。第二，开环和闭环与代谢无关，但在结构中有相似的构象和相同的药效团，如美沙酮（methadone）虽为开链结构，但与哌替啶（pethidine）构象相似，同样具有镇痛作用。

　　又如，维生素 B_1（盐酸硫胺，vitamin B_1）为季铵型药物，极性大，口服吸收差，将其制成开环衍生物呋喃硫胺（fursutiamine），脂溶性增强，口服吸收好，在体内可迅速环合成维生素 B_1 而起作用。

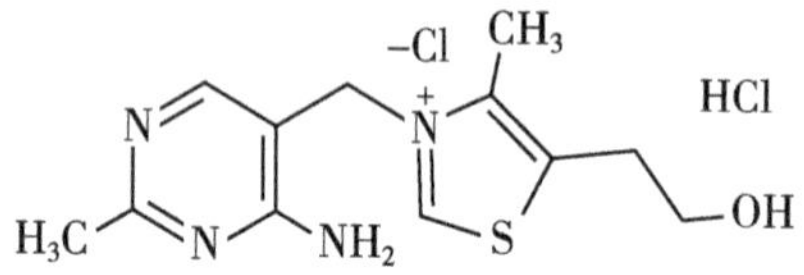

维生素 B_1（vitaminB_1） 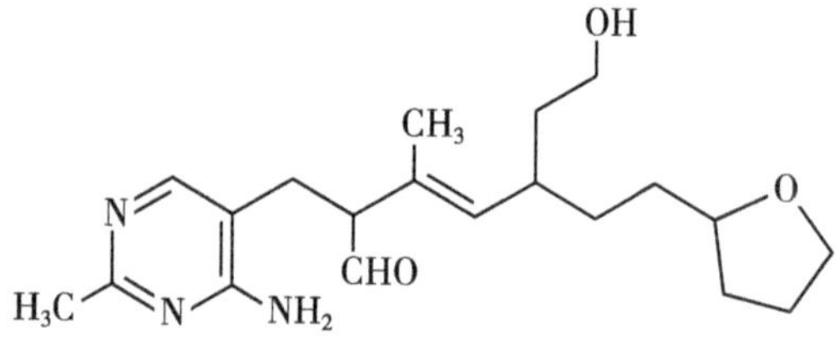　　　　　　　　　　　呋喃硫胺（fursutiamine）

　　利用 1,4-苯二氮䓬环在体内胃部酸性开环，在肠中 pH 偏碱性时闭环的特点，设计了水溶性前药。如三唑仑（triazolam）的开环前药三唑基二苯酮，它是水溶性的，可以制成注射剂，在体内经酶水解和环合反应，形成三唑仑。

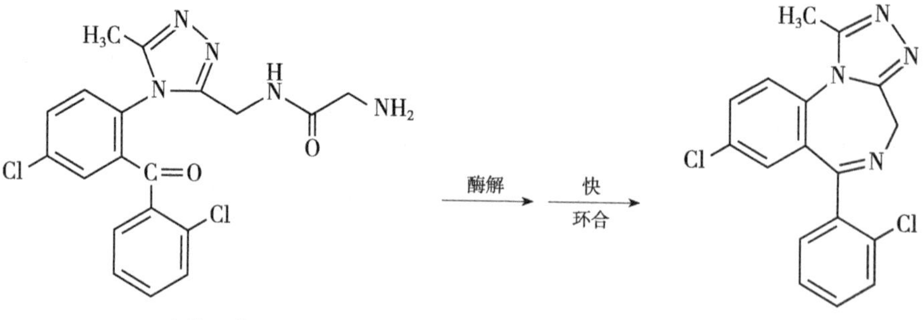

三唑基二苯酮　　　　　　　　　　　　　　　　三唑仑（triazolam）

　　将结构复杂、环系较多的先导化合物的不同环系分别剖裂，是一种常用的结构修饰方法。例如，在 HMG-CoA 还原酶抑制剂的研发中，最初发现的天然产物洛伐他汀（lovastatin）由取代的十氢萘骨架和 β- 羟基内酯相连接，但其发挥药效的活性形式均为开环羟基酸结构，内酯环可视为前药。为此，以洛伐他汀为先导物，通过骨架变换，后期设计了内酯环开环的酸性药物氟伐他汀（fluvastatin），活性显著增强。

洛伐他汀（lovastatin）　　　　　　　氟伐他汀（fluvastatin）

（四）生物电子等排修饰

生物电子等排体（bioisosteres）是指一些原子或基团因外围电子数目相同或排列相似，具有相似物理或化学性质的分子或基团，可产生相似或拮抗的生物活性。生物电子等排可分为经典和非经典两大类型。经典的生物电子等排体包括外层价电子相同的原子或基团、元素周期表中同一主族的元素以及环等价体，如—F、—OH、—NH$_2$、—CH$_3$。非经典的生物电子等排体是指具有相似的空间排列、电性或其他性质的分子或基团，相互替换后会产生相似或相反的生物活性，最常见的有—CH＝CH—，—S—，—O—，—NH—，—CH$_2$—等。广义的生物电子等排体概念不局限于经典的电子等排体，分子中没有相同的原子数、价电子数，只要有相似的性质，相互替代时可产生相似的活性甚至拮抗的活性，都称为生物电子等排体，见表2-7。

表2-7　药物设计中常用的生物电子等排体

生物电子等排体的分类		相互替代的等排体
经典的电子等排体	一价电子等排体	OH、—F、—CH$_3$、—NH$_2$、—SH、—i-Pr、—t-Bu
	二价电子等排体	—CH$_2$、—O—、—NH—、—S—
	三价电子等排体	—CH＝、—N＝、—P＝、—As＝
	四价电子等排体	
非经典的电子等排体	环内等排体	—CH＝CH—、—S—、—O—、—NH—、—CH＝、—N＝、—CH$_2$—
	等价体环类	
	羰基	
	卤素（F、Cl、Br、I）	—CF$_3$、—CN、—N（CN）$_2$、—C（CN）$_3$
	羟基（—OH）	—CH$_2$OH、—NHCOR、—NHSO$_2$R、—NHCONH$_2$、—NHCN、CH（CN）$_2$

生物电子等排原理（bioisosterism）常用于先导化合物优化时的结构变换，是药物设计中优化先导化合物非常有效的方法。不仅仅是取代先导化合物的某个部分，还可以将复杂的结构简单化。应用生物电子等排体变换和替代时，需要考虑相互替代的原子或原子团的形状、大小、电荷分布和脂水分配系数等。

例如，COX-2抑制剂塞来考昔（celecoxib）的药效团是由吡唑环骨架链接两个同侧的芳环，且其中一个芳环上有磺酰基。通过对中间环骨架进行生物电子等排变换，将吡唑环替换为吡啶环和异噁唑环，分别得到了新药依托考昔（etoricoxib）。

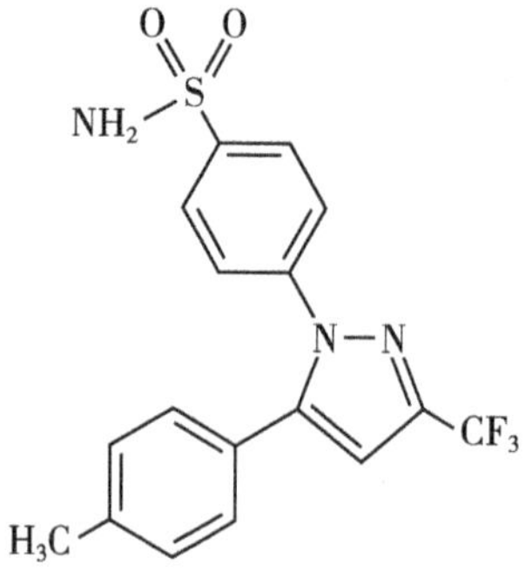

塞来考昔（celecoxib） 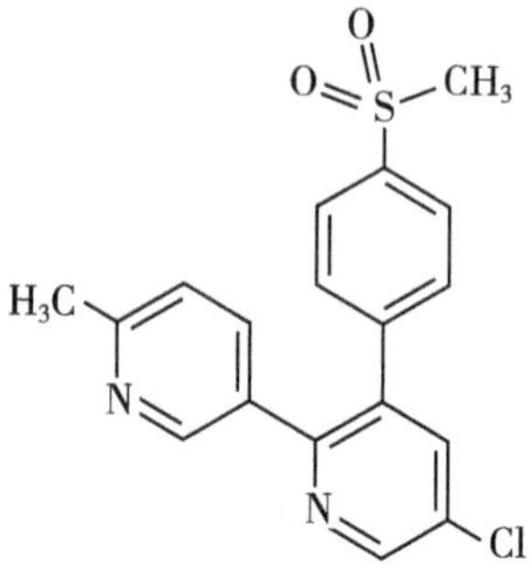　　　　依托考昔（etoricoxib）

一种特殊的生物电子等排体是将官能团进行反转，类似于同分异构体。例如，将局部麻醉药普鲁卡因（procaine）结构中的酯基变为生物电子等排体酰胺结构，即得到普鲁卡因胺（procainamide），而普鲁卡因胺与利多卡因（lidocaine）主要存在酰胺键的差别，是酰胺官能团反转的典型例子。

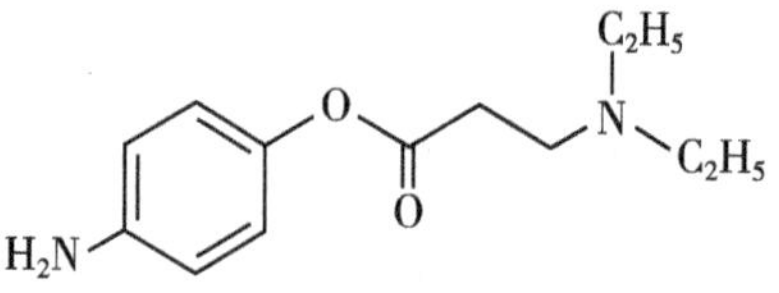

普鲁卡因（procaine） 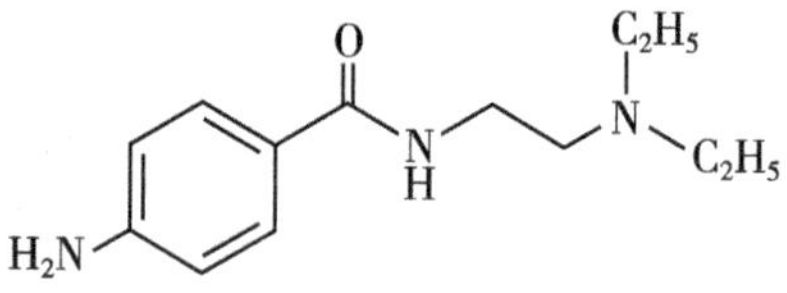　　　　普鲁卡因胺（procainamide）

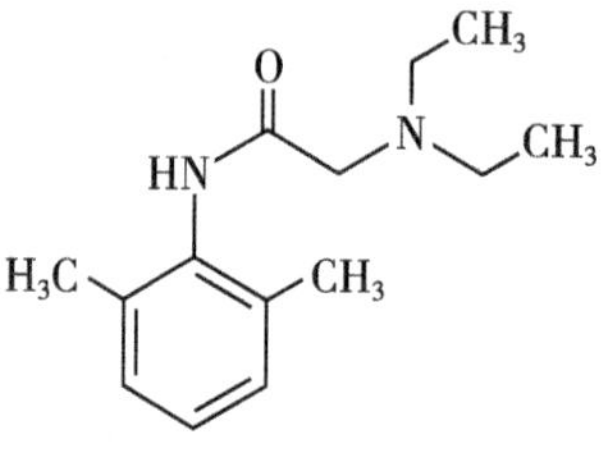

利多卡因（lidocaine）

（五）同系物及插烯修饰

根据分子类似性和多样性原理，对先导物优化最常用且简单的方法是对化合物烷基链作局部结构修饰，得到其衍生物或结构类似物，主要方法有制备同系物和插烯物。

1. 同系物　采用烃链的同系化原理，可通过对同系物增加或减少饱和碳原子数，改变分子的大小来优化先导化合物。在同系物设计中，增加1个到数个亚甲基时，可能得到活性类似的结构，碳原子增加的数目与活性的关系常常有一种抛物线的关系。其峰值就是优化最佳的化合物。对相似结构的化合物,改变功能基团的位置或方向,或者改变先导化合物某个取代基的电性,也是优化先导化合物的一个手段。

2. 插烯物　对烷基链作局部结构修饰的另一个方法是减少双键或引入双键,称为插烯原理,往往可以得到活性相似的结构。根据共轭效应的极性交替分布原理,在插烯前后,特定原子的功能和性质可以保持不变。减少双键及插烯原理后来被广泛用在药物设计中的先导化合物优化。

此外,还可以将药物通过 Mannich 反应,进行氨甲基化修饰;通过成醚进行醚化修饰等,如甾体抗炎药与葡萄糖形成葡萄糖苷,可靶向作用于结肠,在结肠产生的葡萄糖苷酶的作用下,使苷分解为甾体药物而产生药效。

三、药物化学结构修饰的应用

(一)前药

前药(prodrug)是指一类在体外无活性或活性较小,在体内经酶或非酶作用,释放出活性物质而产生药理作用的化合物。修饰前的活性药物称为母体药物,也称为原药(parent drug)。前药设计是药物设计中最常用的先导化合物优化的手段。

前药分两大类,一类是载体前体药物(carrier-prodrug),另一类是生物前体药物(bioprecursors)。载体前体药物是通过共价键,把原药与某种无毒性化合物(载体部分)相连接而形成的,到体内经酶或非酶的化学过程,生成原药和载体部分。因此对药物结构进行前药修饰时,常常需要研究药物代谢的规律,作为结构修饰的设计依据。生物前体药物一般不是人为修饰的,是药物经体内酶催化代谢而产生活性物质。例如,非甾体抗炎药物舒林酸(sulindac),本身无活性,在体内还原酶的作用下亚砜转为硫化物产生抗炎活性,为典型的生物前体药物。

制备前药的方法有多种。对于含醇类羟基的基团,常常将羟基形成酯、缩醛或缩酮、醚等;对于含有羧基的药物,常制成酯或酰胺;胺类化合物可采用形成酰胺、亚胺、偶氮、氨甲基化等形式;羰基类药物则可通过亚胺、肟、缩醛或缩酮等的形成来制备前药。

利用前药原理修饰先导化合物,不能增加其活性,但可以达到很多不同的目的,主要包括:提高药物对靶部位的作用选择性;增加药物的稳定性;促进药物吸收;延长作用时间;提高生物利用度;降低毒副作用;改善溶解性;改善药物的不良气味或不适宜的性质,使患者容易接受。

(二)孪药

孪药(twin drug)是将两个相同或不同的先导化合物或药物,经共价键连接,骈合成一个新的分子,经体内代谢后,产生以上两种具协同作用的药物,结果是增强活性或者产生新的药理活性,或者提高作用的选择性,孪药实际上也是一种特殊的前药。孪药的设计方法主要有两种:一是将两个分子骈合在一起,进入体内后分解为两个原药;二是在体内以不裂解的方式发挥作用。

构成孪药的两个原药分子可以具有相同的药理作用、不同的作用或具有辅助作用。例如,由阿司匹林和对乙酰氨基酚骈合生成的贝诺酯(benorilate)为协同前药,即孪药。又如将 β- 内酰胺类药物氨苄西林与 β- 内酰胺酶抑制剂舒巴坦的羧基骈合,形成双酯类的孪药,为舒他西林(sultamicillin),舒他西林在体内可分解出舒巴坦和氨苄西林,具有抗菌和抑制

β- 内酰胺酶的双重作用,可以克服氨苄西林的耐药性,口服效果良好。

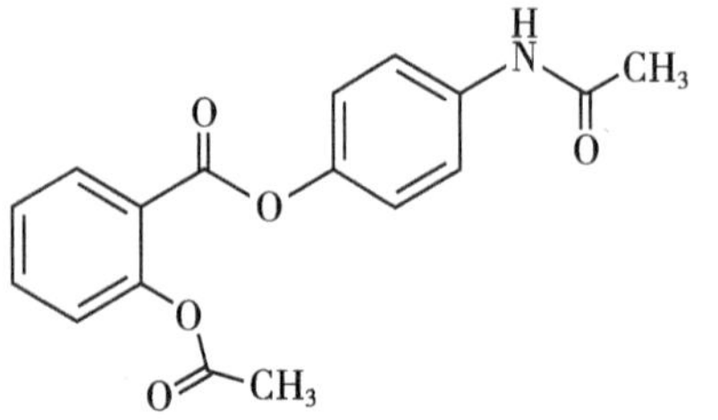

贝诺酯(benorilate) 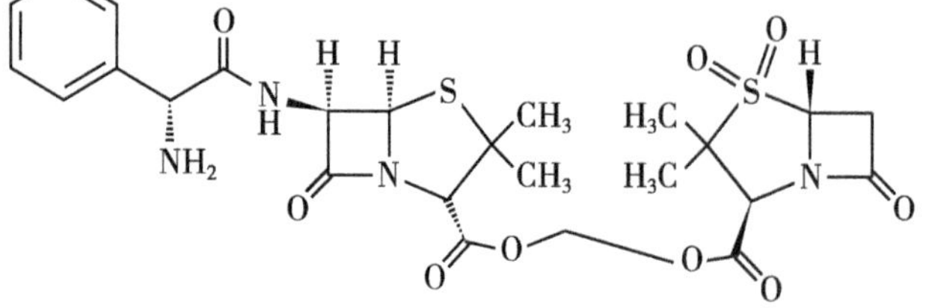　　　　　　　　舒他西林(sultamicillin)

李药也可以将两个不同药理作用的药物骈合在一起,产生新的或联合的作用。如苯丁酸氮芥(chlorambucil)是抗肿瘤药,但毒性较大。甾体激素受体在肿瘤细胞分布较多,若设计以甾体为载体,可增加药物的靶向性。利用这种思路将泼尼松龙(prednisolone)和苯丁酸氮芥形成抗肿瘤药泼尼莫司汀(prednimustine),降低了苯丁酸氮芥的毒性。

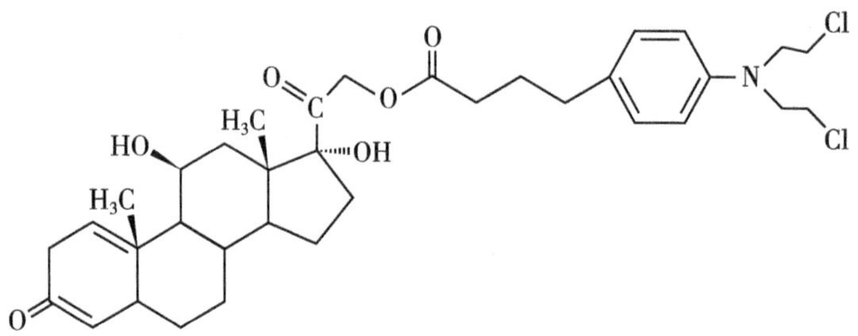

泼尼莫司汀(prednimustine)

(三)软药

软药(soft drug)是一类本身具有生物活性的药物,软药设计时要考虑药物的代谢因素,使药物在体内产生活性后迅速按预知的代谢方式及可控的速率,使其转变为无毒无活性的代谢产物。软药缩短了药物在体内的过程,而且避免了有毒的代谢中间体的形成,可减轻药物的毒副作用,提高了治疗指数,故软药设计得到了广泛应用。例如,去极化型肌松药氯化琥珀胆碱(suxamethonium chloride)是典型的软药,是基于构效关系研究结果而设计的两个 N 原子之间具有 10 个原子碳链的结构,这一结构使其易在体内酯水解为无活性且无毒的代谢物,作用时间短,副作用少。

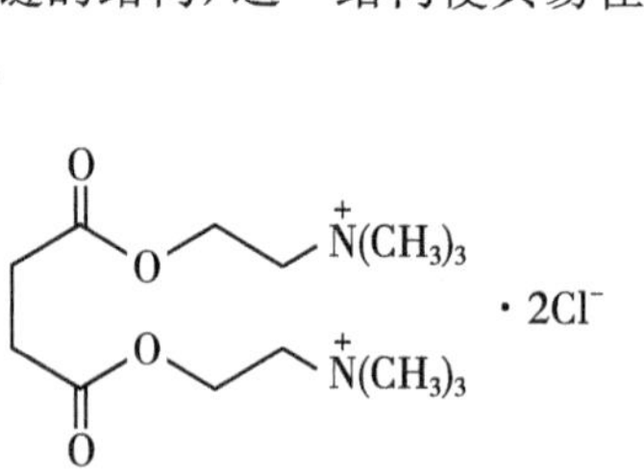

氯化琥珀胆碱(suxamethonium chloride)

(四)硬药

硬药(hard drug)是指在体内不能被代谢,直接从胆汁或者肾排泄的药物,或者是不易代谢,需经过多步氧化或其他反应而失活的药物。硬药具有发挥药效所必需的结构特征,但不发生代谢或化学转化,可避免产生毒性代谢产物,增加药物的活性,因此使用安全。但在实际的药物开发中，由于体内酶的作用很强，开发成功的硬药数量非常有限。只有亲水或疏水性极强的化合物，或由于功能基的位阻较大，不易代谢的化合物，才符合硬药的定义。

四、药物化学结构修饰对活性的影响

先导化合物可能存在着一些缺陷，如活性不够高，化学结构不稳定，毒性较大，选择性不高或者药代动力学性质不合理等，需要进行进一步的化学结构修饰，找出活性高、毒性低、选择性强的化合物，即为先导化合物的优化。药物的结构修饰对提高生物利用度，改善生物活性有重要作用，一般来说，化学结构修饰可达到以下目的。

（一）改善药物的吸收性能

药物的吸收性能与脂水分配系数有关，药物只有具有合适的脂水分配系数才能充分吸收，达到较大的生物利用度。因此，对生物利用度低的药物，可通过设计成前药来调整脂水分配系数，改善吸收。对于含羧基或羟基的极性较大的药物来说，一般口服吸收率不高，若制成酯或者酰胺衍生物，可增大脂溶性，改善吸收。例如，β-内酰胺类抗生素的 2 位是羧基，由于极性和酸性较强，口服吸收效果差。氨苄西林（ampicillin）在胃肠道以离子形式存在，生物利用度仅为 20%～30%。将羧基酯化得到匹氨西林（pivampicillin）、仑氨西林（lenampicillin）等，分子脂溶性增大，口服时几乎定量吸收，生物利用度可达 95%，抗菌作用比氨苄西林强 2～4 倍，而且血药浓度高，半衰期长。

R=H	氨苄西林（ampicillin）
R=	匹氨西林（pivampicillin）
R=	仑氨西林（lenampicillin）

（二）延长药物的作用时间

作用于不同部位的药物，应根据需要进行结构修饰，使其具有不同的作用时间。大部分的药物希望能维持较长的时间，设计时可考虑增加药物代谢的稳定性，减慢代谢和排泄速率，从而延长药物的半衰期，更好地发挥药效。例如，氟奋乃静（fluphenazine）用于治疗精神分裂症，作用时间仅一天。若利用其分子中的羟基，制成庚酸酯和癸酸酯可持续药效 2～4 周，适用于需要长期用药及不合作的精神分裂症患者。

R=–H	氟奋乃静（fluphenazine）
R=–CO(CH₂)₅CH₃	庚氟奋乃静（fluphenazine heptanoate）
R=–CO(CH₂)₈CH₃	癸氟奋乃静（fluphenazine decanoate）

（三）增加药物的特异性

为了提高药物的药效，有时需要增加血药浓度，但往往也会增加全身的毒副作用，因此

提高药物的靶向性是降低全身副作用的方法之一。对于需要在特定部位起效的药物，利用体内各器官的酶系统的差异，可设计靶向性的前药。该前药在其他组织中不被分解，只有转运到作用部位时，在特异酶的作用下才释放出原药而产生药效，这样可提高药物对靶点的选择性，增强药效并降低了毒副作用。例如，己烯雌酚（diethylstilbestrol）是治疗前列腺癌的有效药物，但使用时会产生雌激素副作用。研究发现，前列腺肿瘤组织中磷酸酯酶的含量很高，利用这一特点，设计其前药己烯雌酚二磷酸酯（diethylstilbestrol diphosphate）。服用后，己烯雌酚二磷酸酯容易分布到磷酸酯酶含量较高的前列腺，使癌组织中的浓度高于正常组织，并经磷酸酯酶催化水解释放出己烯雌酚，从而增强了对前列腺肿瘤组织的选择性，降低了全身的雌激素副作用和毒性。

R=H　　　　己烯雌酚（diethylstilbestrol）

R=PO₃H　　己烯雌酚二磷酸酯（diethylstilbestrol diphosphate）

一些需要在结肠部位发挥作用的药物通常是采取口服给药的方式，往往因胃肠道酸碱性和酶的破坏作用，使到达结肠部位的药物比例很少，因而影响了疗效。而且，由于血液的吸收还会产生全身性的副作用。例如，美沙拉秦（mesalazine）是溃疡性结肠炎的常用药，口服后在小肠完全吸收，到达有效作用部位结肠的药量极少。为此，利用美沙拉秦的羧基与甘氨酸的氨基结合生成前药 5-氨基水杨酰甘氨酸，在胃和小肠不易吸收，到结肠后被相应的水解酶水解，释放出美沙拉秦使其发挥药效。

美沙拉秦（mesalazine）　　　　5-氨基水杨酰甘氨酸（mesalazine–Gly）

（四）降低药物的毒副作用

增加药物的选择性可直接或间接降低药物的毒副作用，前药设计是解决毒性的另一种方法，如将羧基或羟基制成酯类前药。此外，氨基是药物中最常见的药效团，但伯胺类药物的毒性一般较大，可对氨基进行酰胺化修饰。例如，美法仑（melphalan）的氨基经甲酰化，生成氮甲（formylmerphalan），其副作用降低，并且可口服给药。

（五）提高药物的化学稳定性

有些药物结构中含有易被氧化或水解的基团，在储存过程中易失效，在体内代谢速度也很快，将这些不稳定的基团进行结构修饰可增加药物稳定性，延长作用时间。例如，对含有羧基的药物来说，由于羧基的化学性质活泼，制备前药时选择形成缩酮、Schiff 碱、肟等。如地诺前列酮（dinoprostone）的化学性质不稳定，在其 C-9 的羧基制成缩酮类前药，使稳定性增加，可以口服，到体内代谢释放出地诺前列酮。

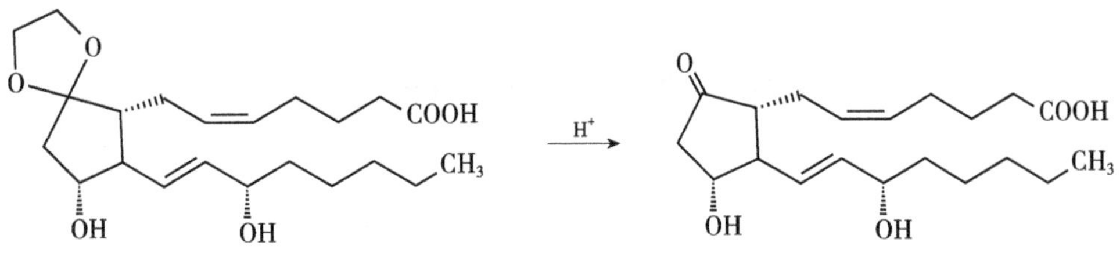

地诺前列酮（dinoprostone）

（六）改善药物的溶解性能

许多药物在水中的溶解度较低，直接影响到其在体内的转运过程，降低了作用部位的有效浓度，难以制备成水溶性的制剂，以通过结构修饰制成水溶性的盐类，可增大溶解性，对于不能成盐的药物可设计成酯类前药改善溶解度。如阿昔洛韦（aciclovir）是一种有效的抗疱疹病毒药，但水溶性差。设计它的水溶性前药地昔洛韦（desciclovir），在水中的溶解度比阿昔洛韦大18倍，口服吸收好，可用作滴眼液或注射剂。

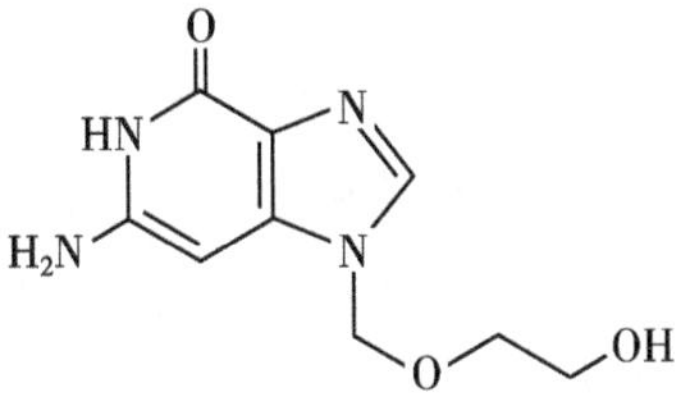

阿昔洛韦（aciclovir） 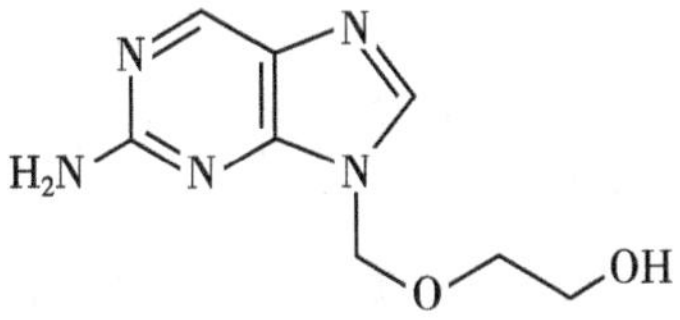　　　　　地昔洛韦（desciclovir）

（七）消除不良的气味或味道

有些药物具有很苦的味道，常修饰成酯类前药来掩蔽苦味，特别适用于儿童用药，如氯霉素（chloramphenicol）味极苦，将分子中的3位羟基与棕榈酸制成酯可得到棕榈氯霉素（chloramphenicol palmitate），苦味消失。

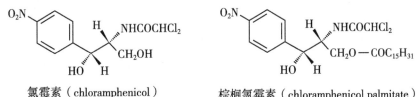

氯霉素（chloramphenicol）　　　　棕榈氯霉素（chloramphenicol palmitate）

思考题

1．简述手性药物的对映体之间的活性差异，并举例说明。
2．简述前药的定义，举例说明前药的设计方法。
3．简述药物化学结构修饰的常用方法，并举例说明。
4．简述药物化学结构修饰的目的。

（翟　鑫）

第三章 药物代谢

 学习要求

1. 掌握药物在体内代谢的反应类型及药物代谢与药物研究的关系。

2. 熟悉药物的化学结构与体内药物代谢的关系；熟悉药物在体内代谢的两种类型：Ⅰ相代谢（氧化、还原、水解等官能团转化反应）和Ⅱ相代谢（与葡萄糖醛酸、硫酸、氨基酸、谷胱甘肽等的结合反应）。

3. 了解药物在体内的作用过程以及药物代谢对临床合理用药的意义。

药物代谢（drug metabolism）是指通过生物转化将药物（通常是非极性分子）转变为极性分子，再通过人体的正常系统排泄至体外的过程，又称为生物转化（biotransformation）。药物作为活性物质，进入机体后可产生对疾病的治疗作用；但药物作为外来的化学物质，机体要将其灭活，同时还要促其自体内消除，是人体的一种自我保护功能。药物代谢主要在肝脏进行，由酶催化，形成可被排出体外的药物代谢物。通过药物代谢的研究，可阐明药物的作用特点、作用时程、给药剂量、给药方式、毒性及副作用产生原因等，对合理用药有重大意义。

药物的种类繁多，其化学结构千变万化，加之体内酶系统又相当复杂，药物在体内的化学变化过程也是多种多样。尽管药物的结构各异，但药物代谢通常可分为两种类型即Ⅰ相代谢（phaseⅠ metabolism）和Ⅱ相代谢（phaseⅡ metabolism）。Ⅰ相代谢是药物的官能团转化反应，也称为第Ⅰ相生物转化，是药物在体内酶的催化下进行氧化、还原、水解、羟基化等过程，在药物分子中引入或使药物分子暴露出极性基团，如羟基、羧基、巯基、氨基等，代谢产物极性增大，使其可通过人体的正常系统排出体外。Ⅱ相代谢是药物的结合反应，是指原形药物或Ⅰ相代谢产物在酶的作用下与内源性小分子如葡萄糖醛酸、硫酸、甘氨酸或谷胱甘肽等发生结合反应，产生极性强、易溶于水或易排出体外的结合物，随尿和胆汁排出体外。第Ⅰ相生物转化对药物的体内活性影响最大，有些药物经Ⅰ相反应后即排出体外；有些药物（如前药）需经体内代谢而发挥疗效，还有一些药物在体内迅速代谢为无活性也无毒性的代谢产物而避免不良反应发生（如软药）。

所有口服药物的吸收，须透过胃肠壁进入门静脉。有些药物在尚未吸收进入血液循环之前，在肠黏膜和肝脏被代谢，使进入全身药量减少的现象，称为首过效应（first pass effect），也称第一关卡效应，首过代谢会改变药物的化学结构及分子数量。药物的生物转化对酶和底物的化学结构有一定的要求，因此，不同结构类型的药物其生物转化情况不同。

通过对药物在体内代谢过程的认识，了解药物在体内生物转化的化学过程，可以指导新药研究和开发，利用药物的活性代谢物可以发现新药或先导化合物。如地西泮（diazepam）在肝脏内经过 N- 去甲基化和 3 位羟基化后得到的代谢物仍具有镇静催眠作用，并且半衰期短，清除快，适用于老年人及肝肾功能不良者，现已开发上市，称为奥沙西泮（oxazepam）；再如磺胺（sulfonamide）是百浪多息（prontosil）的活性代谢产物，通过对磺胺的研究，发现了一大批磺胺类药物。

地西泮（diazepam）　　　　　　　　　　　　　　　　　　　　奥沙西泮（oxazepam）

对药物代谢的研究还可以指导对现有药物的结构进行化学修饰。例如在药物结构中引入立体位阻较大的基团一般能降低药物在体内代谢的速度，延长作用时间，最大限度地发挥其药效；或者改变其药代动力学性质，减少不良反应，如在某些药物结构中引入一些容易代谢的基团，使原有药物的作用时间缩短，从而避免某些毒副作用；在肌肉松弛药苯磺阿曲库铵（atracurium besylate）的季铵氮原子上引入吸电子基团，使其在体内生理条件下迅速代谢为无活性的代谢物，从而解决了神经肌肉阻断剂常见的蓄积中毒问题。另外，对药物代谢的研究还可以帮助人们设计剂型，合理使用药物，认识药物的作用机制及解释用药过程中出现的问题。

第一节　Ⅰ相代谢

Ⅰ相代谢（phaseⅠmetabolism）是药物的官能团转化反应，参与药物体内官能团转化反应的酶类主要是氧化-还原酶和水解酶。

氧化反应是药物在体内进行的最主要的代谢反应，主要在肝脏中被细胞色素P450（cytochrome P450，CYP450，P450）催化而氧化，如芳香环的羟基化、氨基的羟基化、烯烃的环氧化、烷基氧化、硫氧化、N-或O-去烷基化等反应，都属于氧化代谢。此外，过氧化物酶和非微粒体氧化酶也参与氧化反应。

含有羰基、硝基、偶氮基、叠氮及亚砜等结构的药物，可经CYP450还原反应在体内发生生物转化，生成相应的羟基、氨基等易进行结合代谢的基团，进一步经过Ⅱ相结合反应而排出体外。

水解酶主要参与酯类和酰胺类药物的代谢，水解酶大多存在于血浆、肝、肾和肠中，因此大部分酯类和酰胺类药物在这些部位发生水解。酯水解酶包括酯酶、胆碱酯酶及许多丝氨酸内肽酯酶等。通常酰胺类药物比酯类药物稳定，水解速度较慢，大部分酰胺类药物是以原形形式从尿中排出。

一、氧 化 反 应

（一）氧化反应的催化酶

1. CYP450　大多数药物都可经CYP450催化而氧化，CYP450存在于肝脏及肝脏外组织的内质网中,是一组酶的总称,由许多同工酶和亚型酶组成。CYP 后面的第一个阿拉伯数字标明家族序号(CYP1、CYP2 等),再用一个字母表示亚家族(CYP1A、CYP2C 等),另外一个阿拉伯数字代表不同基因(CYP3A4、CYP2D6 等)。目前已鉴别了 17 种以上的 CYP 亚型酶。CYP450 是最主要的药物代谢酶系,主要功能是氧化代谢各种内源性底物(如受体激素、脂肪酸、前列腺素和胆汁酸)和外源性物质(如药物、植物毒素、杀虫剂以及环境污染物等)。该酶系对各种化合物代谢的速率与种属、种族、营养状况、组织、年龄相关,在药物代谢及其他化学物质的代谢中具有非常重要的作用。

CYP450 催化的反应包括烯烃、多环烃、卤代苯的环氧化反应,仲胺、叔胺和酯的脱烷基化反应,胺类化合物生成 N-氧化物、羟胺和亚硝基衍生物以及脱氨基反应,卤代烃的脱卤素反应等;还能催化硫代磷酸酯的氧化消除反应,磷酸硫化物的磷酸衍生物反应以及偶氮化合物和硝基化合物还原成一级芳香胺的反应。CYP450 主要是通过"活化"分子氧,把一个氧原子加入到底物分子中,同时把另一个氧原子还原成水。

2. 黄素单加氧酶(flavin monooxygenase,FMO) FMO 催化氧化杂原子 N 和 S,如将叔胺和肼类化合物氧化成 N-氧化物,仲胺氧化成羟胺,羟胺氧化成硝基化合物,将硫醇氧化成二硫醚,二硫醚氧化生成 S-氧化物,硫醚氧化成亚砜和砜。但 FMO 不能催化杂原子脱烷基反应,不能催化环氧化反应或在非活化的外源性生物素的碳原子上羟基化。与其他大多数单加氧酶系一样,FMO 也需要还原型辅酶Ⅱ(triphosphopyridine nucleotide,NADPH)和氧作为辅助底物来催化氧化外源性化合物。

3. 过氧化物酶(peroxidase) 过氧化物酶属于血红素蛋白,是和 CYP450 单加氧酶最为类似的一种酶。这类酶以过氧化物作为氧的来源,在酶的作用下进行电子转移,通常是对杂原子进行氧化(如 N-脱烃基化反应)和 1,4-二氢吡啶的芳构化。

4. 多巴胺 β-单加氧酶(dopamine-β-monooxygenase) 多巴胺 β-单加氧酶是与 CYP450 类似的能催化氧化反应的酶,该酶是哺乳动物体内含有的一种含铜酶,能催化碳羟基化、环氧化和 S-氧化及 N-脱烷基反应。

5. 单胺氧化酶(monoamine oxidase,MAO) MAO 在调节神经组织中的儿茶酚胺和 5-羟色胺的代谢中具有非常重要的作用,存在 MAO-A 和 MAO-B 两种类型。MAO-A 主要存在于周围肾上腺素能神经末梢,对于底物 5-羟色胺、肾上腺素、去甲肾上腺素具有优先选择性;而 MAO-B 主要存在于血小板,对于 β-苯乙胺具有选择性。两者的共同底物有多巴胺、酪胺和其他单酚苯乙胺类。

此外,能催化氧化反应的氧化酶和脱氢酶还有乙醇脱氢酶(alcohol dehydrogenase,ADH)、羟化酶(hydroxylase)、黄嘌呤氧化酶(xanthine oxidase,XO)和黄嘌呤脱氢酶(xanthine dehydrogenase,XDH)等,存在于线粒体和组织匀浆的可溶性部分。

(二)各种官能团的氧化

1. 芳环的氧化 含芳环及芳杂环的药物大多经氧化代谢引入羟基,羟基化反应的位置主要受位阻因素和环上电子云密度的影响,位阻小、电子云密度高的区域容易发生反应;若药物结构中同时有多个芳环存在,通常只有一个芳环被羟基化。如非甾体抗炎药保泰松(phenylbutazone)在体内氧化代谢后,在其中一个芳环的对位发生羟基化反应生成羟布宗(oxyphenbutazone),抗炎作用比保泰松强而毒副作用比保泰松低,这是药物经代谢后活化的例子;又如抗精神失常药氯丙嗪(chlorpromazine)分子中没有氯取代的苯环上电子云密度较大,容易发生氧化。当芳环上有吸电子基取代时,羟化反应较难发生,甚至不发生反应,如可乐定(clonidine)和丙磺舒(probenecid)则不发生芳环的氧化代谢。

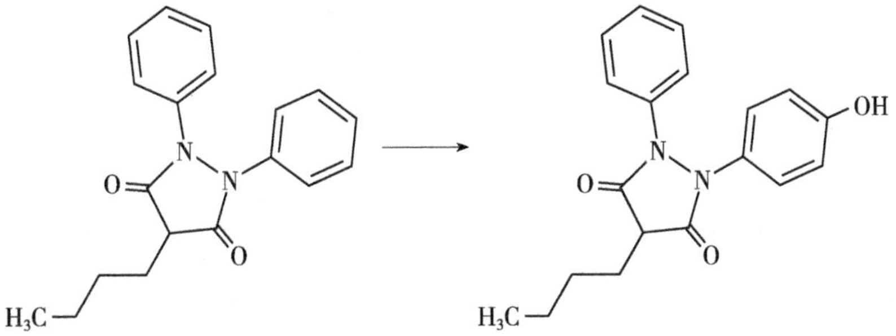

保泰松（phenylbutazone）　　　　　羟布宗(oxyphenbutazone)

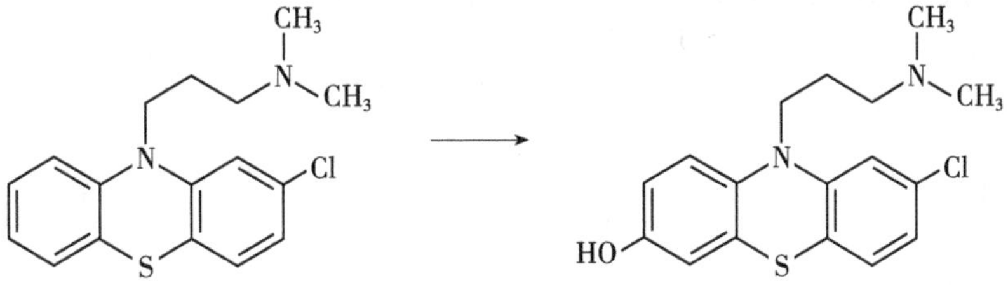

氯丙嗪（chlorpromazine）

氧化代谢过程需经环氧化物中间体,环氧化物中间体可进一步重排得酚,或水解成反式二醇与硫酸结合,或与谷胱甘肽(GSH)结合,这些代谢转化有利于降低药物的毒性。但环氧化物中间体亲电性高,能与生物大分子,如 DNA 或 RNA 上的亲核基团以共价键结合,对机体产生毒性。

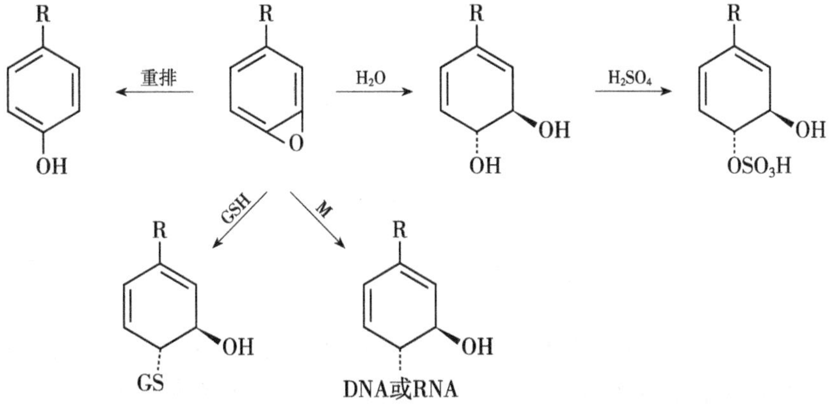

口服降血糖药曲格列酮(troglitazone)在体内经代谢产生一种环氧化合物,再经分子内重排生成一对立体异构体。由于环氧化合物在体内具有广泛毒性,因此该环氧化合物可能是曲格列酮引起肝毒性的主要原因。

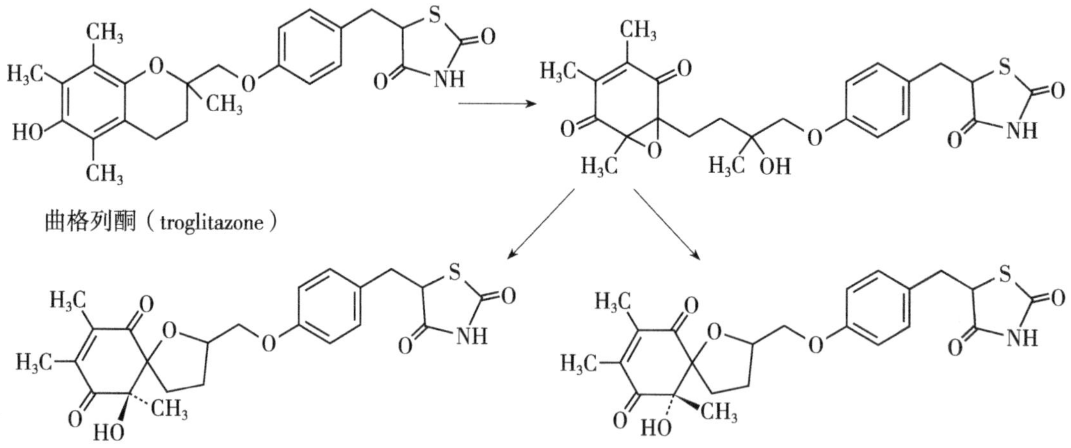

曲格列酮（troglitazone）

非甾体抗炎药双氯芬酸（diclofenac）在体内经 CYP3A4 酶的作用，先代谢为 5- 羟基双氯芬酸，后者进一步代谢为 5- 羟基双氯芬酸的亚胺醌形式，这种亚胺醌可与体内蛋白质相结合，激活淋巴细胞，从而产生免疫毒性，这是药物经代谢后产生毒性的又一例子。

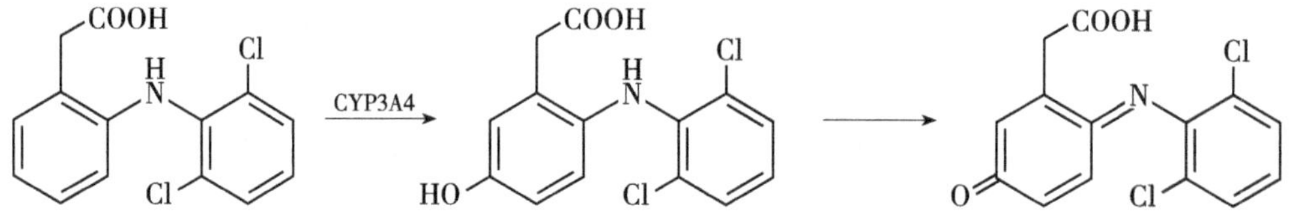

双氯芬酸（diclofenac）　　　　5-羟基双氯芬酸　　　　　亚胺醌

2. 烯烃的氧化　含有烯烃的药物可发生和芳环类似的氧化代谢，首先生成环氧化物中间体，进一步水解代谢生成反式二醇化合物。如抗惊厥药卡马西平（carbamazepine）经氧化代谢生成稳定的环氧化物，也具有抗惊厥活性。

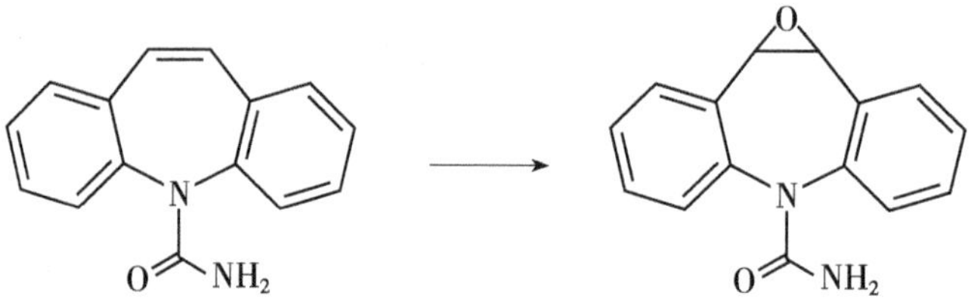

卡马西平（carbamazepine）

如前所述，环氧化合物既可进一步转化为羟基化合物，也可与蛋白质、核酸等结合，产生毒性。如黄曲霉毒素 B_1（aflatoxin B_1），经代谢后生成环氧化合物，然后与 DNA 形成共价化合物，产生致癌作用。

3. 脂肪烃的氧化　烃链的氧化是体内重要代谢途径之一。含脂肪烃药物的氧化代谢主要在烃基链引入羟基，羟基化产物可进一步氧化为醛、酮、酸或直接与葡萄糖醛酸生成结合物，如降血糖药甲苯磺丁脲（tolbutamide）的代谢。

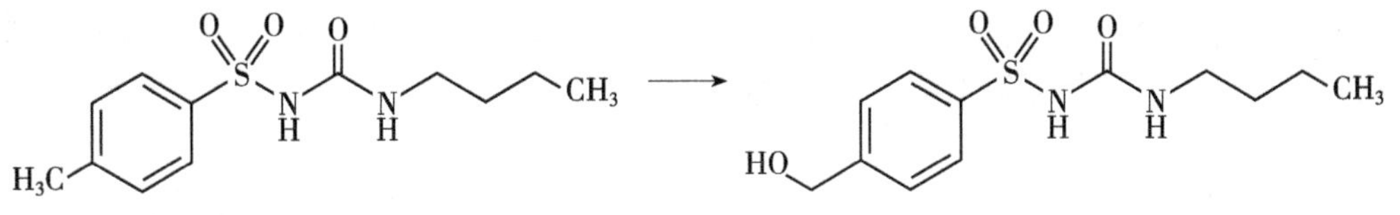

甲苯磺丁脲（tolbutamide）

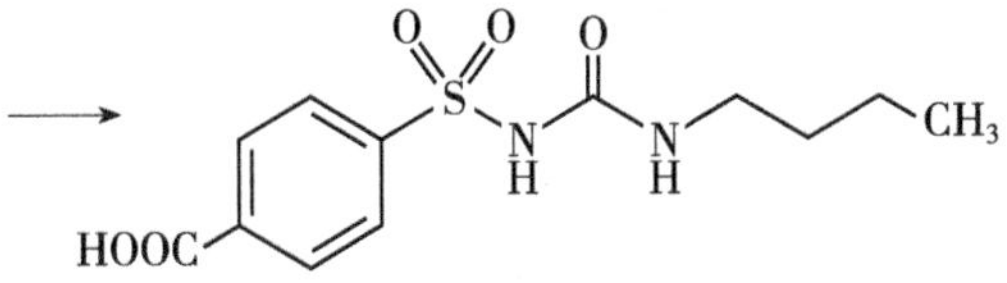

烃链的氧化反应常发生在烃基链的末端碳原子（ω 氧化）或倒数第二个碳原子上（ω-1 氧化）、连有支链的叔碳原子上、与芳环相连的苄位碳原子上、烯丙位和羰基 α 位碳原子上，如非甾体抗炎药布洛芬（ibuprofen）的异丁基可有 ω 氧化和 ω-1 氧化代谢。当存在几种等价的甲基时，通常只有一个发生氧化。

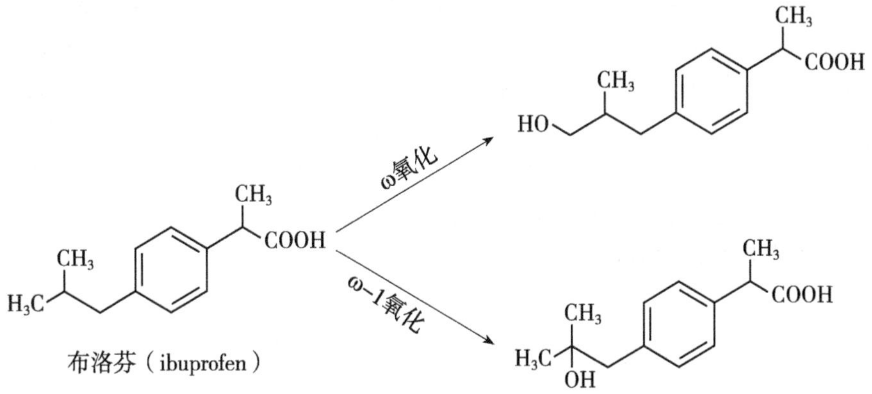

布洛芬（ibuprofen）

4. 脂环的氧化　含饱和脂肪环如环己基的药物发生氧化代谢，生成羟基化合物时有顺、反异构的区别，如口服降血糖药醋酸己脲（acetohexamide）的氧化代谢主要发生在脂肪环上，而不是在芳香环上，并且主要代谢产物是反式 4E-羟基化合物。

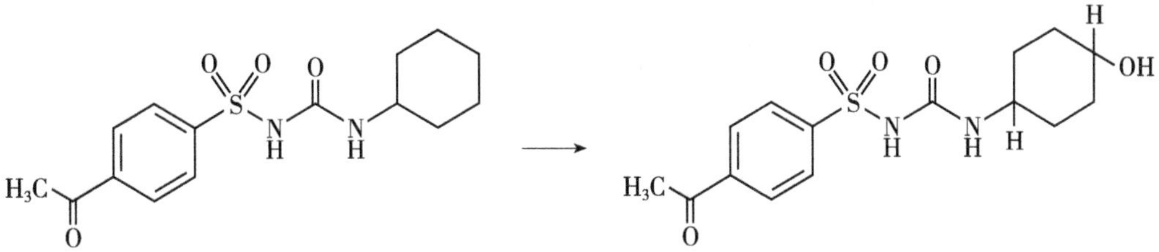

醋酸己脲（acetohexamide）

5. 胺的氧化　含有脂肪胺、芳胺、脂环胺和酰胺结构的胺类药物的体内代谢很复杂，产物很多，常以 N-脱烷基化、N-氧化、N-羟化及脱氨基反应等途径代谢。

N-脱烷基化和氧化脱氨是一个过程的两个侧面，本质上都是碳-氮键断裂，条件是与氮相连的烷基碳上应有氢原子（即 α-H），含有 α-氢的烷基碳与相连的氮原子发生碳-氮键的断裂，进而发生 N-脱烷基化和氧化脱氨代谢反应。伯胺类药物容易进行脱氨基反应，如苯丙胺（amphetamine）易发生氧化脱氨。若伯氨基与叔碳原子相连，则不能发生脱氨反应，

因为不能进行氨基 α- 碳的羟基化中间过程，如全身麻醉剂氯胺酮（ketamine）进行 N- 脱甲基反应后得到的伯胺代谢物不能再进行脱氨反应。

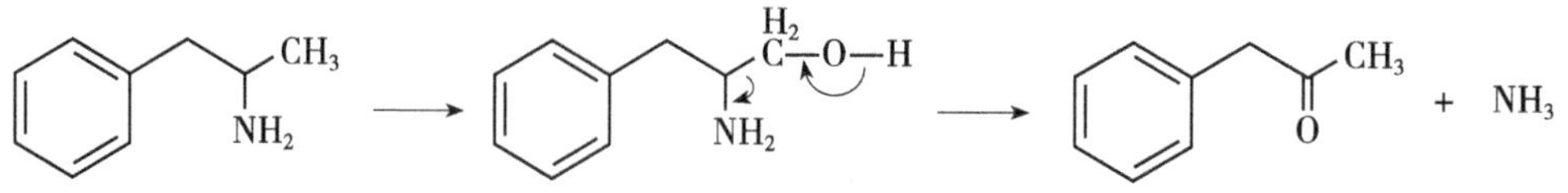

苯丙胺（amphetamine）

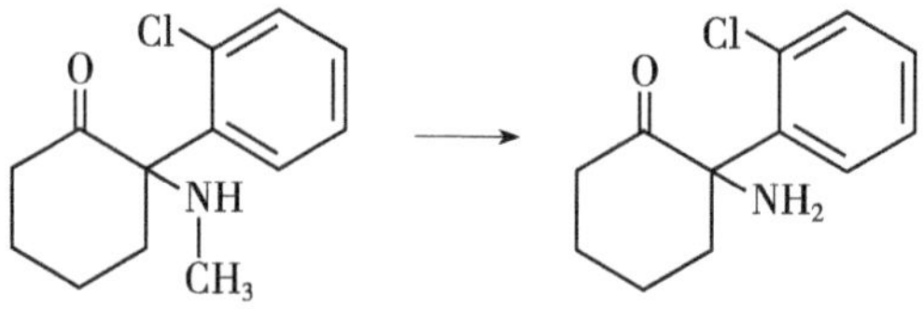

氯胺酮（ketamine）

　　仲胺和叔胺经脱烷基反应分别生成伯胺和仲胺，这是胺类药物代谢中最重要也是最常发生的反应。N- 脱烷基化的基团通常是甲基、乙基、丙基、异丙基、丁基、烯丙基和苄基，以及其他含有 α- 氢的基团。取代基的体积越小，越容易脱去，如哌替啶（pethidine）。较难脱去的取代基有叔丁基（无 α- 氢）和环丙甲基。一般而言，叔胺脱烷基形成仲胺比仲胺脱烷基形成伯胺快，这种速率上的差别与脂溶性有关。如局麻药利多卡因（lidocaine）氧化代谢得到脱去一个烃基的代谢物，再脱去第二个烃基就较困难；利多卡因经脱乙基生成仲胺和伯胺代谢物，对中枢神经系统有毒副作用。

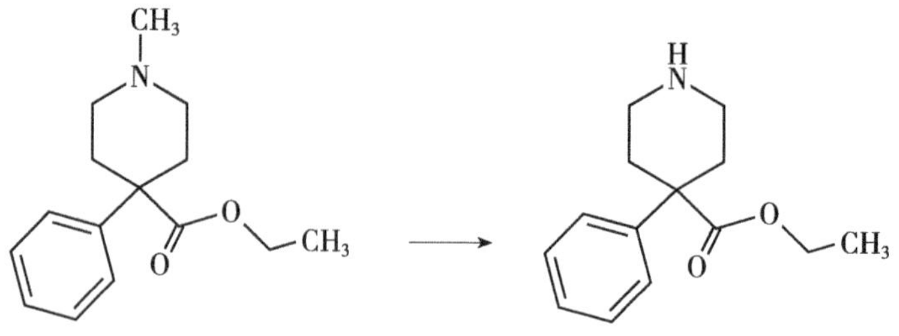

哌替啶（pethidine）

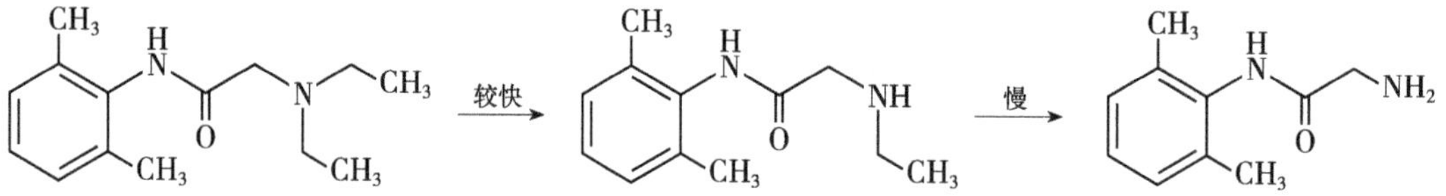

利多卡因（lidocaine）

　　由于脱去烷基的仲胺或伯胺代谢物的极性比母体胺大，所以能减慢它们扩散穿过细胞膜的速率。但是，这些胺代谢物也经常会产生活性更强的药物或产生副作用。如抗抑郁药氯米帕明（clomipramine）在肝脏内代谢生成去甲氯米帕明（chlordesipramine），其血药浓度是原药的 2 倍，也具有抗抑郁作用；而血管收缩药异丙甲氧明（isopropylmethoxamine），经过 N- 脱异丙基化后生成的甲氧明（methoxamine）能引起高血压。为了避免代谢时出现这些不需要的代谢物，设计药物类似物时可以选择适当的替代取代基。

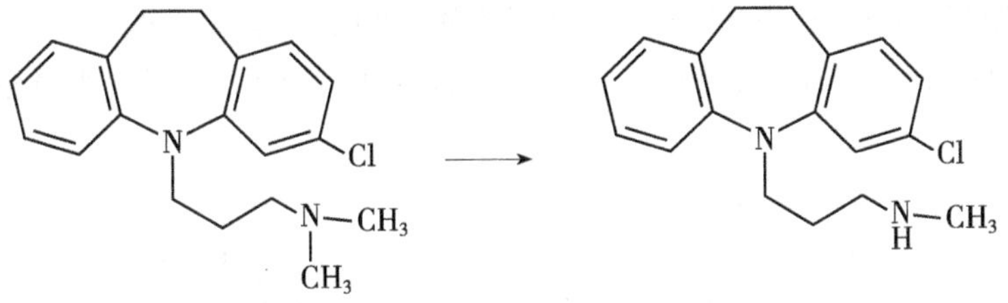

氯米帕明（clomipramine）　　　　　　　　去甲氯米帕明

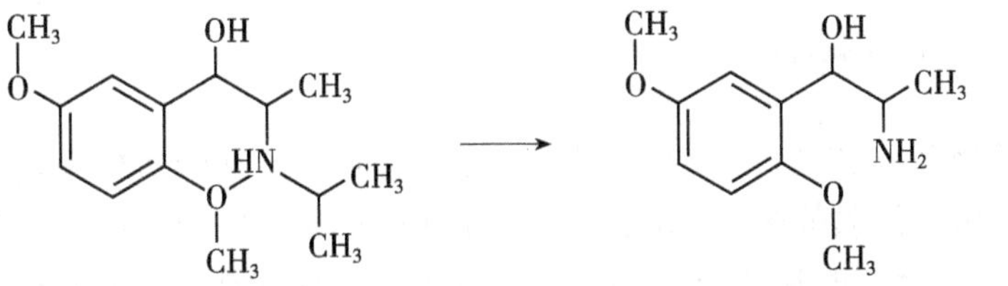

异丙甲氧明（isopropylmethoxamine）　　　甲氧明（methoxamine）

　　无 α- 氢的伯胺和仲胺类药物，经 N- 氧化反应代谢为亚硝基、硝基或羟基胺化合物，如抗麻风病药氨苯砜（dapsone）最终氧化生成羟基胺代谢物。叔胺和含氮芳香杂环可在氮原子上经氧化代谢生成稳定的 N- 氧化物，如镇痛药吗啡（morphine）和抗高血压药胍乙啶（guanethidine）在环上的叔胺氮原子氧化生成 N- 氧化物；酰胺也可发生类似氧化代谢反应。

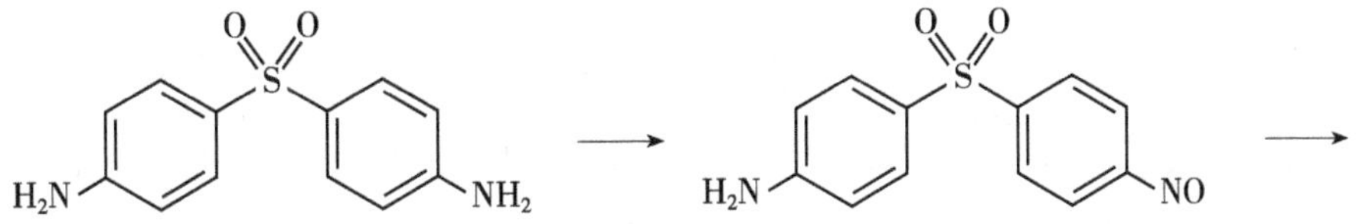

氨苯砜（dapsone）

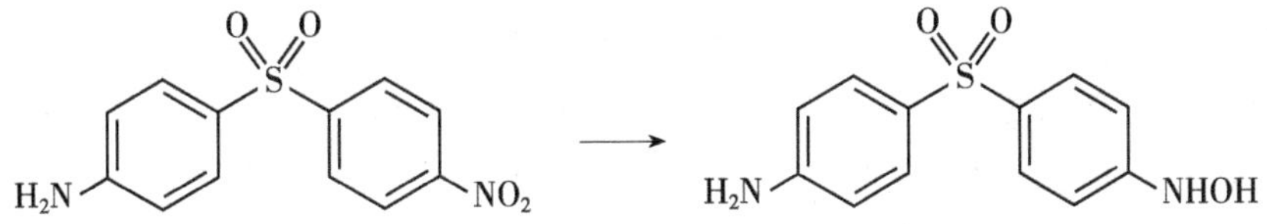

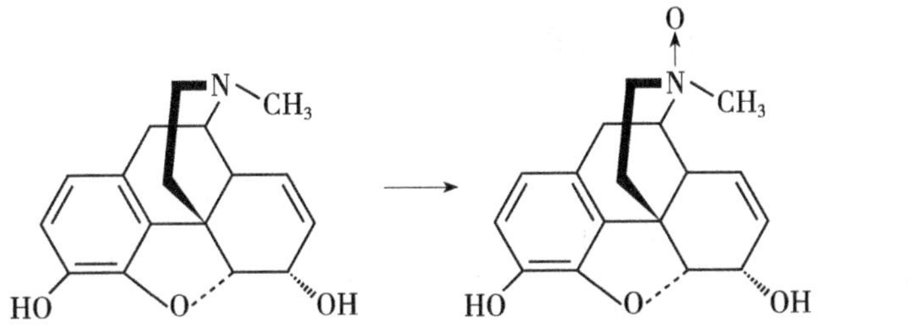

吗啡（morphine）

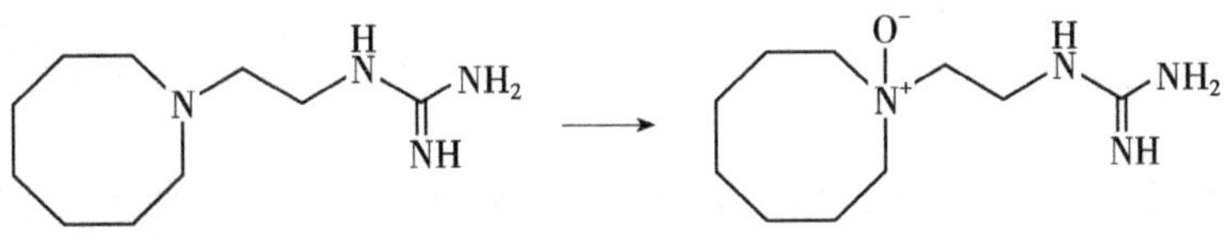

胍乙啶（guanethidine）

抗肿瘤药异环磷酰胺（ifosfamide），在肾微粒体酶 CYP450 的作用下，可被代谢为去氯乙基异环磷酰胺，同时产生氯乙醛；氯乙醛对肾有毒性，临床上常表现为肾小球血管毒性和 Fanconi 综合征。

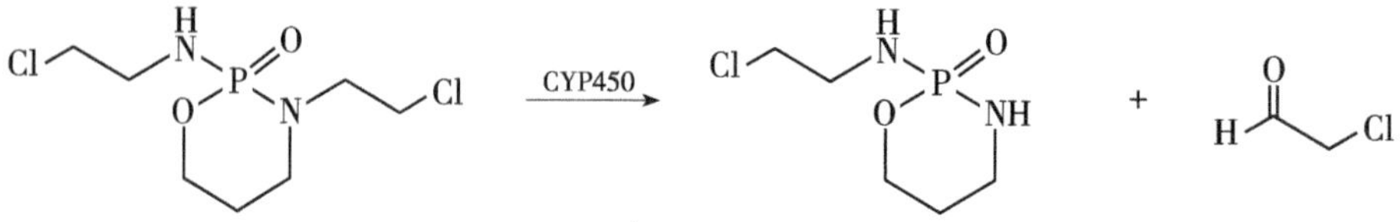

异环磷酰胺（ifosfamide）

苯胺类药物氧化代谢产生 N- 氧化物，可引起高铁血红蛋白血症，为苯胺类药物共有的毒副作用，如解热镇痛药对乙酰氨基酚（paracetamol）主要代谢途径是与硫酸成酯或以葡萄糖醛酸结合物的形式排出体外，有小部分可代谢成 N- 羟基乙酰氨基酚，为毒性代谢物，会引起高铁血红蛋白血症、溶血性贫血和肝毒性。N- 羟基乙酰氨基酚可进一步代谢转化为毒性更大的乙酰亚胺醌，乙酰亚胺醌在肝中与谷胱甘肽结合而失去活性；当大剂量服用对乙酰氨基酚时，可消耗掉肝中贮存的谷胱甘肽，代谢产生的乙酰亚胺醌与蛋白质上的巯基等亲核基团反应，导致肝坏死。如过量服用，应及早服用乙酰半胱氨酸解毒。

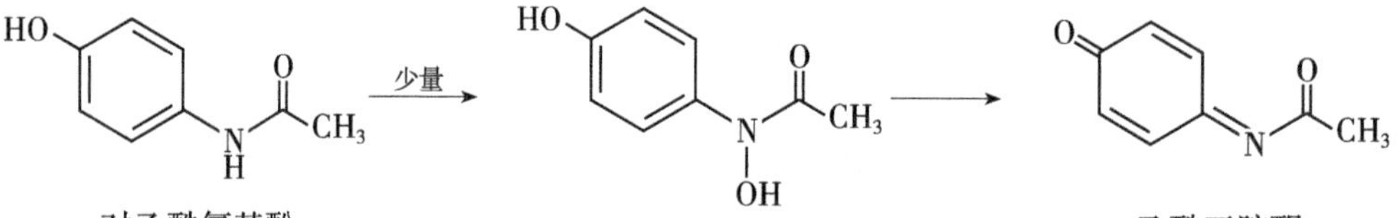

对乙酰氨基酚   乙酰亚胺醌

一些芳胺特别是偶氮染料的 N- 氧化代谢形成羟胺化合物途径可能是其致癌的重要原因。羟胺及羟基酰胺是磺酸基转移酶较好的底物，在形成磺酸酯后，N—O 键极易分解断裂生成氮正离子，后者具较高的亲电性，引起肝毒性和致癌性。如 4- 甲氨基偶氮苯经 N- 氧化反应生成羟胺，然后形成硫酸酯的结合物，SO_4^{2-} 是很好的离去基团，可以形成高活性的氮烯离子（nitrenium ion），与 DNA 或 RNA 形成共价化合物而产生毒性。

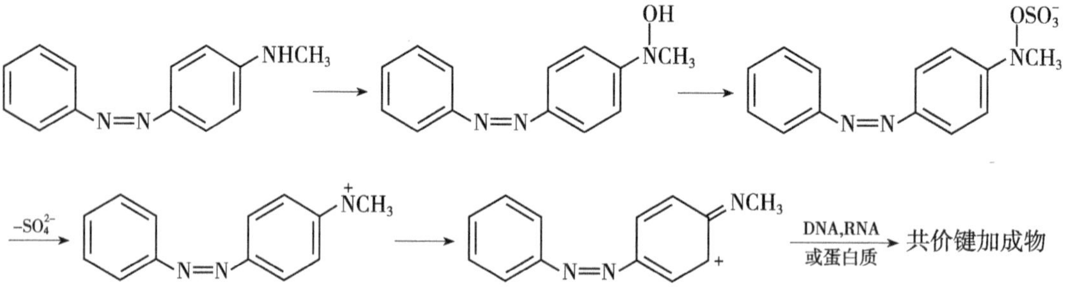

抗菌增效药甲氧苄啶（trimethoprim）通常与磺胺类药物配伍使用，但能引起包括肝脏毒性在内的特异性反应。部分甲氧苄啶在体内被氧化成一种具有高反应活性的嘧啶亚胺醌

中间体，其肝毒性可能是肝中的某些蛋白与该活性中间体发生共价结合所致。

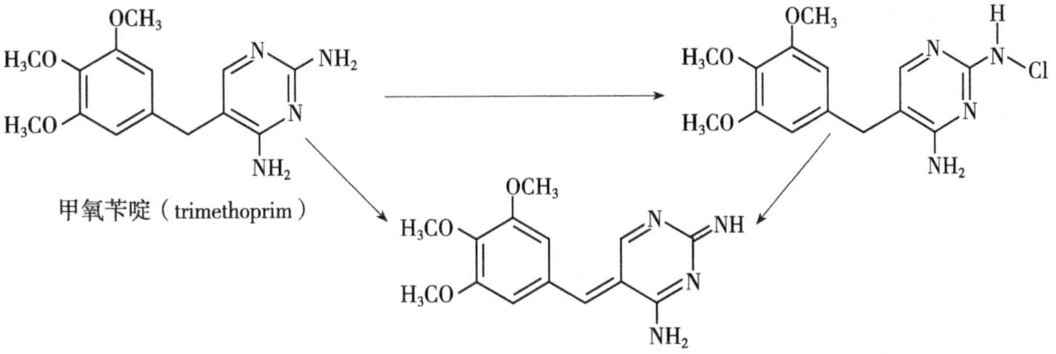

甲氧苄啶（trimethoprim）

嘧啶亚胺醌

6. 醚及硫醚的氧化　芳醚类化合物常见的代谢途径是 *O*- 脱烷基反应，一般过程是含 α- 氢的碳上羟基化后，碳氧键断裂得到酚，如对乙酰氨基酚（paracetamol）上市半个世纪后才发现其是非那西丁（phenacetin）的体内脱乙基代谢产物，解热镇痛作用更强，并且副作用少。如在药物结构中存在一个以上的醚基，通常只在一个位置发生脱烃反应，如甲氧苄啶（trimethoprim）氧化代谢，往往产生脱去一个烃基的产物。

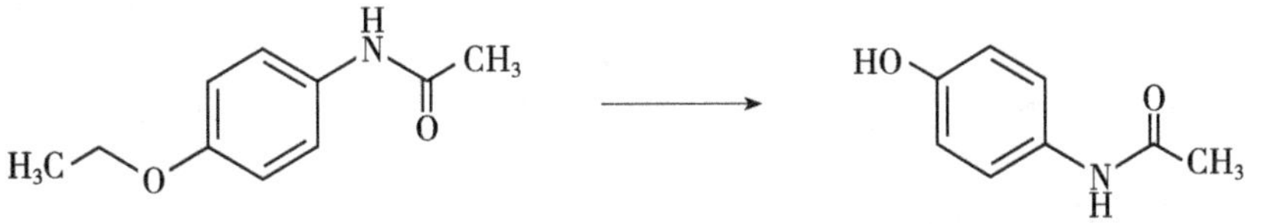

非那西丁（phenacetin）　　　　　　　　对乙酰氨基酚（paracetamol）

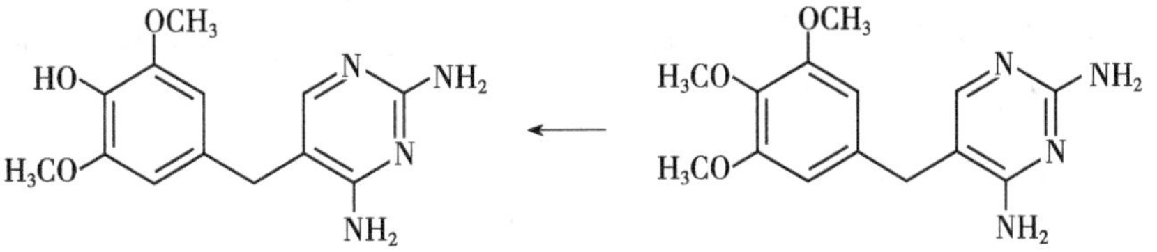

甲氧苄啶（trimethoprim）

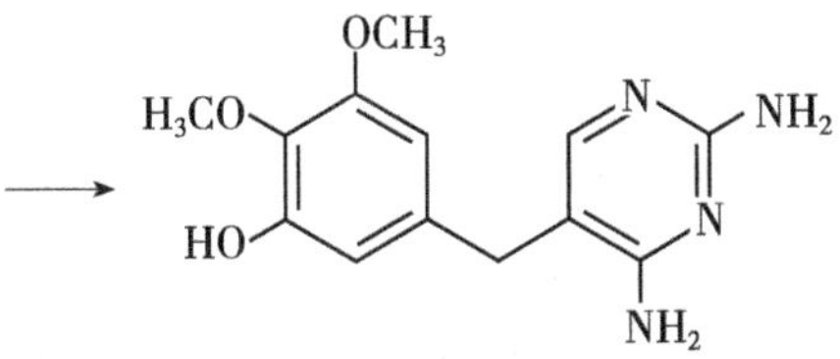

硫醚类药物的氧化代谢主要包括 *S*- 脱烷基化、*S*- 氧化和脱硫三种途径。如抗肿瘤药 6- 甲巯嘌呤（6-methyl mercaptopurine）脱烃后得具有抗癌活性的巯嘌呤（mercaptopurine）。*S*- 氧化代谢先生成亚砜，亚砜进一步氧化成砜，如驱虫药阿苯达唑（albendazole）经氧化代谢生成阿苯达唑亚砜（albendazole sulfoxide）和阿苯达唑砜（albendazole sulfone），其中前者具有较强的抗虫活性，后者几乎无活性。此外，含硫药物也会进行 *S*- 氧化代谢如西咪替丁（cimetidine）。

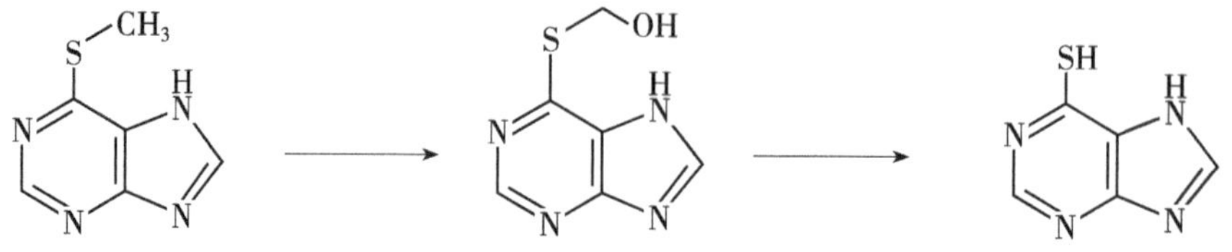

6-甲巯嘌呤（6-methylmercaptopurine）　　　　　　　　　　　巯嘌呤（mercaptopurine）

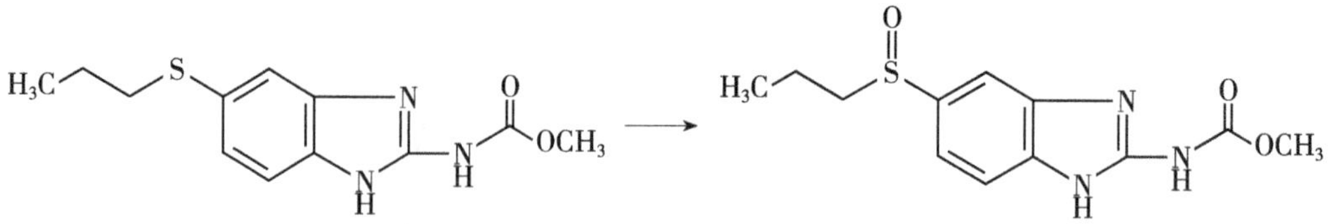

阿苯达唑（albendazole）　　　　　　　　　　　阿苯达唑亚砜

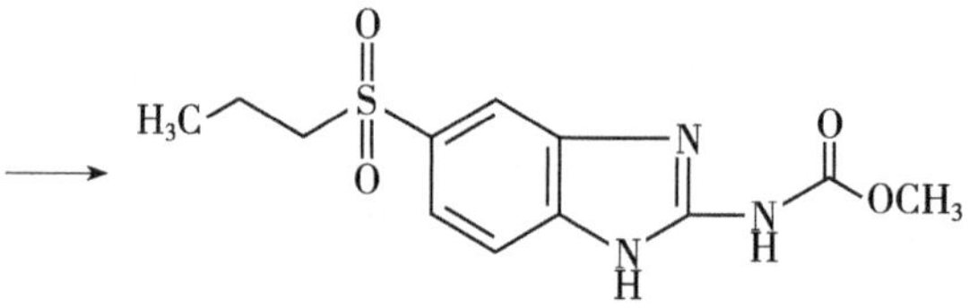

阿苯达唑砜

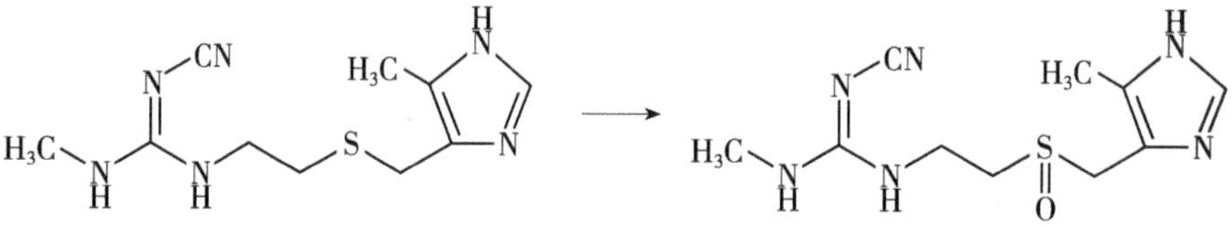

西咪替丁（cimetidine）

含硫羰基化合物可进行脱硫代谢，如镇静药硫喷妥（thiopental）氧化脱硫生成戊巴比妥（pentobarbital），使脂溶性下降，作用强度有所减弱；又如抗肿瘤药物塞替派（thiotepa）在体内可被脱硫代谢生成另一个抗肿瘤药物替派（tepa）。

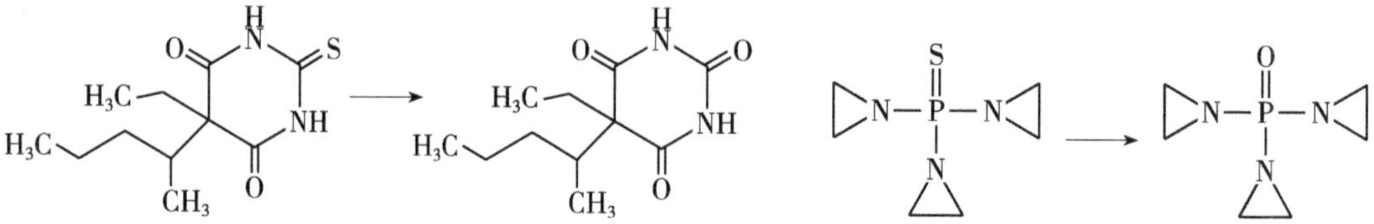

硫喷妥（thiopental）　　　　戊巴比妥（pentobarbital）　　　塞替派（thiotepa）　　　替派（tepa）

7. 醇、醛的氧化　伯醇化合物在体内可氧化代谢成醛，但醛不稳定，在醛脱氢酶的作用下可进一步氧化成羧酸，如维生素 A（vitamin A）可氧化为维生素 A 醛（视黄醛），进一步氧化为维 A 酸。仲醇氧化成酮或经结合反应直接排出体外。

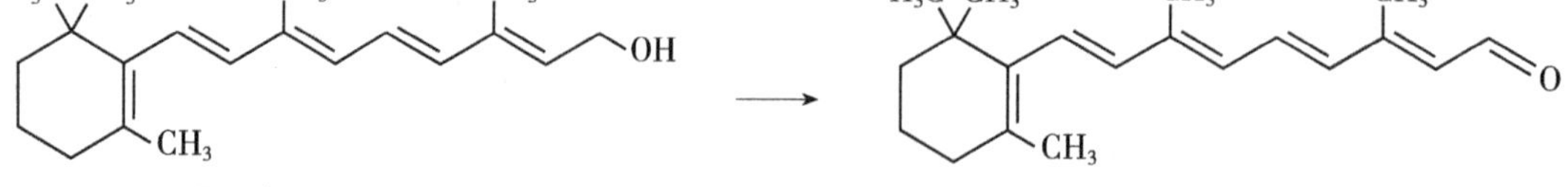

维生素A（vitaminA）　　　　　　　　　　　　　　　维生素A醛

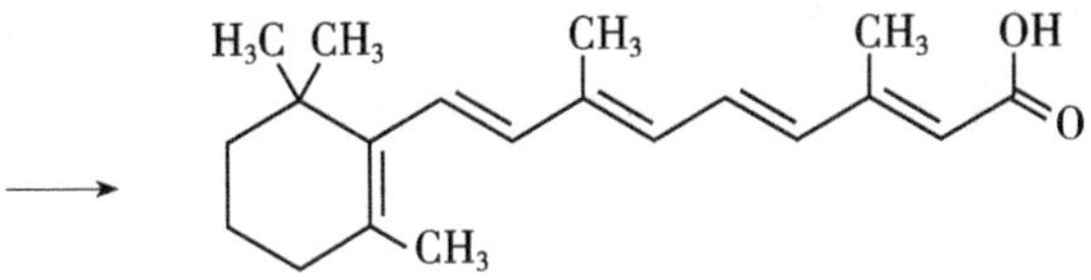

维A酸

8.卤素的氧化 含有卤素的药物在体内一部分和谷胱甘肽形成硫醚氨酸结合物排出体外,其余的经氧化脱卤反应和还原脱卤反应进行代谢。如抗生素氯霉素(chloramphenicol)中的二氯乙酰基侧链代谢氧化后生成酰氯,能对 CYP450 等酶中的脱辅基蛋白发生酰化,产生毒性。

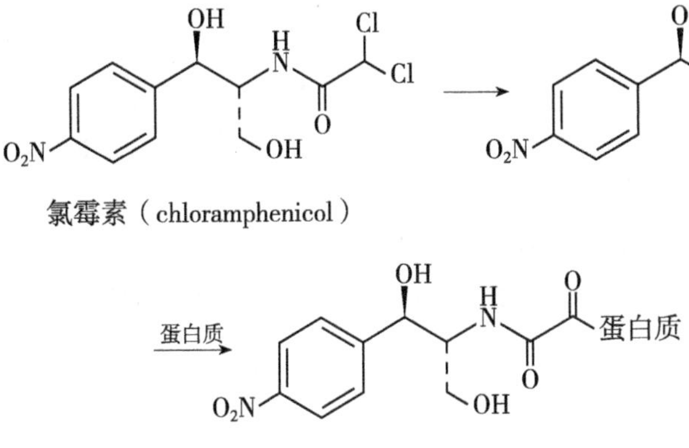

氯霉素(chloramphenicol)

二、还 原 反 应

还原反应在药物代谢中同样发挥着重要作用,含有羰基、硝基、偶氮基、叠氮及亚砜等结构的药物,在体内可经还原反应生成相应的羟基、氨基等代谢产物。

1.羰基的还原反应 结构中含有羰基(醛或酮)的药物在 CYP450 酶的催化下还原成相应的伯醇或仲醇代谢物,进一步与葡萄糖醛酸或硫酸结合而排出体外。由于药物结构中酮的结构绝大多数是不对称酮,所以还原后得到的醇化合物中往往引入新的手性中心,而产生光学异构体,如镇痛药 S-(+)-美沙酮(S-(+)-methadone)经代谢后生成 3S,6S-α-(−)-美沙醇。

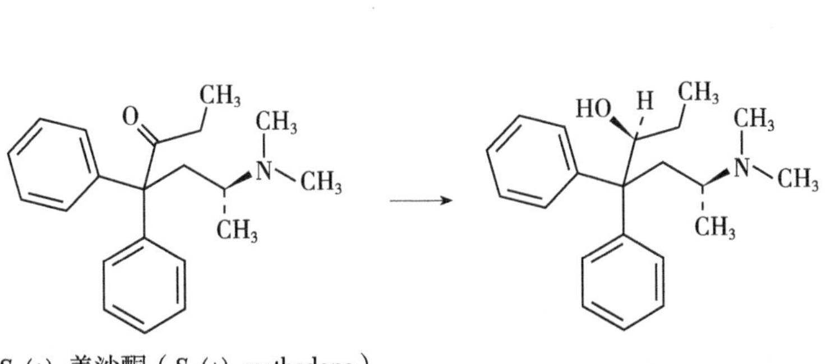

S-(+)-美沙酮(S-(+)-methadone)

2.硝基和偶氮基的还原反应 结构中含有硝基和偶氮基的药物在体内 CYP450 酶系或消化道细菌硝基还原酶等催化作用下,经多个步骤转化为胺类药物。硝基一般先还原为亚硝基和羟胺中间体,再转化为伯氨基,羟胺毒性较大,可致癌和产生细胞毒性。如氯霉素

（chloramphenicol）苯环上的硝基可还原为芳伯氨基，其中间代谢产物羟胺及亚硝基化合物可引起骨髓和造血功能损害，造成再生障碍性贫血。长期接触硝基苯会引起高铁血红蛋白血症，也是由还原代谢中产生苯基羟胺所致。

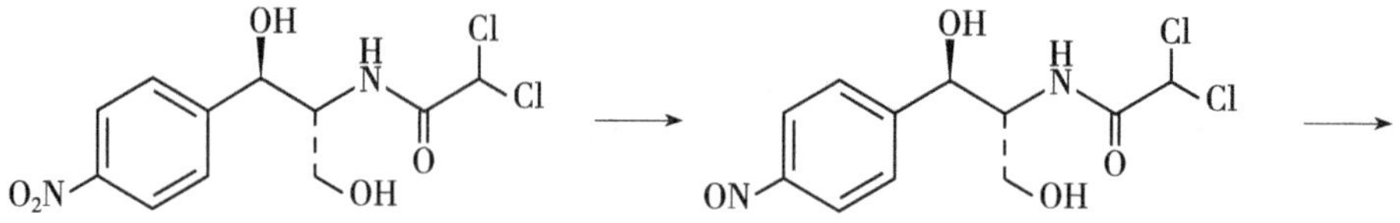

氯霉素（chloramphenicol）

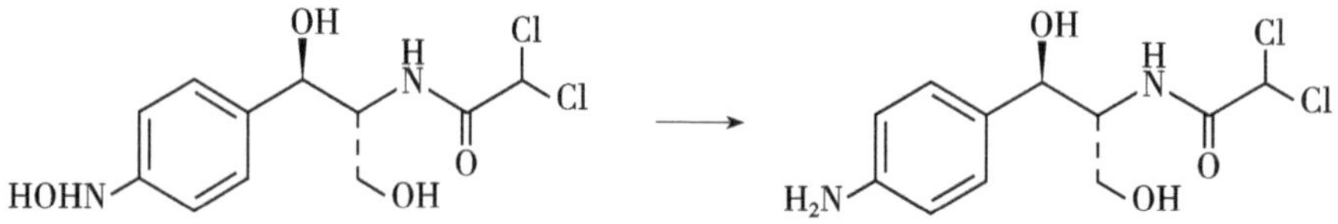

抗锥虫药硝呋替莫（nifurtimox）在 NADPH 的存在下，药物结构中的硝基可被肝脏中微粒体、线粒体与细胞核中的无氧硝基还原酶还原为氨基，也有少量的亚硝基化合物的生成，这可能是该药产生毒性的原因。

托卡朋（tolcapone）是儿茶酚胺甲基转移酶抑制剂，临床上用来控制帕金森综合征的震颤症状，具有肝毒性，但是其类似物恩他卡朋（entacapone）却没有相似的毒性反应。推测托卡朋在体内代谢产生的胺类代谢物与乙酰胺类代谢物可能与托卡朋的肝毒性有关，而在恩他卡朋的体内代谢物中没有检测到这两种代谢物。

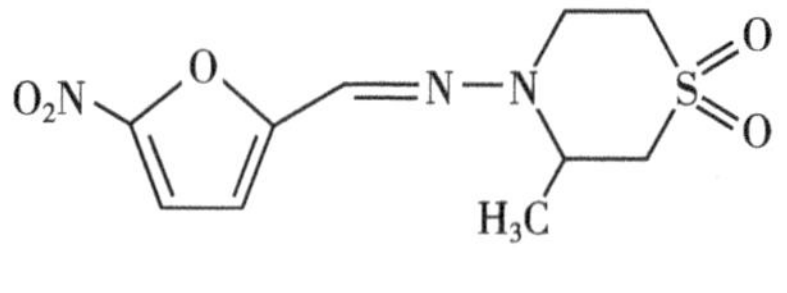

硝呋替莫（nifurtimox） 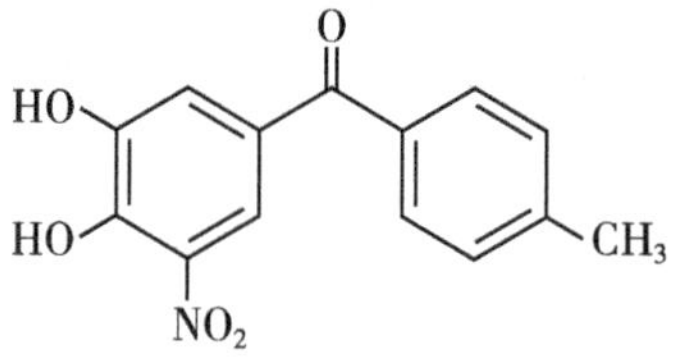　　　　　　托卡朋（tolcapone）

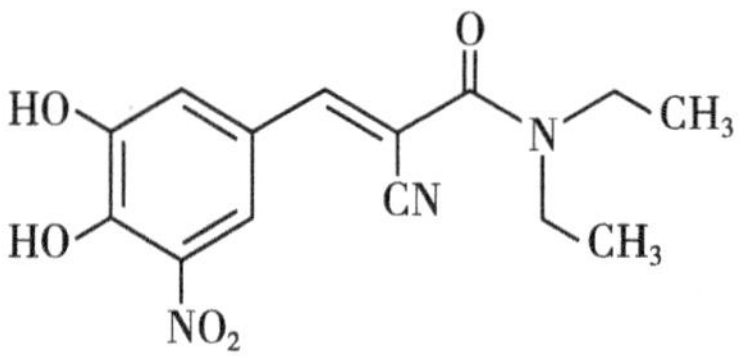

恩他卡朋（entacapone）

3. 亚砜等其他基团的还原反应　亚砜类药物可经过氧化成砜，也可以还原成硫醚。例如非甾体抗炎药舒林酸（sulindac），属前体药物，体外无效，进入体内后经还原代谢生成硫醚类活性代谢物发挥作用，减少了对胃肠道刺激的副作用；舒林酸的另一条代谢途径是氧化生成砜类无活性代谢物。

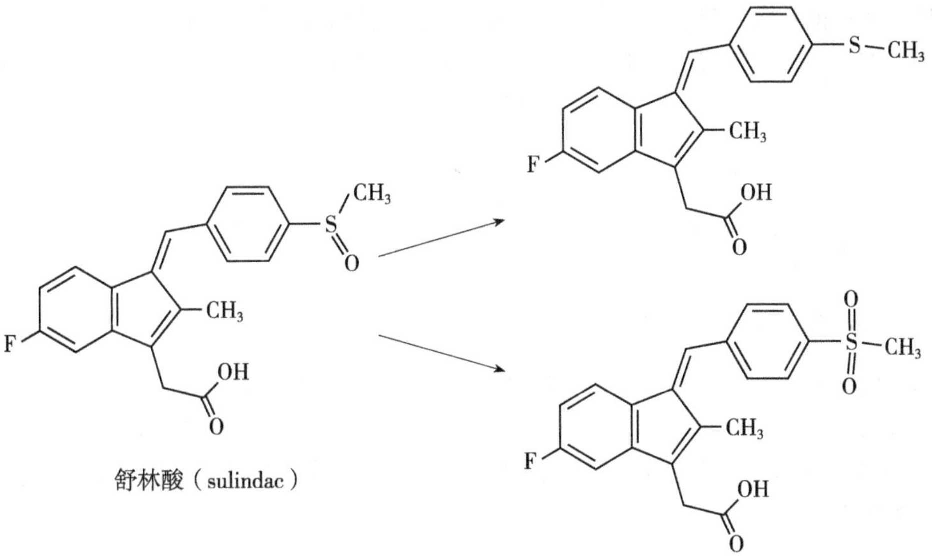

舒林酸（sulindac）

N-氧化物、二硫化物、双键、醌等化合物可以被还原成相应的叔胺、硫醇、烷烃和酚等。如抗肿瘤药替拉扎明（tirapazamine）对体内含氧低的细胞有选择性的毒性，是因为该药在细胞间可被一种还原酶还原成自由基，当细胞内含氧量低时，该自由基与 DNA 发生反应，对其造成损害。

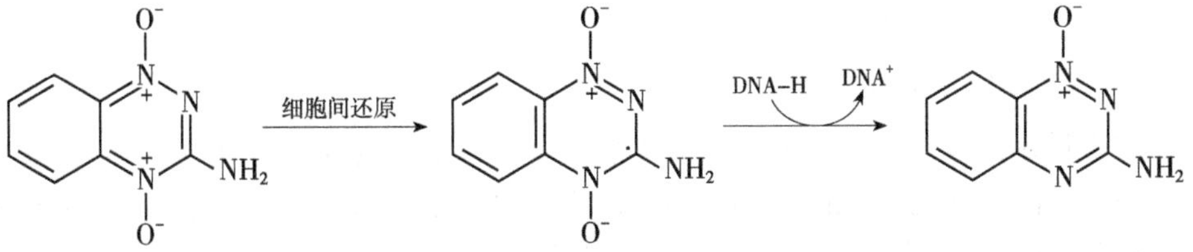

替拉扎明（tirapazamine）

三、水 解 反 应

水解反应是具有酯和酰胺结构的药物在体内代谢的主要途径。这些药物经酯酶及酰胺酶的催化或经体内酸或碱的催化水解生成相应的羧酸及醇、酚或胺等，如局麻药普鲁卡因（procaine）经水解酶的作用而发生水解反应。

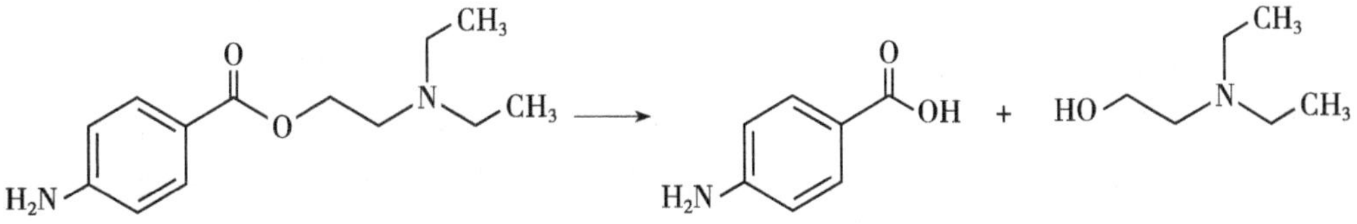

普鲁卡因（procaine）

酯基的水解代谢受立体位阻的影响，在酯的结构上如有较大的立体位阻，将会影响水解代谢的速率，常以原药的形式排泄，如抗胆碱药阿托品（atropine）在体内几乎有 50% 的剂量是以原药形式随尿排泄。除空间效应外，取代基的电子效应也会影响水解速率，吸电子基团可加速水解代谢的进行。

体内酯酶催化水解具有立体专一性，如局部麻醉药丙胺卡因（prilocaine）在体内只有 R-(−)-异构体被水解生成邻甲苯胺，而此化合物在体内易转变成 N-氧化物，引起高铁血红蛋白血症。

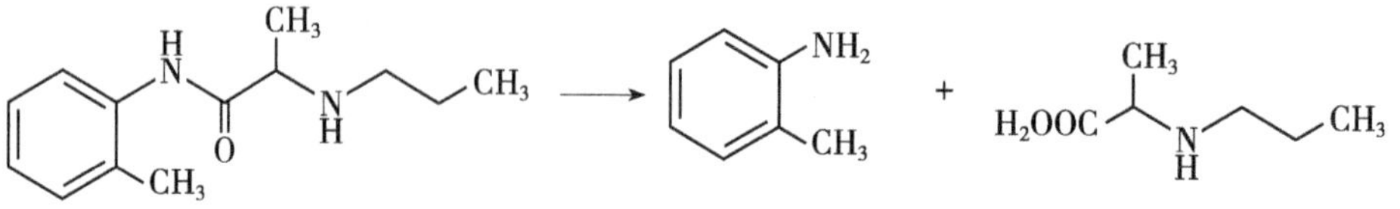

R-(−)-丙胺卡因（R-(−)-prilocaine）

体内酯酶水解有时具有一定选择性，有些只水解脂肪族酯基，有些只水解芳香羧酸酯。如可卡因（cocaine）在体内只水解脂环羧酸酯基，不水解芳香羧酸酯基。也有一些酯酶特异性低，如胆碱酯酶、芳酯酶、肝微粒体酯酶和其他肝酯酶等，这些酶对脂肪酸酯和芳香酸酯均有水解作用。

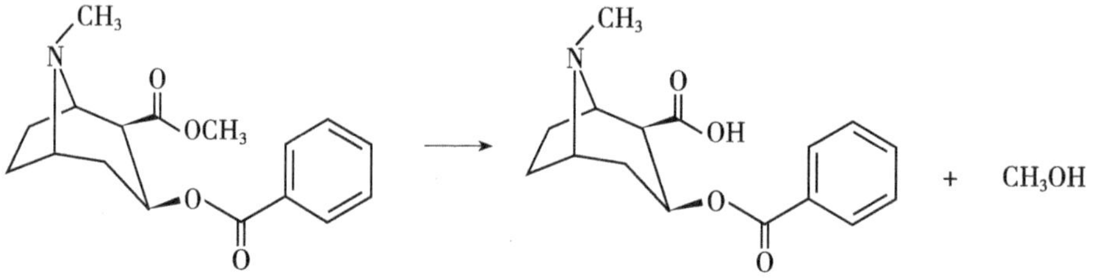

可卡因（cocaine）

酰胺进行水解反应的速率比酯慢，酰胺大多以未变化的原药形式排出体外，如抗心律失常药普鲁卡因胺（procainamide）约 60% 的药物以原形从尿中排出，其余部分主要进行 N-乙酰化代谢生成 N-乙酰普鲁卡因胺，而对水解反应稳定。

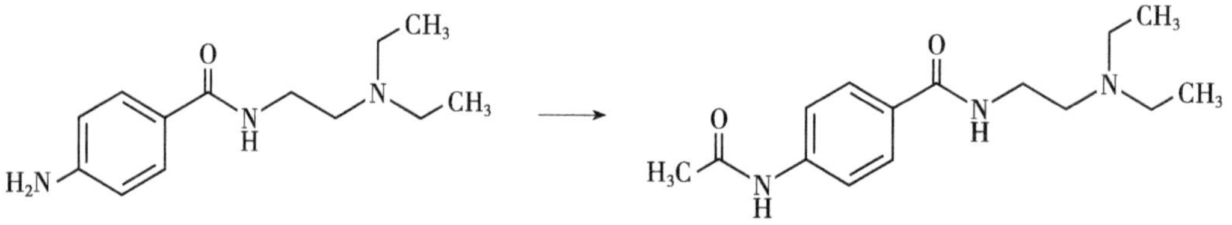

普鲁卡因胺（procainamide）　　　　　　　　　N-乙酰普鲁卡因胺

利用酯和酰胺在体内可进行水解代谢的性质，可将含有羧基、酚羟基或醇羟基的药物设计成酯型前药（prodrug），通过体内酯酶的水解，重新释放出原形药物而发挥作用，从而达到减少药物刺激性，改善药物不良味觉，增加稳定性，提高药物靶向性，降低毒副作用，改善药物吸收及延长药物作用时间等目的。如氯贝丁酯（clofibrate）在体内水解成氯贝酸（clofibric acid）而发挥降血脂作用。

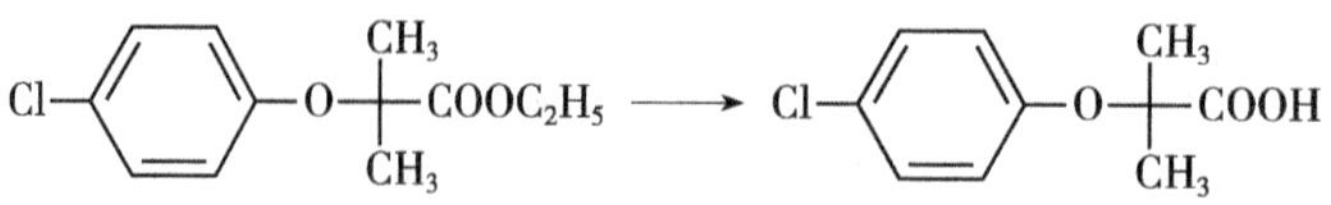

氯贝丁酯（clofibrate）　　　　　　氯贝酸（clofibric acid）

第二节 Ⅱ 相 代 谢

Ⅱ相代谢（phaseⅡ metabolism）反应也称结合反应（cojugation reaction），是指在酶的催化下，活化的内源性小分子如葡萄糖醛酸、硫酸、氨基酸、谷胱甘肽与药物分子或药物Ⅰ相代谢物的活性基团（如羟基、氨基、羧基、巯基等）相结合的反应，又称为第Ⅱ相生物转化反应。结合反应使药物水溶性增加而易于从尿中或胆汁中排出。Ⅱ相代谢同样是酶促反应，如参与葡萄糖醛酸结合的尿苷二磷酸葡萄糖醛酸转移酶、催化与谷胱甘肽结合的谷胱甘肽转移酶、促进磺酸酯化和乙酰化的磺基转移酶及乙酰转移酶，还有进行甲基化的甲基转移酶等。内源性的小分子并不能直接与代谢物或母体药物结合，首先要经过辅酶的作用转化为活化形式，然后经转移酶的催化与药物或药物的Ⅰ相代谢物结合，形成水溶性结合物排出体外。对于具有多个可结合基团的化合物，可进行多种不同的结合反应，分别形成化学性质完全不同的结合物。O-葡萄糖醛酸苷化反应通常和O-硫酸酯化反应是竞争性反应，前者在高剂量下发生，后者在较低剂量下发生。

如抗结核病药对氨基水杨酸（para-aminosalicylic acid，PAS）含有羟基、羧基和氨基，可以与葡萄糖醛酸或氨基酸（甘氨酸、谷氨酸）或硫酸结合分别形成不同的结合物。这些结合物的形成受药物的浓度、相关转移酶的动力学特性和亲脂性，以及细胞内酶的定位（微粒体或胞浆）等多种因素的影响。

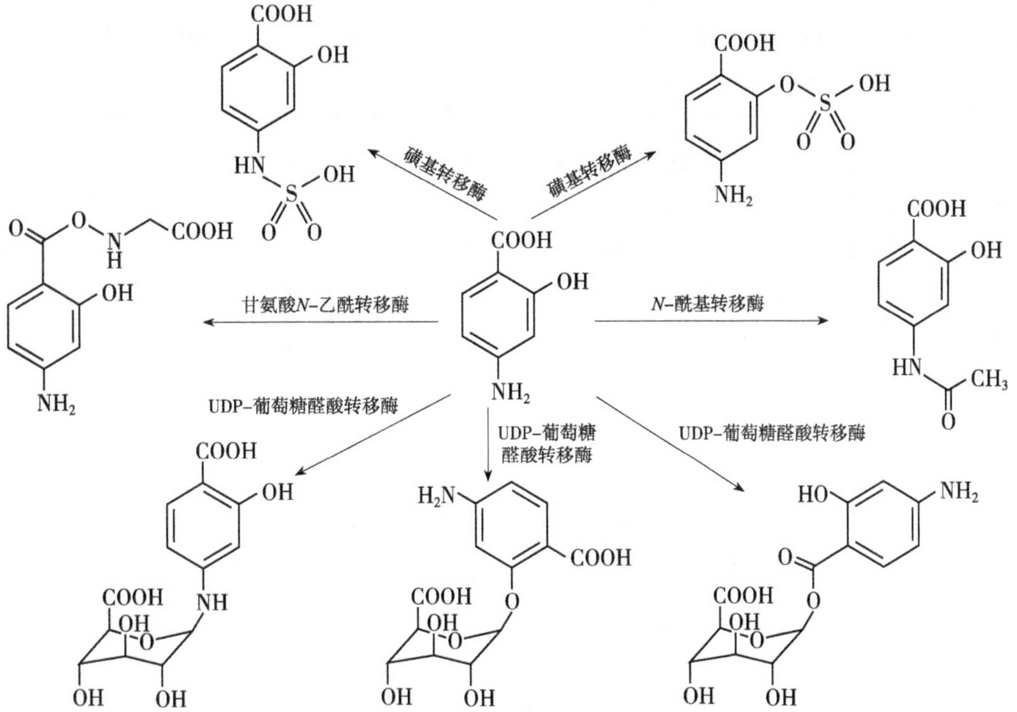

一、与葡萄糖醛酸的结合反应

药物及其Ⅰ相代谢产物与葡萄糖醛酸（glycuronic acid）形成结合物是Ⅱ相代谢中最常见和最重要的反应。首先合成活性的辅酶尿嘧啶-5'-二核苷酸-D-葡萄糖醛酸（UDPGA）又称尿苷二磷酸葡萄糖醛酸,它是葡萄糖醛酸的供给体,然后在肝微粒体中 UDP- 葡萄糖醛酸转移酶的作用下,将葡萄糖醛酸转移给药物或其 I 相代谢产物,生成结合物。

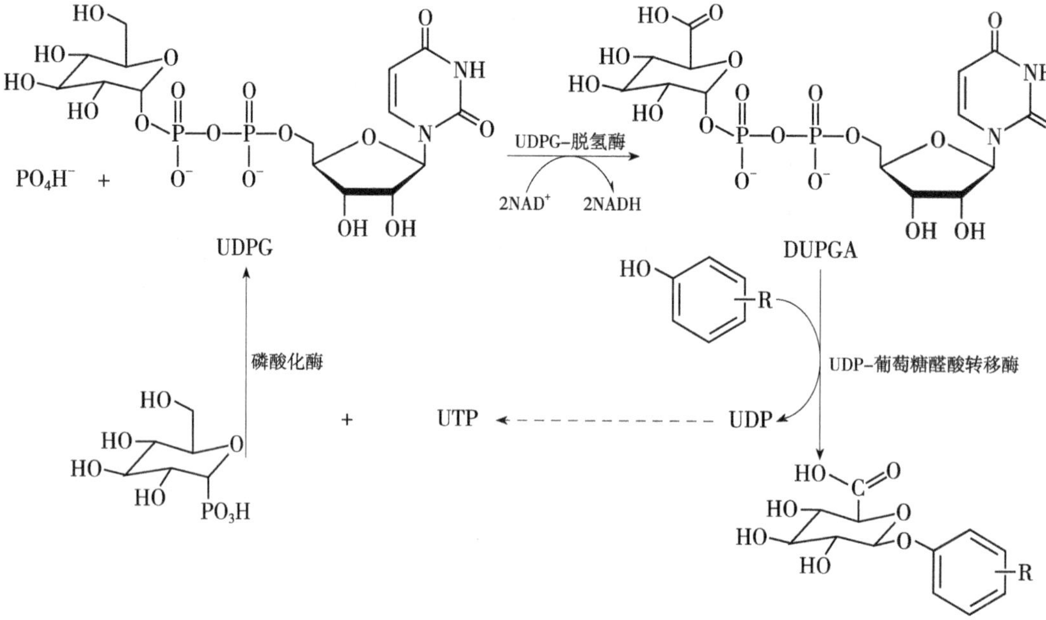

新生儿由于体内肝脏葡萄糖醛酸转移酶活性尚未健全,因此会引起代谢上的问题,如服用氯霉素后,难以与葡萄糖醛酸发生结合代谢,可能会导致药物在体内聚集产生毒性,造成"灰婴儿综合征(gray baby syndrome)"。

葡萄糖醛酸具有可解离的羧基和多个羟基,能与含羟基、羧基、氨基、巯基的小分子结合,形成 O-、N-、S- 或 C- 葡萄糖醛酸苷结合物,其中,O- 葡萄糖醛酸苷结合物是最主要的代谢途径。如对乙酰氨基酚(paracetamol)中的酚羟基与葡萄糖醛酸形成醚型结合物,阿司匹林(aspirin)与葡萄糖醛酸形成酯型结合物,磺胺异噁唑(sulfisoxazole)与葡萄糖醛酸形成胺型结合物。结合物一般无生物活性,易溶于水而排出体外。当结合物的分子量小于 300 时,一般从肾脏排泄;若大于 300 时,主要自胆汁排泄。在肠道中,部分结合物经酶作用水解重吸收,形成肠肝循环,使药物作用时间延长。

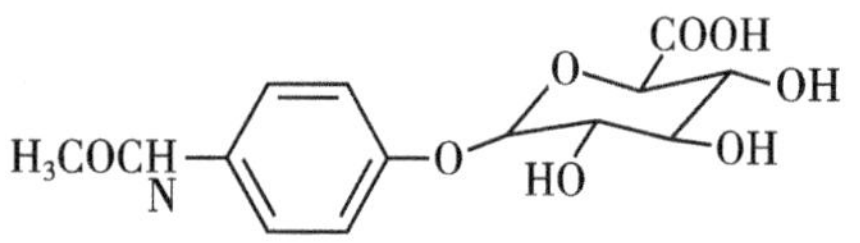

醚型(对乙酰氨基酚)

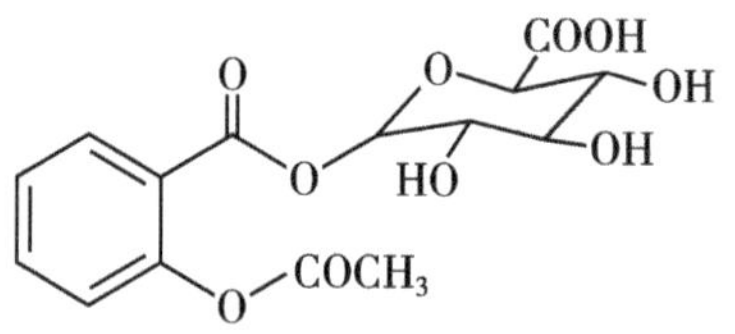

酯型(阿司匹林)

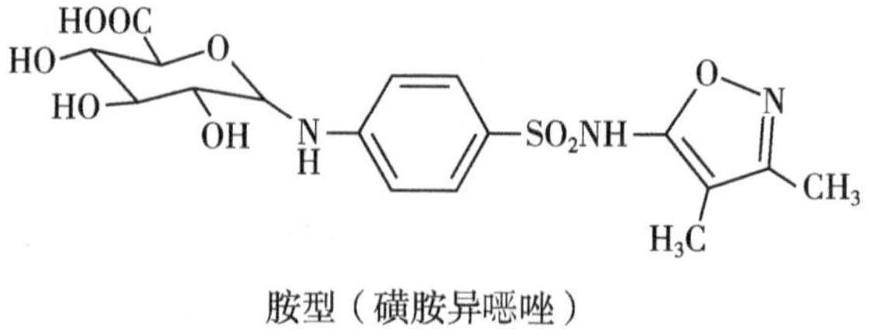

胺型(磺胺异噁唑)

二、与硫酸的结合反应

由于人体内硫酸远不如葡萄糖醛酸丰富，而且它本身又能与一些内源性化合物如类固醇、儿茶酚、甲状腺素等结合，所以药物与硫酸的结合反应不如与葡萄糖醛酸结合代谢普遍。形成硫酸结合物的过程分三步：首先在腺苷三磷酸硫酸酯转移酶及镁离子参与下使无机硫酸盐生成腺苷酰硫酸（APS）；然后经 APS 磷酸激酶作用形成活性辅酶 3′- 磷酸腺苷 -5′- 磷酰硫酸（PAPS）；最后在硫酸转移酶作用下，将硫酸基从 PAPS 转移给药物分子或其 I 相代谢产物，形成硫酸结合物而代谢。

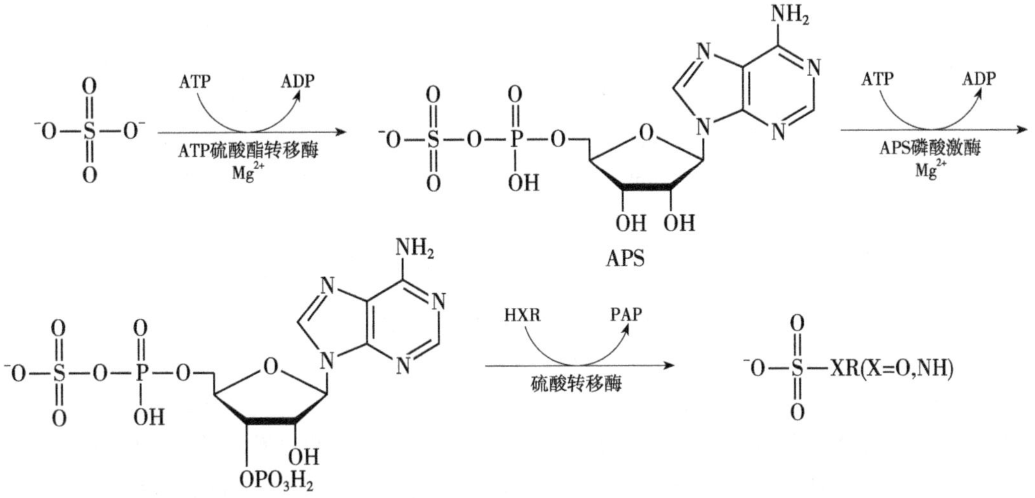

与硫酸结合的基团主要有羟基、氨基及羟氨基，能与硫酸形成稳定结合的主要是甾体激素和儿茶酚胺等含酚羟基的药物，如支气管扩张药沙丁胺醇（salbutamol）和异丙肾上腺素（isoprenaline）。

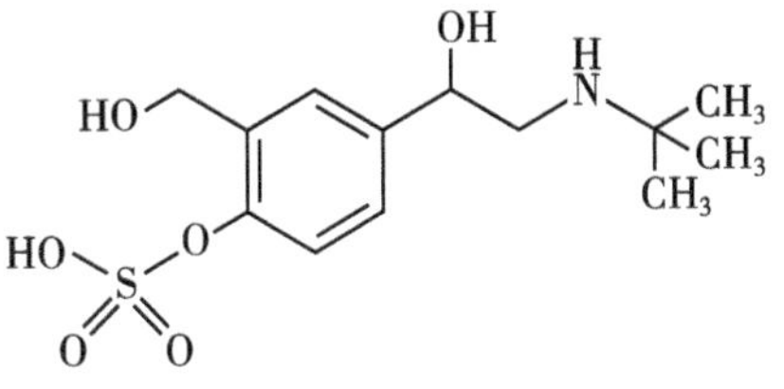

沙丁胺醇硫酸酯

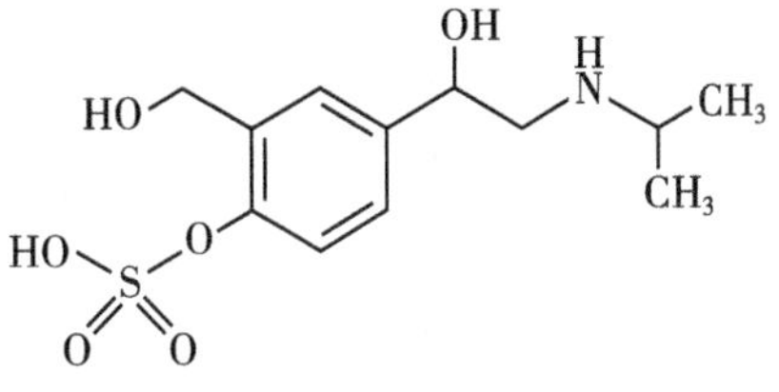

异丙肾上腺素硫酸酯

婴儿在缺乏葡萄糖醛酸化机制时，多以形成硫酸结合物为代谢途径。例如对乙酰氨基酚（paracetamol）成人主要是葡萄糖醛酸化，新生儿则是 O- 硫酸化。

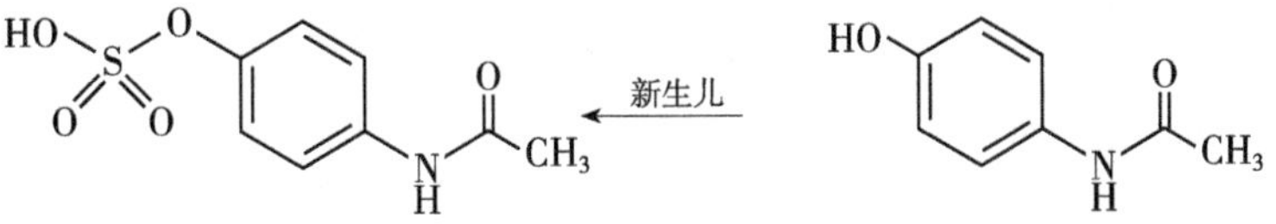

对乙酰氨基酚（paracetamol）

65

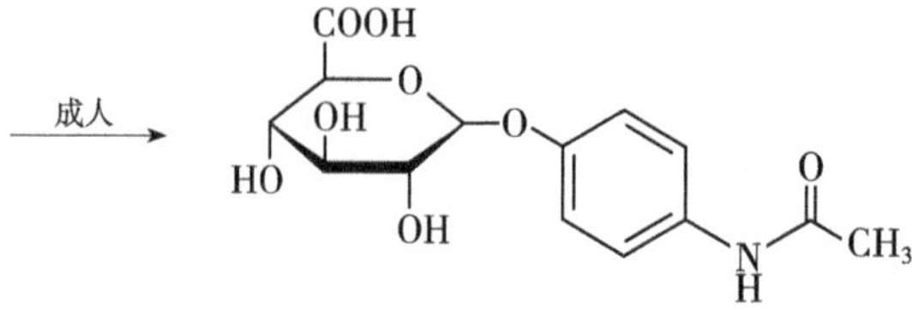

另外，醇和羟胺化合物一旦形成硫酸酯后，会使结合物生成正电中心，具有很强的亲电能力，使药物毒性显著增高。如 N- 羟基芳香胺类或 N- 羟基芳香酰胺类的 N- 羟基 -N- 甲基 -4- 氨基偶氮苯和 N- 羟基 -2- 乙酰胺基芴代谢形成的硫酸结合物被认为具有致癌性。

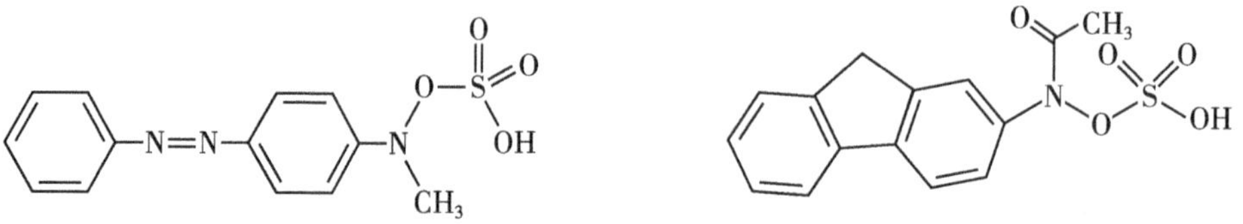

N–羟基–N–甲基–4–氨基偶氮苯   N–羟基–2–乙酰胺基芴

三、与氨基酸的结合反应

氨基酸结合反应是许多含有羧基的药物或其 I 相代谢产物的主要结合反应，含有芳基羧酸和杂环羧酸的药物或其 I 相代谢产物在腺苷三磷酸（ATP）、辅酶 A（CoA）及乙酰合成酶的参与下活化后与体内氨基酸如甘氨酸、谷氨酰胺等反应形成结合物。含羧基药物或其 I 相代谢产物首先与 ATP 及 CoA 在乙酰合成酶的作用下，形成活性酰基辅酶 A（RCO-S-CoA），再经 N- 酰基转移酶催化将活性酰基转移到氨基酸生成结合物，活化和酰化反应均在肝和肾细胞的线粒体内进行。例如苯甲酸（benzoic acid）与甘氨酸结合形成马尿酸，从肾脏排出。

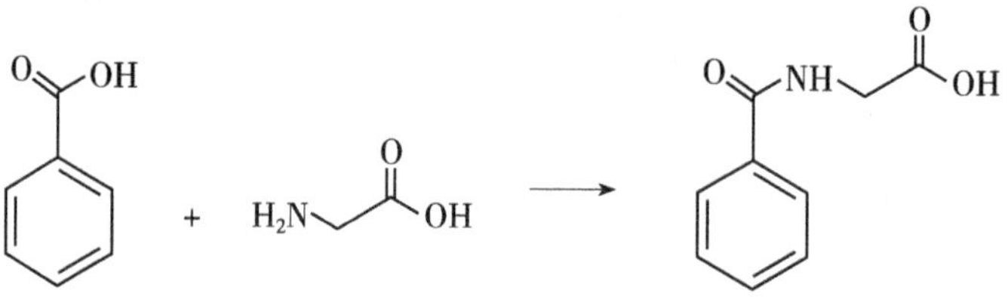

苯甲酸（benzoic acid）   马尿酸

有些药物如抗组胺药溴苯那敏（brompheniramine）氧化代谢产生的羧酸代谢物易与甘氨酸结合，由于体内可利用的氨基酸有限，并且与葡萄糖醛酸结合反应存在竞争，所以药物或其 I 相代谢产物与氨基酸的结合代谢途径不是十分普遍。

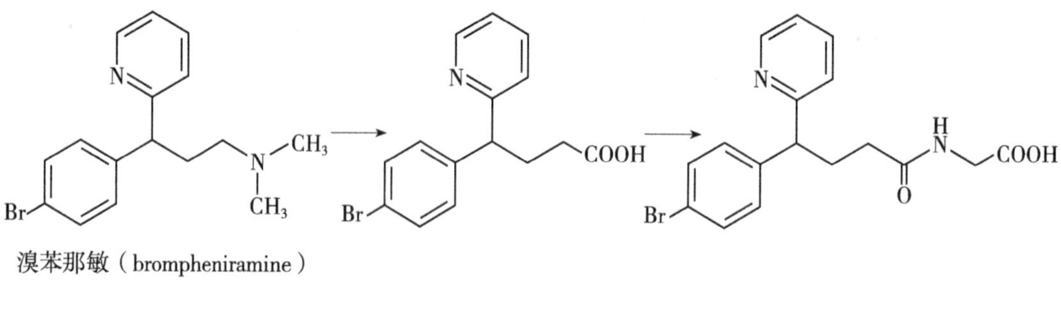

溴苯那敏（brompheniramine）

四、与谷胱甘肽的结合反应

谷胱甘肽（glutathione，GSH）是由谷氨酸、半胱氨酸和甘氨酸结合而成的三肽，广泛存在于哺乳动物组织中，具有抗氧化和解毒两方面作用。其中半胱氨酸上的巯基（-SH）为活性基团（具有亲核作用），易与铅、汞、砷等重金属盐络合而具有解毒作用，尤其是肝细胞内的谷胱甘肽能与某些含硝基、卤代芳烃、环氧化物、甾烷、卤烯烃等亲电基团的药物、毒素等结合，转化为无害的物质排出，对正常细胞中的蛋白质、核酸等具有保护作用。谷胱甘肽结合物可直接从尿液、胆汁中排泄，更常见的是结合物再进一步代谢为巯基尿酸后而排出。

与谷胱甘肽的结合反应与其他结合反应的不同之处是 GSH 不需要活化，在谷胱甘肽 -S- 转移酶催化下就可直接与亲电基团（E）结合，然后在 γ- 谷氨酰转移酶和半胱氨酰甘氨酸酶的作用下，脱去谷氨酸和甘氨酸，再将乙酰辅酶 A 的乙酰基转移到半胱氨酸的氨基上，最后形成巯基尿酸排出体外。

谷胱甘肽 -S- 转移酶具有特异性。其中谷胱甘肽 -S- 芳基转移酶主要催化含有卤素或硝基的芳香化合物；谷胱甘肽 -S- 烃基转移酶主要作用于含有卤烃、卤烯烃、硝基烃及 β- 丙基内酯等化合物；谷胱甘肽 -S- 芳烃基转移酶主要作用于芳卤烃和酯；谷胱甘肽 -S- 烯烃转移酶主要催化 α，β- 不饱和羰基化合物与谷胱甘肽的结合反应；谷胱甘肽 -S- 环氧化物转移酶作用于化学活性较高的环氧化物如含有卤苯类、多环芳烃化合物及被肝微粒体混合功能氧化酶作用后产生的环氧代谢物等，这些环氧化合物常常具有高反应活性，易与体内正常的大分子结合导致毒性，而与谷胱甘肽结合后失去活性。

当多卤代烃如三氯甲烷在体内代谢生成酰卤或光气时会对体内生物大分子进行酰化产生毒性，谷胱甘肽和酰卤反应生成酰化谷胱甘肽是体内的解毒反应。

五、与甲基的结合反应

与甲基的结合反应（甲基化）是较少见的一类代谢反应，但对肾上腺素等一些内源性物质的代谢及分解某些生物活性胺，调节活性蛋白质等生物大分子的活性具有重要意义。如在儿茶酚胺（catecholamines）的生成与失活中甲基化起着重要的作用，叔胺甲基化生成季铵盐,有利于溶解和排泄。药物分子中含氮、氧、硫的基团都能进行甲基化反应,一般需要在特异性或非特异性的甲基转移酶催化下进行,首先 L- 甲硫氨酸在甲硫氨酸腺苷转移酶的催化下与 ATP 作用,生成活性 S- 腺苷 - 甲硫氨酸(SAM),再在甲基转移酶的作用下将 SAM 的甲基转移到药物或代谢物分子上生成甲基化结合物。

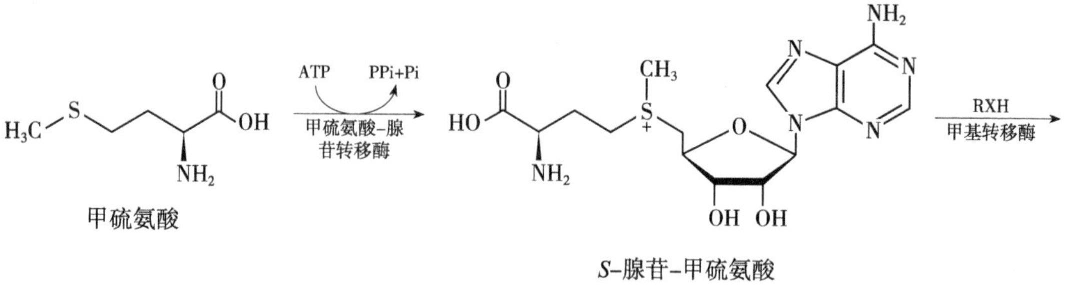

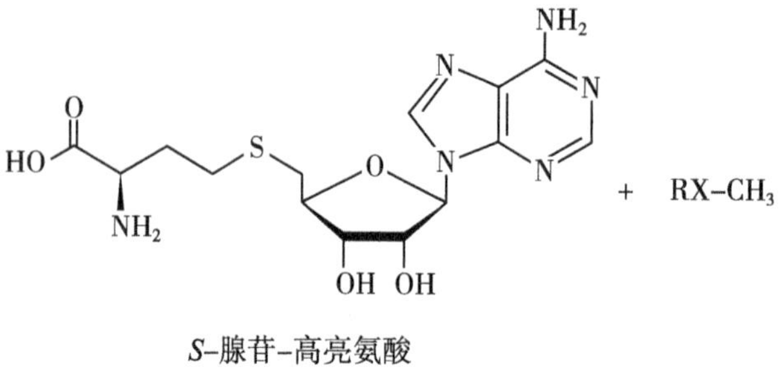

S-腺苷-甲硫氨酸

S-腺苷-高亮氨酸

  O- 甲基化的主要催化酶是儿茶酚 -*O*- 甲基转移酶(catechol-*O*-methyltransferase,COMT),这是一个以膜结合形式存在于胞浆中的酶,催化儿茶酚胺类(多巴胺、去甲肾上腺素、肾上腺素)、左旋多巴和儿茶酚类药物的 *O*- 甲基化。儿茶酚类的 *O*- 甲基化优先发生在间位,例如左旋多巴(levodopa)和异丙肾上腺素(isoprenaline)就是典型例子。非儿茶酚结构,一般不发生酚羟基甲基化,如支气管扩张药特布他林(terbutaline)含有两个间位羟基,但不发生甲基化代谢。

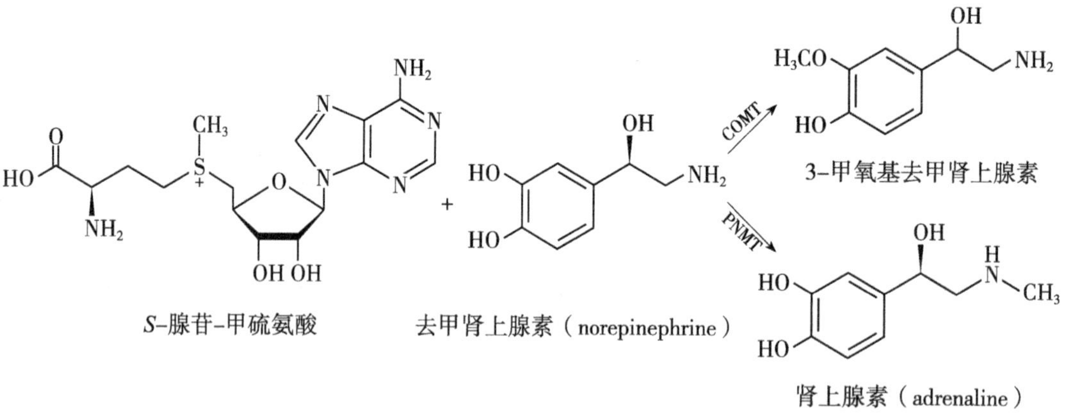

S-腺苷-甲硫氨酸 去甲肾上腺素(norepinephrine)

3-甲氧基去甲肾上腺素

肾上腺素(adrenaline)

  胺类的 *N*- 甲基化反应在体内一般很少发生,因为生成的甲胺很易被氧化脱甲基。但杂环氮原子,如咪唑和吡咯的氮原子容易发生 *N*- 甲基化。吡啶氮原子发生甲基化后,形成季铵离子比较稳定,不易发生脱 *N*- 甲基,且极性和亲水性增加,易于代谢。

芳香族巯基化合物如苯硫酚（thiophenol）、巯嘌呤（mercaptopurine）、丙硫氧嘧啶（propylthiouracil）和某些脂肪族硫醇如卡托普利（captopril）通常发生 S- 甲基化，甲硫代谢物一旦形成，可进一步转化为亚砜和砜。S- 甲基化是这些化合物非氧化解毒的一个途径。虽然许多外源性的硫醇类化合物都是通过硫醇甲基转移酶 S- 甲基化，但是内源性硫醇化合物（如半胱氨酸）不能作为其底物被 S- 甲基化。

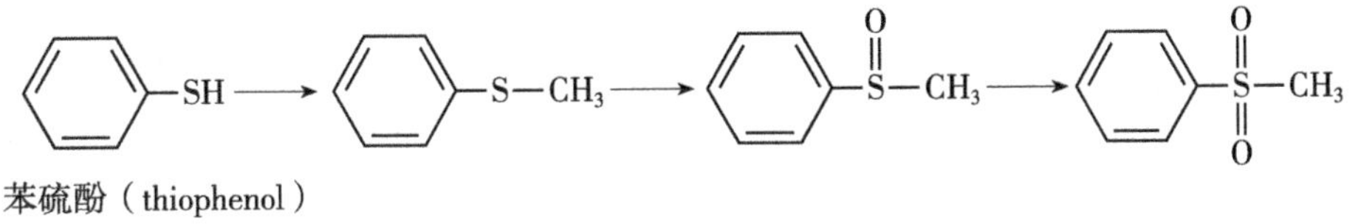

苯硫酚（thiophenol）

六、与乙酰基的结合反应

含有伯氨基、肼基、酰肼及磺酰胺的分子均能在辅酶 A 的参与下与乙酰基进行结合反应（乙酰化）。反应过程是先将乙酰基在酶催化下转移给辅酶 A 生成活性的乙酰辅酶 A（CoASCOCH$_3$），再经乙酰转移酶将乙酰基转移给药物。N- 乙酰转移酶的活性受遗传因素的影响较大，故药物的疗效、毒性及作用时间等随用药人群不同而有较大差异。

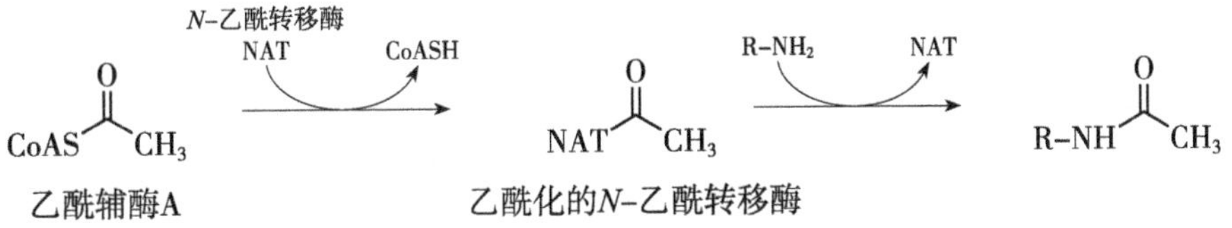

与多数结合反应不同，与乙酰基的结合反应是极性变小的代谢反应，是体内外来物质的去活化过程，如抗结核病药异烟肼（isoniazid）经乙酰化反应代谢成为乙酰异烟肼。一般药物经乙酰化代谢后失去活性和毒性，也有一些药物的乙酰化结合物仍保留母体药物的活性，如抗心律失常药普鲁卡因胺（procainamide）的乙酰化产物 N- 乙酰普鲁卡因胺抗心律失常作用与原药几乎相同，生物半衰期大约是普鲁卡因胺的两倍。

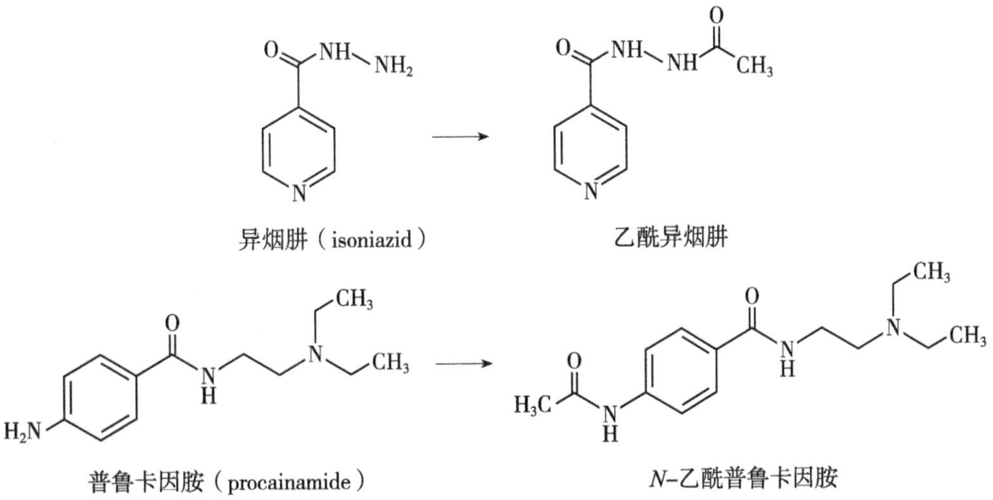

异烟肼（isoniazid）　　　　　　　　　乙酰异烟肼

普鲁卡因胺（procainamide）　　　　　N-乙酰普鲁卡因胺

思考题

1. 简述药物在体内代谢的反应类型,并举例说明。
2. 简述药物的化学结构与体内药物代谢的关系。
3. 简述药物代谢对临床合理用药的意义。

（孟繁浩）

第四章　镇静催眠药与抗癫痫药

学习要求

1. 掌握苯二氮䓬类药物的结构特点及构效关系；地西泮、奥沙西泮、三唑仑、艾司唑仑、佐匹克隆、苯妥英钠、卡马西平、奥卡西平、卤加比、丙戊酸钠、加巴喷丁、氨己烯酸和托吡酯的名称、结构、理化性质和用途。

2. 熟悉镇静催眠药、抗癫痫药的主要结构类型；硝西泮、咪达唑仑、阿普唑仑、唑吡坦、丁螺环酮、苯巴比妥、乙琥胺和扑米酮的结构和主要用途。

3. 了解 γ- 氨基丁酸类似物的研究概况。

第一节　镇静催眠药

镇静催眠药（sedative-hypnotics）是一类对中枢神经系统（central nervous system，CNS）有普遍抑制作用，能引起安静和近似生理性睡眠状态的药物。这类药物在小剂量时可缓和激动，消除躁动，恢复安静情绪起到镇静作用，中等剂量时对 CNS 抑制较深，能促进和维持近似生理性睡眠的催眠作用；随着剂量的增加，还可产生中枢性肌松、抗惊厥或麻醉的作用。另外，有些镇静催眠药（如巴比妥类）尚具有麻醉作用。但超剂量使用时可引起呼吸和心血管运动中枢抑制，而导致昏迷，甚至死亡。

按照化学结构可将镇静催眠药分为两大类：苯二氮䓬类及非苯二氮䓬类。

一、苯二氮䓬类药物

氯氮䓬（chlordiazepoxide，利眠宁）是第一个应用于临床的苯二氮䓬类药物，于 1960 年上市。它具有镇静、抗焦虑、肌肉松弛、抗惊厥作用，常用于治疗焦虑性和强迫性神经症、失眠及高血压头痛等，氯氮䓬的不良反应较巴比妥类药物少，安全范围大，于是引起人们的重视。

在对氯氮䓬的构效关系研究中，发现 2 位的脒基和 4 位的氮氧化基团并非是活性必需基团，于是对其进行结构改造，得到同类药物地西泮（diazepam，又名安定）。常见的苯二氮䓬类镇静催眠药有氯氮䓬（chlordiazepoxide）、地西泮（diazepam）、奥沙西泮（oxazepam）、氟西泮（flurazepam）、硝西泮（nitrazepam）、氟硝西泮（flunitrazepam）、劳拉西泮（lorazepam）、夸西泮（quazepam）、普拉西泮（prazepam）等。

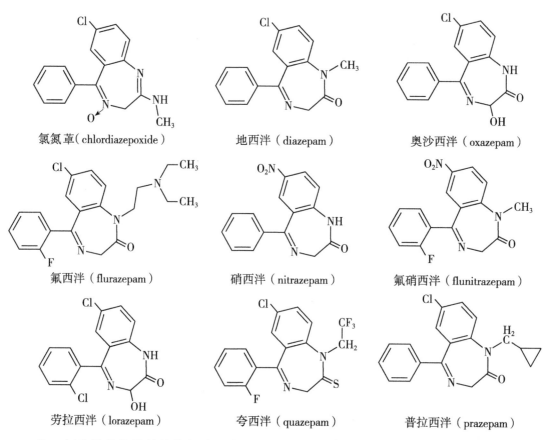

氯氮䓬（chlordiazepoxide） 　　地西泮（diazepam） 　　奥沙西泮（oxazepam）

氟西泮（flurazepam） 　　硝西泮（nitrazepam） 　　氟硝西泮（flunitrazepam）

劳拉西泮（lorazepam） 　　夸西泮（quazepam） 　　普拉西泮（prazepam）

　　苯二氮䓬类药物的结构特征为具有一个由苯环和七元亚胺内酰胺环骈合而成的1,4-苯二氮䓬母核。该类药物具有内酰胺及亚胺的结构，在酸性或碱性溶液中受热易水解，主要在苯二氮䓬环的1、2位和4、5位之间发生开环，生成2-甲氨基-5-氯-二苯甲酮和甘氨酸，两过程是平行进行的。口服药物在胃酸的作用下也会发生类似的水解反应，当 pH 提高到中性时会重新环合。因此，4、5位开环不影响其生物利用度和药效。

由于本类药物 1、2 位的酰胺键和 4、5 位的亚胺键在酸性条件下可水解开环,导致这类药物不稳定,作用时间短。在 1,4- 苯二氮䓬母核的 1、2 位骈上五元含氮杂环如咪唑或三唑环,或在 4、5 位骈上四氢噁唑环,可得到一系列以"唑仑(-azolam)"为后缀的作用较好的苯二氮䓬类药物,其代谢稳定性增加,药物与受体的亲和力提高,活性明显增强。见表 4-1。

表 4-1　地西泮结构改造得到的药物

药物名称	药物结构	药理特点与用途
三唑仑 triazolam	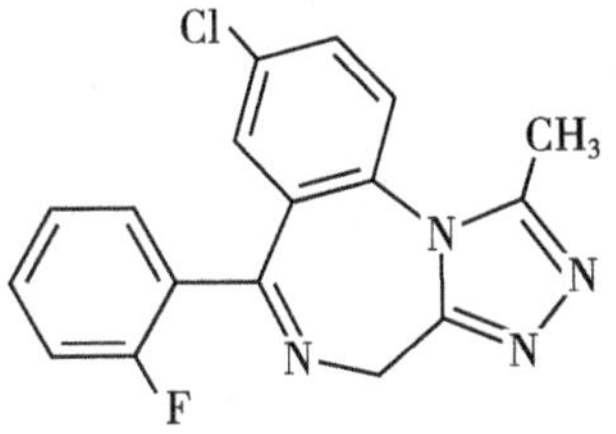	本品为短效镇静催眠药,半衰期为 2～4 小时;口服吸收快,15～25 分钟即可出现催眠作用,适用于治疗各种失眠症
阿普唑 alprazolam	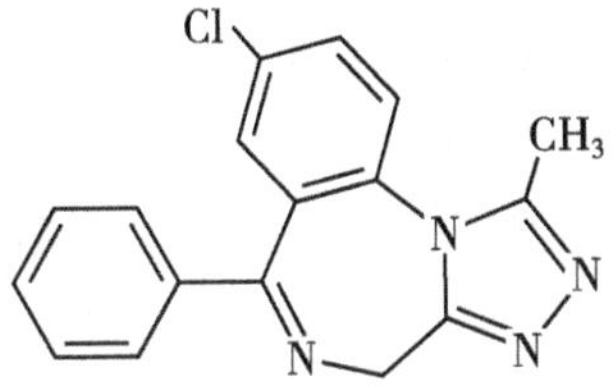	本品用于焦虑,也用于催眠或焦虑的辅助用药及抗惊恐药。有精神抑郁的患者应慎用。口服 1～2 小时血药达峰值,能透过胎盘屏障,半衰期为 12～19 小时;在肝脏代谢,代谢物在尿中排泄
咪达唑仑 midazolam	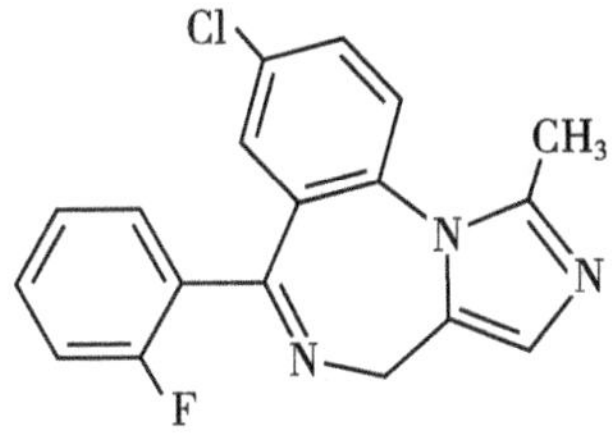	本品用于全身或局部麻醉,失眠症。可与酸形成盐制成注射剂。口服血药达峰时间为 30 分钟,半衰期为 1.5～2.5 小时,生物利用度>90%,血浆蛋白结合率为 96%。60% 代谢物由肾脏排泄,40% 经肝脏代谢,给药 7 小时后体内无残留
氯普唑仑 loprazolam	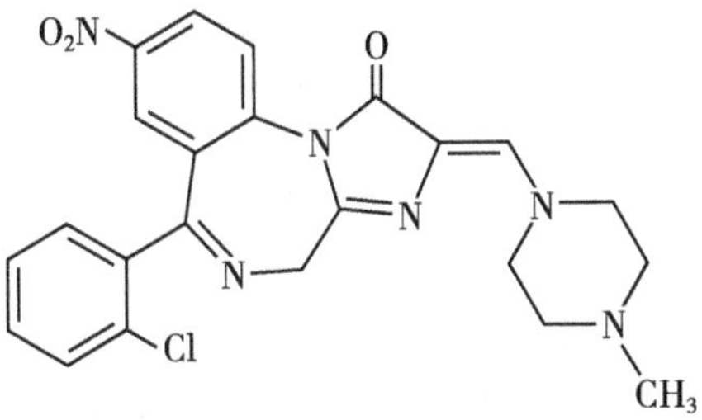	本品作用与地西泮相同,治疗失眠症。口服约 30 分钟起效,持续时间为 6～8 小时,1～2 小时血药浓度达峰值。片剂的生物利用度为 80%,主要活性代谢产物哌嗪 -N- 氧化物占总代谢物的 18%
卤沙唑仑 haloxazolam	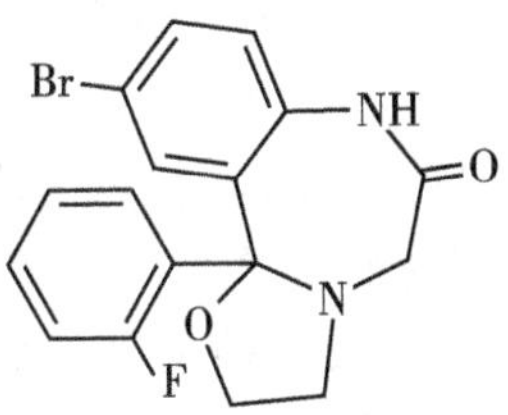	本品用于各种情绪障碍引起的失眠,对快动眼(REM)睡眠抑制较少。主要代谢物为噁唑烷开环物和少量羟基化物,尿中主要代谢物为后者和二苯甲酮衍生物及其结合产物

续表

药物名称	药物结构	药理特点与用途
氯噁唑仑 cloxazolam		本品作用类似于地西泮,但作用较地西泮强而迅速
美沙唑仑 mexazolam		本品用于神经症、身心疾病、自主神经失调等疾病时的紧张、焦虑、抑郁、易疲劳、睡眠障碍等。口服1～2小时即达血药峰值,自肝脏代谢,代谢物氯去甲安定和氯去甲羟安定有活性,经尿和粪便排出

本类药的作用部位与机制尚未完全阐明。目前认为是苯二氮䓬作用于脑内 GABA$_A$ 受体的苯二氮䓬结合位点,与 GABA$_A$ 受体——Cl$^-$ 通道大分子表面特定的位点形成复合物,使构象发生改变,影响与 GABA 耦联的 Cl$^-$ 通道的传导,延长 Cl$^-$ 通道的开放时间或者频率:延长 GABA 的作用时间或增加 GABA 与受体的亲和力,从而发挥安定、镇静、催眠、肌肉松弛及抗惊厥的作用。因此,也称苯二氮䓬受体的激动剂(GABA$_A$ agonists)。

地西泮(diazepam)

化学名为 1- 甲基 -5- 苯基 -7- 氯 -1,3- 二氢 -2H-1,4- 苯并二氮杂䓬 -2- 酮(7-chloro-1,3-dihydro-1-methyl-5-pheny-2H-1,4-benzodiazepin-2-one),又名苯甲二氮䓬,安定。

本品为白色或类白色的结晶性粉末,无臭,味微苦。易溶于丙酮、三氯甲烷,溶解于乙醇,几乎不溶于水。mp.130～134℃,pK_a 3.4。

本品硫酸溶液在紫外灯(365nm)下显黄绿色,可用于鉴别。

本品口服吸收完全,生物利用度 76%,0.5～1.5 小时血药浓度达峰值,4～10 天血药浓度达稳态,半衰期为 20～70 小时,血浆蛋白结合率高达 95% 以上。

本品主要在肝脏代谢,代谢途径为 N- 去甲基,C-3 位氧化,苯环酚羟基化,氮氧化合物还原,1、2 位开环等,代谢产物为去甲西泮(nordazepam)和替马西泮(temazepam)等,进一步可代谢成为奥沙西泮(oxazepam)。3 位碳的羟化代谢物可与葡萄糖醛酸结合由肾脏排出体外。活性代谢产物奥沙西泮和替马西泮已被开发成新药上市,这两个代谢物催眠作用较弱,副作用小,半衰期短,适用于老年人和肝肾功能不良的使用者。

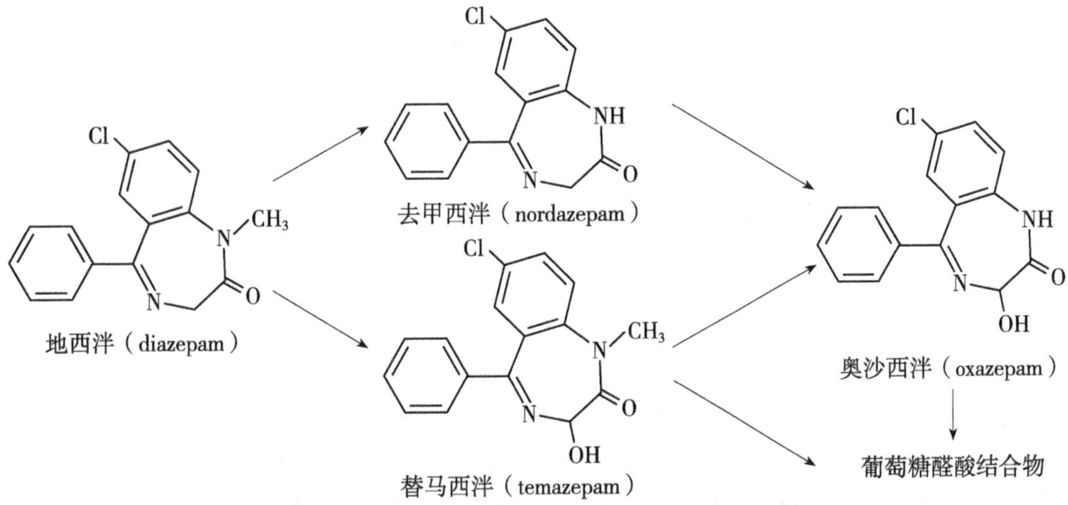

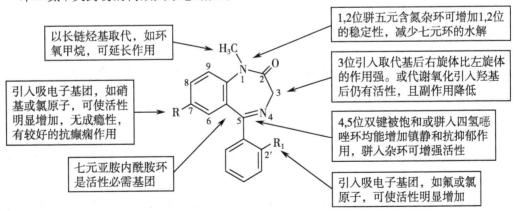

去甲西泮（nordazepam）

地西泮（diazepam）

替马西泮（temazepam）

奥沙西泮（oxazepam）

葡萄糖醛酸结合物

本品长时或多次用药常有母体药物及其代谢产物在体内蓄积，有的活性代谢物可以在血液内维持数天甚至数周，停药后消失很慢。

磁共振研究证实，本品有两种可能的构象，船式构象 a 和 b，室温下这两种构象容易发生转换。当取代基处于平伏键时对映体 a 比 b 稳定，对受体的亲和力强。所以，七元亚胺-内酰胺环的构象决定与受体的亲和力。

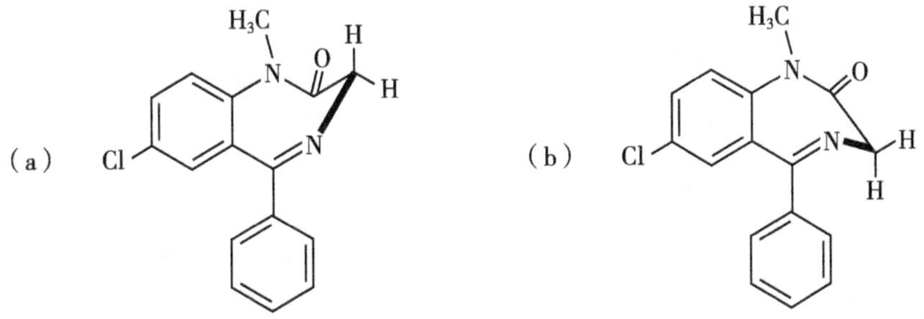

（a）　　　　　　　　（b）

本品用于镇静、催眠、抗焦虑，还用于中枢性肌肉松弛、抗癫痫和抗惊厥。常见的不良反应有嗜睡、头昏、乏力等。药物过量宜尽早对症治疗，还可应用苯二氮䓬受体拮抗剂氟马西尼（flumazenil）解救。长期连续用药可产生依赖性和成瘾性，突然停药可出现戒断症状，表现为激动或忧郁、精神病恶化，甚至惊厥等。

苯二氮䓬类药物的构效关系总结如下。

以长链烃基取代，如环氧甲烷，可延长作用

引入吸电子基团，如硝基或氯原子，可使活性明显增加，无成瘾性，有较好的抗癫痫作用

七元亚胺内酰胺环是活性必需基团

1,2位骈五元含氮杂环可增加1,2位的稳定性，减少七元环的水解

3位引入取代基后右旋体比左旋体的作用强。或代谢氧化引入羟基后仍有活性，且副作用降低

4,5位双键被饱和或骈入四氢噁唑环均能增加镇静和抗抑郁作用，骈入杂环可增强活性

引入吸电子基团，如氟或氯原子，可使活性明显增加

艾司唑仑（estazolam）

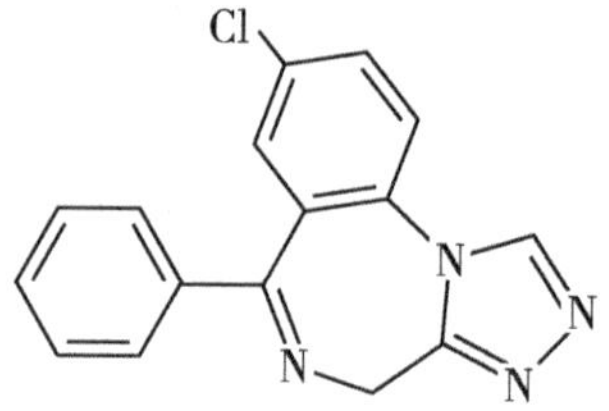

化学名为 6- 苯基 -8- 氯 -4H-[1，2，4]- 三氮唑[4，3-a][1，4]苯并二氮杂䓬（8-chloro-6-phenyl-4H-[1，2，4]triazolo[4，3-a]benzodiazepine），又名为舒乐安定。

本品为白色或类白色的结晶性粉末，无臭，味微苦。易溶于醋酐或三氯甲烷，在甲醇中溶解，在乙酸乙酯或乙醇中略溶，几乎不溶于水中。mp.229~232℃。

本品具有苯二氮䓬类药物的通性，其硫酸溶液置紫外光灯（365nm）下检视，呈天蓝色荧光。在酸性、室温条件下，5、6 位的亚胺键可水解开环，碱性条件下则能可逆性环合。

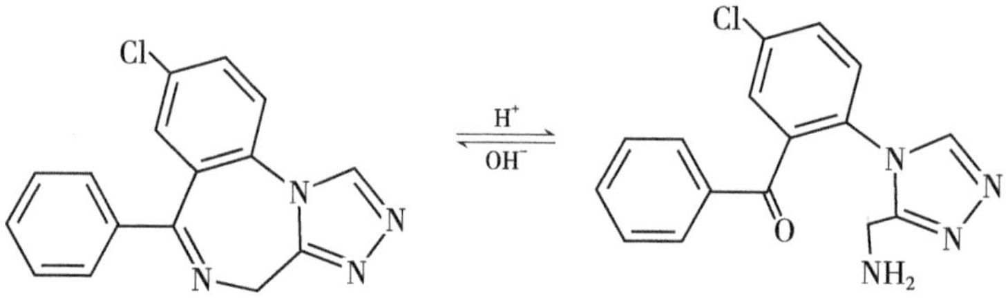

本品为苯二氮䓬受体激动剂，可以促进 GABA 与 GABA$_A$ 受体结合产生中枢抑制作用。也可通过影响边缘系统中苯二氮䓬受体的功能而起到抗焦虑作用。

本品口服吸收较快，3 小时血药浓度达峰值，2~3 天血药浓度达稳态。半衰期为 10~24 小时，血浆蛋白结合率约为 93%。经肝脏 CYP450 催化代谢，代谢产物有 4- 羟基艾司唑仑和 4'- 羟基艾司唑仑，经肾排泄。本品可通过胎盘，也可分泌入乳汁，故孕妇及哺乳期妇女慎用。

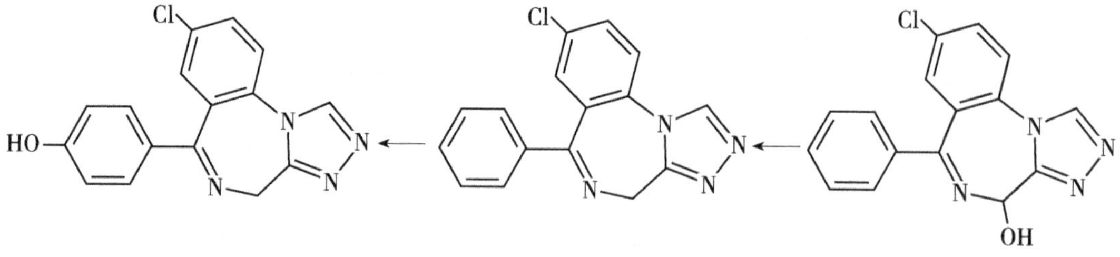

| 4'-羟基艾司唑仑 | 艾司唑仑 | 4-羟基艾司唑仑 |
| （4'-hydroxyestazolam） | （estazolam） | （4-hydroxyestazolam） |

本品具有镇静催眠、抗焦虑和抗惊厥等作用，其代谢稳定性、与受体的亲和力及药

理活性比一般的苯二氮草类药物强。不良反应少，偶见疲劳、乏力、嗜睡和头昏等，大剂量时可导致共济失调和震颤，有较轻的药物依赖性，长期应用后停药，可能发生停药综合征。

案例分析

案例：李先生由于工作环境的改变导致了失眠，向药师咨询选用下列的药物进行治疗。请推荐使用下列的四种药物的哪一种？说明理由。

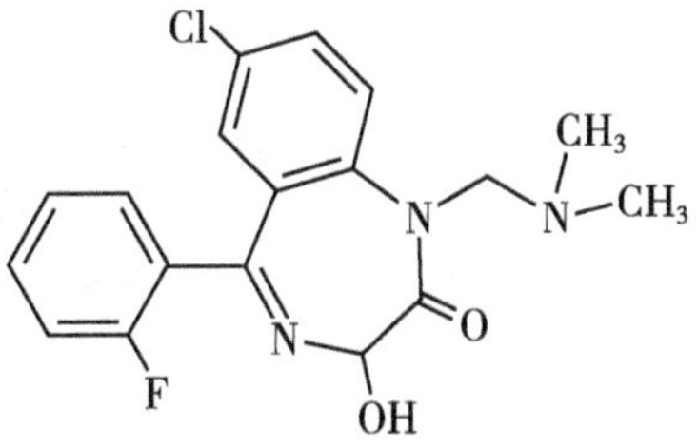

（1） 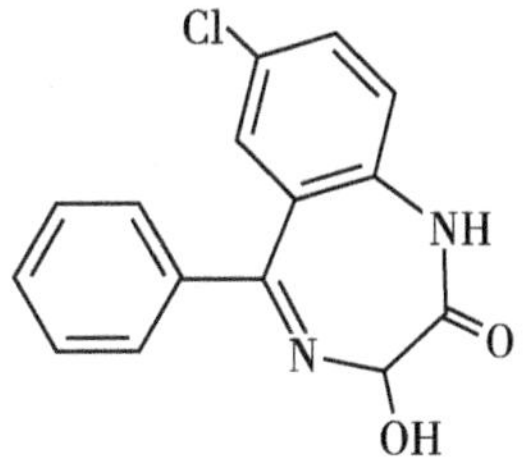　　　　　　　　　　　　　（2）

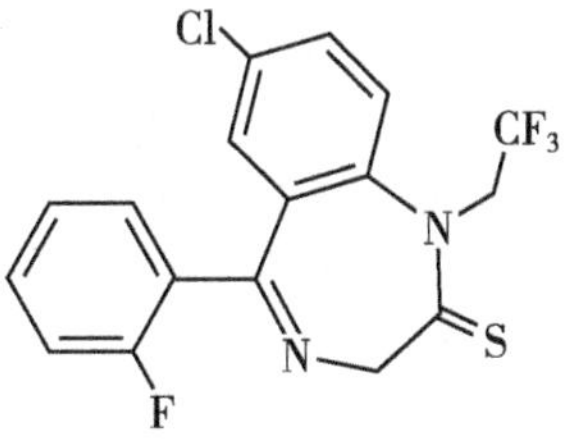

（3） 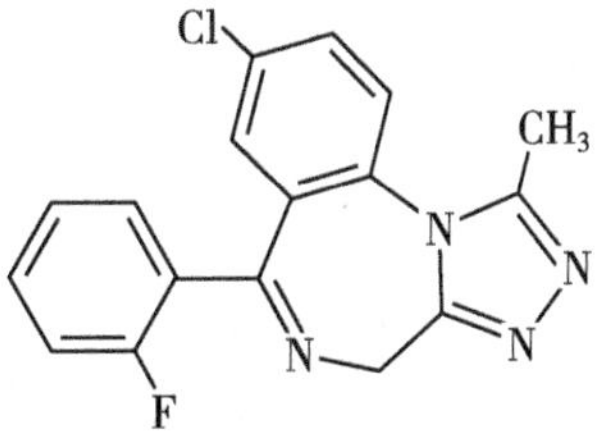　　　　　　　　　　　　　（4）

分析：上述四种药物都是苯二氮草类药物，在 C-7 或 C-2 上引入吸电子取代基能增强活性，在 1 位上以长链烃基取代，可延长作用时间。而当 4、5 位间的双键被饱和或驶入四氢噁唑环，可增加镇静和抗抑郁的作用。三唑仑（4）的作用较强，是奥沙西泮（2）的几十倍，1、2 位驶入了三氮唑环，增加了药物的稳定性和与受体的亲和力，从而增强了药物的生理活性，所以用最后三唑仑（4）最好。

二、非苯二氮草类药物

巴比妥类药物是最早使用的镇静催眠药。在 20 世纪 60 年代以前，临床上主要应用巴比妥类药物治疗失眠症。由于这类药物治疗指数较低，易产生耐受性和依赖性，药物之间相互影响较大，毒副作用较多，目前这类药物在镇静催眠等方面应用较少了，主要用于抗惊厥、抗癫痫和麻醉及麻醉前给药（相关内容将在本章第二节抗癫痫药中介绍）。

20 世纪 90 年代，一些安全性更高的非苯二氮草类新型镇静催眠药相继问世，成为临床上使用的镇静催眠药，见表 4-2。

表 4-2 新型非苯二氮䓬类镇静催眠药

药物名称	药物结构	药理特点与用途
阿吡坦 alpidem	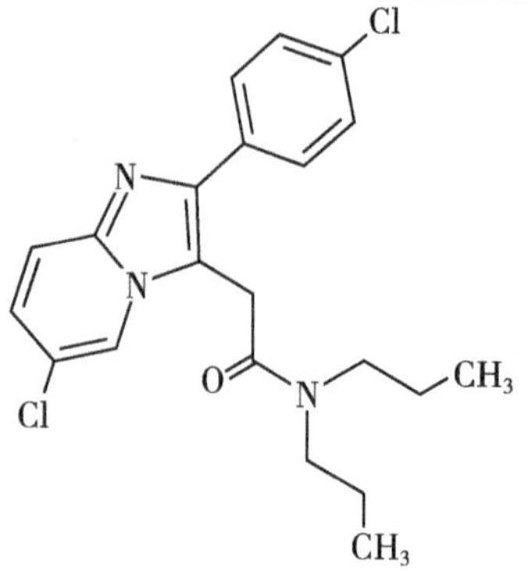	本品对苯二氮䓬 I 受体亚型仅有部分激动作用,内在活性低,几乎不具有镇静及肌肉松弛作用。口服吸收迅速,1.5～2 小时达血药峰值,半衰期 18 小时,生物利用度 30%～50%,血浆蛋白结合率为 99%。在体内广泛代谢,发现 3 种活性代谢物,药动学与母体相似
唑吡坦 zolpidem	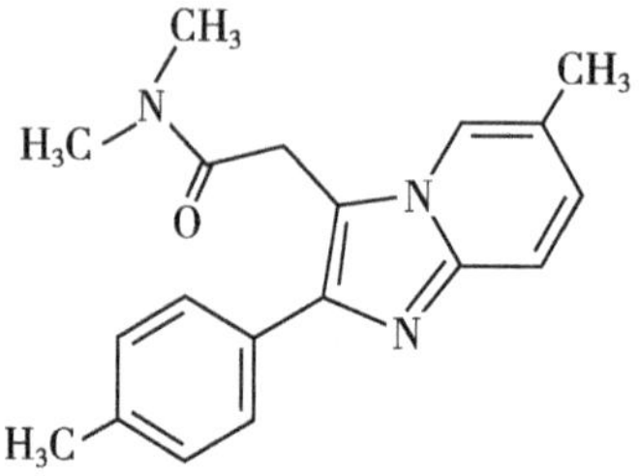	本品迅速从胃肠道吸收,0.5～3 小时达血药峰值,口服生物利用度 70%。血浆蛋白结合率为 92%,肝的首过效应为 35%。治疗剂量范围内呈线性药代动力学反应,可通过血脑屏障,半衰期为 2.4 小时,代谢产物无活性
扎来普隆 zaleplon	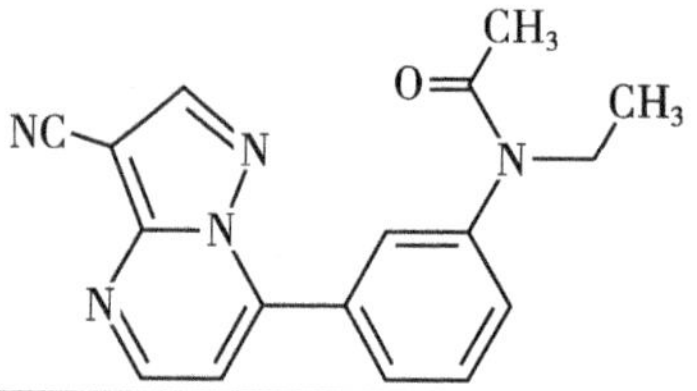	本品起效快作用时间短,无明显宿醉作用、反跳性失眠及戒断症状。达峰时间大约 1 小时,半衰期为 1 小时,每天给药 1 次,没有药物积累,在治疗范围内,药代动力学是与剂量成比例

佐匹克隆(zopiclone)

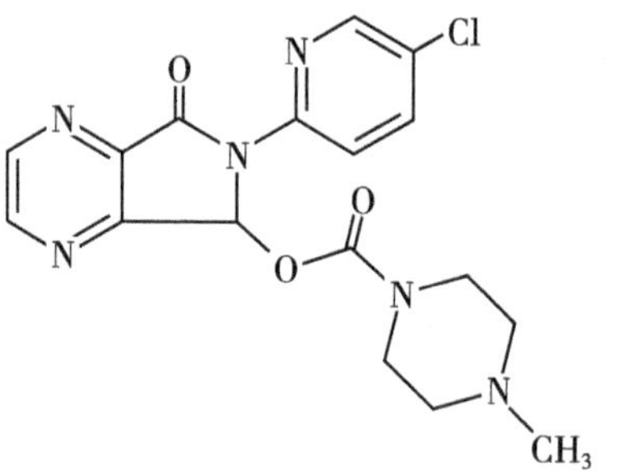

　　化学名为 4- 甲基 -1- 哌嗪甲酸 -6-(5- 氯 -2- 吡啶基)-6,7- 二氢 -7- 氧代 -5*H*- 吡咯并[3,4-*b*]吡嗪 -5- 基酯(4-methyl-1-piperazinecarboxylic acid-6-(5-chloro-2-pyridinyl)-6,7-dihydro- 7-oxo-5*H*-pyrrolo[3,4-*b*]pyrazine-5-yl ester),又名唑吡酮。

　　本品为白色至淡黄色结晶或结晶性粉末,无臭,味苦。易溶于二甲亚砜或三氯甲烷,较易溶于冰醋酸或无水醋酸,难溶于甲醇、丙酮或乙腈,极难溶于乙醚或异丙醇,几乎不溶于水。mp.178.0℃。

　　本品分子中具有手性碳原子,可形成一对对映体 *S*- 佐匹克隆和 *R*- 佐匹克隆。*S*- 佐匹克隆的活性强于消旋佐匹克隆和 *R*- 佐匹克隆。艾司佐匹克隆是本品的 *S*- 异构体,于 2004 年 12 月用于临床。研究表明,艾司佐匹克隆对中枢苯二氮䓬类受体的亲和力比佐匹克隆强 50 倍。

本品口服吸收迅速,15～30 分钟起效,1.5～2.0 小时可达血药浓度峰值,生物利用度为 80%。吸收后可迅速分布于全身,也可通过血脑屏障。血浆蛋白结合率约为 45%,消除半衰期约 5 小时,连续多次给药无蓄积作用。

本品在体内的主要代谢产物为有活性的 *N*- 氧化物和无活性的 *N*- 脱甲基物。代谢产物和 5% 原形药物最后从肾脏随尿排出。

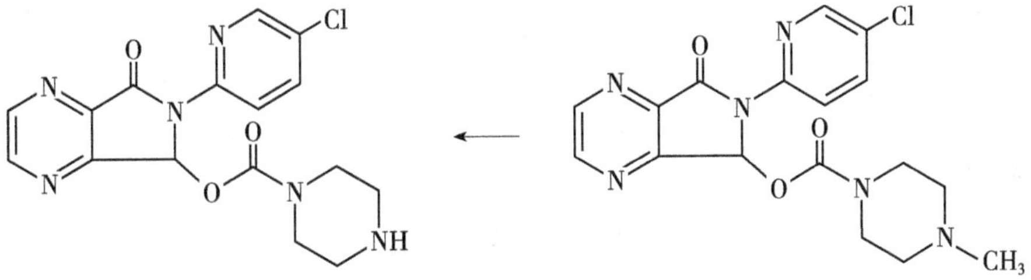

N-脱甲基物　　　　　　　　　　　　　　佐匹克隆(zopiclone)

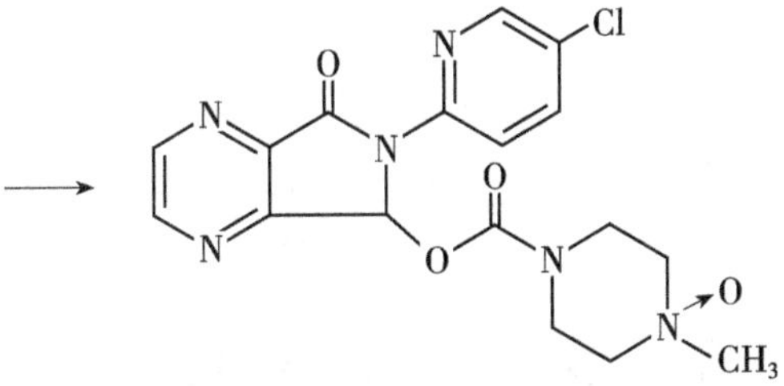

N-氧化物(有活性)

本品是环吡咯酮类化合物,作用于苯二氮䓬受体,但结合方式与苯二氮䓬类药物不同,为 ω_1 受体亚型的完全激动剂,具有很高的内在活性。

本品具有镇静催眠、抗焦虑和肌肉松弛作用,适用于各种因素引起的失眠症,包括时差、工作及手术前焦虑导致的失眠等。为速效催眠药,能延长睡眠时间,提高睡眠质量,减少夜间觉醒和早醒次数。

本品不良反应偶见嗜睡、口苦、口干、肌无力和健忘等。长期服药后突然停药会出现戒断症状,服用过量可引起过度睡眠。本品毒性低,不良反应较苯二氮䓬类轻。服用本品时应绝对禁止摄入乙醇饮料,连续用药时间不宜过长,15 岁以下儿童不宜使用本品,孕妇慎用。

还有一些具有酰胺结构的杂环化合物,如甲乙哌酮(methyprylon)、甲丙氨酯(meprobamate)、甲喹酮(methaqualone)、甲氯喹酮(mecloqualone)、格鲁米特(glutethimide)等可作为镇静催眠药。此外,还有一些内源性促睡眠物质,如褪黑素(melatonin, MT)。褪黑素为松果体分泌的主要激素,用于睡眠节律障碍,能使入睡和进入睡眠第二阶段时间缩短,不影响 REM(rapid eye movements,快速眼动)期,有助于改善失眠症催眠,作用机制尚不清楚。

甲乙哌酮（methyprylone）

甲丙氨酯（meprobamate）

甲喹酮（methaqualone）

甲氯喹酮（mecloqualone）

格鲁米特（glutethimide）

褪黑素（melatonin）

知识链接

镇静催眠药中毒的救治措施

镇静催眠药的急性中毒很常见，蓄意自杀或误服较大剂量时均可发生急性中毒。药物过量中毒以苯二氮䓬类药物最多。这些药物目前尚无特异的解毒剂，主要是对症支持治疗，特别是呼吸支持，其次是对心血管系统的支持治疗。总的治疗原则与一般药物中毒的处理原则相同。如为口服药物引起的应常规洗胃、导泻，巴比妥类中毒可用碱性利尿药以提高对药的清除。严重中毒或常规治疗无效者可用透析治疗。

第二节 抗 癫 痫 药

癫痫（epilepsy）的病理特征是大脑局部神经元过度兴奋，产生阵发性的高频放电，并向周围扩散，导致慢性、反复性和突发性的大脑功能失调。表现为运动、感觉、意识、行为和自主神经等不同程度的障碍。根据临床表现和脑电图特点，将癫痫分为：部分发作、强直阵挛发作（大发作）、失神发作（小发作）、复杂部分发作和癫痫持续状态。

抗癫痫的药物按照化学结构可分为：巴比妥类药物（苯巴比妥）、乙内酰脲类药物（苯妥英钠）、二苯并氮䓬类药物（卡马西平）、γ-氨基丁酸类药物（卤加比等）、脂肪羧酸及其他类药物等。

知识链接

抗癫痫药可能的作用机制

抗癫痫药的作用机制大致与四方面靶点有关：①与 Na^+ 通道有关，可以阻断电压依赖性的 Na^+ 通道，降低和防止过度放电；②通过提高脑内组织受刺激的兴奋阈，从而减弱来自病灶的兴奋扩散，防止癫痫发作；③与 γ-氨基丁酸（GABA）系统调节有关，部分为 γ-丁酸转移酶抑制剂，可延长 GABA 失活过程，使 GABA 含量增加；④对异常钙信号调节：$GABA_B$ 与惊厥的发作频率有关，$GABA_B$ 受体通过 G 蛋白及第二信使与钙通道相连，通过对钙离子的第二信使的调节，抑制癫痫的发作频率。

一、巴比妥类药物

自发现苯巴比妥（phenobarbital）具有抗惊厥作用后，对相关化合物进行了广泛的研究，发现了巴比妥类抗癫痫药。

该类药物是环丙二酰脲（巴比妥酸，barbituric acid）的衍生物，根据取代基的不同，其作用起效快、慢不同。常用的药物有苯巴比妥（phenobarbital）、异戊巴比妥（amobarbital）、海索比妥（hexobarbital）等，见表4-3。

表4-3　常用的巴比妥类药物

药物名称	R—	R_1—	R_2—	药理特点与用途
巴比妥 barbital	H_3C	H_3C	H—	本品为长时效作用，作用维持4~12小时
苯巴比妥 phenobarbital	H_3C	（苯基）	H—	本品为长时效作用，作用维持4~12小时
甲苯巴比妥 mephenobarbital	H_3C	（苯基）	H_3C—	本品长时效作用，作用维持4~12小时以上
异戊巴比妥 amobarbital	H_3C	H_3C ... CH_3	H	本品为中时效作用，作用维持2~8小时
司可巴比妥 secobarbital	H_2C	H_3C ... CH_3	H	本品短时效作用，作用维持1~4小时
海索比妥 hexobarbital	H_3C	（环己烯基）	H_3C—	本品超短时效作用，10~15分钟起效，作用维持1小时
硫喷妥钠 thiopental sodium	（结构式）			本品超短时效作用，作用维持0.75小时，可用于麻醉前给药

该类药物在空气中稳定，具酸性，可与氢氧化钠成盐作为注射药。但易受空气中的 CO_2 影响而析出本类药物的固体。钠盐水溶液不稳定，易开环脱羧，受热分解生成双取代乙酸钠和氨。水解反应速率及产物与 pH 及温度有关，随着 pH 及温度的升高，水解加速。为了避免水解失效，故注射剂不能预先配制进行灭菌加热，须制成粉针剂临用时溶解。

$$\xrightarrow{-CO_2} \quad \underset{R'}{\overset{R}{>}}C-CONHCONH_2 \quad \xrightarrow[\text{加热}]{OH^-} \quad \underset{R'}{\overset{R}{>}}C-CONHCOONa$$

目前认为该类药物可与 GABA 受体 - 氯通道大分子表面的特定位点作用，形成复合物，通过影响与 GABA 耦联的氯通道的传导而发挥作用。

本类药物的代谢主要在肝脏进行，代谢产物亲脂性降低，从而减少进入中枢神经，影响药效的发挥。代谢速率随取代基而异。一般来说，5,5 位的双取代基若为烷基，则氧化为醇类；若为苯基或者不饱和烃基，则氧化成酚或者二醇；饱和烷烃或苯基在体内代谢不易，多数以原药排出，所以作用时间长。如苯巴比妥代谢后生成对羟基苯乙基巴比妥，而排出体外，占原药的 11%～25%。

本类药物可开环代谢，1,6 开环为酰脲；或者 1,2 开环为酰胺类。

本类药物的镇静、催眠作用强弱和快慢与药物的离解常数 pK_a 和脂溶性有关，作用时间的长短与 5,5 位的双取代基在体内代谢过程有关。药物的离解常数 pK_a 可用下列公式计算，其中 pH 以生理 pH 7.4 计算。

$$弱酸类：pK_a=pH+\lg\frac{[RCOOH]}{[RCOO^-]}$$

一般来说，未离解的药物分子较其离子型较易透过血脑屏障发挥作用，在生理 pH 7.4 条件下，巴比妥类药物在体内的离解程度不同，透过细胞膜和通过血脑屏障进入脑内的药物的量也有差异，表现在药物的作用强弱和快慢也就不同了。常用的巴比妥类药物的 pK_a 和未解离百分率如表 4-4 所示：

表 4-4　常用的巴比妥类药物的 pK_a 和未解离百分率

	巴比妥酸	苯巴比妥酸	苯巴比妥	异戊巴比妥	戊巴比妥	海索比妥
pK_a	4.12	3.75	7.40	7.9	8.0	8.4
未解离百分率	0.05	0.02	50	75.97	79.92	90.91

由此可见,巴比妥酸和 5-苯基巴比妥酸在生理 pH 7.4 条件下 99% 以上是离子状态,几乎不能透过细胞膜和血脑屏障,进入脑内的药量极微,因此无疗效,而苯巴比妥、海索比妥未解离的分子分别为 50% 和 90.91%,易于吸收进入大脑中枢发挥作用,而且海索比妥的作用比苯巴比妥快。

本类药物的合成通法是以丙二酸二乙酯为原料,在 5 位引入不同的取代基 R_1 和 R_2 后,再与脲和硫脲环合得到。如果引入的取代基是大小不同一般先引入大的取代基后再引入小的取代基,以增加中间体的产量,提高质量。

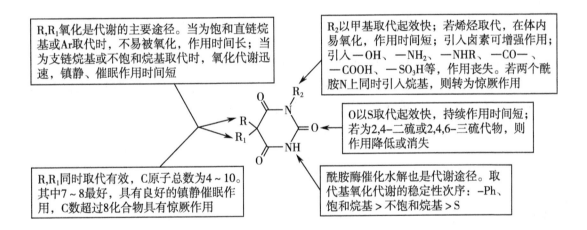

本类药物的构效关系总结如下。

R,R_1 氧化是代谢的主要途径。当为饱和直链烷基或 Ar 取代时,不易被氧化,作用时间长;当为支链烷基或不饱和烷基取代时,氧化代谢迅速,镇静、催眠作用时间短

R_2 以甲基取代起效快;若烯烃取代,在体内易氧化,作用时间短;引入卤素可增强作用;引入—OH、—NH_2、—NHR、—CO—、—COOH、—SO_3H 等,作用丧失。若两个酰胺 N 上同时引入烷基,则转为惊厥作用

O 以 S 取代起效快,持续作用时间短;若为 2,4-二硫或 2,4,6-三硫代物,则作用降低或消失

R,R_1 同时取代有效,C 原子总数为 4~10。其中 7~8 最好,具有良好的镇静催眠作用,C 数超过 8 化合物具有惊厥作用

酰胺酶催化水解也是代谢途径。取代基氧化代谢的稳定性次序:–Ph、饱和烷基 > 不饱和烷基 > S

二、乙内酰脲类药物及其类似物

乙内酰脲类是由巴比妥类药物的结构改造而得到的抗癫痫药,包括苯妥英(phenytoin)、乙苯妥英(ethotoin)、磷苯妥英(fosphenytoin)、三甲双酮(trimethadione)、苯琥胺(phensuximide)等。

苯妥英(phenytoin)　　　乙苯妥英(ethotoin)　　　磷苯妥英(fosphenytoin)

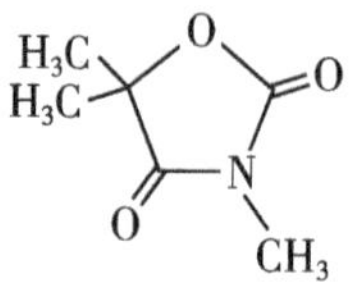

三甲双酮（trimethadione） 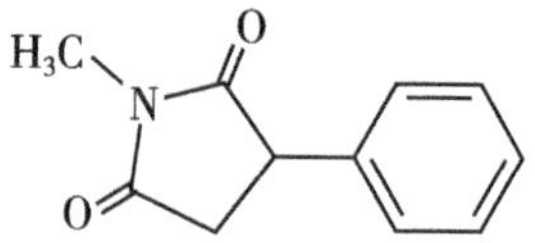　　　　苯琥胺（phensuximide）

苯妥英钠（phenytoin sodium）

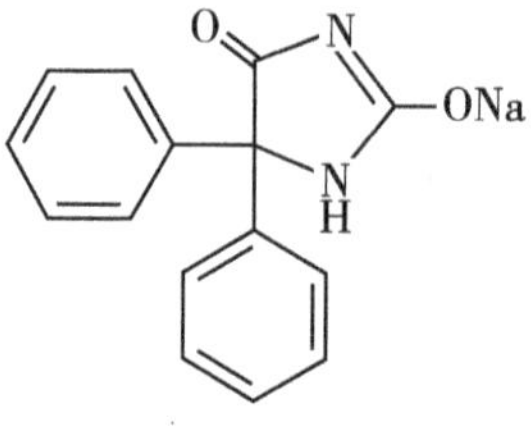

化学名为 5,5- 二苯基乙内酰脲钠盐（5,5-diphenyl-2,4-imidazolidinedione sodium），又名大仑丁钠（dilantin sodium）。

本品为白色粉末，无臭，味苦，可溶于水（1:66）、乙醇（1:10.5），几不溶于乙醚和三氯甲烷。钠盐具有吸湿性，露置吸收空气中的 CO_2 而析出游离的苯妥英，呈现混浊，苯妥英可产生酮式和烯醇式的互变异构而显酸性，pK_a 8.3。

本品水溶液呈碱性，本品及其水溶液都不稳定，可发生水解反应。为了避免水解失效，本品注射剂不能预先配制进行灭菌加热，须制成粉针剂临用时溶解。

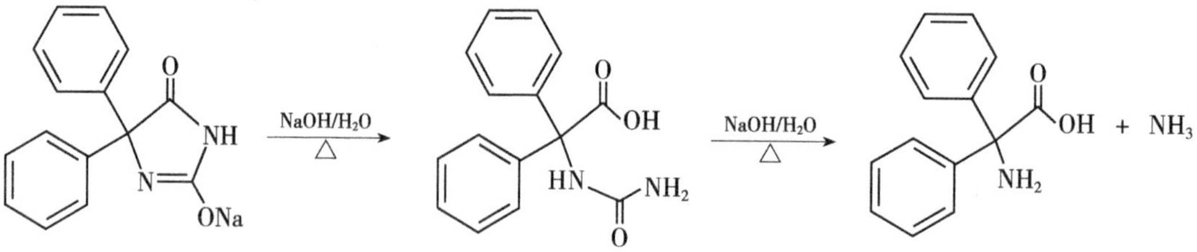

本品抗癫痫作用机制尚未阐明。一般认为具有膜稳定作用，能降低细胞膜对 Na^+ 和 Ca^{2+} 的通透性，减少 Na^+ 和 Ca^{2+} 的内流，提高兴奋阈，抑制病灶高频放电的扩散。

本品口服吸收慢而不规则，因碱性强不宜肌内注射，对于癫痫持续状态可静脉注射给药，4～12 小时血药浓度达峰值，血药浓度个体差异大，受食物的影响。口服生物利用度约为 79%，血浆蛋白结合率为 85%～90%，半衰期为 7～42 小时，长期服用苯妥英钠的患者半衰期可达 15～95 小时，甚至更长。有效血药浓度为 10～20mg/L，血药浓度超过 20mg/L 时易产生毒性反应。药物达饱和后，即使是增加很小的剂量，血药浓度都会呈非线性急剧增加，有中毒的危险。因此，用药时应监测血药浓度，停药时应逐渐减量，以免癫痫发作加剧，甚至出现癫痫持续状态。由于存在个体差异及饱和代谢动力学特点，所以用药时应注意剂量个体化。

本品在肝脏由肝药酶羟基化代谢，已知产生的四种代谢产物分别为 4′- 羟化物、3′- 羟化物、3′,4′- 二羟化物和 3′,4′- 二氢二醇化物，代谢产物均无活性，最后与葡萄糖醛酸结合经肾脏排出体外，约 20% 以原形由尿排出。代谢途径如下。

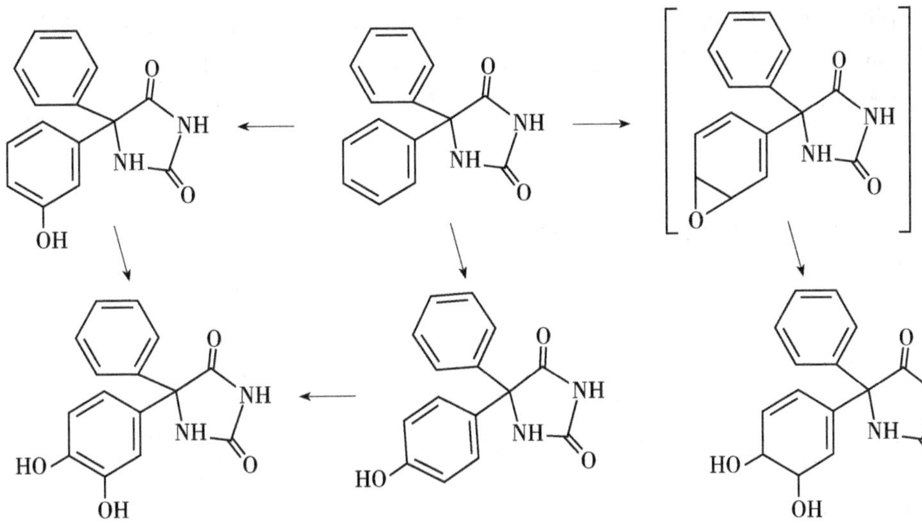

本品是癫痫大发作和简单部分发作的首选药,对小发作无效,也可用于治疗三叉神经痛。

本品可引起胃肠道反应,长期应用可引起牙龈增生及神经系统反应等,还可影响造血系统。诱导肝酶加速其他药物代谢,如本品与皮质激素、洋地黄类、口服避孕药或三环类抗抑郁药合用时,可降低这些药物的疗效。本品与丙戊酸钠合用时可产生蛋白结合竞争作用。

三、二苯并氮䓬类药物

卡马西平(carbamazepine)

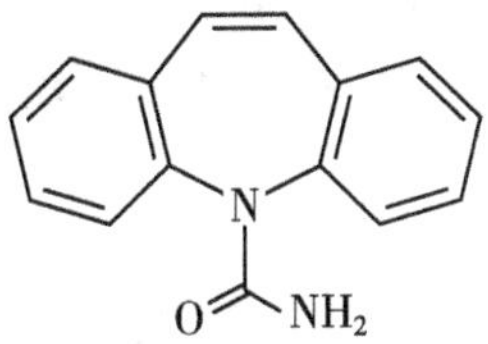

化学名为 5H- 二苯并[b, f]氮杂䓬 -5- 甲酰胺(5H-Dibenz[b, f]azepine-5-carboxamide)又名酰胺咪嗪。

本品结构特征为共轭体系,具有多晶型,其乙醇溶液在 238 与 285nm 波长处有最大吸收,在 285nm 波长处的吸收系数 $E_{1cm}^{1\%}$ 为 490,吸收度为 0.47~0.51。

本品加硝酸共热几分钟后即变成橙色。干燥状态较稳定,其片剂易吸潮形成二水合物而使表面硬化,致使溶解和吸收困难,药效降至原来的 1/3。本品长时间光照,固体表面由白色变橙色,部分成二聚体和 10, 11- 环氧化物。

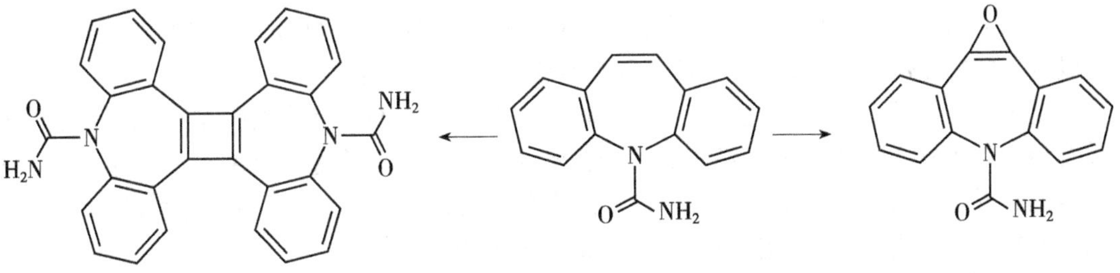

本品有膜稳定作用,能降低神经细胞膜对 Na^+ 和 Ca^{2+} 的通透性,从而降低细胞的兴奋性,延长不应期。也可能增强 GABA 的突触传递功能。但抗惊厥的机制尚不清楚,类似苯妥英,对突触部位的强直后期强化的抑制,限制致痫灶异常放电的扩散。也可抑制丘脑前腹核内的电活动。

本品口服可从胃肠道吸收,由于水溶性差,故吸收较慢且不规则。本品在肝脏广泛代谢,代谢物主要自尿排出,部分自粪便排出,其初级代谢物——卡马西平的 10,11-环氧化物也具有抗癫痫活性。

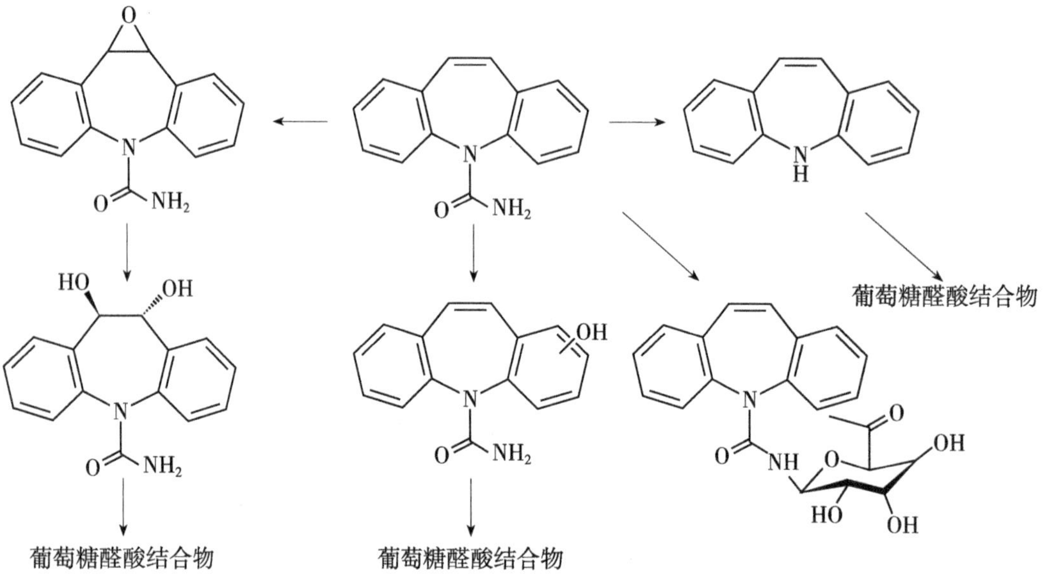

本品系由 5H-10,11-二氢二苯并[b,f]氮杂为原料,经 5 位氯甲酰化、10 位溴代、消除、胺化等一系列反应而制得。

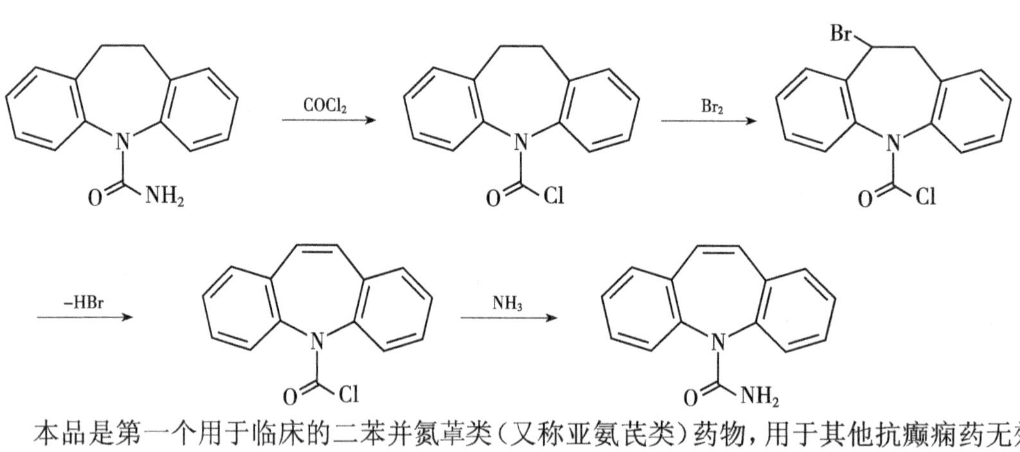

本品是第一个用于临床的二苯并氮䓬类(又称亚氨芪类)药物,用于其他抗癫痫药无效的成年人精神运动性癫痫大发作、简单部分发作和混合发作等。

常见的不良反应有视力模糊或复视。由于化学结构上与三环类抗抑郁药相似,可能会激发潜在精神病以及老年人的精神错乱或激动不安。可致甲状腺功能减退,大剂量时可引起房室传导阻滞应控制剂量,心、肝、肾功能不全者及初孕妇、哺乳期妇女忌用,青光眼、心血管严重疾患及老年慎用,定期查血、肝功能及尿常规。

在卡马西平的 10 位引入酮基可以得到奥卡西平(oxcarbazepine)。它是卡马西平的 10-酮基衍生物,可降低细胞膜对 Na^+、Ca^{2+} 的通透性,增强 GABA 的抑制功能,对边缘系统脑部癫痫样放电有选择性的作用,主要用于治疗部分性或全身性癫痫发作。

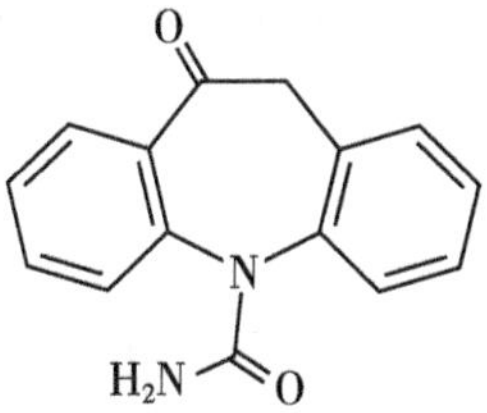

奥卡西平(oxcarbazepine)

四、γ-氨基丁酸类药物

γ-氨基丁酸(GABA)为中枢抑制性递质,γ-氨基丁酸类药物具有与 GABA 的类似结构,可通过抑制 GABA 氨基转移酶的活性,或为 GABA 的前药,在体内释放 GABA,提高脑中 GABA 的浓度等机制发挥抗癫痫作用。其中有些药物具有毒性小,不良反应小的特点。

临床应用的代表药物如卤加比(halogabide),其他基于 GABA 结构设计的具有抗癫痫作用的 GABA 类似物,见表 4-5。

表 4-5　常用的 GABA 类似物

药物名称	药物结构	药理特点与用途
普瑞巴林 pregabalin	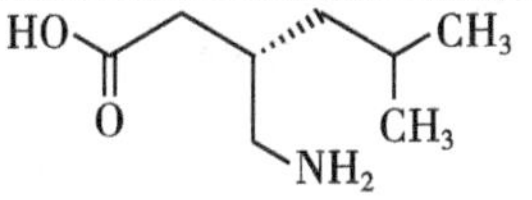	本品为 GABA 受体激动剂,能阻断电压依赖性钙通道,减少神经递质的释放,主要用于治疗外周神经痛以及辅助性治疗癫痫简单部分发作
加巴喷丁 gabapentin	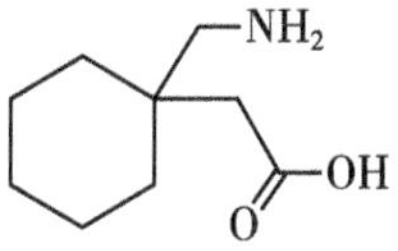	本品为 GABA 类似物,但不与 GABA 受体相互作用,通过影响 GABA 释放及合成,从而使 GABA 浓度增加,控制癫痫发作
氨己烯酸 vigabatrin	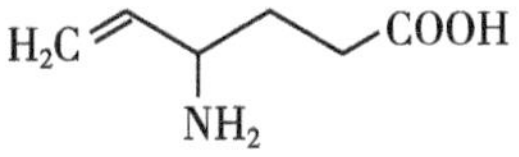	本品为 GABA 氨基转移酶抑制剂,不可逆地抑制 GABA 氨基转移酶,增加 GABA 浓度,抑制脑皮质高度异常放电,从而减少癫痫发作。治疗顽固性部分性癫痫发作、顽固性儿童癫痫发作

卤加比(halogabide)

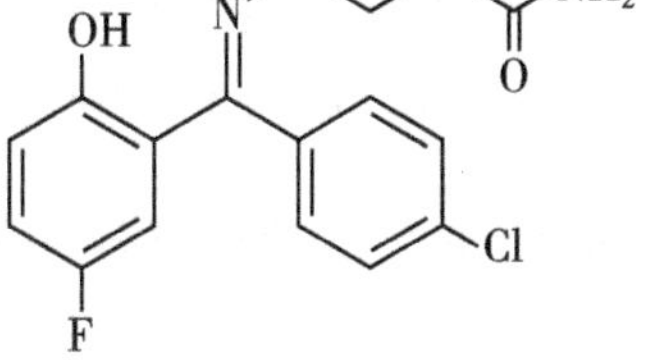

化学名为 4-[[(4-氯苯基)(5-氟-2-羟基苯基)亚甲基]氨基]丁酰胺,4-[[(Z)-(4-氯苯基)-(3-氟-6-氧代-1-环己-2,4-二烯亚基)甲基]氨基]丁酰胺((E)-4-

((4-chlorophenyl)(5- fluoro-2-hydroxylphenyl) methyleneamino)butanamide)。

本品易溶于水,在酸碱条件下,室温可水解生成二苯甲酮衍生物和 γ- 氨基丁酰胺,pH 6～7 较稳定。

本品为拟 GABA 药物,可直接激动 GABA 受体而发挥作用,结构特征如下。

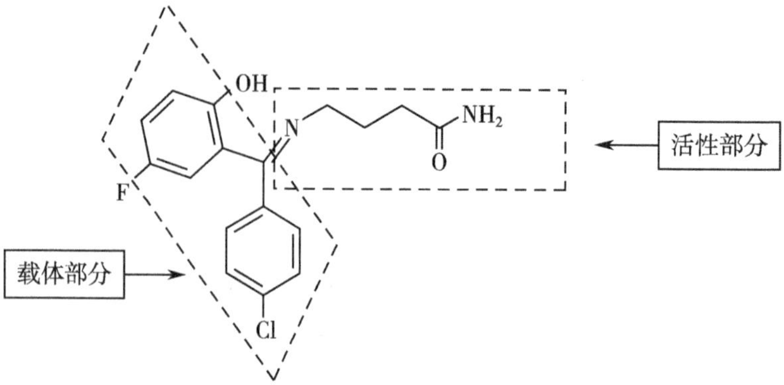

本品制成酯类前药可以使药物的脂溶性增加,易于透过血脑屏障在中枢发挥作用。

本品口服吸收好,在肝脏有首过效应。体内代谢成活性产物(PCA),然后分解为二苯甲酮衍生物、γ- 氨基丁酰胺和 γ- 氨基丁酸。代谢过程如下。活性代谢物也可以直接作用于 GABA 受体发挥抗癫痫作用。

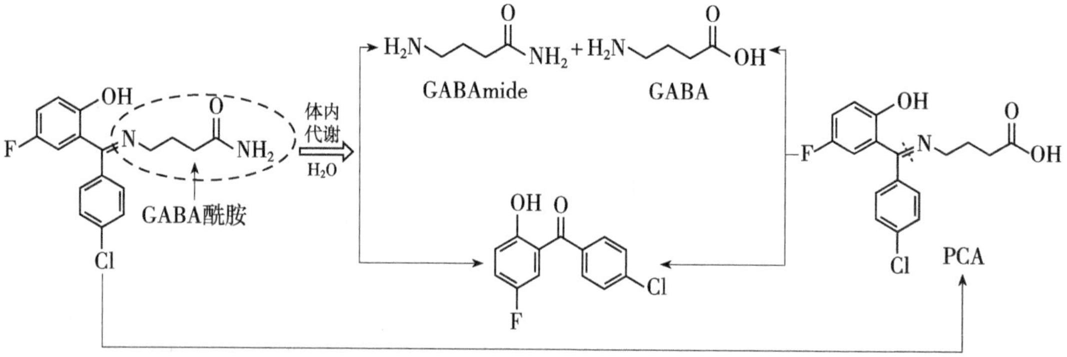

本品为 GABA 受体激动剂,用于癫痫的治疗,尤以部分发作效果更佳。可用于治疗痉挛状态和帕金森病,副作用较轻。

五、脂肪羧酸类药物

脂肪羧酸类药物是在筛选抗癫痫药进行动物实验时意外发现的,作为溶剂的丙戊酸具有很强的抗癫痫作用。1964 年丙戊酸钠作为抗癫痫药首先应用于临床,它的结构简单,分子结构不含氮,也不含酰胺,抗癫痫谱广,现成为治疗癫痫的常用药物。

丙戊酸钠(sodium valproate)

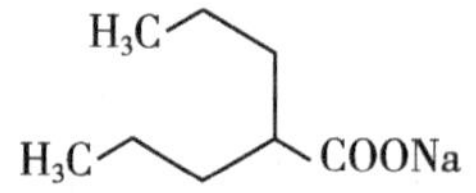

化学名为 2- 丙基戊酸钠（sodium valproate），又名德巴金、敌百痉。

本品为白色结晶性粉末或颗粒，味微涩。极易溶于水，易溶于甲醇或乙醇，几乎不溶于丙酮。因吸湿性强，在片剂制备过程中应严格控制环境的相对湿度。

本品可增加 γ- 氨基丁酸（GABA）的合成，同时减少 GABA 的降解，使脑内 GABA 的浓度升高，并能增强 GABA 能神经元的突触传递功能，使神经元的兴奋性降低而抑制癫痫发作。

本品口服吸收迅速完全，生物利用度在 80% 以上，经肝脏代谢，主要有三条代谢途径：与葡萄糖醛酸结合、线粒体 β- 氧化和 CYP450 催化氧化代谢。其中与葡萄糖醛酸结合由肾脏排出是其主要清除途径。能通过胎盘，也可以分泌入乳汁，还可在发育的骨骼内蓄积。

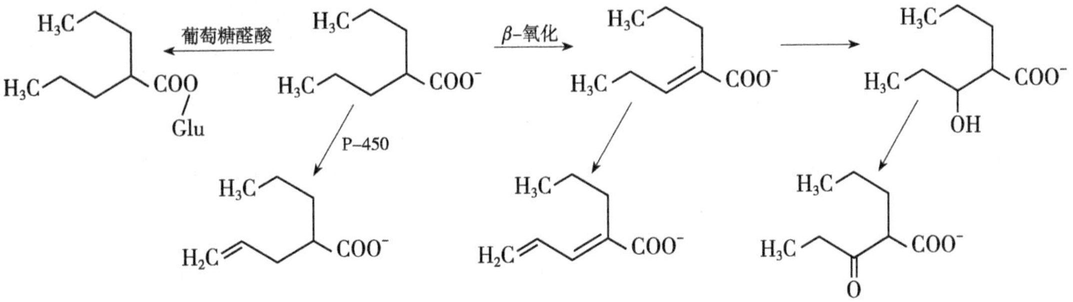

本品主要用于单纯或复杂失神发作、癫痫大发作，对失神发作（小发作）疗效更佳，对复杂部分发作无效。常见不良反应有恶心、呕吐、食欲减退、嗜睡等，严重毒性反应为肝功能损害，故用药期间应定期检查肝功能，停药时应逐渐减量，突然停药可诱发癫痫持续状态或使发作频率增加。孕妇和哺乳期妇女慎用，儿童用药时应注意。

丙戊酸钠的酰胺衍生物——丙戊酰胺（valpromide）也是一种抗癫痫谱广、作用强、见效快而毒性较低的新型抗癫痫药，可用于治疗各种类型的癫痫。常见的不良反应有胃肠道反应、肝功能损害等。

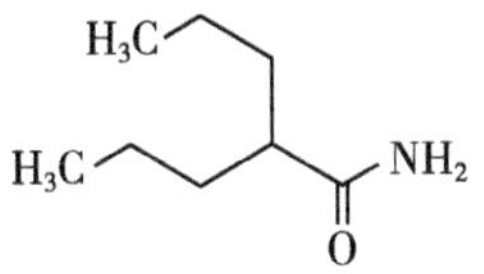

丙戊酰胺(valpromide)

六、其他类药物

还有一些其他结构类型的抗癫痫药用于临床，对各种癫痫有效，见表4-6。

表4-6 其他类抗癫痫药

药物名称	药物结构	药理特点与用途
拉莫三嗪 lamotrigine	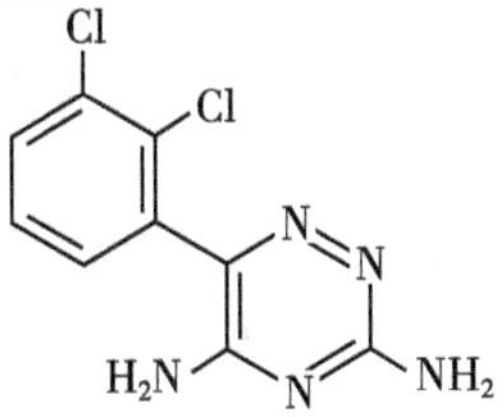	本品用于其他癫痫药不能控制的部分性或全身性癫痫发作的辅助治疗。作用于电压依赖性 Na^+、Ca^{2+}通道，对反复放电有抑制作用，并作用于谷氨酸相关神经递质，抑制谷氨酸和天冬氨酸的释放

续表

药物名称	药物结构	药理特点与用途
噻加宾 tiagabine	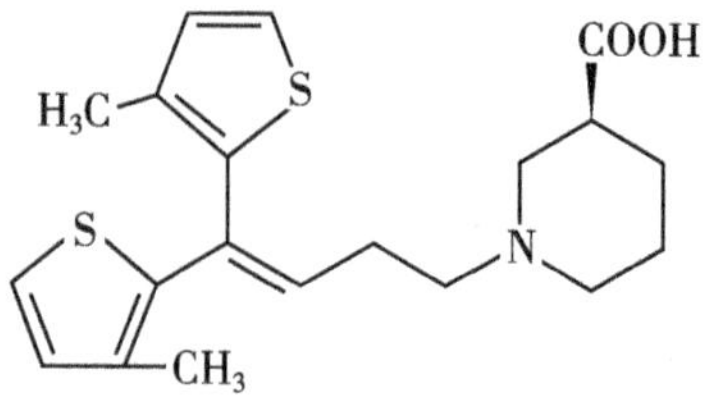	本品用于部分发作和全身大发作及其他抗癫痫药无法控制的癫痫发作
唑尼沙胺 zonisamide	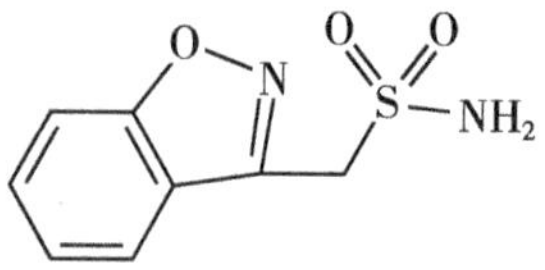	本品广谱，对电休克或戊四氮诱发的癫痫模型的强直性惊厥及癫痫病灶的异常放电有抑制作用，由于结构中有磺酰胺基，对碳酸酐酶也有抑制作用
左乙拉西坦 levetiracetam	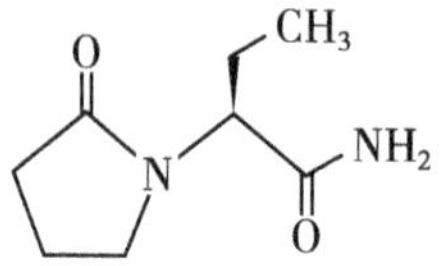	本品用于局限性和继发性全身性癫痫。与同类药相比，本品治疗指数高，副作用轻微，耐受性好，也用于单独治疗，与其他抗癫痫药无相互作用
非尔氨酯 felbamate	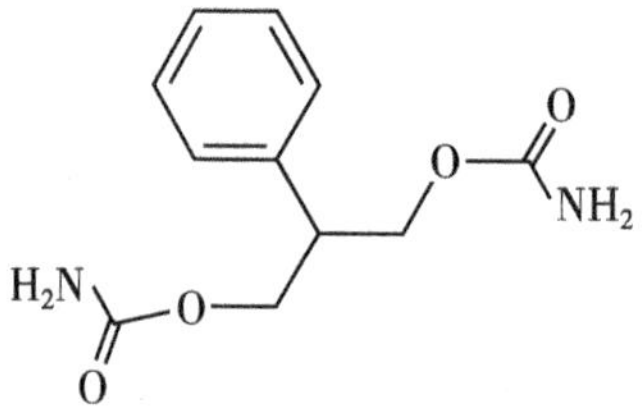	本品与甲丙氨酯（meprobamate）同属氨基甲酸酯类，但药理作用不同。对各种癫痫有效。口服后吸收良好，2～6小时达血药峰值，蛋白结合率低。在体内被代谢为单氨基甲酸酯等，代谢产物无活性
氯硝西泮 clonazepam	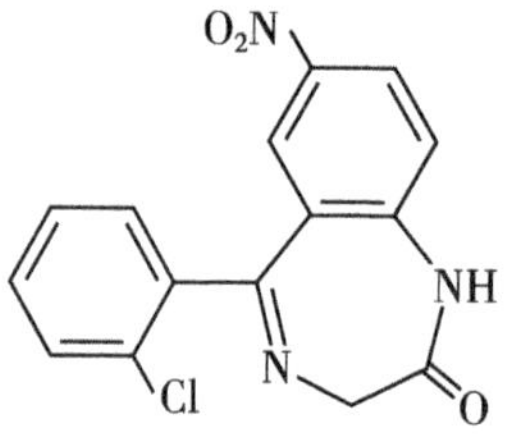	本品的作用与地西泮相似，但抗惊厥作用较地西泮强5倍，且作用迅速。适用于控制各型癫痫的发作，对失神发作、婴儿痉挛症及运动不能性发作有效
乙琥胺 ethosuximide	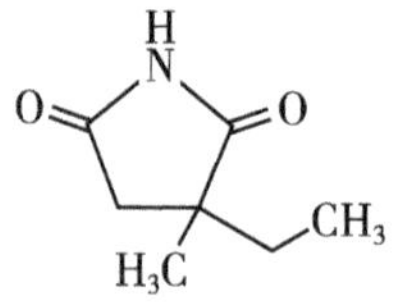	本品用于失神发作疗效较好，不良反应少
扑米酮 primidone	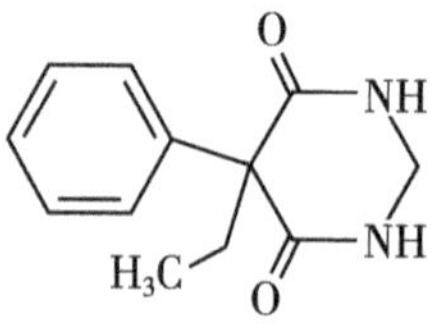	本品为巴比妥类似物，作用与苯巴比妥相似，但作用及毒性均较低。对癫痫大发作及复杂部分发作有效，也用于特发性震颤和老年性震颤的治疗
伊来西胺 ilepcimide	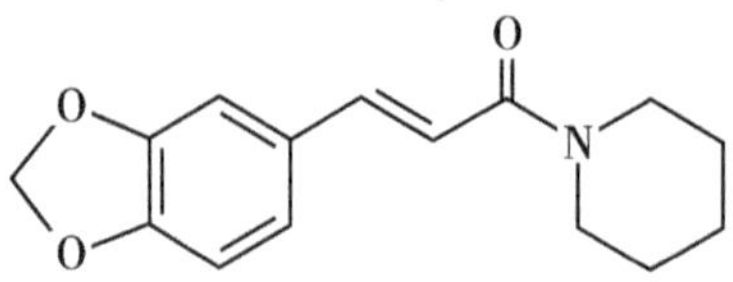	本品为白胡椒的有效成分。用于各种类型的癫痫。口服吸收迅速，生物利用度为93.9%，血浆中消除较快，经过肝脏内代谢

续表

药物名称	药物结构	药理特点与用途
胡椒碱 piperine	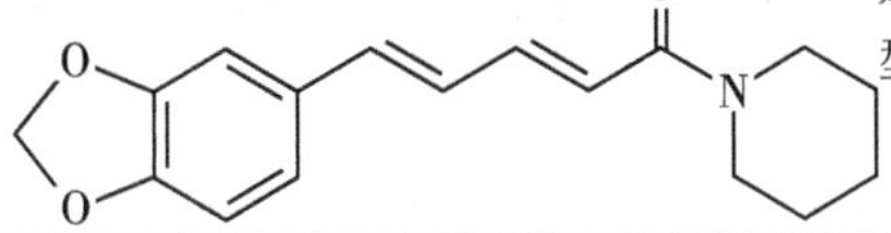	本品为胡椒的有效成分,对某些类型的癫痫有效

托吡酯(topiramate)

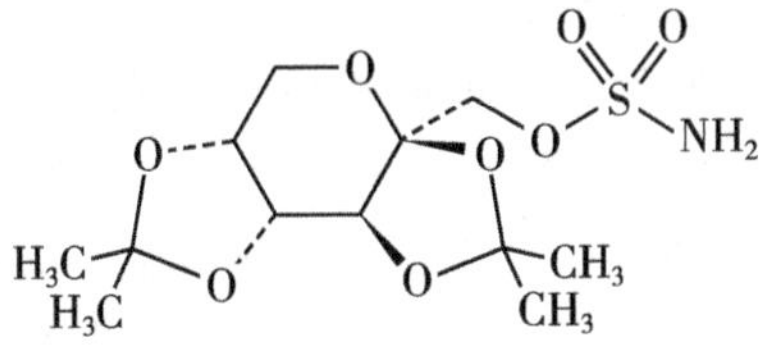

化学名为 2,3:4,5- 双 -O-(1- 甲基亚乙基)-β-D- 吡喃果糖氨基磺酸酯(2,3:4,5-bis-O-(1-methyethylidene)-β-D-fructopyranose sulfamate),商品名为妥泰(topamax)。

本品为白色结晶性粉末,味苦,极易溶于氢氧化钠、磷酸钠和 pH＝9～10 的碱性溶液中,易溶于丙酮、三氯甲烷和乙醇,在水中的溶解度为 9.8mg/ml,其饱和溶液的 pH 为 6.3。

本品可以阻断电压依赖性钠通道,还可以增加 GABA 激活 $GABA_A$ 受体的频率,加强氯离子内流,同时还可拮抗谷氨酸 AMPA 受体的活性,降低兴奋性中枢神经递质的作用,从而起到抗癫痫的作用。

本品口服吸收迅速,2～3 小时达到血药浓度峰值,生物利用度为 75%～80%,半衰期为 18～24 小时,血浆蛋白结合率仅为 13%～17%。主要以原形经肾脏排泄,约 20% 在肝脏代谢,主要发生羟基化反应和水解反应,所产生的代谢产物均无活性,代谢产物与葡萄糖醛酸结合排出体外。

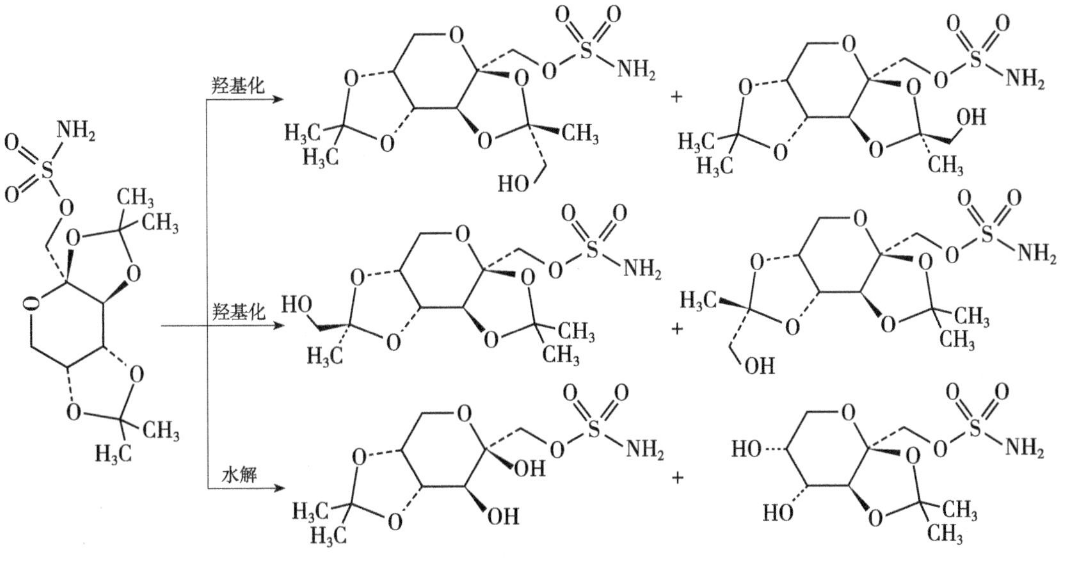

本品为吡喃果糖氨基磺酸酯,其化学结构与其他抗癫痫药完全不同,是一种新型抗癫

痫药，1995 年在英国上市。主要用于难治性部分性癫痫发作、部分性继发性全身强直阵挛发作等。常见的不良反应有共济失调、意识模糊、头晕等中枢神经系统相关的症状。本品治疗过程中，无须监测托吡酯的血浆浓度。推荐从低剂量开始，缓慢加大剂量，直至症状控制为止。

案例分析

案例：一个癫痫患者，30 岁，男性。医生给予抗癫痫药治疗。用药 1 周后，症状仍然没有缓解。因而要求医生给他换药，医生不同意，试解析医生不换药的理由。

分析：同时应用两种或两种以上的抗癫痫药可能在药物代谢动力学和药效学的各个阶段发生相互作用，如苯妥英钠可以抑制丙戊酸钠的血中浓度，苯巴比妥可以降低苯妥英钠的血中浓度。所以，通常以单一用药为主，必要时才两种药物联合应用，三种及以上药物应谨慎合用，一定要在医生的指导下用药。

思考题：

1. 地西泮在体内水解后其生物利用度和药效会降低吗？为什么？写出相应的化学反应式。

2. 阐述苯二氮䓬类镇静催眠药的构效关系。

3. 抗癫痫药按化学结构分类可分为哪几类？各列举一个代表药物。

（陈毅平）

第五章　抗精神失常药和神经退行性疾病药

　　精神失常（psychiatric disorders）是由多种原因引起的以精神活动障碍为特征的一类疾病。治疗这类疾病的药物统称为抗精神失常药。根据药物的适应证，可分为抗精神病药（antipsychotic drugs）、抗抑郁药（antidepressant drugs）、抗躁狂药（antimanic drugs）、抗焦虑药（antianxiety drugs）。神经退行性疾病也是精神失常的一种主要形式，包括阿尔茨海默病（Alzheimer disease，AD）和帕金森病（Parkinson disease，PD）。

第一节　抗精神病药

　　抗精神病药主要用于治疗精神分裂症（schizophrenia），也称抗精神分裂症药。这类药物的特点是对精神活动具有较强的选择性抑制作用，在不影响意识清醒的条件下，能有效地控制精神病患者激动、敌意、好斗，以及改善妄想、幻想、思维或者感觉错乱，使患者适应社会生活。

　　精神分裂症可能与患者脑内多巴胺（dopamine，DA）系统功能亢进有关。抗精神病药为多巴胺受体阻断剂，能阻断中脑 - 皮质系统和中脑 - 边缘系统的多巴胺受体，发挥抗精神病作用。经典的抗精神病药也能阻断黑质 - 纹状体通路的多巴胺受体，常引起锥体外系的不良反应。为了克服这些缺点，近年出现了一些新型非经典的抗精神病药，并已应用于临床。它们的作用机制与经典的抗精神病药不同，锥体外系的不良反应较少。

　　按化学结构，抗精神病药可分为六类：吩噻嗪类、硫杂蒽类、丁酰苯类、苯甲酰胺类、二苯并二氮䓬类和其他类药物。

一、吩噻嗪类药物

　　氯丙嗪（chlorpromazine）是第一个治疗精神分裂症的药物，它是在抗组胺药异丙嗪

（promethazine）的构效关系研究过程中发现得到的，是吩噻嗪类抗精神病药的典型代表。

由于氯丙嗪的毒副作用较大，于是进行了大量的结构改造工作，得到了药效更强、毒副作用较低的吩噻嗪类抗精神病药。结构改造主要是在母核的 C-2 和 N-10 上连接不同的取代基。另外，还可利用侧链的醇羟基进行酯化修饰制成前药，以增加药物的脂溶性。肌内注射后药物逐渐被吸收发挥长效作用，因而特别适用于长期治疗且服药不合作的患者。

常用的吩噻嗪类抗精神病药见表 5-1。

表 5-1　常用的吩噻嗪类抗精神病药

药物名称	药物结构	药理特点与用途
三氟丙嗪 triflupromazine		本品作用较氯丙嗪强，亦可用于镇吐。口服易吸收，血药达峰时间为 2～4 小时，易透过胎盘屏障，总蛋白结合率为 90%～99%，在肝脏中产生多种氧化活性代谢物
三氟拉嗪 trifluoperazine		本品作用机制与氯丙嗪相同，但抗精神病和镇吐作用比氯丙嗪强，主要用于精神分裂症和镇吐。作用快而持久，体内过程与氯丙嗪相似，半衰期为 13 小时，主要代谢产物为 N-二甲基化合物
奋乃静 perphenazine		本品作用与氯丙嗪相似，但可产生较重的锥体外系症状。口服后分布至全身，经胆汁排泄，部分在肠道中重吸收，半衰期为 9 小时，有高度的亲脂性与蛋白结合率
氟奋乃静 fluphenazine		本品作用比奋乃静强，持久，镇静、镇吐作用微弱，但锥体外系反应更多见。在肝脏代谢，活性代谢物为亚砜基、N-羟基衍生物，半衰期为 13～24 小时，亲脂性和蛋白结合率较高，可通过胎盘屏障进入胎循环，人乳汁也有分泌
棕榈哌泊塞嗪 pipotiazine palmitate		本品为油注射液，在体内分解生成游离的哌泊塞嗪而起效。用于慢性精神分裂症，强效，作用机制与氯丙嗪相似。肌内注射吸收良好，2～3 天达血药峰值，半衰期为 14 天

药物名称	药物结构	药理特点与用途
庚氟奋乃静 fluphenazine enanthate	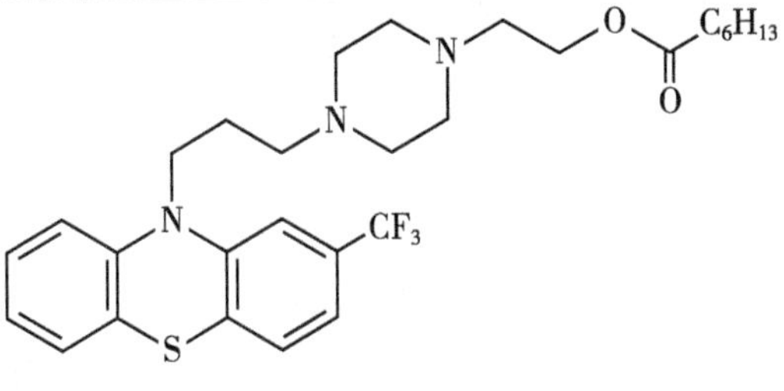	本品为氟奋乃静的前药，长效药物。注射后 42～72 小时起效，48～96 小时作用最明显。油针剂 1 次肌内注射 25～50mg 可维持 2 周；皮下或肌内注射吸收缓慢，体内逐渐释放奋乃静，适宜一次性高剂量注射
癸氟奋乃静 fluphenazine decanoate	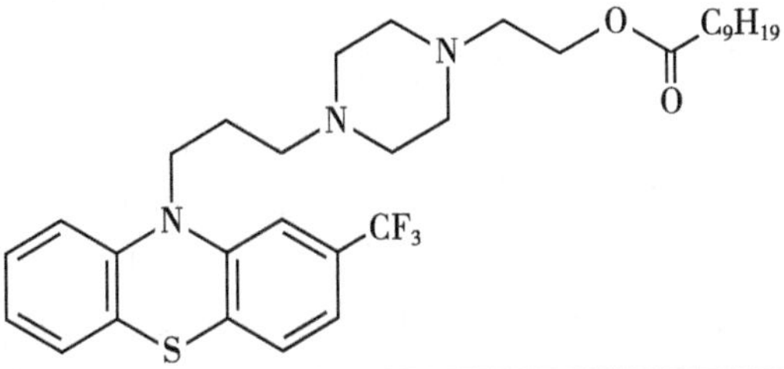	本品为氟奋乃静的前药，作用较氟奋乃静强 9～20 倍。肌内注射后 42～72 小时起效，1 次给药可维持 2～4 周，半衰期约为 3～7 天。适用于慢性的、迁延不愈的及缓解期精神分裂症的维持治疗

该类药物的母核吩噻嗪环极易被氧化剂氧化变色，并随着药物的取代基不同，所显颜色会有所差异，该性质可用于该类药物的鉴别。

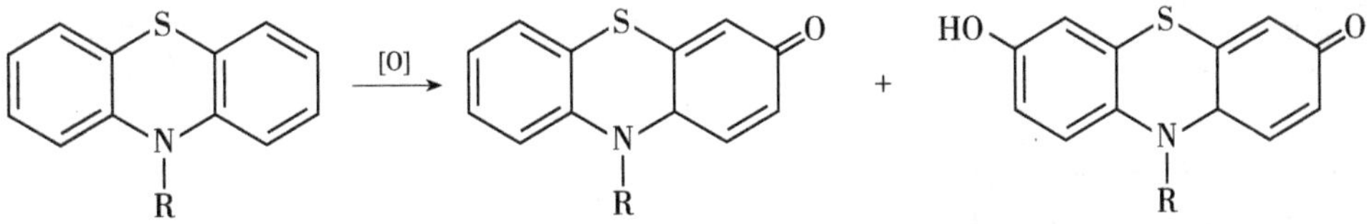

部分患者用药后，在强光照射下发生严重的光毒反应，如皮肤产生红疹。这是由于吩噻嗪在光照下可分解，发生各种氧化反应，并产生自由基，自由基与体内的蛋白质结合可引发过敏反应。因此，服用该类药物的患者应尽量减少户外活动，避免阳光直接照射。

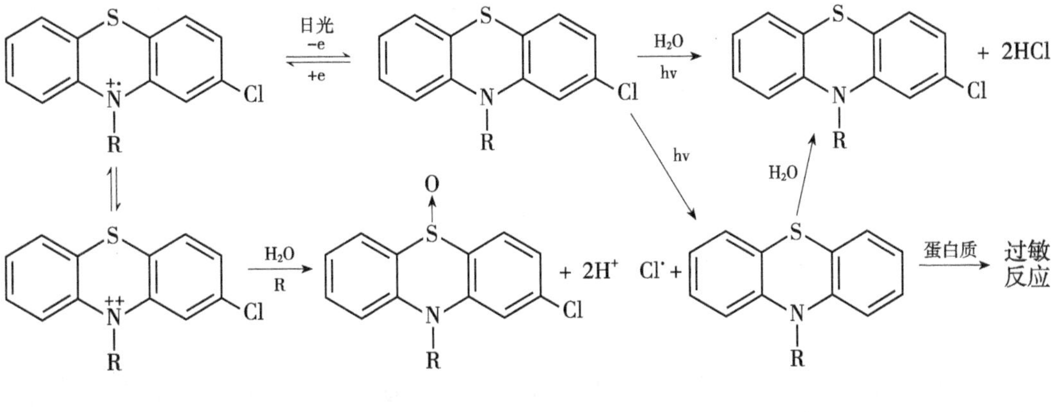

该类药物主要通过与多巴胺竞争多巴胺受体从而阻断了中脑 - 皮质通路和中脑 - 边缘通路起到抗精神病作用。

1964 年 Cordon 等人提出多巴胺受体由 ABC 三部分组成。

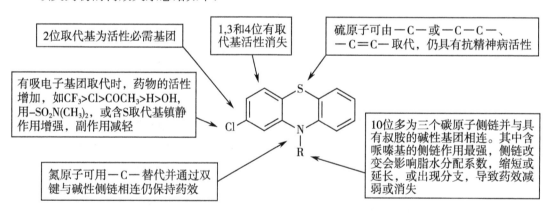

为了研究该类药物与多巴胺受体的作用，分别对氯丙嗪和多巴胺进行 X 射线衍射结构测定，研究发现氯丙嗪的优势构象中，当 10-N 上的侧链倾斜于有 Cl 取代的苯环方向（称为顺式构象）时，恰好与多巴胺构象部分重叠。认为这是吩噻嗪类药物具有抗精神病作用的重要结构特征，当失去 2 位的氯原子则无抗精神病的作用。

该类药物口服易吸收，但不规则，个体差异甚大，吸收速度受胃内食物的影响。肌内注射的生物利用度是口服的 4～10 倍。脂溶性高，易透过血脑屏障，脑内浓度可达血浆浓度的 10 倍。血浆蛋白结合率为 90% 以上，半衰期约为 10～20 小时。

该类药物主要代谢在肝脏经微粒体代谢酶氧化，体内代谢过程较为复杂，可检测到的代谢物至少有几十种以上，其中某些具有生物活性。原药及其代谢物主要分布在脑内，也可以通过胎盘屏障进入胎循环。

该类药物的构效关系总结如下：

> 2位取代基为活性必需基团

> 1,3和4位有取代基活性消失

> 硫原子可由—C—或—C—C—、—C＝C—取代，仍具有抗精神病活性

> 有吸电子基团取代时，药物的活性增加，如CF₃>Cl>COCH₃>H>OH，用–SO₂N(CH₃)₂，或含S取代基镇静作用增强，副作用减轻

> 10位多为三个碳原子侧链并与具有叔胺的碱性基团相连。其中含哌嗪基的侧链作用最强，侧链改变会影响脂水分配系数，缩短或延长，或出现分支，导致药效减弱或消失

> 氮原子可用—C—替代并通过双键与碱性侧链相连仍保持药效

盐酸氯丙嗪（chlorpromazine hydrochloride）

化学名为 N, N- 二甲基 -2- 氯 -10H- 吩噻嗪 -10- 丙胺盐酸盐（2-chloro-N, N-dimethyl-10H- phenothiazine-10-propanamine hydrochloride），又名冬眠灵（wintermine）。

本品为白色或乳白色结晶性粉末，微臭，味极苦，有引湿性。极易溶于水，易溶于乙醇和三氯甲烷，在乙醚和苯中不溶。mp.194～198℃，游离碱 pK_a 9.3。

本品水溶液遇硝酸溶液被氧化显红色,渐变为淡黄色。

本品注射液在日光作用下变质,pH 往往下降。在空气或日光中放置,渐变为红棕色。这是因为分子中的吩噻嗪母核极易被氧化。为了防止其氧化变质,制备本品注射液时,应加入抗氧化剂如对氢醌、亚硫酸氢钠、连二亚硫酸钠(保险粉)或者维生素 C 等。

本品主要通过与多巴胺竞争多巴胺受体从而阻断了中脑 - 皮质通路和中脑 - 边缘通路起到抗精神病作用。

本品的剂型有片剂和注射剂。口服易吸收,但不规则,个体差异甚大,吸收速度受胃内食物和抗胆碱药的影响,吸收后 2～4 小时血药浓度达到峰值,肌内注射 15～30 分钟血药浓度即可达到高峰。脂溶性高,易透过血脑屏障,脑内浓度可达血浆浓度的 10 倍。血浆蛋白结合率为 90% 以上,半衰期约为 6 小时。

本品体内代谢过程较为复杂,主要在肝脏代谢,可检测到的代谢物至少有 100 种以上,其中某些具有生物活性,如 7- 羟基氯丙嗪具有药理活性。原药及其代谢物主要经肾脏缓慢排泄,长期用药停药数周后,仍有药物从尿中检出。

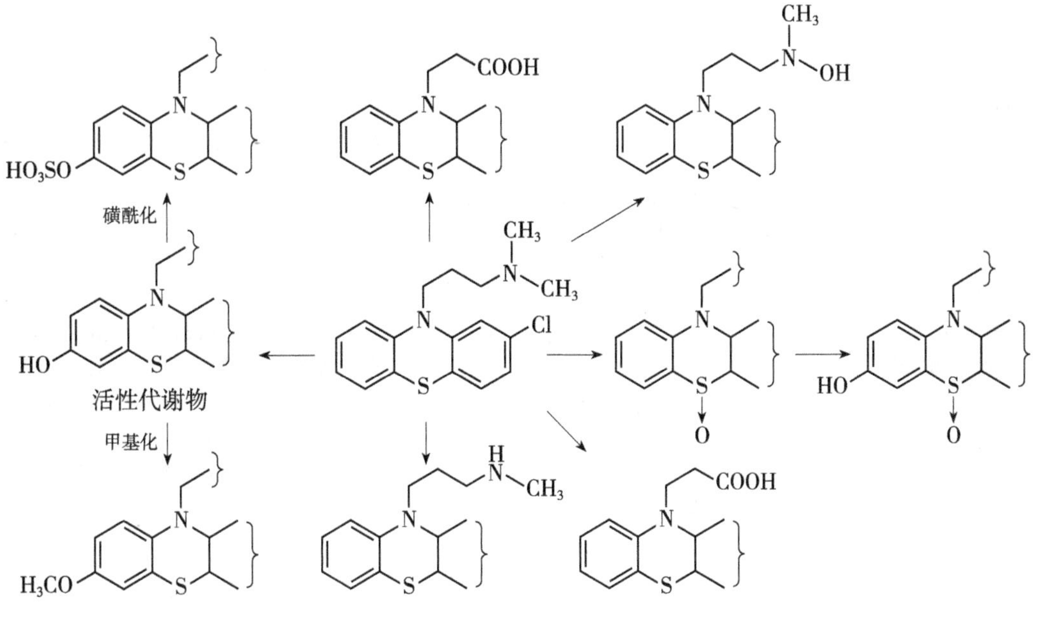

本品具有镇静、抗精神病、镇吐、降低体温、α 肾上腺素受体及 M 胆碱受体阻断、抗组织胺、影响内分泌等作用,临床用于控制精神分裂症或其他精神病的躁动、紧张不安、幻觉、妄想等症状;治疗各种原因引起的呕吐;亦用于低温麻醉及人工冬眠。与镇痛药合用治疗癌症晚期患者的剧痛。

由于本品同时会引起结节 - 漏斗通路和黑质 - 纹状体通路的阻断,导致内分泌作用使血液中的催乳素水平增高,促皮质素减少,生长激素减少以及锥体外系综合征导致的运动不能、静坐不能、肌肉张力障碍等问题。同时还会阻断了 α 受体和 M 受体引起体位性低血压、体温下降和口干、便秘、视力模糊等不良反应。因此,本品药后应静卧 1～2 小时,血压过低者可静脉滴注去甲肾上腺素,禁用肾上腺素。长期大量应用本品可出现锥体外系反应和内分泌紊乱等。

二、硫杂蒽类药物

根据生物电子等排原理,用碳原子替换吩噻嗪母核上的 10 位氮原子,并通过双键与碱性侧链相连,得到硫杂蒽类抗精神病药,又称为噻吨类抗精神病药。该类药物的特点是分子结构中存在双键,有顺式(Z)和反式(E)两种异构体。顺式的作用比反式强 7 倍,可能是顺式异构体与多巴胺分子有较好的重叠所致,常用的硫杂蒽类药物见表 5-2。

表 5-2　常用的硫杂蒽类抗精神病药

药物名称	药物结构	药理特点与用途
氯普噻吨 chlorprothixene	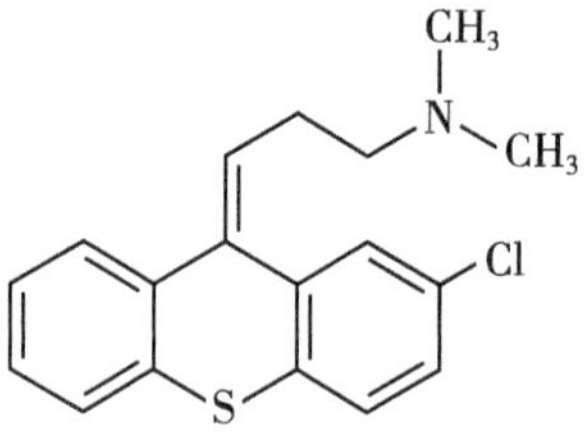	本品用于精神分裂症、焦虑性神经症以及更年期抑郁症。口服 1～3 小时达血药峰值。肌内注射后作用时间 12 小时以上。在肝内代谢,半衰期约为 30 小时,大部分经肾脏排泄
替奥噻吨 tiotixene	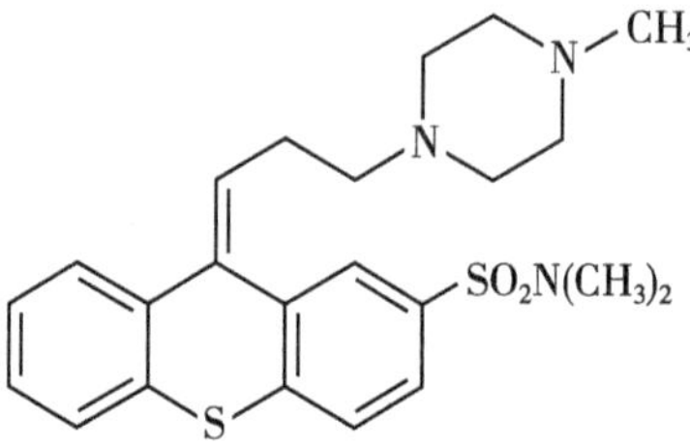	本品用于急慢性精神分裂症的淡漠、孤独、主动性减退等症状。也用于焦虑性神经症。尚有镇吐及轻微的降压和解痉作用
珠氯噻醇 zuclopenthixol	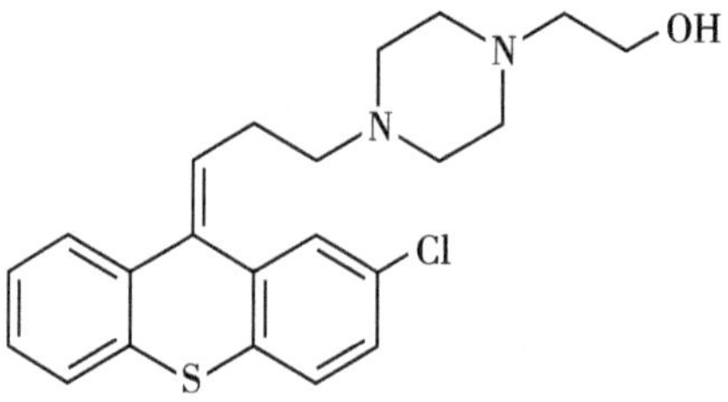	本品用于有焦虑和幻觉症状的精神病、青春期痴呆、躁狂及焦虑周期性精神病。口服后 3～6 小时达血药峰值,绝对生物利用度为 25%,在肝、肺、肠、肾中浓度高,在大脑浓度低,半衰期为 20 小时,在肝脏代谢
氟哌噻吨 flupenthixol	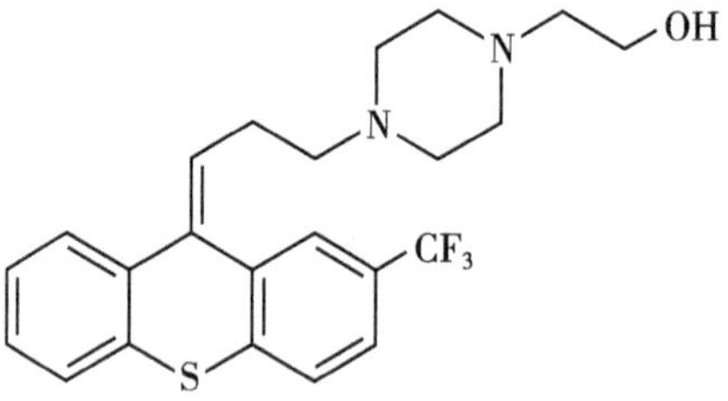	本品作用比氯普噻吨强 4～8 倍,镇静作用较弱,具有抗焦虑、抗抑郁作用。适用于急慢性精神分裂症、抑郁症及抑郁性神经症,禁用于躁狂症患者

三、丁酰苯类药物

丁酰苯类药物是在研究镇痛药的基础上发现的,较吩噻嗪类药物抗精神病作用强。氟哌啶醇(haloperidol)是最早应用于临床的代表药物,对其哌啶环对位取代基进行改造,得到一系列丁酰苯类抗精神药物,见表 5-3。

表 5-3 丁酰苯类抗精神药物

药物名称	药物结构	药理特点与用途
三氟哌多 trifluperidol	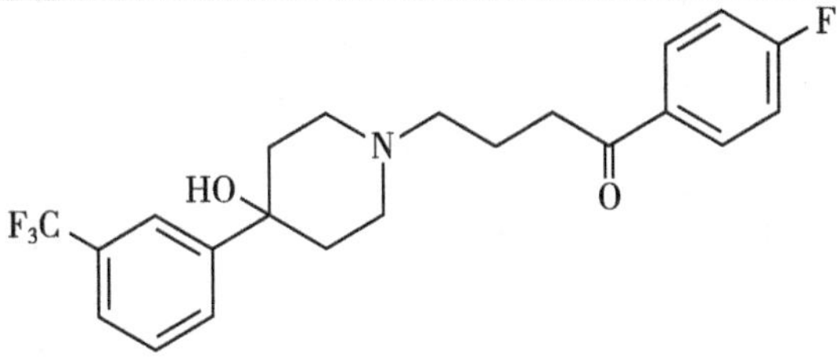	本品对精神分裂症慢性症状疗效较好。一般剂量用于消除孤独淡漠、呆滞被动等退缩症状,有选择性的振奋活跃作用;较大剂量时对控制兴奋躁动、行为紊乱等精神运动性兴奋有效
匹泮哌隆 pipamperone	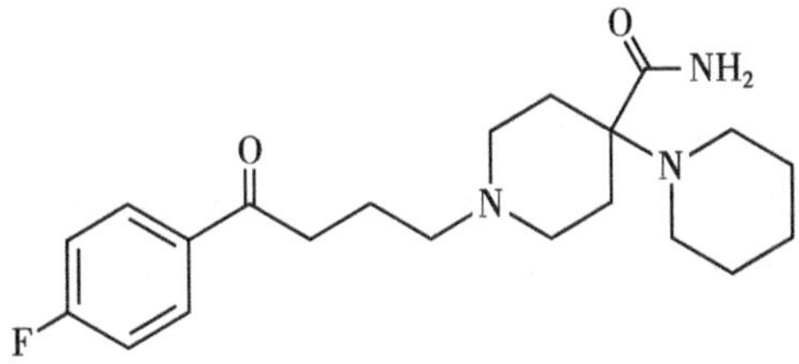	本品用于轻症精神病、儿童行为障碍、意识混浊状态。副作用有体位性低血压、嗜睡、乏力等,偶见心脏功能障碍
螺哌隆 spiperone	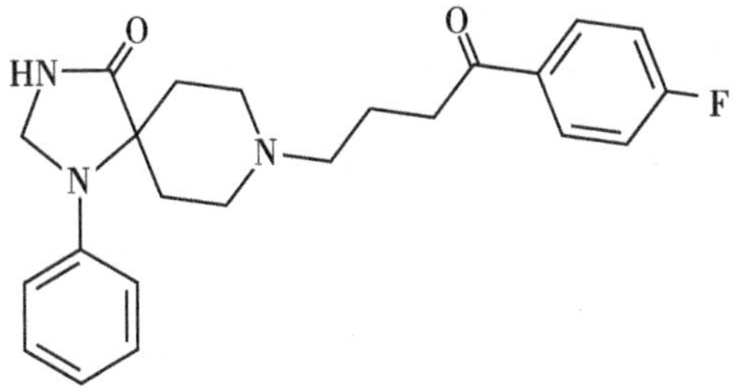	本品用于治疗急慢性精神分裂症、躁狂
氟哌利多 droperidol	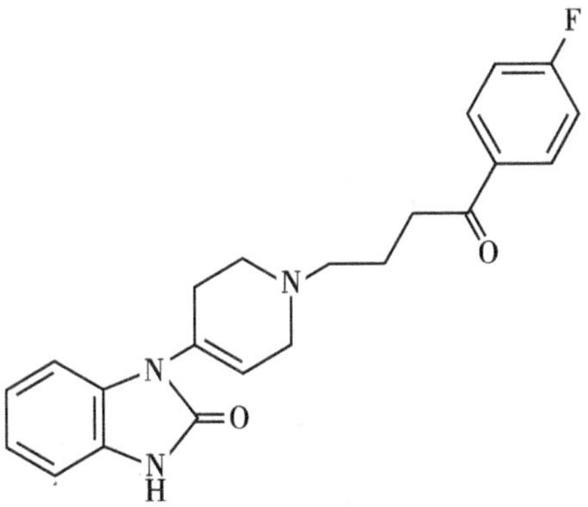	本品用于精神分裂症、躁狂症及急性运动性兴奋。口服易吸收,肌内注射吸收迅速,几乎与静脉注射有相等的效果。作用时间2～7 小时,血浆蛋白结合率高,半衰期为 2.2 小时。主要在肝内代谢
苯哌利多 benperidol	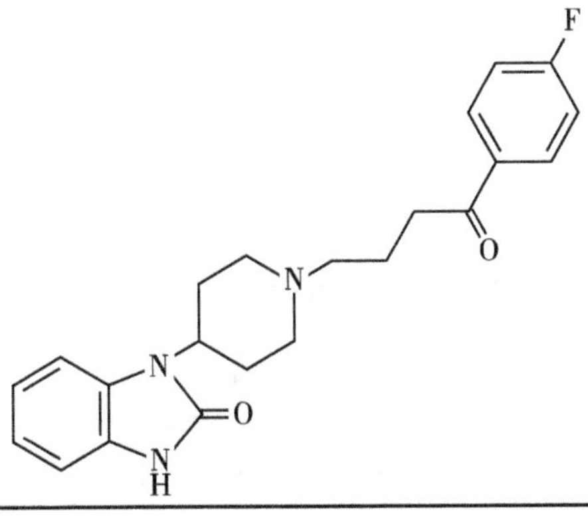	本品用于有精神性兴奋症状的精神分裂症。作用与其阻断脑内多巴胺受体,并可促进脑内多巴胺的转化有关。其特点是体内代谢快,作用维持时间短,还具有安定和增强镇痛作用

该类药物的构效关系总结如下。

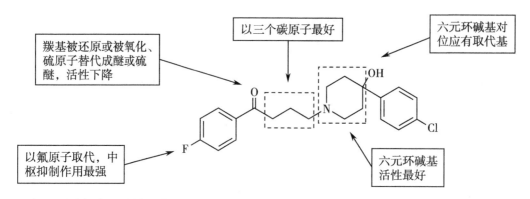

　　在对丁酰苯类抗精神病药的结构改造过程中得到了二苯丁基哌啶类抗精神病药(表5-4)。该类药物是用对位有氟原子取代的苯基替换丁酰苯类分子结构中的酮基部分,既可阻断多巴胺受体又可拮抗钙通道,为长效抗精神病药,适用于各种精神分裂症,对急性、慢性、幻觉、妄想等症状,疗效较好。

表5-4　常用的二苯丁基哌啶类抗精神病药

药物名称	药物结构	药理特点与用途
匹莫齐特 pimozide		本品对急性精神分裂有效。口服后一半被吸收,有明显的首过代谢,4～12小时达血药峰值,半衰期接近55小时,某些患者可达150小时。全身分布,大部分贮于肝中,在肝内代谢后,以代谢物和原药排出
氟司必林 fluspirilene		本品为微晶悬浮注射剂,注射后可维持1周,每周1～10mg
五氟利多 penfluridol		本品用于治疗各种精神分裂症。口服吸收缓慢,24～72小时达血药峰值。吸收后贮存于脂肪组织,释放缓慢,逐渐透入脑组织

氟哌啶醇(haloperidol)

化学名为 1-（4- 氟苯基）-4-［4-（4- 氯苯基）-4- 羟基 -1- 哌啶基］-1- 丁酮（4-［ 4-（4-chlorophenyl）- 4-hydroxy-1-piperidinyl]-1-(4-fluorophenyl)-1-butanone），又名氟哌啶苯，卤吡醇。

本品为白色或类白色结晶性粉末，无臭，无味。溶于三氯甲烷，略溶于乙醇，微溶于乙醚，几乎不溶于水。mp. 149～153℃，pK_a 8.3。

本品在室温避光条件下稳定，受光照射颜色加深。在 105℃干燥时，会发生部分降解，降解产物可能是脱水产物。氟哌啶醇可与乳糖中的杂质 5- 羟甲基 -2- 糠醛发生反应，从而影响其片剂的稳定性。所以，本品的片剂处方中避免使用乳糖。

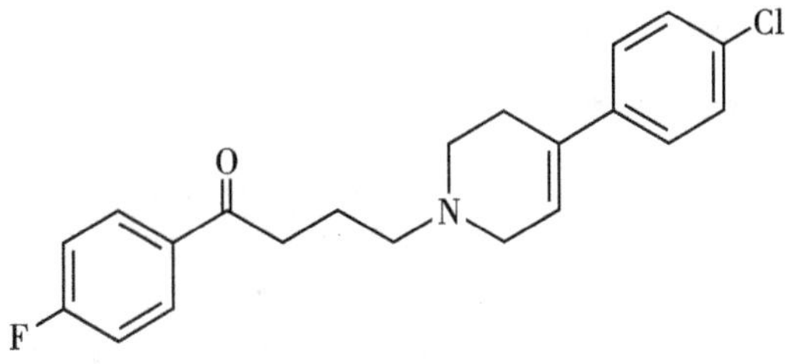

氟哌啶醇脱水物 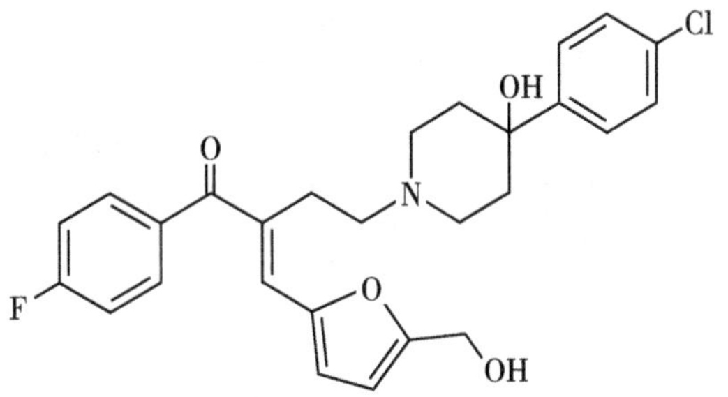　　　　　　　　　　　氟哌啶醇与5-羟甲基-2-糠醛加成产物

本品抗精神病作用与其阻断脑内多巴胺受体及促进脑内多巴胺的转化有关。对外周自主神经系统无明显作用，抗肾上腺素作用较弱，无抗组胺作用。

本品口服吸收快，血浆蛋白结合率约 92%，有首过效应，生物利用度为 40%～70%，口服 2～6 小时血药浓度达峰值，半衰期为 21 小时。在肝脏内广泛被代谢，仅 1% 的药物以原形由尿排出，主要代谢途径由 CYP3A4 催化发生羰基还原反应、氧化性 N- 脱烷基反应、脱水反应、羟基与葡萄糖醛酸结合反应等，活性代谢物为羰基还原反应所产生的代谢物。

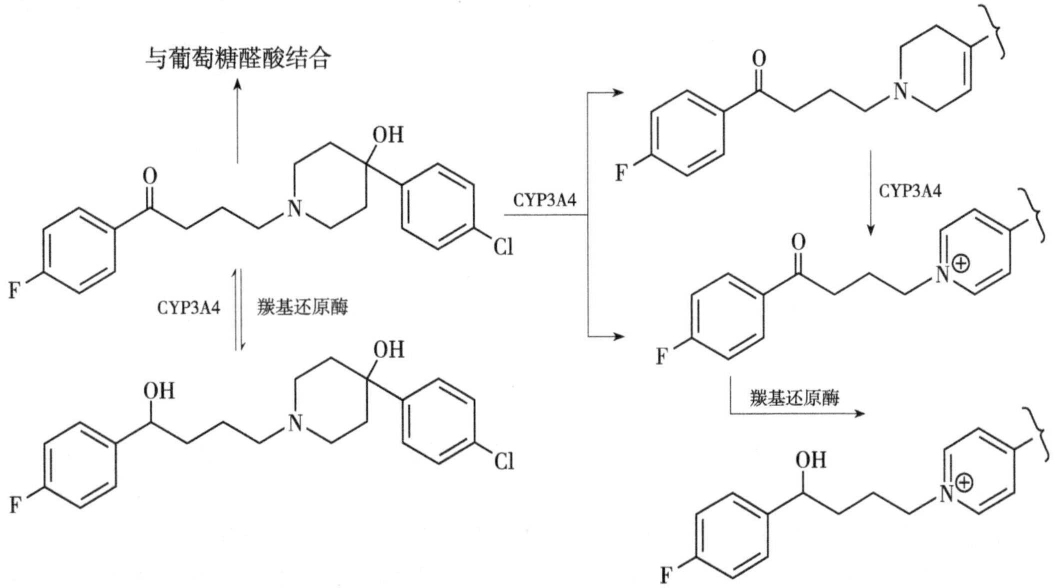

本品主要用于精神分裂症、焦虑性神经症、呕吐及顽固性呃逆等。与哌替啶（pethidine）合用可增强其镇痛作用。不良反应以锥体外系反应较为常见。

使用时应注意剂量个体化，长期用药者应注意观察迟发性运动障碍的早期症状，禁止突然停药，以免出现迟发性运动障碍。本品可致畸，并可从乳汁中分泌，因而孕妇及哺乳期妇女禁用。

本品作用持续时间相对较短，肌内注射需 2～3 次 / 天。为延长作用持续时间，制成氟哌啶醇的癸酸酯前药，只需 4 周注射 1 次。

四、苯甲酰胺类药物

20 世纪 70 年代末，在对局麻药普鲁卡因胺的结构改造中发现了苯甲酰胺类抗精神病药。该类药物可选择性地阻断多巴胺受体，具有作用强而副作用小的优点，可用于精神分裂症和顽固性呕吐的对症治疗。常用的该类药物见表 5-5。

表 5-5　常用的苯甲酰胺类抗精神病药

药物名称	药物结构	药理特点与用途
舒必利 sulpiride		本品用于精神分裂症紧张型和偏执型。口服 1～3 小时达血药峰值，半衰期为 8～9 小时。蛋白结合率低于 40%，可进入乳汁，进入脑脊液者很少
硫必利 tiapride		本品用于治疗舞蹈病、抽动秽语综合征、老年性精神病、急慢性乙醇中毒等。口服吸收迅速，1 小时可达血药峰值，半衰期为 3～4 小时
瑞莫必利 remoxipride		本品用于急、慢性精神分裂症和以妄想、幻觉和思维紊乱为主要症状的其他精神病。口服 2 小时达血药峰值，无首过代谢，生物利用度高，可迅速透过血 - 脑脊液屏障，部分在肝内代谢
奈莫必利 nemonapride		本品能改善幻觉和妄想等症状，作用与氟哌啶醇相似，比氯丙嗪强。口服易吸收，2～3 小时达血药峰值，半衰期为 2.5～4.5 小时，在肝脏代谢，肾脏排出

五、二苯并二氮䓬类药物

在抗精神病药的研究中，人们一直致力于减少或消除药物的锥体外系反应和迟发性运动障碍等毒副作用。氯氮平（clozapine）具有较好的抗精神病作用，且锥体外系反应及迟发性运动障碍等毒副作用较轻，表明抗精神病作用与锥体外系副作用是可以分开的，这对抗精神病药的研究具有重要意义。氯氮平是非典型的抗精神病药的代表，作用机制与经典的抗精神病药不同。近年来，随着精神药理学的发展，人们在氯氮平的启示下研究发现了一些非典型的二苯并二氮䓬类抗精神病药，见表 5-6。

表5-6　常用的二苯并二氮䓬类抗精神病药

药物名称	药物结构	药理特点与用途
氯氮平 clozapine		本品用于失眠、抑郁症、癫痫等疾病。起效快，副作用较明显。口服生物利用度个体差异大，平均约50%～60%，有肝脏首过效应。服药后3.2小时达血药峰值，半衰期为9小时。经肝脏代谢，代谢产物有N-去甲基氯氮平、氯氮平的N-氧化物等
奥氮平 olanzapine		本品用于精神分裂症，也可缓解精神分裂症及相关疾病的继发性情感症状，口服5～8小时达到血浆峰值，半衰期为33小时。在肝脏代谢，主要发生氧化和结合反应，代谢产物是10-N-葡萄糖苷酸。细胞色素P450参与N-去甲基和2-羟甲基代谢产物的形成，这两种代谢产物的体内活性均显著小于奥氮平
喹硫平 quetiapine		本品用于各种类型的精神分裂症。口服后2小时血药达峰值，半衰期为4～12小时，达稳态血药浓度时间为48小时，血浆蛋白结合率为83%。常见不良反应为头晕、嗜睡、体位性低血压、心悸、口干、食欲减退和便秘
洛沙平 loxapine		本品用于精神分裂症、偏执症状、损伤行为和焦虑症。口服吸收良好，约2小时内达血药峰值，与血浆蛋白结合后迅速通过血脑屏障。约50%代谢物为羟基洛沙平、羟基去甲洛沙平等
利培酮 risperidone		本品用于精神分裂症。它与5-羟色胺能的5-HT_2受体和多巴胺的D_2受体有很高的亲和力。也能与α_1肾上腺素受体结合，与H_1组胺受体和α_2肾上腺素受体结合亲和力较低。不与胆碱受体结合。可以改善精神分裂症的阳性症状，但它引起的运动功能抑制、强直性昏厥都要比经典的抗精神病药少

六、其他类药物

还有一些比较重要的非典型的其他抗精神病药,见表5-7。它们的特点是对 5-HT$_2$ 及多巴胺 D$_2$ 受体有拮抗的作用,疗效高,没有或者有较少的锥体外系反应,迟发性运动障碍等毒副作用较轻。

表 5-7 其他非典型的抗精神病药

药物名称	药物结构	药理特点与用途
阿立哌唑 aripiprazole	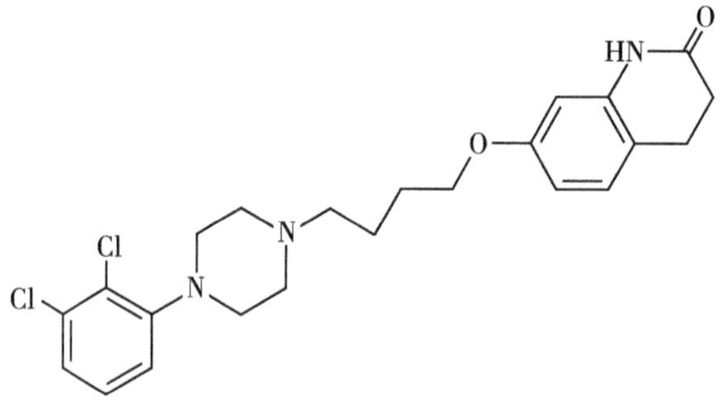	本品为第三代非典型抗精神病药,用于精神分裂症。通过对 D$_2$ 和 5-HT$_{1A}$ 受体的部分激动作用及对 5-HT$_{2A}$ 受体的拮抗作用达到抗精神分裂症作用
齐拉西酮 ziprasidone	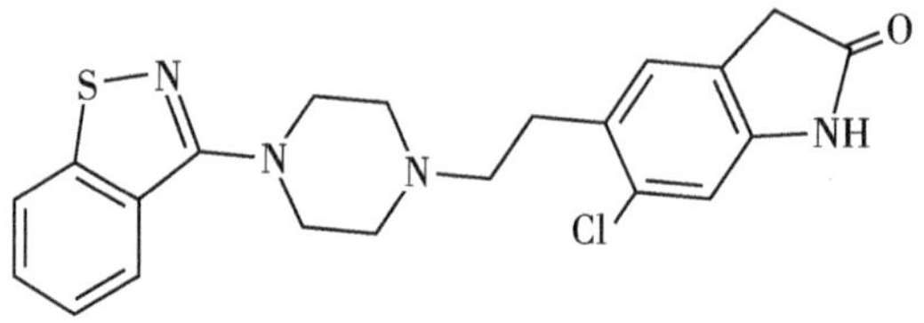	本品为非典型抗精神病药,结构与吩噻嗪类或丁酰苯类不同。能抑制突触对 5- 羟色胺和去甲肾上腺素的重摄取

第二节 抗 抑 郁 药

抑郁症是以情绪异常低落为主要临床特征的精神疾病,与正常情绪低落的区别在于程度和性质上超过正常的界限,常有强烈的自杀倾向,也伴随有自主神经和躯体症状。

抑郁症的病因复杂,可能与神经递质去甲肾上腺素和 5- 羟色胺的浓度降低有关,至今尚未完全阐明。抗抑郁药可能是通过增加脑内中枢单胺递质及调节其受体功能,从而达到治疗的目的。

抗抑郁药发展很快,特别是近几年由于抑郁症患者逐年增多,抗抑郁药的研究成为比较活跃的领域之一,出现了很多新型抗抑郁药。

根据药物的作用机制,抗抑郁药可分为去甲肾上腺素重摄取抑制剂、选择性 5- 羟色胺重摄取抑制剂、单胺氧化酶抑制剂、5- 羟色胺与去甲肾上腺素重摄取抑制剂等多种类型。

一、去甲肾上腺素重摄取抑制剂

去甲肾上腺素重摄取抑制剂(noradrenaline-reuptake inhibitors)多为三环类化合物,或称三环类抗抑郁药(tricyclicantidepressants,TCAs)。药物分子结构特点是:具有一个二苯并氮杂䓬母环和一个具有叔胺或仲胺的碱性侧链。该类药物主要是通过选择性抑制中枢神经突触前膜对去甲肾上腺素的重摄取，增强中枢神经系统去甲肾上腺素的功能，从而起到抗抑郁的作用。

丙米嗪（imipramine）是最早用于治疗抑郁症的三环类药物，能阻断中枢神经系统去甲肾上腺素和 5- 羟色胺的重摄取，对 5- 羟色胺重摄取的阻断作用更强，从而发挥抗抑郁及抗焦虑作用。由于该药可造成心肌损害，引起低血压、白细胞减少及便秘、腹泻等不良反应，因此利用生物电子等排原理，对丙米嗪进行结构改造，将七元杂环中的氮原子用碳原子替换，并通过双键与碱性侧链相连得到其他三环类抗抑郁药，见表 5-8。

表 5-8　常用的三环类抗抑郁药

药物名称	药物结构	药理特点与用途
氯米帕明 clomipramine		本品用于治疗内因性、心因性和神经症性等各种抑郁症。口服吸收快而完全，生物利用度为 30%～40%，蛋白结合率 96%～97%，半衰期为 22～84 小时，在肝脏代谢，活性代谢物为去甲氯米帕明，由尿排出
曲米帕明 trimipramine		本品具有抗抑郁和镇静作用。可以口服、静脉注射和肌内注射给药，不良反应较轻。生物利用度为 40%，半衰期为 11～23 小时，经肝脏代谢，经肾排泄
地昔帕明 desipramine		本品是丙米嗪的活性代谢物，作用与丙米嗪相似，用于内因性、更年期、反应性及神经性抑郁症。口服易吸收，血药达峰时间为 4～6 小时，经肝脏代谢，主要发生羟化与结合反应，血浆半衰期为 17～28 小时
普罗替林 protriptyline		本品能选择性抑制中枢和外周 NA 摄取，对 5-HT 系统几无影响，与其他三环类抗抑郁药相比，拮抗 α_1 受体、H_1 受体和 M 受体的作用较弱。口服易吸收，血浆蛋白结合率为 90% 以上，半衰期为 54～92 小时
阿米替林 amitriptyline		本品对兼有焦虑和抑郁症状患者的疗效优于丙米嗪。口服生物利用度为 31%～61%，蛋白结合率 82%～96%，半衰期为 31～46 小时，在肝脏代谢，活性代谢物为去甲替林，自肾脏排泄，可分泌入乳汁

续表

药物名称	药物结构	药理特点与用途
多塞平 doxepin	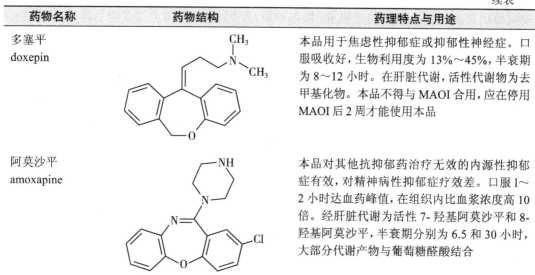	本品用于焦虑性抑郁症或抑郁性神经症。口服吸收好，生物利用度为13%～45%，半衰期为8～12小时。在肝脏代谢，活性代谢物为去甲基化物。本品不得与MAOI合用，应在停用MAOI后2周才能使用本品
阿莫沙平 amoxapine		本品对其他抗抑郁药治疗无效的内源性抑郁症有效，对精神病性抑郁症疗效差。口服1～2小时达血药峰值，在组织内比血浆浓度高10倍。经肝脏代谢为活性7-羟基阿莫沙平和8-羟基阿莫沙平，半衰期分别为6.5和30小时，大部分代谢产物与葡萄糖醛酸结合

该类药物的构效关系进行总结如下。

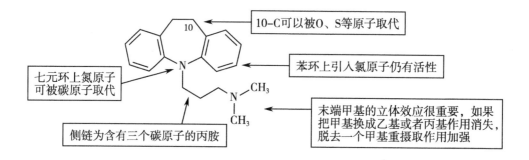

盐酸丙米嗪（imipramine hydrochloride）

化学名为 N,N-二甲基-10,11-二氢-5H-二苯并[b,f]氮杂䓬-5-丙胺盐酸盐（10,11-dihydro-5-(3-(dimethylamino)propyl)-5H-dibenz[b,f]azepine hydrochloride）。

本品为白色或淡黄色结晶性粉末，无臭或几乎无臭。易溶于水、乙醇和三氯甲烷，几乎不溶于乙醚。mp.170～175℃，其游离碱的 pK_a 为9.5。本品遇光渐变色，应避光贮存。

本品为最常用也是最早用于抑郁症治疗的三环类药物，其固体和水溶液在一定条件是稳定的，在加速条件下发生降解，降解方式与二苯并氮杂䓬类似。

本品易从胃肠道吸收，在肝脏中代谢，经去甲基生成主要的活性代谢产物地昔帕明。

丙米嗪和地昔帕明可进一步发生氧化代谢生成 2- 羟基代谢物而失活,最后与葡萄糖醛酸结合经尿排出体外。治疗血药浓度 >95ng/ml,半衰期为 6～20 小时,70% 代谢物由尿排出,22% 由粪便排泄。

本品用于内源性抑郁症、反应性抑郁症及更年期抑郁症,尤以情感性障碍抑郁症疗效显著。使用本品治疗初期可能出现抗胆碱能反应,如少汗、口干、视物模糊、排尿困难和便秘等。常见中枢神经系统不良反应为嗜睡、震颤、眩晕,可发生体位性低血压。

知识链接

抑郁症生理病因新机制

　　一般认为,神经症病因是由于大脑神经递质在神经突触间的浓度相对或绝对不足,导致整体精神活动和心理功能的全面性低下状态。丙米嗪是通过抑制中枢神经对去甲肾上腺素和 5- 羟色胺的再吸收治疗抑郁症。但随着科学研究的深入,对抑郁症提出了新的生理病因机制。2007 年《自然》首度揭示了强迫、焦虑和压抑的生理机制,指出"皮质 - 纹状体 - 丘脑 - 皮质回路"出现信息传导不畅是神经症的病理原因,神经回路学说也得到进一步验证,指出抑郁症是心灵呼吸的哮喘症,以此原理开发的思维自助方法,为神经症患者摆脱药物依赖不再复发提供了参考。

二、选择性 5- 羟色胺重摄取抑制剂

　　选择性 5- 羟色胺重摄取抑制剂(selective serotonin-reuptake inhibitors,SSRIs)的研究始于 20 世纪 80 年代,该类药物的特点是可选择性抑制突触前膜 5- 羟色胺的重摄取,提高突触间隙中 5- 羟色胺的浓度从而起到抗抑郁的作用,为第二代的抗抑郁药。临床主要应用的抗抑郁药见表 5-9。该类药物不仅对 5- 羟色胺重摄取的抑制作用选择性强,对去甲肾上腺素、多巴胺、组胺及胆碱能神经影响较小,而且具有口服吸收良好,生物利用度高,耐受性好,疗效与三环类抗抑郁药相当,不良反应较三环类抗抑郁药少等优点。

表 5-9　常用的 5-羟色胺重摄取抑制剂

药物名称	药物结构	药理特点与用途
西酞普兰 citalopram		本品主要通过肝脏转化，半衰期为 35 小时。代谢产物为去甲西酞普兰、去二甲西酞普兰、N-氧化西酞普兰和脱氨丙酸衍生物。艾司西酞普兰（escitalopram）为本品的 S 构型异构体，活性比本品强 2 倍。临床用其草酸盐，用于各类抑郁症
氟伏沙明 fluvoxamine		本品用于伴有青光眼、前列腺肥大、心脏病的抑郁症患者。口服吸收率为 91%，3～8 小时达血药峰值，蛋白结合率为 77%。主要在肝脏代谢，代谢物几乎无活性，经肾脏排泄
氟西汀 fluoxetine		本品用于抗抑郁症、强迫症、恐怖症和神经性贪食等。由肝脏代谢，通过去甲基化作用生成活性代谢物去甲氟西汀（demethyl fluoxetine），疗效与本品相当。本品消除半衰期为 4～6 天，去甲氟西汀则为 4～16 天。主要经肾脏排泄，可分泌至母乳
舍曲林 sertraline		本品为（+）-异构体，为强效的特异性 5-TH 吸收抑制剂，有肝脏首过效应，血浆中主要代谢为无体内活性的 N-去甲基舍曲林，半衰期是 62～104 小时
曲米帕明 trimipramine		本品常用其马来酸盐，可以口服、肌内注射和静脉注射。口服吸收快，2 小时达血药峰值。半衰期为 9～11 小时。在肝脏发生脱甲基、羟基化、N-氧化及结合反应，代谢物随尿排出
曲唑酮 trazodone		本品作用与三环类 MAOI 相同。口服吸收好，较多分布于肝、肾中，经肝脏代谢，代谢产物有明显活性

盐酸帕罗西汀（paroxetine hydrochloride）

化学名为(-)-反-4-（对-氟苯基)-3-[[3,4-（亚甲二氧基)苯氧基]甲基]哌啶盐酸盐((-)-*trans*-4-(*p*-fluorophenyl)-3-[[3,4-(methylenedioxy)phenoxy]methyl]-piperidine hydrochloride),又名赛乐特,氟苯哌甲醚。

本品为白色或类白色结晶性粉末。微溶于水,极易溶于甲醇,微溶于乙醇和二氯甲烷。mp.118℃。

本品为强效、高选择性的5-羟色胺重摄取抑制剂,为新型的抗抑郁药。可使突触间隙中5-羟色胺浓度升高,从而产生抗抑郁作用。

本品口服胃肠道吸收完全,广泛分布于各种组织中,包括中枢神经系统。半衰期为20小时,每天服20mg即达疗效,10天左右即可达稳态。95%与血浆蛋白结合,主要经肝脏首过代谢。在代谢过程中,本品先被氧化为具有儿茶酚结构的中间体,然后通过甲基化和结合反应转化为其他物质,最后与葡萄糖醛酸或硫酸结合,代谢产物无活性,66%经尿液排泄,37%经胆汁排泄,约2%的原形药物由肾脏排出。

本品主要用于各种类型的抑郁症、强迫性神经症和社交焦虑症。作用强度与常用的抗抑郁药如丙米嗪、阿米替林、氯米帕明、多塞平、氟西汀相似,但起效快,耐受性好。可用于对严重抑郁症以及其他抗抑郁药治疗无明显疗效的患者。

本品与三环类抗抑郁药相比,不良反应明显减少,最常见的有口干、厌食和恶心等,对本品过敏者、孕妇及15岁以下儿童禁用。癫痫、肝肾功能不全患者和哺乳期妇女等慎用。本品不能与单胺氧化酶抑制剂(MAOI)合用。服用本品的患者应避免饮酒,停药时应逐渐减量以免发生停药综合征。

三、单胺氧化酶抑制剂

单胺氧化酶抑制剂(MAOI)可抑制中枢末梢单胺氧化酶(MAO),减少单胺类递质5-羟色胺(5-HT)及去甲肾上腺素(NA)等代谢失活,从而发挥抗抑郁的作用。常用的单胺氧化酶抑制剂见表5-10。

表5-10 常用的单胺氧化酶抑制剂

药物名称	药物结构	药理特点与用途
苯乙肼 phenelzine		本品毒副反应较大。口服后吸收快,2~4周内对中枢MAO的抑制作用达到高峰。用于抑郁症时,服药2周才出现明显效果,4周后产生最高疗效

续表

药物名称	药物结构	药理特点与用途
反苯环丙胺 tranylcypromine		本品较苯乙肼强，仅用于对此药敏感或三环类药物无效及不宜用电休克治疗的严重抑郁症。口服 1～3 小时达血药峰值，半衰期为 2.5 小时，代谢物随尿排出
异卡波肼 isocarboxazid		本品能与脑内 MAO-A 和 MAO-B 产生不可逆性结合，影响单胺类神经递质的代谢，使中枢神经部位单胺含量增加，起到抗抑郁作用。对伴有焦虑、疑病症状的抑郁症有效。口服 3～5 小时可达血药峰值，作用时间持续 10 天
吗氯贝胺 moclobemide		本品用于内源性、轻度慢性、精神性或反应性抑郁症。口服易吸收，血药达峰时间为 1～2 小时，血浆蛋白结合率约 50%，经肝脏代谢，半衰期为 2～3 小时，肝硬化患者平均滞留时间延长，用量需减半量
托洛沙酮 toloxatone		本品用于官能性、神经质和非神经质性、退化性、躁狂抑郁性精神病患者的抑郁症发作，亦用于精神病的抑郁或痴呆期。口服后 30～60 分钟达血药峰值，大部分被代谢，原形仅有 5%～10%

四、5-羟色胺与去甲肾上腺素重摄取抑制剂

5-羟色胺与去甲肾上腺素重摄取抑制剂（serotonin- reuptake inhibitors and serotonin-reuptake inhibitors，SNRI）对 NA 和 5-HT 重摄取具有双重抑制作用，对胆碱、组胺或肾上腺素受体几乎无亲和力。不良反应较少，安全性和耐受性好，可用于治疗抑郁症、广泛性焦虑症、强迫症和惊恐发作等。该类药物是 20 世纪 90 年代发展起来的新型抗抑郁药，主要通过同时阻断 NA 和 5-HT 的重摄取，升高 NA 和 5-HT 的浓度而发挥双重抗抑郁作用。常用的 5-HT 和 NA 重摄取抑制剂类抗抑郁药见表 5-11。

表 5-11 常用的 5-羟色胺与去甲肾上腺素重摄取抑制剂

药物名称	药物结构	药理特点与用途
度洛西汀 duloxetine		本品口服治疗 3 周内起效，血药达峰时间为 6～10 小时，生物利用度高于 70%，总蛋白结合率高于 95%。半衰期为 11～16 小时。在肝脏发生去甲基化和羟化代谢，主要以代谢物的形式经肾排出

续表

药物名称	药物结构	药理特点与用途
文拉法辛 venlafaxine		本品用于各种类型抑郁症,包括伴有焦虑的及广泛性焦虑症。副作用比传统的三环类抗抑郁药小。自胃肠道吸收,半衰期约为 5 小时,在肝脏中代谢,生成活性代谢产物 O- 去甲基文拉法辛
地文拉法辛 desvenlafaxine		本品为文拉法辛的主要活性代谢物,治疗重度抑郁症。与其他药物相比联合用药相互作用的风险较低
米那普伦 milnacipran		本品使用左旋体,治疗成人重型抑郁障碍。对 NA 的重摄取抑制作用要强于对 5-HT 的类似作用,药理作用过程并不直接影响多巴胺及其他神经递质的重摄取
米氮平 mirtazapine		本品的两种对映体都有效,左旋体阻断 α_2 和 5-HT$_2$ 受体,右旋体阻断 5-HT$_3$ 受体。适用各种类型的抑郁症。口服吸收快,生物利用度约为 50%,约 2 小时达血药高峰,约 85% 与血浆蛋白结合,半衰期为 20~40 小时,脱甲后代谢物活性与原药相当

案例分析

案例: 公交车司机李某 28 岁,因工作长期精神紧张而患抑郁症。他常用苯海拉明和地匹福林(dipivefrine)滴眼治疗青光眼,血压偏高,但并未用药治疗抑郁症。现有 4 个抗抑郁的药物:地昔帕明、氟西汀、苯乙肼、阿米替林。请为患者从中推荐一个药物并说明理由。

分析: 氟西汀能选择性抑制 5-HT 的重摄取,延长和增加 5-HT 的作用,从而产生抗抑郁作用。不影响胆碱受体、组胺受体或 α 肾上腺素受体功能,副作用较轻,适用于大多数抑郁症患者。地昔帕明是丙米嗪的脱甲基代谢物,是肾上腺素的前药,因患者使用地匹福林治疗青光眼,选用此药有可能干扰地匹福林的作用。苯乙肼属单胺氧化酶抑制剂,可能会对拟肾上腺素的地匹福林的代谢有影响。阿米替林的情况与地昔帕明类似。

第三节　抗阿尔茨海默病药

阿尔茨海默病（Alzheimer disease，AD）又称为早老性痴呆，是一种神经退行性疾病。1907 年德国神经病理学家 Alois Alzheimer 首先对其进行描述。AD 的主要病理特征是在大脑皮质和海马区出现 β- 淀粉样蛋白（β-amyloid protein，Aβ）聚集形成的老年斑（SP），tau 蛋白异常聚集形成的神经原纤维缠结（NFT）以及大脑皮质和海马区神经细胞减少。临床特征为隐袭起病，进行性智能衰退、言语障碍和行为异常，并伴有幻觉及（或）妄想、易激惹，多伴有人格改变。

知识链接

Aβ 级联假说

AD 是一种由于基因缺陷，直接或间接改变 β- 淀粉样前体蛋白（amyloid precursor protein，APP）表达或蛋白酶解过程，从而影响 Aβ 聚集稳定性的病理综合征，Aβ 的产生和清除之间的平衡逐渐改变，聚集态的 Aβ 累积引发连串的复杂反应，包括突触 / 突起的变化、tau 蛋白过度磷酸化、递质丢失、神经胶质增生和炎症反应等，最终出现神经元功能失调、死亡、斑块形成以及神经原纤维缠结等病理现象。Aβ 的聚集是形成 AD 最关键的因素。

AD 的发病机制目前还没有完全阐明，关于 AD 的病理损伤过程提出了很多假说：如 Aβ 级联假说、胆碱能损伤假说、胆固醇变化假说等。针对各种假说，提出了多种治疗靶标及策略。药物学家 J.Gril 和 J.Cummings 把 AD 的药物治疗靶标分为两组：一组是针对症状治疗的药物靶标，包括以神经递质为基础的胆碱酯酶、烟碱、毒蕈碱、γ- 氨基丁酸、天冬氨酸、5- 羟色胺（5-HT$_{1A}$、5-HT$_4$ 和 5-HT$_6$）和组胺 H$_3$ 受体，还有其他的类磷酸酯酶和 PPAR-γ 受体；另一组是用于改善疾病的靶标与 Aβ、tau 蛋白和神经保护作用密切相关。

根据药物的作用机制，抗 AD 药物主要有：乙酰胆碱酯酶抑制剂、抑制 Aβ 生成的药物、抑制 Aβ 聚集的药物和具有神经保护和促进大脑功能恢复的药物。

一、乙酰胆碱酯酶抑制剂

乙酰胆碱酯酶抑制剂（acetylcholinesterase inhibitor，AChEI）是基于 AD 胆碱能缺乏的发病机制研发的。主要是为了阻止 ACh 与 AChE 的结合，从而提高脑内乙酰胆碱的含量，恢复胆碱能神经传导，从而提高患者学习记忆能力和认知水平。他克林（tacrine）是第一个被批准用于治疗 AD 的 AChEI，其他 AChEI 见表 5-12。这些药物只能延缓疾病进程而不能彻底治愈。

研究结果表明，AChEI 除了传统的抗胆碱酯酶作用外，它还可以通过增强认知功能补偿中枢神经系统的胆碱功能减退。这些药物可以影响 AD 患者脑中的 Aβ 过程，并与 AChE 抑制引起的胆碱受体的额外激活有关联。

表 5-12　常用的乙酰胆碱酯酶抑制剂

药物名称	药物结构	药理特点与用途
毒扁豆碱 physostigmine	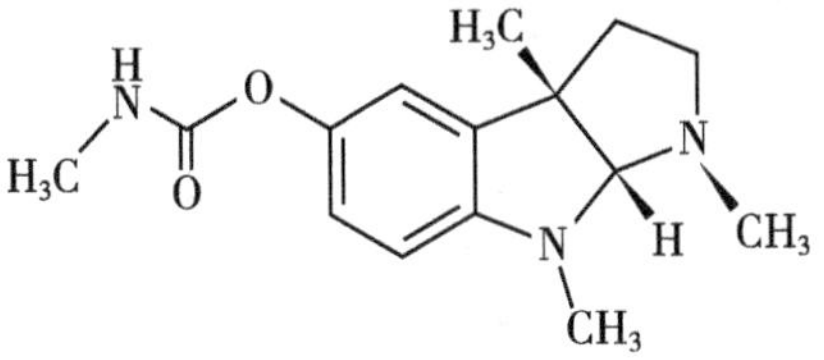	本品为第一代 AChEI，同时抑制 AChE 和丁酰胆碱酯酶（BuChE）。毒性小，有良好的耐受性，主要治疗中度 AD
他克林 tacrine	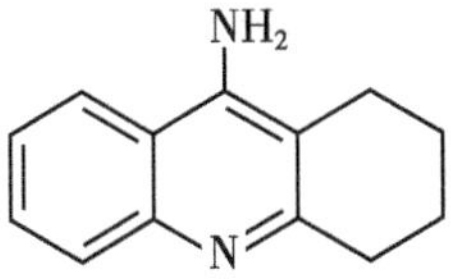	本品为第一代 AChEI，同时抑制 AChE 和 BuChE，可以阻滞 K^+ 通道，在一定程度上也阻滞 Na^+ 通道，有毒蕈碱样拟胆碱作用。能提高 AD 患者 20%～30% 的记忆和认知能力，延缓病情发展，但有严重的肝毒性
阿米利定 amiridine	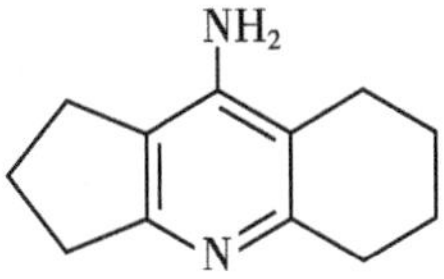	本品为第一代 AChEI，作用与他克林相同，不同的是肝毒性不明显，可用于长期治疗
多奈哌齐 donepezil	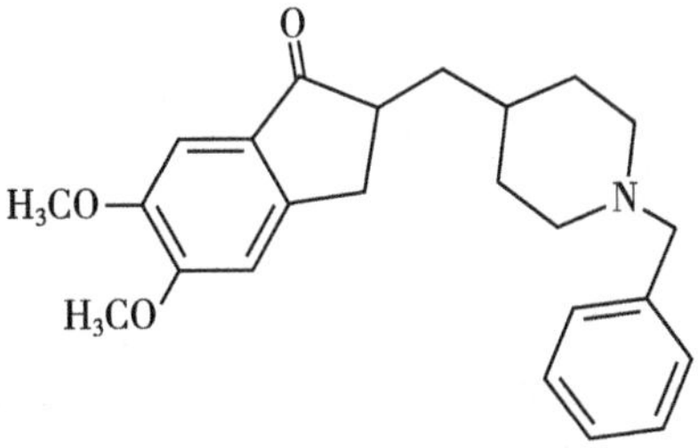	本品为第二代 AChEI，能够选择性地抑制大脑 AChE，而不抑制周边的 AChE。与他克林相比较副作用较轻，用于治疗轻度、中度 AD。未发现有肝毒性
加兰他敏 galantamine	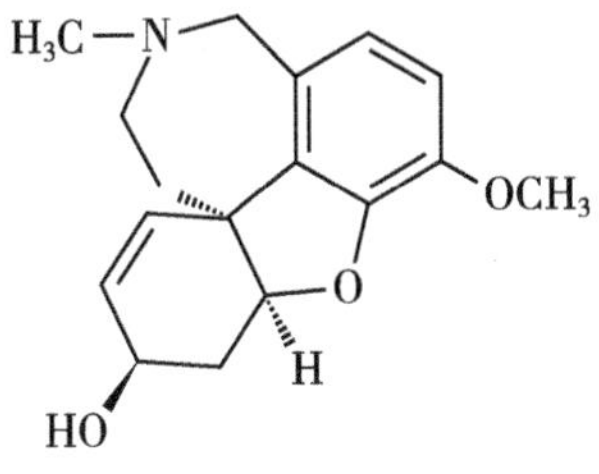	第二代 AChEI，作用同多奈哌齐
卡巴拉汀 rivastigmine	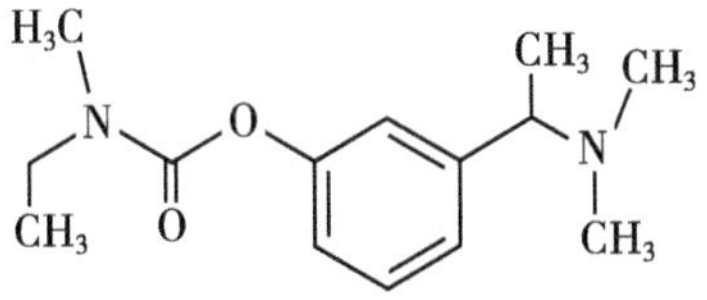	第二代 AChEI，作用同多奈哌齐
石杉碱甲 huperzine A	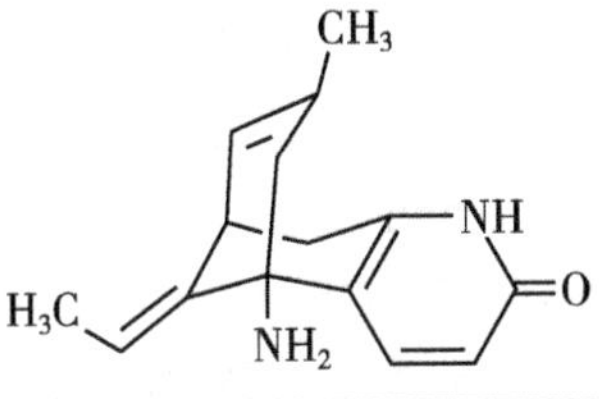	本品为高效可逆的竞争性 AChEI，抑制活性和选择性比他克林高，毒性低。易通过血脑屏障，有效时间长，安全系数高，有明显促进学习记忆作用，能改善或保护脑缺氧、抽搐产生的记忆损害

盐酸多奈哌齐（donepezil hydrochroloride）

化学名为 2, 3- 二氢 -5, 6- 二甲氧基 -2-[[1-（苯甲基）-4- 哌啶基]甲基]-1*H*- 茚 -1- 酮盐酸盐（2, 3-dihydro-5, 6-dimethoxy-2-[[1-（phenylmethyl）-4-piperidinyl]methyl]-1*H*-inden-1-one hydrochloride）。

本品为白色结晶性粉末，无臭。溶于水，极易溶于水和醋酸。mp.211～212℃（分解）。

本品口服吸收好，大约 3～4 小时后达到最高血浆浓度。血浆浓度和药时曲线下面积与剂量成正比。消除半衰期约 70 小时，多次每天单剂量给药将缓慢达到稳态。约 95% 与人血浆蛋白结合。

本品 30% 以原形由尿排泄，其他由 CYP450 代谢为多种代谢物，其中，11% 的 6-O- 去甲基多奈哌齐（唯一的活性代谢产物），9% 的 N- 氧化物，7% 的 5-O- 去甲基多奈哌齐和 3% 的 5-O- 去甲基葡萄糖醛酸结合物。

本品于 1997 年上市，用于轻度或中度阿尔茨海默病的治疗，对血管性痴呆也有效，具有改善患者认知功能和精神状态，延缓病情的发展，保持脑功能等活性的作用。

不良反应主要表现为恶心、呕吐、腹泻、头晕、失眠、肌肉痉挛、疲乏等。多数不良反应是短暂、轻微和一过性的。

二、抑制 Aβ 生成的药物

根据 β- 淀粉样前体蛋白（amyloid precursor protein，APP）裂解过程，Aβ 形成涉及三种裂解酶 α- 分泌酶、β- 分泌酶和 γ- 分泌酶，所以抑制 Aβ 生成的药物主要有：α- 分泌酶激动剂、β- 分泌酶抑制剂和 γ- 分泌酶抑制剂等。但至今只有 α- 分泌酶激动剂用于临床。

α- 分泌酶激动剂可通过激活 α 分泌酶，增加 APP 裂解的非淀粉源途径产物，减少 Aβ 的产生。许多药物都具有这种药理作用，包括他汀类药物（statins）、雌二醇（estradiol）、睾酮（testosterone）、胰岛素（insulin）、钙调蛋白（calmodulin）等。

减少 Aβ 形成的另一种方法是抑制 β- 分泌酶 BACE1（β-site of APP-cleaving enzyme 1）和 γ- 分泌酶的分泌。目前的分泌酶抑制剂存在选择性不高、特异性差等缺点，还没有在临床应用。但随着对靶点结构功能研究的深入和构效关系的总结与分析，分泌酶抑制剂一定会为 AD 的治疗带来新的希望。

三、抑制 Aβ 聚集的药物

普遍认为，Aβ 的聚集形成寡聚体是形成 AD 最关键的因素，也是造成神经毒性、氧化损伤和神经炎症的主要原因。防止 Aβ 聚集或抑制 Aβ 有毒寡聚体形成可能更安全有效，但目前还很难将这些理论转化为有价值的治疗方法。Aβ 聚集抑制剂大多处于开发阶段和临床前阶段。有许多研究报道绿茶的主要成分茶多酚（一）- 没食子儿茶素没食子酸酯［(-)-gallocatechin gallate，EGCG］、姜黄素（curcumin）、维生素 E（vitamin E）、艾地苯醌（idebenone）和司来吉兰（selegiline）等能够抑制 Aβ 的自聚集，从而降低 Aβ 低聚物的毒性。此外，这些药物同时具有很强的抗氧化作用，也可以通过抗氧化机制抗 AD。

维生素E（vitimin E）

司来吉兰（selegiline）

（－）-没食子儿茶素没食子酸酯
（（－）-gallocatechin gallate）

姜黄素（curcumin）

艾地苯醌（Idebenone）

知识链接

Aβ 的生成途径

Aβ 是一种小肽，相对分子质量约 4.2kD，由 39～43 个氨基酸残基组成，Aβ 由 APP 经分泌酶剪切而成。APP 在分泌酶作用下以两种不同的途径裂解：在正常情况下，大多数 APP 经 α- 分泌酶作用生成一种大的、可溶解 APPsα 片段。余下的 C 端片段在 γ 分泌酶作用下裂解为小的片段；Aβ 是由 β- 分泌酶裂解 APP 的 Aβ 区的 N 端，然后 γ- 分泌酶裂解跨膜区，由此产生 Aβ。Aβ 自身聚集能力很强，很容易聚集形成可溶性的寡聚体，最后发展成不可溶的纤维样蛋白，最终导致神经元病变，导致 AD。

四、具有神经保护和促进大脑功能恢复的药物

具有神经保护和认知刺激活性的药物，主要是通过对中枢神经系统中神经营养的刺激而产生作用。见表 5-13。

表 5-13 具有神经营养活性促进大脑功能恢复的药物

药物名称	药物结构	药理特点与用途
丙戊茶碱 propentofylline	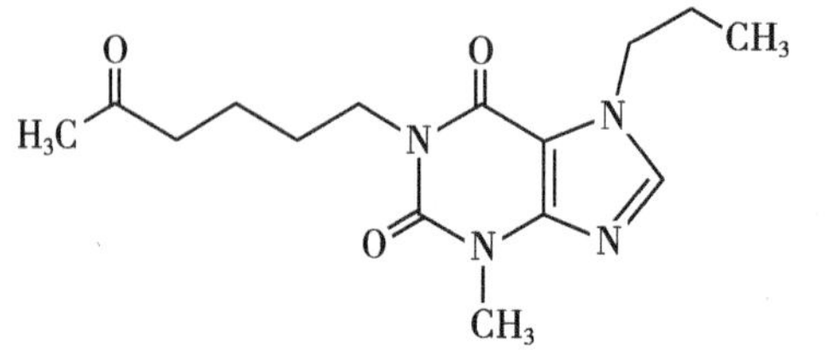	本品为脑代谢调节药,具有广谱的神经保护和认知刺激效应。主要功效是对腺苷重新摄入系统的抑制
胞磷胆碱 citicoline	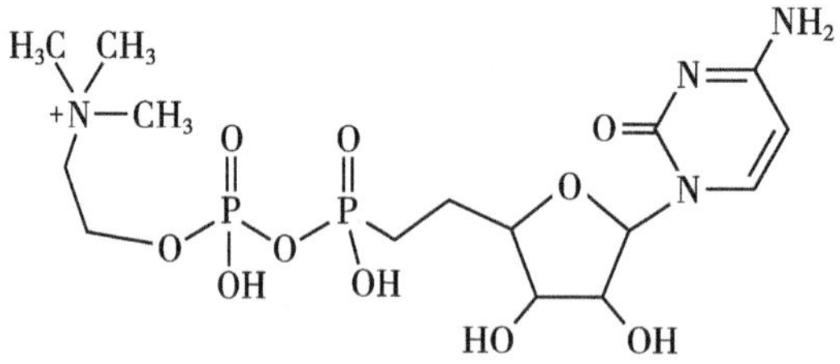	本品用于与脑血管病、头部创伤、脑卒中等有关的神经变性障碍。可能通过其神经营养效应来改善记忆
吡拉西坦 piracetam	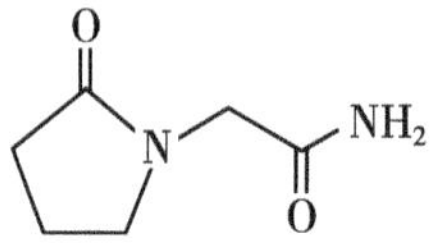	本品又名脑复康,可直接作用于大脑皮质抗脑内缺氧,具有激活、保护和修复神经细胞的作用。临床用于老年精神衰退综合征、阿尔茨海默病、儿童智力低下等
阿尼西坦 aniracetam	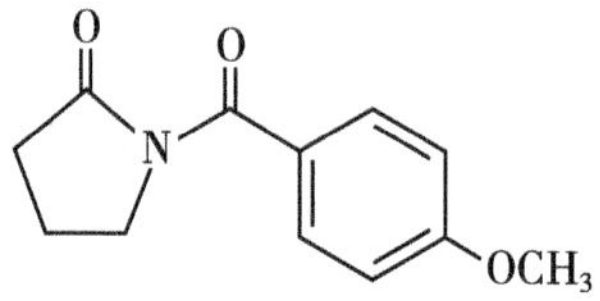	本品又名茴拉西坦,可以通过血脑屏障,选择性作用于中枢神经系统。能促进学习记忆的再现过程,有效改善缺氧引起的记忆减退及某些原因引起的记忆障碍,比吡拉西坦强2~3倍
奥拉西坦 oxiracetam	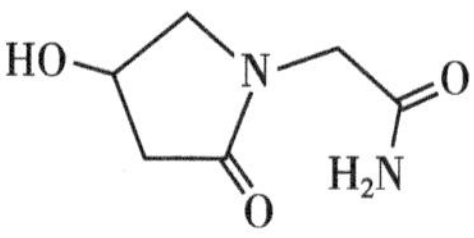	本品可促进磷酰乙醇胺和磷酰胆碱的合成,促进脑代谢。在抗健忘和促进学习记忆力和增强识别能力方面优于吡拉西坦
乙胺硫脲 antiradon	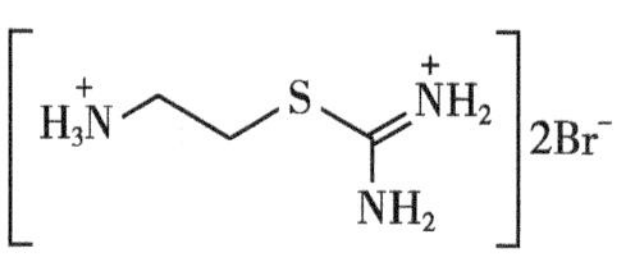	本品又名抗利痛,用于外伤性昏迷、脑外伤后遗症以及其他原因引起的昏迷
甲氯芬酯 meclofenoxate	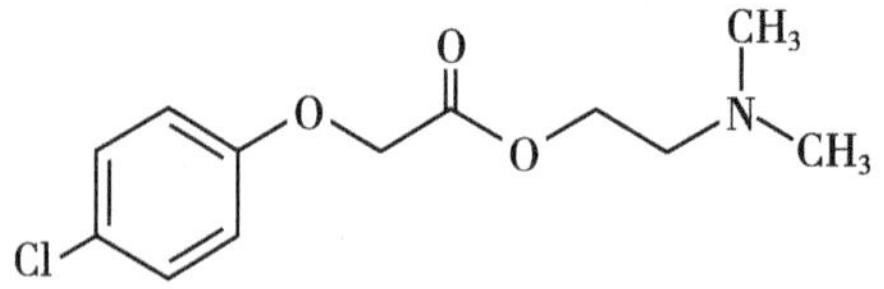	本品可促进脑细胞的氧化还原代谢,增加对糖的利用。提高神经细胞的兴奋性
尼麦角林 nicergoline	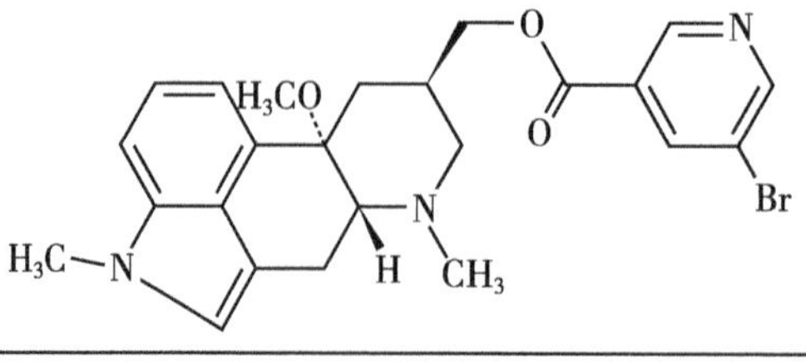	本品又名麦角溴烟酯,可促进脑细胞能量的新陈代谢,增加氧和葡萄糖的利用,增加神经递质 DA 的转换而促进神经传导,促进脑部蛋白质的合成,改善脑功能

药物名称	药物结构	药理特点与用途
美金刚 memantine		本品为非竞争性 NMDA 受体拮抗剂。它可以阻断谷氨酸浓度病理性升高导致的神经元损伤。治疗中重度至重度晚期 AD

第四节 抗帕金森病药

帕金森病（Parkinson disease，PD）又称震颤性麻痹，是中枢神经系统锥体外系功能障碍引起的一种慢性进行性疾病，是继 AD 之后的第二大神经退行性疾病。PD 的病理特征是黑质及黑质 - 纹状体通路多巴胺能神经元进行性病变缺失和脑内出现小体，由于黑质病变，多巴胺合成减少，使纹状体内的多巴胺减少，抑制乙酰胆碱的功能降低，多巴胺的功能减弱，乙酰胆碱的功能亢进，引起一系列震颤麻痹的症状。PD 的主要临床特征为肌肉强直或僵硬以及运动功能障碍、肌肉震颤。PD 是中老年人的常见病，在 60 岁以上的老年人患病率约为 1%，且随年龄增长发病率呈上升趋势。

根据作用机制可将抗帕金森病药可分为 5 类：拟多巴胺药、外周脱羧酶抑制剂（卡比多巴、苄丝肼）、多巴胺受体激动剂、多巴胺加强剂[单胺氧化酶（MAO）抑制剂和儿茶酚 -O-甲基转移酶（COMT）抑制剂]、其他药物[抗胆碱药（anticholinergics）及抑制多巴胺的重摄取药物等]。

一、拟多巴胺药

拟多巴胺药（dopamine analogs）就是可透过血脑屏障，代谢成为多巴胺，而发挥药理作用的药物。由于多巴胺的碱性较强，在体内生理 pH 条件下以质子化形式存在，不能透过血脑屏障进入神经中枢，不能外源性直接供给 DA。DA 的前体药物左旋多巴（levodopa），以分子形式透过血脑屏障，进入神经中枢后在多巴胺脱酸酶的作用下释放 DA。使纹状体内的多巴胺和乙酰胆碱的浓度趋于平衡，从而改善帕金森病患者的症状。

左旋多巴（levodopa）

化学名称为(-)-3-（3，4- 二羟基苯基）-L- 丙氨酸（(-)-3-（3，4-dihydroxyphenyl）-L-alanine），又名 L-dopa。

本品为白色粉末或类白色结晶粉末，无臭无味。在水中微溶，在乙醇、三氯甲烷或乙醚中不溶，在稀酸中微溶。mp.284～286℃。

本品口服后主要由小肠经主动转运迅速吸收，0.5～2 小时血药浓度可达峰值，半衰期为 1～3 小时。本品在肝脏内代谢,大部分被代谢为多巴胺,主要代谢产物有 3,4- 二羟基苯乙酸和 3- 甲氧基 -4- 羟基苯乙酸,还有小部分经羟化酶转化为去甲肾上腺素或肾上腺素,代谢产物由肾脏排出。

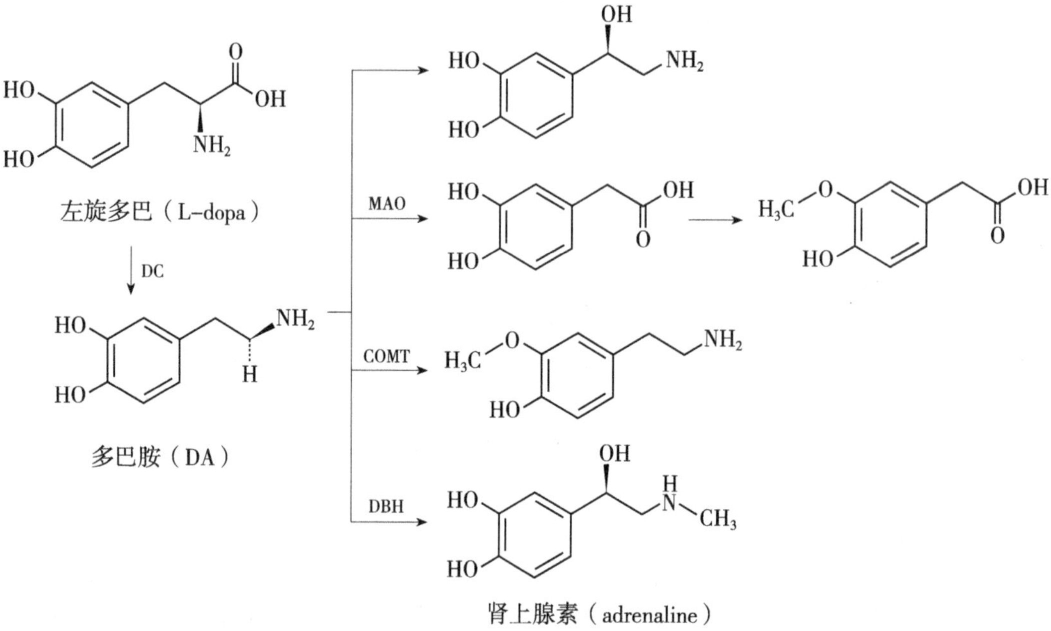

DC:L-芳香族氨基脱羧酶　　MAO:单胺氧化酶　　COMT:儿茶酚-O-甲基转移酶　　DBH:β-羟化酶

本品主要用于各种类型的 PD 患者。由于 L-dopa 在体内可代谢成去甲肾上腺素等递质,这些递质可以提高大脑对氨的耐受性,故本品也可用于肝性脑病的治疗。

本品起效慢,服药 2～3 周后才可见明显好转。对改善肌僵直的效果好,对缓解肌肉震颤的效果差。不良反应主要有恶心、呕吐等胃肠道反应,体位性低血压,异常的不随意运动,"开 - 关"现象等。本品的安全范围小,必须谨慎用药。

本品在进入中枢神经系统前,有 95% 的药物在肝、胃肠黏膜被外周的多巴脱羧酶代谢成多巴胺。由于 DA 在生理 pH 下以离子形式存在,因而不能透过血脑屏障发挥作用,并且还会引起不良反应。为减少本品引起的不良反应,常与外周脱羧酶抑制剂合用。

左旋多巴乙酯(LDEE)是本品的前体药物,在十二指肠内可迅速水解为本品,避免本品吸收不稳定的缺点,通过减少药物的剂量,减轻"开 - 关"现象。

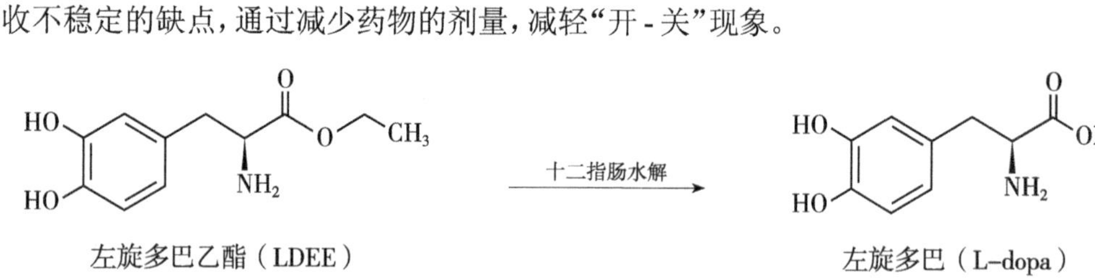

二、外周多巴脱羧酶抑制剂

外周多巴脱羧酶抑制剂可以抑制中枢神经系统以外的 L-dopa 转化成为多巴胺,使更多的 L-dopa 到达中枢神经系统,再转化为多巴胺发挥作用,故可以用于缓解多巴胺缺乏所致的震颤麻痹。常用的外周多巴脱羧酶抑制剂主要有卡比多巴（carbidopa）和苄丝肼（benserazide）。卡比多巴与 L-dopa 的复方制剂（1∶4 或 1∶10）为信尼麦（sinemet）。苄丝肼与 L-dopa 的复方制剂（1∶4）为美多巴（madopar）。现在临床广泛应用，主要用于各种原因引起的帕金森病和帕金森综合征。

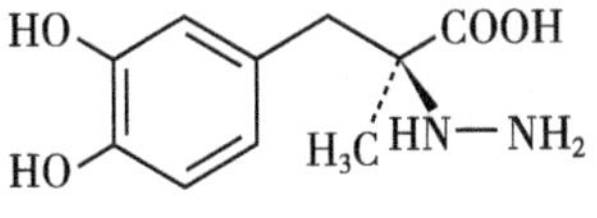

卡比多巴
carbidopa

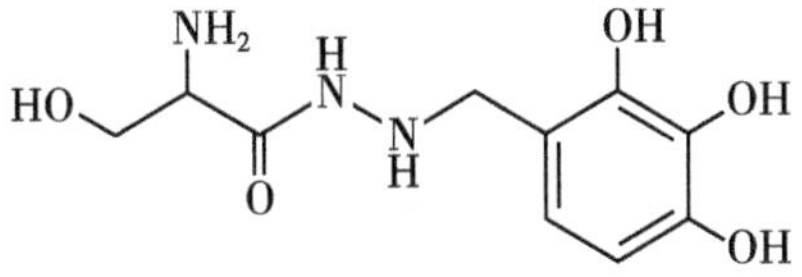

苄丝肼
benserazide

三、多巴胺受体激动剂

多巴胺受体激动剂（dopamine receptor agonists）可以与多巴胺神经元释放的多巴胺，或左旋多巴脱羧得到的多巴胺结合，发挥各种生理作用。多巴胺受体可分为 D_1 和 D_2 两个家族。其中 D_1 受体位于突触后，而 D_2 受体位于突触前。常用的多巴胺受体激动剂见表 5-14。

表 5-14　常用的多巴胺受体激动剂

药物名称	药物结构	药理特点与用途
阿扑吗啡 apomorphine	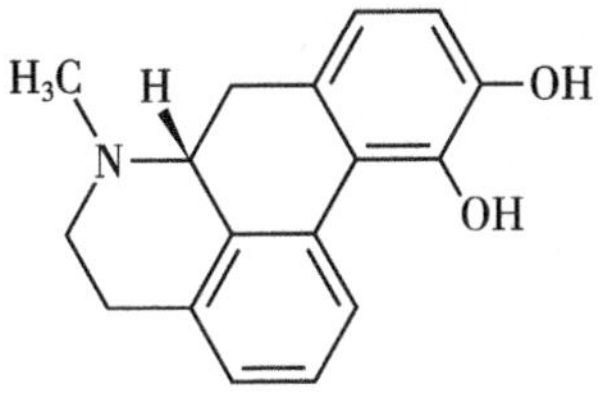	本品为吗啡的酸催化重排产物，为多巴胺 D_1、D_2 受体激动剂，脂溶性大，易透过血脑屏障，抗 PD 作用与 L-dopa 相当
溴隐亭 bromocriptine	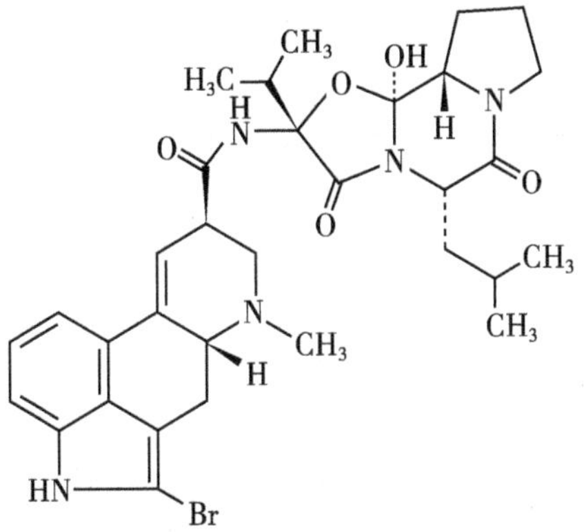	本品是半合成的麦角生物碱，适用于不能耐受 L-dopa 治疗的 PD 患者，与 L-dopa 合用效果更好。不良反应呈剂量依赖且有可逆性。但一些患者用任何剂量都可发生恶心、呕吐及体位性低血压，常见鼻卡他症状
培高利特 pergolide	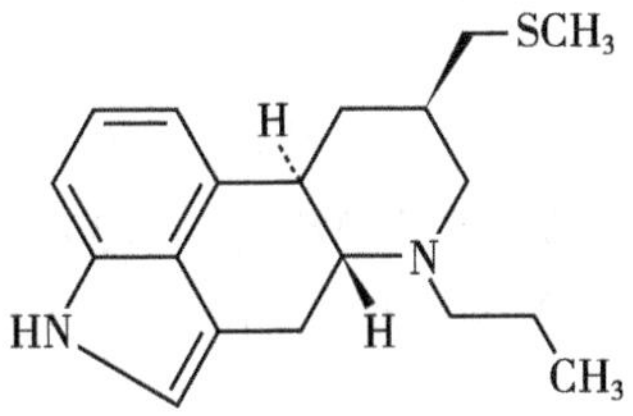	本品长效。半衰期为 30 小时。作用与溴隐亭相似，与 L-dopa 合用可减少 L-dopa 的用量，不良反应有不自主运动、幻觉、体位性低血压、困倦、意识模糊

续表

药物名称	药物结构	药理特点与用途
卡麦角林 cabergoline	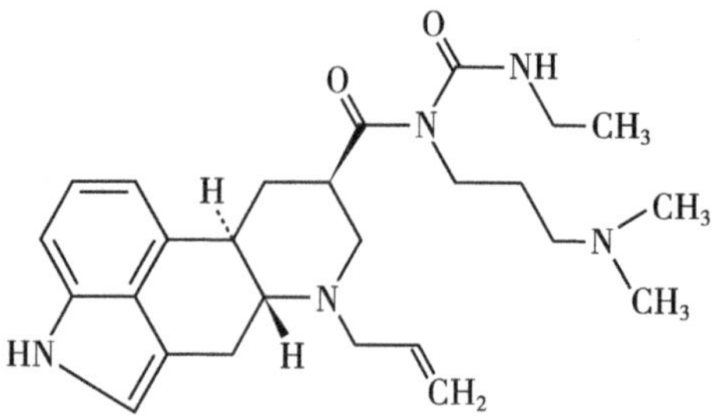	本品强力、长效并有选择性,与多巴胺 D_2 受体有高度亲和力,用于早期和晚期的 PD。0.5～4 小时达血药峰值,半衰期约 6 小时。该药不被广泛代谢,随尿和粪排出
麦角腈 lergotrile	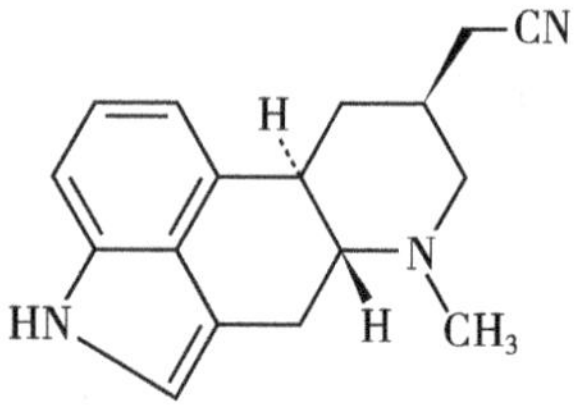	本品用于治疗 PD,对震颤和强直有良效

罗匹尼罗（ropinirole）

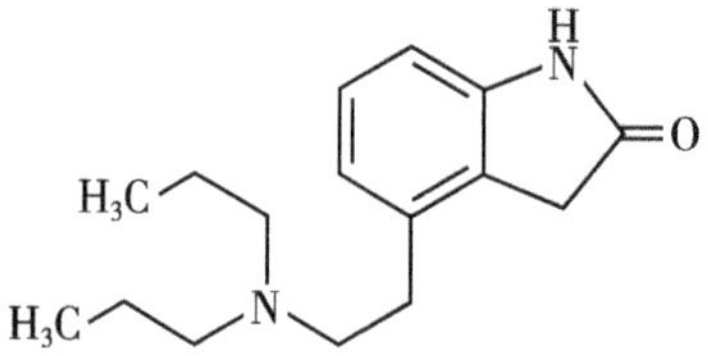

化学名为 4-[2-(二正丙氨基)乙基]-1,3- 二氢 -2H- 吲哚 -2- 酮盐酸盐(4-[2-(dipropylamino)ethyl]-1,3-dihydro-2H-indol-2-one hydrochloride)。

临床常用其盐酸盐,为白色或淡黄色粉末。可溶于水(133mg/ml)。mp.241～243℃。

本品于 1996 年上市,是一种新的非麦角类多巴胺受体激动剂,属于强效、选择性多巴胺 D_2 受体激动剂。与第一代多巴胺受体激动剂不同,本品没有麦角林结构,主要对已出现"开 - 关"现象的患者进行辅助治疗。本品作用于纹状体内突触后受体,补偿多巴胺的不足,提高交感神经紧张性。

本品口服吸收迅速,1.5 小时血药浓度达峰值,半衰期为 6 小时。存在首过效应,生物利用度约为 50%。吸收后可迅速分布到组织中,还可迅速通过血脑屏障。血浆蛋白结合率低于 40%。在体内无蓄积性,经尿排泄,轻、中度肾功能不良者无须调整剂量。

本品在肝脏 CYP1A2 酶的作用下,广泛代谢为无活性物,发生羟化或去丙基化反应分别得到代谢物(1)和(2),去丙基物(2)可进一步代谢为酸类物质(3)。这些代谢产物均可与葡萄糖醛酸结合。去丙基物(2)仍然有多巴胺受体激动剂的活性,对 D_3 受体的亲和力大于 D_2 受体。羟化物(1)的活性较小,(3)无活性。

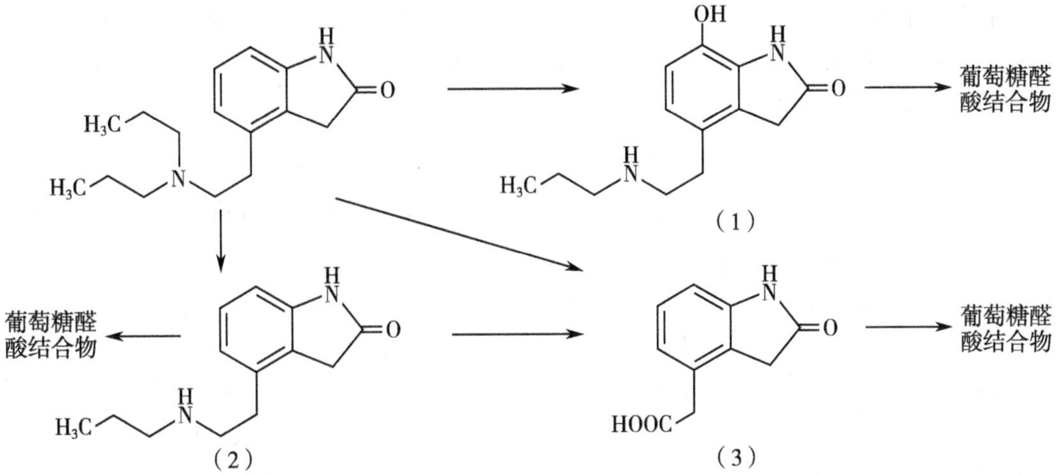
葡萄糖醛酸结合物
（1）
葡萄糖醛酸结合物
葡萄糖醛酸结合物
（2）
（3）

罗匹尼罗的构效关系如下。

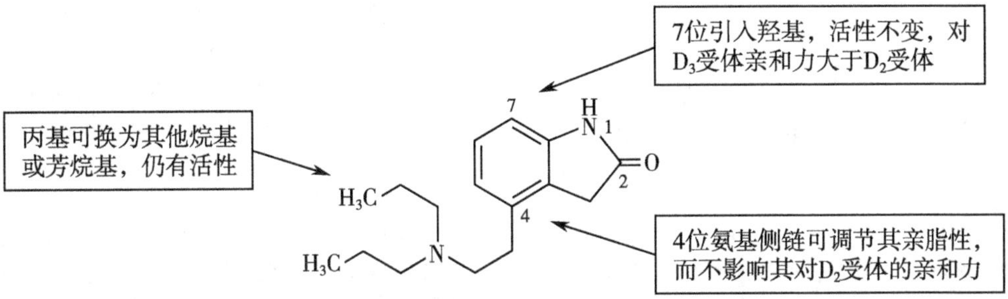
7位引入羟基，活性不变，对D_3受体亲和力大于D_2受体
丙基可换为其他烷基或芳烷基，仍有活性
4位氨基侧链可调节其亲脂性，而不影响其对D_2受体的亲和力

本品用于治疗 PD，治疗中度到重度的不宁腿（多动腿）综合征。既能改善运动徐缓、僵直和震颤，还能改善患者日常生活能力及抑郁情绪，减少长期使用 L-dopa 引起的并发症以及减轻患者现有的并发症。本品不良反应较轻，有梦幻、恶心、呕吐、消化不良、腹痛、头晕、嗜睡和体位性低血压。

除了本品以外，非麦角衍生物的多巴胺 D_2 受体激动剂还有普拉克索（pramipexole）和吡贝地尔（piribedil），这些药物的副作用较小，没有麦角衍生物的致肺纤维化作用，有望成为抗 PD 的一线药物。

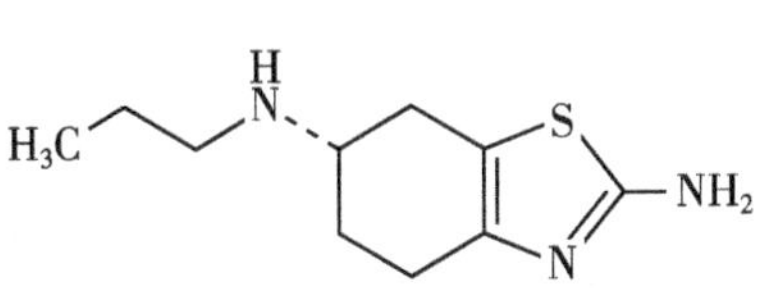

普拉克索（pramipexole）

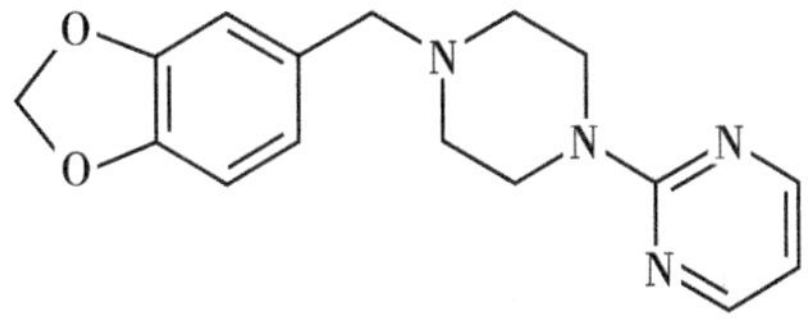

吡贝地尔（piribedil）

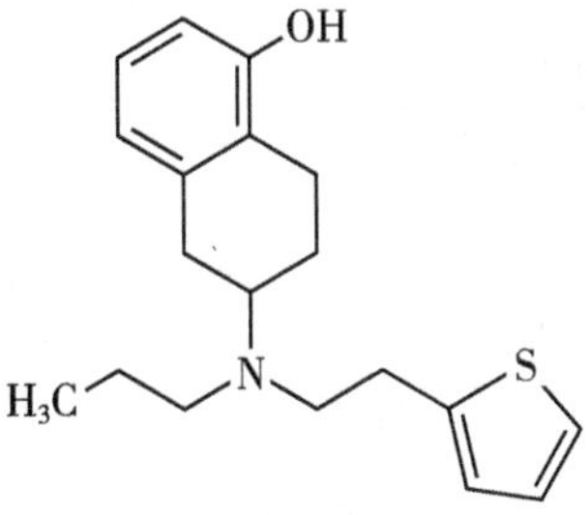

罗替戈汀（rotigotine）

新上市的药物有罗替戈汀(rotigotine)为非麦角类 $D_3/D_2/D_1$ 多巴胺激动剂,通过激活脑内尾状壳核的 D_3、D_2 和 D_1 受体发挥治疗效应,适用于早期特发性帕金森病的体征和症状,作为单一疗法或与 L-dopa 联合用药。

四、单胺氧化酶抑制剂和儿茶酚 -O- 甲基转移酶抑制剂

单胺氧化酶抑制剂(MAOI)和儿茶酚 -O- 甲基转移酶抑制剂(COMTI)可以作为多巴胺加强剂(dopamine-potentiating agents)治疗帕金森病。它们的作用机制是减少脑内多巴胺的代谢,提高多巴胺水平。常用药物如表 5-15 所示。

表 5-15 常用的 MAOI 和 COMTI

药物名称	药物结构	药理特点与用途
司来吉兰 selegiline		本品为选择性和不可逆性 MAOI,可降低脑内 DA 的代谢,延长 DA 的有效时间,可增强和延长 L-dopa 的疗效,降低 L-dopa 的用量,减少外周副作用,消除长期单用 L-dopa 出现的"开 - 关"现象。口服 1 小时达血药峰值
雷沙吉兰 rasagiline		本品为 MAOI 适用于特发性 PD 的症状和体征的治疗,作为初始单药治疗或 L-dopa 的辅助治疗
恩他卡朋 entacapone		本品为可逆的、特异性的 COMTI,主要作用于外周的 COMT,与左旋多巴制剂同时使用。常见的不良反应有腹泻、帕金森病症状加重、头晕、腹痛、体位性低血压
托卡朋 tolcapone		本品为选择性 COMTI。脑内外均有作用,可阻止 DA 转变成 3-O- 甲基多巴,后者能与 L-dopa 竞争入脑,增强 L-dopa 的疗效,与 L-dopa 及多巴脱羧酶抑制剂联用,可以治疗两药单用无法有效控制的 PD

五、其他类药物

一些作用于中枢的抗胆碱药物、抗抑郁药、多巴胺的重摄取抑制药物、5-HT$_{1A}$ 激动剂、腺苷受体拮抗剂、谷氨酸受体拮抗剂等也作为治疗 PD 的辅助药物,见表 5-16。

表 5-16 其他类药物

药物名称	药物结构	药理特点与用途
苯海索 benzhexol		本品能选择性阻断纹状体的胆碱能神经通路,对外周作用较小,有利于恢复 PD 患者脑内多巴胺和乙酰胆碱的平衡,改善 PD 患者的症状。口服吸收快可透过血脑屏障,1 小时起效,作用持续 6～12 小时。服用量的 56% 随尿排出,可从乳汁分泌

续表

药物名称	药物结构	药理特点与用途
布地品 budipine		本品抗 PD 作用与抑制多巴胺的重摄取有关，几乎无抗胆碱能活性，能改善 PD 症状，常与其他抗 PD 药物联用
阿米替林 amitriptyline		本品用于伴有精神抑郁的 PD 患者，其疗效与抗胆碱作用有关，也可能与儿茶酚胺的重摄取有关
沙立佐坦 sarizotan		本品具有中枢 5-HT$_{1A}$ 受体的激动作用，对严重的运动型缺陷没有作用，但能减少 L-dopa 引起的舞蹈病样运动徐缓，临床用于 PD 和 L-dopa 引起的运动徐缓，与 DA 的亲和力较弱
伊曲茶碱 istradefylline		本品为选择性的腺苷 A$_2$ 受体拮抗剂，能通过改变神经元的活动，改善 PD 患者的运动功能，临床用于 PD 和改善初期的运动障碍
金刚烷胺 amantadine		本品原是抗病毒药。有抗 PD 作用，为非竞争性的 NMDA 受体拮抗剂，可以减少神经毒性，改善记忆过程所需要的谷氨酸的传递，减慢运动神经退化过程，对神经有保护作用，用于 PD 和 AD 的治疗

案例分析

案例：PD 患者，68 岁，用 L-dopa/ 卡比多巴进行治疗。但 PD 症状仍在加重，且 BP 130/80，HR125，医生改用 MAOI 和维持原 L-dopa/ 卡比多巴给药量进行综合治疗。据报道 MAOI 与 L-dopa/ 卡比多巴联合疗法出现高血压症状，当给予患者司来吉兰与 L-dopa/ 卡比多巴联合用药治疗，是否出现类似的反应，请解释。

分析：一般的 MAOI 可在体内阻止 DA 的降解，增强药效，但可导致心率加快及高血压危象，不宜与 L-dopa 同用，需停用 L-dopa2 天后再使用。司来吉兰为选择性 MAOI，可降低脑内 DA 的代谢，延长 DA 的有效时间，作为治疗 PD 的辅助药物与 L-dopa 合用，可增强和延长 L-dopa/ 卡比多巴的疗效，降低 L-dopa 用量，减少外周副作用，消除长期单用 L-dopa 出现的"开 - 关"现象，明显减少 PD 的波动，与传统的非选择性 MAOI 不同，不会增加酪胺类物质的高血压反应。

思考题

1. 根据药物适应证分类，抗精神失常药可分为哪几类？各举一个药物。

2. 简述 L-dopa 治疗帕金森病的作用机制，临床上 L-dopa 常与苄丝肼或卡比多巴合用，为什么？

3. 临床常用的抗阿尔茨海默病药有哪几类？举例说明。

（陈毅平）

第六章 镇痛药和中枢兴奋药

学习要求

1. 掌握镇痛药和中枢兴奋药的分类及代表药物；盐酸吗啡、盐酸哌替啶、咖啡因、尼可刹米的结构、理化性质、代谢和用途；枸橼酸芬太尼、盐酸美沙酮的结构和用途。

2. 熟悉阿芬太尼、瑞芬太尼、纳洛酮、布托啡诺、布桂嗪、曲马多、洛贝林的结构、理化性质和用途；熟悉阿片受体激动剂和阿片受体拮抗剂的研究概况。

3. 了解阿片受体及阿片样物质；中枢兴奋药的研究概况。

疼痛是直接作用于身体的伤害性刺激在脑内的反映，是保护性警觉功能。疼痛是许多疾病的常见症状之一，剧烈疼痛可造成血压降低、呼吸衰竭，甚至导致休克。镇痛药选择性抑制和缓解各种疼痛，减轻疼痛导致的恐惧紧张和不安情绪，镇痛的同时不影响其他感觉如知觉、听觉等，并且能保持意识清醒。按照作用用途，镇痛药可分为阿片样镇痛药和非甾体抗炎药，阿片样镇痛药通过与痛觉传入神经的突触前膜和后膜的阿片受体结合，抑制前膜释放谷氨酸、神经肽 P 物质，并使后膜超极化，阻碍痛觉的传递，从而达到镇痛作用，长期使用后会产生耐受性和依赖性，出现成瘾性。非甾体抗炎药通过抑制前列腺素的合成，使局部痛觉感受器对缓激肽等致痛物质引起的痛觉敏感性减低，不易产生欣快、成瘾和呼吸抑制等副作用。

中枢兴奋药是能提高中枢神经系统功能活动的药物，主要作用于大脑、延髓和脊髓，对中枢神经的不同部位有一定程度的选择性。但这种选择性是相对的，随着给药剂量的增加，会使作用的强度加强，还会扩大对中枢的作用范围，导致选择性降低。用量过大时，会引起中枢神经系统广泛而强烈的兴奋，导致惊厥，甚至转为抑制，这种抑制不能再被中枢兴奋药所逆转，因此可危及生命。

第一节 镇 痛 药

镇痛药作用于中枢阿片受体，根据其与受体的相互作用，可分为阿片受体激动剂、阿片受体部分激动剂和阿片受体拮抗剂；按照结构和来源，又可分为吗啡生物碱类、半合成和全合成镇痛药物。

一、吗啡及其衍生物

天然来源的阿片含有超过 40 种不同的生物碱，大部分归为五类结构类型：吗啡（8%～17%）、可待因（0.7%～5%）、蒂巴因（0.1%～2.5%）、罂粟碱（0.5%～1.5%）和那可丁（1%～

10%）。1806 年，德国药剂师 Sertürner 从阿片中提取得到吗啡（morphine）。1952 年 Gazte 完成了吗啡的化学全合成，开创了吗啡类镇痛药研究的先河，为吗啡的结构修饰、简化和合成镇痛药的研究奠定了基础。

盐酸吗啡（morphine hydrochloride）

化学名为 17- 甲基 -3- 羟基 -4，5α- 环氧 -7，8- 二脱氢吗啡喃 -6α- 醇盐酸盐三水合物（（5α，6α）-7，8-didehydro-4，5-epoxy-17-methylmorphinan-3，6-diol）。

本品为白色有丝光的针状结晶或结晶性粉末，味苦，无臭，遇光易变质。易溶于水，微溶于乙醇。

本品是由五个环稠合而成的生物碱，具有多个手性中心，理论上应有 32 个光学异构体，但由于 C-9 位和 C-13 位乙氨基桥的限制，仅存在 16 个光学异构体。天然来源的吗啡为左旋对映体，5 个手性碳的构型分别为 5R、6S、9R、13S 和 14R。1968 年，Robinson 通过 X 射线衍射测定吗啡的构象呈 T 型，其中 A、B 和 D 环形成垂直部分，C 和 E 环形成顶部。

本品是阿片 μ 受体激动剂，具有包括镇痛活性在内的活性多样性。值得一提的是，人工合成的吗啡是光学异构体的混合物，其药理活性仅为天然品的一半。通过拆分合成吗啡的立体镜像分子，发现右旋吗啡无效。左旋吗啡对所有疼痛有效，但也存在多种副作用，包括呼吸中枢抑制、便秘、兴奋、欣快、恶心、瞳孔收缩、耐受性和成瘾性等。

本品结构中 3 位有酚羟基，呈弱酸性。17 位的叔氮原子呈碱性，因此是两性化合物，能与酸生成稳定的盐并使水溶性增加。临床上常用其盐酸盐。

3 位酚羟基的存在，使吗啡及其盐的水溶液不稳定，放置过程中，受光催化，遇空气中的氧可氧化变色，生成毒性大的伪吗啡［pseudomorphine，或称双吗啡（dimorphine）］和 N-氧化吗啡（N-oxymorphine），氧化反应机制为自由基反应。吗啡的稳定性受 pH 和温度影响，pH 为 4 时最稳定，中性和碱性条件下极易被氧化。因此，在配制吗啡注射液时，应调 pH3～

5，避光，充入氮气，加焦亚硫酸钠等抗氧剂，以保持其稳定。

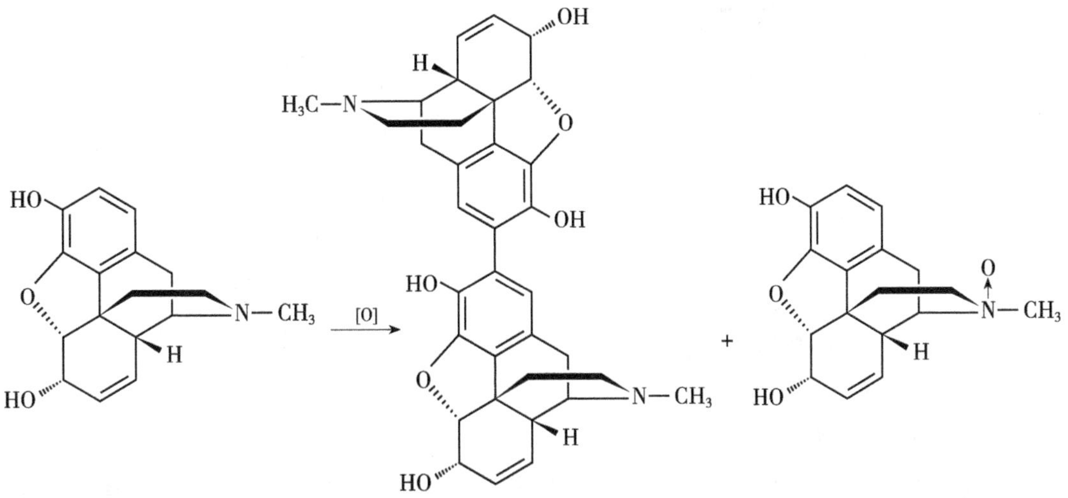

吗啡（morphine）　　伪吗啡（pseudomorphine）　　N-氧化吗啡（N-oxymorphine）

本品被铁氰化钾氧化后再与三氯化铁试液反应，生成亚铁氰化铁（普鲁士蓝）显蓝绿色，可待因无此反应，可供鉴别。与生物碱显色剂甲醛硫酸试液反应即显紫堇色；与钼硫酸试液反应显紫色，继变为蓝色，最后变为棕绿色。

本品与磷酸或盐酸一同加热反应，经脱水、重排，生成阿扑吗啡（apomorphine），后者用作催吐药。其具有邻苯二酚结构，更易被氧化，在碱性条件下被碘氧化后，在有水和醚的溶液中，水层呈绿色，醚层呈红色，《中华人民共和国药典》用此反应对本品中的杂质阿扑吗啡作限量检查。

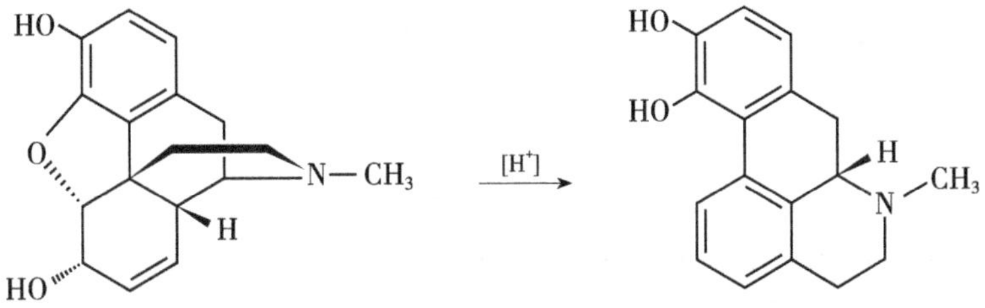

吗啡（morphine）　　阿扑吗啡（apomorphine）

本品口服虽可吸收，但由于肝首过效应大，生物利用度低，故常用于皮下注射，30分钟后可吸收60%，1/3与血浆蛋白结合。游离的吗啡迅速分布全身组织，少量通过血脑屏障进入中枢发挥作用。本品在肝脏代谢，其代谢途径是通过Ⅱ相结合反应，主要生成3-葡糖苷酸代谢物和6-葡糖苷酸代谢物，少数发生N-去甲基化生成去甲吗啡。吗啡及其代谢产物经肾脏随尿液排泄，少量经胆汁、汗液和唾液排泄。

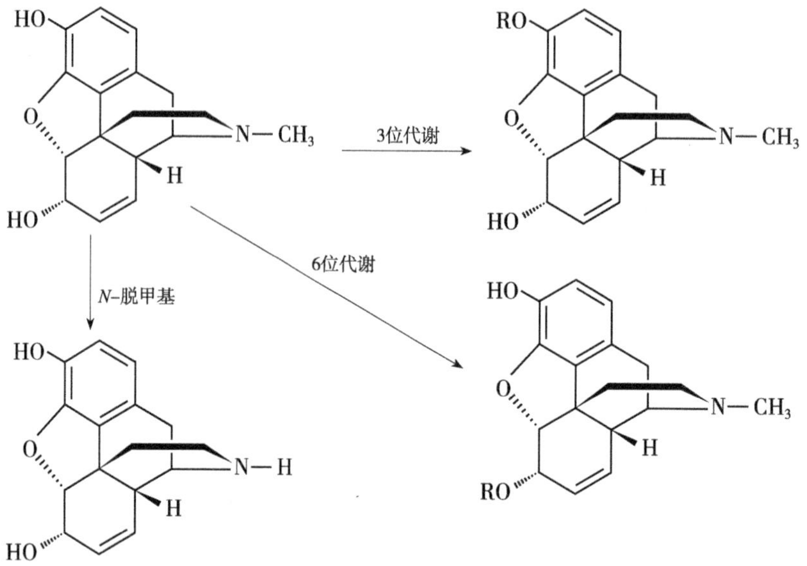

　　本品是阿片 μ 受体激动剂,具有镇痛、镇咳及镇静作用,临床主要用于抑制剧烈疼痛,与解痉药阿托品合用可解除内脏绞痛,也可用作麻醉前给药。本品不良反应多,成瘾性强,滥用危害极大。需按国家颁布的《麻醉药品管理条例》管理。

　　本品与吩噻嗪类抗精神病药、镇静催眠药、单胺氧化酶抑制剂、三环抗抑郁药、抗组胺药等合用,可加剧及延长吗啡的抑制作用;本品可增强香豆素类药物的抗凝血作用;与西咪替丁(cimetidine)合用,可能引起呼吸暂停、精神错乱、肌肉抽搐等。

　　吗啡的结构中含有 5 个重要的官能团,这些官能团与吗啡的活性及理化性质密切相关。为寻找吗啡的药效基团,其结构中的多个官能团成为结构修饰和改造的研究对象。

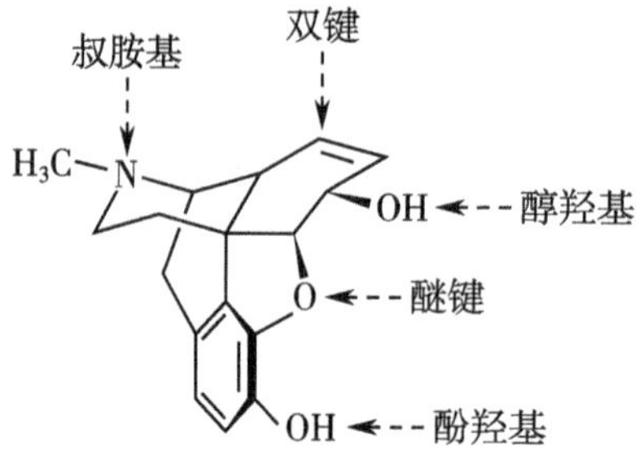

　　早期的化学修饰主要集中在 6 位羟基,先后发现异可待因(heterocodeine)、6- 乙基吗啡(6-ethyl morphine)、6- 乙酰基吗啡(6-acetyl morphine)等,结果发现它们均保留镇痛活性,说明 6 位羟基对活性不是至关重要的。

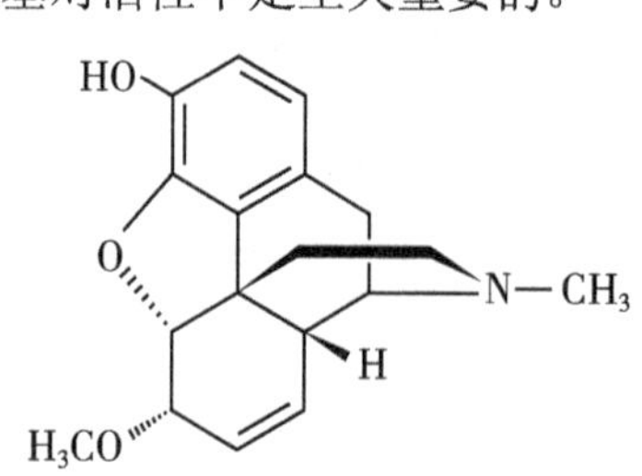

异可待因(heterocodeine) 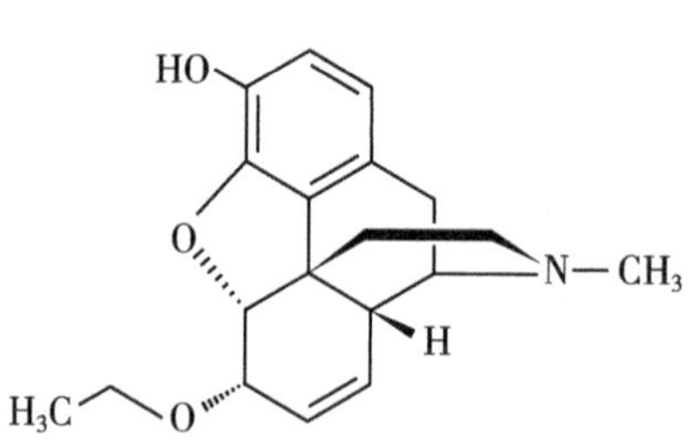　　　　　6-乙基吗啡(6-ethyl morphine)

6-乙酰基吗啡（6-acetyl morphine）

吗啡 3 位酚羟基烷基化得到可待因（codeine）和乙基吗啡（ethylmorphine）。3 位酚羟基烷基化后镇痛活性降低，但也导致成瘾性小、副作用少，说明 3 位酚羟基是影响活性的重要基团。可待因的镇痛活性仅为吗啡的 1/6，约 5% 的可待因是通过 CYP450 酶 CYP2D6 经 *O*-脱甲基代谢为吗啡，另一个代谢物可待因 -6- 葡糖苷酸也有活性。可待因可与阿司匹林、布洛芬或对乙酰氨基酚合用治疗中度疼痛。其副作用包括呼吸抑制、便秘、恶心、瘙痒、口干、嗜睡。

可待因（codeine）　　　　　乙基吗啡（ethylmorphine）

将吗啡的 3 位、6 位羟基同时酯化，得到海洛因（heroin），其进入脑内首先快速产生愉悦快感，对阿片受体的结合活性极低。再经酯酶脱除 3- 乙酰基，代谢形成 6- 乙酰基吗啡，其镇痛作用强于吗啡。海洛因多次注射后副作用更大，容易导致成瘾性和耐受性，已列为禁药。

将吗啡的 6 位醇羟基氧化成酮，引起活性下降，进一步将 7,8 位双键还原后发现与受体结合活性稍有增强，这样改造的结果得到氢吗啡酮（hydromorphone），其活性是吗啡的 5倍，但后来发现其存在潜在的导致死亡的风险，现已撤出临床。在氢吗啡酮 3 位引入甲基，得到的氢可酮（hydrocodone）活性比氢吗啡酮低 4～5 倍。不发生 3 位 *O*- 脱甲基即可对受体产生激动作用，C 环的 7,8 位双键 -6- 酮结构亦可增强与受体的结合能力。氢可酮与抗胆碱能药物如后马托品等合用，以避免药物滥用。另外，也可与对乙酰氨基酚或阿司匹林合用治疗疼痛。

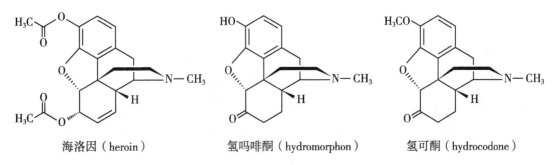

海洛因（heroin）　　　　氢吗啡酮（hydromorphon）　　　　氢可酮（hydrocodone）

在吗啡的结构中引入其他官能团，期待发现与受体结合的位点。结果发现，在 14 位引入醇羟基可增强活性，提示与受体活性位点产生了新的氢键相互作用。例如，在氢吗啡酮的 14 位引入羟基，得到的羟吗啡酮（oxymorphone），其口服生物利用度却低于原型，原因是吸收减少并且首过代谢增加。以蒂巴因为原料合成得到羟考酮（oxycodone），相当于在氢可酮的 14 位引入羟基。由于羟基的引入使受体亲和力增强，羟考酮口服活性比氢可酮强 1.5 倍，生物利用度为 65%～87%。与阿片类镇痛药代谢途径类似，羟考酮也经过 N- 脱甲基、O- 脱甲基和葡萄糖醛酸化代谢。

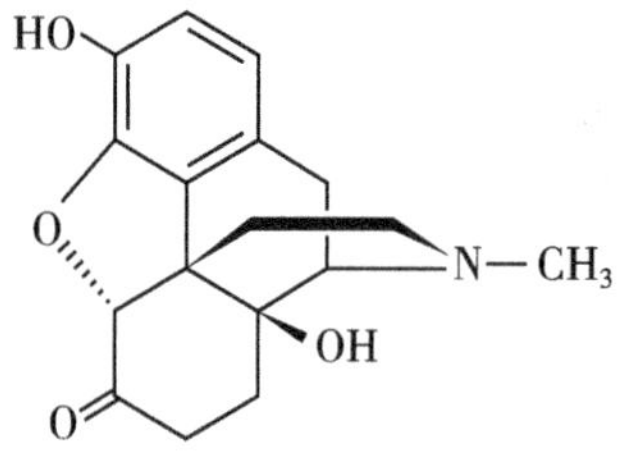

羟吗啡酮（oxymorphone） 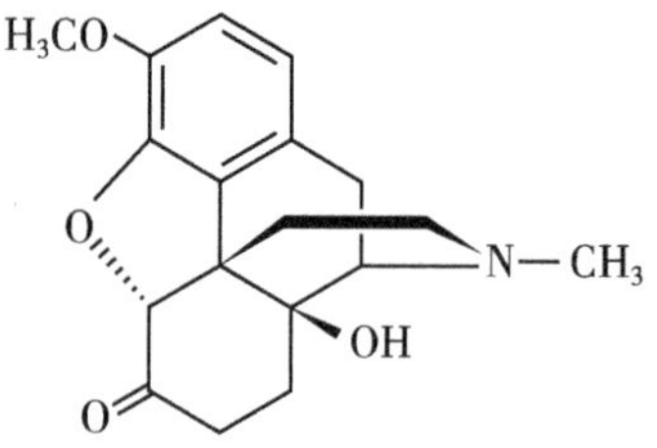　　　　羟考酮（oxycodone）

构象限制是指保留与靶标相互作用的活性构象，同时剔除与非作用靶标相互作用的构象，目的是增强活性，改善选择性和减少副作用。吗啡的镇痛活性与 T 型骨架构象严格相关，引入多余的稠合环有助于限制阿片类镇痛药的 T 型骨架构象。通过蒂巴因合成得到疏水性更大的埃托啡（etorphine），它的镇痛活性是吗啡的 10 000 倍，透过血脑屏障的速度是吗啡的 300 倍，与受体结合位点的结合力是吗啡的 200 倍，但其治疗指数低。将埃托啡的双键还原得到二氢埃托啡（dihydroetorphine），它的镇痛活性高于埃托啡，戒断症状及精神依赖性明显轻于吗啡，但易于导致成瘾性，滥用倾向加大。适用于各种急性重度疼痛的镇痛，如重度创伤性疼痛和使用吗啡、哌替啶无效的急性剧烈疼痛的镇痛。

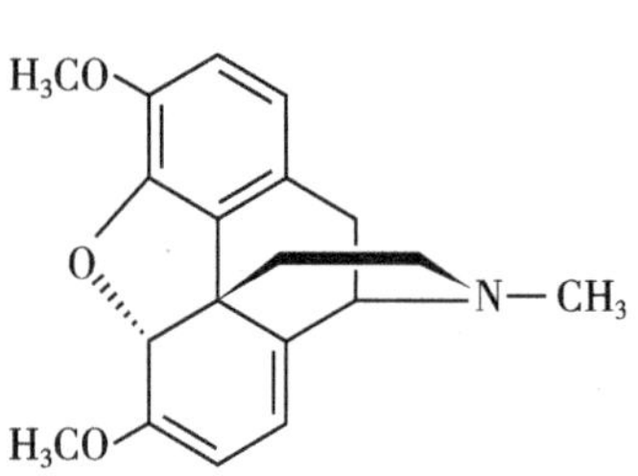

蒂巴因（thebaine） 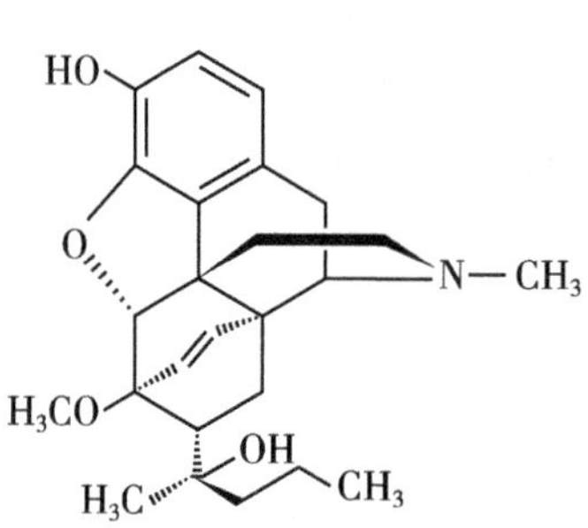　　　　埃托啡（etorphine） 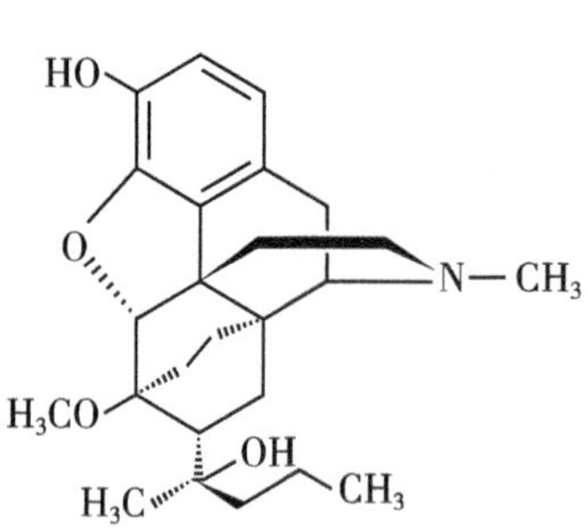　　　　二氢埃托啡（dihydroetorphine）

氮原子形成的叔胺结构对活性影响很大，季铵化或去甲基均导致活性下降或消失。当氮上的烷基从甲基变化到丁基时，镇痛活性逐步降低，但引入己基时活性稍有增加。当氮上引入苯乙基时，得到苯乙基吗啡（N-phenethyl morphine），镇痛活性是吗啡的 14 倍。说明引入的苯基可与受体的疏水区进行结合。

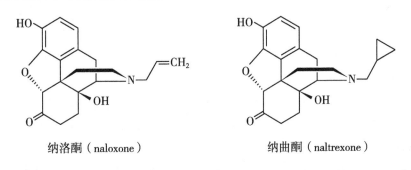

季铵化吗啡　　　　　　去甲基吗啡　　　　　　苯乙基吗啡
（quaternized morphine）　（demethylated morphine）　（*N*-phenethyl morphine）

当用烯丙基或环丙基取代吗啡结构中的氮原子时，导致吗啡样物质对受体的作用发生逆转，由激动剂变为拮抗剂。例如纳洛酮（naloxone）和纳曲酮（naltrexone），两者均无镇痛作用，都是阿片受体的拮抗剂，其中纳曲酮的活性比纳洛酮强8倍。它们在临床上可用于服用吗啡或海洛因中毒的成瘾者的解救。

纳洛酮（naloxone）　　　　　　　　　　纳曲酮（naltrexone）

案例分析

　　案例：某小细胞肺癌患者服用硫酸吗啡缓释片，疼痛缓解同时出现恶心、呕吐、嗜睡，进而发展为反应迟钝、呼吸浅慢、双瞳孔缩小成针尖样、血压下降，可判断为吗啡中毒，作为药师，如何解救？

　　分析：吗啡中毒时，可采用人工呼吸救治，或给予升压药提高血压，服用β肾上腺素受体阻断剂减慢心率，补充液体维持循环功能，静脉注射拮抗剂纳洛酮0.005～0.01mg/kg或一次给药0.4mg；也可用烯丙吗啡等作为拮抗药等解救。注意停药后的戒断症状，表现为兴奋、发热、出汗、流泪、失眠、震颤、呕吐、腹泻、肌肉疼痛和挛缩等。

二、合成镇痛药

　　早期对吗啡的结构修饰发现了一些镇痛活性优于吗啡的药物，但是其精神和身体依赖性问题未能得到解决。考虑吗啡的完整碳骨架对活性的必要性，而且一个复杂天然产物若能结构简化，就可以更容易地合成它的类似物。因此，化学家分别除去吗啡的各个稠合环，得到合成镇痛药，按结构类型，主要分为吗啡喃类、苯吗喃类、哌啶类、氨基酮类和其他类。

（一）吗啡喃类药物

移除吗啡骨架的E环，化合物的活性完全消失，充分说明了碱性氮原子对镇痛活性至关重要。

移去氧桥即 D 环、3,6 位羟基和 7,8 位双键,得到吗啡喃类化合物,仍保留镇痛活性,说明 D 环不是活性必需结构片段。N- 甲基吗啡喃(N-methyl morphinan)的活性仅有吗啡的20%。在其结构中引入 3- 羟基得到左啡诺(levorphanol),由于极性小于吗啡,易进入中枢神经系统,镇痛作用是吗啡的 5 倍,作用时间延长,但副作用也增加。将左啡诺的氮上取代基换为环丁基甲基,得到布托啡诺(butorphanol),成瘾性小,作为阿片受体部分激动剂,可竞争性拮抗 μ 受体,激动 κ 受体,镇痛活性是吗啡的 4 倍。布托啡诺可增加肺动脉压、肺血管阻力、全身动脉压和心脏负荷,因而不能用于心肌梗死患者的止痛。

N-甲基吗啡喃(N-methyl morphinan)　　　左啡诺(levorphanol)　　　布托啡诺(butorphanol)

(二)苯吗喃类药物

打开 C 环和 D 环,得到仍保留镇痛活性的苯吗喃类。值得一提的是,两个顺式甲基可模拟吗啡的 C 环。用苯乙基取代 N- 甲基,得到活性比吗啡强 4 倍的非那佐辛(phenazocine),在镇痛水平上无依赖性。引入异戊烯得到长效镇痛药喷他佐辛(pentazocine)。它可拮抗阿片 μ 受体,是 κ 受体全面激动剂和 δ 受体弱激动剂,成瘾性极低。环佐辛(cyclazocine)的作用时间更长,镇痛作用是吗啡的 200 倍,没有成瘾性,也不造成呼吸抑制。

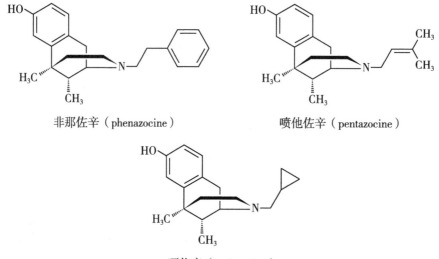

非那佐辛(phenazocine)　　　喷他佐辛(pentazocine)

环佐辛(cyclazocine)

(三)哌啶类药物

除去吗啡的 B、C 和 D 环,得到 4- 苯基哌啶类化合物。这类化合物是化学家在 20 世纪40 年代研究可卡因的类似物时发现的。哌替啶(pethidine)具有 4- 苯基哌啶的母环结构,其空间构象与吗啡的 A、E 环重合,镇痛作用低于吗啡,副作用较吗啡低。由于起效快,作用时间短,不会引起呼吸抑制,可用于新生儿镇痛。

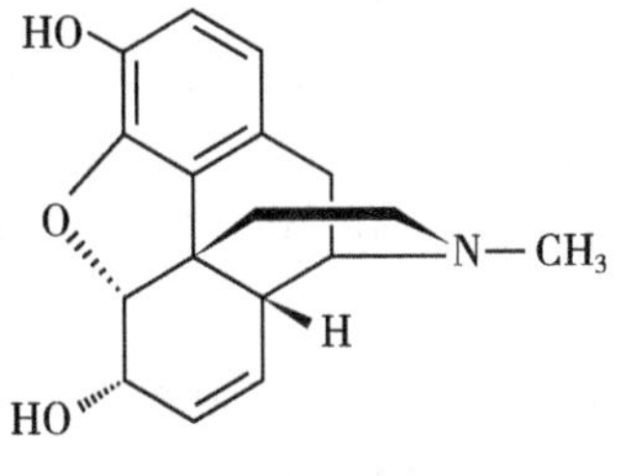

吗啡（morphine） 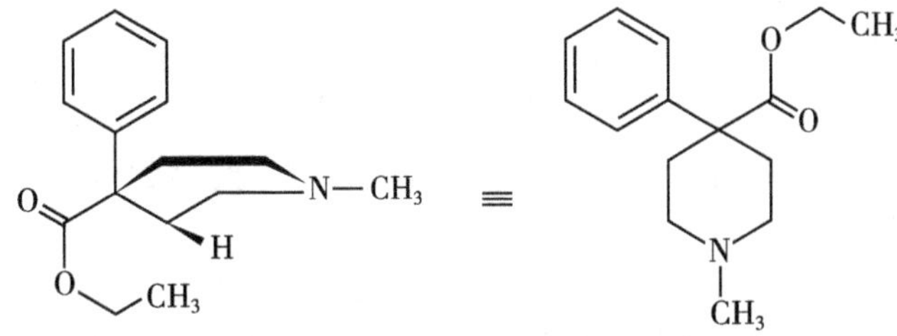　　　　　　　　　　　　　　　　　　　　　哌替啶（pethidine）

当以较大的基团替换哌替啶结构中的哌啶环上 1 位氮原子的 *N*- 甲基时,镇痛作用增强,有些药物已用于临床。其中阿尼利定（anileridine）的作用与哌替啶相似,用于止痛和辅助麻醉。匹米诺定（piminodine）镇痛作用较哌替啶强,可用于胆囊炎合并胆结石、胰腺炎、癌症等引起的剧痛。苯哌利定（phenoperidine）的镇痛强度约为哌替啶的 50～100 倍,静脉注射后作用持续约 30～60 分钟,但其残存的镇痛作用可持续 4～6 小时。

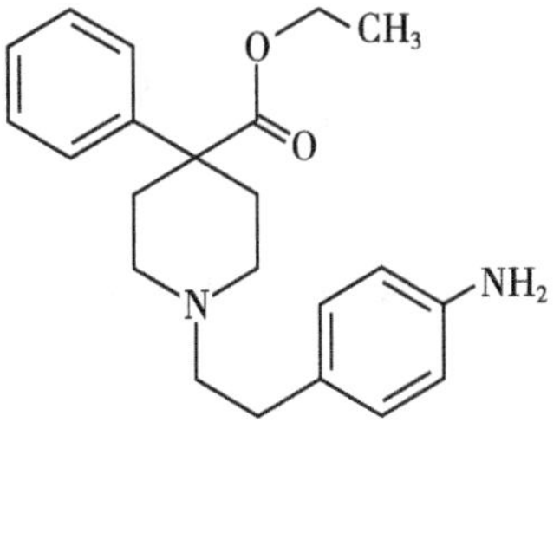

阿尼利定（anileridine） 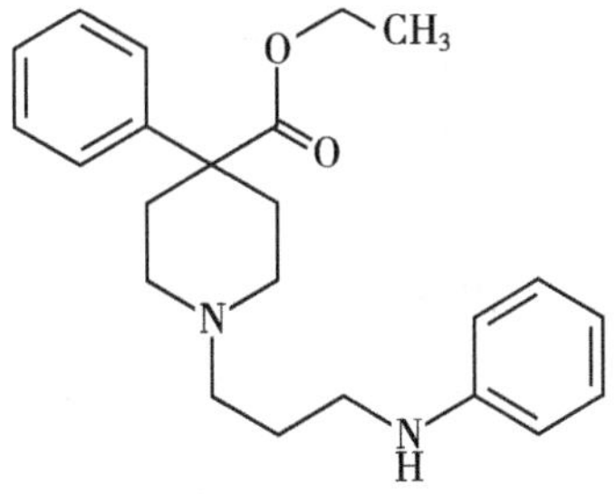　　　匹米诺定（piminodine） 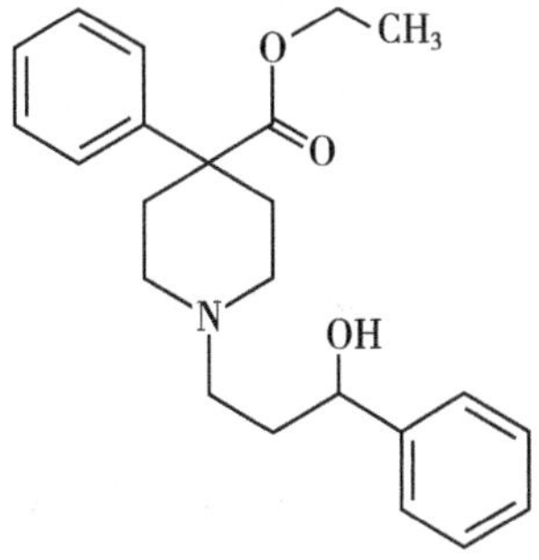　　　苯哌利定（phenoperidine）

哌替啶体内代谢生成的哌啶 -4- 甲酸衍生物无活性,但易于引起蓄积中毒。利用生物电子等排体中的基团反转,即同一功能基团间进行的电子等排,将哌替啶中的 4- 甲酸乙酯部分的 -COO- 反转变为 -OCO-,同时在哌啶环 3 位引入甲基,可使镇痛效果增强,得到阿法罗定（alphaprodine）和倍他罗定（betaprodine）。其中倍他罗定作用强度约为吗啡的 5 倍。

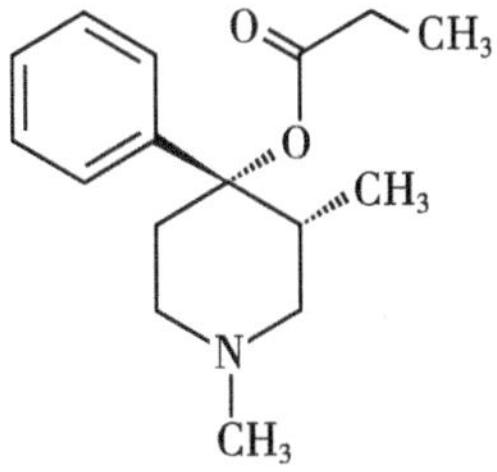

阿法罗定（alphaprodine） 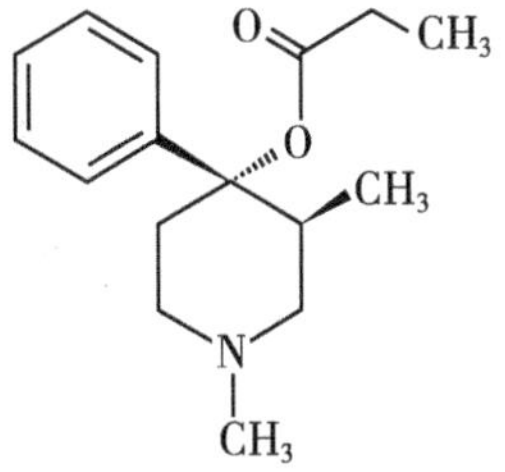　　　　　　　　倍他罗定（betaprodine）

将哌替啶的苯环和哌啶环之间增加氮原子,并改变哌啶氮原子的取代基,得到了 *N*- 苯基哌啶类镇痛药芬太尼（fentanyl）及其类似物。芬太尼是强效镇痛药，镇痛作用是哌替啶的 500 倍、吗啡的 80 倍，适用于剧痛的镇痛。

将芬太尼哌啶环上 1 位侧链的苯基换成 N- 乙基四氮唑酮基，并在 4 位引入 4- 甲氧亚甲基得到阿芬太尼（alfentanil），其镇痛作用强度为吗啡的 25 倍。将阿芬太尼的 N- 乙基四氮唑酮基换成噻吩基得到舒芬太尼（sufentanil），它的安全性好，治疗指数高，镇痛作用强度是吗啡的 600～800 倍。这两个药物起效快，持效时间短，临床用于镇痛和辅助麻醉。

在芬太尼的哌啶环 4 位引入酯基，得到卡芬太尼（carfentanil），其作用强度是吗啡的 10 000 倍。将卡芬太尼的苯乙基换为甲氧基羰乙基，得到瑞芬太尼（remifentanil），其作用强度是吗啡的 500～800 倍，静脉注射给药，起效快，维持时间短，酯键水解后失去活性，可以避免产生呼吸抑制副作用。

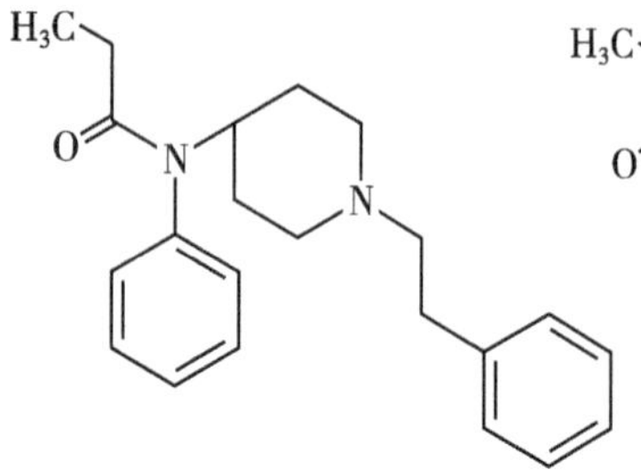

芬太尼（fentanyl） 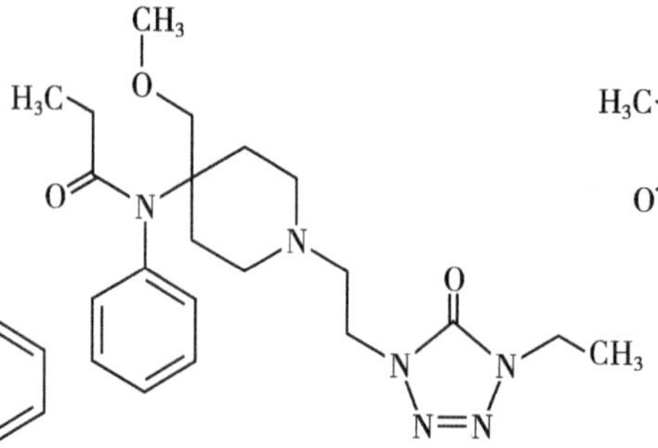　　　阿芬太尼（alfentanil） 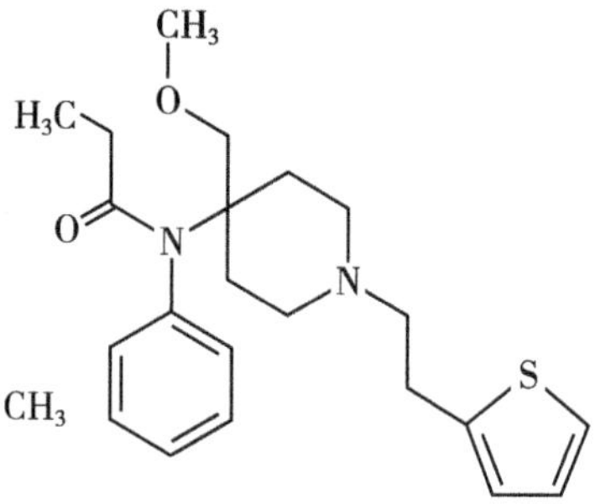　　　舒芬太尼（sufentanil）

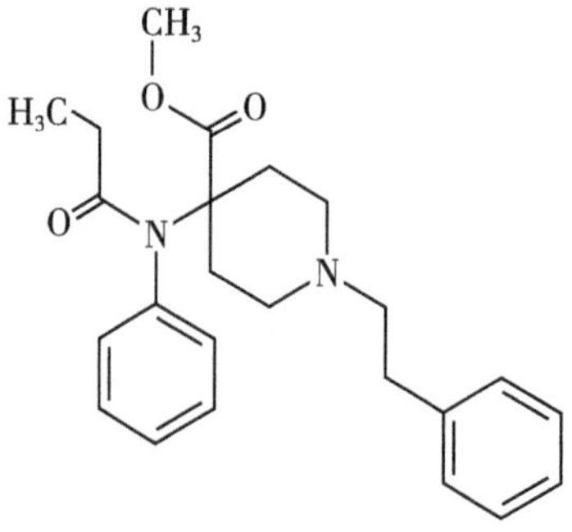

卡芬太尼（carfentanil） 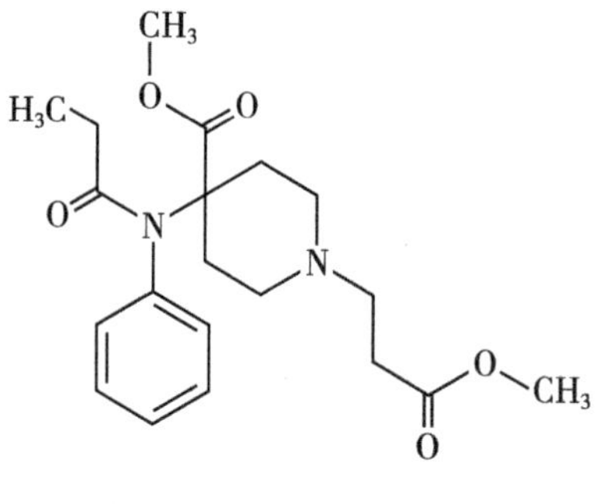　　　瑞芬太尼（remifentanil）

盐酸哌替啶（pethidine hydrochloride）

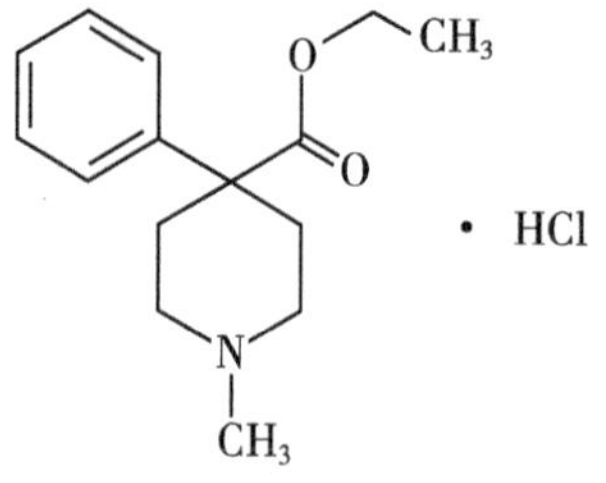

化学名为 1- 甲基 -4- 苯基 -4- 哌啶甲酸乙酯盐酸盐（1-methy-4-phenyl-4-piperidinecarboxylic acid ethyl ester hydrochloride)，又名度冷丁（dolantin）。

本品为白色结晶性粉末，无臭或几乎无臭。在水或乙醇中易溶，溶于三氯甲烷，几乎不溶于乙醚。pK_a（HB^+）8.7，易吸潮，遇光易变质，故应密闭保存。mp.186~190℃。

本品分子中具有酯的结构，在酸催化下易水解，pH4 时最稳定。

本品的乙醇溶液可与三硝基苯酚反应，生成黄色结晶性沉淀。沉淀物为苦味酸盐，其mp.188~191℃，可用于本品的鉴别。

本品口服易吸收，存在肝首过效应，生物利用度为 50%，故临床常注射给药。血浆蛋白结合率 40%～60%，半衰期约 3～4 小时。在肝脏中被广泛代谢，主要代谢途径有两条：一是被人体内羧酸酯酶水解代谢成哌替啶酸，然后与葡萄糖醛酸结合；二是 N-脱甲基形成去甲哌替啶，然后进一步水解代谢成去甲哌替啶酸，再与葡萄糖醛酸形成结合物经肾脏排出，代谢产物去甲哌替啶（norpethidine）几乎无镇痛活性，但却有很强的中枢兴奋作用，半衰期长达 15～30 小时，其在体内蓄积可产生毒性，故大剂量应用哌替啶可产生中枢兴奋副作用，导致呼吸抑制，出现震颤、肌肉挛缩、反射亢进甚至惊厥等。

哌替啶酸　　　葡萄糖醛酸结合产物
去甲哌替啶　　去甲哌替啶酸　　葡萄糖醛酸结合产物

本品为典型的阿片 μ 受体激动剂，是目前临床上最常用的人工合成强效镇痛药。镇痛活性仅为吗啡的 1/10～1/8，但成瘾性弱，不良反应少。由于本品起效快，作用时间短，对新生儿的呼吸抑制作用影响较小，故适用于分娩止痛，临床还用于各种剧烈疼痛、心源性哮喘的辅助治疗，可与氯丙嗪、异丙嗪等合用进行人工冬眠。

本品的耐受性和成瘾性程度介于吗啡与可待因之间，一般不连续使用。治疗剂量时可出现轻度的眩晕、出汗、口干、恶心、呕吐、心动过速及直立性低血压等。本品中毒解救措施与吗啡相同，但使用阿片受体拮抗剂解救时，会使中毒出现的中枢兴奋和惊厥等症状加重，此时只能使用地西泮或巴比妥类药物解救。

本品禁用于颅脑损伤、颅内占位性病变、慢性阻塞性肺疾患、支气管哮喘、肺源性心脏病（肺心病）等。严禁与单胺氧化酶抑制剂同时使用。

案例分析

案例: 某晚期肿瘤患者欲使用哌替啶片剂和注射剂用于止痛,作为药师如何判断?

分析: 不可以。世界卫生组织明确提出,盐酸哌替啶不适于中、重度癌痛的治疗,其理由是:本品有效镇痛时间较短;其代谢产物之一去甲哌替啶对患者的神经系统和肾脏毒性大,长期使用可产生震颤、抽搐、肌痉挛、癫痫大发作,且不能被纳洛酮所拮抗;本品可降低心肌收缩力,引起血压下降等;本品皮下或肌内注射均可能引起局部发炎和组织硬结,反复注射可造成肌肉组织重度纤维化;注射后脑内浓度迅速上升,容易成瘾。

(四)氨基酮类药物

仅保留吗啡的 A 环,得到氨基酮类化合物,以美沙酮(methadone)为代表。美沙酮结构中 N- 原子季铵化,与分子中羰基氧原子的孤对电子相互吸引,形成的空间构象与哌替啶相同,可看作是开环的哌啶类化合物。本品是 μ 受体激动剂,药效与吗啡类似,但作用时间长于吗啡,这与其体内代谢产生半衰期更长的活性镇痛剂去甲美沙醇和二去甲美沙醇有关。与吗啡相比不易产生耐受性,药物依赖性低,可用于治疗海洛因依赖脱毒和替代维持治疗。口服吸收良好,30 分钟起效,作用时间维持 24～36 小时。

美沙酮的结构骨架的变化一般会引起镇痛作用减弱,仅有个别化合物被开发,其中乙酰美沙醇(acetylmethadol)临床用于戒毒。

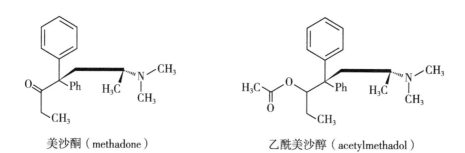

美沙酮(methadone)　　　　　　乙酰美沙醇(acetylmethadol)

(五)其他类药物

地佐辛(dezocine)为氨基四氢萘类化合物,具有吗啡的 A、B 环结构和类似的氨基,其立体构型与吗啡的 A、B 环结构相似,药理作用表现为 μ 受体拮抗剂、κ 受体激动剂,为拮抗性镇痛药物,成瘾性小,作用弱于喷他佐辛,用于缓解术后疼痛。

曲马多(tramadol)为环己烷衍生物,具有与 4- 苯基哌啶类似的空间构型,为 μ 受体激动剂,同时,它还具有单胺重摄取的抑制作用,产生阻断疼痛信号传导的作用,可以替代吗啡、哌替啶用于中至重度急、慢性疼痛的镇痛。

布桂嗪(bucinnazine)镇痛作用约为吗啡的 1/3,注射后起效快,为速效镇痛药。对皮肤、黏膜和运动器官的疼痛有明显抑制作用,对内脏器官的疼痛效果较差。临床上用于偏头痛、三叉神经痛、炎症性及外伤性疼痛、关节痛、痛经、癌症引起的疼痛等。

地佐辛（dezocine）　　　　曲马多（tramadol）　　　　布桂嗪（bucinnazine）

三、阿片受体及阿片样物质

（一）阿片受体

尽管吗啡早在 19 世纪就已经分离得到,但人们花费数十年研究吗啡的镇痛作用机制。直到 20 世纪 70 年代,才发现吗啡可激活中枢神经系统的阿片受体,导致传递至脑部的疼痛信号减弱。阿片受体主要分为三类:μ（MOR）、κ（KOR）和 δ（DOR）受体。这些受体都属于 G 蛋白耦联受体家族。吗啡作用于三种类型的阿片受体,是 μ、κ 和 δ 受体激动剂,对三种受体的作用依次减弱。

鉴于受体的功能和副作用,不同的阿片受体之间存在差异。例如,激活 μ 受体引起镇静和最强的镇痛作用,但是这一受体也与最严重的副作用如呼吸抑制、便秘和成瘾密切相关。激活 δ 受体不会诱发呼吸抑制、便秘或身体依赖性。而激活 κ 受体不引起呼吸或便秘副作用,但有低度的身体依赖风险。迄今,κ 受体被认为这些受体当中较安全的,也是新型镇痛药物设计的理想靶标。

近 30 年的实验室研究,对 μ、κ 和 δ 受体的认识已较清楚,其基因编码已被克隆。最近 cDNA 编码一种称之为"孤立阿片"受体,与经典阿片受体有高度同源性,称其为阿片样受体（opioid receptor-like,ORL1）。每种阿片受体都存在亚型。

1957 年,Beckett 和 Casy 提出与药效构象相适应的阿片受体假想模型（图 6-1）,此模型后被证实只适用于阿片 μ 受体亚型配体。

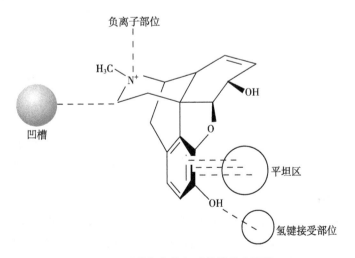

图 6-1　吗啡类药物与受体的结合图像

1976 年，Snyder 等认为受体的结合位点上还存在一定的立体空间要求，应存在两个分开的辅助的疏水性结合区，一个是激动剂结合区，另一个是拮抗剂结合区。在这一模型上，激动剂结合区远离氮原子并处于垂直方向，而拮抗剂结合区靠近氮原子并处于水平方向。例如，苯乙基吗啡的酚羟基、芳香环及胺官能团与受体结合，总体结果是苯乙基处于垂直方向，与激动剂结合区结合，从而导致激动活性增加。

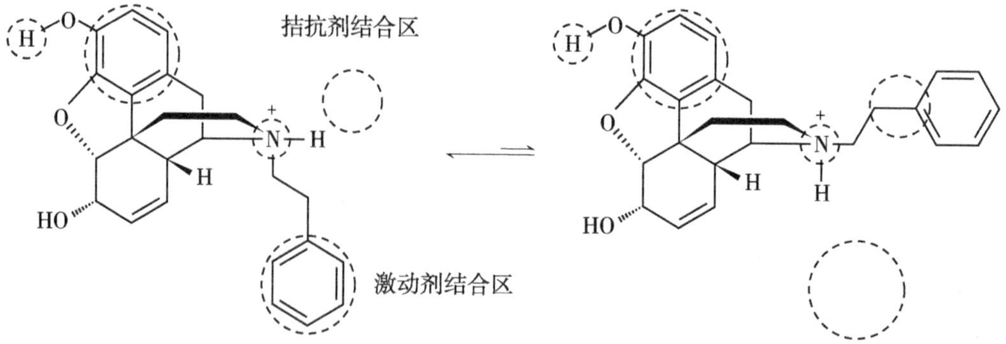

而烯丙基吗啡的官能团烯丙基容易与水平方向附近的拮抗剂结合区结合，而不易达到垂直方向的激动剂结合区，只能产生弱的相互作用。

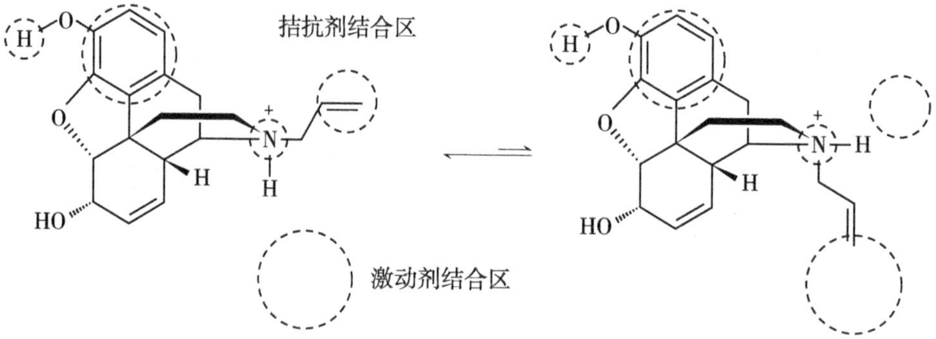

纳洛酮的 14- 羟基的存在阻碍了烯丙基与垂直方向的激动剂结合区的结合，使烯丙基保持在水平方向，使之无法产生垂直方向的异构体。这样得到纯的阿片受体拮抗剂。

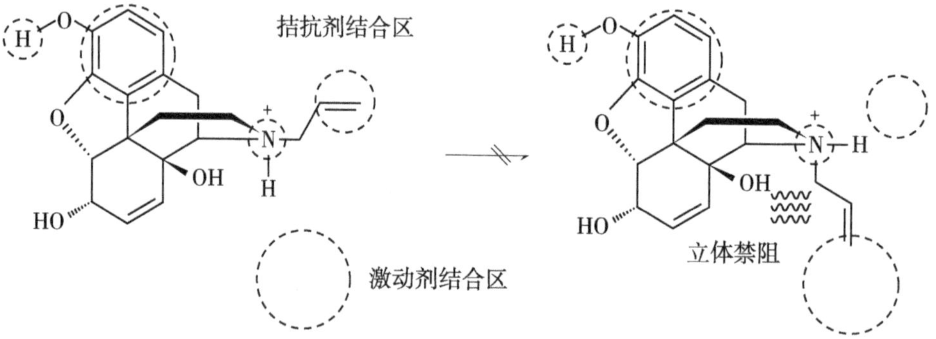

（二）阿片样物质

1975 年，Hughes 等从猪脑中分离得到两个具有阿片样镇痛作用的五肽，称为脑啡肽（enkephalin），它们分别为亮氨酸脑啡肽（leucine enkephalin，LE）和甲硫氨酸脑啡肽（methionine enkephalin，ME）。两者的结构相似，具有四个相同的氨基酸残基，依次为酪氨酸（Tyr）、甘氨酸（Gly）、甘氨酸（Gly）和苯丙氨酸（Phe），区别仅在于 C 端一个氨基酸残基的差别，一个为亮氨酸（Leu），另一个为甲硫氨酸（Met）。

H-Tyr-Gly-Gly-Phe-Leu-OH　　　　　　　H-Tyr-Gly-Gly-Phe-Met-OH

亮氨酸脑啡肽（leucine enkephaline，LE）　甲硫氨酸脑啡肽（methionine enkephaline，ME）

　　两者在脑中的分布与阿片受体的分布一致，主要作用于阿片 δ 型受体，对 μ 受体也有一定程度的亲和力，显示与吗啡相似的生理作用。从化学结构上看，脑啡肽和吗啡分别为多肽和具有刚性稠环结构的生物碱，差异很大。但是，X 射线衍射法研究证实，脑啡肽的主要构象为 Gly-Gly 和 Gly-Phe 之间的 β 折叠型，此时分子形成 U 形，与吗啡空间结构非常相似。其酪氨酸残基中的氨基 N 相当于吗啡的 N 原子，酚环与吗啡结构 A 环相当；苯丙氨酸残基中的芳香环相当于吗啡中 C 环。

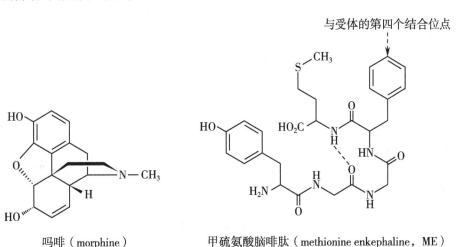

吗啡（morphine）　　　　甲硫氨酸脑啡肽（methionine enkephaline，ME）

　　在目前发现的多种内源性阿片肽的结构中，虽然氨基酸残基的数目可以是 5 到 33 个，但都在氮端连接着 ME 或 LE。说明酪氨酸 - 甘氨酸 - 甘氨酸 - 苯丙氨酸 - 甲硫氨酸（或亮氨酸）序列是与阿片受体结合及表现生理活性所必需的结构。

　　内源性阿片肽易于被肽酶降解失活，若通过改变肽类物质的结构，达到延长或阻断降解的效果，预期可以增强肽类物质的作用时间，这为寻找非成瘾性的镇痛药物提供了新的思路。当用 D-Ala 取代甲硫氨酸脑啡肽中 Gly，并将 Phe 甲基化、甲硫氨酸酰胺化则得到美克法胺（metkefamide），其镇痛活性与吗啡相似，但不易产生呼吸抑制、成瘾性等副作用。

Tyr-D-Ala-Gly-Phe-Me-Met-NH$_2$

美克法胺（metkefamide）

　　内啡肽（endorphin）是一种由脑垂体分泌的与镇痛及精神活动相关的多肽。1975 年，Hughes 和 Kosterlitz 由猪脑中分离得到 α、β 和 γ 三种内啡肽，分别含 16、31 和 17 个氨基酸残基，其结构相似，N 端 1～5 肽片段为甲硫氨酸脑啡肽序列，仅 C 端不同，其中，β- 内啡肽与阿片 μ、δ 和 κ 受体均有高度亲和力，镇痛作用最强，为吗啡的 10 倍，同时，它与脑啡肽一起参与神经传导，还具有内分泌调节作用。

H–Tyr–Gly–Gly–Phe–Met–Thr–Ser–Glu–Lys–Ser–Gln–Thr–Pro–Leu–Val–Thr–OH α–内啡肽

H–Tyr–Gly–Gly–Phe–Met–Thr–Ser–Glu–Lys–Ser–Gln–Thr–Pro–Leu–Val–Thr–Leu–OH γ–内啡肽

H–Tyr–Gly–Gly–Phe–Met–Thr–Ser–Glu–Lys–Ser–Gln–Thr–Pro–Leu–Val–Thr–Leu–Phe–Lys–Asn–Ala–Ile–

Ile–Lys–Asn–Ala–Tyr–Lys–Lys–Gly–Glu–OH β–内啡肽

1979 年，Goldstein 从猪脑及垂体中分离提纯得到了强啡肽（dynorphin）。强啡肽是目前已知的活力最强的内源性阿片肽，主要作用于阿片 κ 受体，与 μ 和 δ 受体也有一定的亲和力，对豚鼠回肠的生物活性是亮氨酸脑啡肽的 700 倍。含有 17 个氨基酸残基，结构中 N- 端 1～5 肽片段为亮氨酸脑啡肽序列，生理功能多种多样，除了最早被人们认识到的显著的镇痛功能外，对心血管系统和呼吸系统也有明显的调节功能，也表现出很强的成瘾性和药物依赖性。

H–Tyr–Gly–Gly–Phe–Leu–Arg–Arg–Ile–Arg–Pro–Lys–Leu–Lys–Trp–Asp–Asn–Gln–OH

强啡肽（dynorphin）

第二节 中枢兴奋药

中枢兴奋药按照化学结构及来源可分为生物碱类、酰胺类、苯乙胺类及其他类。根据作用的选择性和用途，可分为：①主要兴奋大脑皮质的药物；②主要兴奋延髓的药物；③脊髓兴奋药；④反射性兴奋药。

一、大脑皮质兴奋药

咖啡因（caffeine）是从茶叶及咖啡果中提取出来的一种黄嘌呤类生物碱，最初于 1820 年由 Runge 从咖啡豆中得到，1899 年，由 Fischer 首次完成化学全合成。可可碱（theobromine）和茶碱（theophylline）是与咖啡因类似的天然黄嘌呤的 N- 甲基衍生物，它们结构相似，药理活性也相似。其中咖啡因为 1,3,7- 三甲基黄嘌呤，茶碱为 1,3- 二甲基黄嘌呤，可可碱为 3,7- 二甲基黄嘌呤。茶叶中含 1% 咖啡因和少量的茶碱及可可碱。

茶碱可与乙二胺形成复盐氨茶碱，目的是增加药物的水溶性。可可碱现在临床上已经很少使用。

咖啡因（caffeine）　　　　茶碱（theophylline）　　　　可可碱（theobromine）

黄嘌呤类药物口服吸收较好，而且结构与核苷酸及代谢产物如次黄嘌呤等相似，因此毒副作用较低。在对黄嘌呤类化合物的结构修饰中，发现了许多作用特点各异的药物，见表 6-1。

表 6-1 常用的黄嘌呤衍生物

药物名称	药物结构	药理特点与用途
氨茶碱 aminophylline	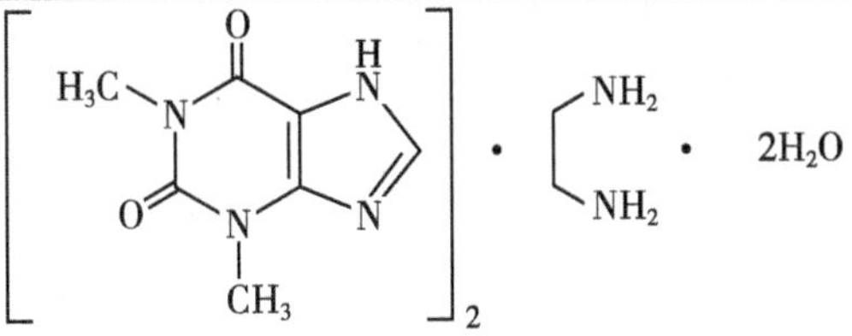	本品为茶碱与乙二胺形成的盐,用于支气管哮喘,急性心功能不全和胆绞痛
己酮可可碱 pentoxifylline	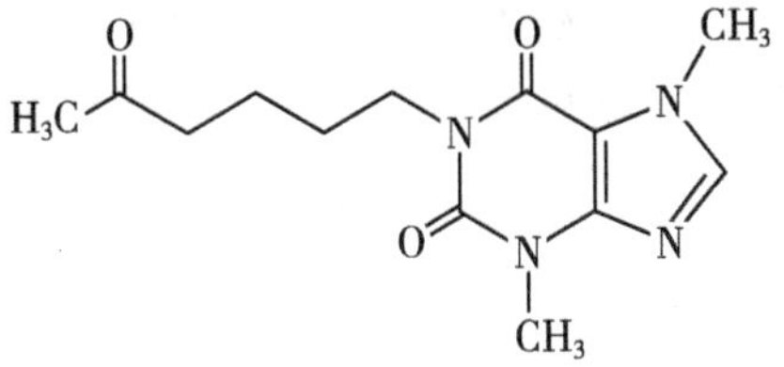	本品可改善微循环,激活脑细胞代谢,临床用于治疗脑血管障碍、血管性头痛、血栓性闭塞性脉管炎
丙戊茶碱 propentofylline	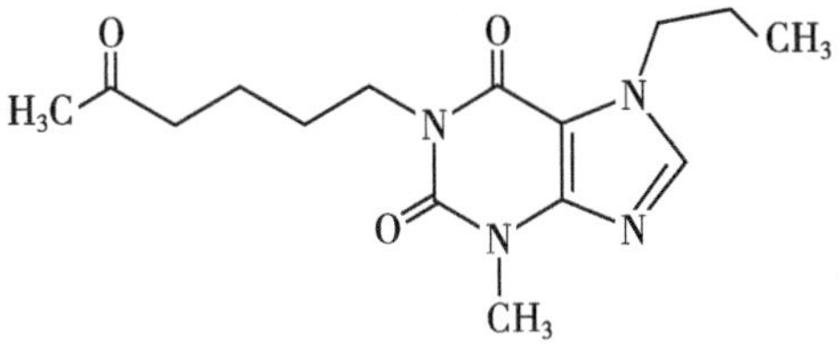	本品是血管和神经的保护药,可扩张外周血管,增加脑内氧分压,促进葡萄糖的利用。可抑制磷酸二酯酶的重吸收,用于治疗痴呆症
二羟丙茶碱 diprophylline	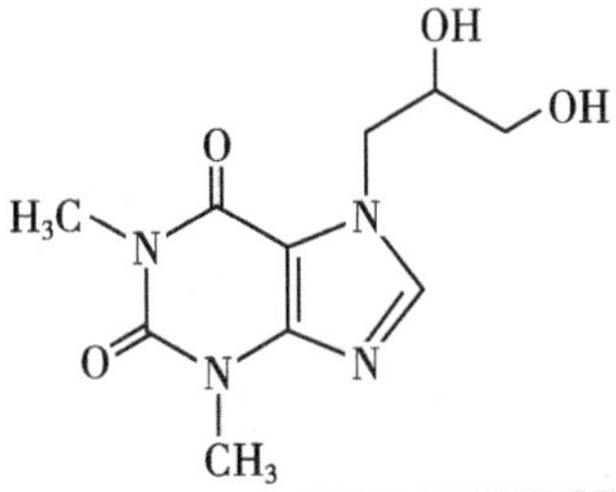	本品又名为喘定,作用与茶碱相似,主要用于支气管哮喘,毒副作用小

咖啡因(caffeine)

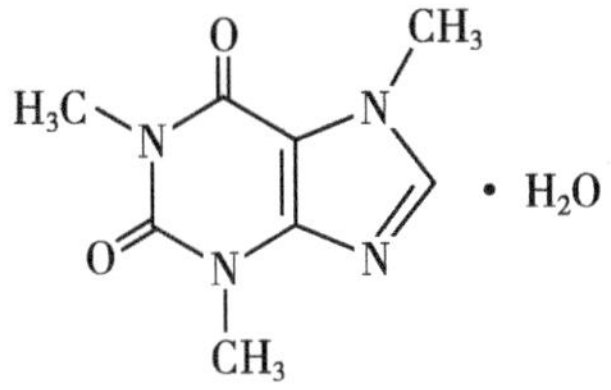

化学名为 1,3,7-三甲基-3,7-二氢-1H-嘌呤-2,6-二酮一水合物(3,7-dihydro-1,3,7-trimethyl-1H-purine-2,6-dione monohydrate),又名为咖啡碱,三甲基黄嘌呤。

本品为白色或带极微黄绿色、有丝光的针状结晶;无臭,味苦;有风化性,受热易升华。在热水或三氯甲烷中易溶,在水、乙醇或丙酮中略溶,在乙醚中极微溶。mp.235～238℃。

本品的碱性较弱,$pK_a(HB^+)0.6$,与盐酸、氢溴酸等强酸也不能形成稳定的盐。为增加本品在水中的溶解度,可用有机酸的碱金属盐如苯甲酸钠、水杨酸钠或枸橼酸钠等与其形成复盐,例如临床上使用的安钠咖注射液就是苯甲酸与咖啡因形成的复盐水溶液。

本品具有酰脲结构,在碱性条件下加热,可分解生成咖啡啶(caffeidine)。

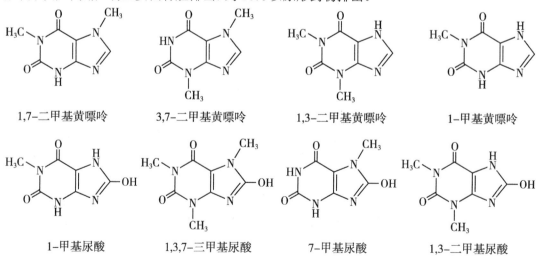

咖啡因（caffeine）　　　　　　　　　　　　　　　　　　　　　　咖啡啶（caffeidine）

本品具有紫脲酸铵反应，即与盐酸、氯酸钾在水浴上加热蒸干，残渣遇氨即生成紫色的四甲基紫脲酸铵，然后再加几滴氢氧化钠，紫色消失。该反应可用于本品的鉴别。

本品口服或注射均易被吸收。血浆蛋白结合率为 $10\%\sim35\%$。脂溶性高，易透过血脑屏障，可通过胎盘进入胎儿体内。半衰期为 $3\sim4$ 小时，在体内不产生蓄积。本品主要在肝脏内代谢，代谢产物主要由肾脏排出，约 10% 以原形药物排出。

1,7-二甲基黄嘌呤　　　　3,7-二甲基黄嘌呤　　　　1,3-二甲基黄嘌呤　　　　1-甲基黄嘌呤

1-甲基尿酸　　　　1,3,7-三甲基尿酸　　　　7-甲基尿酸　　　　1,3-二甲基尿酸

本品主要是抑制环化磷酸二酯酶的活性,减少 cAMP 的分解,提高细胞内 cAMP 的含量,加强大脑皮质的兴奋过程。临床肌内注射安钠咖注射液,可用于因催眠、麻醉药物中毒或急性感染性疾病所引起的中枢性呼吸循环衰竭。本品可与解热镇痛药合用,用于治疗一般性头痛,与麦角胺合用治疗偏头痛。目前,有很多止痛和感冒的非处方药中都含有咖啡因。

大剂量服用本品或大量饮用含咖啡因的饮料,可引起头痛、烦躁不安、过度兴奋。本品可增加胃酸分泌,因此,消化性溃疡病患者不宜使用。长期大量服用本品,可能产生耐受性或习惯性。因此使用时应注意适应症状,并控制剂量。

二、延髓兴奋药

延髓兴奋药可直接作用于延髓内的呼吸中枢而使呼吸兴奋,增加呼吸频率和呼吸深度,又称呼吸兴奋药,对血管运动中枢亦有不同程度的兴奋作用。常用延髓兴奋药见表 6-2。

表 6-2　常用的延髓兴奋药

药物名称	药物结构	药理特点与用途
印防己毒素 picrotoxin	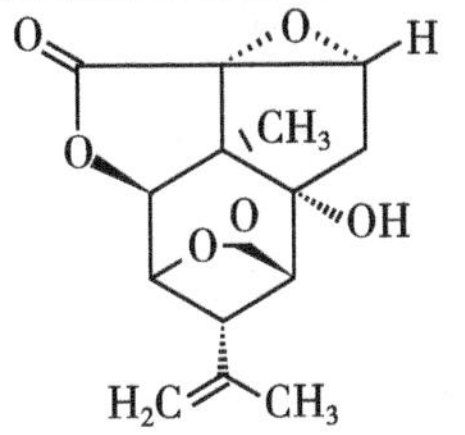	本品是印防己毒内酯和印防己苦内酯的混合物,其中仅印防己毒内酯具有兴奋作用。本品兴奋延髓的呼吸中枢和血管运动中枢,大剂量也能兴奋大脑和脊髓。是巴比妥类药物中毒解救的首选药
贝美格 bemegride	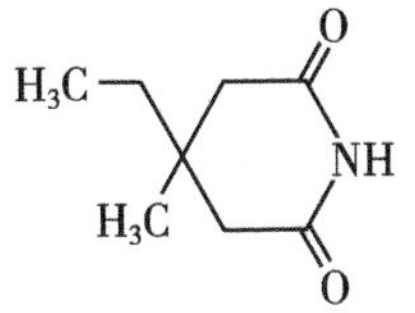	本品能兴奋延髓呼吸中枢,作用迅速,维持时间短,毒性较低。临床用于巴比妥类、格鲁米特、水合氯醛等药物中毒的解救。用量过高可引起呕吐、抽搐,甚至惊厥
多沙普仑 doxapram	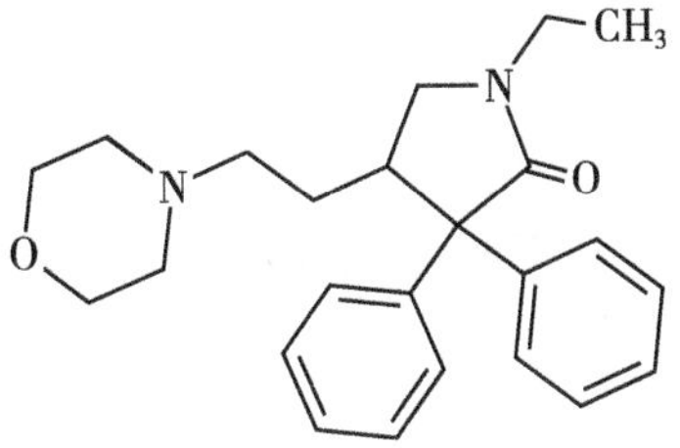	本品通过作用于外周动脉化学感受器,兴奋呼吸中枢。其特点是作用快,维持时间短。临床用于慢性肺阻塞性疾病、呼吸暂停中给予中枢抑制药过量后、麻醉后的呼吸兴奋药。通过静脉给药,由于注射剂中含苯甲醇,不能给予新生儿
阿米苯唑 amiphenazole	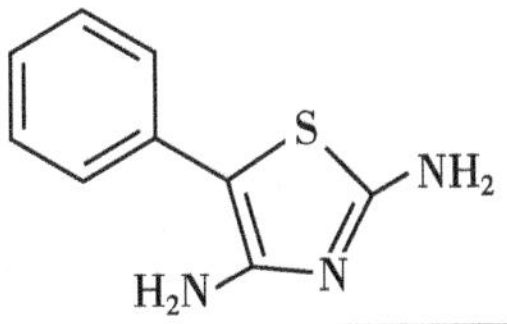	本品为麻醉药的拮抗剂,兴奋呼吸中枢的作用较尼可刹米强,适用于伴有高碳酸血症的呼吸衰竭,常用于巴比妥类药物和阿片类镇痛药、麻醉药中毒的解救

尼可刹米(nikethamide)

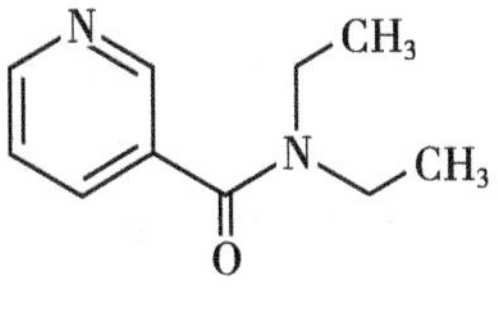

化学名为 *N*, *N*- 二乙基烟酰胺（*N*, *N*-diethylnicotinamide），又称可拉明（coramine），烟酸二乙胺。

本品为无色或淡黄色的澄清油状液体，冷却时为结晶；略有特臭，味苦；有引湿性。能与水、乙醇、乙醚或三氯甲烷以任意比混溶。mp.22～24℃。相对密度在25℃时为1.06。

本品是烟酰胺衍生物，分子中具有酰胺基，与氢氧化钠试液共热，可产生二乙胺的臭气，使湿润的红色石蕊试纸变蓝色。

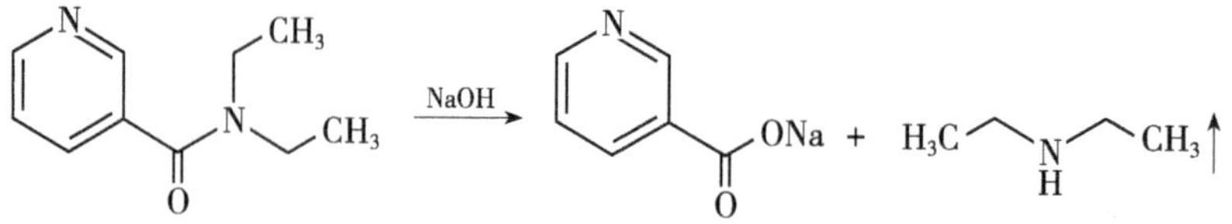

本品分子中吡啶环的 α 和 α′ 位无取代基，故可用戊烯二醛反应对其进行鉴别。本品的水溶液中先后加入溴化氰试液和苯胺溶液，摇匀，溶液渐显黄色。

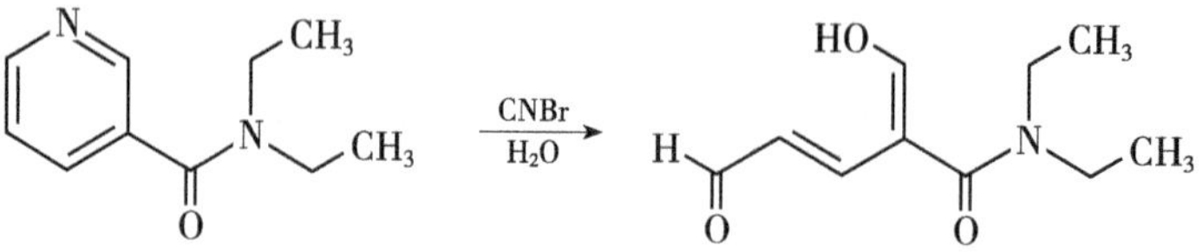

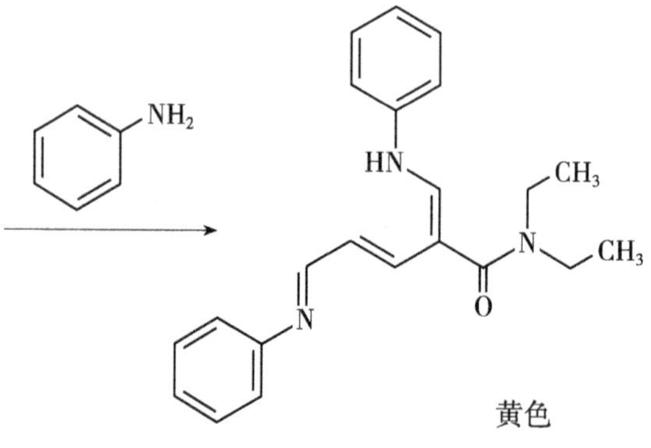

黄色

本品吸收好，起效快，作用时间短，一次静脉注射只能维持作用 5～10 分钟，进入体内后迅速分布至全身，体内代谢为烟酰胺，然后再被甲基化成为 *N*- 甲基烟酰胺，经肾脏排出体外。

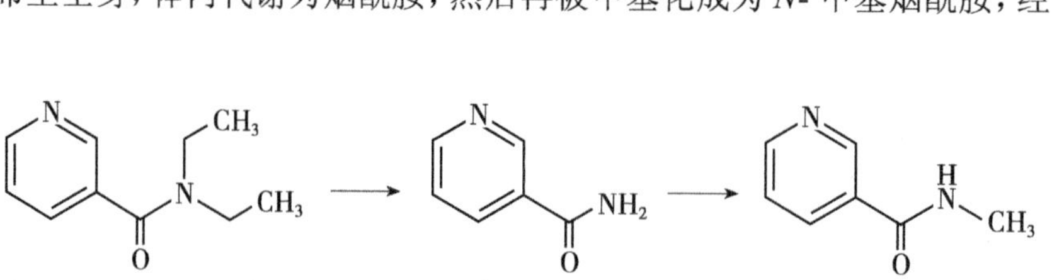

本品可选择性兴奋延髓呼吸中枢，也可作用于颈动脉体和主动脉体化学感受器反射性地兴奋呼吸中枢，提高呼吸中枢对二氧化碳的敏感性，使呼吸加深加快。临床主要用于各种原因导致的呼吸衰竭。

本品过量时可出现血压升高、心悸、出汗、面部潮红、呕吐、震颤、心律失常等症状，甚至导致昏迷。出现惊厥时，可注射苯二氮䓬类药物，小剂量硫喷妥钠或苯巴比妥钠等进行控制，同时静脉滴注 10% 葡萄糖注射液，促进排泄，并给予对症治疗和支持治疗。

本品与其他中枢兴奋药具有协同作用,合用可引起惊厥。

案例分析

　　案例:某患者患有支气管哮喘,伴有轻度呼吸循环衰竭,医生为其开具的处方为:尼可刹米注射液0.75g、0.25%氨茶碱注射液10ml和25%葡萄糖注射液250ml。试问该处方是否合理?

　　分析:不合理,尼可刹米与氨茶碱不可合用。因为两药混合后,尼可刹米结构中的酰胺键在氨茶碱的碱性下,被水解成烟酸和二乙胺,导致注射液出现浑浊。故两药不能在同一容器中作静脉滴注。

三、脊髓兴奋药

　　脊髓兴奋药能选择性兴奋脊髓,增强肌张力,一般毒性较大,临床应用应密切关注,采取急救措施。常用的脊髓兴奋药见表6-3。

表6-3　常用的脊髓兴奋药

药物名称	药物结构	药理特点与用途
士的宁 strychnine		本品用于轻瘫或弱视的治疗。小儿中毒大多因治疗用量过大,或误服含士的宁的毒鼠药,临床表现为面、颈部肌肉僵硬,瞳孔缩小之后扩大,惊厥,角弓反张,腱反射亢进,严重者因胸、腹、膈肌强直收缩、麻痹而死亡。本药作为中枢兴奋药已很少应用
一叶萩碱 securinine		本品能兴奋脑干增强呼吸,加强心肌收缩力和升高血压,并有抑制胆碱能的作用。治疗脊髓灰质炎后遗症和面部神经麻痹等。具有毒性低、代谢快、无蓄积作用的特点。可有心悸和头痛等不良反应。注意勿注入血管,过量可引起惊厥

四、反射性兴奋药

　　洛贝林(lobeline)为呼吸兴奋药。通过兴奋颈动脉体和主动脉体化学感受器,反射性地兴奋呼吸中枢,使呼吸加深加快。用于各种原因引起的呼吸抑制,也用于新生儿窒息和一氧化碳中毒。不良反应包括可有恶心、呕吐、呛咳、头痛、心悸等,剂量较大时能引起心动过速、传导阻滞、呼吸抑制甚至惊厥。

思考题

1. 镇痛药可分为哪几类？每类的典型代表药物是哪些？

2. 根据吗啡和合成镇痛药的药效构象，讨论其共同的结构特征及作用模式。

3. 中枢兴奋药可分为哪几类？每类的典型代表药物是哪些？

（马玉卓）

第七章　影响胆碱能神经系统的药物和局部麻醉药

 学习要求

　　1. 掌握硝酸毛果芸香碱、溴新斯的明、硫酸阿托品、溴丙胺太林的名称、结构、性质、代谢及用途；盐酸普鲁卡因、盐酸利多卡因的名称、结构特点、理化性质和贮存方法。

　　2. 熟悉影响胆碱能神经系统药的分类、结构类型、作用机制和构效关系；氯贝胆碱、氢溴酸东莨菪碱、氢溴酸山莨菪碱、氢溴酸后马托品、苯磺酸阿曲库铵、泮库溴铵的结构特点及用途；局部麻醉药的构效关系。

　　3. 了解拟胆碱药及抗胆碱药的发展；盐酸丁卡因、布比卡因的结构特点和理化性质。

　　外周神经系统由传入神经和传出神经组成，传出神经系统包括自主神经系统（包括交感神经系统和副交感神经系统）和运动神经系统。根据传出神经末梢释放的递质不同，可分为胆碱能神经（cholinergic nerve）和肾上腺素能神经（adrenergic nerve）。其中，影响胆碱能神经系统的药物包括拟胆碱药（cholinergic agents）和抗胆碱药（anticholinergic agents），通称胆碱受体药，将在本章介绍；影响肾上腺素能神经系统的药物包括拟肾上腺素药和抗肾上腺素药，将在第八章详细阐述。

第一节　拟胆碱药

　　拟胆碱药又称胆碱能药物，是一类能产生与乙酰胆碱（acetylcholine，ACh）相似作用的药物。乙酰胆碱的生物合成在神经末梢内完成，丝氨酸在丝氨酸脱羧酶和胆碱 N- 甲基转移酶的作用下经脱羧和甲基化，生成胆碱，再经胆碱乙酰转移酶的催化，将乙酰基由乙酰辅酶 A 转移至胆碱合成乙酰胆碱，并储存于突触囊泡中。神经冲动到达神经末梢时，胆碱能神经兴奋，释放乙酰胆碱，乙酰胆碱与突触前、后膜上的胆碱受体（cholinergic receptor）结合，使之激动而产生相应的生理效应。神经末梢释放的乙酰胆碱大部分被神经末梢重摄取，一小部分很快被乙酰胆碱酯酶（acetylcholinesterase，AChE）水解为胆碱和乙酸而失活，胆碱经主动再摄取返回突触前神经末梢，被合成乙酰胆碱再利用。

丝氨酸（serine）

胆碱（choline）　　　　　　　　　　　　　　乙酰胆碱(acetylcholine)

乙酰胆碱受体分为两类：一类对蕈毒碱（muscarine）较敏感的称为蕈毒碱样胆碱受体（简称 M 受体），另一类对烟碱（nicotine）较敏感的称为烟碱样胆碱受体（简称 N 受体）。

蕈毒碱（muscarine）　　　　烟碱（nicotine）

M 受体广泛分布于中枢和外周神经系统，具有多样性，有 M_1、M_2、M_3、M_4、M_5 五种亚型，不同亚型具有不同的分布和功能。M 受体属 G 蛋白耦联受体，激动剂与 M 受体结合后，通过 G 蛋白介导，再经过第二信使，诱导一系列生化反应，产生如心收缩力减弱，心率减慢，气管、胃肠道平滑肌收缩，动脉血管平滑肌松弛，血管舒张，腺体分泌增强等生理作用。N 受体包括分布于神经节和肾上腺髓质 N_1 受体和分布于骨骼肌的 N_2 受体。由于烟碱作用广泛且复杂，故无临床实用价值，仅用作受体研究的工具药。

拟胆碱药按作用机制的不同，主要分为胆碱受体激动剂（cholinoceptor agonists）和乙酰胆碱酯酶抑制剂（acetylcholinesterase inhibitors，AChEI）两类。胆碱受体激动剂包括 M 受体激动剂和 N 受体激动剂，临床主要使用前者。拟胆碱药主要用于手术后腹气胀、尿潴留；降低眼内压，治疗青光眼；缓解肌无力；大部分胆碱受体激动剂还具有吗啡样镇痛作用，可用于止痛。选择性 M_1 受体激动剂可用于治疗阿尔茨海默病及其他老年性痴呆，具有 N 样作用的拟胆碱药还可缓解帕金森病，该内容在第五章中介绍。

一、胆碱受体激动剂

由于乙酰胆碱（ACh）化学稳定性差，极易被体内的胆碱酯酶催化水解而失活，且选择性差，无临床使用价值。临床使用的胆碱受体激动剂是以 ACh 化学结构为基础而设计开发的一类性质较稳定且选择性较高的合成药物，主要为胆碱酯类药物及植物来源的生物碱，见表 7-1。

表 7-1　常用的 M 胆碱受体激动剂

药物名称	药物结构	药理特点与用途
硝酸毛果芸香碱 pilocarpine nitrate	$\cdot NO_3^-$	本品又名匹鲁卡品，是毛果芸香的叶中提取的一种生物碱，可人工合成。天然产物中存在毛果芸香碱和异毛果芸香碱，后者活性仅为前者的 1/20～1/6。本品具旋光性，碱性条件下内酯环可水解开环，还可发生 C-3 位差向异构化，生成无活性的异毛果芸香碱。主要表现为 M 样作用，用于治疗原发性青光眼，中毒可用阿托品解救
氯贝胆碱 bethanechol chloride	$\cdot Cl^-$	本品为具有氨基甲酸酯结构的胆碱酯类 M 受体激动剂，对胃肠道和膀胱平滑肌的选择性较高。口服有效，S- 异构体的活性大大高于 R- 异构体，主要用于手术后腹气胀、尿潴留以及其他原因所致的胃肠道或膀胱功能异常

续表

药物名称	药物结构	药理特点与用途
卡巴胆碱 carbachol		本品又名氯化氨甲酰胆碱,可以口服,作用强而持久,具 M 样和 N 样作用,为完全拟胆碱药,毒副作用较大。临床用于降低平滑肌张力,治疗青光眼
醋甲胆碱 methacholine chloride		本品对心血管系统的选择性较强,其性质稳定,可以口服,作用持久。临床上主要用于防治心动过速,也可用于外周血管痉挛性疾病

拟胆碱药一般由季铵部分、亚乙基桥和酰基部分共三部分组成,其构效关系总结如下。

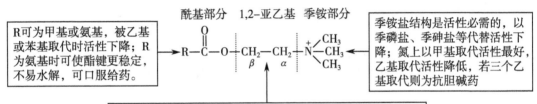

R可为甲基或氨基,被乙基或苯基取代时活性下降;R为氨基时可使酯键更稳定,不易水解,可口服给药。

季铵盐结构是活性必需的,以季磷盐、季砷盐等代替活性下降;氮上以甲基取代活性最好,乙基取代活性降低,若三个乙基取代则为抗胆碱药

两个碳原子活性最佳;亚乙基上引入取代基,则产生手性碳原子,可导致活性下降及差异,若α位被甲基取代,M作用和N作用均降低;若β位被甲基取代,N作用大大降低,为选择性M受体激动剂;同时可减缓酯酶水解,延长作用时间。

二、外周乙酰胆碱酯酶抑制剂

乙酰胆碱酯酶抑制剂(AChEI)也称抗胆碱酯酶药(anticholinesterases),是一类间接的拟胆碱药。通过抑制 AChE,使突触处乙酰胆碱浓度增高,增强并延长了乙酰胆碱的作用。临床主要使用可逆性乙酰胆碱酯酶抑制剂,一般具有叔胺或季铵盐结构。其中,具有外周作用的药物一般为季铵盐类化合物,用于治疗重症肌无力和青光眼;具有中枢作用的药物多为叔胺类化合物,用于治疗阿尔茨海默病等神经系统疾病,主要在第五章中介绍。

知识链接

毒扁豆碱的改造

毒扁豆碱(Physostigmine)又名依色林(eserine)是最先发现的抗胆碱酯酶药,用于青光眼治疗和缩瞳。但由于其来源有限,水溶液不稳定,毒性较大,且有成瘾性等缺点,限制了其临床应用。毒扁豆碱的酯基易水解成毒扁豆酚后失去酶抑制活性,证实氨基甲酸酯为产生酶抑制作用的重要基团,同时,受 ACh 中季铵盐结构的启发,人们合成了具有季铵盐结构的 N,N-二甲氨基甲酸酯类化合物。二甲氨基增加了酯基的稳定性,不易水解,从而得到活性更强的药物溴新斯的明(neostigmine bromide),广泛用于临床。

对溴新斯的明的结构改造得到溴吡斯的明(pyridostigmine bromide)和苄吡溴铵(benzpyrinium bromide),作用时间更久且毒性降低,已成为治疗重症肌无力的主要药物。

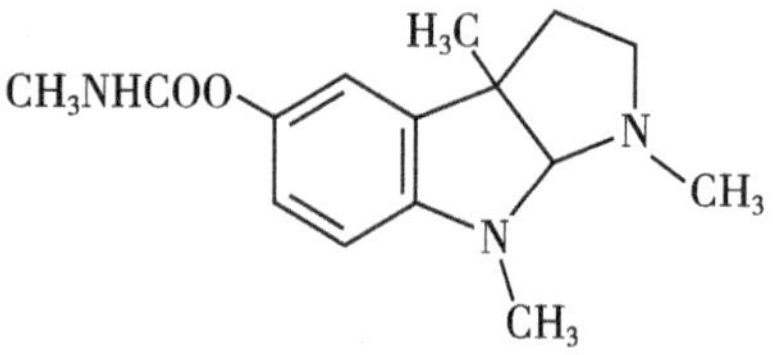

毒扁豆碱
（physostigmine）

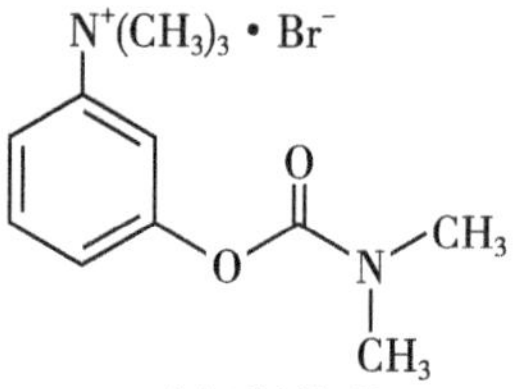

溴新斯的明
（neostigmine bromide）

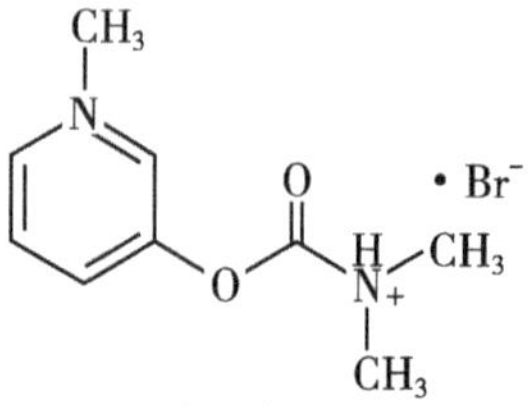

溴吡斯的明
（pyridostigmine bromide）

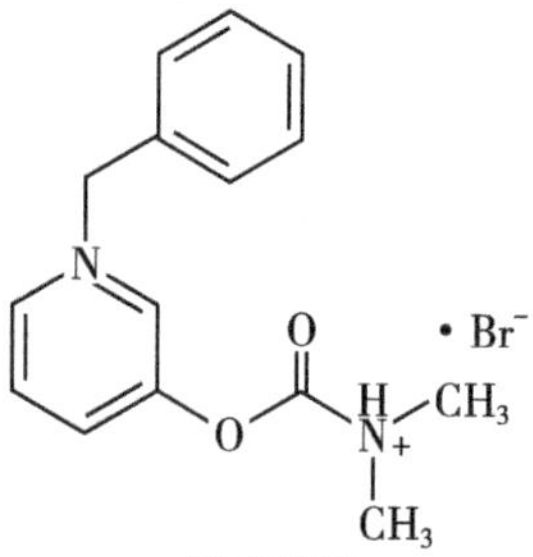

苄吡溴铵
（benzpyrinium bromide）

溴新斯的明（neostigmine bromide）

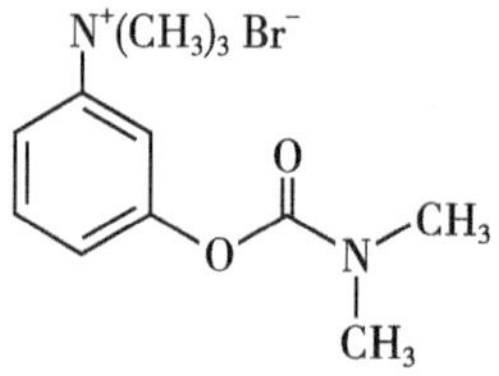

化学名为溴化 -*N*, *N*, *N*- 三甲基 -3-［（二甲氨基）甲酰氧基］苯铵（3-［［（dimethylamino）carbonyl］oxy］-*N*, *N*, *N*-trimethylbenzenaminium bromide）。

本品为白色结晶性粉末，无臭，味苦。极易溶于水，水溶液呈中性，易溶于乙醇和三氯甲烷，几乎不溶于乙醚。mp.171～176℃（分解），游离碱的 pK_a 为 12.0。

本品具有氨基甲酸酯结构，在碱性条件下可水解，生成间二甲氨基酚钠盐。加入重氮苯磺酸试液后，偶合成偶氮化合物而显红色。

本品口服后在肠内有一部分被破坏，故口服剂量远大于注射剂量。口服后尿液内无原形药排出，经水解代谢为溴化 3- 羟基苯基三甲铵。

本品可用间二甲氨基苯酚与光气反应制得氯甲酸苯酯，再与二甲胺反应、溴甲烷季铵化即得产品；也可将间二甲氨基苯酚制成钠盐后与二甲氨基甲酰氯酯化，再经季铵化制得。

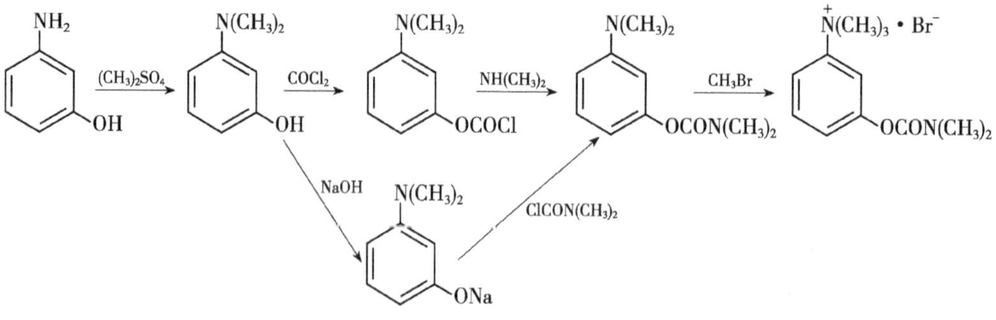

本品属于可逆性胆碱酯酶抑制剂,有兴奋平滑肌、骨骼肌的作用,不易通过血脑屏障。主要用于重症肌无力、术后腹气胀及尿潴留等,并可作为非去极化型肌松药的拮抗剂。本品为口服给药,甲硫酸新斯的明(neostigmine methylsulfate)供注射用。大剂量时可引起恶心、呕吐、腹泻、流泪、流涎等副作用,可用阿托品对抗。

第二节　抗胆碱药

抗胆碱药一般不阻碍乙酰胆碱在神经末梢的释放,但可与胆碱受体结合,从而阻断乙酰胆碱与受体的结合,减少胆碱能神经的过度兴奋,呈现与拟胆碱药相反的作用。按作用部位和作用的受体不同,抗胆碱药可分为 M 胆碱受体拮抗剂和 N 胆碱受体拮抗剂。

一、M胆碱受体拮抗剂

M 胆碱受体拮抗剂可选择性阻断乙酰胆碱与 M 胆碱受体的相互作用,产生抑制腺体(唾液腺、汗腺、胃液)分泌,散大瞳孔,加速心率,松弛支气管和胃肠道平滑肌等作用。临床用于治疗消化性溃疡、散瞳、内脏绞痛等,又称为解痉药。临床最早使用的是以阿托品为代表的颠茄生物碱类 M 受体拮抗剂,后来对阿托品的结构改造得到了大量的合成抗胆碱药。

知识链接

莨菪醇与莨菪碱

　　茄科生物碱都是由莨菪醇与不同的有机酸形成的酯。莨菪醇的基本骨架为托品烷(莨菪烷,tropane),其 3 位有 α-羟基时为 3-托品醇(tropine,莨菪醇);有 β-羟基时称为伪莨菪醇(pseudotropine)。莨菪醇结构中的哌啶环可存在船式和椅式两种构象。存在如下平衡:

tropane　　　　　　　　tropine

　　莨菪碱的酸部分为托品酸(tropaic acid,莨菪酸),即 α-羟甲基苯乙酸。天然的托品酸为 S-构型,由 S-(-)-托品酸与莨菪醇形成的酯即 S-(-)-莨菪碱。

(一)生物碱类 M 受体拮抗剂

　　茄科生物碱是一类从茄科植物颠茄(*Atropa belladonna* L.)、曼陀罗(*Datura stramonium* L.)及莨菪(*Hyosyamus niger* L.)等分离提取出的生物碱,见表 7-2。

表 7-2　常用的生物碱类 M 受体拮抗剂

药物名称	药物结构	药理特点与用途
氢溴酸东莨菪碱 scopolamine hydrobromide	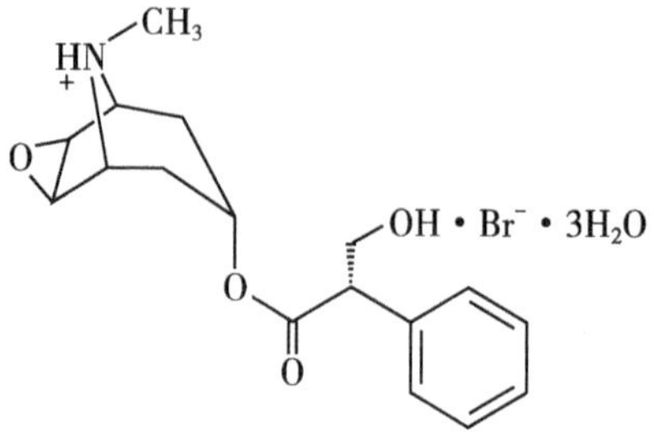	本品是选择性 M_1 受体拮抗剂,有明显的中枢抑制作用。稳定性差,碱性下易发生消旋化。用作镇静药、全麻前给药、预防晕动症、内脏平滑肌痉挛、狂躁性精神病、有机磷酸酯中毒及休克等
氢溴酸山莨菪碱 anisodamine hydrobromide	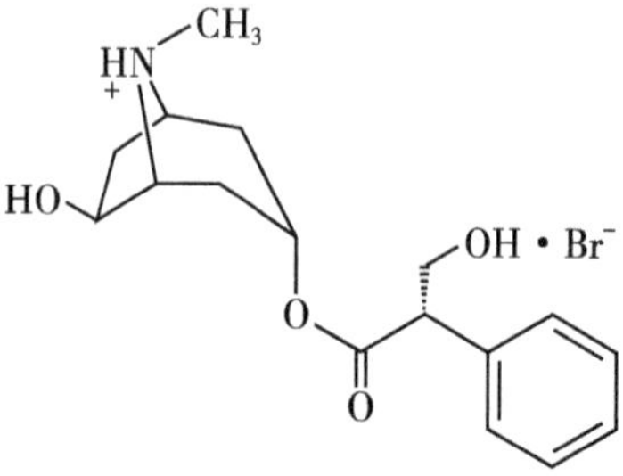	本品人工合成品又称 654-2,为外消旋体。6-OH 使药物极性增加,难透过血脑屏障,故极少引起中枢兴奋症状。主要用于感染性中毒休克、各种神经痛及平滑肌痉挛等
氢溴酸樟柳碱 anisodine hydrobromide	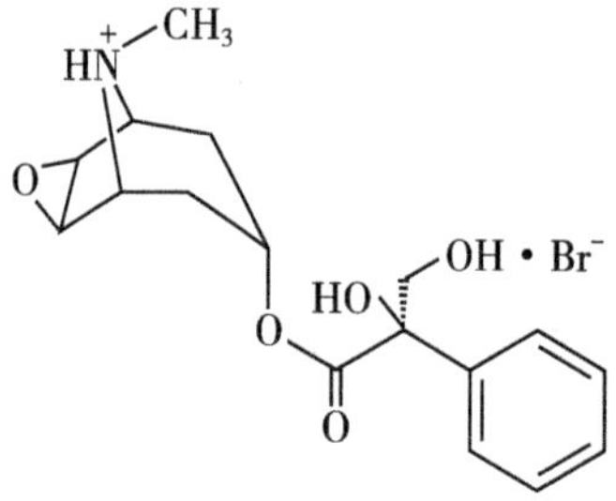	本品作用弱于阿托品,用于治疗血管性头痛、眼底疾病、帕金森病、支气管哮喘、晕动症,对有机磷农药中毒有明显的解毒作用
氢溴酸后马托品 homatropine hydrobromide	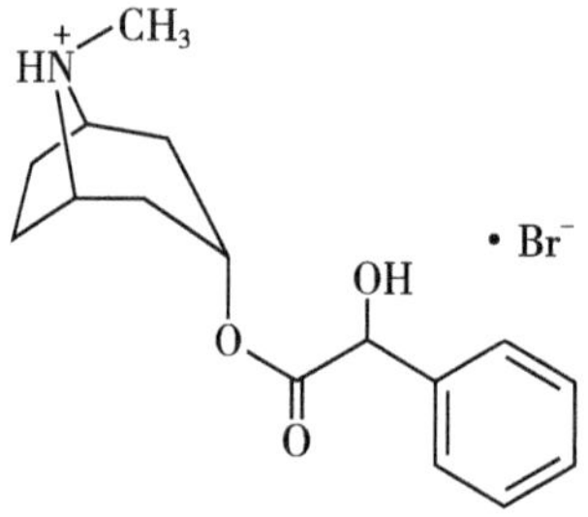	本品为人工半合成的抗胆碱药(莨菪醇与杏仁酸成酯),作用与阿托品相似,主要用于散瞳验光及检查眼底,也可用于弱视和斜视的压抑疗法,无抑制分泌的副作用
溴甲阿托品 atropine methobromide	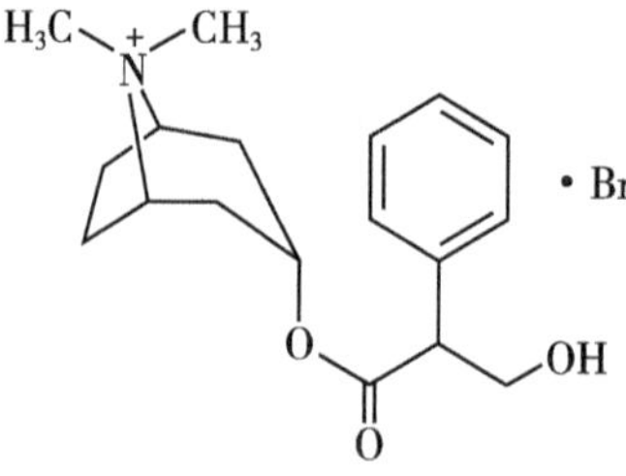	本品又名胃疡平,为阿托品的 N- 甲基溴化物。其作用与阿托品相似,因其化学结构属季铵盐结构,不易通过血脑屏障,对中枢神经系统几乎没有影响。用于治疗胃及十二指肠溃疡、胃酸过多、胃炎等

药物名称	药物结构	药理特点与用途
丁溴东莨菪碱 scopolamine butylbromide	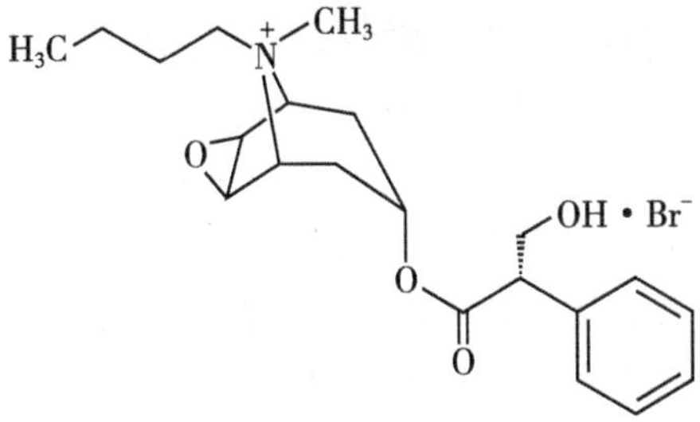	本品是东莨菪碱与溴丁烷所成的季铵盐,极性增加,无中枢抑制作用,为外周 M 受体拮抗剂。用于多种原因引起的胃肠道痉挛、胆绞痛,还可作胃肠道内镜检查的术前用药
噻托溴铵 tiotropine bromide	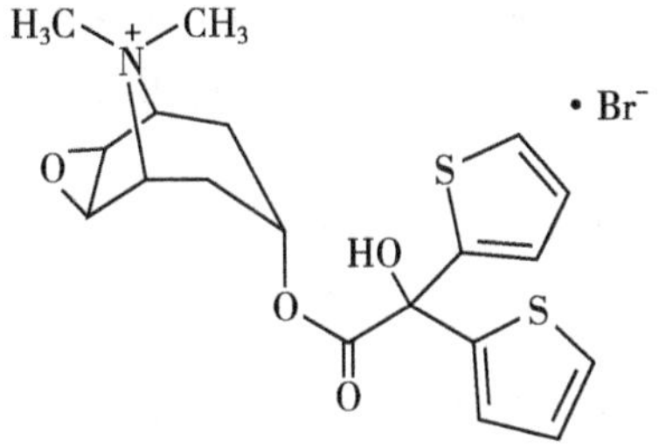	本品为外周选择性 M_1、M_3 受体拮抗剂,为新型的吸入型长效支气管扩张剂,适用于慢性阻塞性肺病的维持治疗,包括慢性支气管炎和肺气肿、伴随性呼吸困难的维持治疗及急性发作的预防。干粉吸入,从肺吸收,选择性好,作用 24 小时以上,不良反应轻微
曲司氯铵 trospium chloride	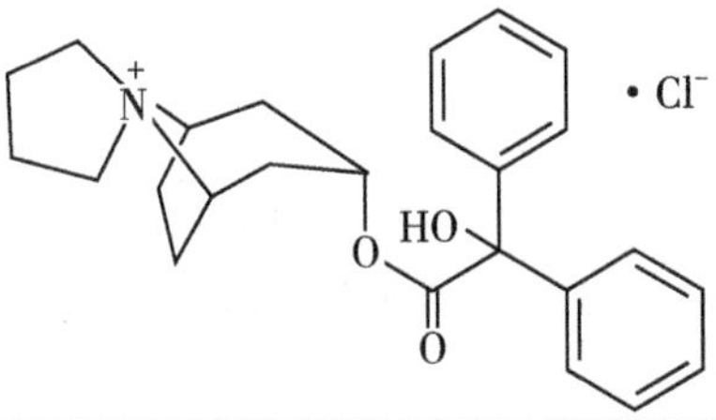	本品为新型 M 受体拮抗剂,可拮抗乙酰胆碱对膀胱平滑肌的收缩,降低膀胱平滑肌的紧张度,解除痉挛状态,用于治疗尿失禁症。起效快,疗效好。无中枢神经系统毒性

生物碱类 M 受体拮抗剂的构效关系表明,药物分子中 6,7 位氧桥或 6 位羟基对药物的中枢作用有很大影响。如东莨菪碱的氧桥基团使分子脂溶性增大,易进入中枢而产生中枢样作用,用于镇静、麻醉;山莨菪碱具有羟基,由于极性增加而中枢作用显著减弱。樟柳碱的结构中同时具有环氧基及羧酸 α 位羟基,其中枢作用弱于东莨菪碱,但比山莨菪碱强。含季铵氮原子的药物如溴甲阿托品、噻托溴铵、丁溴东莨菪碱和曲司氯铵等中枢作用很小。

硫酸阿托品(atropine sulphate)

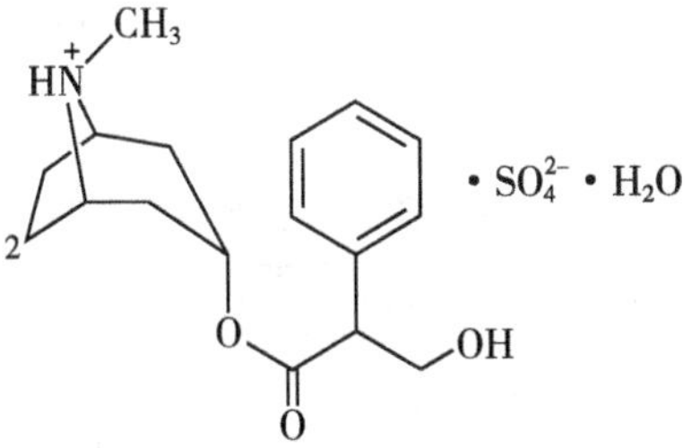

化学名为 α-(羟甲基)苯乙酸 -8- 甲基 -8- 氮杂双环[3.2.1]-3- 辛酯硫酸盐一水合物(α-(hydroxymethyl)benzeneacetic acid(3-*endo*)-8-methyl-8-azabicyclo[3.2.1]oct-3-yl ester sulphate monohydrate)。

本品为无色结晶或白色结晶性粉末,无臭,味苦。易溶于水和乙醇,不溶于乙醚或三氯甲烷。mp.190～194℃。

本品碱性较强,硫酸阿托品水溶液呈中性,遇碱性药物如硼砂可引起分解。

本品的酯键在弱酸性及中性条件下较稳定,pH3.5～4.0最稳定,碱性时易水解,生成莨菪醇和托品酸。因此,制备注射液时应注意调整pH,控制灭菌温度。

本品结构中有4个手性中心,应具旋光性,但托品酸极易发生消旋化,虽然S-(－)-莨菪碱抗M胆碱作用比消旋体强2倍,但左旋体的中枢兴奋作用比右旋体强8～50倍,毒性更大,所以临床使用更安全、也更易制备的外消旋体。

本品与发烟硝酸共热时,可生成三硝基衍生物;再加入氢氧化钾醇液,初显紫堇色,继变为暗红色,最后颜色消失,此反应称为 Vitali 反应,是托品酸的专属反应。

本品与硫酸及重铬酸钾加热时,水解生成的托品酸被氧化成苯甲醛,有苦杏仁特臭味。

本品有强碱性,能与多数生物碱显色剂及沉淀剂反应,如与氯化汞反应生成黄色的氧化汞沉淀,加热后为红色。

本品在肝脏代谢,代谢产物主要为托品和托品酸。目前我国的阿托品是从颠茄、曼陀罗或莨菪中提取得到粗品后,经三氯甲烷回流或冷稀碱处理使之消旋后制得。

本品具有外周及中枢M胆碱受体拮抗作用,对 M_1 和 M_2 受体无选择性,用于治疗各种内脏绞痛、睫状肌炎症及麻醉前给药、散瞳,还用于有机磷酸酯类中毒的解救等。有较大的毒性,常引起口干、视力模糊、心悸等不良反应,青光眼及前列腺肥大患者禁用。

（二）全合成的 M 受体拮抗剂

为了寻找选择性高、作用强、毒性低且具有新适应证的新型合成抗胆碱药,对阿托品化学结构进行简化,得到的氨基醇酯类衍生物。氨基乙醇酯被认为是"药效基本结构"。通过变换酰基上的大取代基团,设计合成了多种具有季铵类或叔胺类结构的合成抗胆碱药。叔胺类药物主要产生中枢抑制作用,季铵类药物则具有较好的外周抗胆碱作用。具有外周作用的氨基醇酯类 M 胆碱受体拮抗剂见表7-3。

表 7-3　常用的氨基醇酯类 M 受体拮抗剂

药物名称	药物结构	药理特点与用途
格隆溴铵 glycopyrronium bromide		本品为节后抗胆碱药,抑制胃酸分泌的作用显著,而对胃肠道解痉作用不明显。适用于胃及十二指肠溃疡、慢性胃炎、胃液分泌过多等症的治疗

154

续表

药物名称	药物结构	药理特点与用途
奥芬溴铵 oxyphenonium bromide		本品用于胃及十二指肠溃疡、胃炎、胃酸过多、胃肠痉挛等症的治疗
甲溴贝那替嗪 benactyzine methobromide		本品具有解痉及抗胃酸分泌作用,可抑制汗腺分泌,中枢副作用小。适用于胃及十二指肠溃疡、胃痛、胆绞痛、多汗症、胃酸过多等症状的治疗
盐酸羟苄利明 oxyphencyclimine hydrochloride		本品具有解痉作用,用于治疗胃、十二指肠溃疡。本品大多与维生素 U、三硅酸镁、氢氧化铝凝胶制成复方制剂,用于治疗消化不良、胃痉挛、胃灼热、溃疡、反胃、打嗝等
克利溴铵 clidinium bromide		本品用于治疗胃酸过多症和胃、十二指肠溃疡等

根据 M 胆碱受体拮抗剂化学结构特点,总结其构效关系如下。

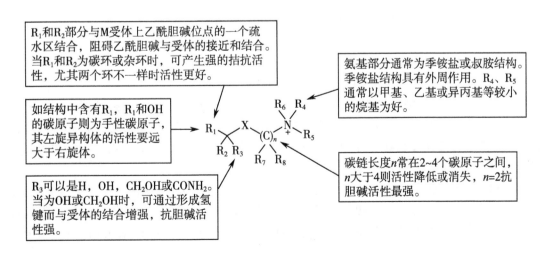

R_1和R_2部分与M受体上乙酰胆碱位点的一个疏水区结合,阻碍乙酰胆碱与受体的接近和结合。当R_1和R_2为碳环或杂环时,可产生强的拮抗活性,尤其两个环不一样时活性更好。

氨基部分通常为季铵盐或叔胺结构。季铵盐结构具有外周作用。R_4、R_5通常以甲基、乙基或异丙基等较小的烷基为好。

如结构中含有R_1,R_1和OH的碳原子则为手性碳原子,其左旋异构体的活性要远大于右旋体。

碳链长度n常在2~4个碳原子之间,n大于4则活性降低或消失,n=2抗胆碱活性最强。

R_3可以是H、OH、CH_2OH或$CONH_2$。当为OH或CH_2OH时,可通过形成氢键而与受体的结合增强,抗胆碱活性强。

溴丙胺太林（propantheline bromide）

化学名为溴化 N-甲基-N-（1-甲基乙基）-N-[2-[（$9H$-呫吨-9-甲酰氧基）乙基]-2-丙铵（N-methyl-N-（1-methylethyl）-N-[2-[（$9H$-xanthen-9-ylcarbonyl）oxy]ethyl]-2-propanaminium bromide），又名普鲁本辛（probanthine）。

本品为白色或类白色的结晶性粉末，无臭，味极苦，微有吸湿性。在水、乙醇或三氯甲烷中极易溶解，在乙醚中不溶。mp.157～164℃（分解）。

本品结构中含有酯键，当与氢氧化钠共沸时，可被水解生成呫吨酸钠，用稀盐酸中和得呫吨酸，mp.213～219℃。呫吨酸遇硫酸显亮黄或橙黄色，并微显绿色荧光。

本品为合成的季铵类 M 胆碱受体拮抗剂，口服不易吸收，不易透过血脑屏障，中枢副作用小；外周作用与阿托品类似，有弱的神经节阻断作用。

本品具有胃肠道选择性，临床主要用于胃肠道痉挛、胃及十二指肠溃疡的辅助治疗、妊娠呕吐及多汗等。

二、N 胆碱受体拮抗剂

N 胆碱受体拮抗剂根据受体亚型和作用部位，分为 N_1 受体拮抗剂（神经节阻滞剂）和 N_2 受体拮抗剂（神经肌肉阻滞剂）。N_1 受体拮抗剂主要用于治疗重症高血压（见第十章）。N_2 受体拮抗剂可导致骨骼肌松弛，又称骨骼肌松弛药，临床用作麻醉辅助药。N 受体还是神经功能障碍调节药的重要作用靶点（见第五章）。

N_2 受体拮抗剂按照作用机制可分为去极化型（depolarizing）和非去极化型（nondepolarizing）两大类。去极化型肌松药与 N_2 受体结合并激动受体，使终板膜及邻近肌细胞膜长时间去极化，阻断神经冲动的传导，导致骨骼肌松弛。该类药物不能用抗胆碱酯酶药解救，因而限制了临床应用。

氯琥珀胆碱（suxamethonium chloride）是临床应用的去极化型肌松药，是典型的软药，易在体内代谢为无活性且无毒的代谢物，作用时间短，副作用少。临床静脉注射用于气管内插管，静脉滴注用于术中维持肌松。溴己氨胆碱（hexacarbacholine bromide）具有去极化和非去极化双重作用,用药后几分钟内去极化,继之为较长时间的非去极化肌松作用,此时可用溴新斯的明拮抗,适用心脏血管等大手术。缺点为抑制呼吸,不易控制。

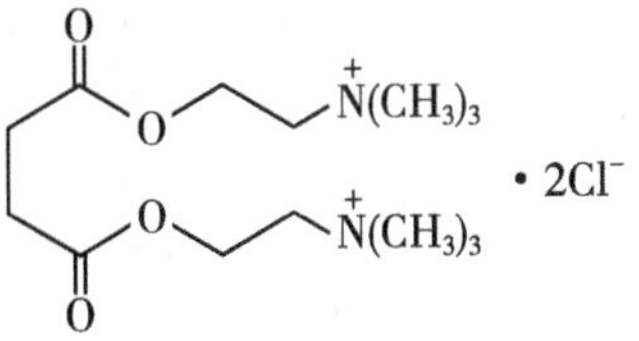

氯琥珀胆碱(suxamethonium chloride) 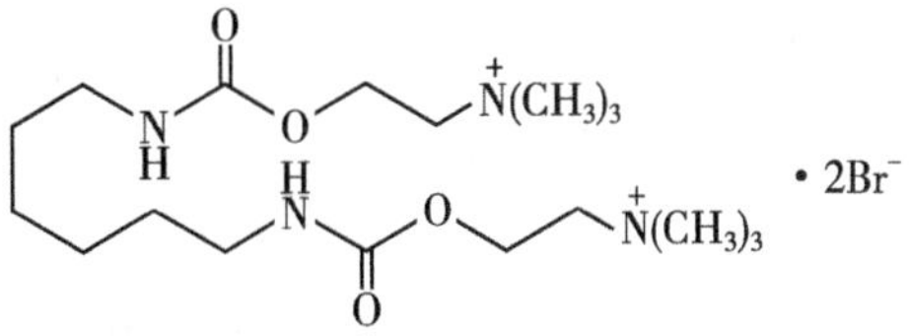　　溴己氨胆碱(hexacarbacholine bromide)

非去极化型肌松药和乙酰胆碱竞争,与运动终板膜上的 N_2 受体结合,但不能激活受体,可通过阻断乙酰胆碱与 N_2 受体的结合及去极化作用,阻断神经冲动的传导,使骨骼肌松弛,因此又称为竞争性肌松药。该类药物可被抗胆碱酯酶药如溴新斯的明等拮抗,因此,易于控制,较安全,是临床使用的肌松药的主要类型。

多数非去极化型肌松药均具有复杂的结构,但都有两个具有一定空间结构的氮原子,多数为双季铵,少数为一个季铵和一个叔胺,且氮原子多处于杂环中。早期用于临床的是生物碱类肌松药,如氯化筒箭毒碱(tubocurarine chloride),因有麻痹呼吸肌的危险已少用。而氯二甲箭毒(dimethyl-L-curinedimethochloride)用于静脉复合麻醉,不良反应较前者小。

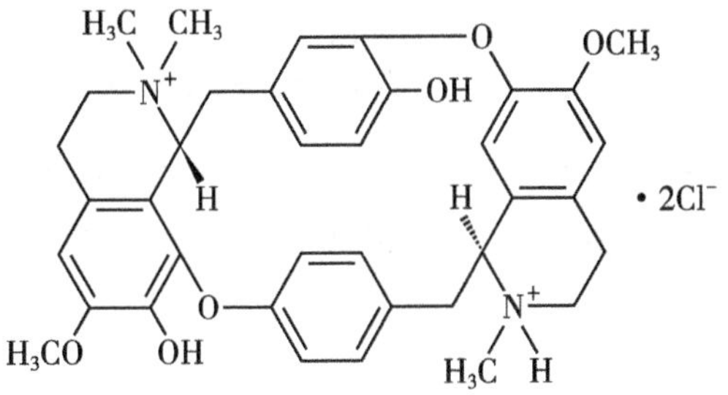

氯化筒箭毒碱(tubocurarine chloride) 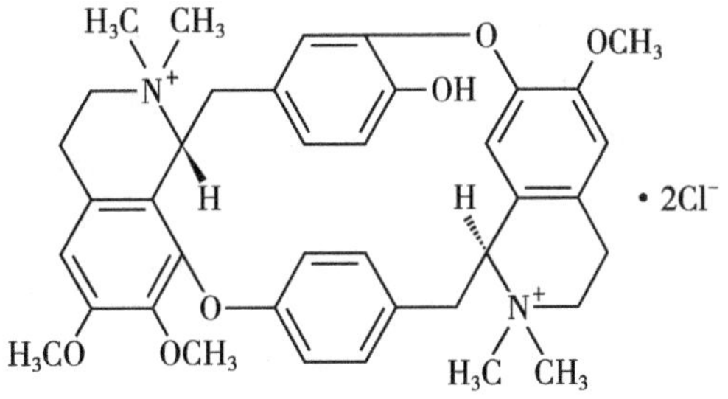　　氯二甲箭毒(dimethyl–L–curine methochloride)

目前,临床使用的非去极化型肌松药主要是甾类及四氢异喹啉类两大类。

(一)甾类非去极化型肌松药

泮库溴铵(pancuronium bromide)是第一个上市的甾类非去极化型肌松药。此后,维库溴铵(vecuronium bromide)等多个药物用于临床,见表7-4。

表 7-4　常用的甾类非去极化型肌松药

药物名称	药物结构	药理特点与用途
维库溴铵 vecuronium bromide	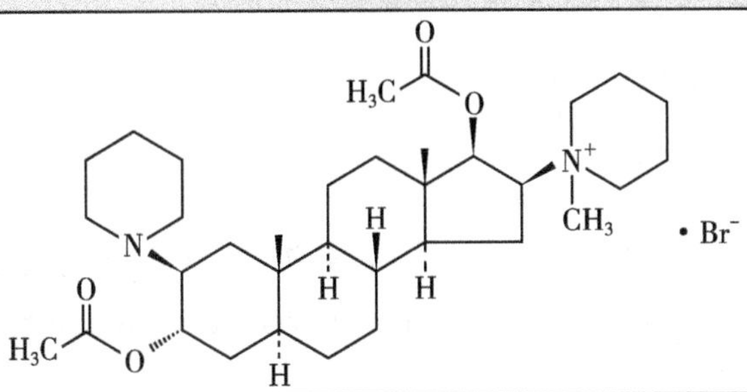	本品为中效的单季铵甾类非去极化型肌松药,作用持续时间较短,主要用于全麻时的气管插管及手术中的肌肉松弛,无支气管痉挛和血压下降等副作用,对心血管系统几乎无影响

药物名称	药物结构	药理特点与用途
罗库溴铵 rocuronium bromide	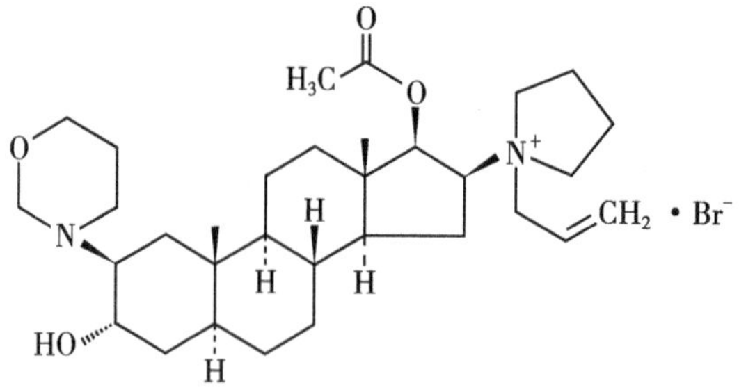	本品为泮库溴铵的 3- 脱乙酰基类似物，为中效药物，起效迅速但对神经肌肉接头处胆碱受体亲和力较低，作用强度仅为哌库溴铵的 1/8。适用于各种手术的全麻，目前主要全麻诱导气管内插管
哌库溴铵 pipecuronium bromide	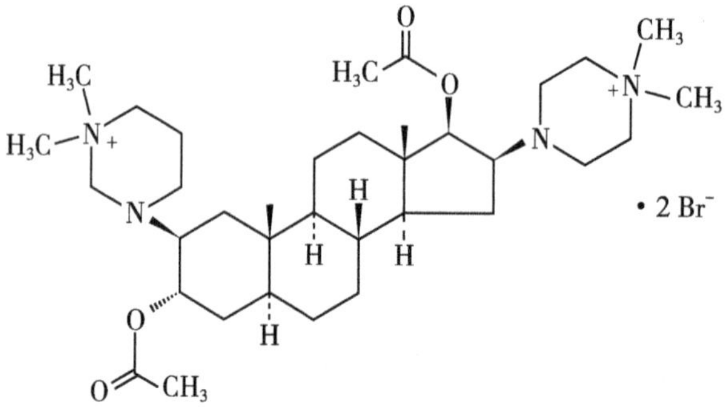	本品为长时效甾类非去极化型肌松药，临床用于横纹肌松弛、气管插管和人工呼吸时的麻醉，也适用于心肌缺血及长时间手术患者的肌松，副作用较小
瑞帕库溴铵 rapacuronium bromide	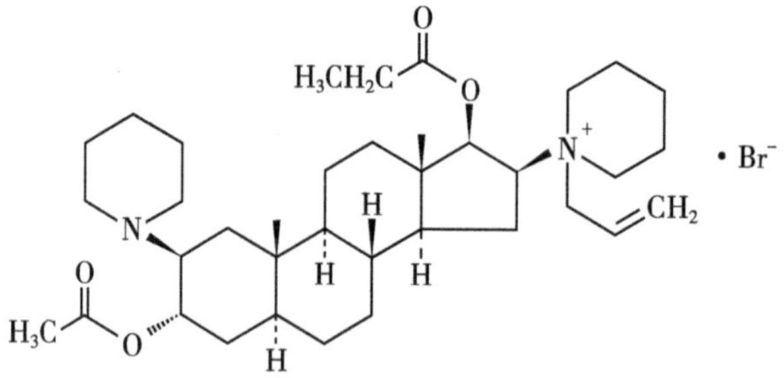	本品是新上市的非去极化型甾醇类肌松药，起效快，时效短。体内代谢产物为具有活性的 3 位水解羟化物，该代谢产物可延迟术后肌张力恢复

泮库溴铵（pancuronium bromide）

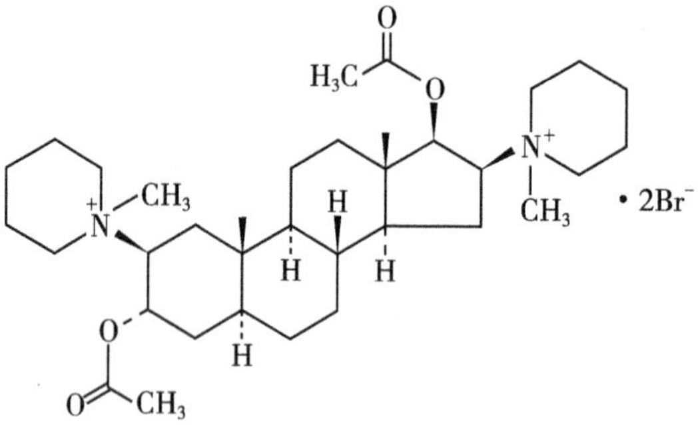

化学名为 1，1′-[（2，3，5，16，17）-3，17- 双 -（乙酰氧基）雄甾烷 -2，16- 二基]双[1- 甲基哌啶鎓]二溴化物（1，1′-[（2，3，5，16，17）-3，17-bis（acetyloxy）androstane-2，16-diyl]bis[1-methylpiperidinium]dibromide）。

本品为白色或近白色结晶或结晶性粉末,无臭,味苦,有引湿性。易溶于水,能溶于乙醇、三氯甲烷、二氯甲烷,几乎不溶于乙醚。mp.213～218℃。水溶液呈右旋。

本品由于季铵盐 β 位有吸电子基团取代,容易发生 Hofmann 消除反应,受热不稳定。因此,用过滤法灭菌,在 2～8℃ 密闭保存。

本品为 5α 雄甾烷衍生物,分子中手性中心构型为 2S、3S、5S、8R、9S、10S、13S、14S、16S、17R。结构中环 A 和环 D 部分各存在一个乙酰胆碱样的结构片段,属于双季铵结构的非去极化型肌松药。

本品约 30% 在肝脏内分解失活,主要代谢物为 3- 脱乙酰基物及少量的 17- 脱乙酰基物和 3,17- 双脱乙酰基物,大部分以原形经肾脏排出。3- 脱乙酰基物在体内积累可引起麻痹作用延长。

本品的肌松作用约为氯化筒箭毒碱的 5～6 倍,起效时间(4～6 分钟)和持续时间(2～3 小时)与氯化筒箭毒碱相近。现已成为大手术麻醉辅助药的首选药物,也可用于惊厥导致的肌肉痉挛。无雄性激素作用,亦无乙酰胆碱样作用,因此对心血管系统作用小,不释放组胺,无明显副作用。

(二)四氢异喹啉类非去极化型肌松药

苯磺阿曲库铵(atracurium besylate)

化学名为 2,2′-[1,5- 亚戊基双[氧 -(3- 氧代 -3,1- 亚丙基)]]双[1-[(3,4- 二甲氧苯基)甲基]-1,2,3,4- 四氢 -6,7- 二甲氧基 -2- 甲基异喹啉鎓]二苯磺酸盐(2,2′-[1,5-pentanediylbis[oxy(3-oxo-3,1-propanediyl)]]bis[1-[(3,4-dimethoxyphenyl)methyl]-1,2,3,4-tetrahydro-6,7-dimethoxy-2-methylisoquinolinium]dibenzenesulfonate),又名卡肌宁。

本品为类白色或微黄色结晶性粉末,无臭,味微苦。mp.85～90℃。

本品具有分子内对称的双酯双季铵结构,对热不稳定,在制备和贮存时应注意 pH 和温度的影响。强碱性、高温条件下易发生 Hofmann 消除和酯水解;酯水解也被酸催化,当低温时反应速度降低。pH3.5 最稳定,所以制备注射液时应控制 pH3.0～3.5,并在 2～8℃ 贮存。

本品季铵氮原子的 β 位上有吸电基,在体内生理条件下发生非酶促 Hofmann 消除反应,以及非特异性血浆酯酶催化的酯水解反应,生成 N- 甲基四氢罂粟碱和其他代谢产物,均无神经肌肉阻断作用。N- 甲基四氢罂粟碱经 N- 脱甲基化生成四氢罂粟碱后,与葡萄糖醛酸生成结合物由尿排出。本品对肝、肾代谢无依赖性,不会产生蓄积中毒。

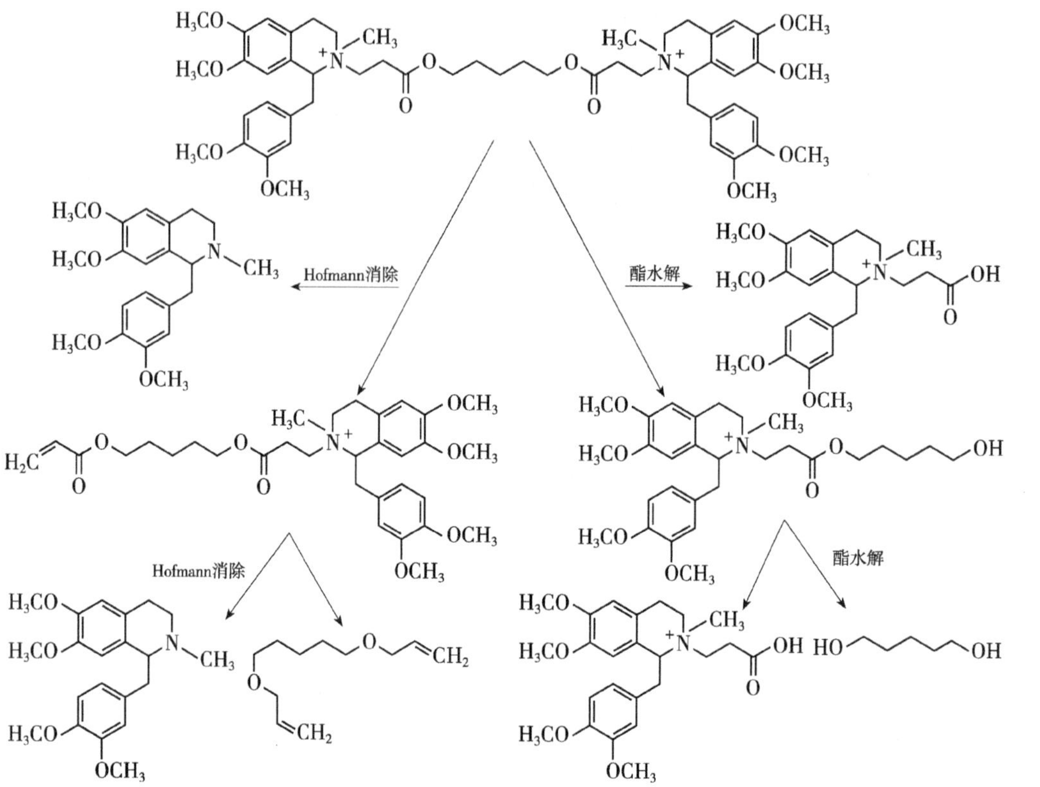

本品有 4 个手性中心，但由于分子的对称因素，只有 10 个立体异构体，其中以（1R-cis，1′R-cis）异构体顺苯磺阿曲库铵（cisatracurium besylate）活性最强，为苯磺阿曲库铵的 3 倍，不引起组胺释放和心血管副作用，已用于临床，为短效药物。

本品为阻断 N_2 胆碱受体的外周肌松药，用作全身麻醉辅助药，作用较强，约为氯化筒箭毒碱的 1.5 倍，1～2 分钟即可起效，维持时间仅为 0.5 小时，不影响心、肝、肾功能，无蓄积毒性，副作用减少，可用于肾衰竭患者。

多库氯铵（doxacurium chloride）为长效非去极化型肌松药，重复用药无蓄积毒性，肌松作用容易被逆转，是强效、起效慢、作用时间长的药物。米库氯铵（mivacurium chloride）起效快，可被血浆酯水解酶代谢，是作用时间最短的非去极化型肌松药。

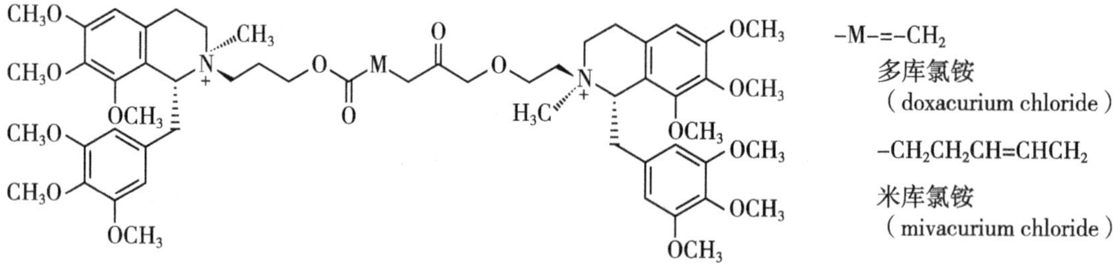

第三节 局部麻醉药

局部麻醉药（local anesthetics）简称局麻药，是指局部使用时能可逆性阻断感觉神经冲动从局部向大脑传导，患者在意识清醒条件下使身体局部失去痛觉，即产生局部麻醉状态的一类药物。局麻药不会导致意识丧失和中枢功能损害，与镇痛药不同，它们不与疼痛受体作用，也不抑制疼痛介质的释放或生物合成。

局部麻醉药与 Na^+ 通道内侧受体结合后，引起 Na^+ 通道蛋白质构象变化，促使 Na^+ 通道的失活，闸门关闭，阻滞 Na^+ 内流，阻止动作电位的产生和神经冲动的传导，从而产生局麻作用。局麻药主要产生中枢神经系统和心血管系统的毒副作用以及过敏反应。根据化学结构，局部麻醉药分为苯甲酸酯类、酰胺类、氨基酮及其他类。

一、苯甲酸酯类局麻药

案例分析

　　案例：早在 16 世纪，秘鲁人就知道咀嚼古柯树叶可以止痛。1860 年，Niemann 从古柯树叶中提取到一种生物碱晶体，即可卡因（cocaine），1884 年，Koller 发现其局麻作用并首先用于临床，但是可卡因毒性较大，具有成瘾性及其他毒副反应，水溶液不稳定且资源有限，这使可卡因的应用受到了限制。那么，人们是通过何种策略对可卡因的结构进行改造以寻找更好的局麻药呢？具有局麻作用的基本药效基团是什么？这一发现意义何在？

　　分析：对可卡因结构改造的策略是将复杂的天然化合物结构进行降解以寻找出基本药效基团，最终得到了具有局麻作用的药效团是苯甲酸酯。这一研究发现了局麻药盐酸普鲁卡因，提供了从剖析活性天然产物入手进行药物化学研究的一个经典例证。

在对可卡因的研究中，首先将可卡因水解后，得到（-）爱康宁（ecgonin）、苯甲酸及甲醇，三者都不具局部麻醉作用。用其他羧酸代替苯甲酸与爱康宁成酯后，麻醉作用降低或完全消失，说明苯甲酸酯是可卡因产生局部麻醉作用的必需基团。

可卡因（cocaine）　　　　　　　　　　爱康宁（ecgonine）

α-优卡因（α-eucaine）　　　　　　　　β-优卡因（β-ucaine）

　　进一步简化爱康宁母核结构,制备了 α- 优卡因(α-eucaine)和 β- 优卡因(β-eucaine)均具有局麻作用。上述结果表明,可卡因结构中的甲氧羰基、N- 甲基和莨菪烷双环结构不是必需的,进一步证明了苯甲酸酯结构的重要性。由此,人们合成了一系列氨基苯甲酸酯和氨基苯甲酸二乙氨烷基酯,终于在 1904 年合成了局麻作用优良的普鲁卡因(procaine)。

　　普鲁卡因具有良好的局麻作用,毒性低,无成瘾性,是临床应用的最为经典的局麻药,但存在稳定性差、易水解、局麻作用不强、作用时间短等缺点。为提高酯基的稳定性,以普鲁卡因为先导物,对苯环、酯键、侧链进行变化获得了一系列酯类局麻药,见表 7-5。

表7-5　常用的苯甲酸酯类局麻药

药物名称	药物结构	药理特点与用途
丁卡因 tetracaine		本品的局麻作用比普鲁卡因约强 10 倍,作用约 3 小时。毒性较大,但使用剂量小,故毒副作用比普鲁卡因低。用于浸润麻醉等各种手术麻醉和角膜的黏膜麻醉,弥补了普鲁卡因不能用于表面麻醉的不足
氯普鲁卡因 chloroprocaine		本品的麻醉作用起效快,比普鲁卡因强 2 倍,代谢速度快,半衰期仅为 25 秒,副作用仅为普鲁卡因的 2/3,临床上用于浸润麻醉、硬膜外阻滞和阻滞麻醉
羟普鲁卡因 hydroxyprocaine		本品因空间位阻作用而使酯键水解速度减慢,局麻作用增强,作用时间也较长,临床上主要用于浸润麻醉
二甲卡因 dimethocaine		本品侧链上的甲基增加了立体障碍,使酯键不易水解,局麻作用时间延长
徒托卡因 tutocaine		本品侧链上连有两个甲基加大了对酯基周围的位阻,麻醉作用比普鲁卡因强
海克卡因 hexylcaine		本品侧链碳链上引入甲基,氮原子上引入环己基,因立体位阻使酯键不易水解,麻醉作用延长
硫卡因 thiocaine		本品局麻作用较普鲁卡因强 2 倍,因脂溶性增加,起效时间缩短,毒性也比普鲁卡因大,可用于浸润麻醉及表面麻醉

盐酸普鲁卡因（procaine hydrochloride）

化学名为 4-氨基苯甲酸 -2-（二乙氨基）乙酯盐酸盐（4-aminobenzoic acid -2-(diethylamino)ethyl ester hydrochloride），又名奴佛卡因（novocaine）。

本品为白色结晶或结晶性粉末，无臭，味微苦，随后有麻痹感。易溶于水，略溶于乙醇，几乎不溶于乙醚。mp.154～157℃。2% 的水溶液 pH 为 5～6.5，水溶液用氢氧化钠或碳酸钠碱化时可得普鲁卡因，pK_a 为 8.8，mp.57～59℃。在空气中稳定，对光敏感，应避光保存。

本品分子中含有酯键，易被酸、碱及酯酶水解，生成对氨基苯甲酸和二乙氨基乙醇。在 pH3～3.5 时最稳定，pH<2.5 及 pH>4 时，水解率和速度均增加。温度升高，水解速度也增大。因此，药典规定本品注射液的 pH 控制在 3.5～5.0 范围内，灭菌以 100℃加热 30 分钟为宜。

本品含芳伯氨基，具有芳香第一胺类反应。在稀盐酸中与亚硝酸钠反应生成重氮盐，再加入碱性 β-萘酚试液，生成猩红色偶氮化合物沉淀，可作为本品的鉴别反应。

本品可发生重氮化 - 偶合反应，在酸性下可与对二甲氨基苯甲醛缩合形成黄色 Schiff 碱。

本品具有叔胺结构，具有生物碱样性质，其水溶液遇碘试液、碘化汞钾试液或苦味酸试液可产生沉淀。

本品易氧化变色，pH 增加等均可加速氧化，故制备注射剂时，要控制最稳定的 pH 和温度，还需通入惰性气体，加抗氧剂、稳定剂，去除金属离子或加入金属离子掩蔽剂。

本品酯键的水解会导致不稳定，同时也是体内代谢的主要方式，水解生成对氨基苯甲酸和二乙氨基乙醇而失活，使局麻作用时间变短。前者约 80% 随尿排出，或与葡萄糖醛酸等结合后排泄；后者约 30% 随尿排出。其中，对氨基苯甲酸是产生过敏的主要原因。

本品的合成是以对硝基甲苯为原料，经氧化得到对硝基苯甲酸，与 β- 二乙氨基乙醇酯化得到硝基卡因，再经还原、成盐即得盐酸普鲁卡因。生产和存放过程中会产生对氨基苯甲酸，刺激性大，毒副作用较强，按药典规定需检测其含量，并控制在规定的范围内。

本品局麻作用较强，毒性较小。主要用于浸润麻醉、阻滞麻醉、蛛网膜下腔阻滞及封闭疗法等。因其穿透力较差，一般不用于表面麻醉。因时效短（约 50 分钟），常酌加肾上腺素，不仅可增加麻醉作用，延长作用时间，还能降低毒性。本品对个别患者可引起过敏反应。

二、酰胺类局麻药

用酰胺键代替氨基苯甲酸酯类局麻药的酯键，并将氨基和羧基的位置互换，就构成了酰胺类局麻药的基本结构。由于具有麻醉作用的生物碱异芦竹碱（isogramine）的发现，促使了酰胺类局麻药利多卡因（lidocaine）的合成。利多卡因可看作异芦竹碱的开链类似物，因作用快速、非刺激性和较高的安全性，成为常用的局麻药。其他酰胺类局麻药见表 7-6。

表 7-6　常用的酰胺类局麻药物

药物名称	药物结构	药理特点与用途
布比卡因 bupivacaine		本品为长效局麻药，局麻作用比利多卡因高 4 倍，具有强效、长效和安全的特点，用于各种麻醉及手术后镇痛，是最常用的局麻药之一
左布比卡因 levobupivacaine		本品为布比卡因的 S-异构体，于 2000 年在美国上市，疗效与布比卡因无明显差异，但中枢神经系统和心脏毒性明显低于布比卡因。用于硬外膜阻滞及蛛网膜下腔阻滞，很少用于浸润麻醉
阿替卡因 articaine		本品用于涉及切骨术及黏膜切开的外科手术过程，是国内唯一口腔专用局麻药。局麻作用强，毒副作用低，适用于小儿、孕妇、老年人和血管病患者
罗哌卡因 ropivacaine		本品是第一个以纯的 S-异构体供药用的局麻药。作用时间长，心脏毒性小，安全性高，适用于外科手术麻醉和硬膜外阻滞，以及术后或分娩疼痛等
甲哌卡因 mepivacaine		本品的药效与利多卡因相似，作用较迅速、持久，毒性及副作用较小，且不扩张血管，适用于腹部手术、四肢及会阴部手术等
依替卡因 etidocaine		本品的局麻作用与布比卡因相似，与肾上腺素合用，作用时间更长，主要用于硬膜外阻滞

盐酸利多卡因（lidocaine hydrochloride）

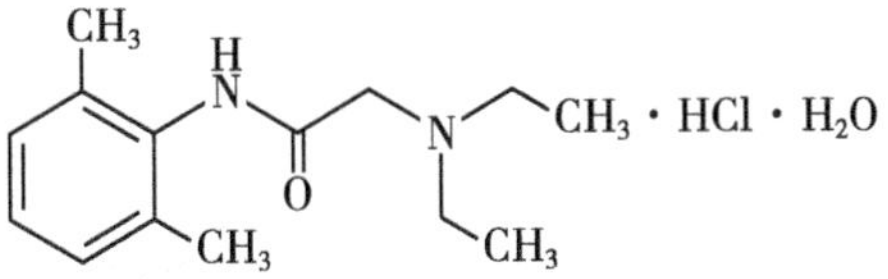

化学名为 N-（2，6- 二甲苯基）-2-（二乙氨基）乙酰胺盐酸盐一水合物（2-(diethylamino)-N-(2,6-dimethylphenyl)acetamide hydrochloride monohydrate），又名赛罗卡因（xylocaine）。

本品为白色结晶性粉末，无臭，微苦并继有麻木感。易溶于水和乙醇，不溶于乙醚。mp.75～79℃，无水物 mp.127～129℃。4.42% 水溶液为等渗溶液，0.5% 溶液的 pH 为 4.0～5.5。

本品虽含有酰胺结构，但对酸、碱均较稳定，不易发生水解。例如，将其注射液于 115℃加热灭菌 3 小时或室温放置 18 个月以上，水解率均在 0.1% 以下。这是由于酰胺基的邻位有较大的空间位阻，这也是本品较普鲁卡因作用强、维持时间长、毒性大的主要原因。

本品的游离碱可与一些金属离子生成有色络盐，如与二氯化钴生成蓝绿色沉淀，与硫酸酮试液形成蓝紫色，加三氯甲烷振摇后放置，三氯甲烷层显黄色。含碱性叔胺结构，与三硝基苯酚试液生成黄色沉淀。

本品在肝脏代谢，约 90% 代谢为 N- 去烷基化或酰胺水解产物，后者由于立体位阻的原因不易进行，以前者为主；部分代谢产物可生成甘氨酰结合物。代谢产物单乙基甘氨酰二甲苯胺可以引起中枢神经系统副作用，是产生毒性的主要原因。未代谢的原药约 5% 由尿排出。

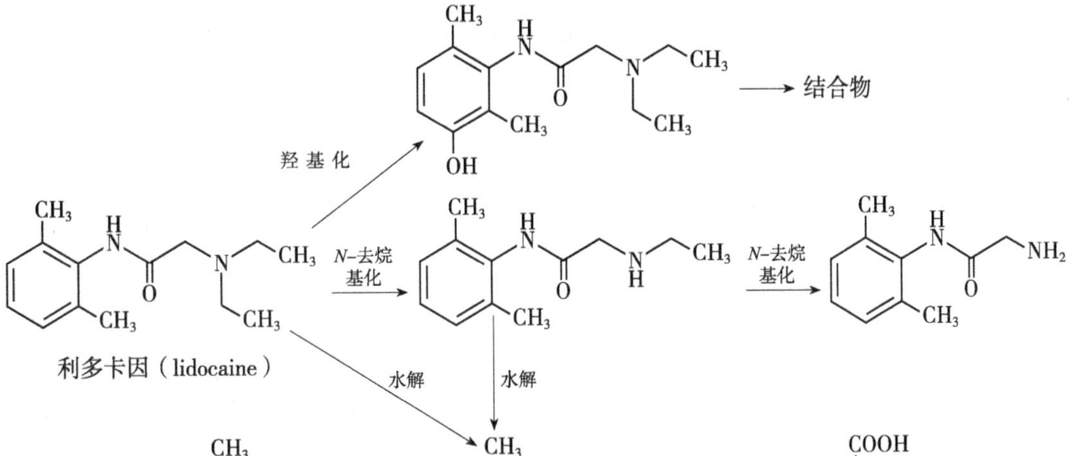

本品的合成以间二甲苯为原料经硝化、铁酸还原成 2，6- 二甲基苯胺，再与氯乙酰氯作用后，和二乙胺作用生成利多卡因，再在丙酮中与氯化氢成盐。

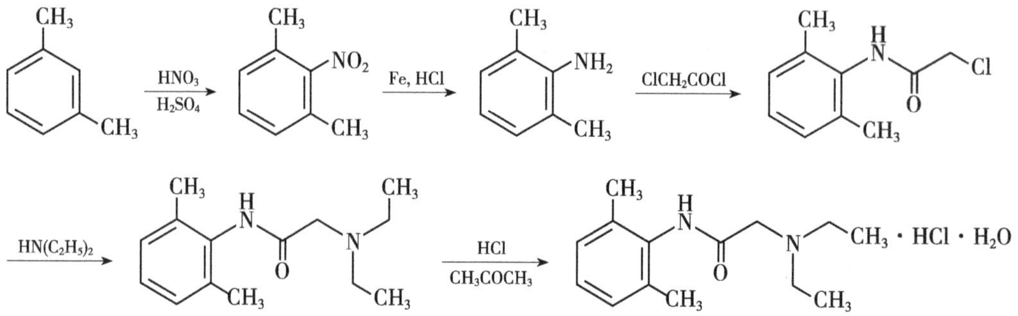

本品的麻醉作用为普鲁卡因的 2～9 倍，作用时间也长了 1 倍，起效快，是较理想的局麻药，主要用于浸润麻醉、阻滞麻醉及硬膜外阻滞。由于对窦性心律失常治疗较好，也被作为防治急性心肌梗死并发室性心律失常的首选药物。

知识链接

局部麻醉的联合疗法

局部麻醉可采用多个药物联合治疗的方法。一是两种局麻药联合使用，方案为利多卡因与丙胺卡因、利多卡因与丁卡因配伍；二是局麻药和血管收缩剂配伍，因血管收缩剂的缩血管作用可以安全有效地延长局麻药的作用时间，同时减少出血，主要包括盐酸丙胺卡因和肾上腺素配伍，利多卡因、布比卡因和肾上腺素配伍（推荐浓度为 0.5%、0.25% 和 1∶200）。

三、其他类药物

将苯甲酸酯类及酰胺类局麻药的酯基及酰胺基以烷基、醚键等生物电子等排体替代，得到了其他类型的局麻药，如氨基酮类、氨基醚类、氨基甲酸酯类及脒类局麻药。氨基酮类药物如达克罗宁（dyclonine）结构中的羰基比普鲁卡因的酯基和利多卡因的酰胺基都稳定，所以麻醉作用更持久。其他类局麻药的结构及药理作用特点见表 7-7。

表 7-7 常用的其他类局麻药物

分类	药物名称	药物结构	药理特点与用途
氨基酮类	达克罗宁 dyclonine	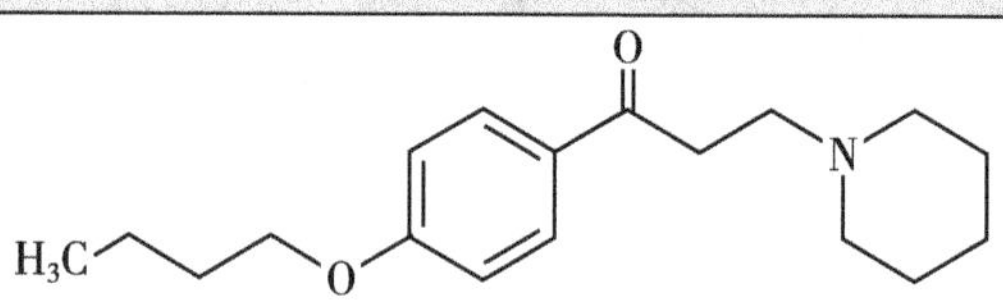	本品对黏膜穿透力强，见效快，作用持久，毒性低。只作为表面麻醉药，用于烧伤、擦伤等镇痛止痒及喉镜、膀胱镜等内镜检查前准备
氨基醚类	奎尼卡因 quinisocaine	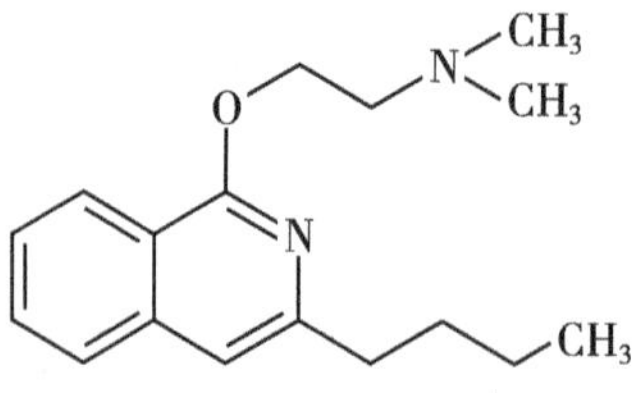	本品表面麻醉作用比可卡因强约 1000 倍，而毒性仅为可卡因的 2 倍。醚键比酯基和酰胺基稳定，可能是产生麻醉作用持久的原因

续表

分类	药物名称	药物结构	药理特点与用途
氨基甲酸酯类	地哌冬 diperodon	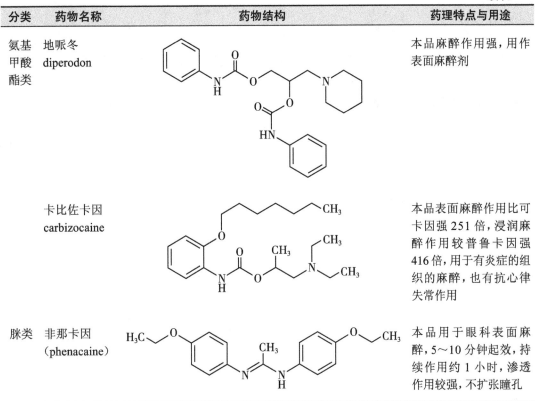	本品麻醉作用强,用作表面麻醉剂
	卡比佐卡因 carbizocaine		本品表面麻醉作用比可卡因强251倍,浸润麻醉作用较普鲁卡因强416倍,用于有炎症的组织的麻醉,也有抗心律失常作用
脒类	非那卡因 (phenacaine)		本品用于眼科表面麻醉,5~10分钟起效,持续作用约1小时,渗透作用较强,不扩张瞳孔

局部麻醉药的化学结构可分为亲脂部分、中间部分和亲水部分三部分,总结其构效关系如下。

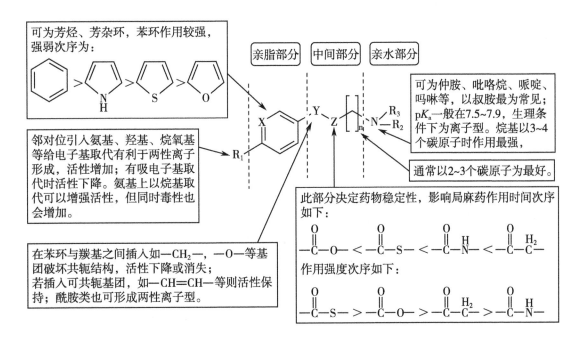

思考题

1. 与乙酰胆碱神经递质功能相关的胆碱能药物有哪几类？其临床主要用途是什么？
2. 简述胆碱 M 受体拮抗剂的构效关系。
3. 简述局部麻醉药的构效关系。

(宫 平)

第八章 影响肾上腺素能神经系统的药物

 学习要求

    1. 掌握拟肾上腺素药和抗肾上腺素药的分类、代表药物以及临床应用；肾上腺素、盐酸麻黄碱、盐酸可乐定、沙丁醇胺、盐酸哌唑嗪、盐酸普萘洛尔、酒石酸美托洛尔以及拉贝洛尔的化学结构、理化性质、体内代谢、药理特点和用途；拟肾上腺素药、β受体拮抗剂的构效关系。

    2. 熟悉肾上腺素受体的分类、分布以及其生理效应；去甲肾上腺素和肾上腺素在人体内的生物合成途径；具有儿茶酚结构的肾上腺素能药物的代谢特点；去甲肾上腺素、甲基多巴、间羟胺、多巴酚丁胺、克伦特罗、酚妥拉明、多沙唑嗪、育亨宾、噻吗洛尔、阿替洛尔等药物的化学结构、药理特点和用途；各类典型药物的合成路线。

    3. 了解β受体拮抗剂的研究历史；麻黄碱类化合物的使用管理。

    传出神经系统根据神经末梢所释放的递质不同，分为胆碱能神经和肾上腺素能神经。肾上腺素（adrenaline，epinephrine）、去甲肾上腺素（noradrenaline，norepinephrine）是肾上腺素能神经节后神经元的主要递质，与肾上腺素受体（adrenergic receptor）相互作用而发挥多种生理功能。肾上腺素受体为G蛋白耦联受体，根据其对肾上腺素和去甲肾上腺素的不同反应情况，分为α肾上腺素受体（简称α受体）和β肾上腺素受体（简称β受体）。相对来说去甲肾上腺素对于α受体的作用较肾上腺素更为敏感，而肾上腺素对β受体的作用会更敏感一些。

    皮肤、肾、胃肠的血管平滑肌以α受体为主，骨骼肌、肝脏的血管平滑肌以及心脏以β受体为主，还有主要分布在肾及肠系膜血管系统和中枢神经系统某些区域的肾上腺素能受体。α受体根据其亚型不同，又分为α_1和α_2；β受体按其亚型不同，可分为β_1、β_2和β_3受体。肾上腺素受体的分布与生理效应见表8-1。

表8-1 肾上腺素受体的分类、分布及生理效应

受体类型	分布	生理效应
α_1	血管平滑肌、扩瞳肌、心脏及肝脏、心脏效应细胞、毛发运动平滑肌	皮肤、黏膜和内脏血管收缩；心肌收缩力增强；血压上升；散瞳
α_2	突触前膜、中枢突触后膜、血管平滑肌、血小板、脂肪细胞	抑制去甲肾上腺素释放，血压下降；血小板聚集，抑制脂肪分解
β_1	心脏、肾小球旁系细胞、脑干	心肌收缩力增强，心率加快，血压上升；脂肪分解加快
β_2	支气管和血管平滑肌、骨骼肌、子宫肌、胃肠道、肝脏	支气管和血管扩张，促进骨骼肌摄取钾；糖原分解加快
β_3	脂肪细胞	脂肪分解

肾上腺素能药物包括拟肾上腺素能药物(adrenergic agents)和抗肾上腺素能药物(adrenergic antagonist)。

知识链接

G 蛋白耦联受体

G 蛋白耦联受体(G protein-coupled receptors,GPCRs)是一大类膜蛋白受体的统称,其共同点是立体结构中都有七个跨膜 α 螺旋,且肽链的 C 端和连接第 5 和第 6 个跨膜螺旋的胞内环上都有 G 蛋白(鸟苷酸结合蛋白)的结合位点。G 蛋白耦联受体能结合细胞周围环境中的化学物质,包括气味、信息素、激素、神经递质、趋化因子等,以及被非化学性的刺激源激活,从而激活细胞内的一系列信号通路,参与感光、嗅觉、行为和情绪的调节,免疫系统调节,自主神经系统调节,细胞密度调节以及维持稳态等众多生理过程。与 G 蛋白耦联受体相关的疾病为数众多,大约 40% 的现代药物都以 G 蛋白耦联受体作为靶点。2012 年两位美国科学家罗伯特·莱夫科维茨(Robert J. Lefkowitz)和布莱恩·克比尔卡(Brian K. Kobilka)因"G 蛋白耦联受体研究"获得诺贝尔化学奖。

第一节 拟肾上腺素药

拟肾上腺素药又称为肾上腺素能激动剂,通过兴奋交感神经而发挥其作用,故又称为拟交感神经药(adrenomimetic drugs)。当 α 受体兴奋时,主要表现为皮肤黏膜血管和内脏血管收缩,使外周阻力增大,血压上升。β 受体兴奋时,心肌收缩力加强,心率加快,从而增加心排出量;同时舒张骨骼肌血管和冠状血管,松弛支气管平滑肌。因此一般来讲,凡是能兴奋 α 受体和 β 受体的药物,临床上多用于升高血压、抗休克、止血和平喘。

拟肾上腺素药根据药物结构的不同,分为苯乙胺类和苯异丙胺类;根据作用受体与机制的不同,分为 α 肾上腺素受体激动剂、β 肾上腺素受体激动剂和 α、β 肾上腺素受体混合激动剂。

一、α、β 肾上腺素受体混合激动剂

α、β 肾上腺素受体激动剂对肾上腺素受体无选择性激动作用,可间接或直接作用于 α 受体和 β 受体产生激动效应,如肾上腺素(adrenaline)可直接激动 α、β 受体;麻黄碱(ephedrine)可促进肾上腺素能神经末梢释放递质,间接产生拟肾上腺素作用。

体内肾上腺素、去甲肾上腺素和多巴胺均在突触前神经细胞内合成。酪氨酸经酪氨酸羟化酶将苯环上 3 位羟化生成多巴,再由芳香氨基酸脱羧酶将多巴脱羧生成多巴胺。在多巴胺 β- 羟化酶作用下生成去甲肾上腺素,在肾上腺髓质由苯乙醇胺 -N- 甲基转移酶作用下发生甲基化生成肾上腺素。其中酪氨酸的羟化是全过程的限速步骤。

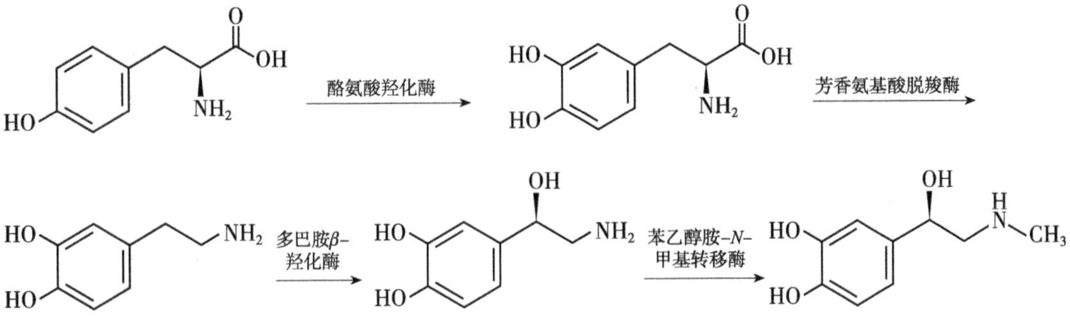

多巴胺
（dopamine）

去甲肾上腺素
（noradrenaline）

肾上腺素
（adrenaline）

多巴胺（dopamine）是去甲肾上腺素生物合成的前体，为中枢性递质之一，具有兴奋β受体、α受体和多巴胺受体的作用，兴奋心脏β受体可增加心肌收缩力，增加心排出量。兴奋多巴胺受体和α受体使肾、肠系膜、冠状动脉及脑血管扩张、血流量增加。对周围血管有轻度收缩作用，升高动脉血压。药用多巴胺盐酸盐，用于各种类型的休克，尤其适用于休克伴有心收缩力减弱、肾功能不全者。

多巴胺属于儿茶酚胺类，在体内可被单胺氧化酶和儿茶酚 -O- 甲基转移酶作用转化代谢，故口服无效，须静脉滴注给药。用药时应注意以下事项：①大剂量时可使呼吸加速、心律失常，停药后即迅速消失；②使用应补充血容量及纠正酸中毒；③静脉滴注时，应观察血压、心率、尿量和一般状况；④有恶心、呕吐、头痛、中枢神经系统兴奋等不良反应；⑤多巴胺输注时不能外溢；⑥长期或大量输注时，亦可引起末梢缺血或坏疽。

肾上腺素（adrenaline）

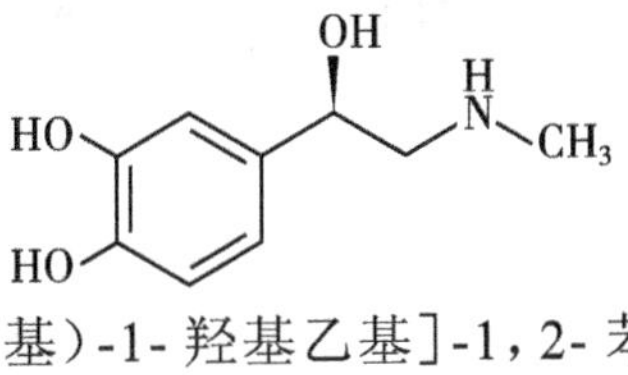

化学名为（R）-4-［2-（甲氨基）-1- 羟基乙基］-1，2- 苯二酚（4-［（1R）-1-hydroxy-2-(methylamino) ethyl］-1，2-benzenediol）。

本品为白色或类白色结晶性粉末，无臭，味苦。在水中极易溶解，乙醇、三氯甲烷、乙醚、脂肪油或挥发油中不溶，在矿盐或氢氧化钠中易溶。饱和水溶液显弱碱性反应。mp.211～212℃（分解），其盐酸盐 mp.157℃，酒石酸盐 mp.147～154℃。［α］$_D^{25}$ -50.0°～-53.5°（c=4，1mol/L 盐酸）。

本品在中性或碱性水溶液中不稳定，遇碱性肠液可分解，故口服无效。由于结构中含有邻二酚结构，具有较强的还原性，与空气或日光接触易氧化变质，生成红色的肾上腺素红，进而聚合成棕色多聚体而失效，故在做制剂时，加入焦亚硫酸等抗氧剂，可防止氧化。储存时，应避光及避免与空气接触。

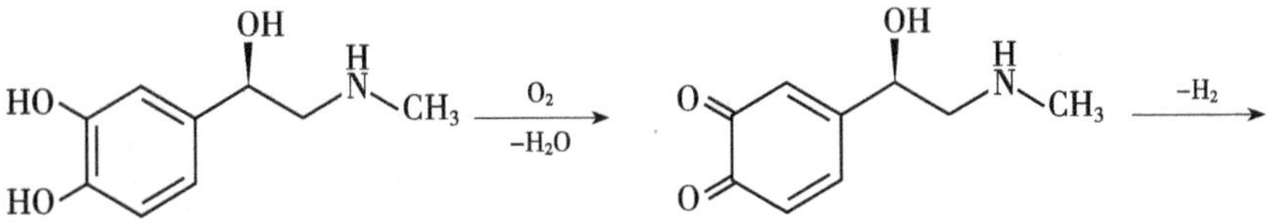

171

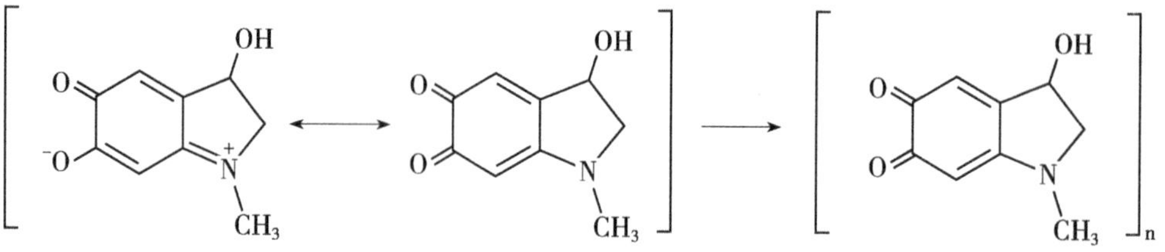

肾上腺素红

本品结构中 β 碳上的醇羟基通过形成氢键与受体相互结合，其立体结构对活性有显著影响，其中 R-(-) 构型的活性是 S-(+) 构型的 12 倍。左旋肾上腺素的水溶液加热或室温放置后可发生消旋化而降低活性。消旋化速度与 pH 有关，在 pH4 以下，消旋化速度更快。故肾上腺素的水溶液应注意控制 pH 值。

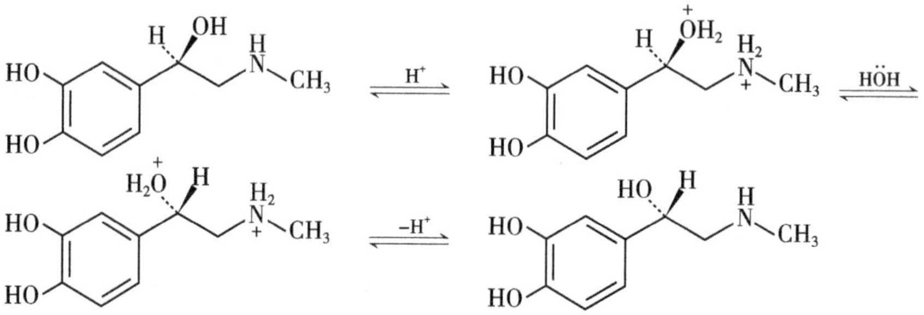

本品在体内的代谢失活主要受儿茶酚 -O- 甲基转移酶（catechol-O-methyhransferase，COMT）和单胺氧化酶（monoamine oxidase，MAO）的催化，分别发生苯环 3- 羟基的甲基化反应和侧链末端氨基的氧化脱除。产物经醛糖还原酶（aldose reductase，AR）和乙醛脱氢酶（（alcohol dehydrogenase，AD）的作用继续转化，最终生成为 3- 甲氧基 -4- 羟基苯乙醇酸和 3- 甲氧基 -4- 羟基苯乙二醇。

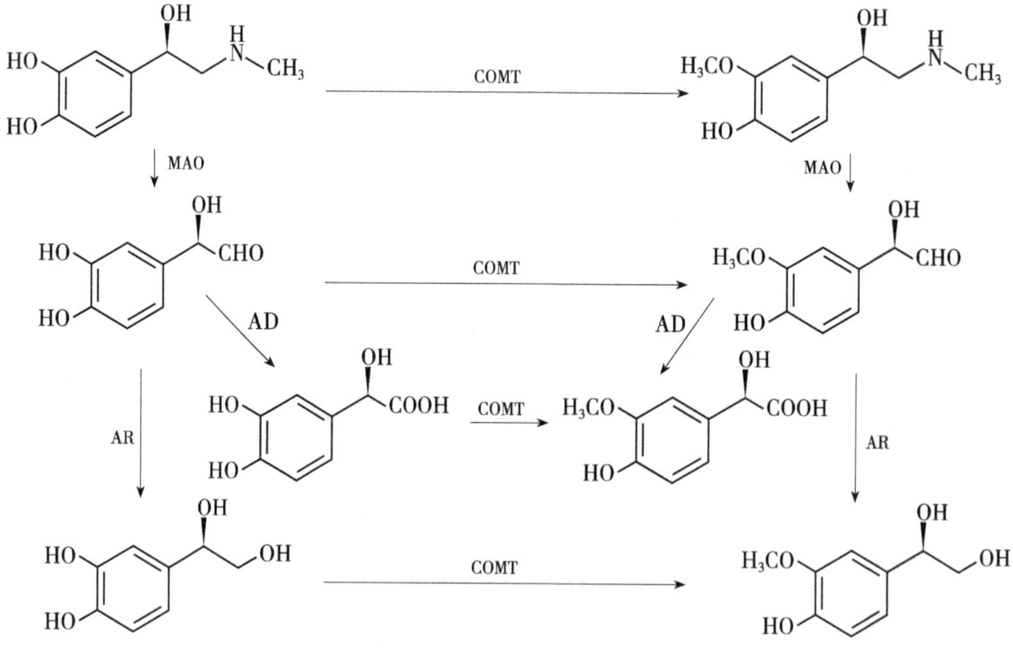

肾上腺素的合成以邻苯二酚为原料,在氧氯化磷存在下与氯乙酸缩合引入氯代乙酰基,再经甲胺胺化生成肾上腺素酮,羰基经催化氢化还原成羟基,用 d- 酒石酸拆分即可制得左旋肾上腺素。

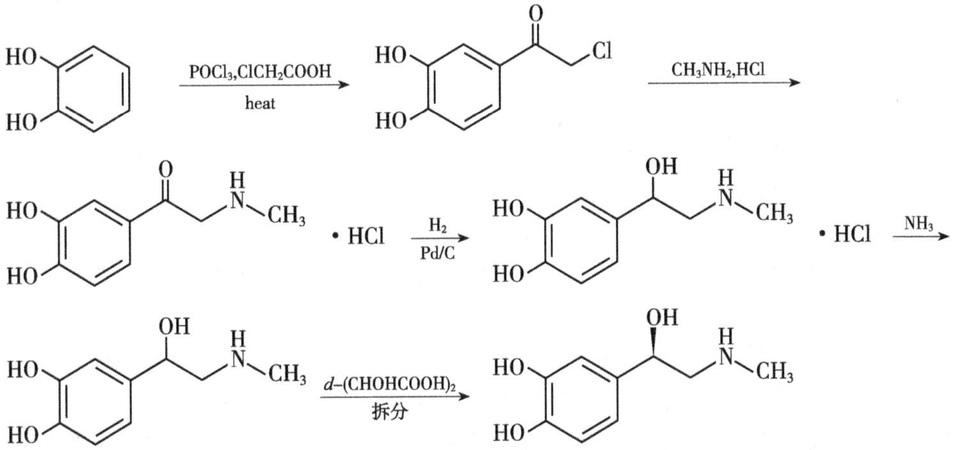

本品为内源性活性物质,具有较强的兴奋 α 受体及 β 受体作用,可使心肌收缩力加强,心率加快,皮肤黏膜及内脏小血管收缩,但冠状血管和骨骼肌血管扩张。临床主要用于过敏性休克,抢救心脏停搏和支气管哮喘,还可用于鼻黏膜和牙龈出血。与局部麻醉药合用,可减少其毒副作用及手术部位的出血。

利用前药原理,将肾上腺素苯环上的两个羟基酯化,获得双特戊酯地匹福林(dipivefrin),该药可改善透膜吸收,并延长作用时间。用于治疗开角型青光眼,在眼内角膜酯酶的作用下,迅速水解为肾上腺素而发挥作用,产生散瞳、降眼压作用。

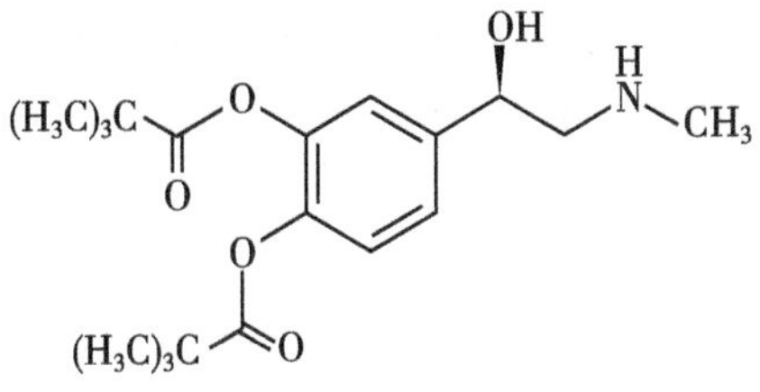

地匹福林(dipivefrin)

案例分析

案例:某患者做青霉素皮试时出现头昏眼花、心悸胸闷、脉搏细微等过敏症状。迅速给予 1‰肾上腺素 2mg 心内注射,患者感心悸更甚,复在三角肌部位注射肾上腺素 8mg,随后出现心率 180 次 / 分,血压 190/120mmHg,神志模糊,呼吸困难,口唇发绀,咳嗽,吐大量粉红色泡沫样痰等症状,急转院。诊断为:①肾上腺素过量并急性肺水肿;②休克。试分析出现以上症状的原因和应采取的相应措施。

分析:肾上腺素为常用急救药物,小剂量时兴奋中枢神经系统,可用于治疗过敏性休克;大剂量时兴奋中枢神经的同时还会引起惊厥,并能抑制呼吸中枢;超大量时,可致急性肺水肿。因此必须严格控制用量和给药速度,采取的紧急措施应包括快速降低血压,心室颤动者首选非同步直流电击除颤。

盐酸麻黄碱（ephedrine hydrochloride）

化学名为（1R, 2S）-2- 甲氨基 -1- 苯丙烷 -1- 醇盐酸盐（（1R, 2S）-2-methylamino-1-phenyl propanol-1-ol hydrochloride），又名盐酸麻黄素。

本品为白色针状结晶或结晶性粉末，无臭，味苦。在水中易溶（1：4），乙醇中溶解（1：17），在三氯甲烷和乙醚中不溶。mp.217～222℃，水溶液呈左旋性，$[\alpha]_D^{25}$ -33.0°～-35.5°（c＝5，H$_2$O）。

本品无儿茶酚结构，化学性质较稳定，其水溶液遇空气、光或热不易被破坏。

本品具有氨基醇结构，其水溶液遇硫酸铜试液及氢氧化钠溶液显紫红色；可被高锰酸钾、铁氰化钾等氧化生成苯甲醛和甲胺，前者具特臭，后者可使红色石蕊试纸变蓝。

本品含有两个手性中心，具有四个光学异构体，分别为（-）- 麻黄碱、（+）- 麻黄碱、（-）- 伪麻黄碱和（+）- 伪麻黄碱。其中，1R, 2S-（-）- 麻黄碱作用最强，有直接激动 α 和 β 受体和间接促进释放肾上腺素的作用。1S, 2R-（+）- 麻黄碱仅有间接作用；伪麻黄碱拟肾上腺作用较弱，而且只有间接作用，中枢副作用较小，广泛用于减轻鼻充血，是许多复方感冒药的主要成分。

（1R,2S）	（1R,2R）	（1S,2R）	（1S,2S）
（-）-麻黄碱	（-）-伪麻黄碱	（+）-麻黄碱	（+）-伪麻黄碱
（（-）-ephedrine）	（（-）-pseudoephedrine）	（（+）-ephedrine）	（（+）-pseudoephedrine）

本品没有酚羟基，不受 COMT 的影响，因此稳定性增加，其代谢和排泄较慢，作用持久。本品可使血管收缩力增强，心排出量增加，使皮肤黏膜和内脏血管收缩，冠状动脉和脑血管扩张，支气管黏膜血管收缩，减轻充血、水肿。主要用于急、慢性鼻炎和鼻出血，也可用于轻度支气管哮喘、预防哮喘发作等。

我国麻黄碱资源丰富，主要从麻黄中直接分离提取。麻黄碱为二类精神药品，同时又是多种苯丙胺类中枢神经兴奋剂，如去氧麻黄碱（methamphetamine，甲基苯丙胺，俗称冰毒）、亚甲基双氧安非他明（3, 4-methylenedioxymethamphetamine）的合成中间体，因此，我国对其生产、销售和处方剂量均有特殊管理要求，被列为国家第一类易制毒化学品。

去氧麻黄碱
（methamphetamine）

亚甲基双氧安非他明
（3,4-methylenedioxymethamphetamine）

知识链接

冰毒与摇头丸

去氧麻黄碱，又名"冰毒"。最初作为药物用于哮喘、嗜睡等疾病的治疗；因原料易得，制备简单而成为主要的毒品之一。冰毒具有欣快、警觉及抑制食欲的作用，重复使用会成瘾；长期使用导致器官性脑综合征，有高血压及脑卒中等危险。

亚甲基双氧安非他明及其类似物，统称摇头丸，因服用后可即兴随音乐剧烈摆动头部而不觉痛苦而得名。最早于1914年在美国出现用于抑制食欲，随后发现有严重副作用而放弃使用。90年代初流行于欧美，服用后表现为活动过度、情感冲动、偏执妄想、自我约束力下降以及有幻觉和暴力倾向，具有很大的社会危害性。均按我国第一类精神药品进行管理。

二、α肾上腺素受体激动剂

α受体激动剂按照对受体作用的选择性不同，可分为 α_1 受体激动剂、α_2 受体激动剂和非选择性 α 受体激动剂三类。其中，α_1 受体激动剂可收缩周围血管，外周阻力增加，血压上升，临床主要用于治疗低血压和抗休克。α_2 受体主要分布在去甲肾上腺素能神经的突触前膜上，受体激动时可反馈抑制去甲肾上腺素的释放，具有较强的降血压作用，α_2 受体激动剂临床主要用于治疗高血压。

知识链接

α受体亚型及主要分布

根据作用特性与分布不同，α_1 受体又分为 α_{1A}、α_{1B} 和 α_{1D} 三种亚型：α_{1A} 受体亚型主要分布在脑、心脏、血管、肝、输精管、肾上腺，少量分布在肾脏、前列腺；相对于其他组织，α_{1B} 受体亚型在脑、心脏分布较高，α_{1D} 受体亚型在脑分布较高。在大脑皮质的三种亚型受体随着年龄的增长而增加，其中 α_{1B} 亚型在心脏随年龄的增加而增加，在肝脏随年龄的增加而减少。在肝脏、肾脏、心脏的 α_{1D} 和 α_{1A} 亚型不受年龄的影响。

α_2 受体分为 α_{2A}、α_{2B} 和 α_{2C} 三种亚型：这三种亚型的结构和功能上重要的区域是保守的，但各亚型间氨基酸同源性仅50%。α_{2A} 广泛分布在中枢神经系统和外周组织；α_{2B} 主要分布在外周组织，肾脏组织中表达较高；α_{2C} 主要分布在中枢神经系统，肾脏组织中有少量表达。

常用的 α 受体激动剂的结构与作用见表 8-2。

表 8-2　常用的 α 受体激动剂

药物名称	药物结构	作用受体	药理特点与用途
甲氧明 methoxamine		α_1	本品具有收缩周围血管的作用，作用较去甲肾上腺素弱而持久，常用于外科手术，以维持或恢复动脉压，尤其适用于蛛网膜下腔阻滞而致的血压降低及外科手术所致的低血压
间羟胺 metaraminol		α_1	本品升压作用比去甲肾上腺素稍弱但较持久，适用于各种休克及手术时低血压
去氧肾上腺素 phenylephrine		α_1	本品有明显的收缩血管作用，作用与去甲肾上腺素相似但弱而持久。用于感染中毒性及过敏性休克、室上性心动过速、散瞳检查
甲基多巴 methyldopa		α_2	本品适用于治疗肾功能不良的高血压。用于中度、重度和恶性高血压，尤适用于肾性高血压
萘甲唑啉 naphazoline		α_1	本品使局部血管收缩，用于鼻黏膜充血及鼻塞
莫索尼定 moxonidine		α_2	本品为可乐定的结构衍生物，可直接产生中枢性降压作用，也可使外周血管阻力下降。同时发现是咪唑啉 I_1 受体高度亲和的选择性激动剂
利美尼定 rilmenidine		α_2	本品可抑制中枢交感神经而使血压下降，也作用于外周突触前 α_2 受体，使血浆去甲肾上腺素水平下降，而肾上腺素水平不变。用于治疗高血压。本品具有吸收迅速、完全等特点
美托咪定 medetomidine		α_{2A}	本品用于人和动物镇静止痛。其右旋体对中枢 α_2 受体的亲和性是可乐定的 8 倍，适用于重病监护治疗期间开始插管和使用呼吸机患者的镇静

重酒石酸去甲肾上腺素（noradrenaline bitartrate）

化学名为（R）-4-（2- 氨基 -1- 羟基乙基）-1，2- 苯二酚重酒石酸盐一水合物（R-4-（2-amino-1- hydroxyethyl）-1，2-benzenediol bitartrate）。

本品为白色或几乎白色的结晶性粉末，无臭，味苦，遇光和空气易变质。易溶于水，微溶于乙醇，不溶于三氯甲烷或乙醚。mp.100～106℃，熔融时同时分解，并显浑浊。$[\alpha]_D^{25} -10.7°$（$c=1.6$，水）。

本品氨基氮原子上无取代基，为 α、β 受体激动剂，但以 α_1 受体作用为主，与肾上腺素比较，其收缩血管与升压作用较强，并反射性地引起心率减慢，但兴奋心脏、扩张支气管作用较弱。

进入体内的外源性去甲肾上腺素很快从血中消失，被去甲肾上腺素能神经摄取，从而进入心脏以及肾上腺髓质等。其体内代谢与肾上腺素的代谢相似，被肝脏和其他组织的 COMT、MAO 和苯乙醇胺 -N- 甲基转移酶代谢而失活。

本品静脉注射或滴注 96 小时后，尿中本品及代谢物所占的百分率为：原形 4%～16%，结合的去甲肾上腺素 8%，3- 甲氧基 -4- 羟基扁桃酸 32%，结合的去甲变肾上腺素 18%。

本品用于黏膜表面、皮下或肌内注射时因剧烈的局部血管收缩，吸收很少。口服经肠肝循环而失效，故主要通过静脉注射给药，用于治疗各种休克。此外，口服可用于治疗上呼吸道与胃出血，效果较好。

盐酸可乐定（clonidine hydrochloride）

化学名为 2-[（2, 6- 二氯苯基）亚氨基]咪唑烷盐酸盐（2-[（2, 6-dichlorophenyl）imino]-2-imidazoline hydrochloride），又名氯压定，可乐宁，催压降。

本品为白色结晶性粉末，无臭，略有甜味。溶解于水或乙醇，微溶解于三氯甲烷，几乎不溶于乙醚。其 pK_a 为 8.3，在生理的 pH 条件下约有 80% 以阳离子形式存在。盐酸盐 mp.305℃，游离碱 mp.130℃。

本品起初用于解除鼻充血等症状，后发现有降压作用，开发为良好的中枢性降压药。本品可直接激动延髓和下丘脑前区与视前区 α_2 受体，减少中枢交感神经冲动传出，抑制外周交感神经活动，降低血压。同时，也可以激动外周交感神经突触前膜 α_2 受体，增强其负反馈作用，减少神经末梢释放去甲肾上腺素，降低外周血管和肾血管阻力，减慢心率，降低血压。

本品存在着亚胺型和氨基型两种互变异构体，主要以亚胺型形式存在：

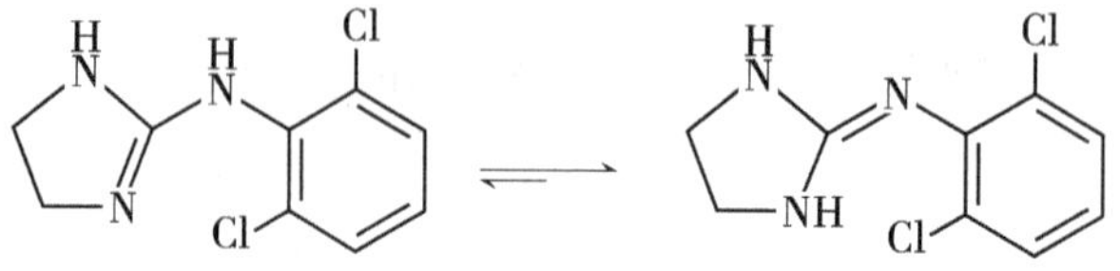

氨基型　　　　　　　　　　　亚胺型

本品口服迅速吸收，生物利用度达 95% 以上，服后 0.5 小时产生降压作用，可维持 6 小时。本品大部分在肝脏代谢，主要代谢物为无活性的 4- 羟基可乐定和 4- 羟基可乐定的葡萄糖醛酸酯和硫酸酯。20%～40% 以原形和代谢物的形式从尿中排出，约 20% 从粪便中排出。

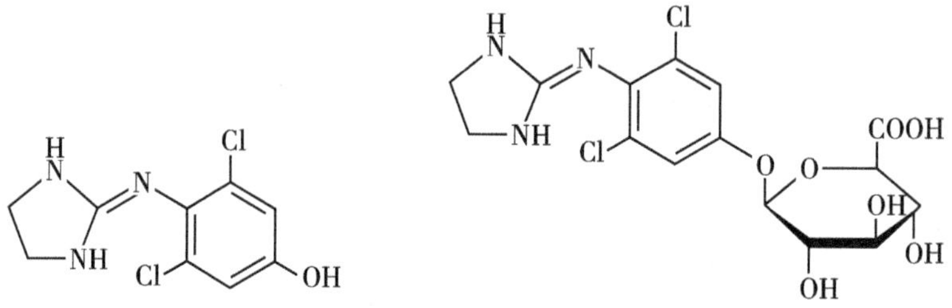

4-羟基可乐定　　　　　　　　　　4-羟基可乐定葡萄糖醛酸酯

本品的合成是将 2, 6- 二氯苯胺经与硫氰酸铵缩合，再经甲基化，可获得 N-(2, 6- 二氯苯基)-S- 甲基异硫脲，该关键中间体与乙二胺缩合而合成 2- 氨基咪唑啉环，最后酸化制备目标产物。

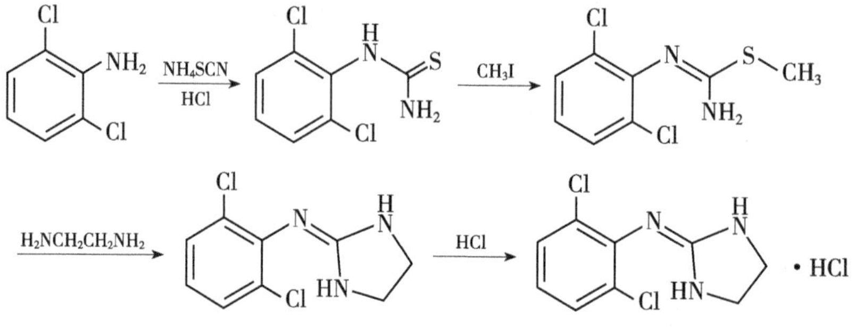

本品为中枢 α_2 受体激动剂，临床用于治疗中、重度高血压，以及有青光眼的高血压患者，但不作一线用药，常与其他降压药配合使用，也可用于吗啡药品成瘾的戒断。

本品不良反应轻微，最常见的有口干、昏睡、头晕、便秘、荨麻疹、血管神经性水肿、头痛、乏力、戒断综合征、短暂肝功能异常等。本品过量可引起低血压、心动过缓、嗜睡等副作用，过大剂量可引起可逆性心脏传导障碍或心律失常、短暂高血压。

对本品的咪唑啉环进行开环衍生化，获得胍那苄（guanabenz）和胍法辛（guanfacine）等结构类似物，它们的作用特点与可乐定相似，适用于中、轻度高血压，不良反应轻微。

胍那苄（guanabenz）

胍法辛（guanfacine）

三、β肾上腺素受体激动剂

β 受体激动剂按照对受体作用的选择性不同,可分为 $β_1$ 受体激动剂、$β_2$ 受体激动剂和非选择性 β 受体激动剂三类。$β_1$ 受体激动剂主要能促进房室传导,引起心率增加、较强正性肌力作用,临床上应用于急性心肌梗死、心力衰竭及中毒性休克的治疗;$β_2$ 受体激动剂使支气管、冠状动脉平滑肌松弛,临床主要用于治疗哮喘及改善微循环。

知识链接

$β_3$ 受体

20 世纪 80 年代,研究者发现一些新合成的 β 受体激动剂可刺激啮齿类动物脂肪组织的脂解作用和增加能量消耗,增加机体对胰岛素的敏感性,但对 $β_1$ 和 $β_2$ 受体活性影响很小,该脂解作用不被传统的 β 受体拮抗剂试探性阻断,因此这类非典型的 β 受体被称为 $β_3$ 肾上腺素受体,并随后在人类心脏得以克隆。$β_3$ 受体主要分布在脂肪组织、胆囊、小肠和膀胱。目前有多种 $β_3$ 受体激动剂正处在临床前和临床研究,有望成为减肥和抗糖尿病药物。

常用的 β 受体激动剂见表 8-3。

表 8-3　常用的 β 受体激动剂

药物名称	药物结构	作用受体	药理特点与用途
盐酸异丙肾上腺素 isoprenaline hydrochloride		β	本品同时激动 $β_1$ 和 $β_2$ 受体,临床用于传导阻滞、心肌梗死后的心源性休克和败血性休克,以及哮喘治疗,但选择性低,副作用大
普瑞特罗 prenalterol		$β_1$	本品为芳氧基丙醇胺类化合物,无儿茶酚结构,能直接兴奋心肌,正性肌力作用强,对心率影响不明显,适用于急、慢性心力衰竭的治疗
扎莫特罗 xamoterol		$β_1$	本品选择性作用于心脏 $β_1$ 受体,使心脏兴奋,临床用于伴有心肌梗死的心力衰竭,特别适用于哮喘及疲劳症状使活动受限的患者

续表

药物名称	药物结构	作用受体	药理特点与用途
硫酸特布他林 terbutaline sulfate	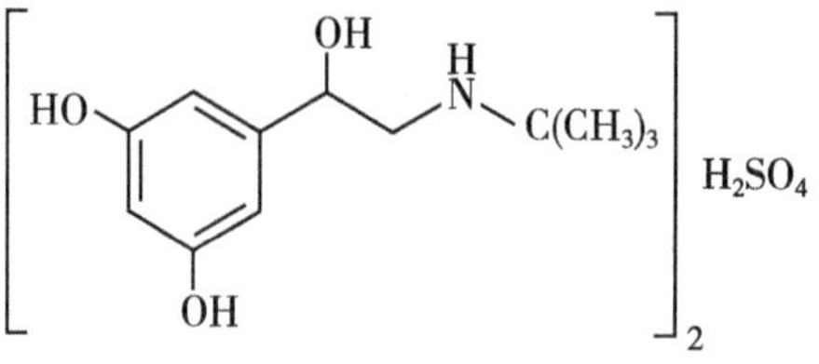	β_2	本品支气管扩张作用与沙丁胺醇相近。临床用于支气管哮喘、喘息性支气管炎和慢性阻塞性肺病时的支气管痉挛；还可抑制子宫收缩，预防早产
克仑特罗 clenbuterol	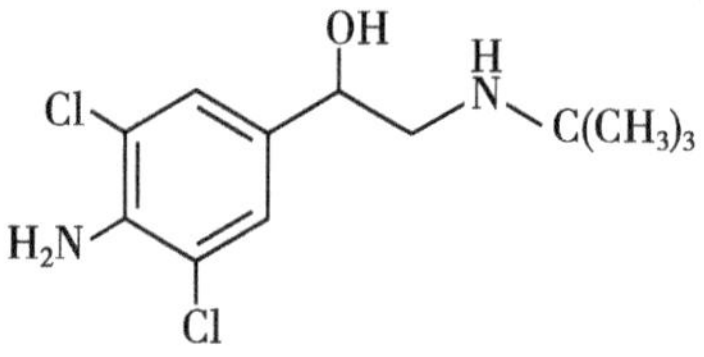	β_2	本品为强效的选择性 β_2 受体激动剂，其松弛支气管平滑肌作用强而持久，主要用于治疗支气管哮喘及喘息性慢性支气管炎、肺气肿等疾病
福莫特罗 formoterol	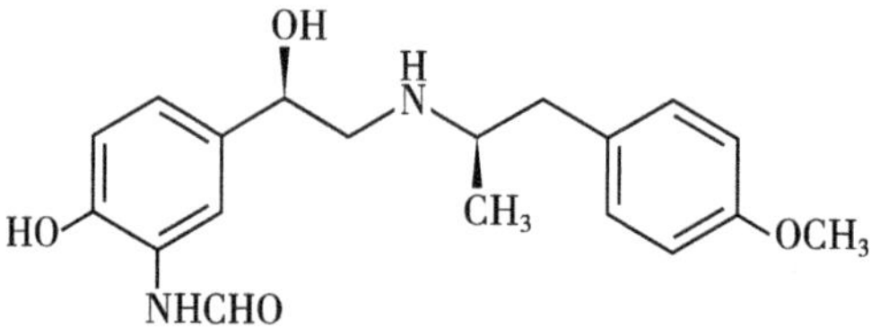	β_2	本品为一新型的非儿茶酚胺类长效选择性 β_2 受体激动剂，作用强而持久，持续时间达 12 小时，主要用于哮喘与慢性阻塞性肺病的维持治疗与预防发作，特别适用于哮喘夜间发作患者
丙卡特罗 procaterol	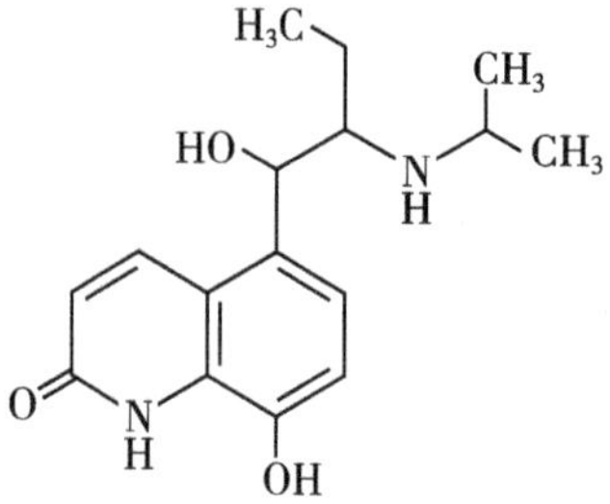	β_2	本品对支气管的 β_2 受体具有较高选择性，其支气管扩张作用强而持久。尚具有抗过敏作用。用于防治支气管哮喘、喘息性支气管炎和慢性阻塞性肺病所致的喘息症状
氯丙那林 clorprenaline	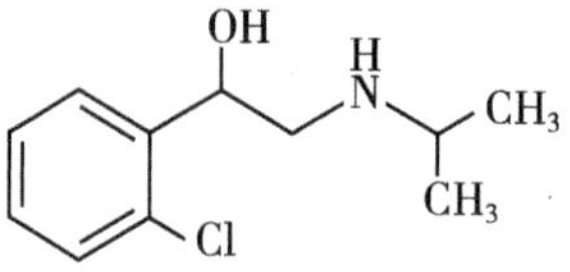	β_2	本品常用其盐酸盐，对 β_2 受体的选择性低于沙丁胺醇，主要用于支气管哮喘、喘息性支气管炎、慢性支气管炎合并肺气肿，可止喘并改善肺功能

盐酸多巴酚丁胺（dobutamine hydrochloride）

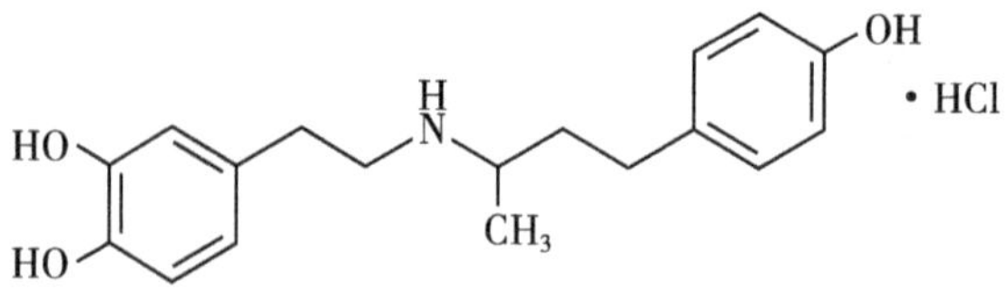

化学名为 4-[2-[[1- 甲基 -3-(4- 羟苯基)丙基]氨基]乙基]-1，2- 苯二酚盐酸盐（4-[2-[[3-(4-hydroxyphenyl)-1-methylpropyl]amino]ethyl]-1，2-benzenediol hydrochloride）。

本品为白色或类白色结晶性粉末，几乎无臭，味微苦。在水或无水乙醇中略溶，在三氯甲烷中几乎不溶。mp.184～186℃。

本品为多巴胺的 N- 取代衍生物，为选择性心脏 β_1 受体兴奋剂，其正性肌力作用比多巴胺强，对 β_2 受体和 α 受体兴奋性较弱，治疗量能增加心肌收缩力，增加心排出量，很少增加心脏耗氧量，可降低外周血管阻力，降低心室充盈压，促进房室结传导。

本品结构的苄位不含羟基，在氮原子上带有苯丁基，含有一个手性碳原子，有两种光学异构体，其中 S-（－）- 异构体是 α_1、β_1 受体激动剂，R-（+）- 异构体对 α_1 受体有阻断作用，对 β_1 受体激动活性仅是 S-（－）- 异构体的 1/10，临床使用其外消旋体。

本品含有邻二酚及苯酚结构，具还原性，遇光及放置空气中可氧化，使颜色渐变深。含酚羟基，其水溶液遇三氯化铁试液显墨绿色。

本品口服无效，静脉注入 1～2 分钟内起效，如缓慢滴注可延长到 10 分钟，一般静脉注射后 10 分钟作用达高峰，持续数分钟。半衰期为 20 分钟，在肝脏代谢成无活性的化合物。代谢物主要经肾脏排出。

本品用于治疗器质性心脏病所发生的心力衰竭、心肌梗死所致的心源性休克及术后低血压。缺点是作用时间短，口服无效，易产生耐药性。不能与 β 受体拮抗剂同用，也不能与碱性药物混合使用。

硫酸沙丁胺醇（salbutamol sulfates）

化学名为 1-(4- 羟基 -3- 羟甲基苯基)-2-（叔丁氨基）乙醇硫酸盐（2-（tert-butylamino)-1-(4-hydroxy-3-hydroxymethylphenyl)ethanol sulfate（2:1）），又名舒喘灵。

本品为白色或近白色结晶性粉末。水中易溶，乙醇中极微溶解，三氯甲烷或乙醚中几乎不溶。mp.151～155℃。

本品不易被消化道的硫酸酯酶和组织中的 COMT 破坏，口服有效。口服生物利用度为 30% 左右，15～30 分钟生效，1 小时左右作用达峰值，可持续 4～6 小时。气雾剂起效快但作用持续时间较短，吸入后 5～15 分钟见效，持续 3～5 小时。

本品口服后，大部分在肠道和肝脏代谢，以硫酸苯酯原形经肾排出体外；气雾剂吸入给药后，10%～20% 进入下呼吸道，进入循环的原形药物少于 5%，其他则沉积在雾化器中和口腔中并可吞咽进入消化道，部分经吸收后经过肝脏的首过效应代谢成为硫酸苯酯，最终也经肾脏排出体外。

本品的合成是以对羟基苯乙酮为起始原料，通过酚醛缩合在酚羟基邻位引入氯甲基，在醋酸钠 / 醋酸酐条件下获得 3- 羟甲基 -4- 羟基苯乙酮，经羰基 α- 溴代、与苄基保护的叔丁胺缩合后，引入叔丁胺基，依次脱除酯基和苄基后，获得沙丁醇胺。该路线也是具有苯乙醇胺结构药物的合成通法。

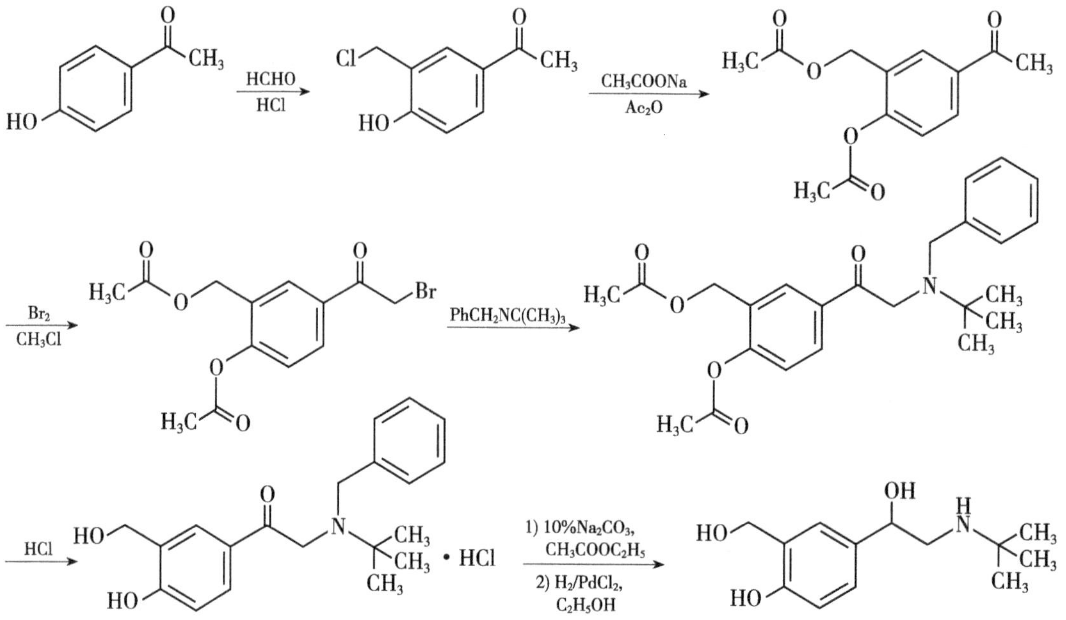

本品结构中氮原子上取代基为叔丁基，使其成为选择性 β₂ 受体激动剂。本品能选择性地激动支气管平滑肌的 β₂ 受体，有较强的支气管扩张作用，较异丙肾上腺素强 10 倍以上，而对心脏 β₁ 受体激动作用较弱，增加心率的作用仅为异丙肾上腺素的 1/7。主要用于防止支气管哮喘、喘息性支气管炎和肺气肿患者的支气管痉挛。

本品于 20 世纪 60 年代末开发成功后，凭借疗效肯定、安全可靠，以及口服有效等优势，成为重磅炸弹药物。目前有多种剂型用于临床，包括气雾剂、口腔崩解剂，及口服片剂等。缓解发作多用气雾吸入，而预防发作则可口服给药。

本品的主要不良反应是肌肉震颤等，有研究表明这与消旋体中的右旋沙丁胺醇激动骨骼肌慢收缩纤维的 β₂ 受体有关，而左旋体无此不良反应。

对本品进行深入的构效关系研究，获得沙甲胺醇（salmefamol）、沙美特罗（salmeterol）等衍生物。沙甲胺醇是以对甲氧基苯异丙基替代了沙丁醇胺结构中的叔丁基，不仅活性增强，且作用时间延长；沙美特罗结构中氮原子上连有较长但无极性的侧链也使作用强而持久，用于哮喘夜间发作和哮喘维持治疗药物。

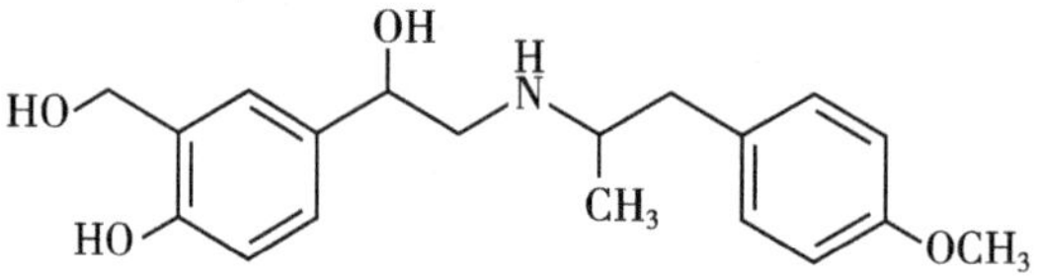

沙甲胺醇（salmefamol）

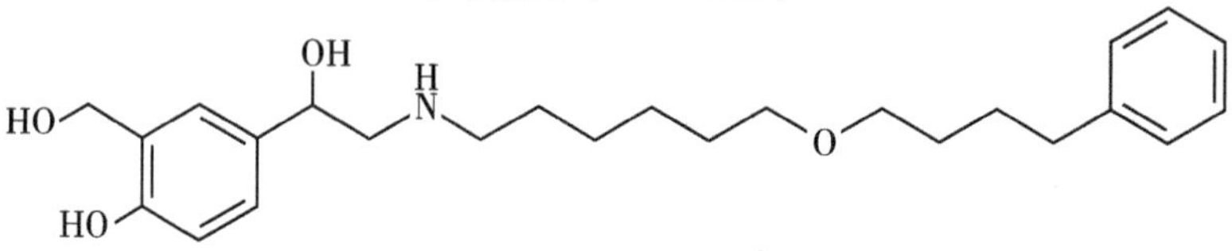

沙美特罗（salmeterol）

知识链接

瘦肉精

当 β 肾上腺素受体激动剂以超过治疗剂量 5～10 倍的用量用于家畜饲养时，可促进动物体蛋白质沉积，促进脂肪分解，能显著提高瘦肉率和饲料转化率，即有显著的营养"再分配效应"，因此被用作牛、羊、禽、猪等畜禽的促生长剂、饲料添加剂，统称为瘦肉精，包括在我国造成中毒的克伦特罗（clenbuterol）和在美国允许使用的雷托巴胺（ractopamine）。盐酸克伦特罗使用后会在猪体组织中形成残留，尤其是在猪的肝脏中残留较高，食用后直接危害人体健康。我国禁止动物使用包括雷托巴胺在内的 β 激动剂类药物作为饲料添加剂。

拟肾上腺素药必须具有苯乙胺的基本结构，并且大多为苯乙醇胺的母体结构。当侧链氨基 α 碳原子上引入甲基，则为苯异丙胺类结构。药物的三部分可与受体形成三点结合：分子结构中的苯环与受体形成疏水键，质子化的氨基可形成离子键，苯环上间位酚羟基和苄位羟基是与受体形成氢键的作用位点，如图 8-1 所示。因此，苯乙醇胺结构中连有羟基的 β 位碳原子的立体构型也非常关键，一般 R- 构型异构体的活性大于 S- 构型异构体。

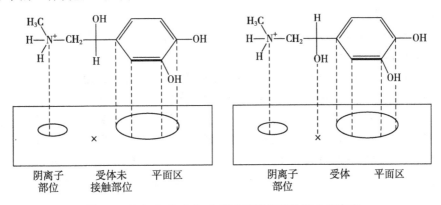

图 8-1 *R*-(－)- 和 *S*-(＋)- 肾上腺素与受体结合示意图

拟肾上腺素药的构效关系归纳总结如下。

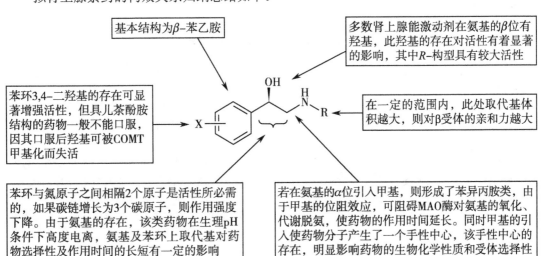

第二节 抗肾上腺素药

抗肾上腺素药又称为肾上腺素能拮抗剂。肾上腺素能拮抗剂是能够与肾上腺素受体结合，但不产生或较少产生肾上腺素样作用，并能够阻断肾上腺素能神经递质或者肾上腺素能激动剂与受体结合，从而拮抗其作用的药物。根据对肾上腺素受体的选择性不同，肾上腺素能拮抗剂分为 α 受体拮抗剂和 β 受体拮抗剂。

一、α 肾上腺素受体拮抗剂

当 α 肾上腺素受体拮抗剂选择性地与血管收缩有关的 α 受体相作用，而对与血管舒张有关的 β 受体没有影响时，血管舒张作用充分地表现出来，故导致血压下降。因此，该类药物在临床上主要用于改善微循环，治疗外周血管痉挛性疾病及血栓闭塞性脉管炎。

尿道和前列腺平滑肌 α 受体功能亢进时可造成梗阻，因此部分 α 受体拮抗剂也可用于良性前列腺增生（benign prostatic hyperplasia，BPH）的治疗和男性勃起功能障碍（erectile dysfunction，ED）改善。

α 受体拮抗剂分为非选择性 α 受体拮抗剂、α_1 受体拮抗剂和 α_2 受体拮抗剂。

（一）非选择性 α 受体拮抗剂

非选择性 α 受体拮抗剂由于在阻断 α_1 受体的同时也阻断突触前 α_2 受体，因此促使去甲肾上腺素释放，可引起心率和心肌收缩力的增加，部分抵消了阻断 α_1 受体产生的降压作用，因此降压作用弱，时间短，为短效抗高血压药。该类药物不良反应多，常见有鼻塞、心悸、亦有面色潮红、头晕、乏力、胸闷等不良反应，少数患者可有心率、收缩压、舒张压轻度变化，极个别患者可有体位性低血压。低血压（收缩压 <90mmHg，舒张压 <60mmHg），严重动脉硬化、心绞痛、心肌梗死、肝肾功能不全者、胃溃疡患者及对本品过敏者禁用。

代表性非选择性 α 受体拮抗剂为甲磺酸酚妥拉明（phentolamine mesylate），其他常用药物见表 8-4。

表 8-4 常用的非选择性 α 受体拮抗剂

药物名称	药物结构	药理特点与用途
妥拉唑林 tolazoline		本品为咪唑啉衍生物，作用机制和临床应用与酚妥拉明相似，作用时间短，降压效果弱，临床主要用于嗜铬细胞瘤的诊断
酚苄明 phenoxybenz amine		本品与 α 受体为不可逆结合，作用持久，为长效 α 受体拮抗剂，缺点是毒性和副作用较大。能选择性阻断前列腺中 α 受体，临床用于治疗前列腺增生引起的非机械尿道梗阻导致的排尿困难

甲磺酸酚妥拉明（phentolamine mesylate）

化学名为 2-[*N*-(间羟基苯基)对甲苯胺甲基]-2- 咪唑啉甲磺酸盐（3-[*N*-(2-imidazolin-2-ylmethyl)-*p*-toluidino]phenol methanesulphonate），又名立其丁。

本品为白色或类白色的结晶性粉末，无臭，味苦。本品在水或乙醇中易溶，在三氯甲烷中微溶。mp.176～181℃，熔融时同时分解。

本品为 α 受体拮抗剂，通过阻断 α 受体和间接激动 β 受体，迅速使周围血管扩张，可显著降低外周血管阻力，增加周围血容量，改善微循环。本品对心脏有兴奋作用，使心肌收缩力增加，心率加快，心排出量增加。主要用于治疗肺充血或肺水肿的急性心力衰竭、血管痉挛性疾病、手足发绀症、感性中毒性休克及嗜铬细胞瘤的诊断治疗等，特别适合于嗜铬细胞瘤患者可能出现的高血压危象及充血性心力衰竭的治疗。

本品通过拮抗血液循环中肾上腺素和去甲肾上腺素的作用，使血管扩张而降低周围血管阻力，从而使阴茎海绵体平滑肌放松，让血液更多地流入海绵体组织中，同时阻抑海绵体中血液流出，导致勃起。该药维持勃起功能可不受性激素、情绪及神经的影响，能够维持与促进长时间勃起。因此，也用于治疗男性勃起功能障碍。

（二）选择性 α_1 受体拮抗剂

选择性 α_1 受体拮抗剂是 20 世纪 60 年代后广泛使用的一类降压药，该类药物能够选择性地抑制 α_1 受体而不影响 α_2 受体，能够松弛血管平滑肌，而不引起反射性心动过速，副作用少。

盐酸哌唑嗪（prazosin hydrochloride）是早期发现的第一个 α_1 受体拮抗剂，对其进行构效关系和结构改造研究，获得一系列喹唑啉类高选择性 α_1 受体拮抗剂，具有不同的药代特征和临床应用特点，主要用于高血压和良性前列腺增生治疗，见表 8-5。

表 8-5　常用的选择性 α_1 受体拮抗剂

药物名称	药物结构	药理特点与用途
特拉唑嗪 terazosin		本品为哌唑嗪结构衍生物，半衰期是哌唑嗪的 2～3 倍，每天服用 1 次。可以单独用药或与其他抗高血压药物如噻嗪类利尿药或 β 受体拮抗剂合用，用于轻度或中度高血压的治疗，以及良性前列腺增生引起的尿潴留的症状治疗

药物名称	药物结构	药理特点与用途
阿夫唑嗪 alfuzosin	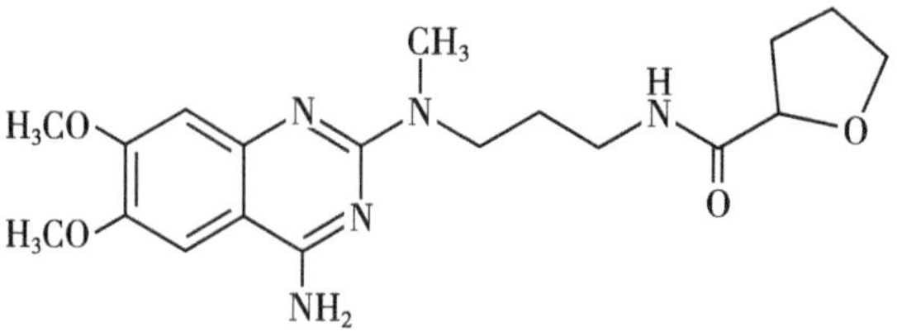	本品为喹唑啉衍生物,用于轻、中度前列腺肥大症,尤其梗阻症状明显的患者。对存在于前列腺、前列腺包膜、近端尿道和膀胱底部平滑肌的 α₁ 受体有特异性亲和力,可降低尿道张力,减少尿液流动的阻力。其对生殖泌尿道的选择性高于哌唑嗪和特拉唑嗪
多沙唑嗪 doxazosin	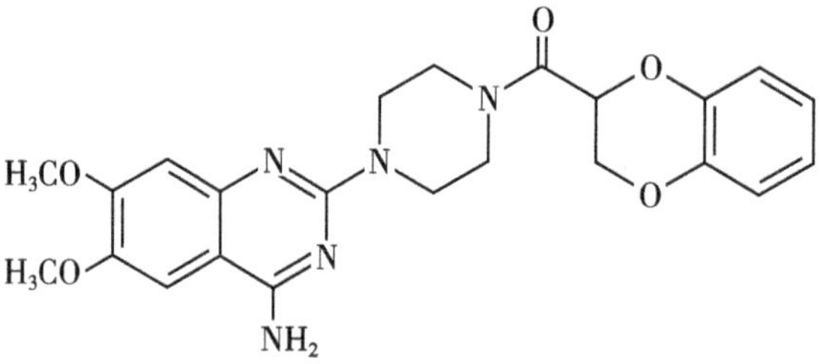	本品为喹唑啉衍生物,作用机制与哌唑嗪、特拉唑嗪相近,比特拉唑嗪半衰期更长,每天服用 1 次。用于治疗良性前列腺增生症,也可用于治疗原发性轻、中度高血压
坦索罗辛 tamsulosin	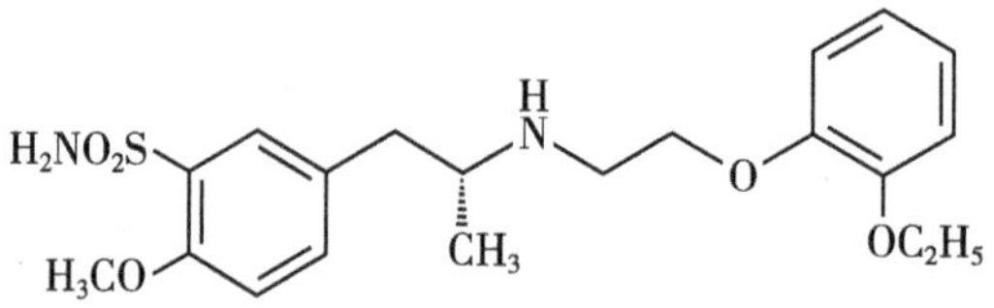	本品对尿道、膀胱及前列腺器官平滑肌 α₁ 受体亚型 α₁ₐ 有高选择性的阻断作用,可降低前列腺部尿道内压,对膀胱内压无明显影响,故可用于前列腺增生引起的排尿障碍
吲哚拉明 indoramine	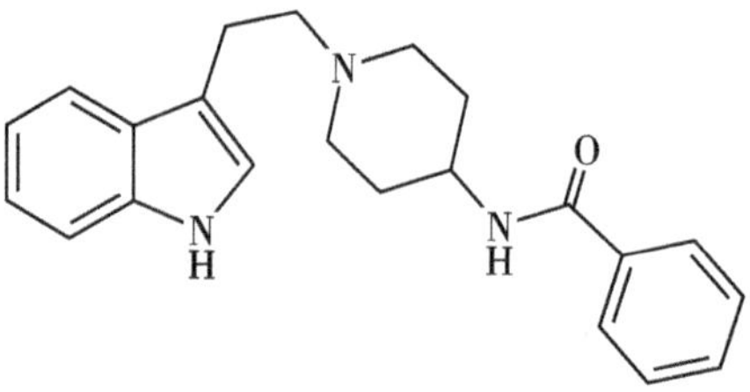	本品除了能够选择性地竞争周围血管突触后的 α₁ 受体,使周围血管平滑肌松弛,血压下降外,还有局部麻醉作用,使心肌膜稳定性增加,可单独或与利尿药合用治疗轻、中度高血压,也可用于偏头痛

盐酸哌唑嗪(prazosin hydrochloride)

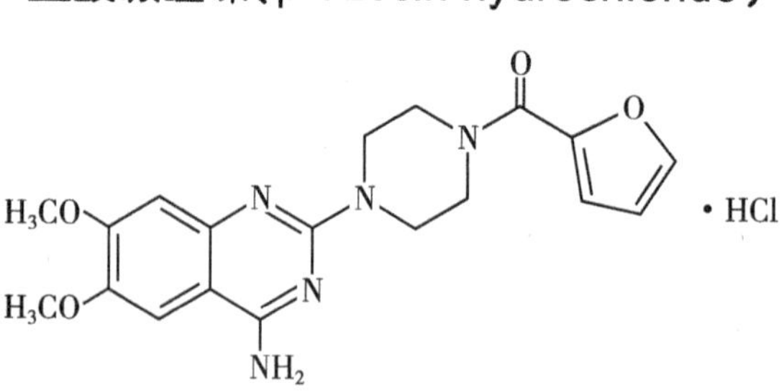

化学名为 1-(4- 氨基 -6,7- 二甲氧基 -2- 喹唑啉基)-4-(2- 呋喃甲酰)哌嗪盐酸盐(1-

（4-amino-6，7-dimethoxy-2-quinazolinyl）-4-（2-furanylcarbinyl）piperazine hydrochloride），又名降压嗪。

本品为白色或类白色结晶性粉末，无臭，无味，在乙醇中微溶，在水中几乎不溶。

本品口服吸收完全，生物利用度 50%～85%，血浆蛋白结合率高达 97%。本品口服后 2 小时起降压作用，血药浓度达峰时间为 1～3 小时，半衰期为 2～3 小时，心力衰竭时半衰期延长达 6～8 小时，持续作用 10 小时。本品主要通过去甲基化和共价键结合形式在肝内代谢，随胆汁与粪便排泄，尿中仅占 6%～10%。5%～11% 以原形排出，其余以代谢物排出。

本品是喹唑啉衍生物，喹唑啉环的合成是关键环节：以 3，4- 二甲氧基 -6- 氨基苯甲酸为原料，与氰酸钠缩合，形成取代的 2，4- 二羟基喹唑啉环。再经氯代、氨解反应，获得 4- 氨基 -2- 氯 -6，7- 二甲氧基喹唑啉，该中间体与 1-（2- 呋喃甲酰基）哌嗪反应即可获得哌唑嗪。

本品为第一个选择性 α_1 受体拮抗剂，可选择性阻断突触后 α_1 受体，松弛血管平滑肌，扩张周围血管，降低周围血管阻力，从而达到降低血压作用。同时不影响 α_2 受体，降压时很少发生反射性心动过速，对心排出量影响较小，也不增加肾素分泌。长期应用对脂质代谢无影响。能够降低心脏负荷，临床用于治疗各种病因引起的高血压和充血性心力衰竭。本品对肾血流量与肾小球滤过率影响小，可通过阻断膀胱颈、前列腺包膜和腺体、尿道的 α_1 受体，舒张前列腺平滑肌，减轻前列腺增生患者排尿困难。可用于治疗良性前列腺肥大。

本品服用剂量个体化，可根据血压按临床疗效调整剂量。不良反应主要包括体位性低血压反应（首剂反应），眩晕、头昏，血容量小或限钠过分、老年患者甚至可昏倒，体温过低。亦有视力模糊、幻觉、头痛、抑郁、便秘、口干、恶心、鼻塞、尿频等。

（三）选择性 α_2 受体拮抗剂

育亨宾（yohimbine）是从非洲植物 *Pausinystilia yohimbes* 的干燥树皮中分离得到的生物碱，是研究 α_2 受体的工具药。本品能选择性地阻断突触前 α_2 受体，促进去甲肾上腺素的释放。可使海绵体神经末梢释放较多的去甲肾上腺素，减少阴茎静脉回流，利于充血勃起，可用于功能性阳痿。本品还能产生心理上的兴奋作用，增加性欲，临床用于功能性勃起功能障碍及催情,也用于治疗体位性低血压和动脉硬化。

育亨宾(yohimbine)

二、β肾上腺素受体拮抗剂

β肾上腺素受体拮抗剂多称为β受体阻断剂(β adrenergic block agents)。最早观察到β受体拮抗剂具有减慢心率和降低心肌耗氧量的作用,成为有效的治疗心绞痛的药物。20世纪80年代以来,应用β受体拮抗剂可改善充血性心力衰竭(congestive heart failure,CHF)患者的心功能及临床症状,并降低死亡率,突破了过去治疗CHF的模式,由改善血流动力学转向神经体液综合调节,由禁忌证变为适应证的观念更新,是心血管治疗药物20世纪末最重要的进展之一。该类药物应用广泛,现已成为心绞痛、心肌梗死、高血压、心律失常等多种疾病的最常用治疗药物,还用于治疗偏头痛、青光眼等。目前,β受体拮抗剂已成为治疗高血压的一线药物。

β受体拮抗剂的研究起始于异丙肾上腺素(isoprenaline),异丙肾上腺素为典型的非选择性β受体激动剂,具有儿茶酚结构和苯乙醇胺的母体结构,当苯环上的3,4位羟基移至2,3位或者3,5位后,其β受体兴奋活性显著降低;若除去两个酚羟基,则内源性拟交感活性大大减弱。异丙肾上腺素结构中两个酚羟基分别被氯原子取代得到二氯特诺(dichloroisoproterenol),这是第一个发现的β肾上腺素受体拮抗剂,它能阻断异丙肾上腺素引起的支气管平滑肌舒张作用和心脏兴奋作用。但由于二氯特诺的部分激动活性,有较强的内源性拟交感活性,因而未能应用于临床。

经构效关系研究发现,这种拟交感活性与苯环上的极性取代基的结构有关,因此将二氯特诺结构上的两个氯原子以稠合的苯环取代,获得丙萘洛尔(pronethalol)。丙萘洛尔有很强的β受体阻断活性,且几乎没有内源性拟交感作用。遗憾的是,由于有中枢神经系统的副作用及致癌作用,丙萘洛尔也未被应用于临床。尽管如此,二氯特诺和丙萘洛尔在β受体拮抗剂的研究过程中均起到了里程碑的作用。

异丙肾上腺素(isoprenaline)　　二氯特诺(dichloroisoproterenol)　　丙萘洛尔(pronethalol)

进一步的构效关系研究发现,当在异丙肾上腺素的芳环和乙醇胺侧链之间插入一个OCH$_2$单元,即成为芳氧丙醇胺类化合物时,获得的大部分化合物无拟交感活性,同时具有

阻断 β 受体作用。因此将丙萘洛尔萘环上的取代基由 β 位移至 α 位，并插入 OCH$_2$ 单元，获得第一个用于临床的 β 受体拮抗剂盐酸普萘洛尔（propranolol hydrochloride），从而开启了现代心血管疾病药物治疗学上最卓越的新篇章之一。

目前大约有 30 个左右 β 受体拮抗剂用于临床，根据药物的选择性，分为非选择性 β 受体拮抗剂、选择性 β$_1$ 受体拮抗剂和 α、β 双重拮抗剂。尚未见应用于临床的 β$_2$ 和 β$_3$ 受体拮抗剂的相关报道。

知识链接

人物介绍——James Whyte Black

Sir James Whyte Black（1924-2010），苏格兰药理学家，普萘洛尔的主要发明人之一。1958 年 Black 博士进入帝国化学工业（ICI Pharmaceuticals），开始了 β 受体拮抗剂的研究，1962 年第一个安全有效、对治疗心绞痛起革命性影响的 β 受体拮抗剂普萘洛尔即成功上市，由此获得 1988 年诺贝尔生理学和医学奖。诺贝尔医学奖评委们对其评价为：自 200 年前发现洋地黄以来，β 受体阻断剂是药物防治心脏疾病最伟大的突破。Black 博士的另一项伟大成就是 H$_2$ 受体拮抗剂西咪替丁的发明。

（一）非选择性 β 受体拮抗剂

非选择性 β 受体拮抗剂是在普萘洛尔的研究基础上获得的。普萘洛尔生物利用度低，仅为 30%，为克服这一缺点，对其结构改造获得了一系列的非选择性 β 受体拮抗剂，见表 8-6。

表 8-6 常用的非选择性 β 受体拮抗剂

药物名称	药物结构	药理特点与用途
阿普洛尔 alprenolol		本品又名烯普洛尔，为有内在拟交感活性的、非选择性的 β 受体阻断药，作用均似普萘洛尔，但阻断作用较弱（为其 1/3），临床用于窦性心动过速、阵发性室上性和室性心动过速、室性期前收缩、心绞痛、高血压等
氧烯洛尔 oxprenolol		本品具有内在拟交感活性及膜稳定性，其阻断作用与普萘洛尔相似，适应证同阿普洛尔
吲哚洛尔 pindolol		本品以吲哚环代替普萘洛尔的萘环，作用较普萘洛尔强 6～15 倍，有较强的内在拟交感活性，故对减少心率及心排出量的作用较弱，其降低血浆肾素活性的作用比普萘洛尔弱。口服后易于吸收，生物利用度为 90%，可用于高血压、心绞痛、心律失常、心肌梗死、甲状腺功能亢进等

药物名称	药物结构	药理特点与用途
纳多洛尔 nadolol		本品是目前已知的这类药物中半衰期最长、无膜稳定和内在拟交感活性作用的药物。半衰期约 14～24 小时,作用比普萘洛尔强 2～4 倍,用于高血压、心绞痛、心律失常等,肾功能减退者慎用
噻吗洛尔 timolol		本品为取代噻二唑母核,口服吸收完全,对 β 受体阻断作用为普萘洛尔的 5～10 倍,对心肌抑制作用较普萘洛尔强,无膜稳定作用,无内源性拟交感活性,有明显的降眼压作用,用于治疗心律失常、心绞痛和心肌梗死后防止梗死范围进一步扩大,以及轻、中度高血压,尤其是青光眼的理想治疗药物

盐酸普萘洛尔(propranolol hydrochloride)

化学名为 1-异丙氨基-3-(1-萘氧基)-2-丙醇盐酸盐(1-isopropylamino-3-(1-naphthyloxy)-2-propanol hydrochloride),又名心得安。

本品为白色结晶性粉末,无臭,味微甜而后苦。溶于水、乙醇,微溶于三氯甲烷,水溶液为弱酸性。mp.161～165℃。结构中具有碱性的异丙基氨基,游离碱的 pK_a 为 9.45,在碱性水溶液中不稳定,异丙胺侧链易氧化降解,变色并伴随 pH 下降;pH3 时最稳定。

本品结构中含有一个萘环,其 α 位上含有氧的丙醇胺侧链,属于芳氧丙醇胺类化合物。侧链上存在一个手性中心,其中具有 S 构型的左旋体活性强,R 构型的活性仅为有左旋体的 1/100～1/50,临床多使用其外消旋体。但近来的研究发现,本品在体内 R 构型竞争性取代 S 构型,可导致 S 构型的血浆蛋白结合率下降,故外消旋体的毒性高于单个异构体。

本品口服后几乎完全经胃肠道吸收,吸收率大于 90%,由于其脂溶性高,能进入中枢神经系统(CNS)产生中枢效应,有较强的抑制心肌收缩和引起支气管痉挛及哮喘的副作用。本品主要由肝脏代谢,因首过效应,只有 1/3 进入体内循环,生物利用度仅 30%,因此肝病患者要慎用。本品几乎完全经代谢从体内消除,只有剂量的 1%～4% 以原形药排出。

本品有 4 个主要代谢途径,即:与葡萄糖醛酸直接结合成葡糖苷酸排出体外,或者 O-脱烷基生成 α-萘酚;;侧链氧化生成 α-羟基-3-(1-萘氧基)-丙酸(萘氧乳酸);萘环氧化生成 4-羟基普萘洛尔。其中,最重要的代谢产物是 4-羟基普萘洛尔,它的消除半衰期比原形药物明显延长,能提高本品的量效关系,对本品的 β 受体拮抗发挥着重要作用。

本品合成较为简便，以 1- 萘酚为原料，与氯代环氧丙烷缩合得到 1，2- 环氧 -3-（1- 萘氧）丙烷，该中间体与异丙胺经亲核取代反应得普萘洛尔游离碱，酸化后得本品盐酸盐。

本品是第一个应用的典型非选择性 β 受体拮抗剂，在同一剂量对 β₁ 和 β₂ 受体产生相似幅度的拮抗作用，并具有膜稳定作用。临床用于心绞痛、窦性心动过速、心房扑动及颤动等室上性心动过速，也可用于房性或室性期前收缩及高血压等病的治疗。

案例分析

案例： β 受体拮抗剂也是治疗青光眼的一类重要药物，其中左旋噻吗洛尔以其无明显的内在拟交感活性（部分激动剂作用）和膜稳定作用（局部麻醉作用）等特点，1978 年被美国 FDA 批准用于青光眼的治疗。请预测一下左旋噻吗洛尔可能的副作用。

分析： β 受体拮抗剂进入体内后，可导致与 β 受体阻断作用相关的副作用，如心血管抑制、中枢神经系统抑制及诱发哮喘等。1981 年 Chiou 等发现噻吗洛尔的右旋异构体同样有较好的降眼压作用，而 β 受体阻断作用仅为左旋体的 1/13，不影响全身血压和心率；同时能够增加视网膜和脉络膜的血流供应，从而成为治疗青光眼的首选药。目前国内外多用混旋体尤其是右旋噻吗洛尔（d-timolol）滴眼剂治疗。

（二）选择性 β_1 受体拮抗剂

β_1 受体分布在心脏，β_2 受体分布在外周循环和支气管。与 β 受体激动剂一样，部分 β 受体拮抗剂具有选择性的抑制心脏交感活性，部分具有膜稳定作用，而另一些却表现出对 β_1 和 β_2 受体相对的选择性，因此出现了选择性 β 受体拮抗剂。选择性 β_1 受体拮抗剂的选择性是相对的，是与 β_1 受体的结合能力相对大于与 β_2 受体的结合能力，即在低于阻断 β_2 受体激动所需的浓度时即能阻断 β_1 受体的激动，所以在较高的浓度和剂量下 β_1 选择性消失。

β_1 受体拮抗剂大多具有 4 位取代的苯氧丙醇胺结构，侧链氨基氮原子上多为异丙基取代，如表 8-7 所示，临床主要用于高血压、心绞痛、心律失常治疗。

表 8-7　常用的选择性 β_1 受体拮抗剂

药物名称	药物结构	药理特点与用途
醋丁洛尔 acebutolol		本品选择性阻断心脏 β_1 受体，有内在拟交感活性和膜稳定作用，心脏选择作用与普萘洛尔相似，但强度仅及 1/2，肝首过效应较大；临床用于高血压、心绞痛、心律失常治疗
阿替洛尔 atenolol		中长效 β_1 受体拮抗剂，无内在拟交感活性和膜稳定性，是这类型药物中选择性最高的品种之一，作用持续时间较长且比较安全。用于治疗高血压、心绞痛及心律失常，对青光眼也有效
比索洛尔 bisoprolol		本品高度选择性，强效，长效，无内在拟交感活性，在治疗剂量内无膜稳定作用。作用类似于阿替洛尔，对心脏的选择性为普萘洛尔的 4 倍。用于治疗高血压及心绞痛
倍他洛尔 betaxolol		本品为脂溶性、心脏选择性 β_1 受体拮抗剂，兼有微弱的 β_2 受体阻断活性。其 β 受体阻断作用为普萘洛尔的 34 倍，为阿替洛尔的 5 倍，无内源性拟交感活性和膜稳定作用。适用于高血压治疗，及开角型青光眼和高眼压症的治疗

续表

药物名称	药物结构	药理特点与用途
盐酸艾司洛尔 esmolol hydrochloride	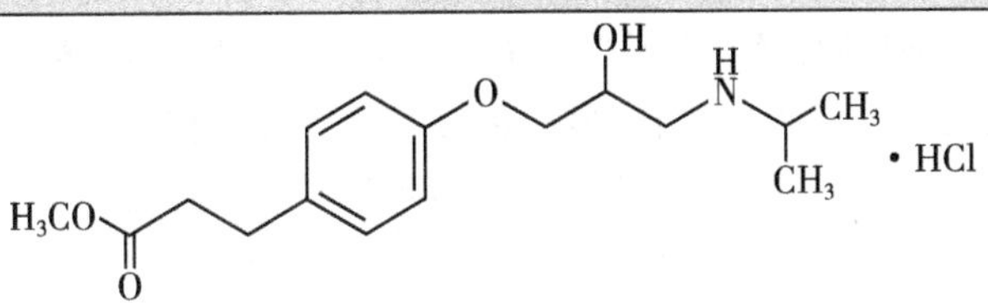	本品为选择性 β_1 受体拮抗剂，主要在心肌通过竞争儿茶酚胺结合位点而抑制 β_1 受体，具有减缓心率，降低血压，降低心肌耗氧量的作用。无内在拟交感活性，无明显的膜稳定作用。用于心房颤动、心房扑动时控制心室率，围手术期高血压、窦性心动过速的治疗

酒石酸美托洛尔（metoprolol tartrate）

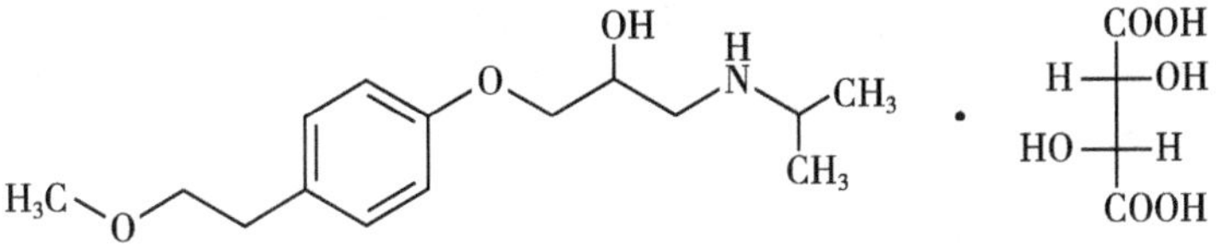

化学名为 1-[4-（2- 甲氧基乙基）苯氧基]-3- 异丙氨基 -2- 丙醇 L-（+）- 酒石酸盐（1-[4-（2-methoxyethyl）phenoxy]-3-[（1-methylethyl）amino]-2-propanol，L-（+）-tartrate），又名倍他乐克。

本品为白色无臭结晶性粉末。极易溶于水，易溶于甲醇、三氯甲烷，微溶于丙酮和乙腈。mp.121～122℃。化合物体外稳定，固体室温储藏数年或 50℃储藏 3 个月，均不发生物理化学变化，在各种条件下其水溶液也未见显著变化。

本品口服吸收迅速完全，生物利用度约为 50%，吸收后迅速进入细胞外组织，并能通过血 - 脑脊液屏障及胎盘屏障。蛋白结合率低，约 10%。口服 1.5 小时血药浓度达峰值，最大作用时间为 1～2 小时。半衰期为 3～5 小时，肾功能不全时无明显改变。在肝内代谢，经肾排泄，尿内以代谢物为主，仅 3%～10% 为原形物，主要以代谢物形式经肾脏排出体外。

本品在体内代谢主要发生在醚键及氮原子上，包括脱甲基、脱甲基后氧化、去氨基，以及氧化等。

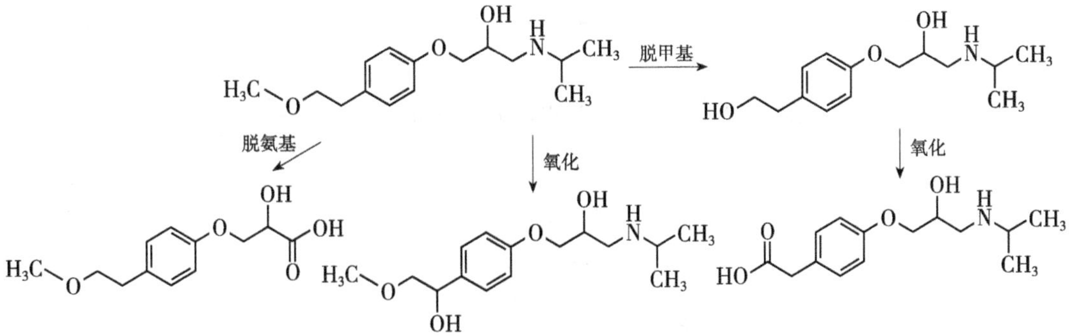

本品对 β₁ 受体有选择性阻断作用，膜稳定性较弱，无内在拟交感活性，较大剂量时心脏选择性逐渐消失；其阻断 β 受体的作用约与普萘洛尔相等，对 β₁ 受体的选择性稍逊于阿替洛尔。本品对心脏的作用如减慢心率、抑制心收缩力、降低自律性和延缓房室传导时间等，以及降低运动时升高的血压和心率的作用与普萘洛尔、阿替洛尔相似。对血管和支气管平滑肌的收缩作用较普萘洛尔为弱，因此对呼吸道的影响也较小，但仍强于阿替洛尔。本品临床用于治疗各型高血压（可与利尿药和血管扩张药合用）及心绞痛。

（三）α, β 受体双重拮抗剂

近来还发展出有重要外周血管舒张作用的 β 受体拮抗剂，又称为非典型性 β 受体拮抗剂。单纯的 β 受体拮抗剂因血流动力学效应使外周血管阻力增高，致使末端循环发生障碍，在治疗高血压时产生相互拮抗。临床研究发现，同时使用 α 和 β 受体拮抗剂对降压作用有协同性，因而设计了同一分子兼具对 α 和 β 受体均产生阻断作用的药物，如拉贝洛尔（labetalol）、卡维地洛（carvedilol）等，见表 8-8。其中，拉贝洛尔和卡维地洛的外周血管舒张与 β₁ 受体阻断有关，而塞利洛尔与 β₂ 受体介导的血管舒张有关。

表 8-8　常用的 α、β 受体双重拮抗剂

药物名称	药物结构	药理特点与用途
卡维地洛 carvedilol		本品无内在拟交感活性，抑制交感神经兴奋和儿茶酚胺释放，扩张血管和阻滞钙通道，有抗氧化功能。临床用于治疗原发性高血压，可单独用药，也可和其他降压药合用
阿罗洛尔 arotinolol		本品无膜稳定作用，亦无内在拟交感活性。阻断 β 受体的作用比普萘洛尔强，临床用于原发性高血压（轻度～中度）、心绞痛、心动过速性心律失常，以及原发性震颤
塞利洛尔 celiprolol		本品具有高度 β 受体阻断作用，内在拟交感活性为普萘洛尔的 0.3～1 倍，无膜稳定作用，微弱的正性肌力和直接扩血管作用，适用于轻、中度高血压

盐酸拉贝洛尔（labetalol hydrochloride）

　　化学名为 2- 羟基 -5-［1- 羟基 -2-［（1- 甲基 -3- 苯丙基）氨基］乙基］苯甲酰胺盐酸盐（2-hydroxy-5-［1-hydroxy-2-［（1-methyl-3-phenylpropyl）amino］ethyl］benzamide hydrochloride）。

　　本品为白色或类白色粉末，mp.181～185℃，熔融时同时分解；微溶于水和醇，不溶于二氯甲烷和醚，分子含有酚羟基，呈酸性，1% 的水溶液的 pH 为 4.0～5.0，需要避光保存。

　　本品有一定水溶性，可静脉给药，用于高血压危象，也可用于冠状动脉搭桥手术前后的降低血压。与普萘洛尔不一样，拉贝洛尔的亲脂性较低，进入中枢神经系统较少，没有活性代谢物，主要代谢途径为酚羟基与葡萄糖醛酸直接结合，消除半衰期为 2.5～8 小时。

　　本品是水杨酰胺的衍生物，故与 FeCl$_3$ 溶液呈紫色；与碘反应生成棕色沉淀。

　　本品含两个手性碳原子，临床上使用 4 种异构体（RR、SR、SS 和 RS）的混合物。β 受体的阻断活性来自 RR 异构体，而 α 受体阻断活性大多来自 SR 异构体，SS 和 RS 异构体几无药理活性。

　　本品属苯乙醇胺类，兼有 β 和 α 受体阻断作用，阻断 β 受体的作用为阻断 α 受体作用的 4～8 倍，阻断 β$_1$ 受体的作用为普萘洛尔的 1/4，阻断 β$_2$ 受体的作用为普萘洛尔的 1/17～1/11，有较弱的内在拟交感活性及膜稳定作用；本品阻断 β$_1$ 受体的作用比阻断 β$_2$ 受体的作用略强。在等效剂量下，其心率减慢作用比普萘洛尔轻，降压作用出现较快。此外可使肾血流量增加，而普萘洛尔使之减少。因此，本品副作用较少，可用于中度或严重的高血压患者及老年高血压患者，近年来更成为妊娠高血压的首选降压药物。

　　从以上三部分 β 受体拮抗剂的化学结构可以看出，大多 β 受体拮抗剂具有芳氧丙醇胺结构，少数药物为芳基乙醇胺结构，基本上都是由三个部分组成：芳环、丙醇胺侧链和 N- 烷基取代物。芳氧丙醇胺与芳基乙醇胺有类似的构象，两者可紧密重叠，因而具有相似的构效关系。

　　需要特别说明的是，侧链羟基连接的碳原子构型以 S 构型异构体活性强，R 构型异构体活性降低或者消失，这与 β 激动剂对结构绝对构型的要求是一致的：β 受体拮抗剂与激动剂的结构中都存在一个手性中心，左旋异构体的活性高（该手性碳原子的 4 个官能团空间排列是一致的，只是由于氧原子的存在改变了命名顺序中两个基团的优先次序，导致激动剂为 R 构型，而拮抗剂为 S 构型）。但目前大部分 β 受体拮抗剂的临床使用仍以外消旋体为主，只有少部分药物用其单一光学体。

异丙肾上腺素
苯乙醇胺母体
R 构型

β 受体拮抗剂
芳氧丙醇胺母体
S 构型

　　其他构效关系主要还包括：芳环部分、芳环上取代基、侧链中插入不同原子，以及氮原子上不同取代基对活性的影响，归纳总结如下。

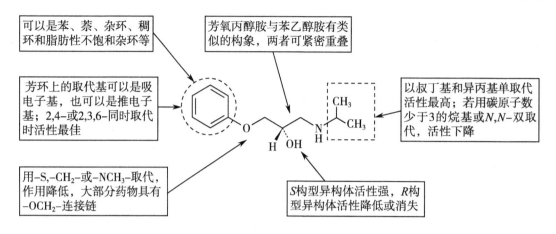

可以是苯、萘、杂环、稠环和脂肪性不饱和杂环等

芳氧丙醇胺与苯乙醇胺有类似的构象，两者可紧密重叠

芳环上的取代基可以是吸电子基，也可以是推电子基；2,4-或2,3,6-同时取代时活性最佳

以叔丁基和异丙基单取代活性最高；若用碳原子数少于3的烷基或N,N-双取代，活性下降

用-S,-CH$_2$-或-NCH$_3$-取代，作用降低，大部分药物具有-OCH$_2$-连接链

S构型异构体活性强，R构型异构体活性降低或消失

思考题

1. 简述拟肾上腺素药的分类及各代表药物，并说明其临床用途。
2. 简述抗肾上腺素药的构效关系。
3. 从美托洛尔的代谢途径，总结 β$_1$ 受体拮抗剂在体内代谢的主要特点。

（张　倩）

第九章　抗心律失常药、抗心绞痛药和抗心力衰竭药

学习要求

1. 掌握抗心律失常药、抗心绞痛药、抗心力衰竭药的结构类型；硫酸奎尼丁、盐酸普罗帕酮、盐酸胺碘酮、硝酸异山梨酯、地高辛的结构、理化性质及用途。

2. 熟悉盐酸普罗帕酮、盐酸胺碘酮的合成路线；强心苷类药物的构效关系。

3. 了解各类药物的研究进展。

心脑血管系统疾病是发达国家人群的第一死因，也是威胁我国人民健康的首要疾病。其种类繁多，病因复杂。心脑血管系统药物的研究受到世界各国医学及药学领域的科学家们很大的重视，发展很快，临床应用药物众多。全世界正在研究开发的3000多种新药中几乎占1/4~1/3的品种与之有关。

本章主要介绍抗心律失常药、抗心绞痛药和抗心力衰竭药。抗高血压药和利尿药在第十章介绍，调血脂药在第十一章介绍，抗血栓药在第十二章介绍。

第一节　抗心律失常药

心律失常是心动规律和频率异常，其临床表现为心动过缓或心动过速。心动过缓型心律失常可采用异丙肾上腺素或阿托品类药物治疗，而抗心律失常药特指用于治疗心动过速型心律失常的药物。

抗心律失常药按其药理作用机制分为四类：Ⅰ类，钠通道阻滞剂；Ⅱ类，β受体拮抗剂；Ⅲ类，延长动作电位时程药，通常指钾通道阻滞剂；Ⅳ类，钙通道阻滞剂。Ⅰ、Ⅲ、Ⅳ类统称为作用于离子通道的抗心律失常药。

β受体拮抗剂和钙通道阻滞剂都具有抗心绞痛、抗心律失常和抗高血压等多方面的药理活性，β受体拮抗剂在第八章已介绍，钙通道阻滞剂将在第十章介绍。本节将重点介绍Ⅰ、Ⅲ类抗心律失常药物。

一、钠通道阻滞剂

钠通道阻滞剂（sodium channel blockers）阻断心肌细胞膜上的钠通道，抑制4相Na^+内流，降低自律性，不同程度地减慢0相除极和减慢传导，从而具抗心律失常作用。根据药物与钠通道作用的动力学、阻滞强度及对细胞负极作用等特性，又将钠通道阻滞剂分为Ⅰa、Ⅰb和Ⅰc三种类型。

Ⅰa类抑制钠通道，对心室负极延长，可延长所有心肌细胞的不应期；抑制传导速度，消除折返机制，同时抑制自律性，为广谱抗心律失常药。Ⅰb类抑制Na^+内流作用较弱，而促

K$^+$外流作用大,不影响心肌负极;由于只作用于浦肯野纤维,属窄谱抗心律失常药,是治疗室性心律失常的常用药物。Ic类钠通道抑制能力强,能明显延长有效不应期,在消除冲动形成及传导异常方面均有作用;消除期前收缩的效率很强,属于广谱抗心律失常药,但可明显增加心肌梗死的死亡率。

临床常用的钠通道阻滞剂见表9-1。

表9-1　常用的钠通道阻滞剂

药物名称	药物结构	药理特点与用途
奎尼丁 quinidine	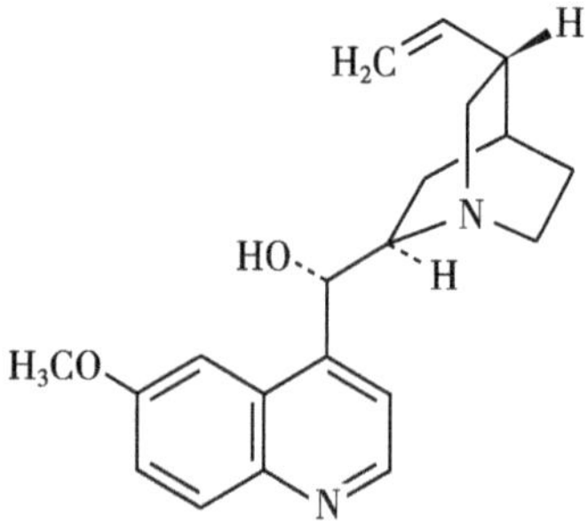	Ia类,为金鸡纳生物碱中的有效成分,可延长心肌的不应期,降低自律性、传导性和心肌收缩力,主要用于阵发性心动过速、心房颤动和期前收缩
丙吡胺 disopyramide	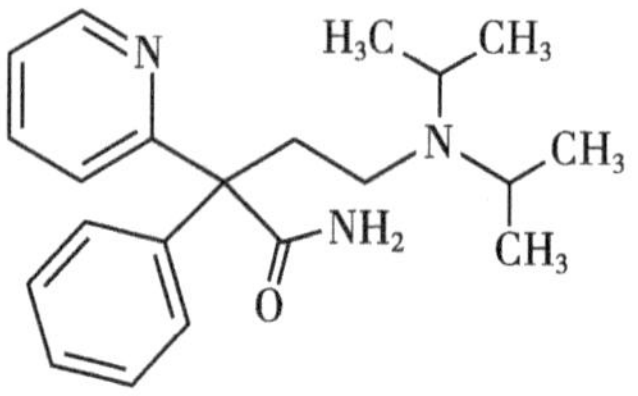	Ia类,作用与奎尼丁相似,广谱抗心律失常药,抗胆碱作用明显
普鲁卡因胺 procainamide	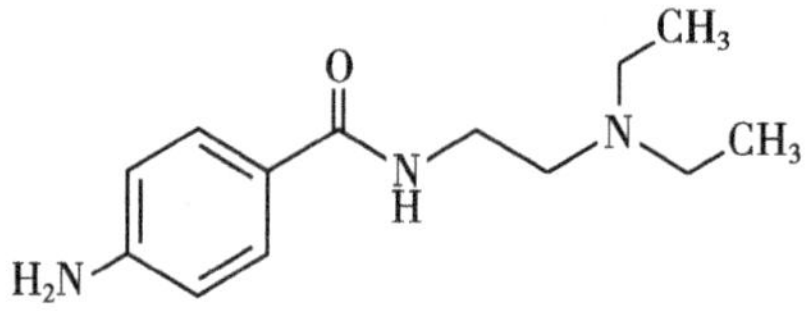	Ia类,普鲁卡因的生物电子等排体,局麻药,作用与奎尼丁相似,为广谱抗快速心律失常药,短效并有神经系统毒性。适用于室性期前收缩、室性心动过速、心房颤动、阵发性室上性心动过速等
吡美诺 pirmenol	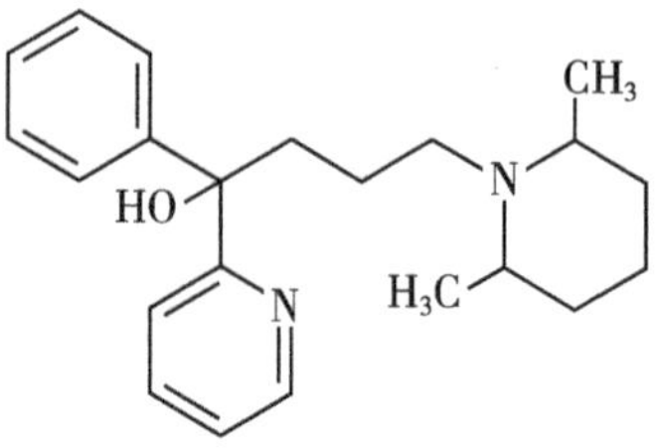	Ia类,甲基吡啶醇衍生物,有膜稳定性,减慢心肌和传导系统的传导速度,延长心房和心室复极,抗心律失常谱宽
乙酰卡尼 acecainide	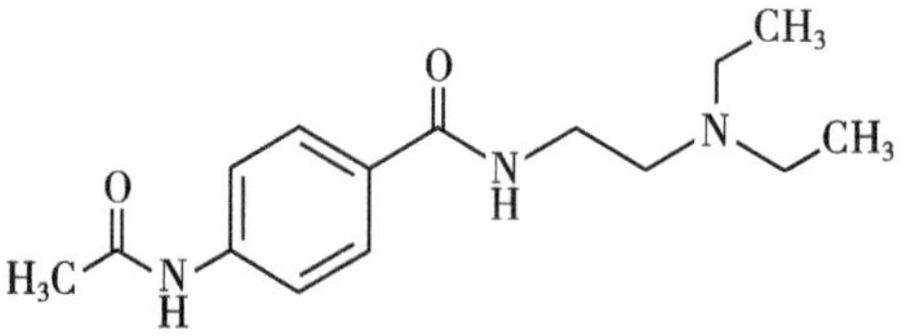	Ia类,普鲁卡因胺的主要代谢产物,安全范围较窄,$t_{1/2}$较长,长期用药可产生耐药性
利多卡因 lidocaine	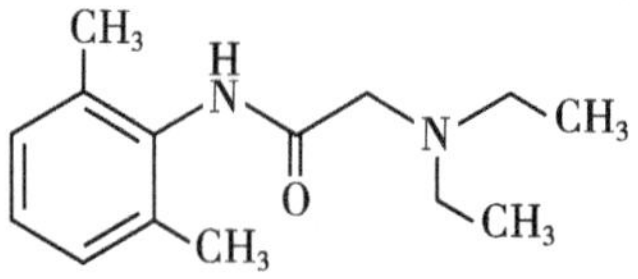	Ib类,为酰胺类局麻药及抗心律失常药。降低去极化最大通量,缩短动作电位时间。主要用于急性室性心律失常如室性期前收缩、室性心动过速、心室颤动等,适用于心肌梗死、洋地黄中毒等

药物名称	药物结构	药理特点与用途
美西律 mexiletine		Ib类,与利多卡因相似,属膜稳定剂,具有抑制Na^+内流和K^+外流的电生理作用;能口服是最大特点,主要用于室性期前收缩和室性心动过速的治疗
妥卡尼 tocainide		Ib类,为利多卡因同系物,作用与利多卡因相似,口服有效,作用持久、安全,副作用少,用于预防和治疗室性心律失常
苯妥英 phenytoin		Ib类,洋地黄中毒而致心律失常的首选药物
莫雷西嗪 moricizine		兼有Ib和Ic特性。苯噻嗪类似物,治疗指数高,有显著的抗心律失常作用,用于治疗房性和室性期前收缩、阵发性心动过速、心房颤动
氟卡尼 flecainide		Ic类,氟化苯甲酸酰胺衍生物,有较强的钠通道抑制能力。能减慢心房和心室的自律性,具有高效、强效、广谱的特点
恩卡尼 encainide		Ic类,苯甲酰胺衍生物,抗心律失常作用较强,其抑制心肌的作用较弱。用于室性期前收缩、室性心动过速,不宜与奎尼丁或丙吡胺合用
普罗帕酮 propafenone		Ic类,具有较好的疗效和安全性,是室性心律失常的一线药物,对室上性心律失常也有一定作用

硫酸奎尼丁（quinidine sulfate）

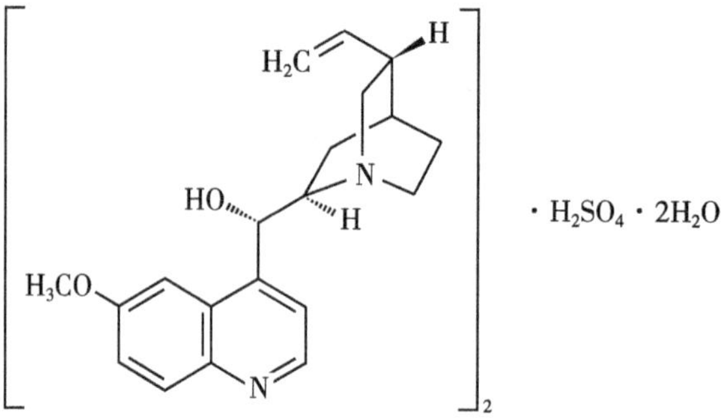

$\cdot H_2SO_4 \cdot 2H_2O$

化学名为(9S)-6′-甲氧基-脱氧辛可宁-9-醇硫酸盐二水合物((9S)-6′-methoxycinchonan-9-ol sulfate dihydrate)。

本品为白色细针状结晶，无臭，味极苦。遇光渐变色。在沸水中易溶，在三氯甲烷、乙醇中溶解，在乙醚中几乎不溶。mp.174～175℃。在不同的溶剂中，其比旋度不同，$[\alpha]_D^{25}=+212°$ (95% 乙醇)，$[\alpha]_D^{25}=+260°$(HCl)。1% 的硫酸盐水溶液的 pH=6.0～6.8。

本品是由喹啉环通过羟甲基连接一个乙烯奎宁环组成的复杂结构，其中 3、4、8、9 位碳原子有手性，其构型分别是 3R、4S、8R、9S，为右旋体。本品分子中有两个氮原子，喹啉环上氮原子碱性较弱（pK_{a1} 5.4），奎宁环上叔氮原子碱性较强（pK_{a2} 10.0）；奎尼丁游离碱水溶性低，可制成各种水溶性的盐，如硫酸盐、盐酸盐、葡萄糖酸盐、聚半乳糖醛酸盐等。

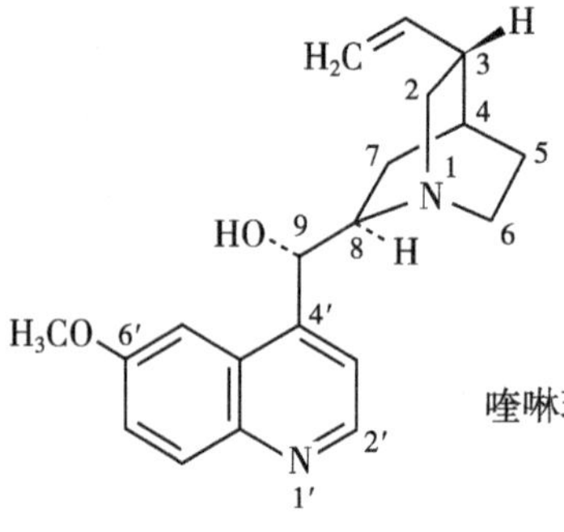

取本品水溶液和溴水等量混匀，当溴的橙色消失而溶液变黄时，再加入过量的氨溶液后生成翠绿色的二醌基吲哚铵盐。该反应为奎宁生物碱的特征反应（绿奎宁反应）。此外，本品的稀水溶液产生蓝色荧光，可用于鉴别。

本品抑制细胞膜的钠通道的开放，延长通道失活恢复所需时间，降低细胞膜的钠离子通透性而起作用，但不明显影响钾和钙离子的通透。可通过抗胆碱能作用间接对心脏产生影响。大剂量可扩张血管及阻断 α 受体产生低血压，尤其以胃肠道外给药更易发生。

本品口服吸收 95% 左右，生物利用度高。主要在肝脏代谢，代谢反应主要有奎宁环上 2 位及喹啉环的 2′ 位羟基化、6′ 位 O- 去甲基化和 3 位双键发生加成反应等，约 10% 经肾脏以原药形式排泄。其代谢产物见图 9-1。

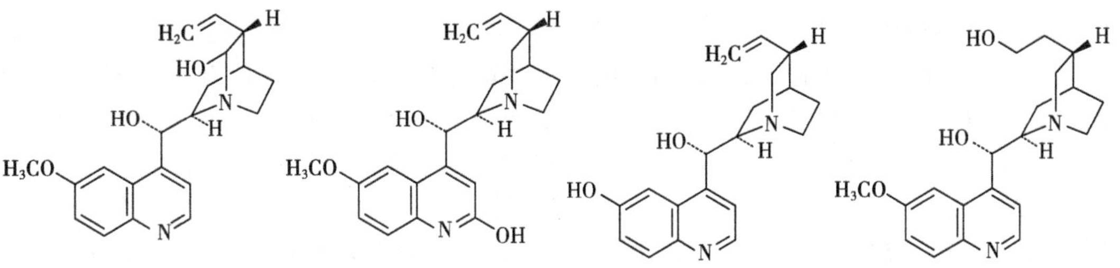

图 9-1 奎尼丁的代谢产物

本品是第一个 Ⅰa 类抗心律失常药,是从金鸡纳树皮中提取出来的生物碱。同时提取出来的还有其对映异构体奎宁(quinine),有一定的抗疟作用。两者对心肌的作用差别却非常大。

本品为广谱抗心律失常药,广泛用于室性和室上性特别是室性心动过速型心律失常。但大量服用本品可发生蓄积而中毒。本品可抑制地高辛在肾小管的排泄,导致地高辛在血浆中浓度增加。

盐酸普罗帕酮(propafenone hydrochloride)

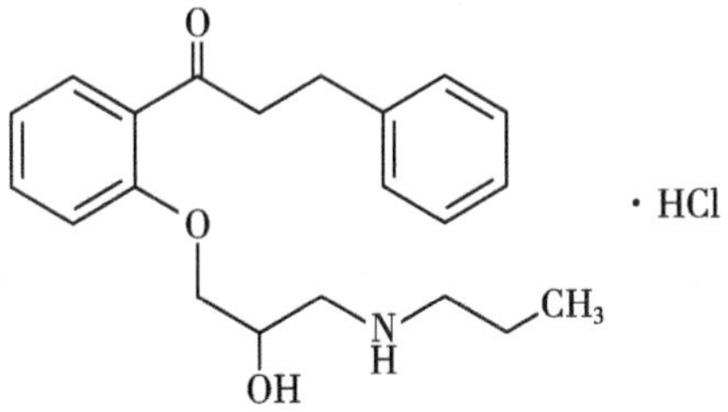

化学名为 1-[2-[2-羟基-3-(丙氨基)丙氧基]苯基]-3-苯基-1-丙酮盐酸盐(1-[2-[2-hydroxy-3-(propylamino)-propoxy]phenyl]-3-phenyl-1-propanone hydrochloride)。

本品为白色结晶性粉末,无臭,味苦。在乙醇、三氯甲烷或冰醋酸中微溶,在乙醚中不溶。mp.171~174℃。

本品有一个手性中心,两个对映体在药效学和药动力学方面存在明显的立体选择性差异。两个对映体钠通道阻滞作用相似,S-(+)-对映体的 β 受体阻断作用是 R-(−)-对映体的 100 倍,毒副作用主要由 S-(+)-对映体引起。

本品口服吸收完全,在肝内迅速代谢,代谢反应主要有 5-羟基化和 N-去丙基化等。5-羟基化反应无立体选择性;N-去丙基化反应有立体选择性,其代谢产物为 5-羟基普罗帕酮和 N-去丙基普罗帕酮,均有抗心律失常作用。本品的有效血药浓度个体差异大,且血药浓度与剂量不呈比例增加,故应个体化给药。

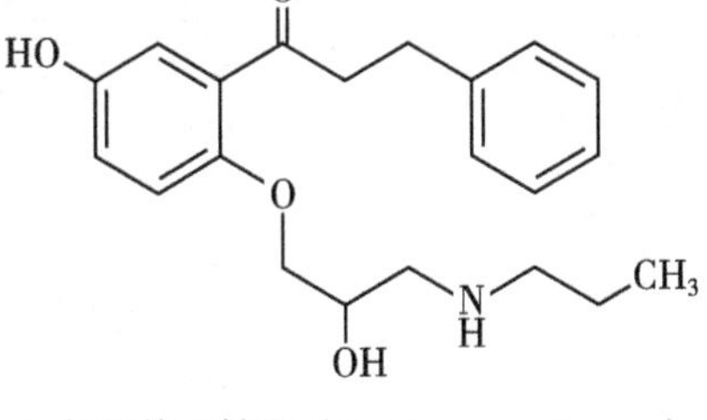

5-羟基普罗帕酮(5-OH-propafenone) 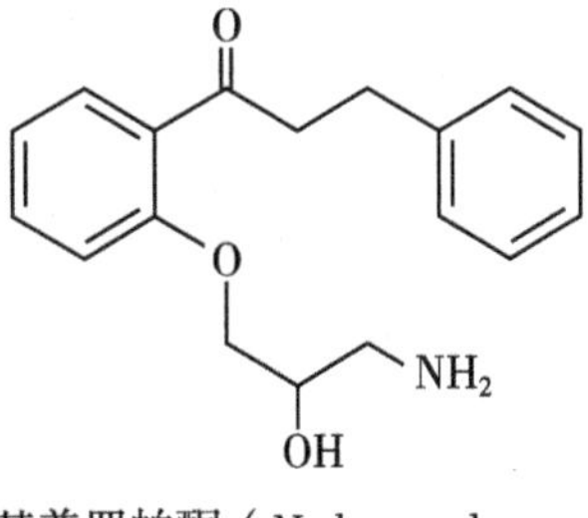 N-去丙基普罗帕酮(N-depropyl-propafenone)

R-（-）-对映体的消除速率大于*S*-（+）-对映体。两对映体在体内氧化过程均由CYP2D6酶介导，*R*-型体与*S*-型体均与CYP2D6酶结合并发生相互抑制作用，但*R*-型体对酶的亲和力大于*S*-型体，所以先与酶的结合位点作用，其自身代谢有所加强，减少*S*-型体与酶的结合几率。因而，以外消旋体给药时，*S*-型体的消除减慢，血药浓度高于单独使用*S*-型体。

本品的合成是以乙酸苯酯为起始原料，在氯化铝的催化下发生重排，得到邻羟基苯乙酮。邻羟基苯乙酮与苯甲醛反应，催化氢化将其分子中的双键还原，再与环氧氯丙烷反应，与丙胺缩合，引入氨基丙醇结构，从而得到目标产物。

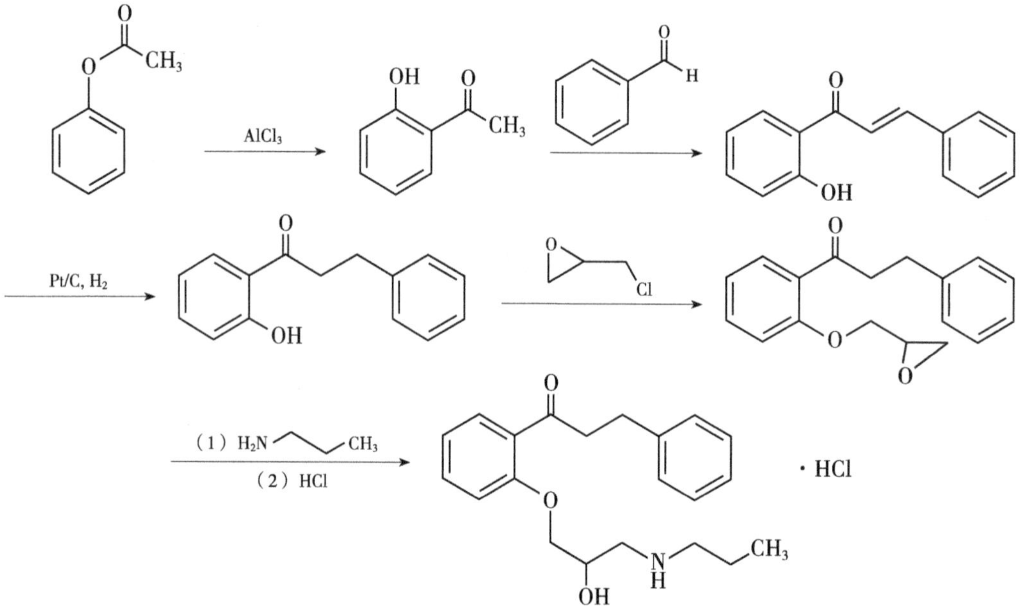

本品对心肌传导细胞有局部麻醉作用和膜稳定作用，用于治疗室性和室上性心律失常。本品结构与β受体拮抗剂相似，也具有轻度β受体的拮抗活性，还具有钙拮抗活性。

二、钾通道阻滞剂

钾通道阻滞剂（potassium channel blokers）延长动作电位时程，增加不应期；主要通过阻断参与动作电位2期和3期的钾通道发挥作用，属Ⅲ类抗心律失常药。

钾通道阻滞剂的结构多样，盐酸胺碘酮（amiodarone hydrochloride）为钾通道阻滞剂的代表药物，属苯并呋喃类化合物；其他钾通道阻滞剂大都是索他洛尔及*N*-乙酰普鲁卡因胺的衍生物，结构上均含有甲磺酰胺基团。其他常见的钾通道阻滞剂见表9-2。

表9-2 常用的钾通道阻滞剂

药物名称	药物结构	药理特点与用途
索他洛尔 sotalol	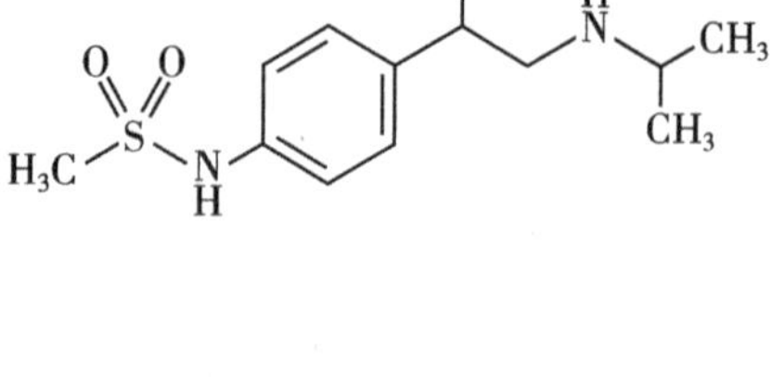	本品具有阻滞β受体和延长心肌动作电位的双重作用，脂溶性低，口服生物利用度近似100%；右旋体为Ⅱ类和Ⅲ类抗心律失常药，不良反应少

药物名称	药物结构	药理特点与用途
伊布利特 ibutilide		本品具有延长复极作用，可阻滞钾离子外流，并有独特的加速钠离子外流的作用。用于心房扑动、心房颤动的发作，禁用于低钾、心动过缓者
多非利特 dofetilide		本品为广谱抗心律失常药，其特点是对心脏无抑制作用，不影响心肌收缩力，不影响传导，可用于各类型室上性和室性心律失常

盐酸胺碘酮（amiodarone hydrochloride）

化学名为（2- 丁基 -3- 苯并呋喃基）[4-[2-（二乙氨基）乙氧基]-3,5- 二碘苯基]甲酮盐酸盐（(2-butyl-3-benzofuranyl)[4-[2-(diethylamino)ethoxy]-3,5-diiodophenyl]methanone hydrochloride），又名乙胺碘呋酮，胺碘达隆。

本品为白色或微黄色结晶性粉末，无臭，无味。在三氯甲烷、甲醇中易溶，在乙醇中溶解，在丙酮、四氯化碳、乙醚中微溶，在水中几乎不溶。mp.158～162℃。

本品为苯并呋喃衍生物，含 37% 的碘，避光密闭环境下稳定性良好，水溶液中会发生不同程度的降解，有机溶剂中较稳定。

本品结构中含羰基，加乙醇溶解后，加 2,4- 二硝基苯肼的高氯酸溶液，反应生成黄色的胺碘酮 2,4- 二硝基苯腙沉淀。

本品为碘代化合物，加硫酸微热、分解、氧化产生紫色的碘蒸气。

本品口服吸收慢而多变，生物利用度在 22%～65% 之间；起效极慢，口服一般 1～3 周后出现作用，体内半衰期长达 9.33～44 天，体内分布广泛。在肝脏代谢，代谢反应主要为 N- 去乙基化，代谢产物为有相似药理活性的 N- 去乙基胺碘酮，与母体药物一样，两者均为高亲脂性化合物，可蓄积在多种器官和组织内。

本品的合成是以苯并呋喃和丁酸酐为原料，在磷酸催化下反应得 2- 丁酰苯并呋喃；经黄鸣龙反应将侧链羰基还原，再经 Friedel-Crafts 酰化反应在 3 位引入对甲氧基苯甲酰基；产物经碘化后与二乙氨基氯乙烷反应即得胺碘酮。

本品最初作为血管扩张药治疗心绞痛,20世纪70年代发现其有强大的抗心律失常作用,可口服和注射两种途径给药,用于室性心律失常。本品不仅对钾通道有阻滞作用,对钠、钙通道也有一定的阻滞作用,而且也有α和β受体的非竞争性阻断作用。

案例分析

　　案例:某患者,女性,患有顽固性心律失常。药师推荐胺碘酮,口服1周后,症状明显好转。故继续购买胺碘酮,连服3个月后,出现消瘦、多汗、心悸和烦躁等症状,经医院检查,诊断为甲状腺功能亢进。问题:你认为药师推荐用药是否正确?该患者出现甲状腺功能亢进的原因是什么?

　　分析:胺碘酮结构与甲状腺素(triiodothyronine)相似,进入人体后与甲状腺受体结合,竞争性拮抗甲状腺素的作用,可引起甲状腺功能减退。而胺碘酮结构中含有碘,服用后会引起体内碘含量增加,可引起甲状腺功能亢进。胺碘酮长期服用会引起甲状腺功能紊乱,故不宜作为抗心律失常首选药,仅用于顽固性心律失常患者,且不宜长期连续使用。

第二节　抗心绞痛药

　　心绞痛(angina pectoris)是指由于冠状动脉粥样硬化狭窄导致冠状动脉供血不足,心肌急剧的、暂时缺血与缺氧所引起的以心前区疼痛为主要临床表现的一组综合征。其发病机制主要是由于心肌血液供应与需要之间失去平衡所致，主要表现为胸前区阵发性的压榨性疼痛感觉，可伴有其他症状。疼痛主要位于胸骨后部，可放射至心前区与左上肢，常发生于劳动或情绪激动时，持续数分钟，休息或用硝酸酯制剂后消失。

参照世界卫生组织的命名和临床诊断标准的意见，心绞痛可分为：稳定型心绞痛（stable angina pectoris，又称轻型心绞痛）、不稳定型心绞痛（unstable angina pectoris）和变异型心绞痛（variant angina pectoris，又称 Prinzmetal 心绞痛）。

改善心肌的血氧供需矛盾与消除冠状动脉痉挛是目前治疗心绞痛的药理基础。抗心绞痛药物可通过舒张冠状动脉，解除冠状动脉痉挛或促进侧支循环的形成而增加冠状动脉供血；也可通过减慢心率以及降低收缩性等作用而降低心肌对氧的需求。抗心绞痛药物通过对这两方面的影响，恢复氧的供需平衡而发挥治疗作用。

临床上使用的抗心绞痛药主要是降低心肌耗氧量的药物，主要分为四类：硝酸酯及亚硝酸酯类、钙通道阻滞剂类、β受体拮抗剂类和其他类。其中，钙通道阻滞剂能扩张血管，解除痉挛，同时减弱心肌收缩和心率，降低心肌需氧量，适用于各型心绞痛，该部分内容参见第十章第一节；β受体拮抗剂可降低交感神经的兴奋性，使心脏耗氧量减少，从而达到预防和缓解心绞痛的目的，该部分内容参见第八章第二节中介绍。本节重点介绍硝酸酯及亚硝酸酯类和其他类药物。

一、硝酸酯及亚硝酸酯类药物

20 世纪 80 年代中期，人们发现一氧化氮（NO）具有信使作用，被 *Science* 杂志评选为 1992 年的明星分子（molecular of the year）。1998 年，药理学家 Furchgott RF、Ignarro LJ 和 Murad F 等因发现 NO 在心血管系统中的重要作用而获得诺贝尔生理学与医学奖。在血细胞中存在 NO 合酶（nitric oxide synthase），体内能自行合成 NO。NO 是一种内皮舒张因子（EDRF），在冠状动脉粥样硬化及心脏急性缺血时，EDRF 释放减少，可以通过外源性 NO 来补充。NO 供体药物（NO donor drugs）是指在体内通过生物转化释放出 NO 而具有生理活性的药物。

NO 供体药物首先和细胞中的巯基形成不稳定的 *S*-亚硝基硫化合物，进而分解成不稳定的有一定脂溶性的 NO 分子。NO 能通过生物膜，激活鸟苷酸环化酶，升高细胞中的环鸟苷酸 cGMP 的水平。cGMP 可激活 cGMP 依赖型蛋白激酶，这些激酶活化后，能引起相应底物磷酸化状态的改变，包括对心肌肌球（凝）蛋白轻链（CMLC, cardiac myosin light chain）的去磷酸化作用，改变状态后的肌凝蛋白不能在平滑肌收缩过程中起到正常的收缩作用，导致了血管平滑肌的松弛，血管的扩张（图 9-2）。特别是静脉血管扩张后，减少了回心血量，缩小心室容积，减少心脏工作量，从而降低了心肌的耗氧量；同时由于心室扩张期压力减小，利于冠状动脉的血流重新分配到缺血区，这些作用使心绞痛症状得到有效的缓解。

硝酸酯类是经典的血管扩张药，包括硝酸酯类、亚硝酸酯类以及亚硝酸硫醇酯等。硝酸酯及亚硝酸酯类药物用于治疗心绞痛已有 100 多年的历史，其主要作用是舒张静脉，降低前负荷，减少回心血量，使心脏的耗氧量下降，具有较好的抗心绞痛作用，还可用于慢性心功能不全的治疗。1867 年，亚硝酸异戊酯（amyl nitrite）首先引入临床，由于不良反应较多，现已少用。目前，临床使用的药物主要有硝酸甘油（nitroglycerin）、丁四硝酯（erythrityl tetranitrate）、戊四硝酯（pentaerithrityl tetranitrate）和硝酸异山梨酯（isosorbide dinitrate）等。

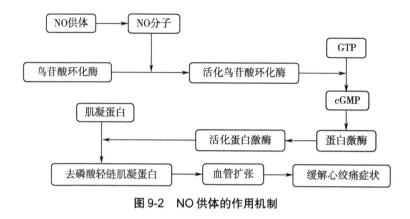

图 9-2　NO 供体的作用机制

硝酸酯及亚硝酸酯类药物脂溶性大，易经黏膜或皮肤吸收，起效快，作用时间短。口服吸收好，但因肝脏首过效应大，多数药物主要经黏膜给药。此类药物给药方式、起效时间、最大有效时间及作用时程见表 9-3。

表 9-3　常见的硝酸酯及亚硝酸酯类药物

药物名称	药物结构	给药方式	起效时间（分钟）	最大有效时间(分钟)	作用时程（分钟）
亚硝酸异戊酯 amyl nitrite		吸入	0.2	0.5	2～3
硝酸甘油 nitroglycerin		舌下黏膜	1	8	30
丁四硝酯 erythrityl tetranitrate		口服	15	32	180
戊四硝酯 pentaerithrityl tetranitrate		口服	20	70	330
硝酸异山梨酯 isosorbide dinitrate		舌下（缓解）	2～3	15	60
		口服（预防）	30	-	>240

连续使用硝酸酯类药物易产生耐受性，给予硫化物还原剂能反转这一耐受现象，这里由于硝酸酯类药物在体内需被巯基还原成亚硝酸酯类化合物，才能释放出 NO，起到扩张血管的作用。产生耐受性后，继续使用硝酸酯类药物无效，但应用亚硝酸酯类药物仍然有效。因此，应用硝酸酯类药物的同时给予 1，4- 二巯基 -2，3- 丁二醇等，则不易产生耐药性。

硝酸甘油（nitroglycerin）为速效、短效硝酸酯类药物，能直接松弛血管平滑肌，缓解心绞痛症状。舌下含服能通过口腔黏膜迅速吸收，直接进入人体循环可避免首过效应。本品在中性和弱酸性条件下相对稳定，碱性条件下迅速水解。在 KOH 试液中加热生成甘油，再加入硫酸氢钾生成的丙烯醛气体,有恶臭,可作为鉴定反应。本品在肝脏代谢,代谢反应主要为酯的水解,生成 1, 2- 甘油二硝酸酯、1, 3- 甘油二硝酸酯、甘油单硝酸酯和甘油,其中甘油二硝酸酯仍具有扩张血管的作用,但活性仅为硝酸甘油的 1/10。本品临床上用于预防和治疗冠心病心绞痛、充血性心力衰竭和局部浅表性静脉炎。主要不良反应是头疼及体位性低血压所致的其他症状。

案例分析

　　案例:某男,患冠状动脉粥样硬化性心脏病(冠心病),突发心绞痛,随即服下硝酸甘油片,几分钟后症状并未缓解,再次服药后,仍无明显缓解。经医务人员及时救治,患者症状逐渐缓解,并脱离了危险。作为药师,你认为硝酸甘油为什么在心绞痛发作时会没有效果? 使用硝酸甘油时还需注意什么?

　　分析:硝酸甘油起效快,可以快速缓解心绞痛,但本品口服首过效应大,舌下含服为本品的最佳给药途径。本案例中,患者给药方法不对,因而效果不明显。本品服用时除要注意给药后的吸收问题外,还应注意服药后的耐药性和可能引起的不良反应。

硝酸异山梨酯(isosorbide dinitrate)

化学名为 1, 4 : 3, 6- 二脱水 -D- 山梨醇 -2, 5- 二硝酸酯(1, 4 : 3, 6-dianhydro-D-glucitol-2, 5-dinitrate),又名消心痛。

本品为白色结晶性粉末,无臭。易溶于丙酮和三氯甲烷,略溶于乙醇,微溶于水。mp.68～72℃。

本品的结晶有稳定型和不稳定型两种,药用为稳定型。不稳定型 mp.50.5～51.5℃,于 30℃放置数天后,即转为稳定型,两种晶型的其他理化性质相同。

本品干燥状态比较稳定,但遇强热或撞击会发生爆炸;在酸、碱性溶液中容易水解,生成脱水山梨醇及亚硝酸。

本品结构中有两个由异山梨醇脱水形成的五元氧环和两个硝酸酯基,其结构特点是两个环为顺式稠合,两个硝酸酯基处于反式。

本品加水和硫酸,混匀放冷后,水解成硝酸,缓慢加入硫酸亚铁试液,接界面处硫酸亚铁还原硝酸生成 NO,并与硫酸亚铁反应。生成亚硝酰硫酸亚铁而显棕色,可用于鉴别。

$$2HNO_3 + 6FeSO_4 + 3H_2SO_4 \longrightarrow 3Fe_2(SO_4)_3 + 2NO + 4H_2O$$

$$FeSO_4 + NO \longrightarrow Fe(NO)SO_4$$

本品加新制的 20% 儿茶酚溶液摇匀，缓慢滴加硫酸，水解生成亚硝酸，可使儿茶酚生成 4- 亚硝基儿茶酚，在硫酸溶液中变成对醌型肟式，再与过量儿茶酚反应，缩合成暗绿色的靛酚类化合物。

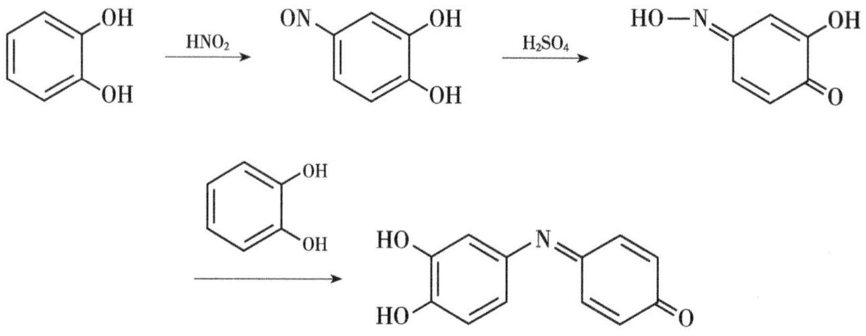

本品具有硝酸酯基的特征反应，水解后可与苯酚二磺酸生成黄色的苦味酸。

本品口服生物利用度极低，仅为 3%，大多数在胃肠道、肝脏被代谢，故需大剂量口服，一般为舌下含服给药，10 分钟起效，持效约 1 小时。进入体内循环后，本品很快代谢为 2- 单硝酸异山梨酯和 5- 单硝酸异山梨酯，代谢产物单硝酸异山梨酯仍具有抗心绞痛活性，半衰期分别为 1.8～2 小时和 5～7.6 小时，且生物利用度高。

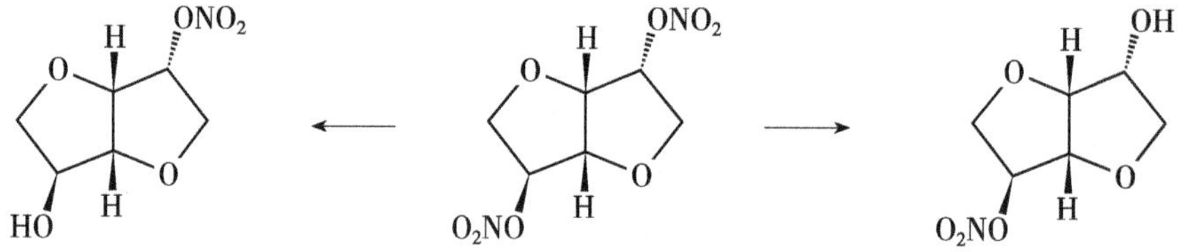

5- 单硝酸异山梨酯
（isosorbide-5-mononitrate）

硝酸异山梨酯
（isosorbide dinitrate）

2- 单硝酸异山梨酯
（isosorbide-2-mononitrate）

本品的合成是以山梨醇为原料，在浓硫酸的催化下经二甲苯脱水生成二脱水山梨醇，再经硝酸酯化即可获得。

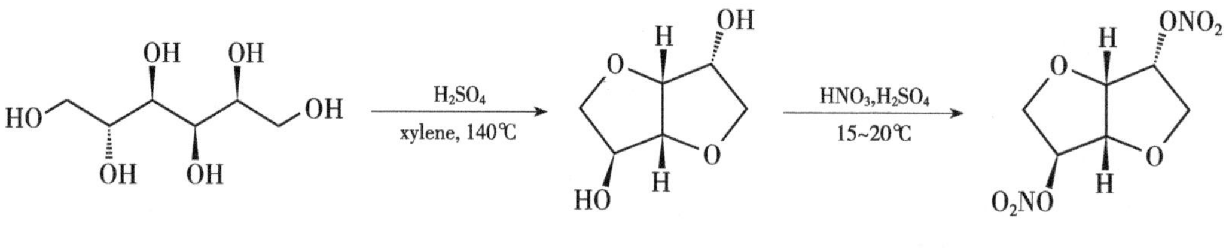

本品为长效抗心绞痛药物，具有冠状动脉扩张作用，临床用于心绞痛、冠状循环功能不全、急性心肌梗死和充血性心力衰竭的治疗、预防与急救。舌下含服起效快，用于急性心绞痛发作；口服起效慢，用于预防。

单硝酸异山梨酯（isosorbide mononitrate）是异山梨醇的单硝酸酯，是硝酸异山梨酯在体内的活性代谢产物。作用机制与硝酸异山梨酯相同，但作用时间更长。本品无肝脏首过效应，脂溶性较低，不易透过血脑屏障，因而头痛等不良反应降低，临床上用于预防和治疗心绞痛。此外，本品可与洋地黄及（或）利尿药合用治疗慢性心力衰竭。

案例分析

案例： 西地那非（sildenafil），商品名 Viagra，俗名伟哥，最早作为用于治疗心血管疾病的磷酸二酯酶-Ⅴ抑制剂而进入临床研究。研究人员认为本品能够释放 NO，从而达到扩张血管，缓解心血管疾病的目的。然而，临床研究显示，本品对心血管的作用不理想，但对患者的性生活有所改善，并证实了本品可用于治疗男性勃起障碍，获得了美国 FDA 批准上市。这一研究有何启示？

西地那非（Sildenafil）

分析： 该研究工作是从已知药物的不良反应发现新药的一个典型案例；本品的主要不良反应来自于对人体诸多部位磷酸二酯酶的抑制作用，因其具有血管扩张作用，当与硝酸酯类抗心绞痛药同服时，可产生强烈的血管扩张作用，出现明显的头痛、头晕，严重时可导致低血压休克，甚至死亡。

二、其他类药物

（一）非硝酸酯类 NO 供体药物

NO 供体药物除硝酸酯及亚硝酸酯类，还有非硝酸酯类 NO 供体药物，如硝普钠（sodium nitroprusside）和吗多明（molsidomine）。

硝普钠（sodium nitroprusside）又称亚硝基铁氰化钠，鲜红色无臭无味的固体或结晶。本品一般通过静脉滴注形式给药，在进入血液以后，迅速释放出 NO，松弛小动脉与静脉血管平滑肌，降低左、右心室的前负荷，从而减少左心室的容量及压力，起到抗心绞痛的作用。本品为强有力的血管扩张药，还用于高血压急症、外科手术时产生控制性低血压和急性心力衰竭。

吗多明（molsidomine）为白色或带微黄色结晶性粉末，mp.138～142℃，难溶于水。进入体内后，肝内代谢，然后经碱催化与分子氧反应自发释放出 NO 分子，产生扩血管作用，减少回心血量，减轻心脏的前、后负荷；同时还能扩张冠状动脉，改善心肌血液循环，从而有效降低心肌的氧耗。临床上，本品舌下含服或喷雾吸入，用于稳定型心绞痛或心肌梗死伴高充盈压者疗效较好。此外，本品还具有抗血小板聚集的作用，可预防血栓的形成。

Na₂[Fe(CN)₅NO]·2H₂O

硝普钠（sodium nitroprusside）　　　　　吗多明（molsidomine）

（二）钾通道激活剂

除 NO 供体药物、β 受体拮抗剂和钙通道阻滞剂外，部分钾通道激活剂也可以用作抗心绞痛药，如尼可地尔（nicorandil）、吡那地尔（pinacidil）和色满卡林（cromakalim）等。

尼可地尔（nicorandil）是 K^+ 通道激活剂，既有激活血管平滑肌细胞膜 K^+ 通道，促进 K^+ 外流，使细胞膜超极化，抑制 Ca^{2+} 内流作用，还有释放 NO，增加血管平滑肌细胞内 cGMP 生成的作用。使冠脉血管扩张，减轻 Ca^{2+} 超载对缺血心肌细胞的损害。本品主要适用于变异型心绞痛和慢性稳定型心绞痛，且不易产生耐受性。

尼可地尔（nicorandil）　　　　吡那地尔（pinacidil）　　　　色满卡林（cromakalim）

第三节　抗心力衰竭药

充血性心力衰竭（congestive heart failure，CHF）简称心力衰竭，是指静脉回流正常的情况下，心排出量绝对或相对减少，不能满足机体其他器官需求的一种状态。CHF 是以组织血液灌注不足以及肺循环和（或）体循环淤血为主要特征的一种临床综合征。治疗 CHF 的药物有多种，其结构和作用机制也各不相同。血管紧张素转换酶抑制剂和血管扩张药能舒张血管，降低血流阻力；β 受体激动剂可以改善泵血功能，扩张外周血管，兴奋心脏和加快心率；利尿药能减少体内液体量，降低血容量；强心药能增强心肌收缩力，促进心脏将血液泵至外周。

强心药（cardiotonic drugs）又称正性肌力药物（inotropic drug），能选择性增强心肌收缩力，临床上主要用于治疗充血性心力衰竭，可分为强心苷、磷酸二酯酶抑制剂、β 受体激动剂和钙敏化剂等。本节将主要介绍强心苷类以及磷酸二酯酶抑制剂类强心药物。

一、强心苷类药物

强心苷能选择性作用于心脏，增强心肌收缩力，表现为心肌收缩的最高张力和最大缩短速率的提高，使心肌收缩有力而敏捷。用于治疗慢性心功能不全和某些心律失常。强心苷作为药物使用已有相当悠久的历史，可从植物或动物体内分离得到或进行人工半合成。含有强心苷的植物有洋地黄、羊角拗、黄花夹竹桃以及铃兰等，动物来源的强心苷主要来源于蟾蜍。

15 世纪就有人使用洋地黄制剂治疗心力衰竭,20 世纪初,洋地黄用于治疗心房颤动,20 年代才发展成为治疗充血性心力衰竭的主要药物,至 60 年代其增强心肌收缩力的作用机制终于被阐明。强心苷类强心药物在临床上的主要缺点是安全范围小,有效剂量与中毒剂量接近。为了克服该缺点,除加强临床血药浓度监测外,也合成了数千种该类化合物,如氨糖洋苷(4-aminocardenolide)和甲地高辛(methyldigoxin)等,但在疗效与毒性分离方面仍然不够理想。

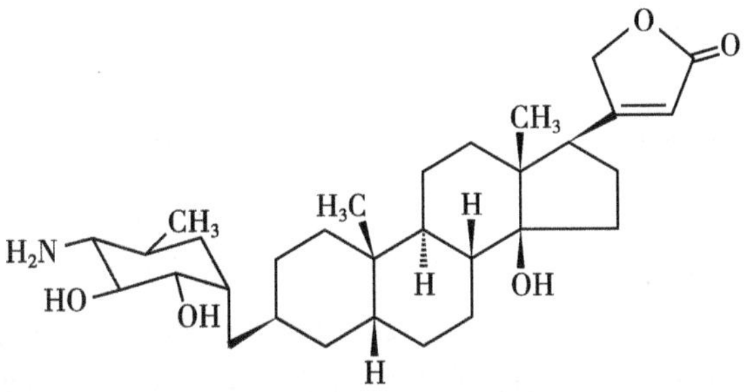

氨糖洋苷(4-aminocardenolide)

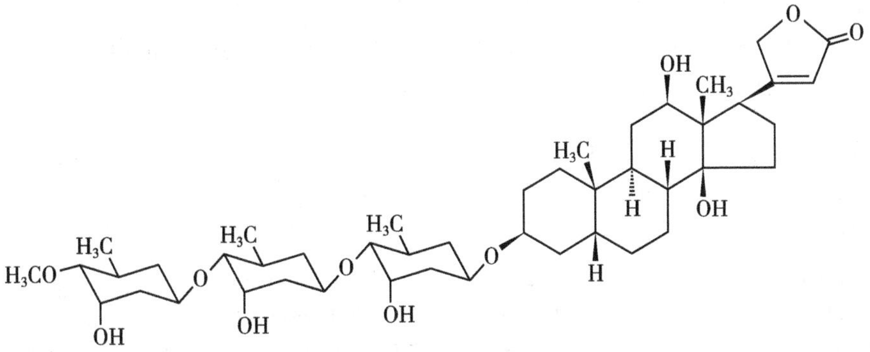

甲地高辛(methyldigoxin)

目前临床使用的强心苷类药物仍以天然强心苷为主(见表 9-4)。

表 9-4 强心苷类抗心力衰竭药

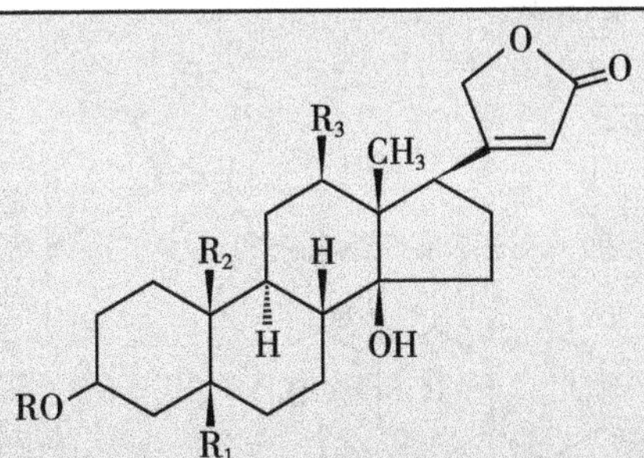

药物名称	R	R_1	R_2	R_3	起效速度(静脉注射起效时间,分钟)
地高辛 digoxin	(D-洋地黄毒糖)₃	—H	—CH₃	—OH	中速(15~30)
洋地黄毒苷 digitoxin	(D-洋地黄毒糖)₃	—H	—CH₃	—H	慢速(15~30)

续表

药物名称	R	R₁	R₂	R₃	起效速度(静脉注射起效时间,分钟)
毛花苷丙(西地兰)lanatoside C	D- 葡萄糖 -D- 乙酰洋地黄毒糖 -(D- 洋地黄毒糖)₂	—H	—CH₃	—OH	中速(10～30)
毒毛花苷 K strophanthin K	α-D- 葡萄糖 -β-D- 葡萄糖 -D- 加拿大麻糖	—OH	—CHO	—H	快速(5～10)
羊角拗苷 divaricoside	L- 夹竹桃糖	—H	—CH₃	—H	快速
铃兰毒苷 convallatoxin	L- 鼠李糖	—OH	—CHO	—H	快速

强心苷与其他苷类药物一样,结构包括苷元和糖基两部分,其药理活性主要来源于苷元。苷元由甾核和 α, β- 不饱和内酯环组成。通常,植物来源的苷为五元 α, β- 不饱和内酯——卡烯内酯(cardenolide),而动物来源的苷为六元内酯并含有两个双键——蟾二烯羟酸内酯(bufadienolide)。甾核的立体结构对药效影响很大,甾核中 A、B 环,C、D 环均为顺式稠合,B、C 环以反式稠合,这种稠合方式使甾核分子形状呈 U 型。糖基连接在甾核 3 位羟基上,糖基部分多为 D- 葡萄糖(D-glucose)、D- 洋地黄毒糖(D-digitoxose)、L- 鼠李糖(L-rhamnose)以及 D- 加拿大麻糖(D-cymarose)等组成。

D-葡萄糖 (β–D-glucose)　　　　D-洋地黄毒糖 (β–D-digitoxose)　　　　L-鼠李糖 (β–L-rhamnose)　　　　D-加拿大麻糖 (β–D-cymacose)

糖基本身没有活性,但在药动学和药效学方面发挥重要的作用。糖基能保护苷元的 3β-OH 不被迅速代谢为无活性的 3α-OH,也能增加苷元的水溶性,增强强心苷与受体氢键和疏水键键合,进而增强对心肌的亲和力。由于强心苷水解成苷元后脂溶性增大,易进入中枢神经系统,产生严重的中枢毒副作用,因此苷元本身不能作为治疗药物使用。

强心苷类药物的构效关系如下。

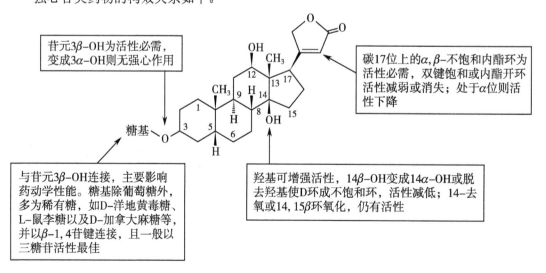

地高辛（digoxin）

化学名为（3β，5β，12β）-3β-[[O-2，6- 脱氧 -β-D- 核 - 己吡喃糖基 -（1 → 4）-O-2，6- 二脱氧 -β-D- 核 - 己吡喃糖基 -（1 → 4）-O-2，6- 二脱氧 -β-D- 核 - 己吡喃糖基]氧代]-12β，14β- 二羟基 -5β- 心甾 -20（22）- 烯内酯（（3β，5β，12β）-3-[O-2，6-dideoxy-β-D-*ribo*-hexopyranosyl-（1 → 4）-O-2，6-dideoxy-β-D-*ribo*-hexopyranosyl-（1 → 4）-2，6-dideoxy-β-D-*ribo*-hexopyranosyl]oxy]-12，14-dihydroxycard-20（22）-enolide）。

本品为白色结晶或结晶性粉末，无臭，味苦。mp.235～245℃(熔融时发生分解)。本品不溶于水、乙醚，易溶于吡啶，微溶于三氯甲烷及乙醇。

本品是使用历史悠久的经典强心药，可直接从毛花洋地黄的叶中提取得到。属强心甾烯类，是强心苷类药物的典型代表，其糖基部分由三个 β-D- 洋地黄毒糖组成，糖分子间以 1，4- 糖苷键相连，并最终连接在甾核 3 位羟基上。

本品的作用靶点是细胞膜上的 Na$^+$，K$^+$-ATP 酶。本品与 Na$^+$，K$^+$-ATP 酶结合后，引起酶的构象变化，适度地抑制了该酶的功能，使 Na$^+$ 的外流更多依靠 Na$^+$/Ca^{2+} 转运来进行，从而使细胞内 Ca^{2+} 增多。

本品口服后经小肠上端吸收，主要以原形从尿排泄，约 7% 经肝代谢为二氢地高辛后再被水解成不同产物，最后与葡萄糖醛酸结合，经肾排泄，半衰期为 33～36 小时。

本品用于治疗充血性心力衰竭、心房颤动、心房扑动，属中时效作用的强心苷，不宜与酸、碱性药物配伍。其特点是排泄较快而蓄积性较小，临床使用较洋地黄毒苷（digitoxin）安全。但其治疗安全范围仍然较窄，个体对本品的敏感性差异大，易受多种因素影响（如体重、肾功能、联合用药等），适合于临床个体化给药，需进行治疗药物监测。

案例分析

案例：某患者，女，58 岁。口服地高辛 0.25mg/d 治疗心悸，同时应用泰利霉素 800mg/d 治疗急性支气管炎，治疗的第 6 天感觉不适，测得地高辛血药浓度较高，心电图异常。停服地高辛和泰利霉素后，症状 2 日内改善，第 3 天血药浓度下降至正常范围。问题：该联合用药引起不良反应的原因是什么？

分析：口服地高辛主要在消化道吸收，部分患者在合并使用抗生素时，由于肠内细菌数减少，抑制了地高辛在肠道内的消除失活，致使地高辛的吸收增加。地高辛主要由尿中排泄，抗生素抑制 P-糖蛋白参与的地高辛肾小管分泌，减少了尿中地高辛的排泄量，导致血药浓度上升。地高辛的一般治疗范围是 0.8～2.0ng/ml，用药时应注意中毒症状的出现以及对血药浓度和心电图的监测。

去乙酰毛花苷（deslanoside）由强心甾和 4 个糖基组成，是毛花苷丙（lanatoside C）碱水解去乙酰化产物，主要用于充血性心力衰竭的治疗。由于其作用较快，为常用的注射用速效洋地黄类药物，适用于急性心功能不全或慢性心功能不全急性加重患者。由于本品蓄积性小，出现洋地黄中毒症状时一般停药后 1 至 2 天毒性症状可以消退。

去乙酰毛花苷（deslanoside）

知识链接

地高辛的临床用药注意事项

临床上有很多药物可以与地高辛发生相互作用，如奎尼丁、口服青霉素、四环素、红霉素、氯霉素、维拉帕米、胺碘酮、哌唑嗪、尼卡地平、普罗帕酮、硝苯地平、卡托普利、多巴胺、米力农等药物，都可以导致血药浓度升高，在联合用药时应该注意。

地高辛静脉注射给药时，吸收比较快，更容易发生中毒。静脉注射应用 5% 葡萄糖注射液或氯化钠注射液 10ml 稀释后缓慢注射，而且持续心电图监护，以免其中毒。当患者出现肾功能异常时，地高辛在肾脏的代谢受到影响，清除率降低，血药浓度升高，易引起中毒反应，应注意剂量的调整，实行剂量个体化给药。

二、磷酸二酯酶抑制剂

磷酸二酯酶抑制剂（phosphodiesterase inhibitors，PDEI）是一类与强心苷作用机制不同的强心药。它能阻碍环腺苷酸（cyclic adenosine monophosphate，cAMP）分解，增加心肌细胞内 cAMP 水平，激活多种蛋白酶，使心肌膜上钙通道开放，Ca^{2+} 内流，增强心肌收缩力。

在目前已知的 PDE 同工酶中，位于细胞膜的 PDE-Ⅲ活性高，选择性强，是心肌细胞降解 cAMP 的主要亚型，也是 PDEI 主要的作用靶点。临床常见药物见表 9-5。

表 9-5　常用的磷酸二酯酶抑制剂类强心药

药物名称	药物结构	药理特点与用途
氨力农 amrinone		本品为吡啶酮类 PDEI，为非苷非儿茶酚胺类强心药，含有联吡啶结构，为第一个磷酸二酯酶抑制剂型强心药，可用于对洋地黄、利尿药、血管扩张药治疗无效或效果欠佳的各种原因引起的急、慢性顽固性充血性心力衰竭，与血管扩张药合用效果更好。由于副作用较多，仅限于短期治疗
米力农 milrinone		本品为吡啶酮类 PDEI，为氨力农衍生物，其活性较氨力农提高 10~20 倍且选择性更高，口服有效，副作用较氨力农少见，少数有头痛、室性心律失常、无力、血小板计数减少等。过量时可有低血压、心动过速。作用持久无耐药现象，但长期口服副作用大
维司力农 vesnarinone		本品为喹啉酮类 PDEI，在抑制 PDE-Ⅲ的同时，促进 Na^+ 内流，抑制 K^+ 外流，同时增加 cAMP 量而促进 Ca^{2+} 内流，增加心肌对 Ca^{2+} 的敏感性，是一种新型强心药。本品口服有效且毒性极低，用于轻至中度慢性心力衰竭，在治疗充血性心力衰竭方面有良好临床应用前景
依诺昔酮 enoximone		本品为咪唑酮类 PDEI，适用于治疗严重充血性心力衰竭，其主要代谢物亚砜衍生物具有强心活性，但较母体弱。可长期口服，耐受性好
匹罗昔酮 piroximone		本品为咪唑酮类 PDEI，强心作用较依诺昔酮强 5~10 倍

三、其他类药物

其他强心药还有 β 受体激动剂以及钙敏化剂等。β 受体激动剂有强心、扩张外周血管和松弛支气管平滑肌的作用，可兴奋心脏和加快心率，但易产生心悸、心动过速等兴奋副作用。部分 β 受体激动剂在临床上被用作强心药物，许多多巴胺衍生物是此类强心药的代表，如多巴酚丁胺（dobutamine）、异波帕胺（ibopamine）、地诺帕明（denopamine）等（表 9-6）。

钙敏化剂可以增强肌纤维丝对 Ca^{2+} 的敏感性，在不增加细胞内 Ca^{2+} 浓度的条件下，增强心肌收缩力，其代表药物有匹莫苯旦（pimobendan）以及左西孟旦（levosimendan），前者作为钙敏化剂的同时，还有 PDE-Ⅲ 抑制活性，1994 年于日本上市；而后者具有增加心肌收缩力而不增加心率和心肌耗氧量等优点，口服易吸收，生物利用度约 85%，2000 年首次在瑞士上市。

表 9-6　其他强心药

药物名称	药物结构	药理特点与用途
多巴酚丁胺 dobutamine		本品为多巴胺非特异性 β 受体激动剂，本品遇碱、氧化剂及光照不稳定。体内可由儿茶酚 -O- 甲基转移酶催化代谢，作用时间较短且口服无效
异波帕胺 ibopamine		本品为口服有效的 β 受体激动剂
地诺帕明 denopamine		本品可产生明显正性肌力作用而不增加心率
匹莫苯旦 pimobendan		本品为哒嗪酮类钙敏化剂，哒嗪酮的 5 位是手性碳，具有光学活性，L- 异构体活性大于 D- 异构体。进入体内后苯环上的甲氧基进行脱甲基化，代谢产物的强心作用更强。本品进入体内后直接提高心肌收缩蛋白对钙离子的敏感性而起到正性肌力作用
左西孟旦 levosimendan		本品为钙敏化剂，可增强心肌收缩力而不增加心率和心肌耗氧量，临床应用前景良好

强心药近年进展不太显著。慢性或充血性心力衰竭的治疗药物，过去是以强心药、利尿药、扩张血管药为主，现在则是以神经内分泌拮抗剂为主的几类药物的联合应用，即利尿药、血管紧张素转化酶抑制剂、β 受体拮抗剂和强心药的联合应用。随着基因工程及细胞生

物学技术的研究发展,对 CHF 的病因研究逐步深入,用基因治疗手段对 CHF 进行病因性治疗也是今后该病治疗的新方法。

思考题

1. 心律失常分几种类型? 抗心律失常药如何分类?
2. 硝酸酯及亚硝酸酯类药物的作用机制及特点是什么?
3. 强心苷类药物的结构由哪几部分组成? 简述其构效关系。

（王　钦）

第十章　抗高血压药和利尿药

学习要求

1. 掌握抗高血压药和利尿药的分类、结构类型、作用机制、代谢特点及各类代表药物；盐酸可乐定、卡托普利、马来酸依那普利、氨氯地平、硝苯地平、尼群地平、尼莫地平、盐酸维拉帕米、盐酸地尔硫䓬、呋塞米、依他尼酸、氢氯噻嗪的结构、理化性质、代谢和用途；甲基多巴、坎地沙坦酯的结构和用途。

2. 熟悉利血平、福辛普利、缬沙坦、厄贝沙坦、乙酰唑胺、氨苯蝶啶和螺内酯的化学结构、理化性质和用途。

3. 了解莫索尼定、桂利嗪、氯噻酮、氨苯蝶啶、阿米洛利的化学结构及用途。

第一节　抗高血压药

原发性高血压（essential hypertension）系指成人血压调控障碍使机体循环动脉血压持续升高（收缩压≥140mmHg 或舒张压≥90mmHg）的临床综合征，可简称为高血压（hypertension）。这是对人类健康威胁最大的一种最常见慢性疾病之一，系脑卒中、心力衰竭、肾衰竭等的主要危险因素。根据血压情况，高血压可分为临界高血压（即血压达正常的高限值 130～139/85～89mmHg，而未达高血压的标准 141～159/91～94mmHg）、轻度高血压（血压为 140～159/90～99mmHg，为Ⅰ期高血压，此期机体无任何器质性病变，只是单纯高血压）、中度高血压（血压为 160～179/100～109mmHg，为Ⅱ期高血压，此期有左心室肥厚、心脑肾损害等器质性病变，但功能还在代偿状态）和重度高血压（180/110mmHg 以上，为Ⅲ期高血压，此期有脑出血、心力衰竭、肾衰竭等病变，已进入失代偿期，随时可能发生生命的危险）。

知识链接

血压的影响

人体的血压生理调节极为复杂，血压值的高低取决于心排出量（每搏量、心率）、循环血量和外周血管阻力，主要通过交感神经系统和肾素‐血管紧张素‐醛固酮系统调节。高血压的危险因素有三：一是遗传因素；二是环境因素，主要有饮食、精神应激等；三是体重、避孕药和吸烟等其他因素。合理应用抗高血压药的作用有四：一是控制血压；二是推迟动脉粥样硬化的形成和发展；三是减少脑、心、肾等并发症；四是降低死亡率，延长寿命。

根据病因，高血压可分为原发性高血压（essential hypertension）和继发性高血压（secondary hypertension），前者占95%以上，基本上病因不明，但可以通过合理使用抗高血压药控制血压，减小脑卒中的危险性和高血压引起心力衰竭、肾衰竭等并发症的发生率；后者一般系肾脏或内分泌疾病的症状之一，或因药物所致，也可称为症状性高血压。

抗高血压药（或称降压药）主要可分为六类：交感神经药物、血管紧张素转换酶抑制剂、血管紧张素Ⅱ受体拮抗剂、钙通道阻滞剂、血管扩张药和利尿药。其中，利尿药在第二节中讨论。

高血压发病机制与常见抗高血压药物的作用部位，见图10-1。

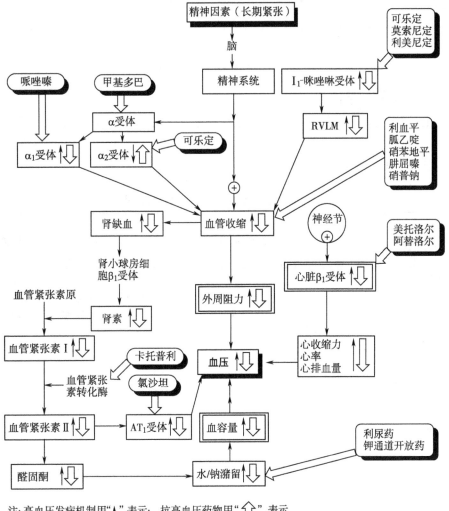

注：高血压发病机制用"↑"表示； 抗高血压药物用"⇧"表示

图10-1 高血压发病机制与抗高血压药作用部位示意图

知识链接

高血压的治疗方式与原则

高血压治疗强调综合治疗，主要有两种方式：一是非药物治疗，即改善患者的生活方式，控制危险因素，例如戒烟（这是预防心血管疾病最有效的方式）、减轻体重、节制饮酒、限制钠盐(饮食中钠盐总量应低于 6g/d)、增加体力活动、避免心理因素和环境压力;二是药物治疗,近十多年来主张采用个体化的治疗方案,以降压药为主,这需要终身服药治疗。

选用抗高血压药的原则,应考虑患者的年龄、性别、种族,以及患有其他疾病等情况,治疗的个体化,使患者得到最佳的药物治疗,以防止动脉粥样梗化,控制上述危险因子,尽量逆转靶器官的损伤,改善和维持患者的生活水平和质量,降低心血管的发病率及死亡率等,并注意抗高血压药的相关副作用。

一、交感神经类药物

(一)中枢类抗高血压药

中枢的受体可分类 α 受体和 β 受体,前者可分为 $α_1$ 受体和 $α_2$ 受体,后者可分为 $β_1$ 受体和 $β_2$ 受体。根据与受体的作用情况,本类药物主要包括肾上腺素的 $α_1$ 受体拮抗剂、$α_2$ 受体激动剂和 β 受体拮抗剂等,详见表 10-1。

表 10-1　常用的作用于中枢 α 和 β 受体的抗高血压药

类型	药物名称	药物结构	吸收/半衰期/蛋白结合率/代谢/排泄	受体及作用
选择性 $α_1$ 受体	哌唑嗪 prazosin	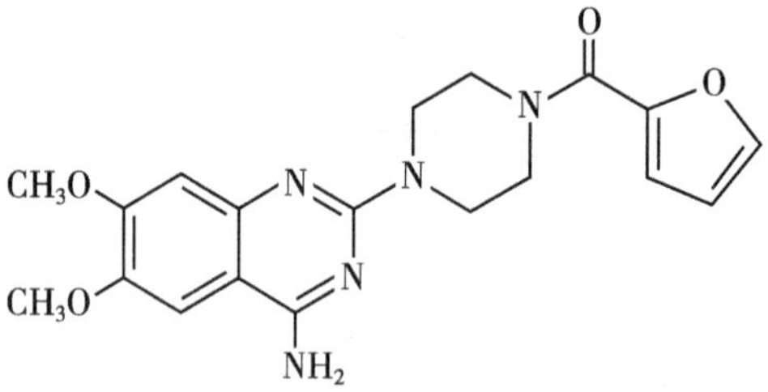	约 100%,2～3 小时,97%,肝脏/粪便	$α_1$(拮抗) 本品用于轻、中度高血压,及心功能不全
	特拉唑嗪 terazosin	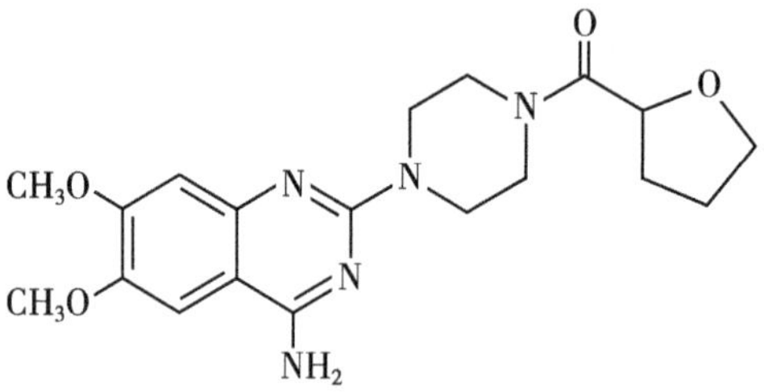	约 100%,12 小时,90%～94%,40% 经尿/60% 经粪便	$α_1$(拮抗) 本品用于治疗高血压及良性前列腺增生症
	多沙唑嗪 doxazosin	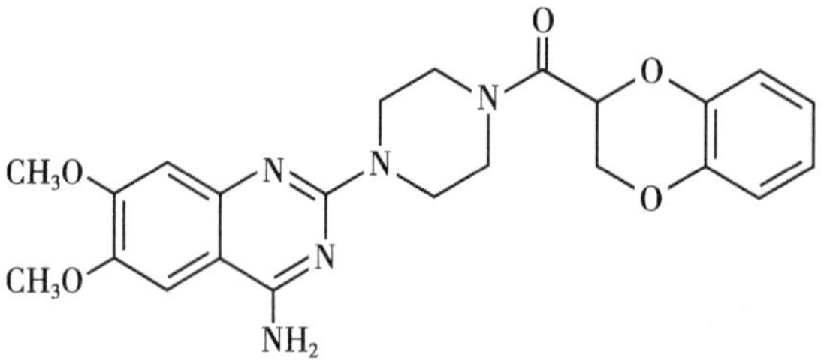	95%,19～22 小时,98%～99%,肝脏/粪便	$α_1$(拮抗) 本品用于治疗高血压

续表

类型	药物名称	药物结构	吸收/半衰期/蛋白结合率/代谢/排泄	受体及作用
选择性 α₂ 受体	可乐定 clonidine	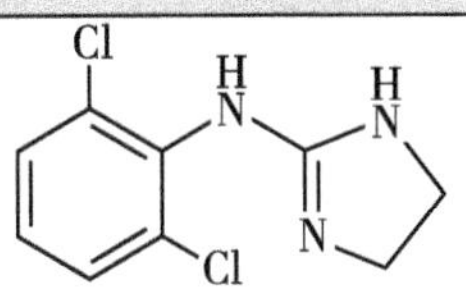	70%～80%，12.7（6～23）小时，20%～40%，肝脏/肾/肠肝循环	α₂（激动）本品用于治疗中、重度高血压，伴有青光眼的高血压
	甲基多巴 methyldopa	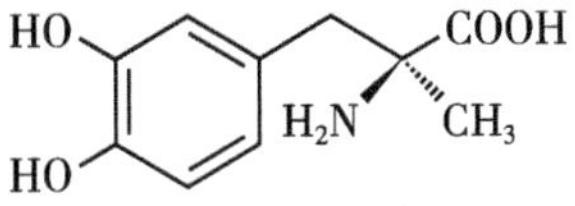	50%，1.7 小时，3.6 小时（无尿），20%，70% 原形从尿排出	α₂（激动）本品用于治疗高血压
	莫索尼定 moxonidine	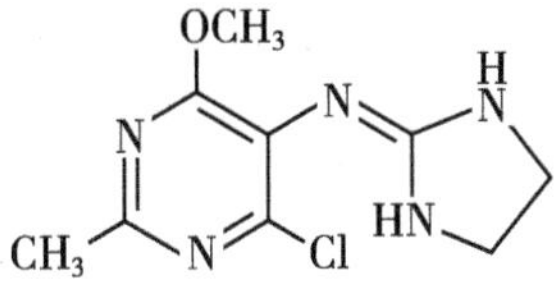	90%，2 小时，7.9%，大部分尿原形	α₂（激动）本品用于轻、中度原发性高血压
	利美尼定 rilmenidine	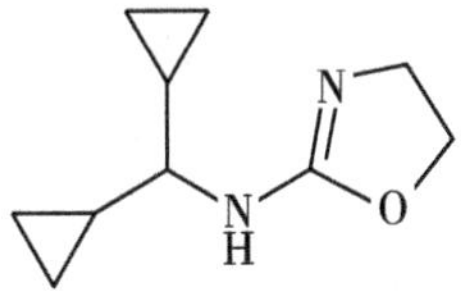	吸收完全，8 小时，（无），以原形由肾排泄	α₂（激动）本品作用类似可乐定，不良反应较少
非选择性 β 受体	普萘洛尔 propranolol	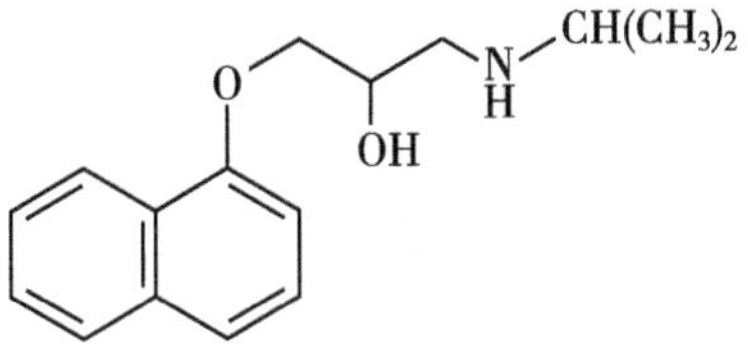	90%，3～5 小时，90%，肝脏/1% 尿原形	β₁、β₂（拮抗）本品单独或与其他药物合用用于高血压一线用药
选择性 β₁ 受体	美托洛尔 metoprolol	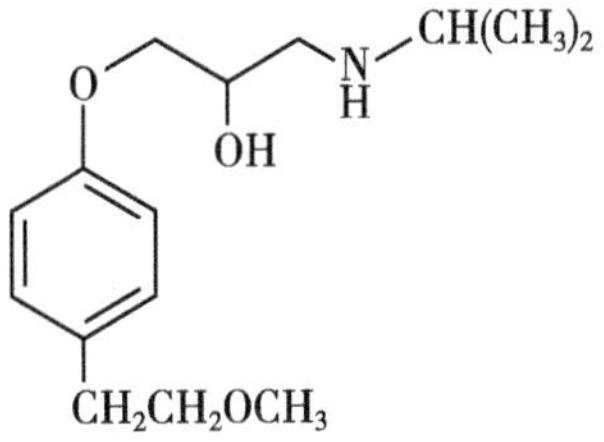	95%，3～7 小时，12%，肝脏，<5% 尿原形	β₁（拮抗）本品用于高血压（对伴有哮喘的患者疗效更好）
	比索洛尔 bisoprolol	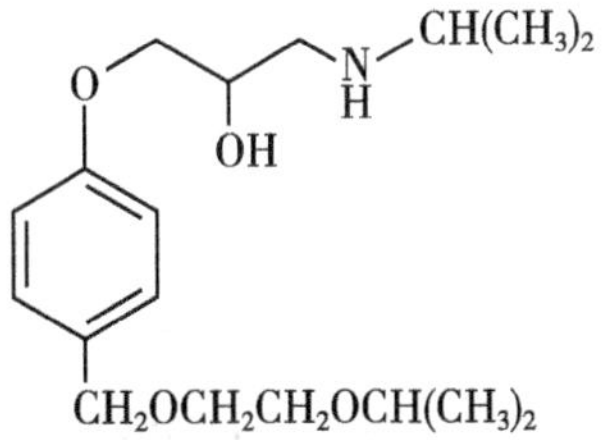	>0，9～12 小时，30%，50% 尿原形	β₁（拮抗）本品用于治疗高血压
	阿替洛尔 atenolol	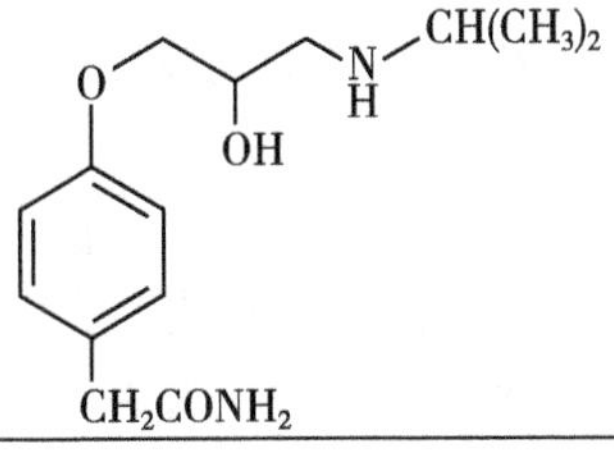	50%，6～9 小时，5%～16%，原形尿粪排出	β₁（拮抗）本品用于治疗高血压

续表

类型	药物名称	药物结构	吸收/半衰期/蛋白结合率/代谢/排泄	受体及作用
非典型β受体	拉贝洛尔 normodyne		约100%,5~8小时,50%,50%~60%结合/尿原形	α₁、β(拮抗)本品用于轻度至重度高血压和心绞痛;静脉注射能治疗高血压危象
	卡维地洛 carvedilol		>90%,7~10小时,98%,肝脏/肾脏	α₁、β(拮抗)本品用于轻度及中度高血压或伴有肾功能不全、糖尿病的高血压患者

甲基多巴(methyldopa)

化学名为(*S*)-(−)-α-甲基多巴;3-羟基-*α*-甲基-L-酪氨酸;3-羟基-*N*-甲基酪氨酸((*S*)-(−)-alpha-methyldopa;3-hydroxy-alpha-methyl-*L*-tyrosine;3-hydroxy-*N*-methyltyrosine v),又名左多巴、左旋多巴、L-多巴。

本品为白色或类白色的结晶性粉末,无臭。可溶于热水,略溶于水,微溶于乙醇,极微溶解于乙醚,易溶于稀酸和稀碱。mp.300℃。

本品在脑内可代谢为 α-甲基去甲肾上腺素,激动中枢 α₂ 受体抑制脑干肾上腺素能神经,抑制对心、肾和周围血管的交感冲动输出,同时作为伪神经递质,降低周围血管阻力及血浆肾素活性,从而降低动脉血压。

本品属于中等偏强的降压药物。降压的同时伴有心率减慢、心排出量减少和外周血管阻力明显降低的症状;随血压降低,血浆中去甲肾上腺素浓度降低,肾素分泌也减少,进一步产生降压作用。

本品口服吸收约 50%。与血浆蛋白结合少(约 20%),肝代谢产生活性代谢产物 α-甲基去甲肾上腺素。单次口服 4~6 小时降压作用达高峰,作用持续 12~24 小时;多次口服 48~72 小时降压作用达高峰,作用持续至停药后 24~48 小时。正常人半衰期为 1.7 小时,无尿时为 3.6 小时。经肾排泄,吸收的 70% 以原形及少数代谢产物从尿排出。血液或腹膜透析均可将本品除去。

本品用于治疗中度高血压,也适用于肾功能不良患者的高血压;是妊娠期伴有高血压患者的首选治疗药物。长期使用时有一定的钠潴留,产生假性耐受性,可合用利尿药以克服此缺点。

本品的不良反应较多,主要是由于用药时间较长并在外周产生的多巴胺过多引起。治疗初期常见的有胃肠道反应如恶心、呕吐、食欲减退；用药几个月可出现嗜睡、抑郁、眩晕、口干、腹胀、便秘、鼻塞、腹部不适和体位性低血压，可能有腹泻、发热、头昏、胰腺炎、皮疹、性功能障碍、泌乳等症状；偶见帕金森综合征、关节痛和肌痛、心绞痛加剧、心动过缓、白细胞减少、血小板减少等；最严重的是产生肝损害和黄疸等症状。

（二）神经节阻断类药物

本类药物系指在交感和副交感神经节选择性与 N_1 受体结合阻断递质乙酰胆碱与受体结合而导致血管舒张血压下降的药物，如美卡拉明（mecamylamine）、潘必啶（pempidine）等，属于位阻性的胺类或季胺类药物，其降压作用强而可靠，但由于对肾上腺素能神经和胆碱能神经没有选择性，故副作用多，对于一般性高血压现已很少使用。

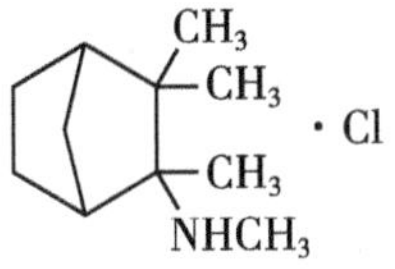

美卡拉明（mecamylamine） 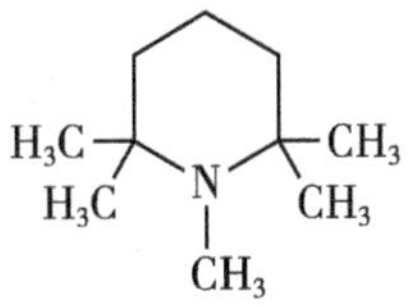　　　潘必啶（pempidine）

（三）交感神经末梢阻断类药物

本类药物主要有利血平（reserpine）、地舍平（deserpidine）、胍乙啶（guanethidine）、胍那佐定（guanazodine）等。

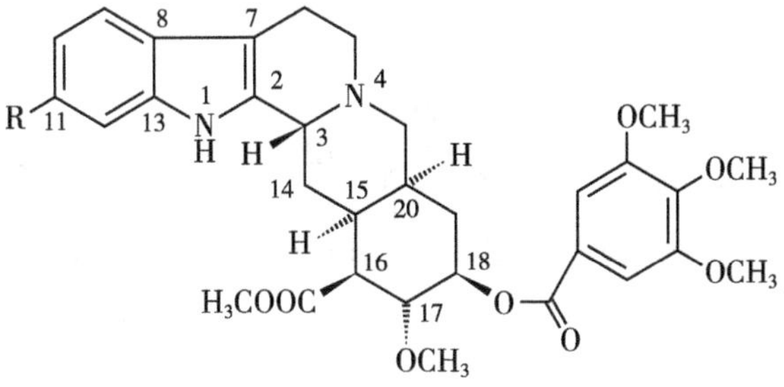

R=OCH₃　　　利血平（reserpine）

R=H　　　　地舍平（deserpidine）

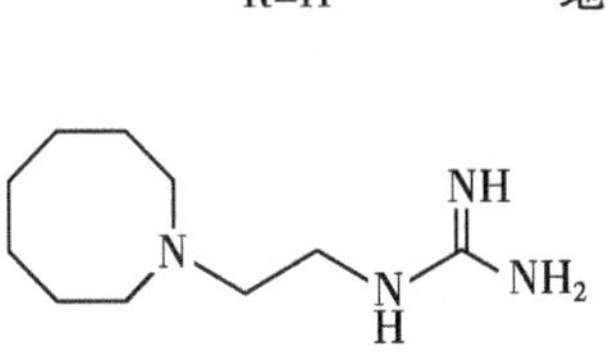

胍乙啶（guanethidine） 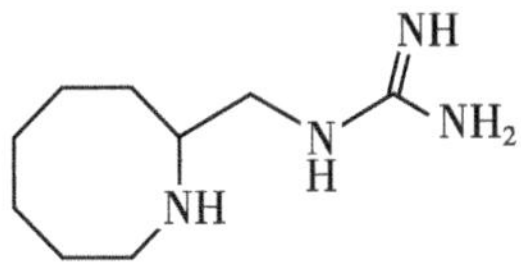　　　胍那佐定（guanazodine）

利血平是第一个从萝芙木植物（Rauwolfia serpentina）根提取的有效抗高血压药，于1918年印度首次报道。地舍平也是从植物中提取的，与利血平结构相比仅在11位少甲氧基。

与利血平作用相似的胍乙啶作用较强，主要用于中度和重度舒张压高血压以及由肾盂肾炎、肾炎及肾动脉狭窄引起的高血压。由于不能通过血脑屏障，没有利血平的镇静、抑郁等症状，副作用主要为体位性低血压、血流不足等。胍那佐定的作用机制系干扰交感神经末梢去甲肾上腺素的释放，同时也耗竭去甲肾上腺素的贮存，致交感神经活动降低，而导致血压下降。

利血平（reserpine）

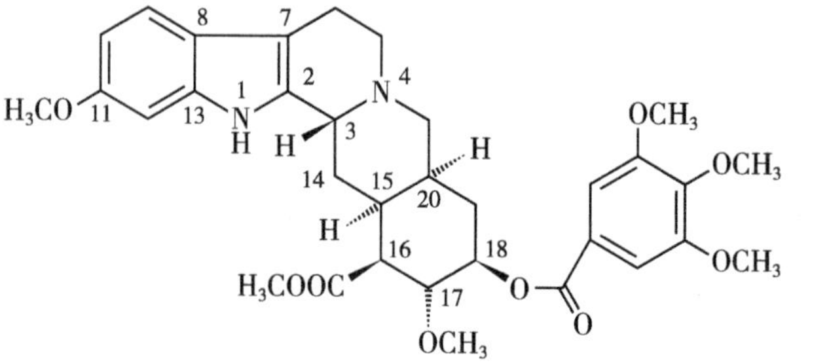

化学名为 11, 17- 二甲氧基 -18-[（3, 4, 5- 三甲氧基苯甲酰）氧]- 育亨烷 -16- 甲酸甲酯（11, 17-dimethoxy-18-[（3, 4, 5-trimethoxy benzoyl）oxy]-yohimban-16-carboxylic acid methyl ester），又名利舍平。

本品为白色至淡黄褐色结晶或结晶性粉末，无臭，几乎无味，遇光色渐变深。易溶于三氯甲烷，微溶于丙酮或苯，几乎不溶于水、甲醇、乙醇、乙醚。mp.264～265℃。

本品在光和氧作用下容易发生氧化反应，即首先氧化生成 3, 4- 二去氢利血平，为黄色物质，具有黄绿色荧光；其次氧化生成 3, 4, 5, 6- 四去氢利血平，具有蓝色荧光；继续氧化则生成无荧光的褐色和黄色聚合物，所以本品应避光保存。

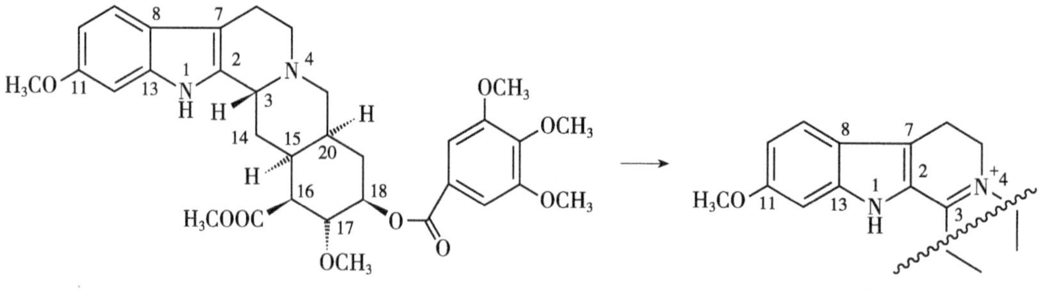

3,4–二去氢利血平

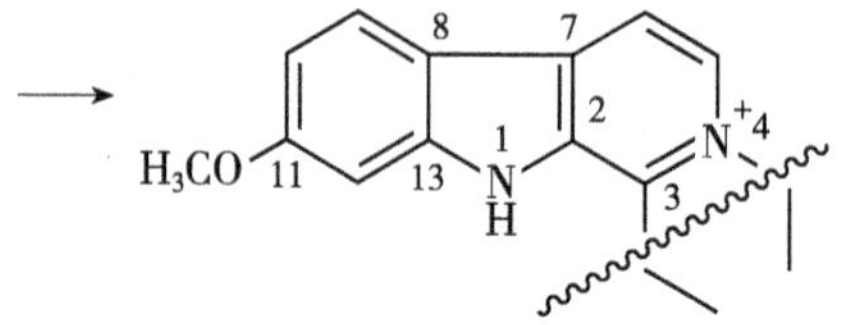

3,4,5,6–四去氢利血平

本品能够抑制与囊泡中储存的去甲肾上腺素和多巴胺转运有关的 Mg^{2+}-ATP 酶，阻止去甲肾上腺素、肾上腺素、多巴胺、5- 羟色胺等神经递质进入神经细胞的囊泡中，而被单胺氧化酶破坏失活，并使神经末梢的递质耗竭，使肾上腺素能传递受阻，降低交感神经紧张，引起血管舒张，而降低血压。此外，本品能进入中枢神经系统，耗竭中枢的神经递质去甲肾上腺素和 5- 羟色胺。

本品口服后 2 小时达到血药峰浓度，能广泛分布于全身各组织，能通过血脑屏障与胎盘。代谢途径较为复杂，尿中含有多种分解产物，如 11- 去甲氧利血平酸、11- 去甲氧利血平、3, 4, 5- 三甲氧基苯甲酸、3, 5- 二甲氧基 -4- 羟基苯甲酸等。清除系双相的，第一阶段血浆清除率平均约为 4.5 小时，第二阶段持续约为 11.3 天。经研究显示，口服 0.25mg 放射性标记的本品 96 小时内约 60% 原药经粪便排出,10% 经尿排出。

本品用于治疗轻度至中度的早期高血压,作用缓慢、温和而持久。对于严重和晚期高血压患者,常与肼屈嗪、氢氯噻嗪等合用,以增加疗效。

本品的构效关系研究显示,16 位、18 位的酯基,17 位的甲氧基对抗高血压活性是至关重要的;将酯键水解或脱甲基,其活性均减弱或消失;分子中的 C、D 环芳构化,其活性消失;将 11 位或 17 位的甲氧基除去,仍保持活性。

二、血管紧张素转化酶抑制剂

血管紧张素转化酶(angiotensin converting enzyme,ACE)系指在肺或肾等器官中将十肽血管紧张素 I(Ang I)水解成八肽血管紧张素 II(Ang II)的锌蛋白酶。前者系由水解蛋白酶肾素直接水解肝脏分泌的血管紧素原(α$_2$ 球蛋白)而来的,并在正常血浆浓度下无生理活性;后者则具有强烈的收缩血管作用,其加压作用约为肾上腺素的 10~40 倍,而且还通过刺激肾上腺皮质球状带,促使醛固酮分泌,水钠潴留,刺激交感神经节增加去甲肾上腺素分泌,提高交感神经递质和特异性受体的活性等,使血压升高。

从肾素水解作用开始到促进醛固酮分泌的调节机制过程,称为肾素 - 血管紧张素 - 醛固酮系统,该系统中的 ACE 和 Ang II 受体现已成为抗高血压药的重要作用靶点。其中,非速率限制性的 ACE 是一个相对非特异性的二肽羧肽酶,对底物要求仅是肽序列中倒数第二个氨基酸不能为脯氨酸的一个三肽。ACE 不能降解 Ang II(这是因为 Ang II 肽序列中倒数第二位含有一个脯氨酸),但可降解缓激肽生成非活性肽,使局部血管收缩,减少血管渗透性以及抑制前列腺素的合成。因此,相应的血管紧张素转换酶抑制剂(angiotensin converting enzyme inhibitors,ACEI)和血管紧张素 II 受体拮抗剂(angiotensin II receeotor blockers,ARB)已作为抗高血压药。

本类药物可分为三大类:即含巯基、含双羧基和含磷酰基的血管紧张素转换酶抑制,其分类与代表药物见表 10-2。

表 10-2 常用的血管紧张素转化酶抑制剂

类型	药物名称	药物结构	药理特点及用途
含巯基类	卡托普利 captopril		本品于 1981 年上市。适用于治疗各种类型高血压
	阿拉普利 alacepril		本品为卡托普利的前体药物,口服吸收好,作用比卡托普利强 3 倍,长效
	佐芬普利钙 zofenopril calcium		本品为卡托普利的前体药物,口服吸收好,作用强而长效

续表

类型	药物名称	药物结构	药理特点及用途
含双羧基类	依那普利 enalapril	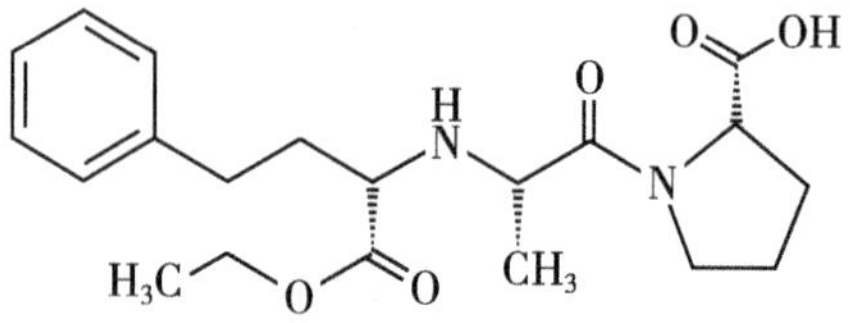	本品于 1984 年上市，系依那普利拉的前体药物，本品能使血钾升高，不宜与留钾利尿药或补钾制剂合用
	依那普利拉 enalaprilat	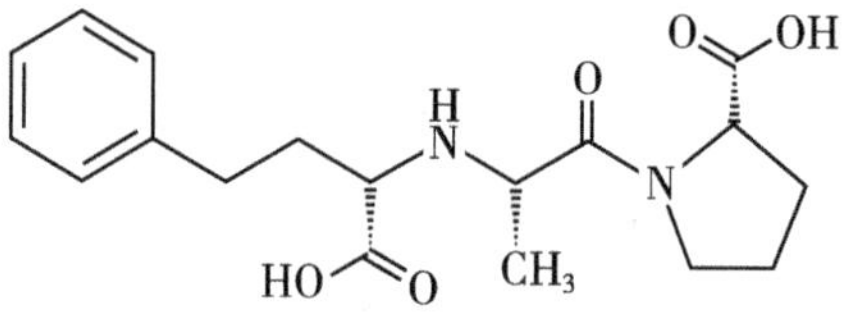	本品作用比卡托普利强 10 倍，降压作用慢而持久，口服吸收极差
	赖诺普利 lisinopril	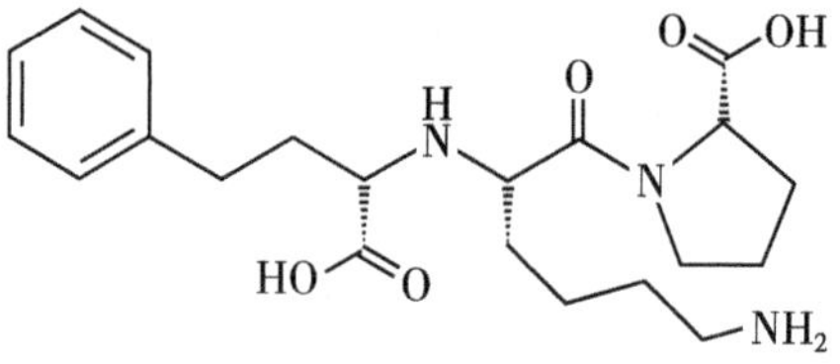	本品于 1987 年上市，可单用或与其他药物合用治疗他药治疗无效的各种程度的原发性高血压和肾性高血压
	培哚普利 perindopril	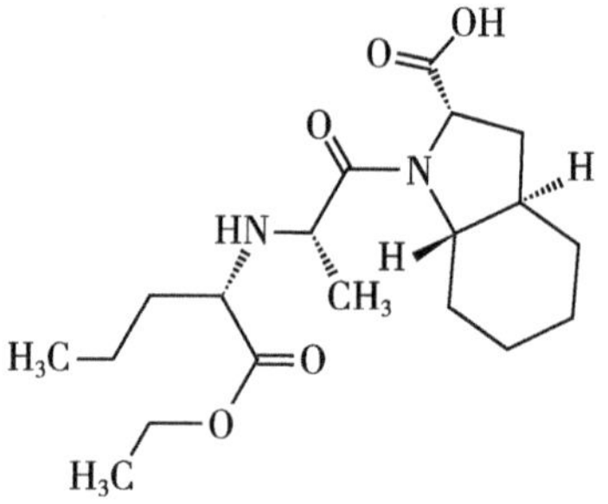	本品于 1988 年上市，具有强效、长效的特点，降低外周血管阻力，而不改变心排出量和心率，用于各种高血压与充血性心力衰竭
	雷米普利 ramipril	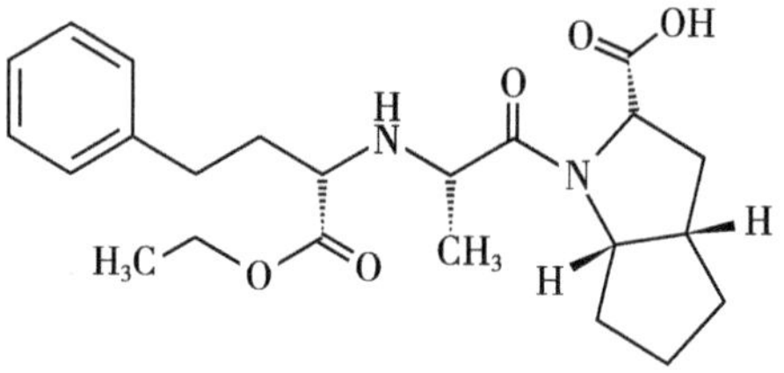	本品于 1989 年上市，具有起效快、持续时间长、组织特异性高、耐受良好、毒副作用低等特点，对严重的高血压患者有较好的疗效
	喹那普利 quinapril	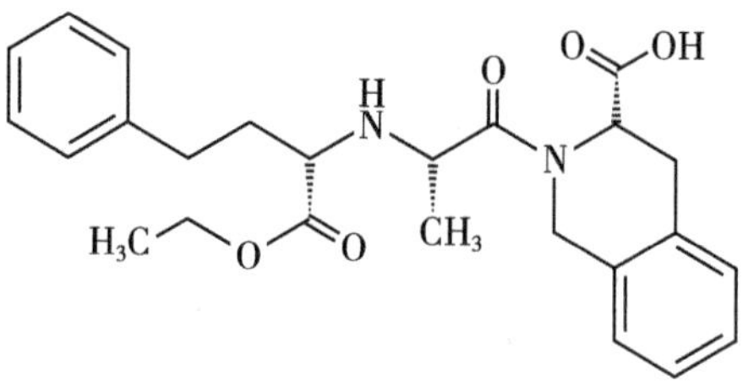	本品于 1989 年上市，为无巯基、长效、口服的前药。口服后在肝脏水解成具有活性的二酸型化合物，即喹那普利拉，而产生降压作用

续表

类型	药物名称	药物结构	药理特点及用途
含双羧基类	地拉普利 delapril		本品于 1989 年上市,为强效、长效 ACEI 的前药,应用同依那普利
	西拉普利 cilazapril		本品于 1990 年上市,本品是一种特定的长效 ACEI 的前药,用于各种原发性高血压和肾性高血压
	贝那普利 benazepril		本品于 1990 年上市,系前体药物,口服水解成贝那普利拉发挥作用,可降低各期高血压患者坐、卧及立位的血压
	群多普利 trandolapril		本品于 1993 年上市,口服水解成活性药物群多普利拉。用于各种程度的原发性高血压,有效率为 60%~70%,目前作为治疗原发性高血压的二至三线药物
	咪达普利 imidapril		本品于 1994 年上市,系 ACE 抑制剂的前体药物,本身活性不高,用于原发性高血压、肾实质性病变所致继发性高血压
	莫昔普利 moexipril		本品于 1989 年上市,系 ACE 抑制剂的前体药物,用于治疗原发性高血压,最常见的不良反应是咳嗽和眩晕

续表

类型	药物名称	药物结构	药理特点及用途
含双羧基类	螺普利 spirapril		本品于1995年上市,系ACE抑制剂的前体药物,用于治疗原发性高血压,长期应用要防止低钾血症
含磷酰基类	福辛普利拉 fosinoprilat		本品口服生物利用度低,但适用于轻、中、重度高血压及心力衰竭
	福辛普利 fosinopril		本品于1990年上市,其作用比卡托普利强1倍,半衰期长,为强效、长效药物

(一)含巯基的ACE抑制剂

替普罗肽(teprotide)于1965年从一种具有增强缓激肽作用巴西蝮蛇毒液因子BPFs中分离出来的一种九肽,对人体ACE具有较强的抑制作用,能有效降低继发性高血压患者的血压,但因口服活性差,未能表现出良好的临床价值。但是,根据替普罗肽及其他具有抑制ACE作用蛇毒多肽结构分析,其C-端的氨基酸均为脯氨酸,为此,设计合成的ACEI都含有脯氨酸结构。第一个设计合成的ACEI是琥珀酸-L-脯氨酸(succinate-L-proline),对ACE有特异性抑制作用,但作用效果仅为替普罗肽的1/500。

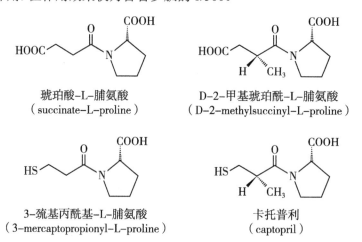

琥珀酸–L–脯氨酸
(succinate–L–proline)

D–2–甲基琥珀酰–L–脯氨酸
(D–2–methylsuccinyl–L–proline)

3–巯基丙酰基–L–脯氨酸
(3–mercaptopropionyl–L–proline)

卡托普利
(captopril)

经对琥珀酰-L-脯氨酸类似物的构效关系研究,在其2位上引入甲基,制得的D-2-甲基琥珀酰-L-脯氨酸(D-2-methylsuccinyl-L-proline)作用仅为替普罗肽的1/300;此时考虑到 ACE 中含有锌离子,用能与锌离子结合的巯基取代琥珀酰酯,制得的 3- 巯基丙酰基 -L- 脯氨酸(3-mercaptopropionyl-L-proline)作用比琥珀酰 -L- 脯氨酸强 100 倍,在抑制 AngⅡ引起的血管收缩和血管加压的效应是替普罗肽的 10~20 倍;在其 2 位引入甲基得到卡托普利(captopril),其活性得到进一步的提高,于 1981 年成为第一个上市 ACEI 的抗高血压药。

卡托普利(captopril)

化学名为 1-[(2S)-2- 甲基 -3- 巯基 -1- 氧代丙基]-L- 脯氨酸(1-[(2S)-2-methyl-3-mercapto- 1-oxoprop]-L-proline),又名巯甲丙脯酸,甲巯丙脯酸,开搏通。

本品为白色或类白色结晶性粉末,有类似蒜的特臭。易溶于甲醇、乙醇或三氯甲烷,溶于水。本品有两种晶型:一种为不稳定型,mp.87~88℃;另一种为稳定型,mp.105.2~105.9℃。

本品结构中有两个手性中心,为 S, S- 构型,用无水乙醇溶解后,测得其比旋度为 $[\alpha]_D^{25}=-127.8°$;在生产过程中可出现 R, S 异构体,其比旋度大约为 +50°。本品水溶液呈酸性,其羧酸的 pK_{a1} 为 3.7,其巯基也显示一定弱酸性,pK_{a2} 为 9.8。

本品可阻断 AngⅠ向 AngⅡ的转化,降低外周血管阻力;同时减少醛固酮分泌,减少水钠潴留;还通过干扰缓激肽的降解扩张外周血管,而降低血压。

本品口服后迅速吸收 75% 以上。口服后 15 分钟起效,1~1.5 小时达血药峰浓度,持续作用 6~12 小时。与蛋白结合为 25%~30%,半衰期约 3 小时,在肝内代谢为二硫聚合体(disulfide dimer)。本品以 40%~50% 的原药形式排泄,其余的以二硫聚合体或卡托普利半胱氨酸二硫化物(captopril -cysteine disufide)形式排泄。

二硫聚合体(disulfide dimer)

卡托普利半胱氨酸二硫化物
(captopril–cysteine disufide)

本品用于治疗高血压,可单独应用或与其他降压药合用。主要不良反应有剧烈咳嗽、皮疹、瘙痒、疲乏、眩晕、恶心、味觉异常等。个别人出现蛋白尿,粒细胞减少等,停药后可恢复。

(二)含双羧基的 ACE 抑制剂

为了避免卡托普利巯基引起的副作用,考虑以羧基和锌离子配位,设计合成了具有三肽的双羧基 ACEI，即三肽的 C- 端（A）为脯氨酸，第二个氨基酸（B）为丙氨酸，而第三个氨基酸 N- 端（C）被羧甲基取代，其结构一般通式表示如下：

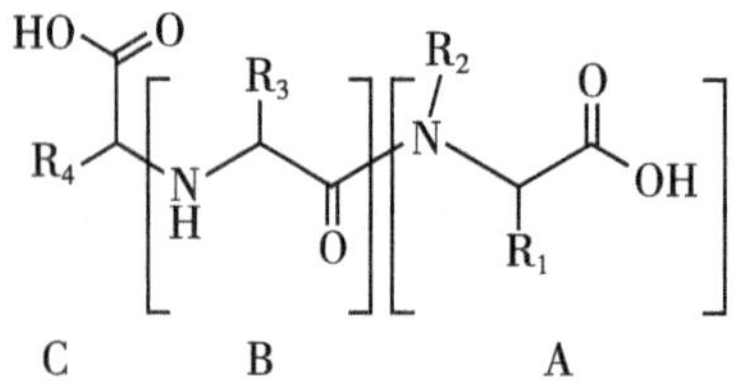

在本类药物中，赖诺普利是一个特殊的双羧基 ACEI，一是通常的非极性丙氨酸（$R_3=CH_3$）残基被碱性赖氨酸基团（$R_3=CH_2CH_2CH_2NH_2$）取代；二是两个羧基未被酯化，不需要代谢激活。赖诺普利和卡托普利也是当前仅有的两个非前体药物的 ACEI。

马来酸依那普利（enalapril maleate）

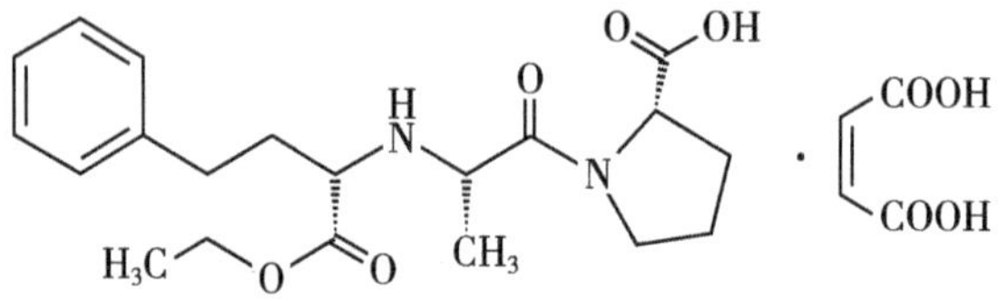

化学名为 N-(S)-[1- 乙氧羰基 -3- 苯丙基]-L- 丙氨酰 -L- 脯氨酸（Z）- 丁烯二酸盐（N-(S)-[1- ethoxycarbonyl-3-phenylpropyl]-L-alanyl-L-proline (Z)-butenedioate salt）。

本品为白色或类白色结晶性粉末，无臭。略溶于水，微溶于乙醇或丙酮，在几乎不溶于三氯甲烷。mp.143～144℃。

本品水溶液的降解速率与 pH 有关，在 pH＝3 时最稳定。在室温条件，pH＝3 时，t_{90} 为 262 天，主要降解为双酮吡嗪衍生物；pH＝2 或 5 时，t_{90} 为 114 天，主要降解产物为双酮吡嗪衍生物（pH＝2）或依那普利拉（pH＝5）。

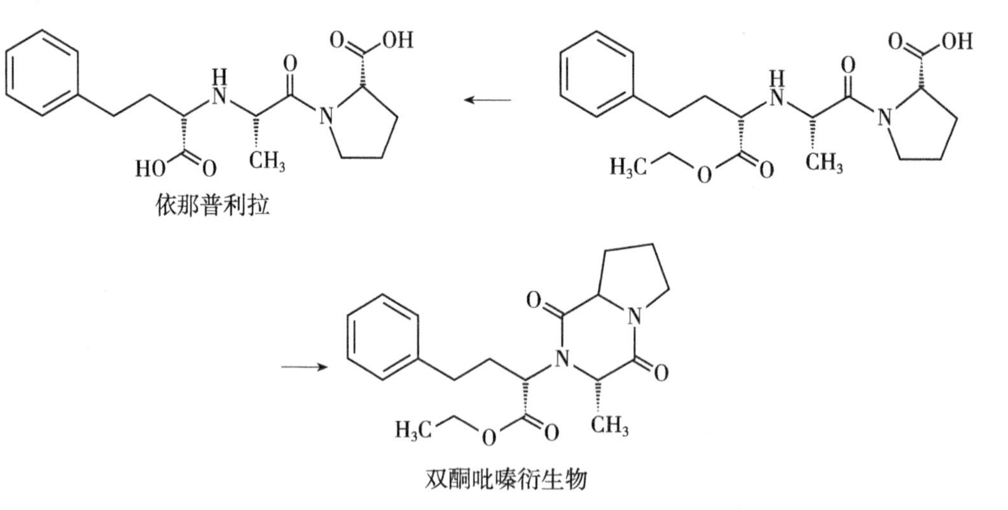

依那普利拉

双酮吡嗪衍生物

本品系依那普利拉的前体药物，在体内水解成依那普利拉后，抑制血管紧张素转换酶，使 Ang I 不能转换为 Ang II，造成全身血管舒张，引起降压。本品还干扰缓激肽的降解，降低血管阻力，起降压作用。

本品口服被吸收约 68%，食物不影响生物利用度，1 小时可达血药浓度峰值，半衰期约 11 小时。本品在肝内被迅速水解为依那普利拉，3.5～4.5 小时可达其血药浓度峰值。一日口服 2 次，两天后，依那普利拉与血管紧张素转换酶结合达到稳态，最终半衰期延长为 30～35 小时，主要由肾脏排泄。严重肾功能不全患者（肌酐清除率低于 30ml/min）可出现药物蓄积，本品能用血液透析法清除。

本品用于治疗高血压，可单独应用或与其他降压药如利尿药合用。

常见的不良反应有眩晕、头痛、疲乏、咳嗽，均轻微而短暂。本品能使血钾升高，不宜与留钾利尿药或补钾制剂合用。

（三）含有膦酰基的 ACE 抑制剂

基于锌离子与巯基或羧基结合的方式，特别是非巯基 ACEI 的发展，考虑到锌离子与次磷酸的结合方式也相类似，同时也对 C- 端疏水环系的结构改造，促进了亚磷酸的 4- 环己烷脯氨酸类似物的发展，制得了福辛普利拉（fosinoprilat），其口服生物利用度不够理想，经构效关系研究制得磷酸酯的福辛普利（fosinopril），系福辛普利拉的前体药物，具有较好的脂溶性以及生物利用度，在体内能经肝和肾代谢而排泄，适用于肝或肾功能不良患者使用。

福辛普利钠（fosinopril sodium）

化学名为（4S）-4- 环己基 -1-[[[2- 甲基 -1-（1- 丙酰氧基）丙氧基]（4- 苯丁基）氧膦基]乙酰]-L- 脯氨酸钠（（4S）-4-cyclohexyl-1-[[[2-methyl-1-（propanoyloxy）propoxy]（4-phenylbutyl）phosphoryl] acetyl]-L-proline sodium salt）。

本品为白色或几乎白色结晶性粉末。易溶于水和甲醇，溶于三氯甲烷。其游离酸 mp.149～153℃。

本品为福辛普利拉的前药，对 ACE 直接抑制作用较弱。本品在肝内水解为福辛普利拉，通过后者次磷酸基团和 ACE 活性部位中锌离子的结合，抑制其活性，主要作用有二：一是使 Ang I 不能转换为 Ang II，使血浆肾素活性增高，减少醛固酮分泌；二是抑制缓激肽的降解，降低血管阻力，而起降压作用。

本品口服由回肠吸收缓慢且不完全（约 36%），生物利用度为 32%～36%，与血浆蛋白结合达 95%，血浆半衰期 10～12 小时，大部分（70%～80%）在肠黏膜和肝脏水解为活性更强的二酸代谢产物福辛普利拉。

本品用于治疗高血压，可单独应用或与其他药物（如利尿药）合用，特别适用于肝或肾功能不良患者。本品的不良反应少,常见的有头痛、咳嗽、眩晕、乏力、腹泻等。

　　经过对血管紧张素转换酶抑制剂类抗高血压药的研究,其构效关系如下所示。

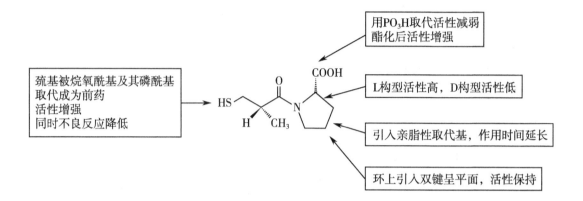

疏基被烷氧酰基及其磷酰基
取代成为前药
活性增强
同时不良反应降低

用PO₃H取代活性减弱
酯化后活性增强

L构型活性高,D构型活性低

引入亲脂性取代基,作用时间延长

环上引入双键呈平面,活性保持

案例分析

　　案例: 针对肾素 - 血管紧张素 - 醛固酮系统的抗高血压药,特别是 ACEI 类药物,①为什么 ACEI 多为前药?②卡托普利疏基能增强药物与 ACE 结合,为什么上市 ACEI 多数不含疏基?

　　分析: ①能抑制血管紧张素转化酶(ACE)的药物系含有羧基和脯氨酸结构的三肽药物,因其口服缺乏良好的生物利用度,因此,为了提高其生物利用度,常将该三肽药物中的羧基酯化而制成 ACEI 类药物,所以,上市的 ACEI 类药物多为前药。②这是因为卡托普利疏基在增强药效同时引起皮肤发炎和味觉障碍副作用,为此,采用羧基、次磷酸代替疏基与 ACE 结合,可避免疏基的副作用。所以,上市 ACEI 多数不含疏基。

三、血管紧张素Ⅱ受体拮抗剂

　　血管紧张素Ⅱ受体在体内至少存在两种亚型,即 AT_1 受体和 AT_2 受体。前者存在于大脑、神经元、血管、肾、肝、肾上腺、心肌等组织,调节因 AngⅡ所致的心血管、肾以及中枢神经系统效应。AngⅡ的心血管作用主要是通过 AT_1 受体来介导的。

　　目前研究的血管紧张素Ⅱ受体拮抗剂(angiotensin Ⅱ receptor blockers,ARB)均为选择性的 AT_1 受体拮抗剂,因此能阻断经 AT_1 受体介导的 AngⅡ的作用。与 ACEI 不同的是,ARB 不增高缓激肽水平,从而减少了咳嗽和血管性水肿的发生率。

　　早在 1982 年研究发现,S-8308(含有咪唑 -5- 乙酸结构)具有抗高血压作用,其作用机制是特异性地阻断了 AngⅡ受体。构效关系研究发现,S-8308 与 AngⅡ在结构上有三个共同的特征,一是 S-8308 的离子化羧基与 AngⅡ的 C- 端羧基相对应;二是 S-8308 的咪唑环与 His_6 残基的咪唑侧链相对应;三是 S-8308 的正丁基与 Ile_5 烃基侧链相对应,见图 10-2。

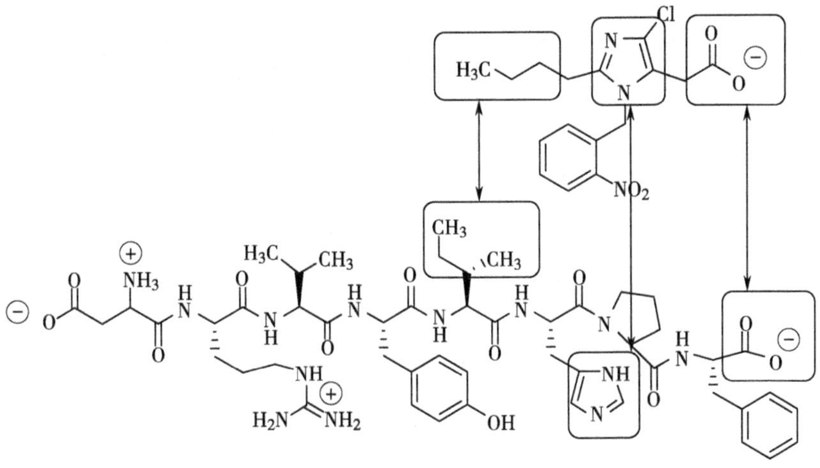

图 10-2 S-8308 与 AngⅡ的三个共同的结构特征示意图

基于 S-8308 的结构，着力提高脂溶性以及其与受体的结合力，经研究发现了对 AngⅡ 的 AT$_1$ 受体亲和力强并可口服的氯沙坦（losartan），该药系第一个非肽类 ABR 的抗高血压药，在此结构修饰上得到了联苯四唑和非联苯唑两类抗高血压药物，详见表 10-3。

表 10-3 常用的血管紧张素Ⅱ受体拮抗剂

类型	药物名称	药物结构	药理特点及用途
联苯四唑类	氯沙坦 losartan	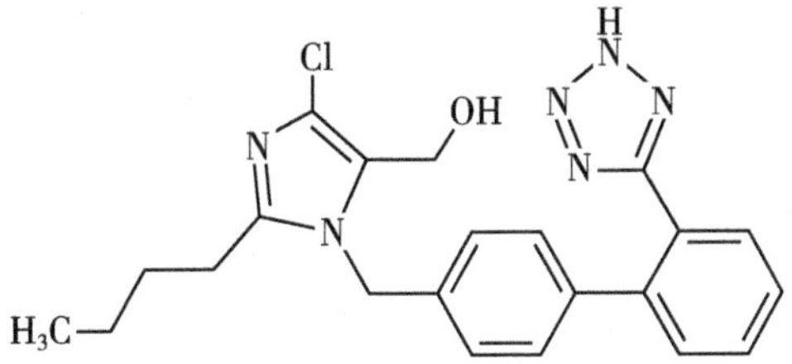	本品系第一个非肽类血管紧张素Ⅱ受体拮抗类抗高血压药，IC$_{50}$ 为 0.019M，本品及其代谢物都从尿液和粪便中排出，用于原发性高血压
	缬沙坦 valsartan	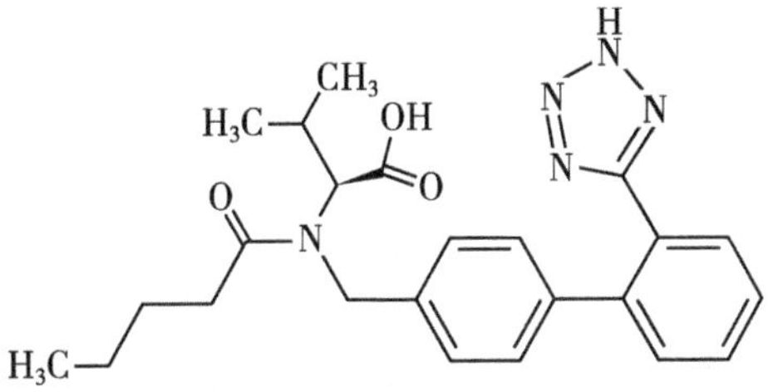	本品系第一个无咪唑环的非肽类药物，其酰胺基与氯沙坦咪唑环上 N 成为电子等排体，其作用比氯沙坦强，用于轻、中度原发性高血压，尤其适用肾脏损害所致继发性高血压
	厄贝沙坦 irbesartan	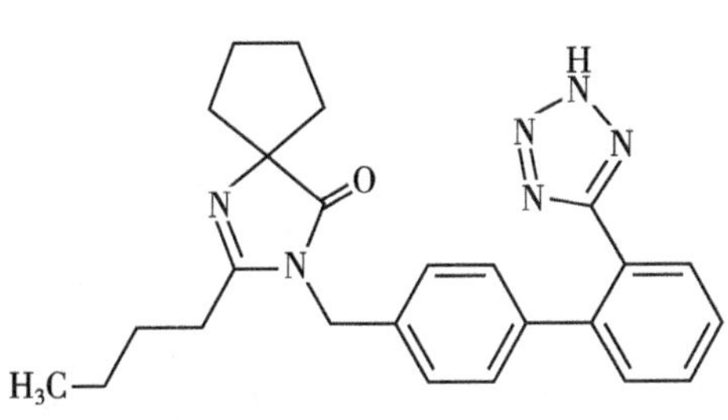	本品缺乏氯沙坦中的羟基，但作用比氯沙坦强 10 倍

233

类型	药物名称	药物结构	药理特点及用途
联苯四唑类	坎地沙坦酯 candesartan cilexetil	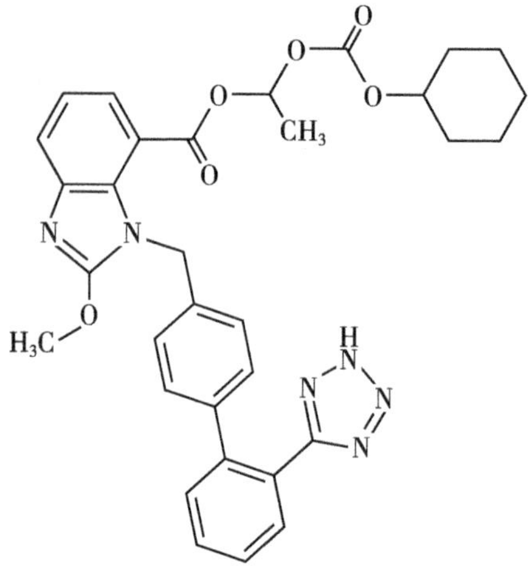	本品口服可分解为活性的坎地沙坦（candesartan），其选择性高，作用强而持久
	奥美沙坦酯 olmesartan medoxomil	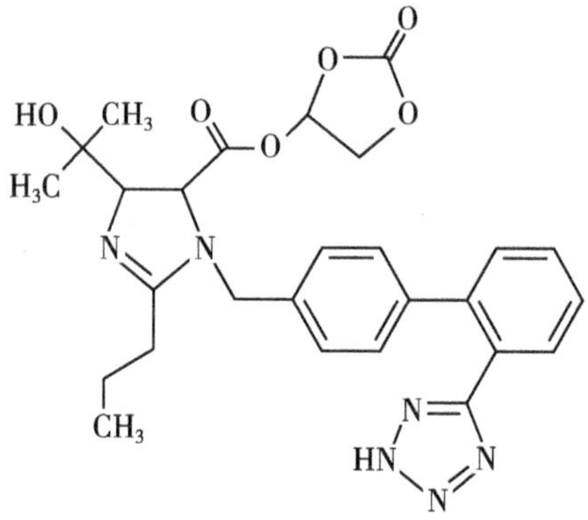	本品对各型高血压有效，半衰期长，具有剂量小、起效快、降压作用更强而持久、不良反应低等优点
非联苯唑类	依普罗沙坦 eprosartan	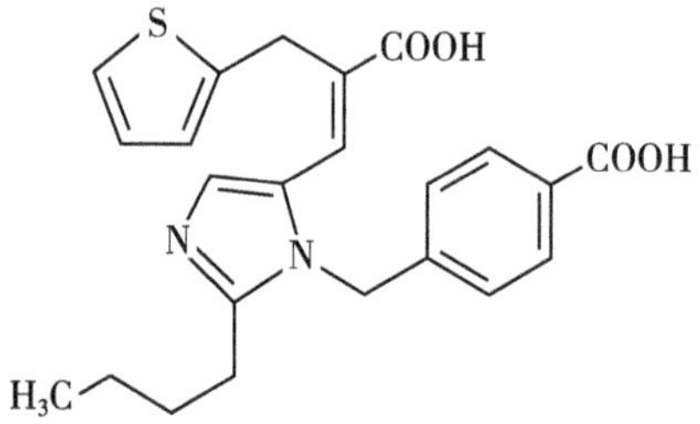	本品于1998年上市，含有噻吩丙烯酸结构，基本不代谢，耐受性好

氯沙坦钾（losartan potassium）

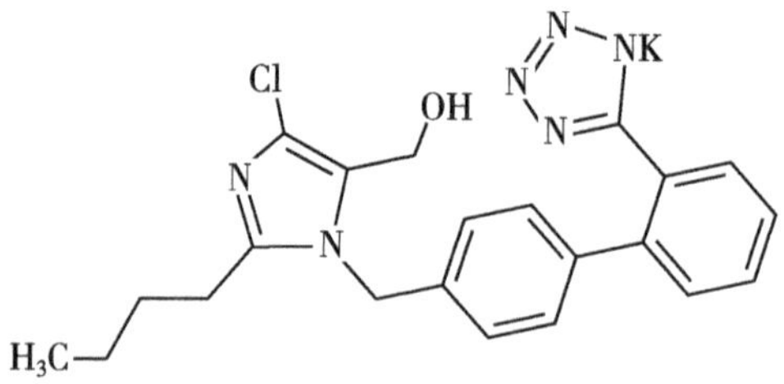

化学名为 2-丁基 -4-氯 -1-[[2′-(1H-四唑 -5-基)[1,1′-联苯 -4-基]甲基]-1H-咪唑 -5-

234

甲醇单钾盐（2-butyl-4-chloro-1-[[2'-(1H-tetrazol-5-yl)[1,1'-biphenyl]-4-yl]methyl]-1H-imidazole-5- methanol monopotassium），又名洛沙坦钾。

本品为白色至类白色粉末。溶于水、乙醇，微溶于三氯甲烷。mp.182～185℃。

本品能特异性拮抗血管紧张素Ⅱ受体 AT$_1$，阻断循环和局部组织中 AngⅡ所致的动脉血管收缩、交感神经兴奋和压力感受器敏感性增加等效应，强力和持久性地降低血压，使收缩压和舒张压均下降。

本品口服吸收迅速，生物利用度为 35%。口服后约 14% 被同工酶 CYP2C9 和 CYP3A4 氧化形成 EXP-3174（系一种非竞争性 AT$_1$ 受体拮抗剂，其作用为氯沙坦的 10～14 倍）。本品和 EXP-3174 达血药浓度峰值分别为 1 小时和 3～4 小时，而半衰期为 2.2 小时和 6.7 小时。本品及其代谢物都从尿液和粪便中排出。

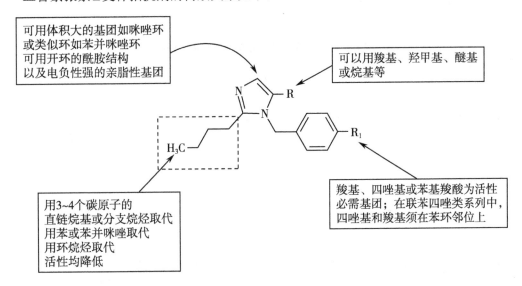

氯沙坦钾（losartan potassium）　　　　　　　　　EXP-3147

本品用于原发性高血压，可单独应用或与其他降压药如利尿药合用。不良反应有头晕、疲乏等，偶见体位性低血压、腹泻、偏头痛、皮疹、失眠等。

血管紧张素Ⅱ受体拮抗剂的构效关系如下：

可用体积大的基团如咪唑环
或类似环如苯并咪唑环
可用开环的酰胺结构
以及电负性强的亲脂性基团

可以用羧基、羟甲基、醚基
或烷基等

用3~4个碳原子的
直链烷基或分支烷烃取代
用苯或苯并咪唑取代
用环烷烃取代
活性均降低

羧基、四唑基或苯基羧酸为活性
必需基团；在联苯四唑类系列中，
四唑基和羧基须在苯环邻位上

四、钙通道阻滞剂

钙通道阻滞剂（calcium channel blockers）是指降低机体细胞内游离钙浓度的药物，其降压作用机制为通过抑制跨膜钙内流及细胞内的钙释放，降低细胞内游离钙浓度及其利用率，抑制 ATP 酶的活性，降低心肌收缩力；使平滑肌细胞松弛，血管扩张，降低外周血管阻力，而降低血压。

根据作用类型,钙通道阻滞剂可分为选择性和非选择性钙通道阻滞剂。

知识链接

钙(通道)拮抗学说

　　钙(通道)拮抗学说:与许多新药的发现不同,大部分钙阻断剂在钙拮抗学说提出之前就已经被发现了,其中最早发现的有维拉帕米、硝苯地平、地尔硫草和哌克昔林,主要由经典方法而得到的。1963 年,Albrecht Fleckenstein 等发现维拉帕米、普尼拉明除有冠状血管舒张作用外,还可以引起肌肉的负收缩效应(减少肌肉收缩),在一次纯属偶然的机会下,他们发现钙离子对这种负面的肌肉收缩效应有拮抗作用,于是推测产生这种负收缩效应是因为药物具有阻断引起兴奋的钙离子流的作用所致。于是,1966 年提出了"钙拮抗剂"一词,但由于当时研究论文是用德语写的,未能及时进行国际交流。1967 年,在探讨维拉帕米和普尼拉明作用机制研讨会上,他们才提出了钙拮抗学说。

(一)选择性钙通道阻滞剂

　　本类药物按化学结构可分为三类,即二氢吡啶类、苯烷胺类和苯并硫氮草类钙通道阻滞剂。

　　1. 二氢吡啶类药物　本类药物为钙通道拮抗中特异性最高和作用最强的一类药物,能选择性地作用于血管平滑肌,扩张冠状动脉,系有较好的降压作用,且在体内不抑制心脏,副作用小。其常见的药物见表 10-4。

表 10-4　常用的二氢吡啶类钙通道阻滞剂

药物名称	R_1	R_2	R_3	X	药理特点及用途
硝苯地平 nifedipine	CH_3	CH_3	CH_3	2-NO_2	本品于 1975 年上市,属于第一代药物,疗效稳定,不良反应少
非洛地平 felodipine	CH_3	CH_2CH_3	CH_3	2,3-Cl	本品作用与硝苯地平相似,用于轻、中度原发性高血压,选择性扩张小动脉,对静脉无此作用,不引起体位性低血压;对心肌亦无明显抑制作用
尼卡地平 nicardipine	CH_3	CH_2CH_2N $(CH_3)CH_2C_6H_5$	CH_3	3-NO_2	本品属于第二代药物,血管选择性高,对缺血性心肌有保护作用

药物名称	R₁	R₂	R₃	X	药理特点及用途
	R_1	R_2	R_3	X	
尼索地平 nisoldipine	CH_3	CH_3	CH_2CH $(CH_3)_2$	2-NO₂	本品用于轻、中度原发性高血压，降压同时对呼吸和中枢神经系统无明显影响
尼群地平 nitrendipine	CH_3	CH_3	CH_2CH_3	3-NO₂	本品用于各型高血压及其急症，尤为适用于年老性低肾素型高血压。副作用由血管扩张引起，主要表现为头痛、面部潮红及心动过速等，一般较轻，能耐受
尼莫地平 nimodipine	CH_3	$CH_2CH_2OCH_3$	$CH(CH_3)_2$	3-NO₂	本品用于轻、中度高血压。不良反应主要有偶见面红、头晕、皮肤瘙痒、口唇麻木、皮疹等，一般不需停药
氨氯地平 amlodipine	CH_2OCH_2 CH_2NH_2	CH_2CH_3	CH_3	2-Cl	本品属于第三代药物，血管选择性高、半衰期长、作用持久等特点

　　本类药物一般在二氢吡啶联苯骨架结构的苯环上取代基为硝基，而伊拉地平（isradipine）和拉西地平（lacidipine）例外。

伊拉地平（isradipine）　　　　　　拉西地平（lacidipine）

　　伊拉地平的苯基被2,1,3-苯并氧杂噁二唑-4-基取代，系二氢吡啶类钙通道阻滞剂，首过效应明显，生物利用率仅17%。本品对血管的选择性高，能舒张外周血管，可使血压下降，持续时间较久，但是起效较慢（2～4周）。而在拉西地平的苯环上取代基为3-（羧叔丁基）-3-氧代-1-丙烯基，系特异、强效持久的二氢吡啶类钙通道阻滞剂，主要选择性地阻滞血管平滑肌的钙通道，扩张周围动脉，减低周围血管阻力和心脏后负荷，降低血压。

硝苯地平（nifedipine）

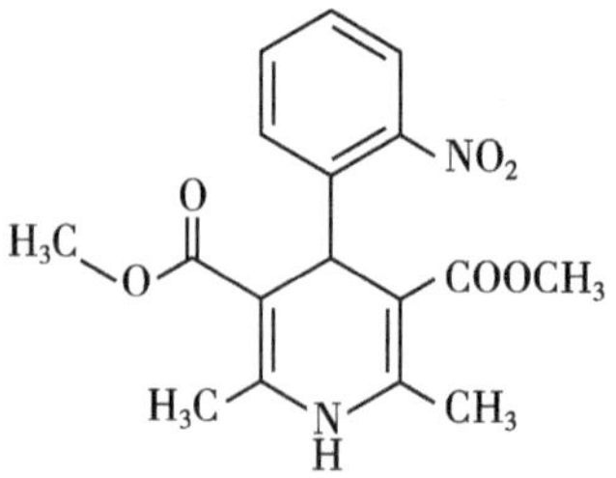

化学名为 2，6- 二甲基 -4-（2- 硝基苯基）-1，4- 二氢 -3，5- 吡啶二甲酸二甲酯（2，6-dimethyl-4-（2-nitrophenyl）-1，4-dihydro-3，5- pyridine dicarboxylic acid dimethyl ester）。

本品为黄色结晶性粉末，无臭，无味。易溶于丙酮、三氯甲烷，微溶于甲醇、乙醇，几乎不溶于水。mp.172～174℃。

本品在光照和氧化剂存在下分别生成两种氧化降解产物，其中光催化反应除了将二氢吡啶芳构化以外，还能将硝基转化成亚硝基。

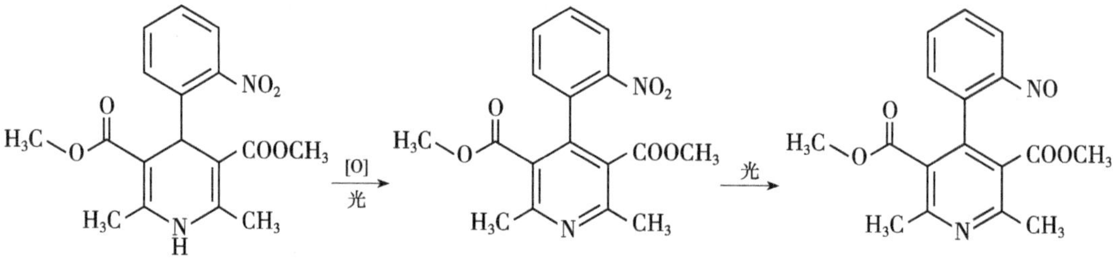

本品口服吸收完全，1 小时达血浆药物浓度峰值，血浆半衰期为 4～5 小时，80% 由肾脏排泄，15% 由粪便排出。血浆有效浓度为 1～10μg/ml，口服 10～20mg 后 6 小时其血浆浓度仍超过有效浓度。本品经肝脏代谢物均无活性，其过程为：

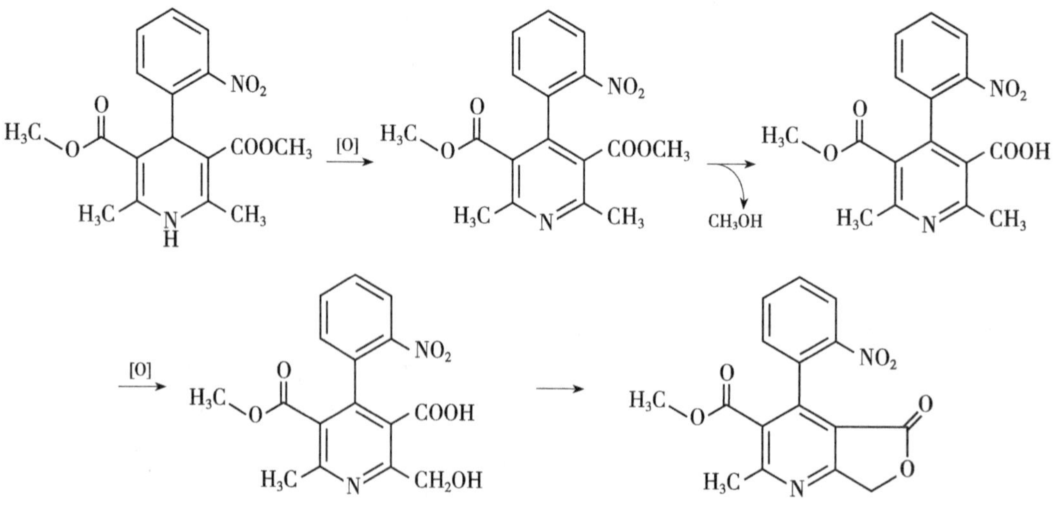

本品的合成是以邻硝基苯甲醛为原料，与乙酰乙酸甲酯及过量氨水在甲醇中环合制得。

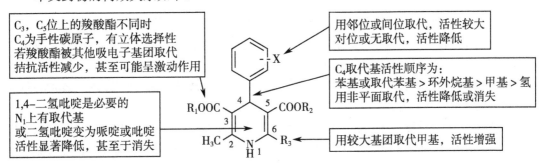

本品用于轻、中、重度高血压。不良反应发生频率较高，但一般能耐受，且随剂量的减小而变轻，常见的不良反应为头晕及头痛，其次有发热感、面部潮红、足部水肿及液体潴留等，这些实际上是广泛性的血管扩张影响。

本品与硝酸酯类药物合用控制心绞痛发作，有较好的耐受性；与β受体拮抗剂合用，有较好的耐受性和疗效，但个别患者可能诱发和加重低血压、心力衰竭和心绞痛；与蛋白结合率高的药物如双香豆素类、苯妥英钠、奎尼丁、奎宁或华法林等联用，可使这些药物的游离浓度常发生改变；与西咪替丁合用，可使本品的血浆峰浓度增加，注意调整剂量。

氨氯地平（amlodipine）

化学名为（±）-2-[（2-氨基乙氧基）甲基]-4-（2-氯苯基）-1，4-二氢-6-甲基-3，5-吡啶二甲酸-3-乙酯-5-甲酯（2-[（2-aminoethoxy）methyl]-4-（2-chlorophenyl）-1，4-dihydro-6-methyl-3，5-pyridine dicarboxylic acid-3-ethyl-5-methyl ester），又名络活喜。

本品为白色或类白色粉末，mp.135～139℃。本品的马来酸盐微溶于水，略溶于乙醇，mp.178～179℃。

本品口服吸收良好，食物不影响吸收，6～8小时达到血药浓度峰值，生物利用度为64%，与血浆蛋白结合率为97.5%，消除半衰期为36小时，清除率为7ml/（kg•min）。大部分在肝脏代谢为无活性的代谢物；在老年人及肝功能减退者本品消除减慢，消除半衰期分别延长至48小时及60小时。以10%的原药和60%的代谢物由尿排出。

本品用于各种类型的高血压，用于冠状动脉粥样硬化性心脏病，缓解和防止心绞痛发作。

本类药物的构效关系如下。

239

案例分析

案例：某女，41 岁，患原发性高血压 2 年，按医嘱服用抗高血压药硝苯地平。某天早上服药时，不小心将药片掉进了柚子汁水，于是她直接用柚子汁饮服了药物。结果出现眩晕、头痛、面部潮红、心动过速等副作用。作为药师，你认为发生眩晕、头痛等副作用的原因是什么？

分析：硝苯地平属于二氢吡啶类钙拮抗类抗高血压药，主要被肝脏细胞色素 P450 酶系氧化代谢，产生一系列失活代谢物。由于柚子汁中含有黄酮类和香豆素类化合物，能够抑制肠内的 CYP3A4，使硝苯地平在体内的浓度增加，血管扩张作用过强，导致该患者出现眩晕、头痛、面部潮红、心动过速等副作用。这相当于硝苯地平与柚子汁的联合用药所致。

2. 苯并硫氮杂䓬类药物　本类药物主要有地尔硫䓬（diltiazem），对其进行改造发现 2 位苯环上的 4 位以甲基或甲氧基活性最强，但增加苯环上的甲氧基数目或以 4- 氯、2, 4- 二氯、4- 羟基取代，其活性都会减弱或消失，而无取代时活性也会减弱。5 位氮上的取代基对其活性也有较大的影响，仅叔胺有效，伯、仲、季胺均无效，无取代基时也无活性。在所有取代基中，二甲胺基乙基活性最强。

盐酸地尔硫䓬（diltiazem hydrochloride）

化学名为顺 -（+）-5-［2-（二甲胺基）乙基］-2-（4- 甲氧基苯基）-3- 乙酰氧基 -2, 3- 二氢 -1, 5- 苯并硫氮杂䓬 -4（5*H*）酮盐酸盐（*cis*-（+）-5-［2-（dimethylamino）ethyl］-2-（4-methoxyphenyl）- 3-（acetyl- oxy）-2, 3-dihydro-1, 5-benzothiazepin-4（5*H*）-one hydrochloride）。

本品为白色或类白色的针状结晶，无臭，味苦。易溶于水、甲醇、三氯甲烷，不溶于乙醚、苯。mp.207.5～212℃。本品构含有 2 个手性碳原子，具有 4 个立体异构体，临床仅用其 D-*cis* 异构体，其 $[\alpha]_D^{25}$ 为 +98.3°（c=1.002，甲醇）。

本品抑制冠状血管及周围 / 末梢血管平滑肌细胞的钙离子内流，扩张血管，改善心肌缺血，而达到降低血压的作用。

本品口服吸收迅速完全（可达 80%），有较强的首过效应，生物利用度为 40%，与血浆蛋白结合率为 70%～80%。单次口服 30～120mg，2～3 小时血药浓度达峰值，血浆清除半衰期约 3.5 小时。最小有效血药浓度为 50～200ng/ml。在体内代谢完全，其代谢主要途径为脱乙酰基、N- 脱甲基和 O- 脱甲基化。去乙酰基地尔硫䓬保持了原药冠状血管扩张作用的 25%～50%，并且达到原药血药浓度的 10%～45%。仅 2%～4% 原药由尿液排出。

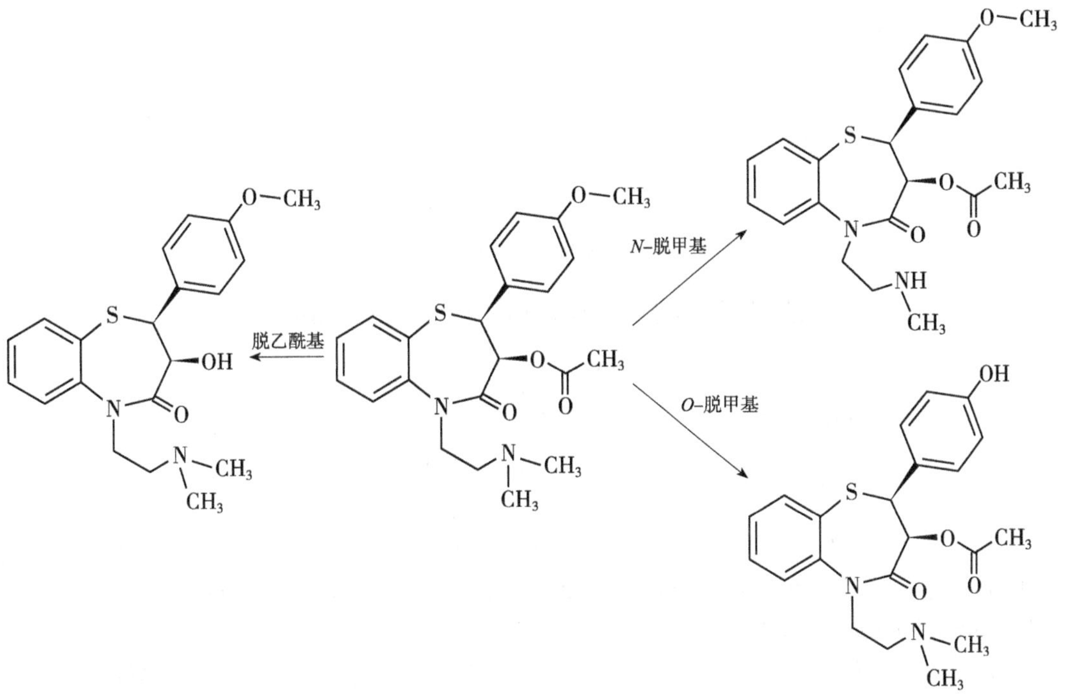

本品用于治疗老年人高血压、室上性心律失常、心绞痛等。不良反应常见为水肿、头痛、恶心、眩晕、皮疹、无力等。本品过量可导致低血压、心动过缓、心脏传导阻滞和心力衰竭等。

本品与 β 受体拮抗剂合用耐受性良好；与利福平合用后可以明显降低本品血浆药物浓度及疗效；与西咪替丁合用，可明显增加本品血药浓度峰值及药时曲线下面积。

3. 芳烷基胺类药物　本类药物主要有维拉帕米（verapamil）、戈洛帕米（gallopamil）、依莫帕米（emopamil）及法利帕米（falipamil）等，具有多个手性中心，其光学异构体的活性多不相同。例如，依莫帕米的左旋体较右旋体活性大，其左旋体为室上性心动过速患者的首选药物，右旋体为抗心绞痛药物。戈洛帕米的左旋体用于临床。

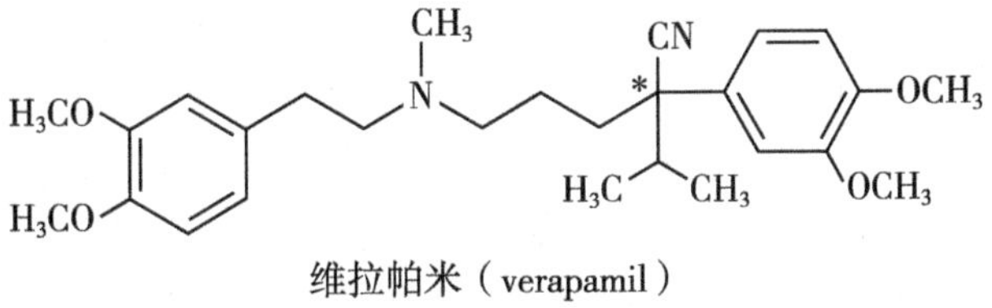

维拉帕米（verapamil）

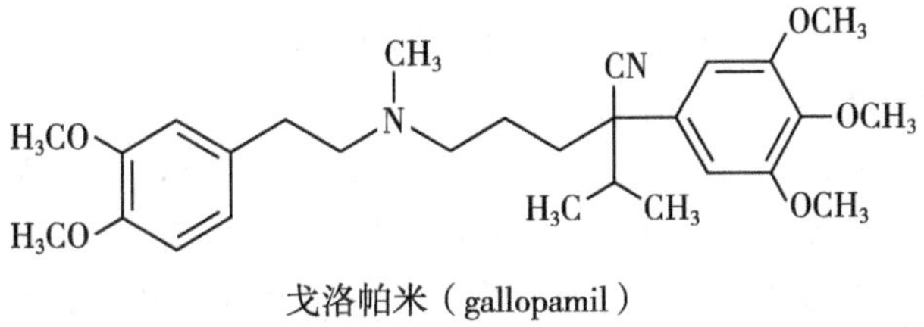

戈洛帕米（gallopamil）

依莫帕米（emopamil）

法利帕米（falipamil)

盐酸维拉帕米（verapamil hydrochloride）

化学名为 5-［（3，4- 二甲氧基苯乙基）甲氨基］-2-（3，4- 二甲氧基苯基）-2- 异丙基 - 戊腈盐酸盐（5-［（3，4-dimethoxyphenethyl）methylamino］-2-（3，4-dimethoxyphenyl)-2-isopropyl valeronitrile hydrochloride）。

本品为白色粉末，无臭。易溶于乙醇、甲醇或三氯甲烷，溶解于水，微溶于异丙醇、乙酸乙酯。mp.140～144℃。

本品的化学稳定性良好，但其甲醇溶液，经紫外线照射 2 小时后降解 50%。

本品主要阻滞心脏 Ca^{2+} 通道，抑制慢反应电活动，降低舒张期自动除极化速率，减慢窦房结冲动发放频率，使房室结传导减慢，其作用有剂量依赖性和频率依赖性。本品对血管 Ca^{2+} 通道也有阻滞作用，能舒张冠状动脉及心肌缺血区的侧支小动脉，舒张外周血管作用弱于硝苯地平，降压和继发反射性交感兴奋较弱。对心脏的负性肌力作用特别强，除阻断 Ca^{2+} 通道外，还能阻断 α 肾上腺素能受体和 5-HT 受体。

本品口服吸收 90%，有较强的首过效应，生物利用度为 20%～35%，血浆蛋白结合率约为 90%。单剂口服后 1～2 小时内达血药峰浓度，作用持续 6～8 小时。平均半衰期为 2.8～7.4 小时，在增量期可能延长。长期口服（间隔 6 小时给药至少 10 次）半衰期增加至 4.5～12.0 小时。老年患者的半衰期可能延长。其代谢物主要为 N- 脱甲基化合物（去甲维拉帕米，仅原药活性的 20%）。口服后 5 天内大约 70% 以代谢物由尿中排泄，16% 或更多由粪便清除，约 3%～4% 以原形由尿排出。肝功能不全患者代谢延迟，清除半衰期延长至 14～16 小时，表观分布容积增加，血浆清除率降低至肝功能正常人的 30%。

本品用于原发性高血压。不良反应主要有便秘、眩晕、轻度头痛、恶心、低血压、头痛、外周水肿、充血性心力衰竭、窦性心动过缓。

本品与苯巴比妥合用，可增加本品的清除；异烟肼显著降低口服本品的生物利用度，而西咪替丁可提高口服本品的生物利用度；与 β 受体拮抗剂联合使用，可能增强对房室传导、心率和（或）心脏收缩的抑制作用；与血管扩张药、血管紧张素转换酶抑制剂、利尿药等抗高血压药合用时,降压作用叠加,应适当监测联合降压治疗的患者。与胺碘酮合用可能增加心脏毒性。与氟卡尼合用,可使负性肌力作用叠加,房室传导延长。本品可增加卡马西平、环孢素、茶碱的血药浓度。

(二)非选择性钙通道阻滞剂

非选择性钙通道阻滞剂可分为氟桂利嗪类和普尼拉明类药物,前者主要有氟桂利嗪(flunarizine)、桂利嗪(cinnarizine)和利多氟嗪(lidoflazine)等,可用于缺血性脑缺氧引起的脑损伤和代谢异常,能增加脑血流量,减轻脑血管痉挛脑水肿;后者主要有普尼拉明(prenylamine)和苄普地尔(bepridil),用于心绞痛、心肌梗死及冠状动脉粥样硬化等。

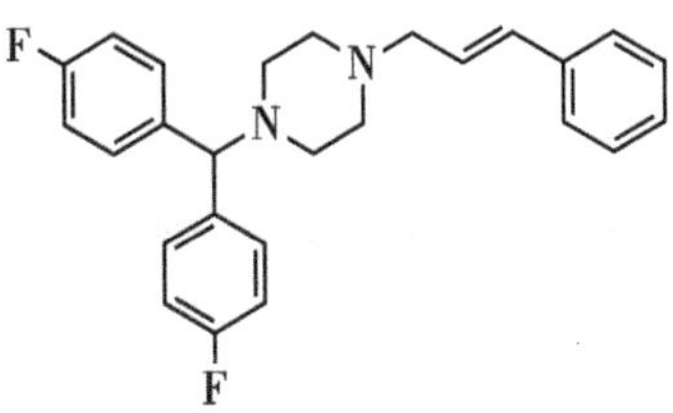

氟桂利嗪(flunarizine) 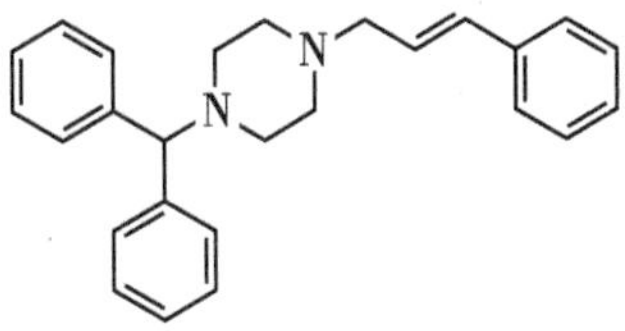 桂利嗪(cinnarizine) 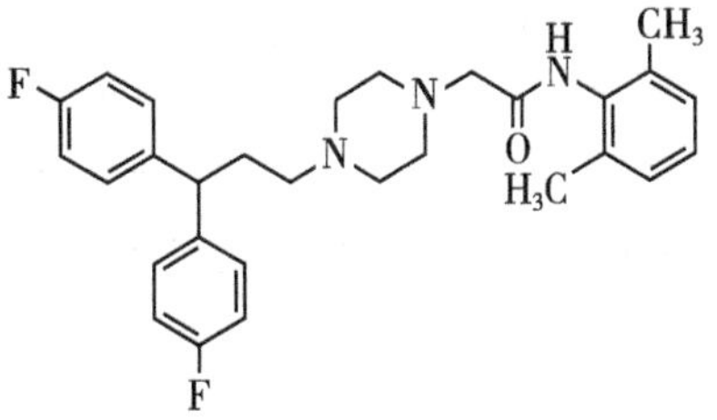 利多氟嗪(lidoflazine)

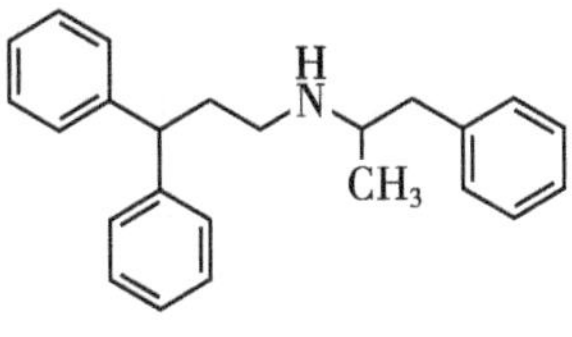

普尼拉明(prenylamine) 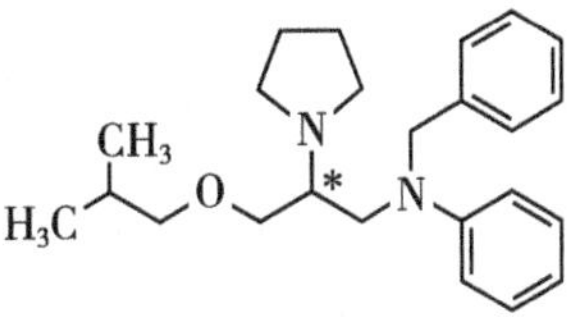 苄普地尔(bepridil)

五、血管扩张药

血管扩张药按作用机制可分为钾通道调节药物和 NO 供体药物,前者为动脉舒张类抗高血压药,后者为动静脉舒张类抗高血压药。

(一)动脉舒张类药物

动脉舒张类抗高血压药主要通过激活 ATP 敏感钾通道,增加血管平滑肌细胞的超极化以及细胞的钾离子外流,延长钾通道的开放,使血管平滑肌产生直接松弛作用,对动脉的松弛作用比静脉更大,从而具有中等强度的降压作用。由于本类药物不抑制交感神经,所以体位性低血压副作用不明显,但长期服用可引起血浆中儿茶酚胺水平和肾素活性升高,可引起心率增快,心肌耗氧量增加,体液滞留以及诱发心绞痛,与 β 肾上腺素受体拮抗剂或利尿药合用可加强降压作用并抵消其副作用。常用的动脉舒张类抗高血压药见表 10-5。

表 10-5 常用的动脉舒张类抗高血压药

药物名称	药物结构	药理特点及用途
吡那地尔 pinacidil	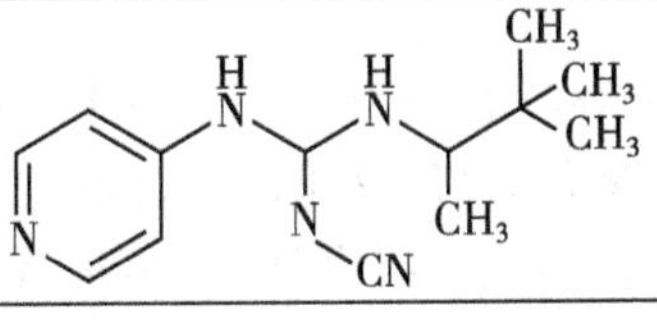	本品系高效血管扩张药,其降压作用强于哌唑嗪

药物名称	药物结构	药理特点及用途
米诺地尔 minoxidil	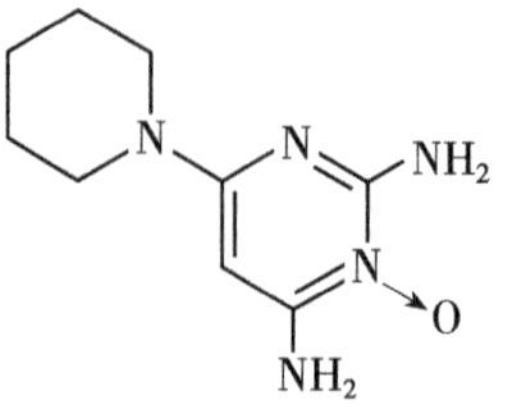	本品肝脏代谢物米诺地尔硫酸酯（有降压作用），降压作用持续 2～5 天,其副作用为多毛症（可治男性脱发症）
肼屈嗪 hydralazine	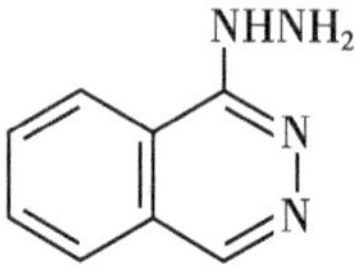	本品具有中等强度的降压作用
双肼屈嗪 dihydralazine	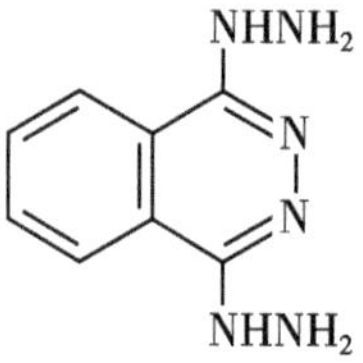	本品作用较缓慢、持久,适用于肾功能不全高血压患者
托屈嗪 todralazine	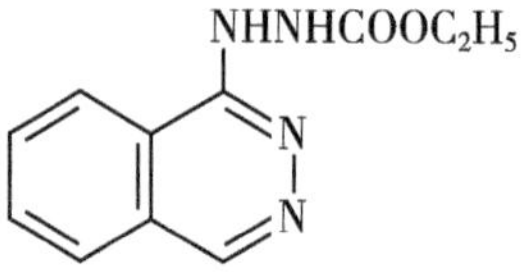	本品作用较缓慢、持久,副作用少
布屈嗪 budralazine	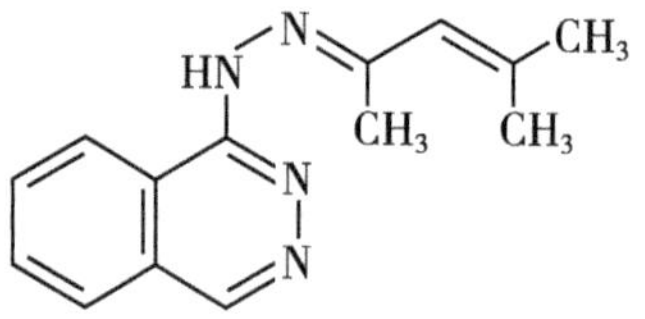	本品作用时间长,对心脏刺激作用弱

肼屈嗪（hydralazine）

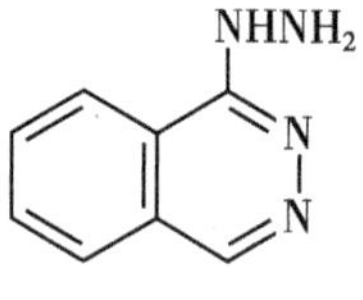

化学名为 1- 肼基 -2,3- 二氮杂萘（1-hydrazinophthalazine），又名肼苯达嗪,肼苯太素,肼太嗪。

本品主要通过激活鸟苷酸环化酶（cGMP）增加血管平滑肌细胞内的 cGMP 的含量,使平滑肌舒张,扩张小动脉,使周围血管阻力降低,而产生降压作用。长期使用可致肾素分泌增加,醛固酮增加,水钠潴留,而降低效果。

本品口服吸收完全,生物利用度为 50%,约 0.5 小时开始降压,1～3 小时达峰值,半衰期为 2～5 小时,血浆蛋白的结合率 87%,降压持续 12 小时。静脉注射后 10～20 分钟生效。本品主要在胃肠黏膜和肝脏中代谢为 N- 乙酰化、N- 甲酰化、芳环羟化、氧化脱肼基生成 1-

羟基等代谢物，再与葡萄糖醛酸结合，其代谢物 75% 由尿排出，粪便排出 8%，仅 1%～2% 以原形从尿中排出。

本品用于中、重度高血压，肾型高血压及舒张压较高的患者。不良反应有头痛、心悸、畏食、恶心、低血压、发热、脾大、水肿等。

本品与拟交感胺类药物合用可使本品的降压作用降低；与非甾体抗炎止痛药合用可使本品的降压作用减弱；与普萘洛尔合用可使普萘洛尔最大血药浓度增高 2 倍，合用时应减少普萘洛尔剂量；与呋塞米合用可使呋塞米的半衰期缩短，这是因为该药增加了肾血流量。

（二）静脉舒张类抗高血压药物

本类代表药物为硝普钠。

硝普钠（sodium nitroprusside）

化学名为亚硝基铁氰化钠（sodium nitroferricyanide）。

本品一般以二水合物（$Na_2[Fe(CN)_5NO]\cdot 2H_2O$）存在，为粉红色结晶性粉末或鲜红色的固体或结晶，无臭，无味。易溶于水，微溶于醇。

本品固体对光敏感，易分解为氰化物；其水溶液不稳定，光照下加速分解，从褐色变为蓝色。加碱金属氢氧化物（如氢氧化钾）时沉淀出氢氧化铁，生成黄血盐和硝酸钠。

本品为一种速效和短时作用的血管扩张药，其亚硝基配体为活性部分，其作用为本品进入血液通过血管内皮细胞产生的一氧化氮（NO），能够松弛小动脉和静脉平滑肌，直接扩张血管，减低周围血管阻力，而起降压作用。但不影响子宫、十二指肠或心肌的收缩。

本品静脉滴注后几乎立即起作用并达血药浓度峰值，其水平随剂量而定。本品由红细胞代谢为氰化物（有毒），随后可与高铁血红蛋白生成氰化高铁血红蛋白，或参与维生素 B_{12} 的代谢，或在肝脏内被硫氰酸生成酶代谢为硫氰酸盐（无扩张血管作用）。硫氰酸盐可被肾脏代谢，肾功能正常者半衰期为 7 天（由硫氰酸盐测定）；患者肝肾功能不全，或用药超过 72 小时，氰化物或硫氰酸盐可能发生积累，使患者出现氰化物和硫氰酸盐中毒的迹象，因此静脉滴注时应当及时监控血浆中的硫氰化物浓度。

本品用于高血压急症，如高血压危象、高血压脑病、恶性高血压、嗜铬细胞瘤手术前后阵发性高血压等的紧急降压，也用于外科麻醉期间进行控制性降压。

本品短期应用适量，一般不发生不良反应，若出现不良反应则主要有头痛、腹痛、精神不安、恶心、呕吐、肌肉痉挛、出汗、皮疹、眩晕、发热等。还可导致氰化物中毒和硫氰酸盐中毒——高铁血红蛋白血症、代谢性酸中毒、甲状腺功能减退和静脉炎等。

知识链接

根据并发症选用抗高血压药

高血压合并心功能不全、心脏扩大患者,宜用利尿药、卡托普利、哌唑嗪等,不宜用β受体拮抗剂;合并窦性心动过速而年龄在50岁以下患者,宜用β受体拮抗剂;合并肾功能不良患者,宜用卡托普利、硝苯地平、甲基多巴等;合并消化性溃疡患者,宜用可乐定,不用利血平;合并支气管哮喘、慢性阻塞性肺部疾患者,不用β受体拮抗剂;伴有潜在性糖尿病或痛风者,不宜用噻嗪类利尿药;伴有精神抑郁者,不宜用利血平或甲基多巴。

并发其他病症	α受体拮抗剂	β受体拮抗剂	钙拮抗药	ACEI	利尿药
老年患者	+	+/-	+	+	++
冠心病	+	++	++	+	+/-
心力衰竭	+	-	-	++	++
脑血管病	+	+	++	+	+
肾功能不全	+	+/-	++	++ ※	++
糖尿病	++	-	+	++	-
血脂异常	++	-	+	+	-
哮喘	+	-	+	+	+
外周血管病	+	-	++	+	+

注:"+"适宜;"-"禁忌;"+/-"不用;"※"隐匿性肾血管病慎用

第二节　利　尿　药

利尿药(diuretics)系指通过影响肾小球的滤过、肾小管的再吸收和分泌等作用而利尿的药物。其中大多数利尿药通过影响肾小管再吸收原尿,也影响 K^+、Na^+、Cl^- 等各种电解质浓度及其组成比例,达到利尿作用;有些利尿药则作用于某些酶和受体间接影响原尿的再吸收,使尿量增加和尿排泄加快,实现利尿作用,如图10-3所示。

根据作用强度,本类药物可以分为三大类:低效利尿药(low efficacy diuretics)、中效利尿药(moderate efficacy diuretics)、高效利尿药(high efficacy diuretics);根据作用机制,可以分为五大类:①抑制碳酸酐酶的利尿药:系低效利尿药,该类药物包括作用于近曲小管的碳酸酐酶抑制剂和作用于远曲小管后段和皮质集合管,干扰 Na^+ 再吸收和 K^+ 分泌的留钾利尿药,如乙酰唑胺(acetazolamide);②抑制 Na^+-Cl^- 协转运的利尿药:系中效利尿药,该类药物能抑制髓袢升支粗段皮质部和远曲小管前段对 Na^+、Cl^- 的再吸收,只影响肾脏的稀释功能,对浓缩功能无影响,如氢氯噻嗪(hydrochlorothiazide,属磺胺类药物);③抑制 Na^+-K^+-$2Cl^-$ 协转运的利尿药:系高效利尿药,该类药物能抑制髓袢升支粗段的髓质部和皮质部对 Na^+、Cl^- 的再吸收,干扰肾脏的稀释功能和浓缩功能,如呋塞米(furosemide,属磺胺类药物);④抑制肾小管上皮 Na^+ 通道的利尿药:系低效利尿药;⑤抑制盐皮质激素受体的利尿药:系低效利尿药。

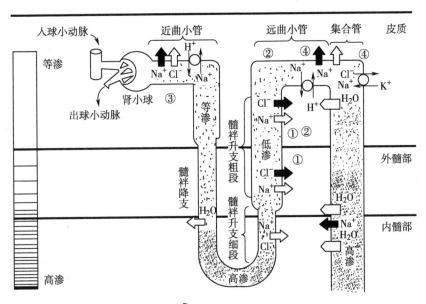

→ 主动转运　⇨ 被动转运　⟲ 离子交换　⇨ 在抗利尿素作用下水的重吸收

①高效利尿药物（髓袢升支利尿药物）；②低效利尿药物；③抑制碳酸酐酶的利尿药物；④保钾利尿药物

图 10-3　肾小管运转系统及利尿药的作用部位示意图

一、抑制碳酸酐酶的药物

在体内，碳酸酐酶（carbonic anhydrase）催化二氧化碳（碳酸酐，CO_2）可逆的水合作用，即正向反应 CO_2 和 H_2O 生成碳酸（H_2CO_3），而逆向反应 H_2CO_3 解离为 H^+ 及 HCO_3^-，而 H^+ 在肾近曲小管腔中可与 Na^+ 交换，使 Na^+ 被吸收，即

$$H_2O \ + \ CO_2 \xrightarrow{\quad 碳酸酐酶 \quad} H_2CO_3 \rightleftharpoons H^+ \ + \ HCO_3^-$$

近曲小管内皮细胞　抑制

抑制碳酸酐酶的利尿药物

Na^+

近曲小管腔

该酶广泛分布于体内，主要在肾脏皮质、胃黏膜、胰腺、红细胞、眼和中枢神经系统等，其主要功能有三：一是维持血液及其他组织中的酸碱平衡；二是排出体内组织中的二氧化碳；三是确保以 CO_2 和 HCO_3^- 为催化底物的酶保持适度的底物浓度。

常用的抑制碳酸酐酶的利尿药见表 10-6。

表 10-6　常用的抑制碳酸酐酶的利尿药

药物名称	药物结构	药理特点
双氯非那胺 dichlorphenamide		本品含 2 个磺酰氨基，其作用更强，比乙酰唑胺缓慢，但作用更持久

续表

药物名称	药物结构	药理特点
布林佐胺 brinzolamide	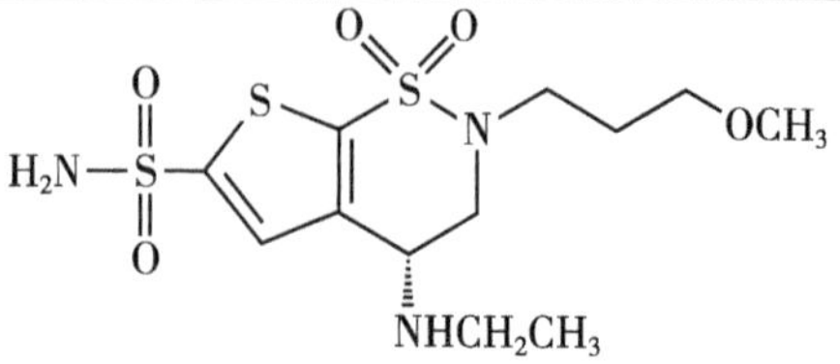	本品于 1998 年上市，系第二代局部用利尿药，水溶性较差，故配制成混悬液。其作用强于多尔唑胺，对眼的刺激较轻。且作用时间短，只能维持 2～3 小时，每天需要多次用药才能保持有效的药物浓度
醋甲唑胺 methazolamide	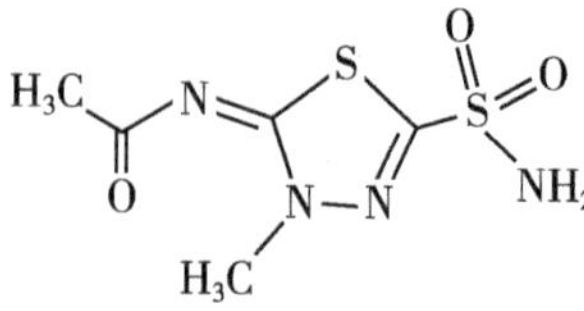	本品起效慢但作用持久（10～18 小时），其优点是剂量及副作用均较小
依索唑胺 ethoxzolamide	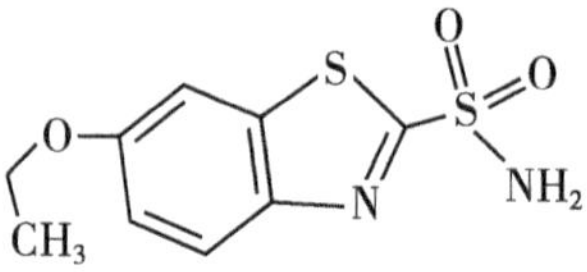	本品能减少眼房水的分泌，使眼压下降。能对抗低氧分压过度换气引起的代谢性碱中毒

乙酰唑胺（acetazolamide）

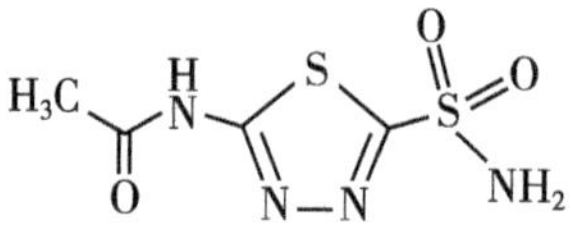

化学名为 5- 乙酰胺基 -1，3，4- 噻二唑 -2- 磺酰胺（5-acetamide-1，3，4-thiadiazole-2-sulfo- namide），又名醋氮酰胺，醋唑磺胺。

本品为白色针状结晶或结晶性粉末，无臭，味微苦。略溶于沸水，微溶于水和乙醇，几乎不溶于乙醚和三氯甲烷，易溶于氨溶液。mp.258～259℃（分解）。

本品磺酰氨基的氢离子能离解，故呈弱酸性，pK_a 为 7.2；可形成钠盐；并能与重金属盐形成沉淀。如与硝酸汞试剂生成白色沉淀，与硫酸酮试液生成蓝绿色沉淀。与乙醇和硫酸共热，则有乙酸乙酯特殊香味生成。

在肾脏，本品可使 H^+ 及 HCO_3^- 形成减少，影响 H^+ 与 Na^+ 的交换，致 Na^+ 等离子和水的排出量增加，产生利尿作用，而 H^+ 潴留，严重者可致代谢性酸中毒。在眼部，本品可使房水生成减少，眼压下降，但对正常眼压基本无影响。

本品口服吸收良好，服药后 0.5 小时产生作用，2 小时达高峰，持续作用时间 12 小时。

本品的合成是以硫酸肼为原料，与硫氰酸铵反应生成双硫脲；再与次磷酸钙在盐酸溶液中加热得噻二唑衍生物；再经醋酐乙酰化生成乙酰化物；然后经氧化氯化反应、氨解反应，即可制得。

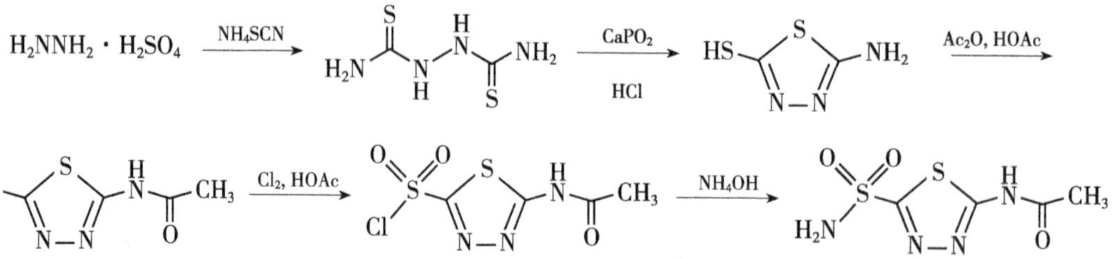

本品于 1953 年上市，系第一个非汞利尿药，用于治疗青光眼、轻度心源性水肿，但对肾性及肝性水肿无效，亦用于治疗脑水肿和消化性溃疡病。治疗脑水肿 1 次 0.25g，每天 2 次或 3 次，早餐后用药效果佳。

不良反应有代谢性酸中毒、低钾血症、麻痹感、胃肠道功能紊乱、嗜睡、皮疹、糖尿和惊厥等。由于其脂溶性低，眼内分布较少，若口服需用较大剂量（1000～2000mg）才有效，但此时抑制非眼组织的碳酸酐酶会产生严重的全身不良反应，如多尿、胃肠不适和疲乏，部分患者发生肾结石，故本品采取局部用药。

二、抑制 Na^+-Cl^- 协转运的药物

抑制 Na^+-Cl^- 协转运的利尿药系中效利尿药，能抑制髓袢升支粗段皮质部和远曲小管前段对 Na^+、Cl^- 的再吸收，只影响肾脏的稀释功能，对浓缩功能无影响，起利尿作用，又称 Na^+-Cl^- 协转运抑制剂。其可分为苯并噻嗪类和非苯并噻嗪类，见表 10-7。

表 10-7 常用的抑制 Na^+-Cl^- 协转运的利尿药

类型	药物名称	药物结构	药理特点及用途
苯并噻嗪类利尿药	氯噻嗪 chlorothiazide		本品适用于各种水肿和高血压
	氢氯噻嗪 hydrochlorothiazide		本品利尿作用强度比氯噻嗪强 10 倍以上
	氢氟噻嗪 hydroflumethiazide		本品利尿作用持续 18～24 小时，用于原发性高血压
	泊利噻嗪 polythiazide		本品作用时间长，有效剂量低，对碳酸酐酶抑制作用弱
	苄氟噻嗪 bendroflumethiazide		本品作用时间长，有效剂量低，对碳酸酐酶抑制作用弱
	苄噻嗪 benzthiazide		本品利尿作用比氯噻嗪强 10 倍（以重量计），2 小时起效，4～6 小时达血药浓度高峰，持续时间长（12～18 小时）

续表

类型	药物名称	药物结构	药理特点及用途
苯并噻嗪类利尿药	三氯噻嗪 trichlormethiazide	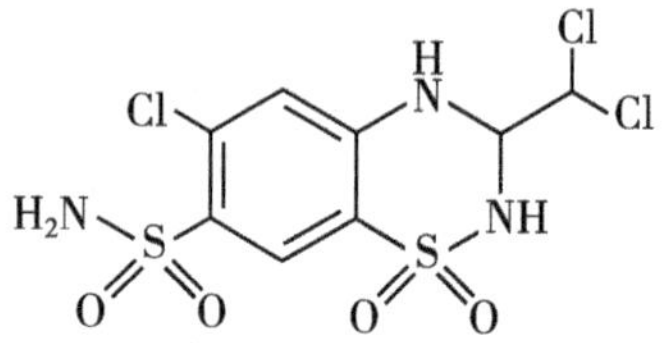	本品作用时间长,有效剂量低,对碳酸酐酶抑制作用弱
	甲氯噻嗪 methyclothiazide	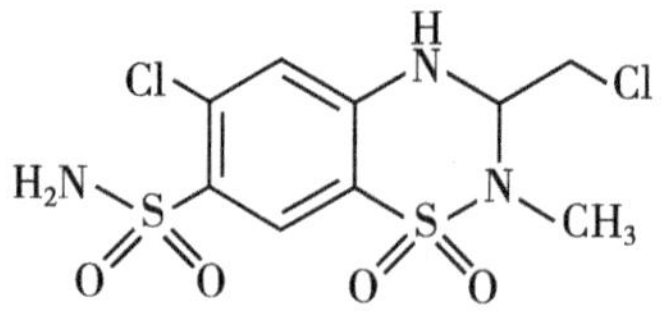	本品利尿作用 2 小时起效,6 小时达血药浓度高峰,持续时间较长(24 小时以上)
非苯并噻嗪类利尿药	美托拉宗 metolazone	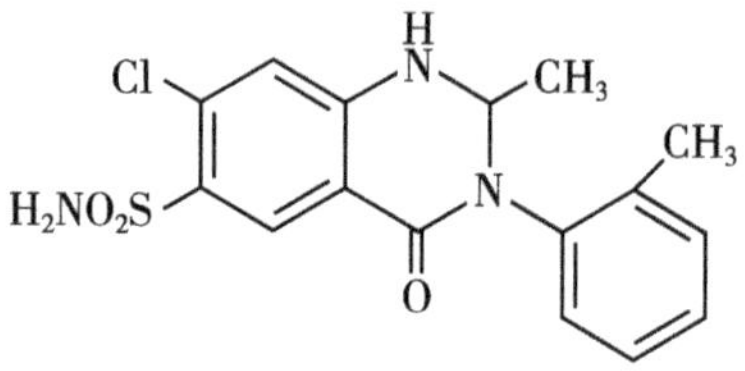	本品为酮基置换砜基的产物,其利尿作用持续时间为 12～24 小时
	吲达帕胺 indapamide	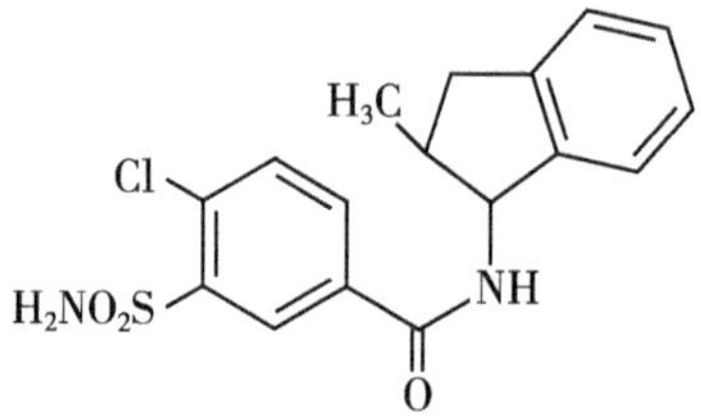	本品吸收迅速,作用时间为 14～18 小时,有松弛血管平滑肌作用,用于高血压及水和电解质滞留性疾病
	喹乙宗 quinethazone	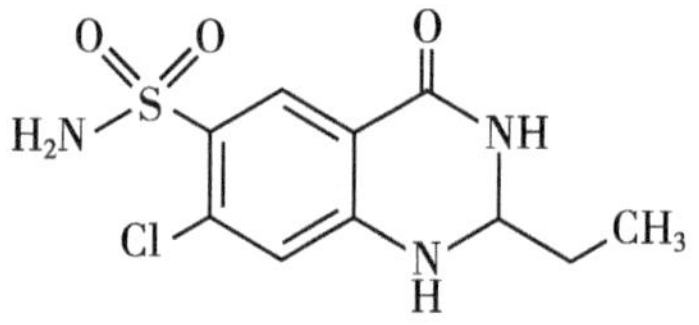	本品有利尿作用,且作用时间长约 18～24 小时
	氯噻酮 chlortalidone	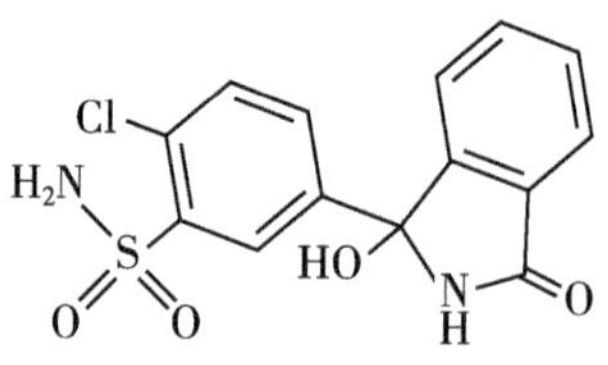	本品对碳酸酐酶抑制作用比氢氯噻嗪强 70 倍,作用时间长达 48～72 小时,每周只需口服 3 次

　　本类药物因有微弱的碳酸酐酶抑制活性,Cl^-和HCO_3^-排出均衡,不易引起酸碱平衡混乱,不引起体位性低血压并能增加其他抗高血压药的效能和减少其他抗高血压药的体液潴留副作用,也可用于尿崩症的治疗,为临床最常用的利尿药,其不良反应为低钾血症、血糖上升和高尿酸血症,因可使肾小球滤过率降低,故肾功能不全的患者慎用。

　　对苯并噻嗪类利尿药的构效关系进行研究,发现对活性有影响的结构为 3,4 位的单、双键,噻嗪环的 2,6 位和 3 位上的取代基,具体如下:

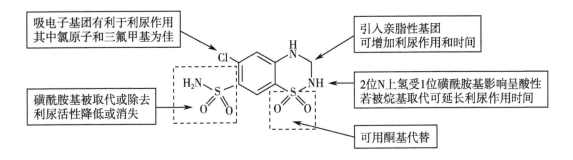

氢氯噻嗪（hydrochlorothiazide）

化学名为 6-氯-3,4-二氢-2H-1,2,4-苯并噻二嗪-7-磺酰胺-1,1-二氧化物（6-chloro-3,4-dihydro-2H-1,2,4-benzothiadiazine-7-sulfonamide-1,1-dioxide）。

本品为白色结晶性粉末，无臭，味微苦，有特异的微臭。易溶于丙酮，微溶于乙醇，不溶于水、三氯甲烷、乙醚，易溶于碱性溶液。mp.265～273℃（分解）。

本品的固体在室温和干燥条件下稳定，即室温贮存 5 年，未见发生显著降解，加热至230℃，2 小时仅见颜色略变黄色，其他物理性质无显著变化，对日光稳定，但不能在强光下曝晒。

本品口服吸收迅速但不完全，进食能增加吸收量，可能与延长药物在小肠的滞留时间有关。口服 2 小时起作用，达峰时间为 4 小时，作用持续时间为 6～12 小时。半衰期为 15 小时。本品很少被代谢，主要以原形由肾小管排泄。

本品用于各种水肿及原发性高血压。长期服用时应适当补充钾盐。

三、抑制 Na^+-K^+-$2Cl^-$ 协转运的药物

抑制 Na^+-K^+-$2Cl^-$ 协转运的药物系高效利尿药，通过抑制 Na^+-K^+-$2Cl^-$ 协转运，影响尿的稀释和浓缩功能，排 Na^+ 量可达原尿 Na^+ 量的 15%，作用强而快，也称为 Na^+-K^+-$2Cl^-$ 协转运抑制剂。能增加肾血流量，对水电解质平衡有较大的影响，主要用于其他利尿药效果不好而又急需利尿的情况，如急性肾衰竭在早期的无尿期或急性肺水肿。常见的抑制 Na^+-K^+-$2Cl^-$ 协转运的利尿药见表 10-8。

表 10-8　常用的抑制 Na^+-K^+-$2Cl^-$ 协转运的利尿药

类型	药物名称	药物结构	药理特点及用途
含磺酰胺基类利尿药	呋塞米 furosemide		本品作用强而短，用于急性左心衰竭、肺水肿、脑水肿、高血压及慢性肾功能不全等

类型	药物名称	药物结构	药理特点及用途
含磺酰氨基类利尿药	托拉塞米 torasemide	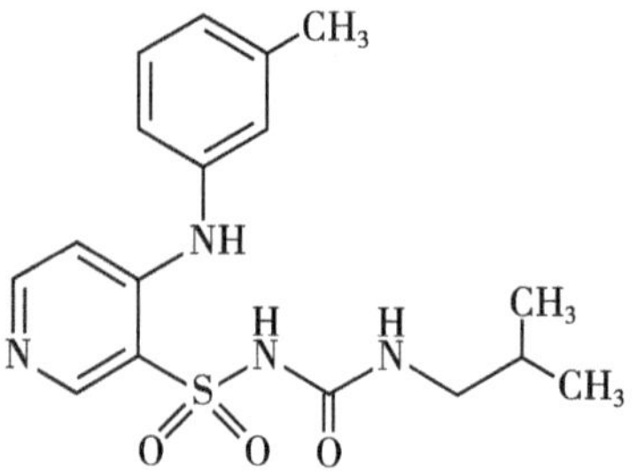	本品对近曲小管无作用，为此不增加磷酸盐和碳酸盐的分泌，适合于治疗高血压和因充血性心力衰竭和肝硬化伴随的水肿
	阿佐塞米 azosemide	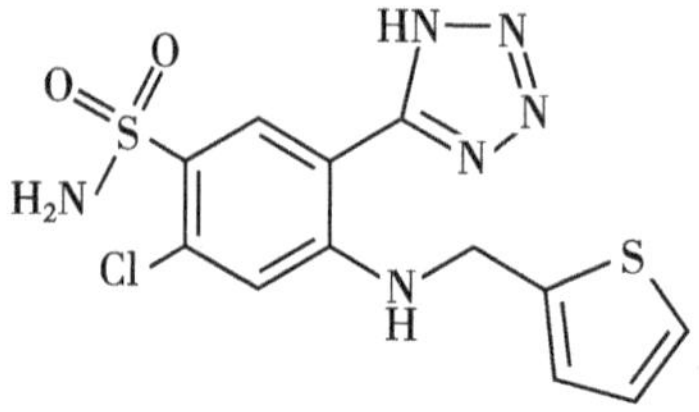	本品静脉注射时比呋塞米强约5倍，口服给药则与呋塞米相当，对水肿、腹水等疗效较好
	布美他尼 bumetanide	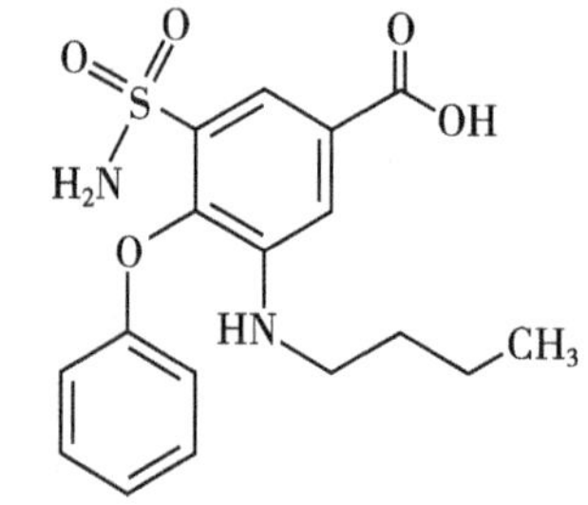	本品作用强度为呋塞米的40～60倍，有效剂量仅为呋塞米的1/50，特别适合于急、慢性肾衰竭患者
	希帕胺 xipamide	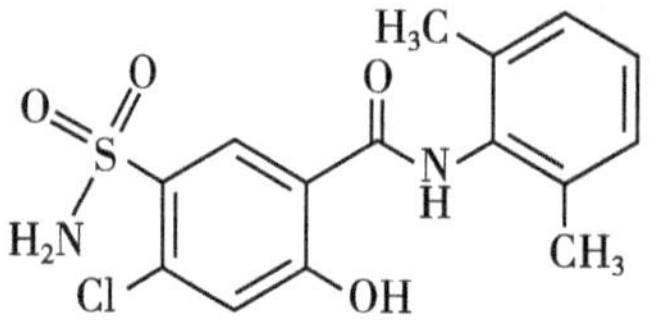	本品利尿作用比呋塞米强，有弱的碳酸酐酶抑制作用，血浆蛋白结合率达99%，作用时间可持续24小时
苯氧乙酸类利尿药	替尼酸 tienilic acid	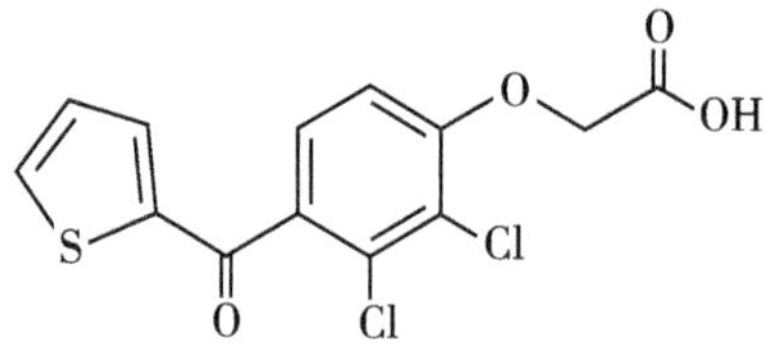	本品系第一个不升高血浆中尿酸水平的利尿药，并伴有降压作用，但对肝脏有损伤作用，利尿作用强而迅速，但时间较短
	依他尼酸 etacrynic acid	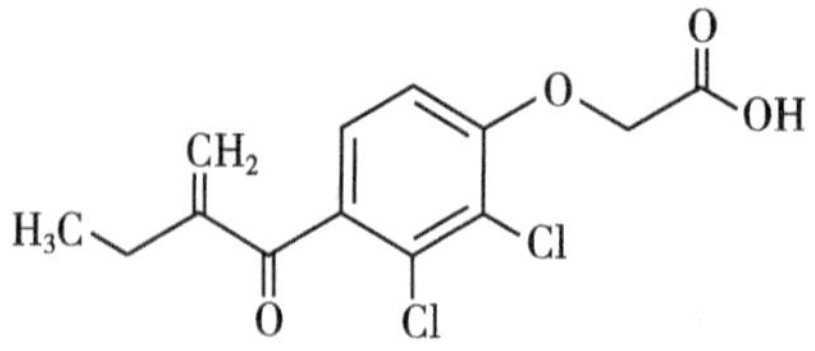	本品的亚甲基与酶的巯基结合，干扰其转运功能，使NaCl吸收减少，还使Ca^{2+}、Mg^{2+}、K^+排泄增多。用于各种水肿，尤其适用于急需消除水肿的紧急状态，如肺水肿及肾衰竭的早期

续表

类型	药物名称	药物结构	药理特点及用途
其他类利尿药	莫唑胺 muzolimine		本品起效迅速,用于水肿及高血压
	依托唑啉 etozolin		本品利尿作用时间较长,较适合于由心脏或肾脏疾患引起的水肿,也可用于降压

呋塞米(furosemide)

化学名为 2-[(2-呋喃甲基)氨基]-5-(氨磺酰基)-4-氯苯甲酸(2-[(2-furanylmethyl) amino]-5-(aminosulfonyl)-4-chlorobenzoic acid),又名速尿,利尿磺胺。

本品为白色或类白色结晶粉末,无臭,无味。溶于丙酮、甲醇,略溶于乙醇、乙醚、三氯甲烷,不溶于水,可溶于碱性溶液中。mp.206～210℃(分解)。具有酸性,其 pK_a 3.9。

本品抑制肾小管髓袢厚壁段对 NaCl 的主动重吸收,使管腔内 Na^+、Cl^- 浓度升高,而髓质间液 Na^+、Cl^- 浓度降低,导致水、Na^+、Cl^- 排泄增多,起利尿作用。由于 Na^+ 重吸收减少,远端小管 Na^+ 浓度升高,促进 Na^+-K^+ 和 Na^+-H^+ 交换增加,K^+ 和 H^+ 排出增多。另外,可抑制基底膜外侧存在的 Na^+,K^+-ATP 酶而减少 Na^+、Cl^- 的重吸收,促进远端小管分泌 K^+。

本品口服吸收 60%～70%,进食减慢吸收,但不影响吸收率及其疗效。与血浆蛋白结合率为 91%～97%。口服和静脉注射后作用开始、达峰、持续时间分别为 0.5～1 小时和 5 分钟、1～2 小时和 0.33～1 小时、6～8 小时和 2 小时。半衰期有个体差异,如正常人为 0.5～1 小时;无尿患者延长至 75～155 分钟;肝、肾功能同时严重受损者延长至 11～20 小时;新生儿为 4～8 小时。本品 88% 以原形经肾脏排泄,12% 经肝脏代谢由胆汁排泄,肾功能受损者经肝脏代谢增多。本品 17.8%～21.3% 与葡萄糖醛酸结合,大约有 1.9% 代谢为 2-氯-4-氨基-5-羧基苯磺酰胺。

本品用于治疗①水肿性疾病：包括心源性水肿、肾性水肿、肝硬化腹水、功能障碍或血管障碍所引起的周围性水肿，其利尿作用迅速、强大，特别是对其他利尿药效果不佳时。静脉给药可治疗肺水肿和脑水肿。②高血压：在高血压的阶梯疗法中，不作为治疗原发性高血压的首选药物，但当噻嗪类药物疗效不佳，尤其当伴有肾功能不全或出现高血压危象时，本类药物尤为适用。③预防急性肾衰竭：用于各种原因导致肾脏血流灌注不足，例如失水、休克、中毒、麻醉意外以及循环功能不全等。

本品通过抑制髓袢对 Ca^{2+}、Mg^{2+} 的重吸收而增加 Ca^{2+}、Mg^{2+} 排泄，短期用药能增加尿酸排泄，而长期用药则可引起高尿酸血症。本品常见不良反应与水、电解质紊乱有关，特别是大剂量或长期应用时，如体位性低血压、休克、低钾血症、低氯血症、低氯性碱中毒、低钠血症、低钙血症以及与此有关的口渴、乏力、肌肉酸痛、心律失常等。耳鸣、听力障碍多见于大剂量静脉快速注射时。

案例分析

案例：呋塞米的利尿作用比氢氯噻嗪强，但临床上氢氯噻嗪成了基础降压药，而不是呋塞米。为此，氢氯噻嗪经常与钙拮抗剂、ACEI、ARB 等联用。但有时氢氯噻嗪也与同类的螺内酯联用。作为药师，①你能解释氢氯噻嗪成了基础降压药物的原因吗？②为什么氢氯噻嗪能够与螺内酯联用？

分析：①呋塞米不仅有排泄 Na^+ 和 Cl^- 的作用，还有排泄 K^+、Ca^{2+}、Mg^{2+} 和 CO_3^{2-} 的作用，作用强而快，对水电解质平衡有较大的影响。氢氯噻嗪排出 Cl^- 和 HCO_3^- 均衡，不易引起酸碱平衡混乱，不引起体位性低血压，对于抗高血压药，它能增加药效而减少体液潴留副作用，因此氢氯噻嗪成了基础降压药。②氢氯噻嗪不良反应为低钾血症，而螺内酯的副作用是高钾血症，所以有时两者联用。

依他尼酸（etacrynic acid）

化学名为［2,3-二氯-4-（2-亚甲基丁酰）苯氧基］乙酸（［2,3-dichloro-4-（2-methyl-enebutyryl）phenoxy］aceticacid），又名利尿酸。

本品为白色结晶粉末，无臭，味微苦涩。易溶于乙醚、乙醇或冰醋酸，不溶于水。mp.121～125℃。

本品含有 α,β-不饱和酮结构，在水溶液中不稳定。加氢氧化钠试液煮沸，支链上的亚甲基分解产生甲醛，与变色酸钠在硫酸溶液中反应，呈深紫色。

本品主要抑制肾远端小管前段和近端小管（作用较轻）对 NaCl 的重吸收，增加远端小管和集合管的 Na^+-K^+ 交换，K^+ 分泌增多，起利尿作用。本品使尿钠、钾、氯、磷和镁等离子排泄增加,尿钙排泄减少。本品通过利尿排钠作用和增加胃肠道对 Na^+ 的排泄,而起降压作用。

本品口服吸收迅速完全,血浆蛋白结合率高。口服和静脉注射作用开始时间、达峰、持续分别约 30 分钟和 5 分钟、2 小时和 15～30 分钟、6～8 小时和 2 小时。67% 经肾脏排泄,33% 经胆汁和粪便排泄,其中 20% 为原形排泄。

本品用于各种水肿,尤其适用于急需消除水肿的紧急状态,如肺水肿及肾衰竭的早期,用以增加尿量。

四、抑制肾小管上皮 Na^+ 通道的药物

抑制肾小管上皮 Na^+ 通道的利尿药通过阻断肾小管的远端及集合管管腔侧的 Na^+ 通道而起利尿作用,并促进 K^+ 的重吸收,故本类药物有留钾排钠作用。常用抑制肾小管上皮 Na^+ 通道的利尿药见表 10-9。

表 10-9　常用的抑制肾小管上皮 Na^+ 通道的利尿药

药物名称	药物结构	药理特点及用途
阿米洛利 amiloride	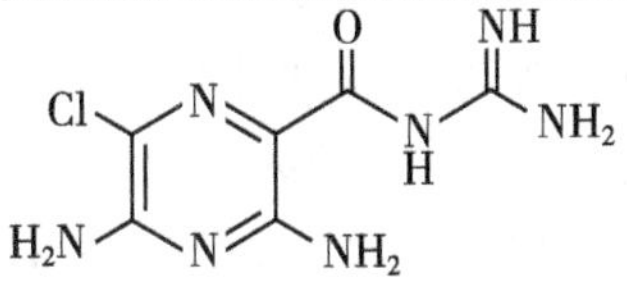	本品系蝶啶的开环衍生物,与氨苯蝶啶有相似的留钾排钠的利尿作用,还使 Ca^{2+} 和 Mg^{2+} 排泄减少
氨美啶 aminometradine	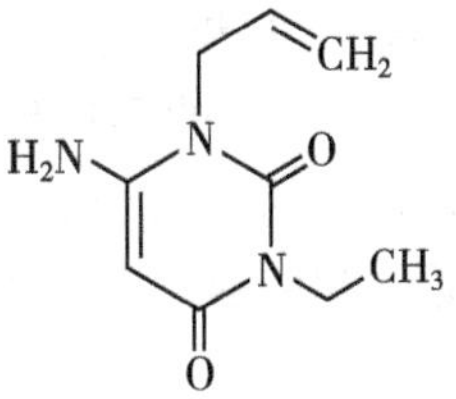	本品系蝶啶的开环衍生物,与氨苯蝶啶有相似的留钾排钠的利尿作用
阿米美啶 amisometradine	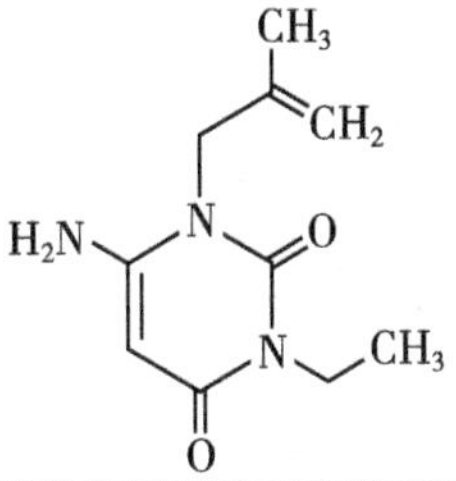	本品系蝶啶的开环衍生物,与氨苯蝶啶有相似的留钾排钠的利尿作用

氨苯蝶啶(triamterene)

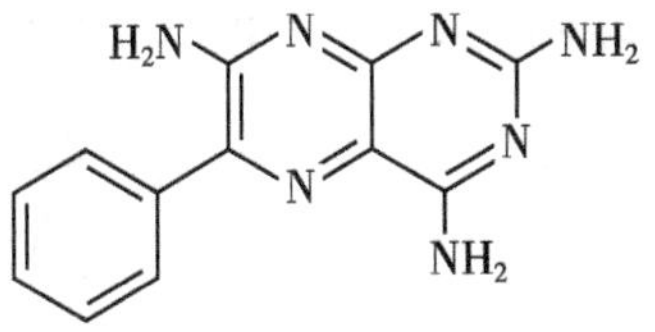

化学名为 6- 苯基 -2,4,7- 三氨基蝶啶(6-phenyl-2,4,7-pteridinetriamine),又名三氨喋呤,利降平。

本品为淡黄色结晶性粉末,无臭,无味。呈弱碱性,pK_a 6.2。略溶于水、乙醇和三氯甲

烷,不溶于乙醚。mp.316℃。

本品直接抑制肾脏远端小管和集合管的 Na^+-K^+ 交换,使 K^+ 排泄减少,使 Na^+、Cl^- 和水排泄增多,而起利尿作用。

本品口服迅速吸收 30%～70%,进食能增加吸收量,与血浆蛋白结合率为 40%～70%,血药浓度达峰时间约 4 小时,作用持续时间为 6～12 小时。半衰期约 15 小时,肾功能受损者延长。大部分迅速由肝脏代谢,经肾脏排泄,少数经胆汁排泄。

本品用于治疗多种原因(充血性心力衰竭、肝硬化及肾病综合征等)引起的水肿或腹水等;也用于治疗轻、中度原发性高血压等。本品利尿作用迅速但较弱,属低效利尿药,但留钾作用弱于螺内酯。

本品的不良反应偶见轻度恶心、口干、腹泻、头痛、眩晕、光敏感、皮疹、肝损害等。罕见过敏反应、粒细胞减少、血小板减少性紫癜、肾结石等。尿呈淡蓝色荧光。长期服用可引起血糖升高、高钾血症及尿素氮增高。酒精性肝硬化患者用本药易发生巨幼细胞贫血。

五、抑制盐皮质激素受体的药物

抑制盐皮质激素受体的利尿药为低效利尿药,可与醛固酮竞争性抑制肾远曲小管远端和集合管细胞浆内的醛固酮受体,从而发挥留钾排钠利尿作用。常用抑制盐皮质激素受体的利尿药主要有螺内酯(spironolactone)、依普利酮(eplerenone)和螺利酮(spirorenone)。

依普利酮在螺内酯的 9,11 位引入环氧键,将 7 位 -SH 改为 -COOCH₃,其特点是抗醛固酮作用及引起高钾血症与螺内酯相当,但与性激素相关的不良反应则比螺内酯少得多。螺利酮是在屈螺酮(drospirenone,dihydrospirorenone)的 1,2 位引入了双键后,保持了抗醛固酮作用,而降低了雄激素和孕激素作用,属于低效利尿药,用于治疗高血压。

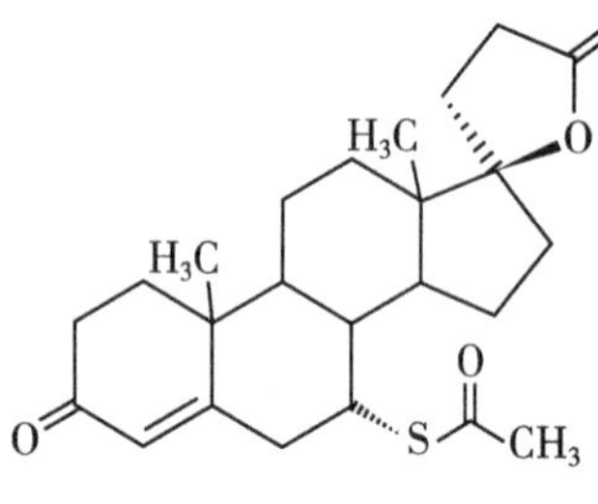

螺内酯(spironolactone) 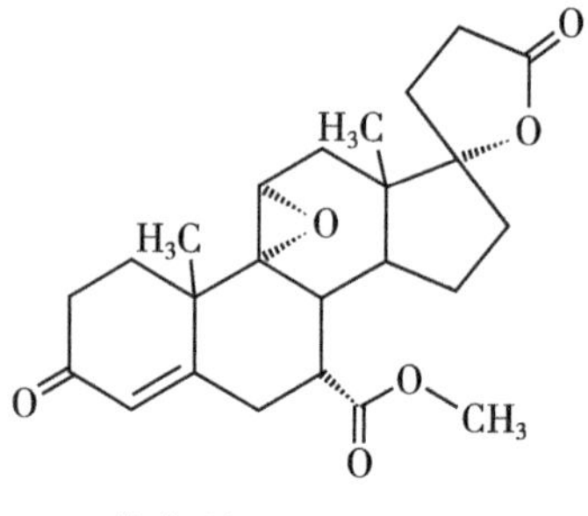　　依普利酮(eplerenone) 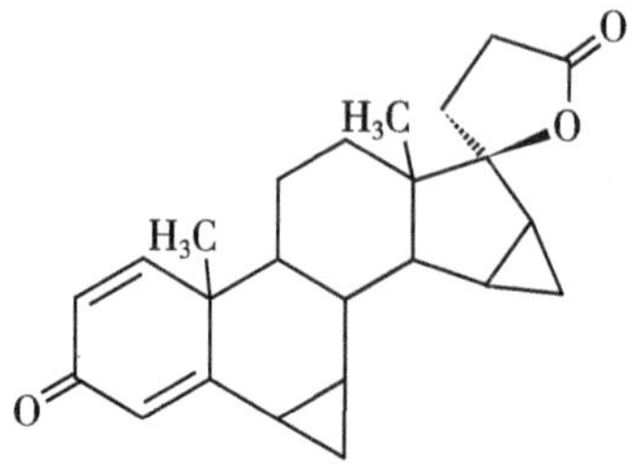　　螺利酮(spirorenone)

螺内酯(spironolactone)

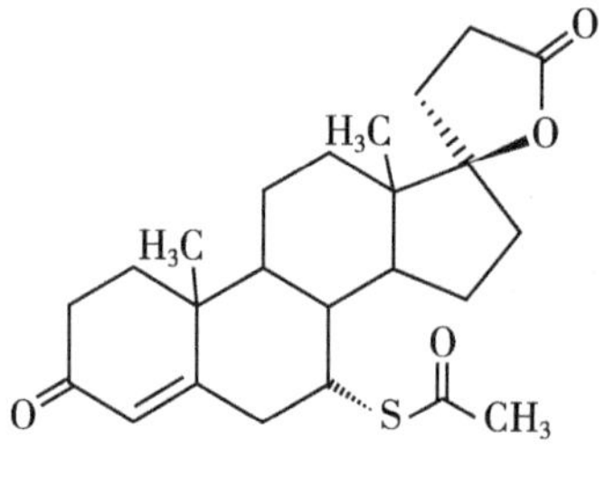

化学名为 17β- 羟基 -3- 氧 -7α-（乙酰巯基）-17α- 孕甾 -4- 烯 -21- 羧酸 -γ- 内酯（17β-hydroxy-3-oxo-7α-(acetylthio)-17α-pregn-4-ene-21-carboxylic acid-γ-lactone），又名安体舒通。

本品为白色或类白色结晶粉末，有轻微硫醇臭。极易溶于三氯甲烷，易溶于苯或乙酸乙酯，溶于乙醇，不溶于水。mp.203～209℃（分解），$[\alpha]_D^{25}$ -37°（c＝1，三氯甲烷）。

本品的鉴别方法：①本品加入适量浓硫酸，呈红色，并有硫化氢气体产生，其产生的颜色与硫酸对甾核氧化而形成大的共轭系统有关；②本品和异烟肼在甲酸溶液中反应生成可溶性黄色产物；③本品和羟胺盐酸盐、三氧化铁在甲酸中反应产生红色配合物，而本品的降解产物（坎利酮）无此颜色反应。

本品系盐皮质激素（如醛固酮）的完全拮抗剂，能与非活性构象的醛固酮受体键合，阻止向活性醛固酮受体构象翻转，从而抑制 Na^+ 和 Cl^- 的重吸收，同时减少了水的重吸收，而产生利尿作用。主要作用的部位在远曲小管和集尿管。

本品口服立即吸收约 70%，但在肝脏很容易被代谢，脱去乙酰巯基，生成坎利酮（canrenone）和坎利酮酸。前者为活性代谢物，也是醛固酮受体的拮抗剂。后者为坎利酮内酯环水解的产物（无活性物），但后者很容易环化为前者。

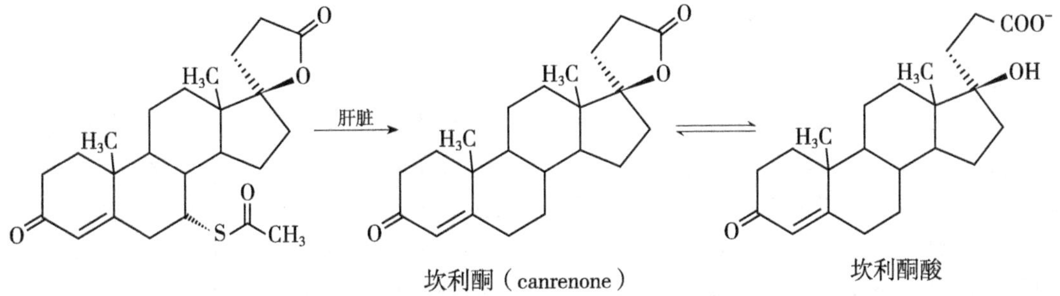

坎利酮（canrenone）　　坎利酮酸

本品有抗醛固酮、抗雄激素作用，可引起阳痿和男性女性化，有微弱孕激素作用导致妇女月经不调。主要用于治疗与醛固酮升高有关的顽固性水肿，可作为治疗高血压的辅助药物。主要副作用是高钾血症，所以有时与氢氯噻嗪联合使用。

思考题

1. 抗高血压药按照作用机制可分为哪几类？各列举一个代表药物。
2. 简述 ACE 抑制剂的作用机制，并指明其优点。
3. 简述利尿药主要类别、作用机制。

（余　瑜）

第十一章 调血脂药及抗动脉粥样硬化药

    血脂（blood lipid）是指血浆或血清中所含的脂质，由游离胆固醇（cholesterol，Ch）、胆固醇酯、甘油三酯（triglyceride，TG）、磷脂、游离脂肪酸组成。脂质可与载脂蛋白（apoprotein，apo）结合，形成水溶性脂蛋白，进而通过血液循环进入细胞和组织间进行代谢转化。血浆内的脂蛋白包括极低密度脂蛋白（very low density lipoproteins，VLDL）、低密度脂蛋白（low density lipoproteins，LDL）、高密度脂蛋白（high density lipoproteins，HDL）和乳糜微粒（chylomicron，CM）。血浆中的上述成分需保持基本恒定的浓度，并处于相互平衡状态。

    当血浆中的脂质或脂蛋白浓度显著增加，超出正常范围，体内脂质出现代谢障碍时，即为高脂血症。临床判断高脂血症的指标通常是：血浆总胆固醇（total cholesterol，TC）高于 230mg/100ml 或甘油三酯高于 140mg/100ml。高脂血症是冠状动脉疾病、脑卒中和外周血管疾病的重要危险因素之一，与动脉粥样硬化有着密切关系。

    引起高脂血症的病因可分为原发性和继发性：前者为遗传性血浆脂类代谢障碍疾病；后者继发于其他疾病如糖尿病、肾病综合征和甲状腺功能减退等。根据血浆中各类脂蛋白的含量不同，WHO 建议将高脂血症分为 5 种类型（表 11-1）。

表 11-1   高脂血症的分型

类型	名称	药理特征
Ⅰ型	高乳糜微粒血症	甘油三酯极高，胆固醇正常；少见
Ⅱ型	高β脂蛋白血症	Ⅱa 型：胆固醇特别高，甘油三酯正常； Ⅱb 型：甘油三酯明显增高，胆固醇稍高
Ⅲ型	高β脂蛋白型	甘油三酯和胆固醇均增加；少见
Ⅳ型	高前β脂蛋白血症	甘油三酯显著增高，胆固醇正常或稍高；常见
Ⅴ型	混合型高脂血症	甘油三酯很高，胆固醇稍高；少见

调整血液中脂蛋白的比例,维持相对恒定的浓度,是预防和消除动脉粥样硬化的关键。因而,调血脂药可视为心血管疾病的预防药物。根据作用效果不同,调血脂药可分为羟甲戊二酰辅酶 A 还原酶抑制剂和影响胆固醇和甘油三酯代谢药物等。

第一节　调 血 脂 药

一、羟甲戊二酰辅酶 A 还原酶抑制剂

血脂来源包括外源性途径和内源性途径。外源性途径主要是食物摄取,故可通过调节食物结构来控制胆固醇摄入量;内源性途径是指主要在肝脏中进行的胆固醇合成,由醋酸经 26 步生物合成步骤在肝细胞的细胞质中完成,然后释放进入血液。3- 羟基 -3- 甲基戊二酰辅酶 A(简称羟甲戊二酰辅酶 A,HMG-CoA)还原酶是胆固醇合成中的关键步骤限速酶,能催化 HMG-CoA 还原为甲羟戊酸,最终生成胆固醇。通过抑制该酶,可减少内源性胆固醇的合成。

1976 年,日本科学家在进行青霉菌代谢物研究中,提取得到美伐他汀(mevastatin),发现其能够抑制 HMG-CoA 还原酶活性,明显降低血浆中的胆固醇。1987 年,Merck 公司首次在美国上市了第一个他汀类药物——洛伐他汀(lovastatin),开启了高胆固醇血症治疗的新时代。随后 20 年时间内,全球陆续开发了 10 余个他汀类调血脂药。他汀类药物自面世以来,市场销售保持强劲增长势头。2011 年全球处方药市场中,调血脂药销售额为 387 亿美元;其中,阿托伐他汀(atorvastatin)以 125 亿美元销售额占据全球药品销售首位。

常用的 HMG-CoA 还原酶抑制剂见表 11-2。

表 11-2　常用的 HMG-CoA 还原酶抑制剂

药物名称	药物结构	药理特点与用途
美伐他汀 mevastatin		本品是首个 HMG-CoA 还原酶抑制剂
洛伐他汀 lovastatin		本品是首个上市 HMG-CoA 还原酶抑制剂,临床用于原发性高胆固醇血症;为无活性前药,体内水解为开环 β- 羟基酸代谢物,竞争性与酶结合使其失活而发挥作用。口服吸收良好,宜与饮食共进。肝脏内代谢。本品及其活性代谢物蛋白结合率达 95%,半衰期为 3 小时

药物名称	药物结构	药理特点与用途
普伐他汀 pravastatin	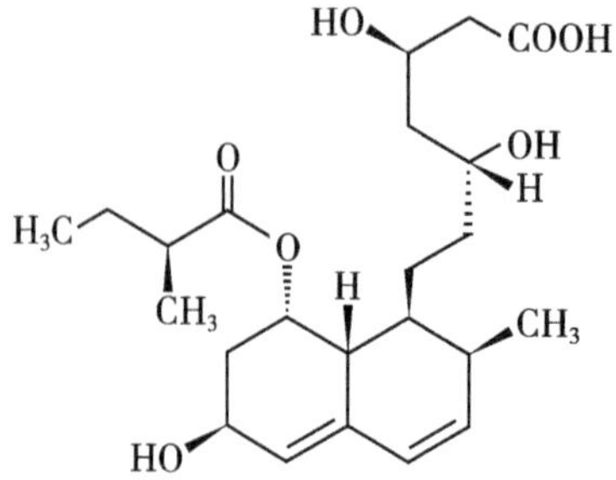	本品是于 1989 年从自营诺卡菌（*Nocardia autotrophica*）中提取得到亲水性的药物，是特异性 HMG-CoA 还原酶抑制剂，促进 LDL 受体活性，增加肝细胞对血液胆固醇的吸收，从而降低血液胆固醇。具有独特的非降脂作用，可稳定斑块，减少血小板血栓形成，恢复内皮功能，对心脏起保护作用
氟伐他汀 fluvastatin	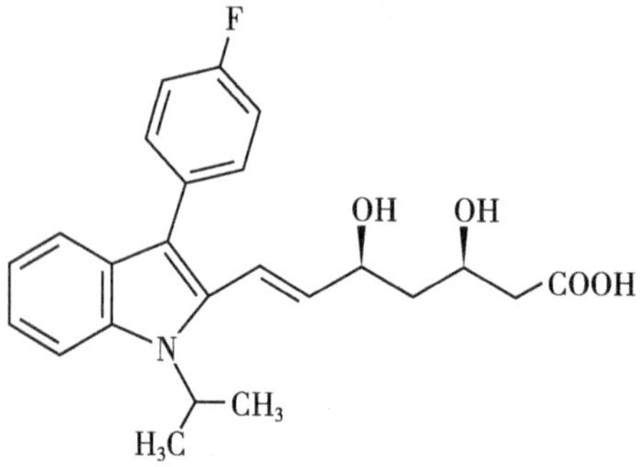	本品是第一个全合成化合物，临床使用（3*R*,5*S*）构型对映异构体，用于治疗饮食调节无效的原发性高胆固醇血症。口服吸收完全，与血浆蛋白结合率为 99%，"首过效应"显著，脂溶性强，极易渗入血管发挥较强的降脂作用。通过 CYP2C9 途径进行代谢，以无活性羟基物消除
瑞舒伐他汀 rosuvastatin	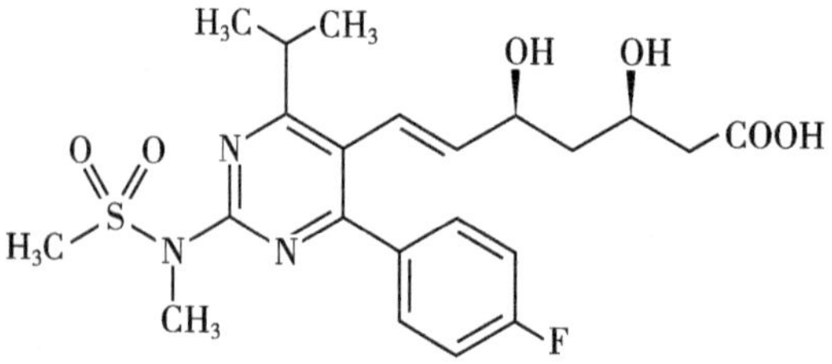	本品是氨基嘧啶衍生物，含羟酸侧链，用于高脂血症和高胆固醇血症治疗。与底物 HMG-CoA 竞争，对酶抑制的作用可逆。能使 LDL-Ch 水平下降 52%～63%。口服生物利用度为 20%，与血浆蛋白结合率为 88%，无明显蓄积作用，以原药形式消除。对肝细胞具有选择性，效果优于其他他汀类药物，药物相互作用少，被誉为"超级他汀"
匹伐他汀 pitavastatin	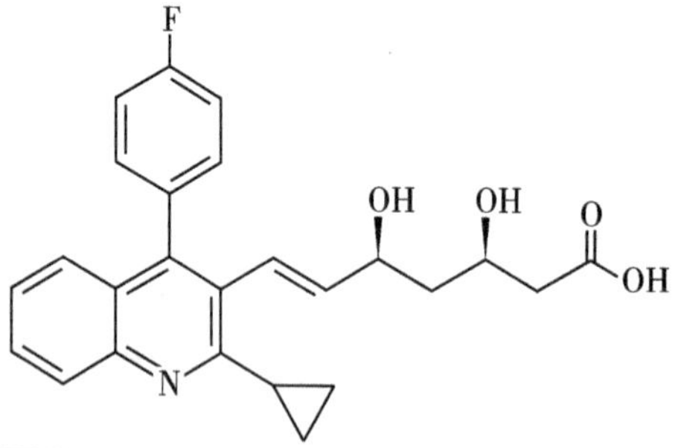	本品可降低 TC、LDL-Ch 和 TG，并升高 HDL-Ch；可促使冠状动脉粥样硬化斑块消退。在肝脏中通过有机阴离子转运多肽 2（OATP2）介导转运；口服后在小肠迅速吸收，绝对生物利用度大于 60%，半衰期为 11 小时

他汀类药物均为口服剂型，大多半衰期较短，为 1～3 小时；个别药物半衰期长达 14～20 小时。他汀类药物耐受性良好；副作用主要为肝功能异常和肌肉毒副作用。在与通过 CYP450 系代谢的药物，特别是通过 CYP3A4 酶系代谢的药物（贝特类降血脂药、大环内酯

类抗生素、唑类抗真菌药和烟酸等）合用时，抑制了他汀类药物的代谢，血药浓度增加，因此将增加肌肉不良反应的危险。在经肝脏代谢过程中，可能引起胆汁淤积和转氨酶升高，且与剂量相关，停药后肝脏酶学指标恢复正常。

他汀类药物可与其他药物联合开发为复方制剂进行应用，对血脂的改善有互补作用，并受到广泛的关注。2002 年 1 月，烟酸 / 洛伐他汀控释片剂上市，可有效降低血脂异常患者的 LDL 水平，升高 HDL 水平。该复方对脂质状况的改善明显优于单用药物。2004 年 1 月，苯磺酸氨氯地平 / 阿托伐他汀钙在美国上市，该复方用于治疗高血压、慢性稳定型心绞痛及各种家族性或非家族性血脂异常。同年，辛伐他汀 / 依折麦布复方制剂在墨西哥和德国上市，用于高胆固醇血症治疗。

案例分析

　　案例：男性患者，49 岁，临床无明显症状，体态较胖；例行健康体检时，血脂化验结果为：TG 14mmol/L，TC 28.2mmol/L，LDL-Ch 2.8mmol/L，HDL-Ch 0.87mmol/L；空腹抽取血浆，4℃放置 24 小时，呈奶油样混浊。诊断为高脂蛋白血症（Ⅳ型），请给出用药方案。

　　分析：用药方案为口服洛伐他汀胶囊治疗，每天 20mg；降低总胆固醇水平，防止动脉粥样硬化。疗效不显著时，可遵医嘱调整剂量，最大剂量为口服每天 40mg。他汀类药物一般无不良反应，但患有活动性肝炎或不明原因的血清转氨酶升高者不用或慎用。

辛伐他汀（simvastatin）

化学名为（1S，3R，7S，8S，8aR）-1，2，3，7，8，8a- 六氢 -3，7- 二甲基 -8-[2-(2R，4R)- 四氢 -4- 羟基 -6- 氧 -2H- 吡喃 -2- 基) 乙基]-1- 萘酚 -2，2- 二甲基丁酸酯（(1S，3R，7S，8S，8aR)-1，2，3，7，8，8a-hexahydro-3，7-dimethyl-8-[2-[(2R，4R)-tetrahydro-4-hydroxy-6- oxo-2H-pyran-2-yl]ethyl]-1-naphthalenyl-2，2-dimethylbutanoate)。

本品为白色或类白色粉末或结晶性粉末。易溶于乙腈、乙醇、甲醇，不溶于水。比旋度为 +285°～+298°。

本品晶体在贮存过程中，六元内酯环上羟基易发生氧化生成二酮吡喃衍生物。在水溶液中，特别在酸或碱性条件下，该内酯环迅速水解，生成较为稳定的羟基酸。

本品为前体药物，其内酯结构在肝脏中水解，转化为活性的开环 β-羟基酸，该代谢物的开环羟基酸结构，恰好与 HMG-CoA 还原酶底物的戊二酰结构相似，可竞争性地与酶结合而使其失去活性，阻碍胆固醇的合成，从而有效降低血浆中的胆固醇。

本品通过 CYP450 系统中的 CYP3A4 途径，进行代谢或生物转化。活性代谢物有：开环羟基酸衍生物，3-羟基、3-亚甲基、3-羟基甲基衍生物；3-羟基辛伐他汀经代谢、重排为 6-羟基代谢物，则失去活性。本品及其活性代谢物的蛋白结合率为 95%，60% 从粪便排出，13% 从尿排出。

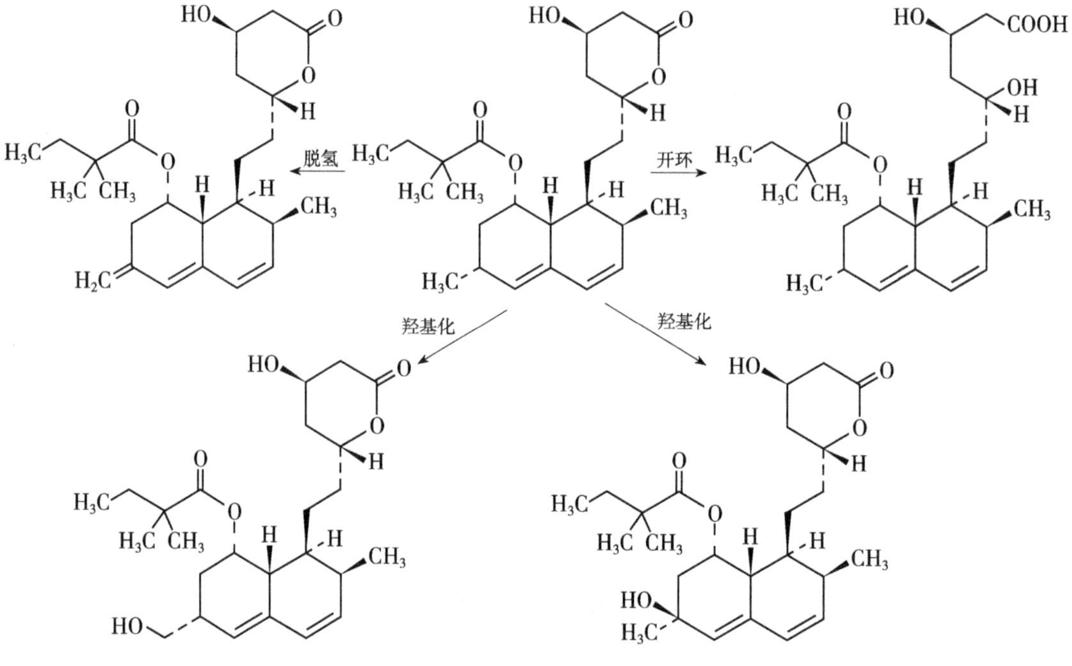

本品能降低血液中的总胆固醇含量，也能降低 LDL 和 VLDL 水平，并能提高血浆中的 HDL 水平，可用于原发性高胆固醇血症和冠心病的治疗，也可用于预防冠状动脉粥样硬化。

阿托伐他汀（atorvastatin）

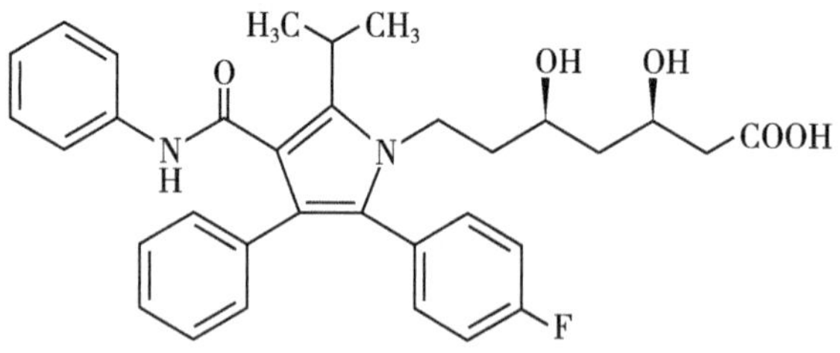

化学名为(3R, 5R)-（－）-7-[2-(4-氟苯基)-3-苯基-4-(苯基氨基甲酰基)-5-异丙基-吡咯-1-基]-3, 5-二羟基-1-庚酸((3R, 5R)-7-[2-(4-fluorophenyl)-3-phenyl-4-(phenylcarbamoyl)-5-propan-2-yl-pyrrol-1-yl]-3, 5-dihydroxy-heptanoic acid)。

本品为白色或乳白色结晶性粉末。微溶于水。

本品口服后迅速吸收，1～2 小时达到血药浓度峰值，绝对生物利用度达 12%，在肝脏内经 CYP450 3A4 酶系代谢为多种活性代谢物,半衰期约为 14 小时。因其部分代谢物仍有较高活性,实际对 HMG-CoA 还原酶的抑制作用达 20~30 小时。本品蛋白结合率为 98%,多以代谢物形式经胆汁排出。临床剂量为每天 10mg。

本品制剂为钙盐形式,是合成得到的开链他汀类药物,1997 年首次在英国上市。本品属 HMG-CoA 还原酶抑制剂,本身无活性,进入人体后发生水解发挥药理作用。其水解产物是 HMG-CoA 还原酶的竞争性抑制剂,用于高胆固醇血症、混合型高脂血症以及冠心病、脑卒中的防治。

总结 HMG-CoA 还原酶抑制剂的构效关系如下。

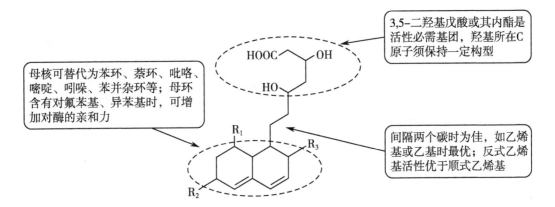

> 母核可替代为苯环、萘环、吡咯、嘧啶、吲哚、苯并杂环等;母环含有对氟苯基、异苯基时,可增加对酶的亲和力

> 3,5-二羟基戊酸或其内酯是活性必需基团,羟基所在C原子须保持一定构型

> 间隔两个碳时为佳,如乙烯基或乙基时最优;反式乙烯基活性优于顺式乙烯基

知识链接

西立伐他汀及肌毒性

西立伐他汀曾被认为是"超级他汀",临床剂量为每天 0.2~0.8mg;因与吉非罗齐合用发生了横纹肌溶解症,导致多人死亡,致使其 2001 年 8 月从市场上撤销。肌毒性症状包括:肌痛和肌无力,伴随磷酸激酶升高,可升至正常上限的 10 倍以上,严重时导致横纹肌溶解(出现急性肌肉组织破坏,伴有肌红蛋白尿和肾衰竭);主要在与其他药物如贝特类、环孢素类等合用时引起;单独用药时很少出现。临床应注意观察,若患者出现不适症状,须及早停药,不良反应可以逆转。

二、影响胆固醇和甘油三酯代谢的药物

胆固醇在体内可以通过多种代谢途径转变成一系列有生理活性的化合物。如可在肝脏 7-羟化酶作用下代谢为胆汁酸;或在肠黏膜细胞中转变成 7-脱氢胆固醇,再进一步转化为维生素 D_3;胆固醇还可以在肾上腺皮质细胞内代谢转变为肾上腺皮质激素或在卵巢中转变为孕酮和雌激素等。甘油三酯在脂肪酶作用下可代谢分解成甘油和游离脂肪酸,两者可进一步氧化分解释放出能量供机体需要。故能促进上述任何环节的代谢,都能有效地降低血浆中的胆固醇或甘油三酯。

能影响胆固醇和甘油三酯代谢的药物可分为苯氧乙酸类及其他类药物(包括烟酸类、胆汁酸结合树脂类及甲状腺类等)。

（一）苯氧乙酸类药物

苯氧乙酸类药物又称为纤维酸衍生物，为核转录因子过氧化物酶体增殖物激活受体 PPARα 激动剂，其与受体结合后可诱导脂蛋白脂酶（LPL）、载脂蛋白 ApoA-Ⅰ 和 ApoA-Ⅱ 的基因表达，该作用可加速富含 TG 脂蛋白的代谢和 VLDL 中 TG 的水解，从而降低血浆中 TG 的水平。可中等程度降低 LDL-Ch，显著降低 TG 达 20～50%，升高 HDL-Ch 达 10～35%，并可增强 LDL 对氧化的抵抗力，但其降低 LDL-Ch 的作用不如他汀类药物。

苯氧乙酸类衍生物现被建议用作治疗高甘油三酯血症的一线药物。临床常用的该类药物见表 11-3。

表 11-3　常用的苯氧乙酸类调血脂药

药物名称	药物结构	药理特点与用途
氯贝丁酯 clofibrate	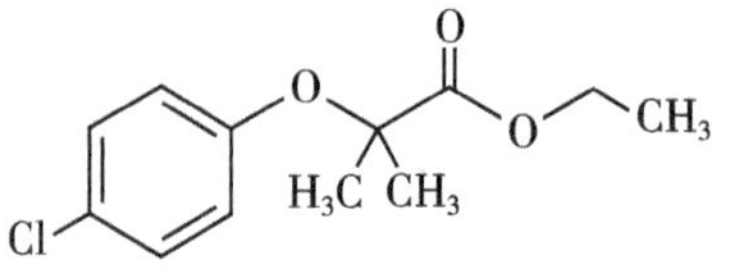	本品为氯贝丁酸的前药，口服吸收完全，在肝脏内经首过代谢生成活性物，半衰期约为 6～25 小时。血浆蛋白结合率为 97%。临床应用于 Ⅱb、Ⅲ、Ⅳ型高脂血症，对家族性 Ⅲ 型高脂血症效果显著，对 HDL-Ch 下降的轻度高胆固醇血症疗效较好。不良反应以胃肠道反应为主，长期使用增加胆结石患病率
双贝特 simfibrate	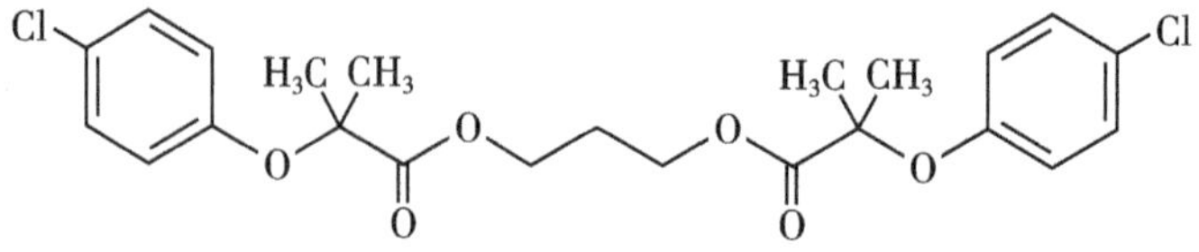	本品体内代谢物为对氯苯氧异丁酸的丙二醇单酯，作用强度和持续时间都稍优于氯贝丁酯
苄氯贝特 beclobrate	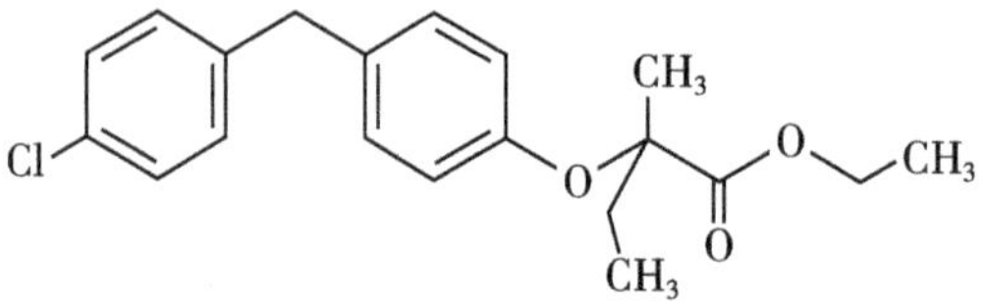	本品对胆固醇的作用较显著，并有明显的降脂蛋白作用
吉非罗齐 gemfibrozil	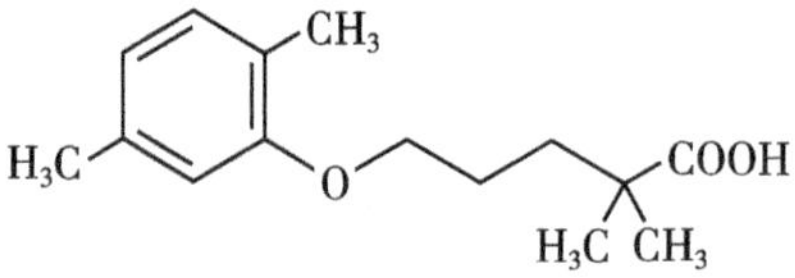	本品作用时间长，是不含卤素的氯贝酯衍生物
普拉贝脲 plafibride	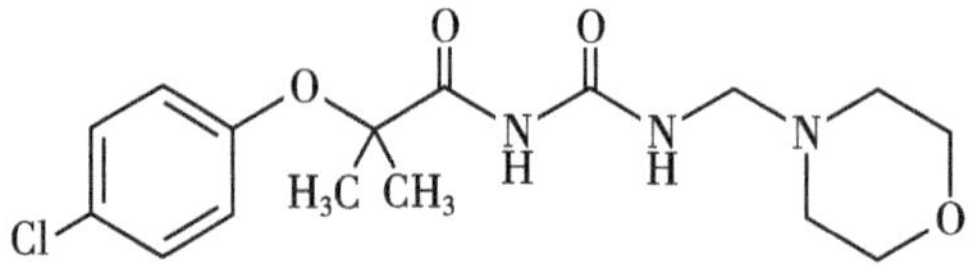	本品可明显降低 LDL、Ch、血清 TC 和 TG 的浓度；升高 HDL

非诺贝特（fenofibrate）

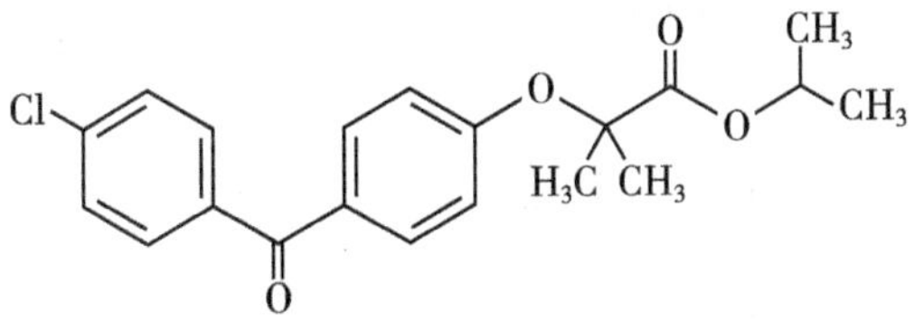

化学名为 2- 甲基 -2-[4-（4- 氯苯甲酰基）苯氧基]丙酸异丙酯（2-[4-（4-chlorobenzoyl）phenoxy]-2-methylpropanoic acid 1-methylethyl ester）。

本品为白色或类白色结晶性粉末，无臭，无味。极易溶于三氯甲烷，易溶于丙酮、乙醚，略溶于乙醇，几乎不溶于水。mp.78～82℃。

本品为氯贝丁酯类似物，具有苯氧异丁酸结构，异丁酸基团是活性必需基团，临床使用酯化物形式，具有脂溶性。

本品为前药，口服进入体内后，胃肠道吸收良好，其酯基被组织及血浆酯酶迅速水解，形成活性代谢产物非诺贝酸（fenofibric acid）。血药浓度达峰时间为 3～5 小时，半衰期约为 20 小时。主要在肝脏和肾脏进行代谢，其活性代谢物非诺贝酸中的大部分与葡萄糖醛酸结合，生成结合物形式，其余经羧基还原再与葡萄糖醛酸结合。代谢物约 60% 经肾脏排泄，25% 经粪便排出。本品血浆蛋白结合率为 99%，多剂量给药无蓄积，但严重肾功能不全患者对本品的清除率显著下降，长期用药可造成蓄积。

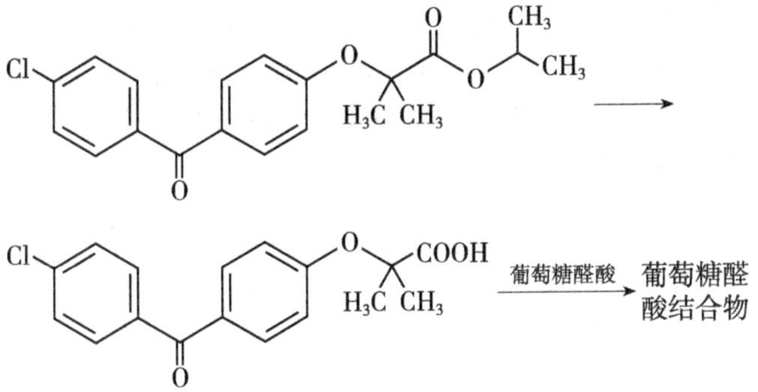

非诺贝酸（fenofibric acid）

本品药效较强，具有显著降胆固醇及甘油三酯的作用，通过抑制 VLDL 和 TG 的生成并同时使其分解代谢增多，降低血 LDL、Ch 和 TG；还使载脂蛋白生成增加，从而增高 HDL。临床用于高胆固醇血症、高甘油三酯血症及混合型高脂血症；还具有降低血尿酸作用。本品不良反应小，耐受性良好。注意与 HMG-CoA 还原酶抑制剂合用时，可引起肌痛、横纹肌溶解、血磷酸激酶增高等。

吉非罗齐（gemfibrozil）

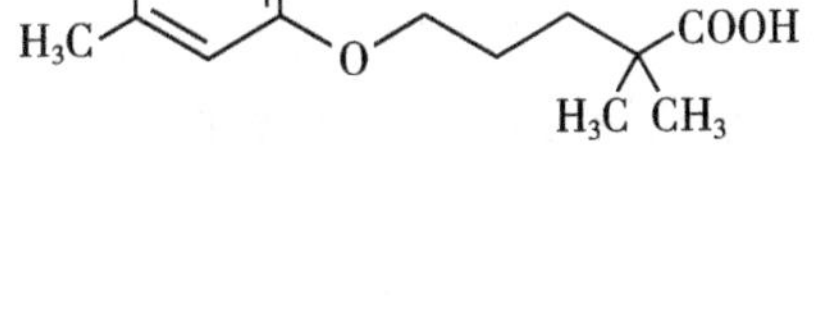

265

化学名为 2，2- 二甲基 -5-（2，5- 二甲基苯氧基）戊酸（2，2-dimethyl-5-（2，5-dimethyl-phenoxy）pentanoic acid）。

本品为白色结晶性粉末，无臭，无味。极易溶于三氯甲烷，易溶于甲醇、乙醇、丙酮、己烷和氢氧化钠，不溶于水。mp.58～61℃。

本品为非卤代的苯氧基戊酸衍生物，能降低 TG、VLDL、LDL，同时可升高 HDL。用于治疗原发性高脂血症。

本品在体内被广泛代谢，尿中排泄的原形药物仅占 5%，主要代谢途径有苯环或苯环上甲基的羟化及其与葡萄糖醛酸结合成酯、苯环上甲基氧化成羧基，代谢物大都随尿排出。

本品的合成是将 1-（2，5- 二甲基苯氧基）-3- 溴丙烷与异丁二酸二乙酯反应，产物经水解、酸化得 2- 二甲基 -5-（2，5- 二甲基苯氧基）戊酸，再经甲基化、酸化即得目标物。

（二）其他类药物

1. **胆固醇吸收抑制剂**　依折麦布（ezetimibe）为 *β*- 内酰胺类化合物，2002 年首次在德国上市，是第一个胆固醇吸收抑制剂。本品可抑制小肠刷状缘对胆固醇的吸收，减少胆固醇向肝脏的转运和储存，增加血液胆固醇清除，从而降低血浆胆固醇的含量。本品可单用或与他汀类药物合用，用于杂合子家族性高胆固醇血症。临床使用剂量为每天 10mg，耐受性良好，不良反应较少。

依折麦布（ezetimibe）

2. **胆汁酸螯合剂**　通常为碱型阴离子交换树脂。本类药物能够促使胆固醇转化为胆汁酸，同时在肠道内与胆汁酸不可逆地结合，使其在肠道内吸收减少、排出增加，阻断胆酸的肠肝循环，增加血中 LDL-Ch 的消除率，达到降低 LDL-Ch 的作用。

本类药物是降低 TC 的有效药物，主要用于治疗 LDL 升高类型的高脂血症，即Ⅱa 型和Ⅱb 型高脂血症，对任何类型的高甘油三酯血症无效，对 TC、TG 均高的混合型高脂血症，需与其他类型的调血脂药合用。临床药物有考来烯胺（cholestyramine）和考来替泊（colestipol）等。考来烯胺为胆汁酸螯合剂，临床常用氯化物型，可有效降低血浆中 Ch 和 LDL-Ch 水平，并呈剂量相关性，用于Ⅱa 型高脂蛋白血症，尤其对杂合子家族性高胆固醇血症患者疗效较好。考来替泊为碱性阴离子交换树脂，口服不吸收，与胆汁酸结合后由粪便排出，主要用于Ⅱ型高脂蛋白血症。

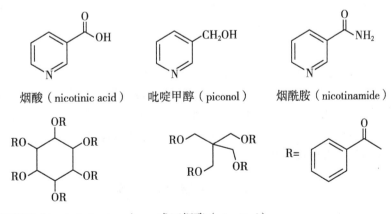

考来烯胺（colestyramine）

考来替泊（colestipol）

本类药物不良反应主要为胃肠道反应，如恶心、腹胀、便秘、腹泻等。考来烯胺和考来替泊与地高辛、华法林、他汀类、贝特类联合应用时，干扰脂溶性维生素的吸收，降低其他药物的吸收和生物利用度。应在考来烯胺和考来替泊服用前1小时或服用后4～6小时再服用其他药物。

3. 烟酸类　烟酸（nicotinic acid）又称维生素PP，烟酸及其代谢物烟酰胺都是防止糙皮病的重要辅助药物。1955年，发现高剂量的烟酸可以降低人体中的胆固醇和血浆甘油三酯的水平，临床上用于高脂血症的治疗。

本品通过抑制cAMP的生成，使激素敏感脂酶活性下降，阻碍脂肪组织中的TG水解生成游离脂肪酸，进而减少肝脏中TG的合成，导致血浆中TG、VLDL及LDL浓度降低。本品是较少的脂蛋白Lp降低药和有效升高HDL-Ch的药物。小剂量的烟酸升高HDL-Ch水平并降低TG水平，但对LDL-Ch无影响。大剂量时，能有效降低血浆中的TG、TC和LDL-Ch浓度，血浆TG浓度可下降20%～50%；同时可升高HDL-Ch水平。

本品口服后吸收迅速，血药浓度达峰时间为30～60分钟，半衰期为45分钟。通常与其他药物如他汀类药物合用，如烟酸和洛伐他汀的复方制剂已经FDA批准上市。不良反应有皮肤不适和胃肠刺激等症状。为减少不良反应，通常将其制成前药，在体内转变为烟酸而发挥作用。如：将羧基成酯，如肌醇烟酸酯（inositol nicotinate）、戊四烟酯（niceritrol）；成酰胺，如烟酰胺（nicotinamide）；还原为醇，如吡啶甲醇（piconol）等。

烟酸（nicotinic acid）　　吡啶甲醇（piconol）　　烟酰胺（nicotinamide）

R=

肌醇烟酸酯（inositol nicotinate）　　戊四烟酯（niceritrol）

第二节　抗动脉粥样硬化药

动脉粥样硬化(atherosclerosis, AS)是缺血性心脑血管疾病的主要病理基础,通常由多危险因素如高脂血症、高血压、糖尿病和吸烟等所致,是慢性、可进展性疾病。脂质代谢异常在动脉粥样硬化的独立危险因素中居首要地位。临床试验研究结果表明,LDL 是致动脉粥样硬化脂蛋白,目前,LDL 已被列为调血脂药的基本治疗指标。凡能使 LDL、VLDL、TC、TG、ApoB 降低,或使 HDL、ApoA 升高的药物,都有抗动脉粥样硬化作用。

动脉粥样硬化病因、病理复杂,临床使用治疗药物种类较为广泛。除前述两节介绍的调血脂药可作为其治疗药物外,用于 AS 的治疗药物还包括抗氧化剂、多烯脂肪酸类和保护动脉内皮药物等。

一、抗　氧　化　剂

对于高脂血症患者,体内自由基产生和清除平衡被破坏,产生大量的脂质过氧化物。脂质过氧化物可直接造成血管内皮细胞损伤,其产物丙二醛对 LDL 进行氧化修饰,促进动脉粥样硬化形成与发展。脂质过氧化物还可引起前列环素/血栓素 A_2(PGI$_2$/TXA$_2$)失调,加强血小板聚集、白细胞黏附并分泌生长因子等,增强凝血活性。在上述因素的相互影响和作用下,导致 AS 的形成。

普罗布考(probucol)

化学名 4,4'-[(1-甲基亚乙基)二硫]双[2,6-二(1,1-二甲乙基)苯酚](4-({1-[(4-hydroxy-3,5-di-*tert*-butylphenyl)thio]-1-methylethyl}thio)-2,6-di-*tert*-butylphenol)。

本品为白色或类白色结晶性粉末,有特臭。极易溶于三氯甲烷,溶于乙醇,不溶于水。

本品口服吸收差,血药浓度达峰时间为 18 小时,半衰期为 52~60 小时。主要以原形经粪便排出。

本品有显著的抗氧化作用,因其高脂溶性,可与脂蛋白结合,抑制细胞对 LDL 的氧化修饰,从而抑制泡沫细胞生成,延缓形成动脉粥样硬化斑块,并使已形成的病变消退。同时,还可降低 TC 和 LDL,对 VLDL、TG 影响较少。用于杂合子及纯合子家族性高胆固醇血症,非家族性高胆固醇血症及糖尿病、肾病所致高胆固醇血症。与考来烯胺、烟酸、HMG-CoA 还原酶抑制剂合用作用加强。

二、多烯脂肪酸类药物

多烯脂肪酸又称多不饱和脂肪酸(PUFAs),是指有 2 个或 2 个以上不饱和键的脂肪酸。

PUFAs 被摄入体内后，易与血细胞、血管壁及其他组织中的 TC、血浆磷脂等结合，改变体内脂肪酸代谢，促进其降解为胆汁酸而排出，降低血中 TC、TG 浓度；但对 HDL-Ch、LDL-Ch 水平影响较小。主要用于治疗高甘油三酯症。

多烯脂肪酸可分 n-6、n-3 两类。n-6 PUFAs 包括亚油酸、γ- 亚麻酸等，降脂作用较弱，用于治疗轻度高脂血症。n-3 PUFAs 有 α- 亚麻酸、二十碳五烯酸（EPA）和二十二碳六烯酸（DHA）等，其降脂作用强于前者。Omacor 为 EPA 和 DHA 的复方制剂，其与他汀类合用能增强降 TG 的作用；长期服用能预防动脉粥样硬化斑块形成，并使斑块消退。但需注意 PUFAs 易氧化生成致动脉粥样硬化物质，同时具有抗血小板聚集作用，应谨慎使用。

三、保护动脉内皮药

血管内皮损伤在动脉粥样硬化发病过程中具有重要意义。化学、细菌毒素等多种因素均可引起血管内皮损伤，改变血管壁的通透性，引起白细胞和血小板黏附，最终形成动脉粥样硬化斑块。

保护动脉内皮药主要是硫酸多糖类药物，如肝素、硫酸类肝素、硫酸软骨素 A、硫酸葡聚糖等，此类药物结构中含负电性基团，可与血管内皮表面结合，有效防止白细胞、血小板和生长因子的黏附，抑制平滑肌细胞增殖，从而发挥保护血管内皮的作用。其对血管再造术后再狭窄也有预防作用。

知识链接

冠脉再狭窄的药物防治

经皮腔内冠状动脉成形术（PTCA）是治疗冠心病的重要手段，但术后 3～6 月仍有 30%～50% 患者发生冠状动脉再狭窄。应用药物（如药物球囊）是防治冠状动脉再狭窄的有效途径，如将调血脂药、抗氧化药、NO 及供体药物、n-3 型 PUFAs、抗血小板药等附着于球囊支架，进行治疗。近年来，采用切割球囊与支架内放射联合治疗取得较好效果，可显著减少冠状动脉狭窄再次发病率。

四、胆固醇酯酰基转移酶抑制剂

胆固醇酯酰基转移酶（ACAT）可催化、生成胆固醇酯酶（CE），CE 对 VLDL 形成动脉硬化病变的过程具有关键作用。

阿伐麦布（avasimibe）

阿伐麦布（avasimibe）降血脂作用机制与其他药物不同，具有直接抗 AS 作用。本品通过抑制 ACAT,减少机体对胆固醇的吸收,从而降低血清 TC,阻止 AS 的形成。

随着对 AS 致病因素的认识和对其发病机制探讨的深入,抗 AS 药出现了较多有良好发展前景的候选活性物,如微粒体甘油三酯抑制剂、胆固醇酯转移蛋白抑制剂、固醇断裂活化蛋白配体、用于 PTCA 后再狭窄的抗 AS 药、钙拮抗剂类抗 AS 药、NO 供体类抗 AS 药以及基因治疗等等。

思考题

1. 简述调血脂药的分类、结构类型和作用机制。
2. 简述 HMG-CoA 还原酶抑制剂的构效关系,并列举至少三个代表药物。
3. 简述苯氧乙酸类调血脂药的作用特点,并说明其与其他类别调血脂药的区别。

（赵春深）

第十二章 抗血栓药

 学习要求

1. 掌握抗血栓药的分类及代表药物；华法林钠和氯吡格雷的化学结构、理化性质、代谢特征、合成方法、药理特点和用途。

2. 熟悉奥扎格雷、西洛他唑、噻氯匹定、替罗非班和利伐沙班的化学结构、化学特性和用途；阿司匹林作为抗血小板药的作用机制。

3. 了解抗血栓药的发展方向、各类凝血因子的作用功能以及溶栓药的结构特点。

血栓是指流动的血液成分在血管或心脏内膜上形成的病理性非匀质性的凝块或沉积物。由血栓形成导致血管狭窄和闭塞，使主要脏器发生缺血和梗死而引发的各类功能障碍性疾病统称为血栓性疾病，临床上常见有急性心肌梗死、脑血栓、肺静脉栓塞、动脉血栓和缺血性休克等。阻止和减少血栓的形成是预防和治疗这类疾病最有效的措施。

血栓在结构上系由血管内激活的血小板（platelet）和稳定血小板聚集的纤维蛋白组成。而凝血酶（thrombin）既是血小板激活剂，又在纤维蛋白形成的过程中扮演着限速酶的角色，对这两部分的形成都起到了重要的作用。

根据作用靶点及作用机制的不同，抗血栓药可以分为三大类：抗凝血药、抗血小板药和溶栓药。前两类药物可阻止血栓的形成和发展，用于防止血栓性疾病的发生；而溶栓药能溶解已经形成的血栓，用于急性血栓性疾病的治疗。

第一节 抗 凝 血 药

血液凝固是血液由溶胶状态转变为凝胶状态的过程，是哺乳动物止血功能的重要组成部分。凝血过程大致上可分为两个阶段，凝血酶原的激活及凝胶状纤维蛋白的形成。这是由凝血因子参与的一系列蛋白质有限水解的过程。

除 Ca^{2+} 外，凝血因子均为蛋白质，且多为蛋白酶或蛋白酶原。近百年来陆续被发现的凝血因子很多，为了统一命名，世界卫生组织按其被发现的先后次序用罗马数字编号，目前公认的有凝血因子 I ～ XIII 12 种，当其被激活后，在其名称右下角加英文字母 a 表示。主要凝血因子的生理生化功能见表 12-1。

表 12-1 主要凝血因子及其功能

凝血因子分类	凝血因子名称	主要生理生化功能
I	纤维蛋白原 fibrinogen	结构蛋白，转变为纤维蛋白，完成凝血

续表

凝血因子分类	凝血因子名称	主要生理生化功能
II	凝血酶原 prothrombin	被激活成凝血酶，促使I转化为Ia，激活V、VII、VIII、XI、XIII和纯化的蛋白（protein C, PC），活化血小板
III	组织因子 tissue factor	VII的辅助因子，与VII和Ca^{2+}形成复合物，催化X成Xa
IV	钙因子 Ca^{2+}	参与凝血大部分过程
V	前加速因子 proaccelerin	激活后与Xa组成凝血酶原酶，激活II
VII	前转变因子 proconvertin	活化后与III和Ca^{2+}形成复合物，催化激活IX和X
VIII	抗血友病甲因子 antihemophilic factor	IX的辅助因子，激活后与IXa形成复合物，激活X
IX	血浆凝血激酶成分 plasma thromboplastin component	又称Christmas因子或者抗血友病乙因子，受XIa激活，再激活X
X	Stuart-Prower因子	受IXa-IIIa和VIIa-TF激活，生成Xa，再激活II、V、VII、VIII、XI和XIII，活化血小板
XI	血浆凝血激酶前质 plasma thromboplastin antecedent	又称抗血友病因子，受IIa、XIIa激活生成XIa，再激活IX
XII	接触因子 contant factor	与XI、激肽释放酶原（PK）和高分子量激肽原（HMWK）构成接触激活系统，启动内源性凝血途径、纤溶系统和缓激肽的释放
XIII	纤维蛋白稳定因子 fibrin-stablizing factor	受IIa激活成XIIIa，催化纤维蛋白单体交联，形成纤维蛋白多聚体

一、香豆素类抗凝血药

香豆素类抗凝血药是一类含4-羟基香豆素基本结构的药物，口服有效，体外无抗凝作用。常用的该类药物包括华法林（warfarin）、双香豆素（dicoumarol）和醋硝香豆素（acenocoumarol），它们的化学结构均与维生素K相似。氢醌型的维生素K能活化凝血因子II、VII、IX、X，使相关酶原的谷氨酸侧链羧酸化为γ-羧基谷氨酸基团，形成Ca^{2+}结合点，血浆中的Ca^{2+}与之结合使这些凝血因子具有了凝血活性。而香豆素类抗凝血药可以抑制维生素K环氧还原酶，阻止维生素K由环氧型向氢醌型转变，从而影响凝血因子II、VII、IX、X的活性。

华法林（warfarin）　　　　　双香豆素（dicoumarol）

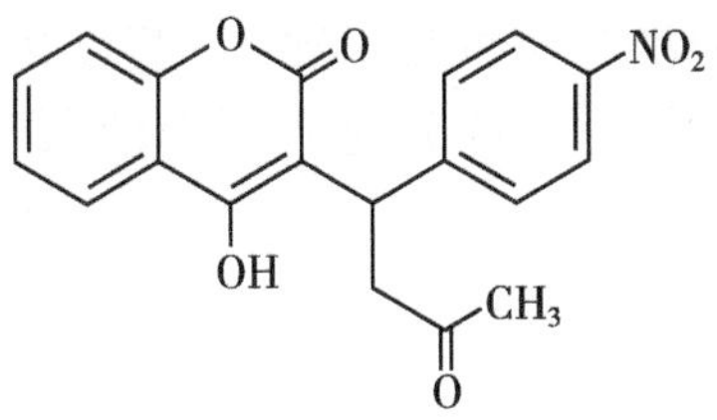

醋硝香豆素（acenocoumarol）

华法林钠（warfarin sodium）

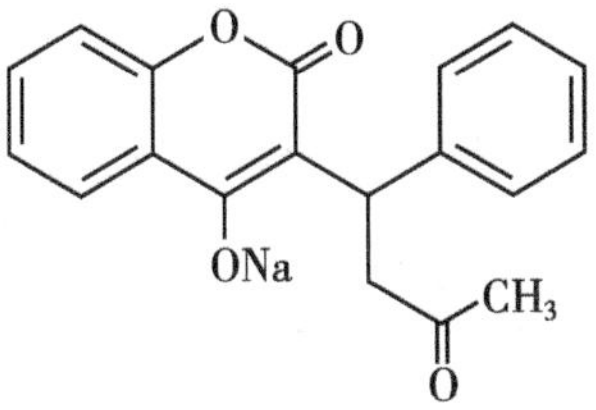

化学名为 3-（3- 氧代 -1- 苯基丁基）-4- 羟基 -2*H*-1- 苯并吡喃 -2- 酮钠盐（4-hydroxy-3-（3-oxo-1- phenylbutyl）-2*H*-1-benzopyran-2-one sodium salt），又名华法林，苄丙酮香豆素。

本品为白色结晶性粉末，无臭。在水中极易溶解，在乙醇中易溶，在三氯甲烷或乙醚中几乎不溶。本品加水溶解后，加入硝酸滤过，滤液加重铬酸钾液，振摇，数分钟后溶液呈淡绿蓝色。

本品口服吸收完全，生物利用度近 100%，血浆蛋白结合率约为 99.5%，服后 12～18 小时起效，24～36 小时作用达到高峰，静脉注射和加大剂量均不能加速其作用。

本品结构中含有一个手性碳，*S*- 构型异构体的抗凝活性是 *R*- 构型异构体的 4 倍，药用其外消旋体。本品在体内的代谢因构型不同而有所区别，*S*- 构型异构体经丙酮侧链还原而代谢，代谢物主要经尿液排泄，而 *R*- 构型异构体则在母核 7 位上进行羟化，代谢产物进入胆汁，随粪便排出体外。由于本品主要经肝脏 CYP450 酶代谢，故能够抑制 CYP 活性的药物，如甲硝唑、氯霉素、西咪替丁、奥美拉唑和选择性 5- 羟色胺再摄取抑制剂等，均可使本品的代谢减慢，半衰期延长，抗凝作用加强，因此，使用本品时应注意其与其他药物的相互作用。

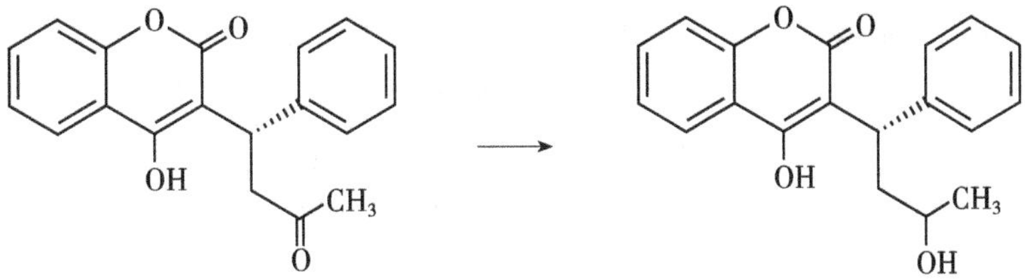

S–构型异构体

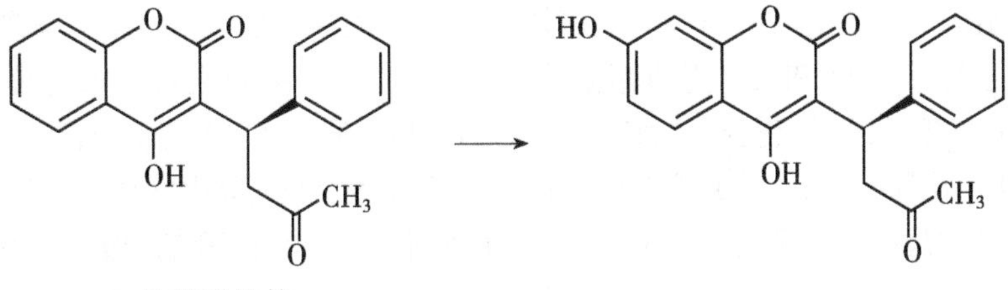

R–构型异构体

本品的合成是以水杨酸甲酯与醋酐为原料,进行酰化反应后得到邻乙酰氧基苯甲酸甲酯,之后在碱性条件下环合得到4-羟基香豆素钠,经盐酸酸化后与苯丁烯酮缩合制得。

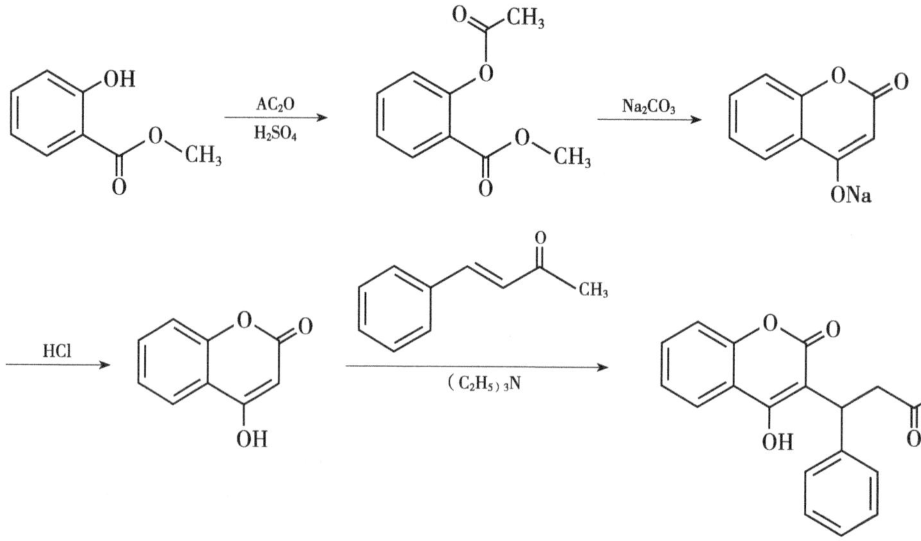

本品主要用于治疗血栓塞性疾病,防止血栓的形成或其发展,如血栓塞性脉管炎、肺栓塞。本品还可用于心脏外科手术后防止血栓形成,或心肌梗死的辅助用药。因本品易通过胎盘导致畸胎及胎儿中枢神经系统异常,流产及死胎率高达17%,故孕妇禁用。

知识链接

国际标准化比值

抗凝血药治疗前应对患者血栓栓塞的危险因素和出血危险进行评估,寻求抗凝防栓塞与出血风险的平衡点,确定个体化的抗凝强度并在治疗过程中实时监测,以便调整方案。抗凝强度常用国际标准化比值(international normalized ratio, INR)表示。例如,在欧美,心房颤动患者在接受华法林抗凝血治疗时,应保持INR在2.0～3.0之间。但由于亚洲人华法林肝脏代谢酶活性与西方人存在着显著差异,剂量应该适当调低,国内心房颤动患者在接受华法林治疗时,INR一般控制在1.6～2.5。

二、肝素类抗凝血药

肝素(heparin)广泛分布于哺乳动物组织和体液中,是一种D-葡萄糖、L-艾杜糖醛酸、N-乙酰葡萄糖胺和D-葡萄糖醛酸交替组成的多糖硫酸酯,相对分子量5000～30 000。本品主要通过激活抗凝血酶Ⅲ(antithrombin Ⅲ, ATⅢ)实现抗凝血作用:ATⅢ对含丝氨酸的Ⅱa及Ⅸa、Ⅹa、Ⅺa和Ⅻa等具有灭活作用,是间接的凝血因子抑制剂。本品口服无效,需通过深部皮下或者静脉给药。输血时,可用作抗凝剂,临床上常用于防止血栓形成。

R=H or SO$_3^-$,R'=SO$_3^-$ or COCH$_3$

肝素（heparin）

随着生化提取、基因重组的发展，以及对肝素作用机制的深入认识，近期涌现出一系列低分子量肝素、类肝素等新型抗凝血药。

低分子量肝素相对分子质量为 1000～10 000，平均为 4000～5000。本品的作用与普通肝素相似，但出血性不良反应较少，安全性提高。本品常在不稳定型心绞痛、急性心肌梗死及肺栓塞的治疗中代替普通肝素使用。已上市的有依诺肝素（enoxaparin）、达肝素（dalteparin）、亭扎肝素（tinzaparin）、帕肝素（parnaparin）、那屈肝素（nadroparin）、舍托肝素（certoparin）、贝米肝素（bemiparin）以及瑞肝素（reviparin）。

类肝素是模拟肝素与抗凝血酶结合位点的五聚糖类似物，目前上市的有磺达肝素（fondaparinux）。磺达肝素为化学合成的五聚糖化合物，能快速、选择性地与 AT Ⅲ 的五聚糖结合位点结合，改变其构象，进而干扰凝聚级联反应。本品对血小板活性无影响，未见导致自发性血小板聚集的不良生物学反应。本品 1 天 1 次皮下注射其钠盐的固定剂量 2.5mg，不需要进行常规凝血检测。临床广泛应用于抗血栓治疗，尤其适用于预防心血管疾病和外科手术后的血栓形成。

三、凝血酶抑制剂

凝血酶（thrombin）是一种丝氨酸蛋白水解酶，对多种凝血因子具有水解作用。凝血酶使纤维蛋白原转变成纤维蛋白，并能使纤维蛋白成为共价交叉连接结构，从而达到稳定血栓的作用。另外还具有多种功能，主要有：①诱导血小板聚集；②激活 XⅢ 因子；③激活由凝血酶激活的纤溶抑制物；④激活因子 V、Ⅷ、Ⅺ，生成更多的凝血酶。因此，如果药物能够直接抑制凝血酶的活性，则可以高效、快速地抑制血栓的形成。

> **知识链接**
>
> ### 凝血酶
>
> 凝血酶原（Ⅱ, prothrombin）是含 582 氨基酸残基的酶原，被因子 Xa 在 Arg-Thr 及 Arg-Ile 处切开，切除 N 端 274 个氨基酸残基，余下 308 个氨基酸残基分成 A、B 两条肽链，由一个二硫键相连，即为凝血酶（thrombin）。凝血酶原肽链的 N 末端含有 10 个 γ-羧基谷氨酸残基，相邻的羧基可与 Ca^{2+} 形成复合体。同时，Ca^{2+} 又可与磷脂中磷酸基结合，磷脂胶粒与 Xa 和底物（凝血酶原）之间借 Ca^{2+} 作为桥相连在一起，Xa 将凝血酶原水解为凝血酶。在此过程中，Va 可使 Xa 的活性增强 350 倍，加速凝血酶的生成。

凝血酶抑制剂与凝血酶的催化活性部位结合,灭活凝血酶活性或减少其生成而抑制酶的凝血活性。目前用于临床的有大分子凝血酶抑制剂水蛭素(hirudin)及其衍生物,以及阿加曲班(argatroban)、希美加群(ximelagatran)等小分子抑制剂,见表12-2。

表 12-2　常用的小分子凝血酶抑制剂

药物名称	药物结构	药理特点与用途
希美加群 ximelagatran		本品为第一个口服凝血酶抑制剂,脂溶性好,口服吸收率为40%~70%,口服后迅速经酯基水解、羟氨基还原成活性化合物美拉加群(melagatran)而发挥作用。本品可在髋关节或膝关节置换术中用于预防静脉血栓栓塞事件的发生,还可用于预防脑卒中及静脉血栓
达比加群酯 dabigatran etexilate		本品为口服凝血酶抑制剂,口服给药经胃肠吸收后,部分转化为原药达比加群(dabigatran),以原药和前药两种形式进入门静脉,在肝脏中完全转化为原药。本品用于接受选择性全髋关节或膝关节置换术的成年患者静脉血栓的预防
依非加群 efegatran		本品为三肽类凝血酶抑制剂,可灭活游离的和与血凝块结合的凝血酶,同时抑制凝血酶诱导的血小板聚集

阿加曲班(argatroban)

化学名为（2*R*，4*R*）-4- 甲基 -1-[*N*-2-（（*R*，*S*）-3- 甲基 -1，2，3，4- 四氢 -8- 喹啉磺酰基）-L- 精氨酰基]-2- 哌啶羧酸（（2*R*，4*R*）-4-methyl-1-[*N*-[（3-methyl-1，2，3，4-tetrahydro-8-quinolinyl）sulfonyl]-L-arginyl] -2-piperidinecarboxylic acid），又名诺保思泰。

本品化学结构中包含精氨酸、哌啶和喹啉的三脚架结构，与凝血酶的活性部位形成立体型的结合，可逆性地阻断凝血酶的催化位点和非极性区，从而阻止凝血酶在血栓形成过程中发挥作用。

本品需静脉注射给药，为无色透明液体注射液。为选择性的直接凝血酶抑制剂，对与纤维素凝块结合的凝血酶和血浆中游离的凝血酶都有作用。

本品临床主要用于改善慢性动脉闭塞症患者的四肢溃疡、静息痛以及冷感等，还可用于治疗外周血栓病和急性脑卒中。

知识链接

水蛭素

水蛭素（hirudin）是迄今为止所发现的最强的凝血酶特异性抑制剂，也是研究最早和最典型的凝血酶抑制剂，系从医用水蛭的唾液腺中分离得到的一个由 65 个氨基酸残基组成的多肽。水蛭素可通过共价键结合在凝血酶的非催化位点上，使凝血酶失去裂解纤维蛋白原的能力而失活。临床上用于治疗各种血栓疾病，尤其是静脉血栓和弥散性血管内凝血的治疗；也可用于外科手术后预防动脉血栓的形成，预防溶解血栓后或血管再造后血栓的形成。目前通过 DNA 重组技术已获得重组水蛭素来匹芦定（lepirudin）、地西芦定（desirudin）等。

四、凝血因子Ⅹa抑制剂

凝血因子Ⅹa 为凝血过程中内、外凝血途径共同通路的起始关键，是药物的适宜靶标。Ⅹa 抑制剂能够与游离的 Ⅹa 活性位点结合，阻断其与底物的结合，而且也能够灭活与血小板上的凝血酶原酶复合物结合的 Ⅹa。大量临床数据显示，直接作用于凝血因子Ⅹa 的抗凝血药有良好的抑制初期血栓形成的疗效。

近年来关于凝血因子Ⅹa 直接抑制剂的研究取得了迅速的进展，第一个用于临床的药物是由拜耳和强生共同开发研制的利伐沙班（rivaroxaban），该药物于 2008 年 9 月在加拿大首次上市，2008 年 10 月获得欧盟批准，2009 年获得 SFDA 批准进入中国，2011 年 7 月获 FDA 批准。

另外还有阿哌沙班（apixaban）和艾多沙班（edoxaban）也已近期获准上市进入临床使用，见表 12-3。奥米沙班（otamixaban）、雷扎沙班（razaxaban），以及贝曲沙班（betrixaban）等正处于临床Ⅲ期评价中。

表 12-3　近年上市的凝血因子Ⅹa抑制剂

药物名称	药物结构	药理特点与用途
阿哌沙班 apixaban	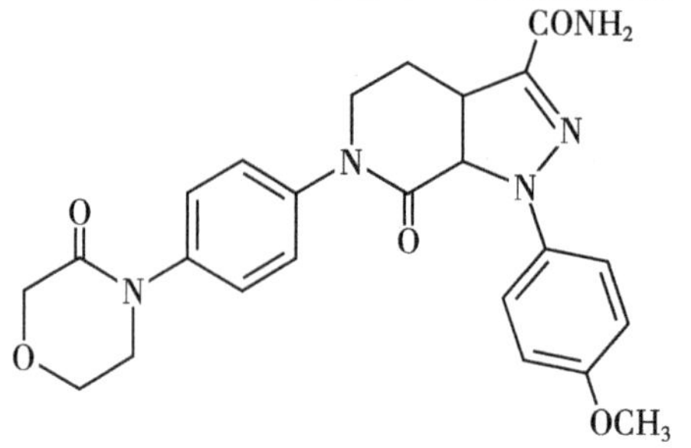	本品为口服的选择性Ⅹa因子抑制剂,可预防血栓,出血的不良反应低于华法林。2011年5月经欧盟获准,主要用于接受过髋部或膝部置换手术患者的血栓预防
艾多沙班 edoxaban	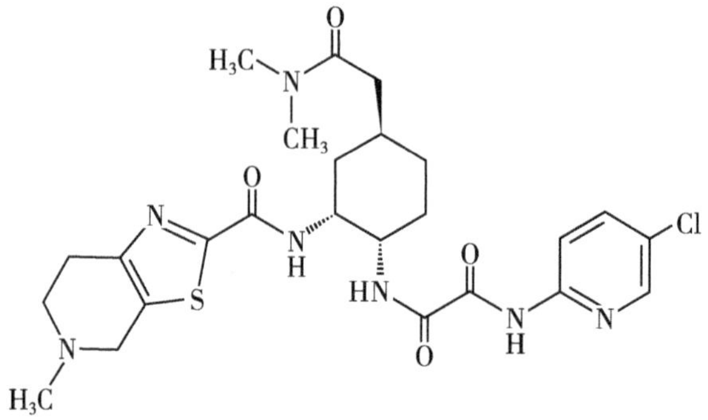	本品为口服的选择性Ⅹa因子抑制剂,2011年7月于日本上市,适用于接受全膝关节置换术、全髋关节置换术、髋关节骨折手术患者并发的静脉血栓栓塞症

利伐沙班(rivaroxaban)

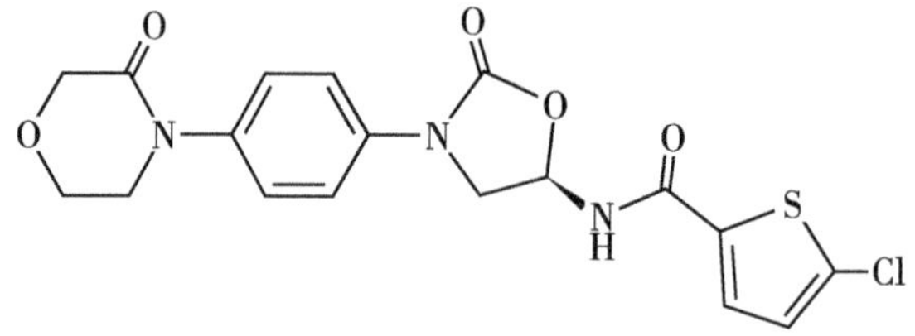

化学名为 5-氯-N-((5S)-2-氧-3-[4-(3-氧-4-吗啉基)苯基]-1,3-唑烷-5-基-2-噻吩羧酰胺(5-Chloro-N-(((5S)-2-oxo-3-(4-(3-oxomorpholin-4-yl)phenyl)-1,3-oxazolidin-5-yl)methyl)thiophene-2-carboxamide),又名拜瑞妥。

本品为白色及类白色粉末,mp.228～229℃。

本品与磺达肝素钠或者肝素的本质区别在于它不需要抗凝血酶Ⅲ参与,可高度选择性和可竞争性地直接拮抗游离和结合的Ⅹa因子以及凝血酶原活性,以剂量依赖方式延长活化部分凝血活酶时间(APTT)和凝血酶原时间(PT)。

本品吸收迅速,服用后2～4小时达到最大浓度(C_{max})。进食对本品10mg片剂的药时曲线下面积(AUC)或 C_{max} 无明显影响。本品通过CYP3A4、CYP2J2和不依赖CYP机制进行代谢,吗啉酮部分的氧化降解和酰胺键的水解是主要的生物转化部位。在用药剂量中,约有2/3通过代谢降解,其中一半通过肾脏排出,另外一半通过粪便途径排出。其余1/3用药剂量以活性药物原形的形式直接通过肾脏主动分泌的方式排泄。

本品临床用于择期髋关节或膝关节置换手术成年患者,以预防静脉血栓(VTE)形成。

案例分析

　　案例：某患者因膝关节置换手术需服用利伐沙班，医嘱不可以与唑类抗真菌药或HIV蛋白酶抑制剂合用。试说明可能原因。

　　分析：大多数唑类抗真菌药或HIV蛋白酶抑制剂均为CYP3A4和P-gp的强效抑制剂，而利伐沙班通过CYP3A4途径代谢，并是P-gp的底物，当与CYP3A4和P-gp抑制剂合用时，可显著提高药效，可能导致出血风险升高。因此临床上不建议将利伐沙班与酮康唑、伊曲康唑、伏立康唑等抗真菌药或HIV蛋白酶抑制剂合用。

第二节　抗血小板药

　　血小板在血栓形成的过程中扮演着重要的角色。当动脉血栓发生时，血管内激活的血小板发生黏附与聚集，进而与纤维蛋白结合形成稳定的血栓。抗血小板药则主要通过抑制血小板黏附、聚集和分泌功能，在抗血栓形成、抗动脉粥样硬化等过程中起着重要的作用。

　　由于影响血小板黏附与聚集的因素有很多，随着血小板生理、生化功能的逐渐阐明，新型的抗血小板药不断出现。目前，常用的抗血小板药按作用机制的不同可分为血栓素 A_2（thromboxane A_2，TXA_2）合成抑制剂、磷酸二酯酶（phosphodiesterase）抑制剂、血小板腺苷二磷酸（ADP）受体拮抗剂和糖蛋白（glycoprotein，GP）II_b/III_a 受体拮抗剂等。

一、血栓素 TXA_2 合成抑制剂

　　血栓素 TXA_2 是目前发现的最强的血小板聚集剂之一，广泛分布于哺乳动物体内。当 TXA_2 生成过多时，则会出现血栓性疾病，减少 TXA_2 的生成或抑制 TXA_2 的活性，则可以治疗和预防血栓性疾病。目前，针对血栓素 TXA_2，常用的药物有环加氧酶（COX）抑制剂和血栓素合成酶抑制剂等。

（一）环加氧酶抑制剂

　　花生四烯酸（arachidonic）是 TXA_2 生物合成的前体，而环加氧酶广泛存在于哺乳动物各种细胞的内质网内，具有很高的活性，可以与花生四烯酸产生大量的代谢产物前列腺素 PGG_2，PGG_2 再经过下游一系列的代谢最终得到 TXA_2。环加氧酶抑制剂通过抑制环加氧酶的活性，阻止花生四烯酸的代谢，最终使 TXA_2 的生成量减少，从而预防血栓性疾病的发生。用于抗血小板聚集的环加氧酶抑制剂主要包括原用于解热、镇痛和消炎的药物，如阿司匹林（aspirin）和吲哚美辛（indomethacin）等。

阿司匹林（aspirin）　　　　　吲哚美辛（indomethacin）

阿司匹林作为一个经典的解热镇痛药,至今仍被广泛应用。1954年,本品被发现可延长出血时间,1971年被发现具有抑制前列腺素合成作用,近年来开始被作为抗血小板药用于预防血栓性疾病。本品能有效抑制环加氧酶活性,使由血小板膜磷脂释放的花生四烯酸无法转变为内过氧化物,使TXA_2合成受阻,从而起到抗血小板的功能。

本品口服有效,作为抗血小板药时每天1次,每次40～120mg。本品对血小板功能亢进而引起的血栓栓塞性疾病效果肯定。对急性心肌梗死或不稳定型心绞痛患者,可降低再梗死率及死亡率,也可降低急性脑缺血的发生率及死亡率。

(二)血栓素合成酶抑制剂

前列腺素PGH_2是花生四烯酸代谢的不稳定中间产物,可在血栓素合成酶的作用下很快转化为最终代谢产物TXA_2,而抑制血栓素合成酶可以高效、特异性地减少TXA_2的生成,从而起到抗血小板的作用,代表药物为奥扎格雷(ozagrel)。

奥扎格雷(ozagrel)

化学名为反式-3-[4-(1H-咪唑-1-甲基)苯基]-2-丙烯酸((E)-3-(4-(1H-imidazol-1-ylmethyl)phenyl)-2-propenoic acid)。

本品为白色或类白色结晶性粉末。在甲醇、水中微溶,在三氯甲烷中几乎不溶。mp.221～226℃。

本品注射剂(40mg/2ml)单次静脉注射后,在血液中的清除较快,连续静脉注射后,2小时达到稳定血药浓度。本品在血液中除游离形式外,还有β-氧化体和还原体。停药24小时,几乎全部药物经尿排出体外,代谢物几乎没有药理活性。

本品主要用于治疗急性血栓性脑梗死和脑梗死所伴随的运动障碍,还可改善蛛网膜下腔出血手术后的脑血管痉挛状态及伴发的脑缺血症状。本品与其他抑制血小板功能的药物有协同作用,合用时本品剂量应酌减。

二、磷酸二酯酶抑制剂

血小板的聚集功能受到生物体内环腺苷酸(cAMP)浓度的反向调节,高浓度的cAMP可以有效抑制血小板聚集,同时还可以减少血小板内TXA_2的生成量并使ADP及5-羟色胺释放减少,从而阻止血栓的发生。磷酸二酯酶抑制剂通过抑制血小板及血管平滑肌内磷酸二酯酶活性和阻碍cAMP降解,提高血小板及血管平滑肌内cAMP浓度,抑制血小板聚集,防止血栓发生,代表药物有西洛他唑(cilostazol)、双嘧达莫(dipyridamole)等。

双嘧达莫属于并环嘧啶胺醇类化合物,除了能抑制血小板聚集,防止血栓形成外,还可以使冠状血管扩张,显著增加冠状动脉血流量和心肌供氧量。临床主要用于治疗弥散性血管内凝血,对出血时间无影响,单独使用时疗效不及与阿司匹林合用。

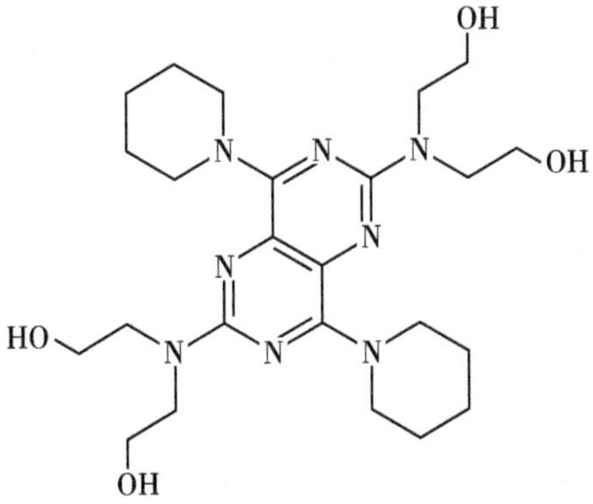

双嘧达莫（dipyridamole）

西洛他唑（cilostazol）

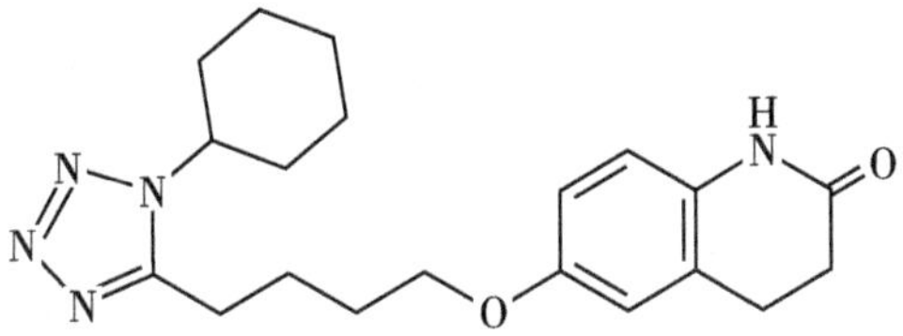

西洛他唑，化学名为 6-[4-（1- 环己基 -1H- 四唑 -5- 基）- 丁氧]-3，4- 二氢 -2（1H）喹啉酮（6-[4-（1-cyclohexl- 1H-tetrazol-5-yl）butoxy]-3，4-dihydro-2（1H）-quinolinone）。

本品为白色至微黄白色的结晶或结晶性粉末。在甲醇、乙醇或乙腈中不溶，在水中几乎不溶。mp.158～162℃。

本品通过抑制血小板及平滑肌上磷酸二酯酶的活性来抑制血小板聚集，且有扩张血管作用。本品不影响血小板的花生四烯酸代谢，对于由腺苷二磷酸或肾上腺素诱导引起的初级聚集及二级聚集具有抑制作用。本品对血小板聚集的抑制作用是可逆的，停药后迅速恢复，主要用于慢性动脉闭塞症引起的溃疡、疼痛、冷感和间歇性跛行等缺血性症状。

本品口服吸收有效，血浆蛋白结合率为 95%，血药浓度达峰时间为 3 小时，半衰期约为18 小时。本品代谢产物主要为环氧化物和环羟化物，环氧化物的活性为原药的 3～4 倍，主要通过粪便排出。

案例分析

案例：目前临床上多使用含阿司匹林 75mg 和双嘧达莫 25mg 的复方阿司匹林双嘧达莫片，试分析阿司匹林与双嘧达莫联合用药的优点。

分析：阿司匹林在抑制环加氧酶的同时也会影响前列腺素 PGI_2 的合成，当大剂量使用阿司匹林时，因其专一性不强，TXA_2 和 PGI_2 生成量均减少，而后者是强有力的血小板聚集抑制剂。双嘧达莫可以增加人体内的内源性 PGI_2 的浓度，因此，两者的联合用药可以取得比单一用药更好的抗血小板效果。

三、血小板腺苷二磷酸受体拮抗剂

腺苷二磷酸（ADP）存在于血小板细胞内的高密度颗粒内，是诱导血小板聚集的重要物质，当血小板发生聚集反应时被释放。ADP 可与 ADP 受体结合产生生物学效应，进一步加速血小板的凝聚过程。血小板膜上有 3 种 ADP 受体：P_2Y_1、P_2Y_{12}、P_2X_1，其中 P_2Y_{12} 仅存在于血小板膜上，因此 P_2Y_{12} 拮抗剂可以抑制血小板聚集而不影响 ADP 介导的血管反应。

临床应用的 P_2Y_{12} 拮抗剂主要有氯吡格雷（clopidogrel）和噻氯匹定（ticlopidine）。近年有普拉格雷（prasugrel）、坎格雷洛（cangrelor）和替格瑞洛（ticagrelor）等药物已在部分地区获得进入临床或者正处于临床研究后期，见表 12-4。

表 12-4 上市或处于临床的 P_2Y_{12} 拮抗剂

药物名称	药物结构	药理特点与用途
噻氯匹定 ticlopidine		本品对血小板聚集有较强的抑制作用，口服易吸收，1～2 小时血药浓度达峰值，4～6 天达最大效应，其 2- 酮代谢物的抗血小板作用比原药强 5～10 倍。主要用于血栓闭塞性脉管炎、闭塞性动脉硬化等循环障碍以及血管手术和体外循环产生的血栓
普拉格雷 prasugrel		本品于 2009 年 7 月经 FDA 批准上市。本品是一个前体药物，其活性代谢物与 P_2Y_{12} 受体发生不可逆抑制，从而抑制血小板活化和聚集，主要用于预防经皮冠状动脉介入（PCI）治疗后血栓的形成
坎格雷洛 cangrelor		本品可由静脉给药，是一种速效、短时、可逆的 P_2Y_{12} 受体抑制剂，半衰期为 3～5 分钟，停药 60 分钟内 60% 的血小板功能可恢复正常，特别适用于急性冠状动脉综合征（ACS）的治疗
替格瑞洛 ticagrelor		本品为口服 P_2Y_{12} 抑制剂，与氯吡格雷相比，本品对血小板的抑制作用更强且起效更快。本品与受体为可逆性结合，减量或停药后血小板功能可迅速恢复，目前主要用于急性冠状动脉综合征的治疗

氯吡格雷（clopidogrel）

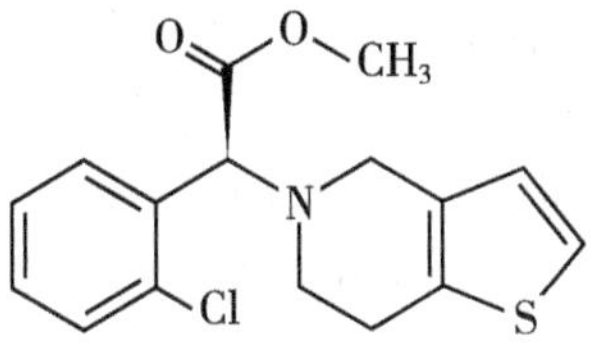

化学名为(S)-α-(2-氯苯基)-6,7-二氢噻吩并[3,2-c]吡啶-5(4H)-乙酸甲酯((S)-α-(2-chloro-phenyl)-6,7-dihydrothieno[3,2-c]pyridine-5(4H)-acetic acid methyl ester)。

本品为无色油状物,有一个手性碳原子,为S构型,临床药用其硫酸盐,其硫酸盐为白色或类白色的结晶性粉末,无臭。在水、甲醇、乙醇及冰醋酸中溶解,在丙酮或三氯甲烷中极微溶。mp.183～187℃。

本品无体外活性,为前药。口服后经CYP450酶系转化,再经水解形成噻吩环开环的活性代谢物。活性代谢物的巯基可与血小板ADP受体中的半胱氨酸残基形成二硫键,拮抗血小板ADP受体,从而抑制ADP诱导的血小板膜表面糖蛋白GPⅡb/Ⅲa受体的活化,导致纤维蛋白原无法与该受体发生粘连而抑制血小板聚集。本品主要由肝脏代谢,血中主要代谢产物是其羧酸盐衍生物,占血浆中药物相关化合物的85%。

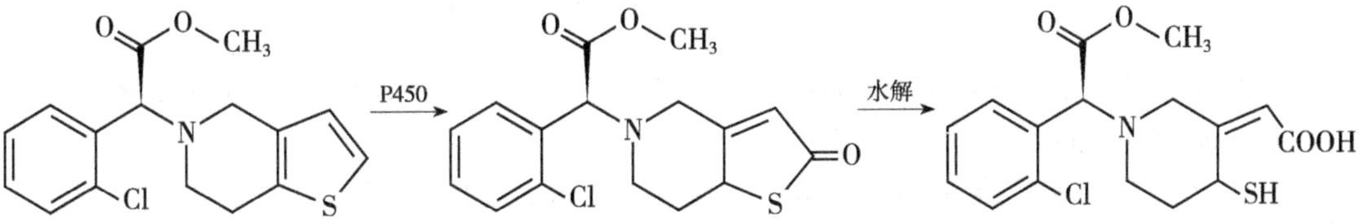

本品的合成是用2-(2-噻吩基)乙胺与甲醛缩合并在酸性条件下环合,所得产物在碱性下与(RS)-2-氯-2-(2-氯苯基)乙酸甲酯反应得到消旋氯吡格雷,再用(-)-樟脑-10-磺酸拆分即得S-型异构体。

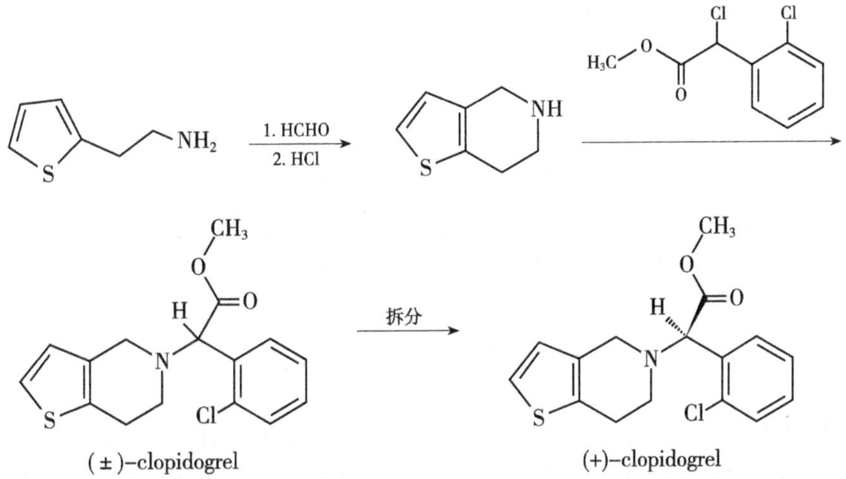

本品临床主要用于预防缺血性脑卒中、心肌梗死及外周血管病等。

四、糖蛋白 GPⅡb/Ⅲa 受体拮抗剂

糖蛋白 GPⅡb/Ⅲa 受体位于血小板表面，是调控血小板聚集的最终途径。一般情况下，位于未激活血小板表面的 GPⅡb/Ⅲa 受体处于无功能状态，而当血小板被激活后，GPⅡb/Ⅲa 受体被暴露，纤维蛋白原等凝血因子与 GPⅡb/Ⅲa 受体结合，促进血小板聚集和血栓形成。糖蛋白 GPⅡb/Ⅲa 受体拮抗剂可以阻断 GPⅡb/Ⅲa 受体与各类凝血因子的结合，从而抑制 GPⅡb/Ⅲa 受体诱导的血小板聚集，防止血栓的发生。

GPⅡb/Ⅲa 受体拮抗剂主要分为肽类和小分子非肽类拮抗剂，用于临床的肽类药物主要包括单克隆抗体阿昔单抗（abciximab）和依替巴肽（eptifibatide）；小分子非肽类药物有拟精氨酸-甘氨酸-门冬氨酸序列（RGD）分子结构的替罗非班（tirofiban）。近年来，有一系列的 GPⅡb/Ⅲa 受体拮抗剂相继进入临床评价，包括珍米洛非班（xemilofiban）、奥波非班（orbofiban）、洛曲非班（lotrafiban），以及罗昔非班（roxifiban）等，但由于疗效不及阿司匹林，以及一些潜在的风险，尚未应用于临床。

替罗非班（tirofiban）

化学名为 N-（正丁基磺酰基）-O-[4-（4-哌啶基）丁基]-L-酪氨酸（N-(butyl sulfonyl)-O-[4-(4-piperidinyl)butyl]-L-tyrosin）。

本品为白色粉末状固体，临床上应用其盐酸盐，mp. 223～225℃。

本品是一种非肽类的血小板受体 GPⅡb/Ⅲa 高选择性拮抗剂，它能够与该受体结合，竞争性地阻断纤维蛋白原及血管性血友病因子与血小板受体的结合，阻止血小板聚集、黏附等活化反应，有效地抑制血小板介导的血栓形成并延长出血时间。

本品以推荐剂量静脉给药时，在 30 分钟后本品对血小板聚集的抑制率可达 90%，持续静脉滴注给药，血药浓度可达到稳态，血浆蛋白结合率为 65%，稳态分布容积范围为 22～42L。停用本品后，血小板的聚集功能恢复，为可逆性抑制，持续静脉滴注可使血栓不易形成。本品主要以原形经尿路及胆道排出，健康人半衰期为 1.4～1.8 小时，冠心病患者半衰期约为 2 小时。

本品主要用于治疗急性冠状动脉综合征、不稳定型心绞痛和非 Q 波心肌梗死、急性心肌梗死和急性缺血性心脏猝死等。本品还可减少急性冠状动脉综合征和冠状动脉内介入治疗后冠心病事件的发生率，改善患者症状和预后。

第三节 溶 栓 药

溶栓药（thrombolytic drugs）又称纤维蛋白溶解药（fibrinolytics），是指能激活纤溶酶而溶解已形成的血栓的药物，对于急性血栓栓塞性疾病的治疗有着重要的意义。溶栓药大多为生物制品，可分为非特异性纤溶酶原激活剂和特异性纤溶酶原激活剂，前者的代表药物

有链激酶（streptokinase）、尿激酶（urokinase）等；后者的代表药物为阿替普酶（alteplase）和瑞替普酶（reteplase）。

链激酶是从溶血性链球菌培养液中制得的一种不具有酶活性的蛋白质，为外源性纤溶系统激活剂。本品在进入机体后，与纤溶酶原按 1:1 的比率结合成链激酶 - 纤溶酶原复合物而发挥纤溶活性，由于该复合物对纤维蛋白的降解无选择性，易使全身性纤溶活性增高导致全身出血。同时，由于本品为外源性物质，具有抗原性，易起过敏反应。

尿激酶是肾小球上皮细胞产生的一种特殊蛋白分解酶，无抗原性和过敏反应，能将纤溶酶原激活为纤溶酶。与链激酶一样，本品对纤维蛋白无选择性，主要用于急性心肌梗死、急性脑血栓形成、脑血管栓塞、周围动静脉血栓等疾病。

阿替普酶为一种组织蛋白溶解酶原激活剂，通过基因技术制备，为 528 个氨基酸残基组成的蛋白质。本品可直接将循环中的纤溶酶原激活为纤溶酶，使纤维蛋白分解，促使血栓溶解。本品无抗原性，并可选择性激活血栓中与纤维蛋白结合的纤溶酶原，对全身性纤溶活性影响较小，出血风险较低。

瑞替普酶是阿替普酶的缺失变异体，相较于阿替普酶，本品对于纤维蛋白的选择性更强，半衰期亦有延长，溶栓作用增强。

思考题

1. 抗血小板药按照作用机制可以分为哪几类？各列举一个代表药物。
2. 简述氯吡格雷在体内的代谢过程。
3. 简述阿司匹林作为抗血小板药的作用机制。

（张　倩）

第十三章　抗变态反应药

学习要求

1. 掌握 H_1 受体拮抗剂的分类及代表药物；盐酸苯海拉明、马来酸氯苯那敏、氯雷他定、盐酸西替利嗪的结构、理化性质、代谢和用途；咪唑斯汀的结构和用途；H_1 受体拮抗剂的构效关系。

2. 熟悉色甘酸钠、齐留通、扎鲁司特的结构和用途。

3. 了解其他抗变态反应药的分类和代表药物。

变态反应（allergy）也称为过敏反应，是机体受抗原性物质刺激后引起的组织损伤或生理功能紊乱。在过去的几十年中，过敏性疾病的发病率显著上升，已经成为全球关注的公众卫生问题。世界变态反应组织公布的 30 个国家的过敏性疾病流行病学调查结果显示：在这些国家的 12 亿总人口中，22% 的人患有免疫球蛋白 E（IgE）介导的过敏性疾病，如变应性鼻炎、哮喘、结膜炎、湿疹、食物或药物过敏等，已经严重影响到人们的生活质量，甚至危及生命。

变态反应的机制为过敏原进入体内后产生特异性抗体 IgE，通过其 Fc 段与肥大细胞及嗜碱性粒细胞表面受体结合，使机体呈致敏状态。当机体再次接触过敏原时，多价过敏原与细胞膜表面两个或多个 IgE 抗体结合形成复合物。复合物能激活肥大细胞和嗜碱性粒细胞，导致肥大细胞脱颗粒并释放出组胺（histamine）、白三烯（leukotriene，LTs）和缓激肽（bradykinin）等活性物质，从而引发过敏反应。目前应用的抗变态反应药主要包括组胺 H_1 受体拮抗剂、过敏介质释放抑制剂及抗白三烯药。

第一节　组胺 H_1 受体拮抗剂

组胺是广泛存在于人体组织细胞中的自身活性物质，具有广泛的生理作用，并参与多种疾病的病理和生理过程。人体内的组胺主要由 L- 组氨酸在其脱羧酶的催化下，脱羧生成。

L-组氨酸（L-histidine）　　组氨酸脱羧酶 $-CO_2$ →　　组胺（histamine）

组胺受体根据其生理效应和亚型的不同，可分为 H_1、H_2、H_3 和 H_4 受体，其分布、生理效应及激动剂和拮抗剂的作用见表 13-1。

表 13-1　组胺受体的分类、分布及生理效应

受体类型	体内分布	生理效应	激动剂/拮抗剂作用
H_1	广泛分布于支气管及胃肠道平滑肌、血管平滑肌及内皮细胞、脑、肝和肾上腺髓质等	引起平滑肌收缩,毛细血管扩张,血管壁通透性增加,出现红、肿、痛、痒等症状,参与变态反应的发生	拮抗剂用于各种过敏症的治疗
H_2	主要分布于胃、十二指肠壁细胞膜	引起胃酸和胃蛋白酶分泌增加	拮抗剂抑制胃酸分泌,用于治疗消化性溃疡
H_3	主要分布在中枢神经系统	以组胺作为神经递质,参与血压、心率和体温的控制,并可涉及偏头痛、休克、记忆、肥胖等	激动剂有望成为平喘、止泻及治疗心肌缺血的药物;拮抗剂可望用于治疗认知障碍、睡眠障碍、抑郁症等
H_4	主要分布在免疫器官、血细胞和肠道	推测与感染、过敏反应、哮喘和肿瘤相关,参与肥大细胞、嗜酸性粒细胞和树突状细胞的趋化作用以及 T 细胞、树突状细胞细胞因子的产生	拮抗剂可望用于治疗自身免疫性炎症和过敏反应

用于抗变态反应的抗组胺药可分为组胺酸脱羧酶抑制剂、组胺释放抑制剂和组胺 H_1 受体拮抗剂。H_1 受体拮抗剂(H_1-antagonist)是治疗过敏性疾病使用最广泛的药物,主要用于皮肤黏膜变态反应疾病,还可用于止吐、防治晕动症、镇静催眠等。

1933 年,第一个具有缓解哮喘作用的药物哌罗克生(piperoxan)的出现开启了 H_1 受体拮抗剂研究的先河,至今已有大量的 H_1 受体拮抗剂用于临床。20 世纪 80 年代前开发的第一代 H_1 受体拮抗剂也称经典的 H_1 受体拮抗剂,脂溶性高,易于通过血脑屏障进入中枢,可产生中枢抑制和镇静的副作用;且由于对 H_1 受体选择性不够强,常呈现出不同程度的抗肾上腺素、抗 5-HT、抗胆碱等副作用;还可导致心律失常等心脏毒性。80 年代后开发的第二代 H_1 受体拮抗剂,亲脂性降低,对中枢影响小,也称非镇静性 H_1 受体拮抗剂。第二代 H_1 受体拮抗剂虽然克服了第一代药物的中枢镇静作用,但对心血管系统仍具有潜在毒性,如果过量使用或与 CYP3A4 酶抑制剂联用时会导致心律失常。第三代 H_1 受体拮抗剂是第二代 H_1 受体拮抗剂的一些亲水性的活性代谢物,对中枢影响更小,也属非镇静性抗组胺药,且使用时未见心律失常的发生。

第一代 H_1 受体拮抗剂主要经 CYP2D6 酶代谢,第二代主要由 CYP3A4 酶代谢,而第三代大多是非酶代谢,少数在 CYP2D6 酶和 CYP3A4 酶的共同作用下代谢。第一、二代 H_1 受体拮抗剂由于主要经 CYP450 酶系代谢,与其他经该酶系代谢的药物合用时可发生药物相互作用,这是其引起心脏毒性的主要原因。第三代 H_1 受体拮抗剂由于主要经非酶途径进行体内代谢,较少发生药物相互作用,心脏毒性低。

H_1 受体拮抗剂按化学结构可分为乙二胺类、氨基醚类、丙胺类、三环类、哌嗪类和哌啶类。其中,乙二胺类均为经典的 H_1 受体拮抗剂,哌啶类均为非镇静性 H_1 受体拮抗剂。H_1 受体拮抗剂的结构通式如下:

$$\begin{matrix} Ar_1 \\ Ar_2 \end{matrix} X - (C)_n - N \begin{matrix} R_1 \\ R_2 \end{matrix} \qquad n=2\sim3$$

一、乙二胺类药物

芬苯扎胺（phenbezamine）是第一个用于临床的乙二胺类 H_1 受体拮抗剂。在芬苯扎胺结构中，X 为叔胺氮原子，连接芳环和苄基，另一个氮原子连接二个甲基。利用生物电子等排原理进行结构改造，将苯环进行替换或在环上引入取代基得到疗效更强、副作用更小的曲吡那敏（tripelennamine）、美吡拉敏（mepyramine）；将氮原子放在环内，得到了克立咪唑（clemizole）和安他唑啉（antazoline），常用药物见表 13-2。

表 13-2　常用的乙二胺类 H_1 受体拮抗剂

药物名称	药物结构	药理特点与用途
芬苯扎胺 phenbezamine	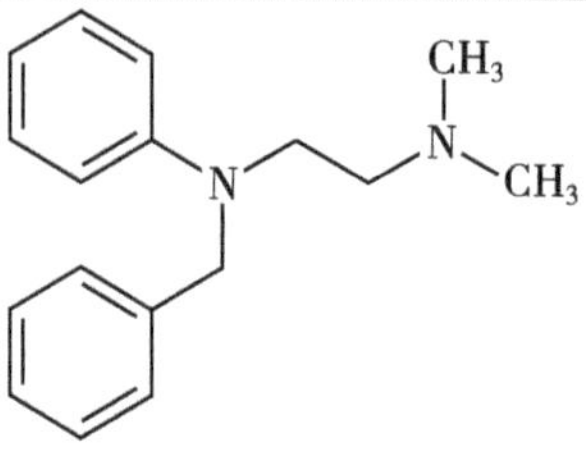	本品是第一个用于临床的抗组胺药，可引起嗜睡
曲吡那敏 tripelennamine	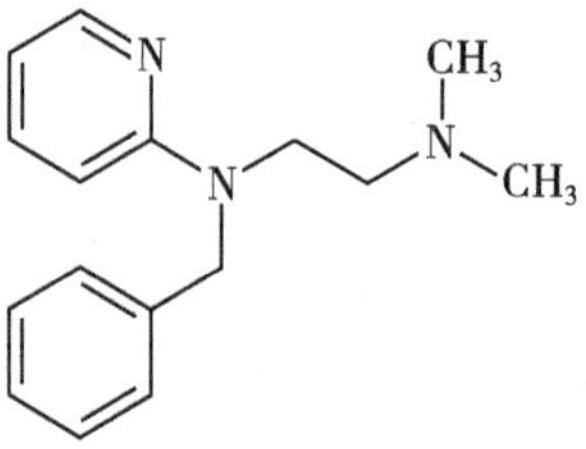	本品抗组胺作用比苯海拉明略强而持久，用于过敏性皮炎、湿疹、变应性鼻炎、哮喘等，嗜睡等不良反应较少
美吡拉敏 mepyramine	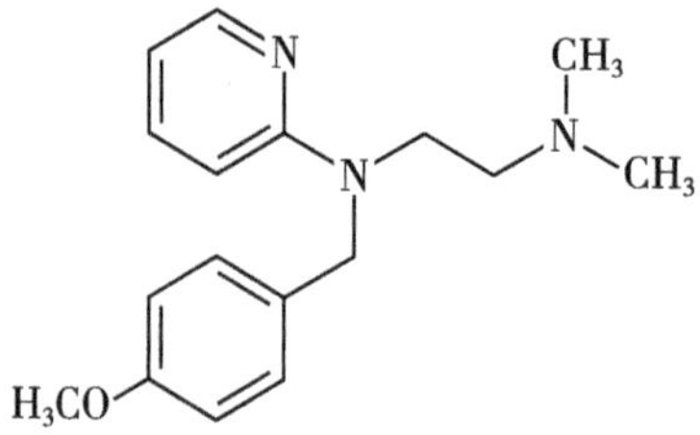	本品抗组胺作用较弱，持续时间短，并有局麻作用，可引起嗜睡、口干和胃肠道不良反应；常作为抗感冒药的成分
克立咪唑 clemizole	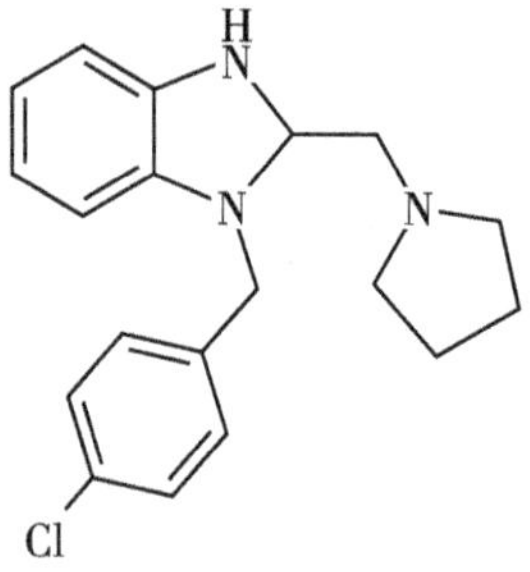	本品具有明显的止痒作用和中等的镇静作用
安他唑啉 antazoline	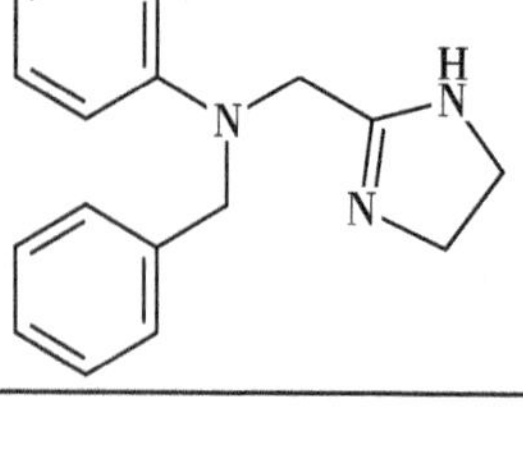	本品有抗组胺、抗胆碱和局麻作用，用于抗过敏和抗心律失常，作用短暂

乙二胺类均属于经典的 H_1 受体拮抗剂,主要用于变应性鼻炎、皮肤过敏等。此类药物的抗组胺作用弱于其他结构类型,具有中等程度的中枢镇静作用,还可引起胃肠道功能紊乱。

二、氨基醚类药物

将乙二胺类药物结构中的—N—置换为—CH—O—得到氨基醚类药物(表 13-3)。此类药物中应用较早的是苯海拉明(diphenhydramine),对其苯环进行替换或在苯环对位引入取代基,得到了溴马秦(bromazine)、卡比沙明(carbinoxamine)、多西拉敏(doxylamine)等,当两个芳环不同或环上取代基不同时,药物具有手性,通常 S- 异构体的活性强于 R- 异构体。这些药物等都是第一代 H_1 受体拮抗剂,具有明显的中枢镇静作用和抗胆碱作用,常见嗜睡、头晕、口干等不良反应,但胃肠道反应的发生率较低。在氯苯海拉明的次甲基上引入甲基,二甲氨基被含氮杂环置换得到了非镇静性 H_1 受体拮抗剂氯马斯汀(clemastine)和司他斯汀(setastine)。氯马斯汀是第一个非镇静性氨基醚类 H_1 受体拮抗剂,结构中有 2 个手性中心,靠近芳环的手性原子的构型对活性影响较大,R- 构型时活性强。

表 13-3 常用的氨基醚类 H_1 受体拮抗剂

分代	药物名称	药物结构	药理特点与用途
经典的 H_1 受体拮抗剂	溴马秦 bromazine		本品抗组胺作用和镇静作用均较强;常配于复方中应用,与麻黄碱合用可治疗支气管哮喘,与东莨菪碱合用可预防晕动病
	卡比沙明 carbinoxamine		本品作用快,持续时间短,常配于复方中应用
	多西拉敏 doxylamine		本品具有抗组胺作用和镇静作用,还有轻微的解痉和局麻作用
非镇静性 H_1 受体拮抗剂	氯马斯汀 clemastine		本品作用强,起效快,作用时间长,并具有显著的止痒作用;临床上用其富马酸盐治疗荨麻疹、变应性鼻炎、湿疹及其他过敏性皮肤病,也可用于治疗支气管哮喘。RR 体、RS 体活性最强

续表

分代	药物名称	药物结构	药理特点与用途
非镇静性 H₁ 受体拮抗剂	司他斯汀 setastine	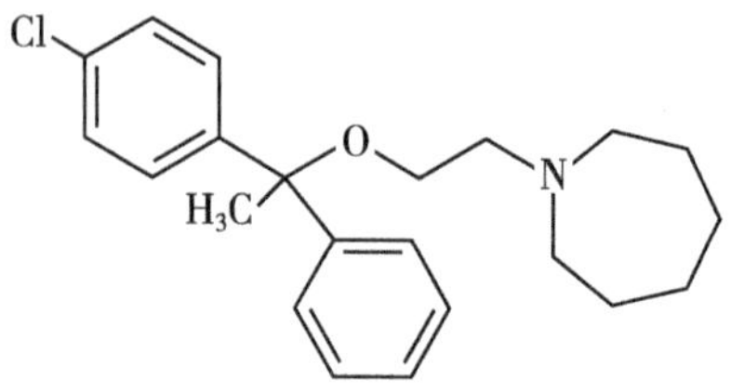	本品有较强的外周 H₁ 受体拮抗作用,无抗胆碱、抗 5-HT 和中枢镇静作用;用于治疗荨麻疹、变应性鼻炎及其他过敏症状

盐酸苯海拉明(diphenhydramine hydrochloride)

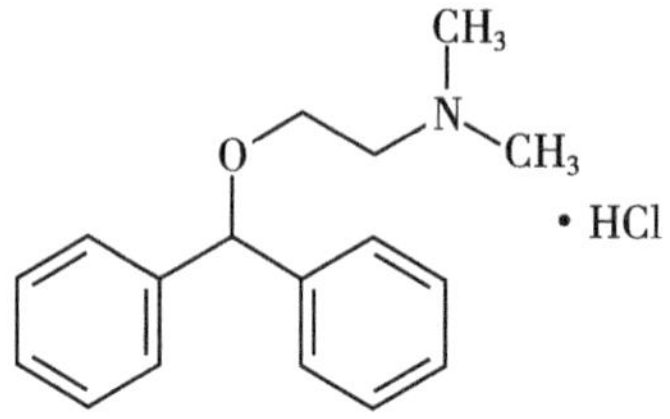

化学名为 N,N- 二甲基 -2-(二苯基甲氧基)乙胺盐酸盐(2-diphenylmethoxy-N,N-dimethylethanamine hydrochloride)。

本品为白色结晶性粉末,无臭,味苦。极易溶于水,易溶于乙醇或三氯甲烷,略溶于丙酮,微溶于乙醚及苯。mp.167~171℃。

本品含有二苯甲醚结构,在碱性水溶液中较稳定,遇酸易水解,生成二苯甲醇与二甲氨基乙醇。其纯品对光稳定,当含有二苯甲醇等杂质时,遇光可逐渐变色,故《中华人民共和国药典》规定要检查其二苯甲醇杂质限量。

本品具有叔胺结构,有生物碱的颜色反应和沉淀反应。如遇苦味酸生成苦味酸盐;遇钼酸铵 - 硫酸试液呈鲜黄色至橙红色;遇钒酸铵 - 硫酸试液呈红色油状小球。

本品能竞争性阻断组胺 H₁ 受体而产生抗组胺作用,中枢抑制作用显著,有镇静、防晕动和止吐作用,可缓解支气管平滑肌痉挛。临床用于荨麻疹、变应性鼻炎和各种皮肤瘙痒等皮肤黏膜变态性疾病及晕动病防治。

苯海拉明具有嗜睡和中枢抑制的副作用,为了克服其缺点,与中枢兴奋药 8- 氯茶碱(chlorotheopylline)成盐,得到茶苯海明(dimenhydrinate,乘晕宁),临床用于防治因乘车、船、飞机引起的恶心、呕吐、眩晕等。

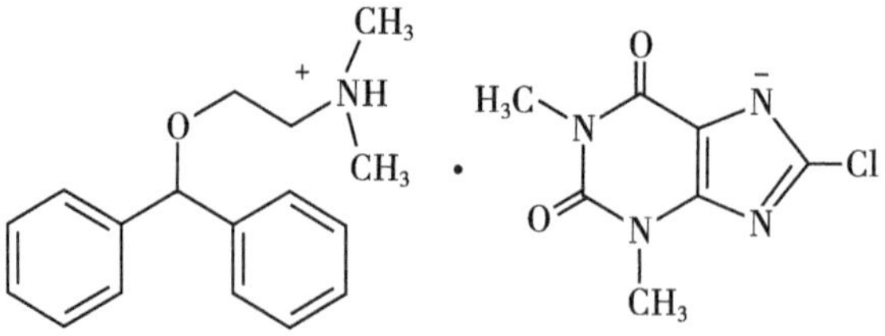

茶苯海明(dimenhydrinate)

案例分析

案例：小张是一名在校大学生，因天气寒冷保暖不利，得了重感冒。他去药店购买感冒药，药师为其推荐了白加黑感冒片（氨麻苯美片），你认为药师的推荐是否合理？

分析：白加黑感冒片分为日用片（白片）和夜用片（黑片）。日用片含对乙酰氨基酚、盐酸伪麻黄碱、氢溴酸右美沙芬，夜用片除含有和日用片相同的成分外，还含有盐酸苯海拉明。此复方制剂中，对乙酰氨基酚具有解热镇痛作用；盐酸伪麻黄碱用于缓解感冒引起的鼻塞；氢溴酸右美沙芬具有镇咳作用；盐酸苯海拉明具有抗过敏作用，还具有中枢镇静作用，作为抗感冒药的组分服用后会引起嗜睡，适合在晚上服用。小张作为学生，为了不影响学习，白天最好不服用会引起嗜睡作用的药物，因而药师的推荐是合理的。

三、丙胺类药物

将乙二胺类药物结构中的—N—，用—CH—替代，得到丙胺类 H_1 受体拮抗剂，见表13-4。氯苯那敏（chlorpheniramine）、溴苯那敏（brompheniramine）和非尼拉敏（pheniramine）等结构中存在手性碳原子，其右旋异构体的活性比左旋体强，毒性也比消旋体低。丙胺不饱和类似物吡咯他敏（pyrrobutamine）和曲普利啶（triprolidine）也有抗组胺活性。与乙二胺类和氨基醚类相比，上述丙胺类药物的中枢镇静作用减弱，但仍有一定的中枢镇静作用，属于第一代 H_1 受体拮抗剂。

丙胺不饱和类似物的顺、反异构体对 H_1 受体的拮抗活性明显不同，E-型（反式）异构体活性一般高于 Z-型（顺式）异构体。阿伐斯汀（acrivastine）的结构中含丙烯酸部分，有较强的亲水性，难以进入中枢神经系统，无中枢镇静作用，为第二代 H_1 受体拮抗剂。

表 13-4 常用的丙胺类 H_1 受体拮抗剂

分代	药物名称	药物结构	药理特点与用途
经典的 H_1 受体拮抗剂	非尼拉敏 pheniramine		本品具有抗组胺作用，镇静作用弱，用于皮肤黏膜过敏性疾病
	溴苯那敏 brompheniramine		本品作用较非尼拉敏强，用于皮肤黏膜过敏性疾病和慢性荨麻疹

续表

分代	药物名称	药物结构	药理特点与用途
经典的 H₁ 受体拮抗剂	吡咯他敏 pyrrobutamine	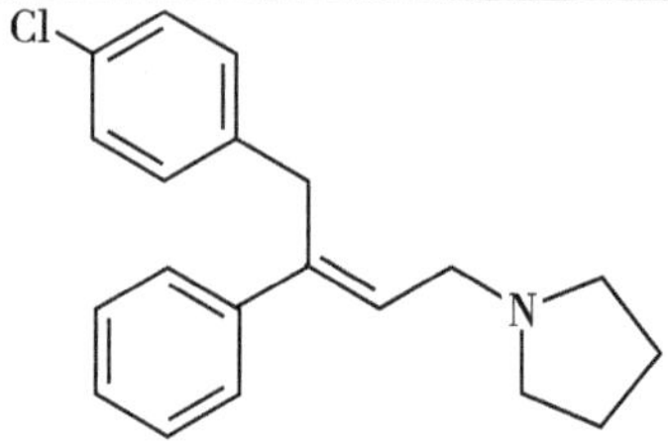	本品具有吸收迅速、作用时间长、活性高的优点
	曲普利啶 triprolidine	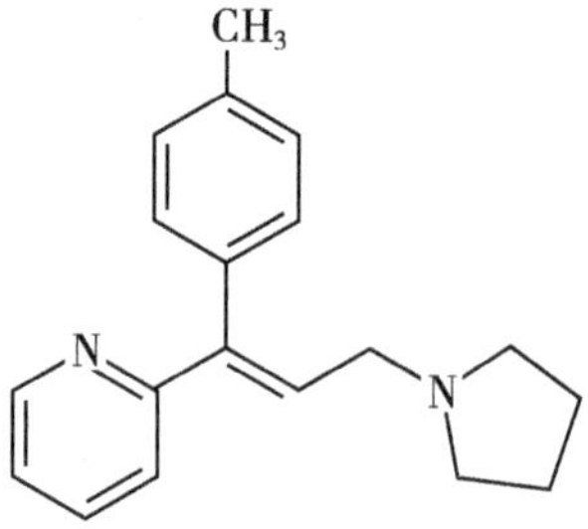	本品吸收迅速，作用时间长，用于治疗各种过敏性疾病
非镇静性 H₁ 受体拮抗剂	阿伐斯汀 acrivastine	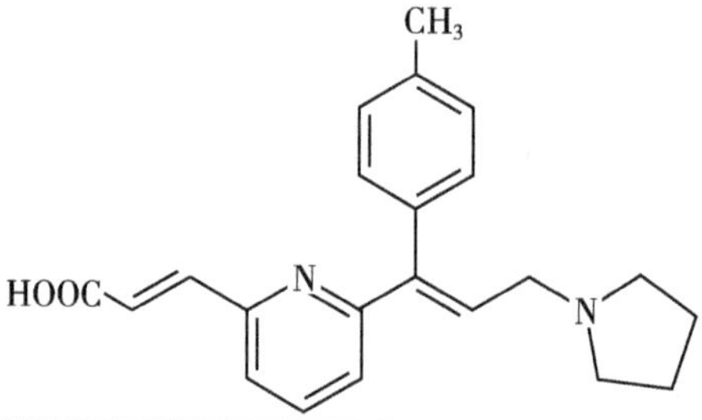	本品可选择性地拮抗 H₁ 受体无中枢镇静作用，也无抗胆碱作用，用于变应性鼻炎及荨麻疹

马来酸氯苯那敏（chlorphenamine maleate）

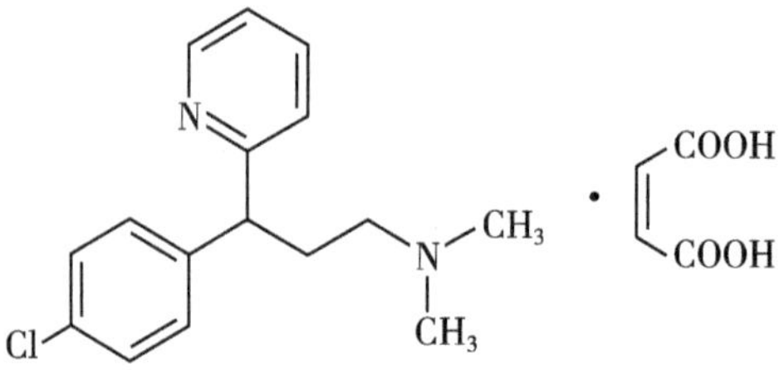

化学名为 *N,N*- 二甲基 -*γ*-（4- 氯苯基)-2- 吡啶丙胺顺丁烯二酸盐（*γ*-（4- chlorophenyl)-*N*, *N*-dimethyl-2-pyridinepropanamine maleate），又名扑尔敏。

本品为白色结晶性粉末，无臭，味苦。在水、乙醇或三氯甲烷中易溶，在乙醚中微溶。mp.132～135℃。具升华性，升华物有特殊晶形可作鉴定。其 1% 水溶液的 pH 为 4.0～5.0。游离碱为油状物。

本品含有 1 个手性中心，存在 1 对光学异构体。其 *S*-(+)- 异构体的活性比消旋体约强 2 倍，急性毒性也较小；*R*-(−)- 异构体的活性仅为消旋体的 1/90。

本品具有叔胺结构，与枸橼酸试液共热，显红紫色。马来酸结构中的不饱和双键可使高锰酸钾试液褪色。

本品经胃肠道吸收，肝脏代谢，具有吸收完全、起效快、排泄缓慢的特点，主要代谢为

N- 去甲基和 *N*- 氧化物及未知的极性代谢物随尿排出。

　　本品为常用抗过敏药,对组胺 H_1 受体的竞争性拮抗作用强而持久,对中枢抑制作用较轻,嗜睡副作用较小。主要用于变应性鼻炎、皮肤黏膜的过敏和药物或食物引起的过敏性疾病。

　　本品的合成以 2- 甲基吡啶为起始原料,经氯化、缩合和 Sandmeyer 反应生成 2- 对氯苄基吡啶,然后在氨基钠存在下与溴代乙醛缩二乙醇反应生成 *β*- 对氯苯基 -*β*-(2- 吡啶基)丙醛缩二乙醇。该缩醛在酸性条件下释放出相应的醛,再与 *N*, *N*- 二甲基甲酰胺(DMF)和甲酸进行 Leuckart 反应,最后成盐制得。

四、三环类药物

　　将前面介绍的几类 H_1 受体拮抗剂结构中的两个芳香环的邻位连接起来即构成三环类 H_1 受体拮抗剂,见表 13-5。最早应用的是具有吩噻嗪结构的三环类抗组胺药,如异丙嗪(promethazine),有较强的抗组胺,但可引起镇静、安定等副作用。对吩噻嗪环和异丙胺链进行改造得到了很多作用更强、副作用更小的 H_1 受体拮抗剂。当吩噻嗪环上的硫原子被其电子等排体—CH＝CH—置换,氮原子被 sp^2 杂化的碳原子置换,异丙胺侧链换为甲基哌啶,得到赛庚啶(cyproheptadine)。将赛庚啶结构中的—CH＝CH—替换为—CH₂CO—,并用噻吩环替代靠近羰基的苯环得到酮替芬(ketotifen)。将赛庚啶结构中的—CH＝CH—替换为—CH₂CH₂—,并用噻吩环替代一个苯环,得到阿扎他定(azatadine)。以上这些三环类药物仍具有中枢抑制作用,属于第一代 H_1 受体拮抗剂。

　　对阿扎他定的结构进行改造得到了一系列非镇静性 H_1 受体拮抗剂,这些药物的共同特点是苯环上引入氯原子,不同的是哌啶环氮原子上的取代基。目前在临床应用较广的是氯雷他定(loratadine),已上市的药物还有地氯雷他定(desloratadine)和卢帕他定(rupatadine)。地氯雷他定是氯雷他定的活性代谢物,为第三代 H_1 受体拮抗剂。

表 13-5　常用的三环类 H_1 受体拮抗剂

分代	药物名称	药物结构	药理特点与用途
经典的 H_1 受体拮抗剂	异丙嗪 promethazine		本品抗组胺活性比苯海拉明持久,还具有镇吐、抗眩晕作用和镇静催眠作用,用于各种过敏症,麻醉和手术后的恶心、呕吐,乘车、船引起的眩晕,还可用于人工冬眠
	赛庚啶 cyproheptadine		本品有较强的 H_1 受体拮抗作用,可抑制肥大细胞释放过敏介质,并具有轻、中度的抗 5-HT 及抗胆碱作用,用于各种过敏性疾病
	酮替芬 ketotifen		本品既是强效的 H_1 受体拮抗剂,还可抑制过敏介质释放,其富马酸盐用于防治哮喘和支气管痉挛
	阿扎他定 azatadine		本品具有抗组胺、抗胆碱、抗 5-HT 及镇静作用,用于各种过敏性疾病
非镇静性 H_1 受体拮抗剂	卢帕他定 rupatadine		本品既有抗组胺作用,又有抗血小板活化因子的活性,主要用于季节性和变应性鼻炎

续表

分代	药物名称	药物结构	药理特点与用途
非镇静性 H₁ 受体拮抗剂	地氯雷他定 desloratadine		本品是氯雷他定的活性代谢物，具有长效抗组胺作用，无中枢镇静作用，用于慢性荨麻疹、变应性鼻炎

知识链接

血小板活化因子

　　血小板活化因子（platelet activating factor，PAF）是一种与过敏、炎症、血栓病等疾病有关的重要的磷脂性化学介质。体内许多细胞如嗜酸性粒细胞、嗜碱性粒细胞、血小板和内皮细胞等在一定条件刺激下均可产生 PAF。PAF 与细胞膜表面的 PAF 受体结合引发多种生理效应。在晚期过敏反应中，PAF 是一个重要介质，它与组胺相互补充，并在不同组织和细胞内促进彼此的释放，进一步加重过敏反应。PAF 拮抗剂卢帕他定对 PAF 受体和 H₁ 受体具有双重拮抗作用，主要用于季节性和变应性鼻炎。

氯雷他定（loratadine）

　　化学名为 4-（8- 氯 -5，6- 二氢 -11*H*- 苯并［5，6］- 环庚并［1，2-*b*］吡啶 -11- 亚基）1- 哌啶甲酸乙酯（4-（8-chloro-5,6-dihydro-11*H*-benzo［5,6］-cyclohepta［1,2-*b*］pyridine-11-ylidene）-1-piperidine carboxylic acid ethyl ester）。

　　本品为白色结晶性粉末，无臭，无味。不溶于水，易溶乙醇、丙酮和三氯甲烷。mp.133～137℃。

　　本品在体内大多数经 CYP3A4 代谢，少部分经 CYP2D6 代谢，当与 CYP3A4 抑制剂如酮康唑等药物同服时，则主要经 CYP2D6 代谢，主要代谢产物为具有活性的去乙氧羰基氯雷他定，也称地氯雷他定（desloratadine）。

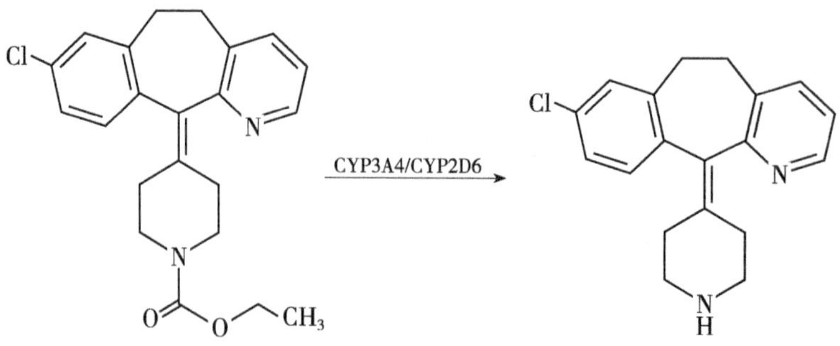

氯雷他定（loratadine）　　　　　　　　地氯雷他定（desloratadine）

本品是选择性非镇静性 H_1 受体拮抗剂，具有长效、强效等优点，且无抗肾上腺素和抗胆碱活性及中枢神经抑制作用。用于变应性鼻炎，也可用于慢性荨麻疹、瘙痒性皮肤病以及其他过敏性皮肤病。本品不能通过血脑屏障，无中枢镇静作用，主要抑制外周 H_1 受体。

本品为第二代 H_1 受体拮抗剂，具有心脏毒性，可引起心律失常，应避免与酮康唑等抑制肝药酶活性的药物合用。其活性代谢产物地氯雷他定为第三代 H_1 受体拮抗剂，对 H_1 受体选择性更好，药效更强，无心脏毒性，具有起效快、效力强、药物相互作用少等优点，现已用于临床。

本品的合成是以 2- 氰基 -3- 甲基吡啶为起始原料，经醇解、烷基化、脱醇、格氏反应、环合和乙氧羰基化反应制得。

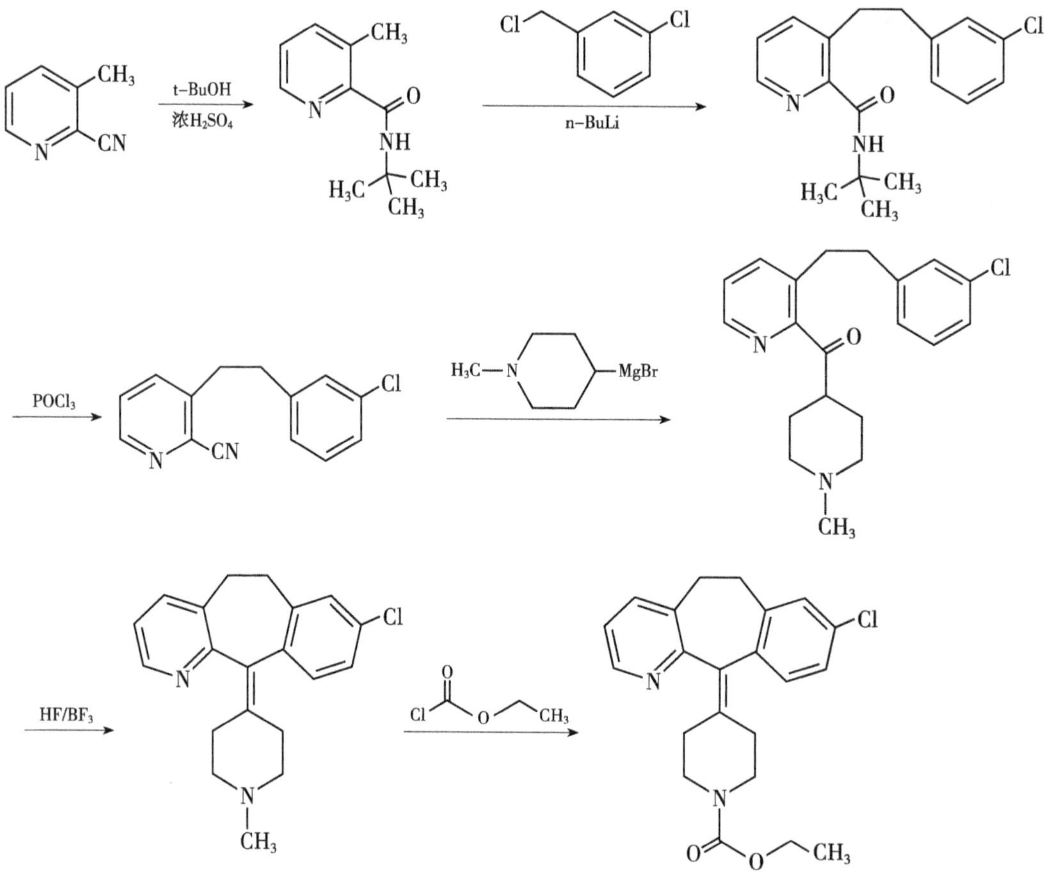

五、哌嗪类药物

将乙二胺类化合物中两个开链的氮原子环合,得到哌嗪类 H_1 受体拮抗剂,见表 13-6。此类药物的结构特征为哌嗪环中的一个氮原子上带有二苯甲基,有时其中一个苯环对位有氯取代,而另一个氮原子上取代基变换较多。去氯羟嗪(decloxizine)、美克洛嗪(meclozine)、奥沙米特(oxatomide)、氯环利嗪(chlorcyclizine)等哌嗪类药物具有较强的 H_1 受体拮抗作用,但还有一定的中枢镇静作用,属于第一代 H_1 受体拮抗剂。西替利嗪(cetirizine)为第二代 H_1 受体拮抗剂,对 H_1 受体选择性高,无中枢镇静作用。

表 13-6　常用的哌嗪类 H_1 受体拮抗剂

分代	药物名称	药物结构	药理特点与用途
经典的 H_1 受体拮抗剂	去氯羟嗪 decloxizine	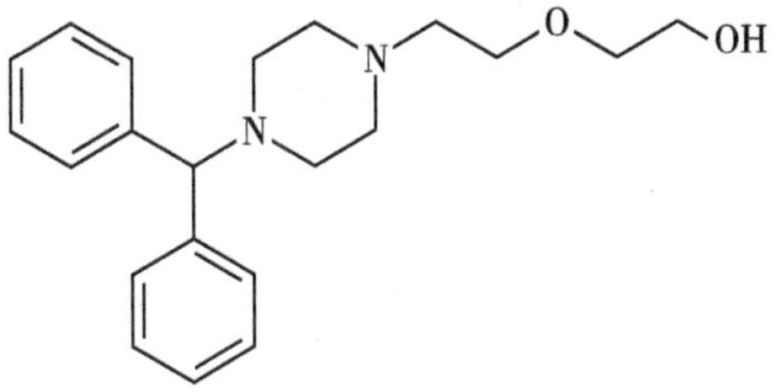	本品具有较强的 H_1 受体拮抗作用和较长的作用时间,有平喘和镇静作用,用于支气管哮喘、变应性鼻炎、结膜炎和过敏性皮炎等
	美克洛嗪 meclozine	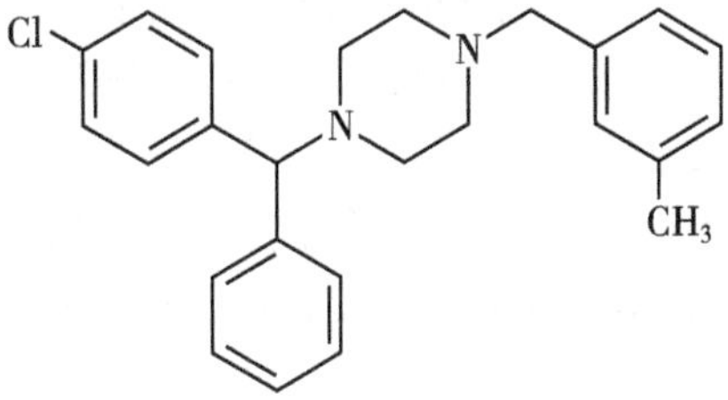	本品的作用较苯海拉明持久,可用于妊娠、放疗及晕动病引起的恶心、呕吐
	氯环利嗪 chlorcyclizine	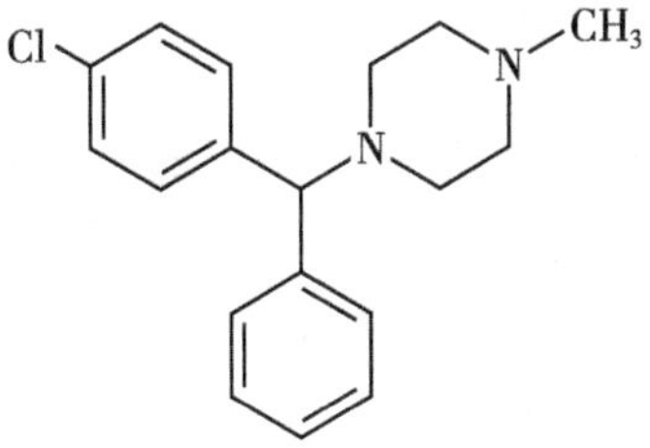	本品的作用同美克洛嗪,用于过敏性疾病及镇吐
	奥沙米特 oxatomide	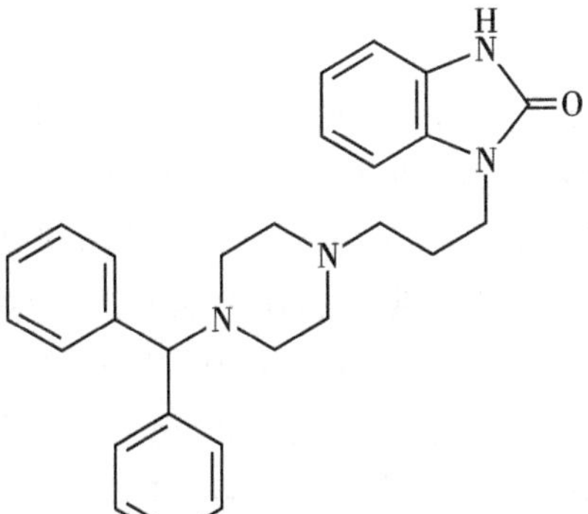	本品可选择性拮抗 H_1 受体,有一定的抗胆碱作用,可能有肥大细胞稳定作用,用于荨麻疹、变应性鼻炎、结膜炎等

续表

分代	药物名称	药物结构	药理特点与用途
非镇静性 H₁ 受体拮抗剂	西替利嗪 cetirizine		本品可选择性拮抗 H₁ 受体,并具有肥大细胞稳定作用;用于变应性鼻炎、变应性结膜炎和荨麻疹

盐酸西替利嗪(cetirizine hydrochloride)

· 2HCl

化学名为[2-[4[(4- 氯苯基)苯基甲基]-1- 哌嗪基]乙氧基]乙酸二盐酸盐([2-[4-[(4-chlorophenyl)phenylmethyl]-1-piperazinyl]ethoxy]acetic acid dihydrochloride)。

本品为白色或类白色粉末。溶于水,几乎不溶于丙酮和二氯甲烷。对光较敏感,应在密闭容器中避光保存。mp.225℃。

本品结构中含有 1 个手性中心,具有旋光性,左旋体活性比右旋体活性更强。其 R-(−)-异构体左西替利嗪(levocetirizine)现已上市。左西替利嗪对 H₁ 受体的亲和力约为右旋体的 30 倍,是西替利嗪的 2 倍。

本品口服吸收迅速,起效快,药效维持时间长,在体内极少代谢,70% 以上以原形药物从尿中排泄,少量由粪便排泄。

本品属非镇静性抗组胺药,是第二代哌嗪类 H₁ 受体拮抗剂的典型代表。本品为羟嗪在体内的主要代谢产物,可选择性拮抗 H₁ 受体,并具有肥大细胞稳定作用。由于结构中的羧基易离子化,不易透过血脑屏障,故其中枢镇静作用弱,也无明显抗胆碱或抗 5- 羟色胺作用。临床上主要用于治疗季节性或常年性变应性鼻炎、变应性结膜炎和荨麻疹。

六、哌啶类药物

哌啶类 H₁ 受体拮抗剂均为非镇静性抗组胺药。此类药物对外周 H₁ 受体具有高度选择性,无中枢抑制作用,没有明显的抗胆碱作用,是目前非镇静性抗组胺药的主要类型。此类药物中应用较早的是特非那定(terfenadine)和阿司咪唑(astemizole),分别于 1985 年和 1983 年上市。因主要导致 Q-T 间期延长和尖端扭转型室性心动过速(TdP)等心脏不良反应,分别于 1997 年和 1999 年被宣布撤出美国市场和欧美市场,在我国现以处方药进行管理。这两个药物的活性代谢物非索非那定(fexofenadine)和诺阿司咪唑(norastemizole),具有比原形药物更强的抗组胺活性和更低的心脏毒性,已作为第三代组胺 H₁ 受体拮抗剂用于临床。其他哌啶类 H₁ 受体拮抗剂见表 13-7。

表 13-7 常用的哌啶类 H_1 受体拮抗剂

药物名称	药物结构	药理特点与用途
特非那定 terfenadine		本品是第一个哌啶类 H_1 受体拮抗剂，几乎没有中枢镇静作用；抗组胺作用强，仅具有微弱的抗 5-HT、抗胆碱或抗肾上腺素作用；有致心律失常等心脏毒性
非索非那定 fexofenadine		本品是特非那定的活性代谢物，无中枢镇静作用，也无心脏毒性；为第三代抗组胺药
依巴斯汀 ebastine		本品作用时间比特非那定更长，可治疗各种过敏性疾病
卡瑞斯汀 carebastine		本品为依巴斯汀的活性代谢物，抗组胺作用比依巴斯汀更强
左卡巴斯汀 levocabastine		本品为左旋体，口服有效，起效快，作用持久
阿司咪唑 astemizole		本品为长效、强效的抗过敏药物，无抗胆碱和局部麻醉作用；有致心律失常等心脏毒性

续表

药物名称	药物结构	药理特点与用途
诺阿司咪唑 norastemizole	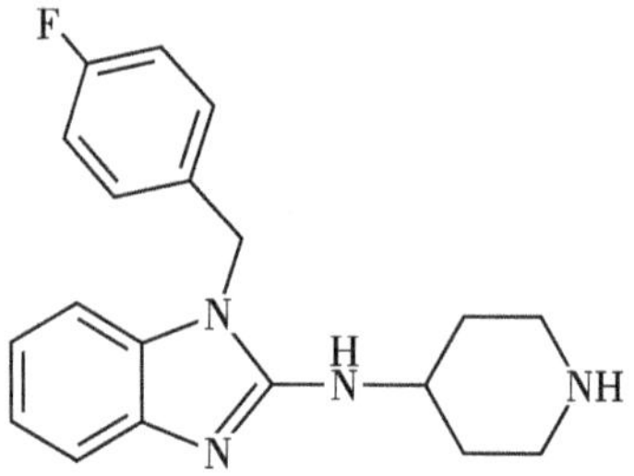	本品为阿司咪唑的活性代谢物,抗组胺作用比阿司咪唑强 40 倍,毒性低;为第三代 H_1 受体拮抗剂
依美斯汀 emedastine	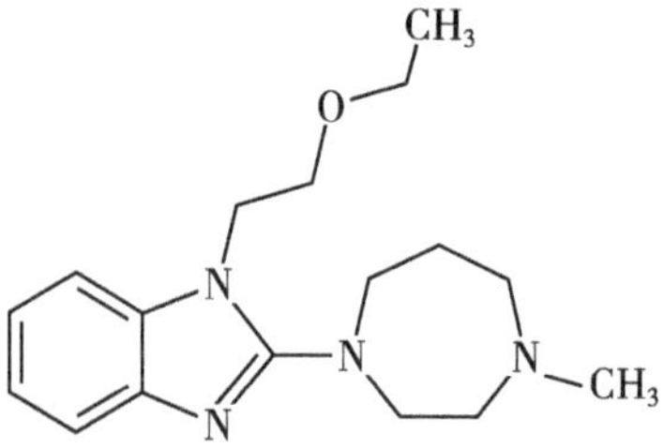	本品可选择性抑制 H_1 受体,能抑制组胺和白三烯的释放;其富马酸盐主要用作滴眼液,用于暂时缓解变应性结膜炎的体征和症状
氮䓬斯汀 azelastine	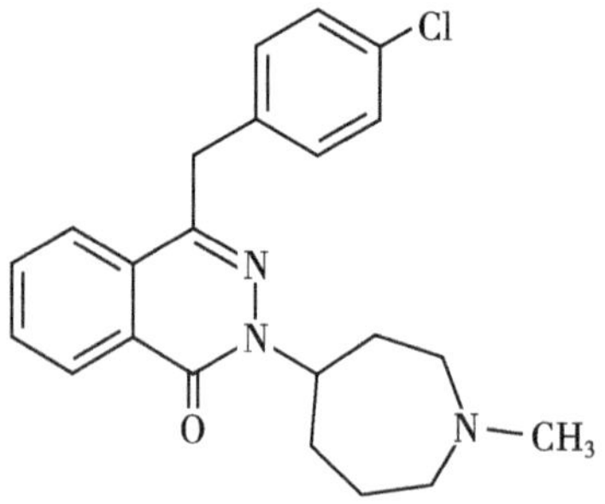	本品可抑制组胺和白三烯等化学递质的产生和释放,还能阻止嗜酸性粒细胞和中性粒细胞的活动,临床用于治疗支气管哮喘和鼻炎

案例分析

案例:特非那定和阿司咪唑(息斯敏)因心脏不良反应而被撤出欧美市场,分析此两个药物产生心脏不良反应的原因?

分析:①心脏毒性作用的发生主要是由于血浆中药物浓度增高。特非那定和阿司咪唑均在肝脏代谢,主要代谢酶是 CYP3A4。当其与咪唑类抗真菌药、大环内酯类抗生素或其他依赖 CYP3A4 代谢的药物合用时会使其代谢减慢,血药浓度增高。②快激活延迟整流钾通道(I_{Kr})在控制心肌细胞动作电位时相上起重要作用,并易受药物影响。阿司咪唑和特非那定可阻断 I_{Kr},造成复极时间延长,在心电图上表现为 Q-T 间期延长和其他波形异常,进一步可发展为 TdP。③心脏毒性发生的其他原因还有可能是用药剂量过大、使用者原有心脏病或肝功能不全等。

咪唑斯汀（mizolastine）

化学名为 2-［［1-［（4- 氟苯基）甲基 -1*H*- 苯并咪唑 -2- 基］-4- 哌啶基］甲基氨基］-4（3*H*）- 嘧啶酮（2-［［1-［1-［（4-fluorophenyl）methyl］-1*H*-benzimidazol-2-yl］-4-piperidinyl］methylamino］-4（3*H*）- pyrimidinone）。

本品为白色结晶。可溶于甲醇，微溶于水。mp. 217℃。

本品的结构由 1 个芳环、3 个含氮杂环以碳 - 氮键的方式连接而成。分子中含有 2 个胍基并掺入在杂环中。由于所有的氮原子均处于叔胺、酰胺及芳香环中，碱性很弱，整体分子相对稳定。

本品经口服后，吸收迅速，其与血浆蛋白的结合率为 98.4%，达峰时间约为 1.5 小时，半衰期约为 13 小时，其生物利用度为 65%～90%。本品主要代谢途径为肝中的葡萄糖醛酸化，少量经 CYP3A4 和 CYP2D6 进行羟基化代谢，代谢产物无抗组胺活性。本品很少与通过 CYP450 代谢的药物发生竞争性拮抗。因此，这类药物在治疗过敏性疾病中更安全有效。

本品为第二代 H_1 受体拮抗剂，对 H_1 受体具有强效和高选择性，起效快，药效持续时间长。本品还可抑制活化的肥大细胞释放过敏反应介质，对黏附分子的表达有抑制作用，对炎症细胞的活化、趋化和迁移都有抑制作用，是具有双重作用的抗组胺药。在抗组胺剂量下没有抗胆碱作用和镇静作用，也未见明显的心脏毒性。本品主要用于过敏性皮炎及荨麻疹等皮肤过敏症状。

大多数 H_1 受体拮抗剂的结构由芳环、叔胺和连接碳链组成，其构效关系归纳如下。

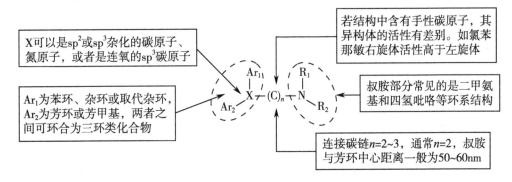

第二节 其他抗变态反应药

变态反应发生时肥大细胞释放出组胺、白三烯和缓激肽等活性物质，引发机体病理改变。除组胺 H_1 受体拮抗剂外的其他抗变态反应药主要有过敏介质释放抑制剂、抗白三烯药和缓激肽拮抗剂。

缓激肽是一种具有心脏保护作用的9肽物质,除具有心脏保护作用之外,还与过敏有关。缓激肽拮抗剂如1,4-二氢吡啶化合物,已作为新型抗过敏药用于治疗哮喘、过敏及其他炎症等。

本节主要介绍过敏介质释放抑制剂和抗白三烯药。

一、过敏介质释放抑制剂

过敏介质释放抑制剂也称肥大细胞膜稳定剂,能有效阻止肥大细胞脱颗粒和释放过敏介质,进而阻止过敏反应介质对组织的不良作用。色甘酸钠(cromoglicate sodium)是最常用的肥大细胞膜稳定剂,同类药物还有曲尼司特(tranilast)、扎普司特(zaprinast)、奈多罗米钠(nedocromil sodium)等,见表13-8。

表13-8　常用的过敏介质释放抑制剂

药物名称	药物结构	药理特点与用途
色甘酸钠 cromoglicate sodium		本品可稳定肥大细胞,阻止肥大细胞释放过敏介质,用于各型哮喘和过敏性湿疹,还可用于溃疡性结肠炎和直肠炎
曲尼司特 tranilast		本品可稳定肥大细胞和嗜碱性粒细胞,阻止肥大细胞释放过敏介质,用于防治支气管哮喘、变应性鼻炎,还可用于荨麻疹、过敏性皮肤瘙痒症
扎普司特 zaprinast		本品可稳定肥大细胞,阻止肥大细胞释放过敏介质,用于支气管哮喘、变应性鼻炎和过敏性皮炎
奈多罗米钠 nedocromil sodium		本品可抑制呼吸道各种细胞的炎症介质释放,用于预防性治疗各种原因诱发的哮喘和喘息性慢性支气管炎

知识链接

抗IgE抗体治疗过敏反应

IgE在过敏反应(Ⅰ型变态反应)的发生中发挥关键作用,抗IgE的抗体治疗已经成为治疗变态反应疾病的新方向。抗IgE抗体通过与IgE发生特异性结合,阻止抗原与IgE的结合及由此引发的肥大细胞脱颗粒、过敏介质的释放等一系列反应,从而发挥抗过敏作用。与化学抗过敏药相比,抗体的优点是特异性强,选择性高,安全无毒副作用。目前抗IgE单克隆抗体omalizumab已获FDA批准上市,在治疗变态反应疾病中取得了显著的疗效,其不足之处是治疗费用昂贵,且疗效不持久。

二、抗白三烯药

白三烯（leukotrienes，LTs）是一类具有共轭三烯结构的二十碳不饱和酸的总称，是花生四烯酸经 5- 脂加氧酶途径代谢产生的脂质炎性物质。白三烯参与哮喘气道炎症的各个病理生理进程，可促进炎症细胞在气道的聚集，直接引起支气管平滑肌收缩，引起呼吸道反应。抗白三烯药可分为 5- 脂加氧酶抑制剂和白三烯受体拮抗剂，主要用于预防和治疗哮喘。齐留通（zileuton）是 5- 脂加氧酶抑制剂，扎鲁司特（zafirlukast）、孟鲁司特钠（montelukast sodium）、普仑司特（pranlukast）、异丁司特（ibudilast）为白三烯受体拮抗剂，见表 13-9。

表 13-9　常用的抗白三烯药

药物名称	药物结构	药理特点与用途
齐留通 zileuton	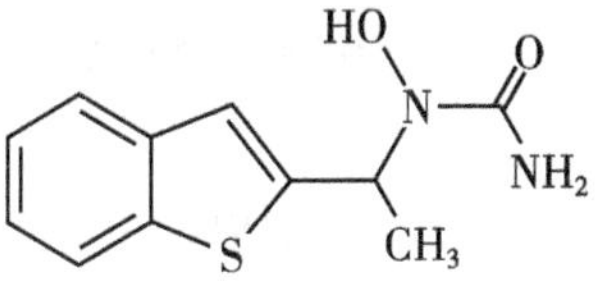	本品为选择性 5- 脂加氧酶抑制剂，抑制白三烯的合成，用于支气管哮喘、特应性皮炎、变应性鼻炎、溃疡性结肠炎
孟鲁司特钠 montelukast sodium	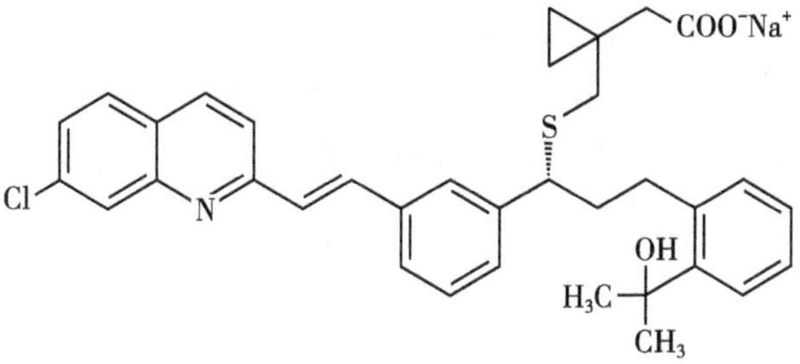	本品为高选择性白三烯受体拮抗剂，用于防治支气管哮喘
普仑司特 pranlukast	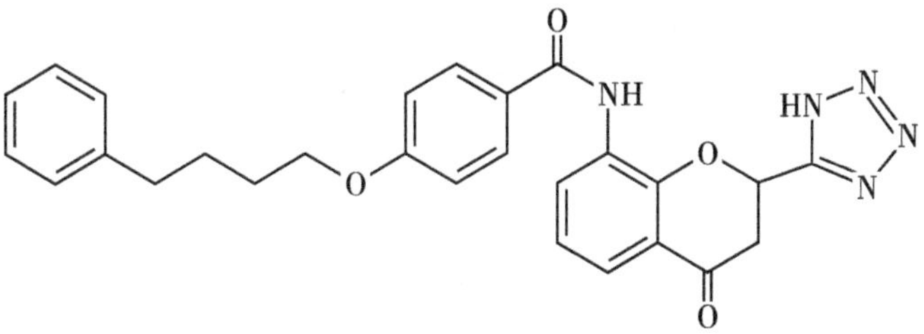	本品为白三烯受体拮抗剂，用于防治支气管哮喘
异丁司特 ibudilast	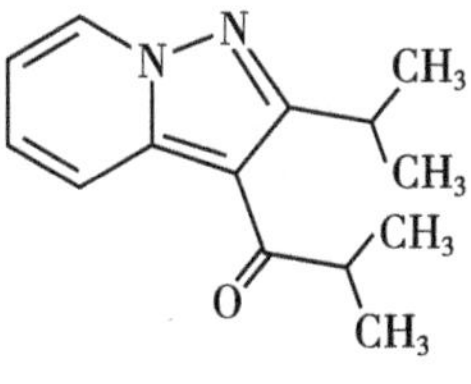	本品可选择性地抑制白三烯的释放，拮抗白三烯引起的支气管收缩和血管通透性增加，具有抗过敏、抗炎和扩张支气管的作用

扎鲁司特（zafirlukast）

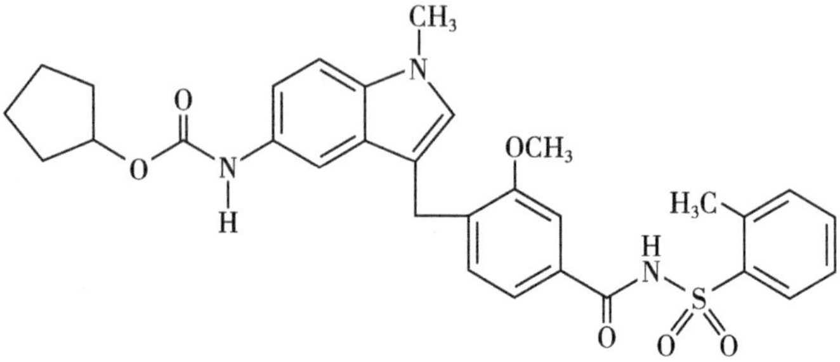

化学名为［3-［2-甲氧基-4-［（2-甲苯基）磺酰胺基甲酰基］苄基］-1-甲基-1*H*-吲哚-5-基］氨基甲酸环戊酯（cyclopentyl［3-［［2-methoxy-4-［（2-methylphenyl）sulfonylcarbamoyl］phenyl］methyl］-1-methyl-1*H*-indol-5-yl］aminoformate）。

本品为白色无定型粉末。在四氢呋喃、丙酮或DMSO中易溶，在甲醇中微溶，在水中不溶。mp.138～140℃。

本品口服吸收良好，服后约3小时血药浓度达峰值。本品在肝脏经CYP2C9代谢，具有CYP2C9抑制活性，可升高其他CYP2C9抑制剂如氟康唑、氟伐他汀等药物的血药浓度。本品还可抑制CYP2D6活性，使经该酶代谢的药物如β受体拮抗剂、抗抑郁药和抗精神病药的血药浓度升高。

本品为长效、高选择性半胱氨酰白三烯（Cys-LTs）受体拮抗剂，能与LTC_4、LTD_4、LTE_4受体选择性结合而产生拮抗作用。本品可拮抗白三烯的促炎活性，还可拮抗白三烯引起的支气管平滑肌收缩，减轻哮喘有关症状和改善肺功能。本品主要用于慢性轻至中度支气管哮喘的预防和治疗。

思考题

1. 组胺H_1受体拮抗剂按结构分为哪几类？各列举一个代表药物。
2. 经典的H_1受体拮抗剂与非镇静性H_1受体拮抗剂有何区别？列举代表药物。
3. 其他抗变态反应药主要有哪几类？列举代表药物。

（甄宇红）

第十四章　非甾体抗炎药和抗痛风药

非甾体抗炎药（non-steroid anti-inflammatory drugs，NSAIDs）是一类具有抗炎和解热、镇痛作用的药物。早期临床上，抑制炎症反应的常用药物是肾上腺糖皮质激素类药物，如氢化可的松（prednisolone）、地塞米松（dexamethasone）、倍他米松（betamethasone）等，但这些激素药物会诱发多种不良反应，如胃肠道副作用、凝血造血系统损伤等。目前在临床上广泛应用的是非甾体抗炎药，此类药物的化学结构与皮质激素类抗炎药物的化学结构不同；而通常所说的解热镇痛药大多也具有抗炎作用，并且部分非甾体抗炎药还用于痛风的治疗，因此将解热镇痛药和抗痛风药放在本章中一并介绍。按照作用机制，非甾体抗炎药可分为针对炎症机制而发挥抗炎作用的非甾体抗炎药和抑制尿酸沉淀而起作用的痛风治疗药物。可见这三类药物的治疗用途各异，但在药物品种及其作用机制上密切相关。

炎症是机体对感染的一种防御机制，主要表现为红肿、疼痛等。已经证明前列腺素（PGs）是一类炎症介质和致热物质，其中前列腺素 E_2 致热作用最强；前列腺素本身致痛作用较弱，但能增强其他致痛物质如缓激肽、5-羟色胺等的致痛作用，使疼痛加重。非甾体抗炎药的作用机制与其在体内抑制前列腺素的生物合成有关（图 14-1），通过抑制合成前列腺素所需的环加氧酶（COX），阻断前列腺素的生物合成，而发挥抗炎、解热、镇痛作用。近年来发现环加氧酶有两种不同形式：COX-1 和 COX-2；它们是结构不同的蛋白，COX-1 是一个组成酶，存在于大多数组织中，其功能是合成前列腺素来调节细胞的正常生理活性，对消化道黏膜起保护作用；COX-2

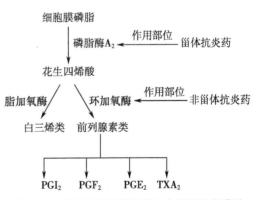

图 14-1　花生四烯酸的代谢与非甾体抗炎药的作用机制

是一个诱导酶,在炎症部位被诱导使其水平急剧升高,从而引起炎症组织中的前列腺素 I_2、前列腺素 F_2、前列腺素 E_2 的含量增加,产生红、肿、热、痛。因此,一个较理想的非甾体抗炎药,应选择性地抑制 COX-2,而对 COX-1 的抑制作用极弱,以降低或消除在治疗剂量下对胃肠道和肾脏的副作用。寻找高选择性的 COX-2 抑制剂可得到更安全的药物。

第一节 解热镇痛药

解热镇痛药是一类能使发热患者的体温降至正常,并能缓解疼痛的药物,其中大部分具有抗炎作用(除苯胺类药物)。解热镇痛药作用于下丘脑的体温调节中枢,选择性地抑制中枢环加氧酶,使前列腺素的合成和释放减少,发挥解热作用。其镇痛机制主要是抑制受损伤或炎症组织细胞中前列腺素的合成而发挥镇痛作用,常用于头痛、牙痛、神经痛、关节痛、肌肉痛、月经痛等慢性钝痛的治疗,尤其是对由局部炎症引起的疼痛疗效较好。对创伤性剧痛和平滑肌绞痛等锐痛几乎无效,所以不能作为中枢镇痛药吗啡的代用品,但该类药物久用极少成瘾,也无呼吸抑制等缺点。

解热镇痛药从化学结构上主要可分为水杨酸类药物、苯胺类药物及吡唑酮类药物。水杨酸类药物因其副作用较低,应用较广。苯胺类药物及吡唑酮类药物由于毒副作用较大,应用不如水杨酸类药物广泛,有些品种已经在临床上停止使用。

一、水杨酸类药物

早在 15 世纪,就有咀嚼柳树皮可以减轻疼痛的记载。1838 年,人们从植物中提取得到水杨酸(salicylic acid)。1860 年水杨酸首次被化学合成,1875 年水杨酸钠作为解热镇痛药应用于临床。1853 年阿司匹林(aspirin)被合成,但在 1899 年才被用于临床。阿司匹林的解热镇痛作用强于水杨酸钠,并且副作用较低,在临床上已经应用了 100 多年,目前仍然是优良的解热镇痛抗炎药。阿司匹林是老药新用的典型代表,如用于预防和治疗心血管系统疾病等。近年来的研究发现,本品还具有预防结肠癌的作用。

通过对本品进行结构修饰,将其制成盐、酰胺、酯类药物以降低羧酸对胃肠道的刺激性,除本品外临床中常用的水杨酸类药物见表 14-1。构效关系研究表明在水杨酸分子中苯环的 5 位引入芳环,可使其抗炎活性增加,如二氟尼柳的抗炎活性较阿司匹林强 4 倍。

表 14-1 常用的水杨酸类药物

药物名称	药物结构	药理特点与用途
水杨酰胺 salicylamide		本品解热镇痛作用与阿司匹林相近,但较少胃肠刺激性,适用于对阿司匹林有过敏反应的患者
水杨酸胆碱 choline salicylate		本品解热镇痛活性约为阿司匹林的 1/2,对胃肠刺激较小,吸收迅速,口服后血药浓度在 10 分钟内达峰

续表

药物名称	药物结构	药理特点与用途
贝诺酯 benorilate	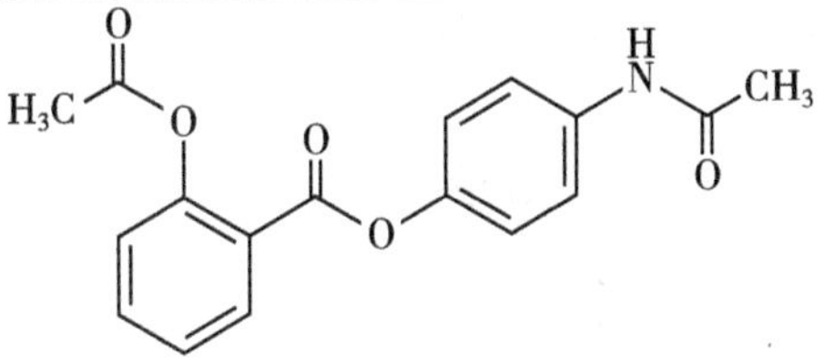	本品在体内分解为阿司匹林和对乙酰氨基酚，常用于发热、头痛、术后轻中度疼痛，不良反应较小，可用于老年人和儿童
二氟尼柳 diflunisal	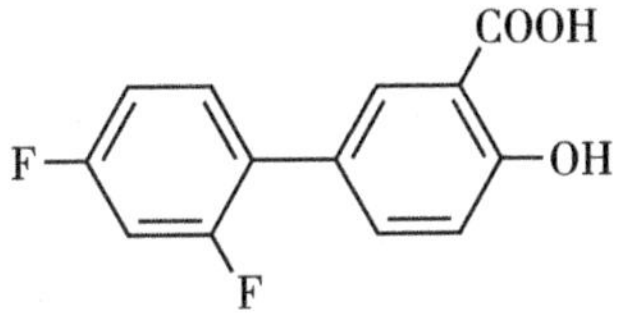	本品抗炎镇痛作用比阿司匹林强，不良反应小，可用于关节炎和术后疼痛
赖氨匹林 aspirin-DL-lysine	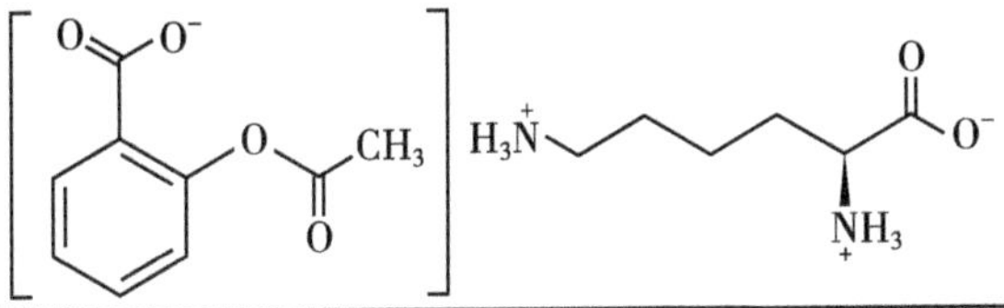	本品对胃刺激小，水溶性好，可制成注射剂，起效快

阿司匹林（aspirin）

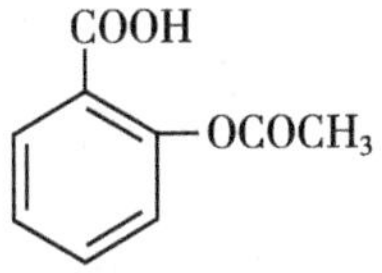

化学名为 2-（乙酰氧基）苯甲酸（2-（acetyloxy）benzoic acid），又名乙酰水杨酸。

本品为白色结晶性粉末，无臭或略带醋酸臭，味微酸，遇湿气即缓慢水解。本品分子中因含有羧基而呈弱酸性，其 pK_a 为 3.49。本品在乙醇中易溶，在三氯甲烷或乙醚中溶解，在水中或无水乙醚中微溶，在 NaOH 或 Na_2CO_3 溶液中溶解，同时分解。mp.135～140℃。

将本品加水煮沸，水解生成的水杨酸与三氯化铁试液反应，呈紫堇色。此反应可用于本品的鉴别。

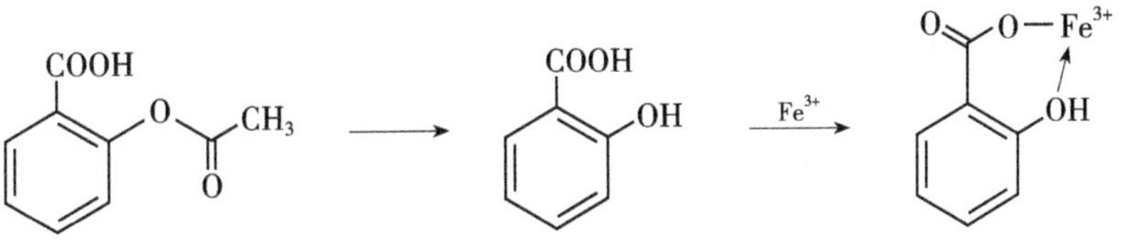

紫堇色

本品可在生产中带入水杨酸或在贮存中水解产生水杨酸，不仅有一定的毒副作用，还可在空气中逐渐被氧化成一系列淡黄、红棕甚至深棕色的醌类有色物质。本品变色后不可使用，《中华人们共和国药典》规定采用与高铁盐反应产生紫堇色来控制游离水杨酸的限量。此外，本品在合成过程中，会产生少量的乙酰水杨酸酐副产物，易引起过敏反应。

本品口服吸收迅速，口服生物利用度约为 70%，2 小时血药浓度可达峰值。本品大部分在肝内脱乙酰化生成水杨酸，并以水杨酸盐的形式迅速分布于全身各组织，也能渗入关节腔和脑脊液中。本品半衰期为 20 分钟，水杨酸的半衰期为 3～5 小时，水杨酸的血浆蛋白结合率为 65%～90%，水杨酸盐血浆蛋白结合率为 80%～90%。水杨酸的主要代谢途径是在甘氨酸 N- 酰基转移酶（GLYAT）的作用下与甘氨酸结合，形成水杨酰尿酸，以及在 UDP- 葡萄糖醛酸转移酶（UGTs）的催化下与葡萄糖醛酸结合，最后从肾脏排泄。另有小部分水杨酸（<1%）被氧化为龙胆酸。

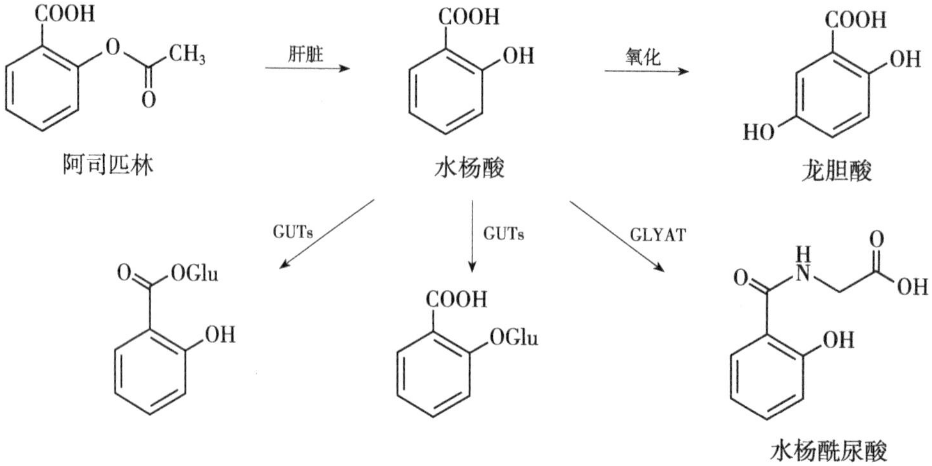

本品合成是以水杨酸为原料，在硫酸催化下用醋酐乙酰化制得。

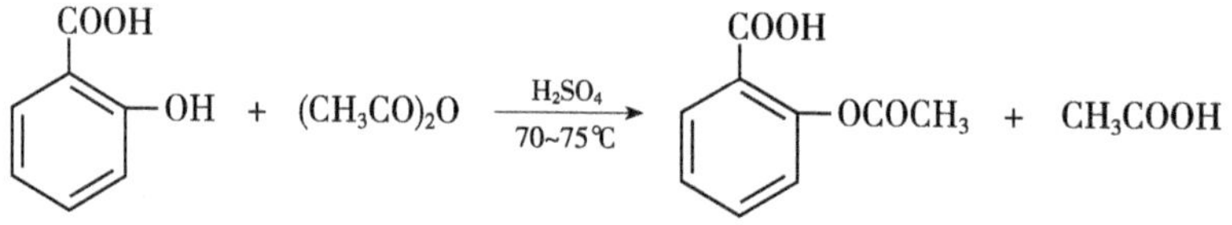

本品具有较强的解热、镇痛、抗炎和抗风湿作用。临床上广泛用于感冒发热、头痛、牙痛、神经痛、肌肉痛、痛经、关节痛、风湿痛、风湿性和类风湿关节炎等，还用于预防暂时性脑缺血发作、心肌梗死、心房颤动、人工心脏瓣膜、动静脉瘘或其他手术后的血栓形成，也可用于治疗不稳定型心绞痛。

本品大剂量用药或长期应用易出现不良反应，常见胃肠道出血或溃疡、可逆性耳聋、过敏反应和肝、肾功能损害等。具有活动性胃溃疡或其他原因引起的消化道出血、血友病或血小板减少症、非甾体抗炎药过敏史者禁用。本品与对乙酰氨基酚长期大量合用时，有引起肾脏病变的可能。本品与抗凝血药或溶栓药合用，会增加出血的危险。

本品的胃肠道不良反应是由于抑制了前列腺素的合成，致使胃黏膜失去了前列腺素对它的保护作用，造成胃部血流减少，缺血而引起溃疡；另外本品及其水解产物水杨酸酸性较强，对胃黏膜有刺激性，甚至引起胃出血。

二、苯胺类药物

19 世纪末发现苯胺有解热镇痛作用，但毒性大。将氨基乙酰化得乙酰苯胺（acetanilide），俗称"退热冰"，曾用于临床，但会导致高铁血红蛋白血症和黄疸。因发现它们在体内均被代谢为毒性较小的对氨基酚，将酚羟基醚化得到非那西丁（phenacetin）曾广泛用作解热镇痛药，后因发现对肾及膀胱有致癌作用，以及对血红蛋白和视网膜有毒，世界各国先后将其淘汰。1893 年对乙酰氨基酚上市，迄今已在临床上应用了 100 多年。在其上市 50 年后，才发现对乙酰氨基酚是非那西丁和乙酰苯胺的体内代谢产物。

对乙酰氨基酚(paracetamol)

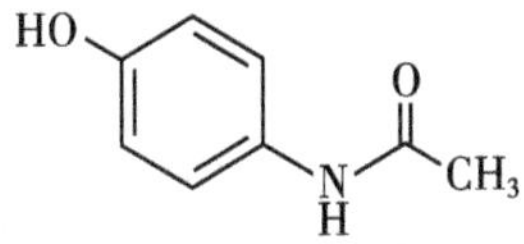

化学名为 4′- 羟基乙酰苯胺(4′-hydroxyacetanilide),又名为扑热息痛。

本品为白色结晶或结晶性粉末,无臭,味微苦。在热水及乙醇中易溶,在丙酮中溶解,在水中微溶。mp.168~172℃。

本品在空气中稳定,在 25℃和 pH 为 6 时,半衰期可达 21.8 年。本品分子中具有酰胺键,故贮藏不当时可发生水解,产生对氨基酚,酸性及碱性均能促进水解反应。另外,在本品的合成过程中也会引入对氨基酚杂质。对氨基酚毒性较大,可进一步被氧化产生有色的氧化物质,溶解在乙醇中呈橙红色或棕色。

本品的稀盐酸溶液加热水解后,可与亚硝酸钠试液反应,生成重氮盐;加入碱性 β- 萘酚试液,振摇后呈红色。此反应可用于本品的鉴别。

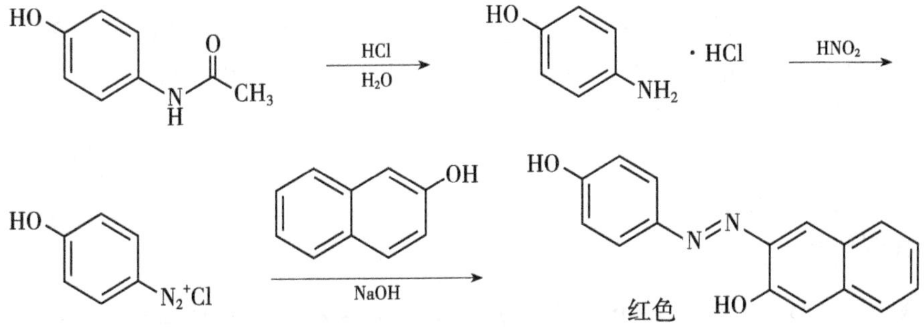

本品口服后在胃肠道吸收迅速,0.5~1 小时血药浓度达峰值,体内分布均匀,半衰期为1~3 小时,血浆蛋白结合率约为 25%~50%。本品在肝脏代谢,主要代谢途径是与体内的葡萄糖醛酸或硫酸结合后直接从肾脏排出;极少部分可由 CYP450 氧化酶系统转化成毒性代谢产物 N- 羟基衍生物和乙酰亚胺醌,该化合物在肝脏中可与谷胱甘肽(GSH)结合而失活,由肾排泄。乙酰亚胺醌是苯胺类解热镇痛药产生肝、肾毒性的主要原因。

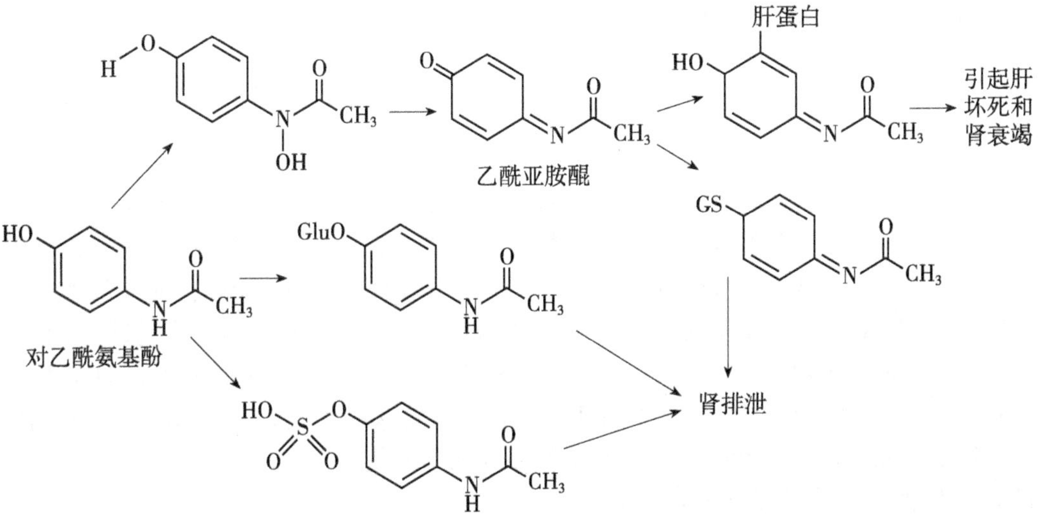

本品的合成是将对硝基苯酚还原得到对氨基酚后，再经醋酸酰化后制得。

本品不具有抗炎作用。临床上用于感冒引起的发热、头痛及缓解轻、中度疼痛，如关节痛、神经痛及痛经等，同时也适用于对阿司匹林不能耐受或过敏的患者。

本品不良反应较少，偶见恶心、呕吐、出汗、腹痛、皮肤苍白等。服用过量时，可很快出现以上不良反应，2～4 天内可出现肝区疼痛、肝大等肝功能损害症状，严重时可出现明显的肝衰竭、肾小管坏死和低血糖等。本品可透过胎盘并可在乳汁中分泌，故孕妇及哺乳期妇女不宜使用。有肝损害或肾功能不全的患者应慎用。服用本品后，如出现红斑或水肿症状应立即停药。

本品与抗凝血药合用，可增强抗凝血作用，合用时应调整抗凝血药的剂量。本品长期大量与阿司匹林或其他非甾体抗炎药合用时，会显著增加肾毒性。此外，本品应避免与齐多夫定、特非那定等同时应用。

> **案例分析**
>
> **案例**：急诊室接诊了一个 5 岁的男孩，该男孩误服了 1 瓶对乙酰氨基酚混悬液。作为药师，你认为应该采取什么治疗方案？
>
> **分析**：对乙酰氨基酚在正常剂量下无肝脏损害，过量（成人一次超过 7.0g，儿童超过 140mg/kg）可导致肝损伤甚至坏死，亦可引起肾乳头坏死。大剂量服用对乙酰氨基酚代谢产生的乙酰亚胺醌可耗竭肝内储存的谷胱甘肽，进而与某些肝脏蛋白的巯基反应，引起肝坏死。本品过量时，应立即洗胃或催吐，在 24 小时内给予拮抗剂 N-乙酰半胱氨酸或甲硫氨酸，起到保护肝脏的作用。

三、吡唑酮类药物

吡唑酮类解热镇痛药有 5-吡唑酮和 3, 5-吡唑烷二酮两种结构类型。在对奎宁的结构改造中首先得到了有效的 5-吡唑酮类药物安替比林（antipyrine）；在安替比林分子中引入二甲氨基得到了氨基比林（aminopyrine），解热镇痛作用持久，但可引起白细胞和粒细胞缺乏症，后被淘汰；为增加氨基比林的水溶性，引入亚甲基磺酸钠基团，得到安乃近（analgin），可制成注射液应用，但是不良反应也较多，现仅用于其他解热镇痛药难以控制的高热。在吡唑烷环上引入两个羰基得到 3, 5-吡唑烷二酮类药物保泰松（phenylbutazone），抗炎作用明显增强。羟布宗（oxyphenbutazone）是保泰松的体内代谢产物，有解热、镇痛、抗风湿及消炎作用，毒性和副作用较保泰松低。

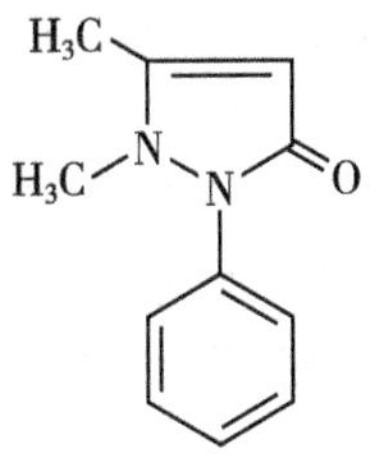

安替比林（antipyrine） 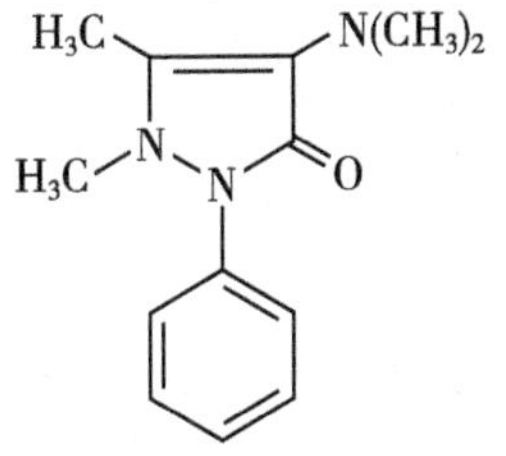　　氨基比林（aminopyrine） 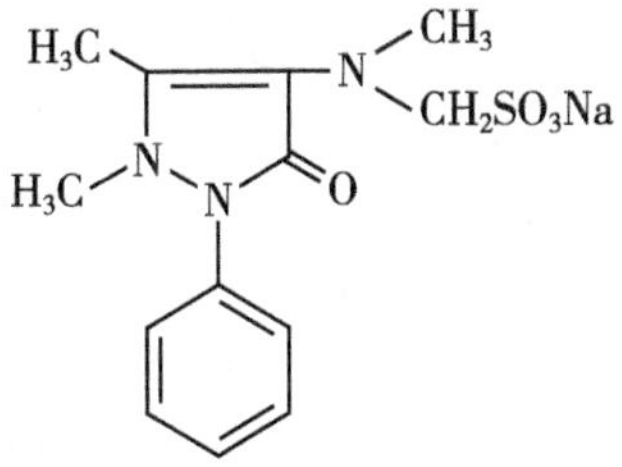　　安乃近（analgin）

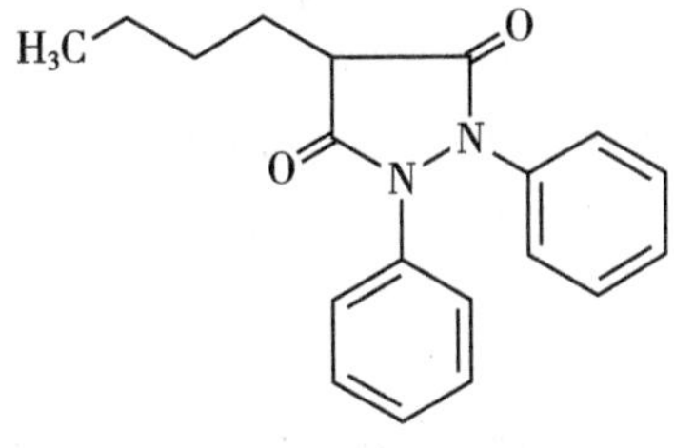

保泰松（oxyphenbutazone）

羟布宗（oxyphenbutazone）

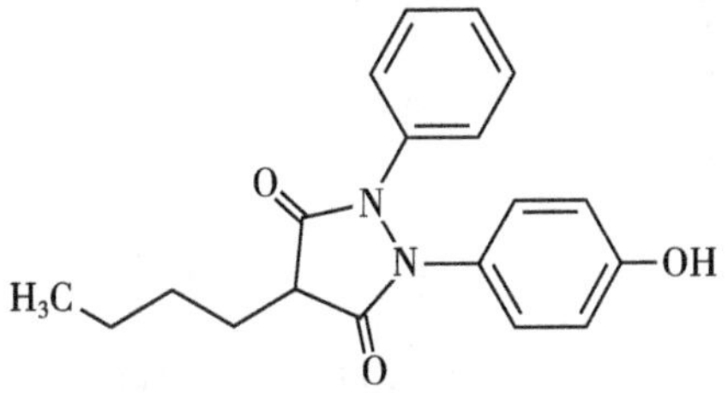

化学名为 4-丁基-1-(4-羟基苯基)-2-苯基-3,5-吡唑烷二酮（4-butyl-1-(4-hydroxyphenyl)-2-phenyl-pyrazolidine-3,5-dione）。

本品为白色或类白色结晶性粉末，无臭或几乎无臭，味苦。在丙酮中易溶，在乙醇、乙醚或三氯甲烷中溶解，在水中几乎不溶，在碱液中溶解。mp.96～97℃。

本品与冰醋酸和盐酸共热，水解生成 4-羟基氢化偶氮苯，随即转位重排，生成 2,4-二氨基联苯酚和对羟基邻氨基苯胺；与亚硝酸钠作用生成黄色重氮盐，再与 β-萘酚偶合生成橙色沉淀；可用于鉴别。

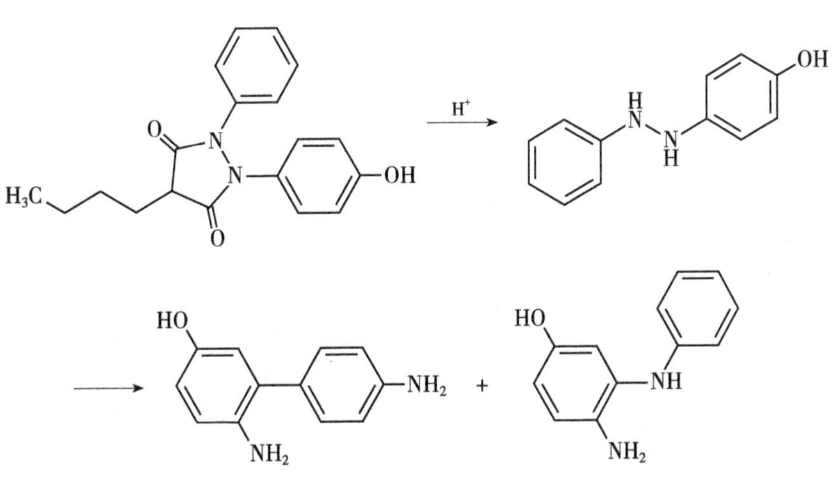

本品口服吸收迅速且完全,2 小时血药浓度达峰值。约 98% 与血浆蛋白结合,可再缓慢释出,故作用持久。本品能透过滑液膜,滑液腔内药物浓度可达血药浓度的 50%,停药后关节组织中可保持较高浓度达 3 周之久。本品主要由肝药酶代谢,并与葡萄糖醛酸相结合;仅有 1% 原形药物由尿排出,其肾小管重吸收率较高。副作用主要是胃肠道反应,可有恶心、呕吐、胃部不适或腹泻等,个别病例可发生胃及十二指肠消化性溃疡,有时并发出血、穿孔;可引起粒细胞减少、血小板减少甚至再生障碍性贫血。

本品是保泰松的体内代谢产物,作用与保泰松基本相似,解热镇痛作用相对较弱,而抗炎作用较强,对炎性疼痛效果较好,毒性和副作用较保泰松低,但无保泰松的排尿酸作用。其作用机制是抑制了 PG 的合成、白细胞的活动、溶酶体的释放及其活性等。适用于活动性类风湿关节炎、强直性脊柱炎、增生性骨关节病,偶用于恶性肿瘤、结核病及急性血吸虫病、丝虫病等引起的高热。

第二节　非甾体抗炎药

非甾体抗炎药的研究始于 19 世纪末水杨酸钠(sodium salicylate)在临床上的应用。20 世纪中期,随着非甾体抗炎药作用机制的研究深入,该类药物的研究和开发得到了迅速发展。本类药物种类繁多,根据化学结构和作用位点可分为芳基烷酸类药物、1, 2- 苯并噻嗪类药物和选择性 COX-2 抑制剂。

一、芳基烷酸类药物

芳基烷酸类药物又可分为芳基乙酸类药物和芳基丙酸类药物,本章将重点介绍吲哚美辛(indomethacin)、双氯芬酸钠(diclofenac sodium)、萘普生(naproxen)和布洛芬(ibuprofen),其他临床中常用的芳基烷酸类药物见表 14-2。

表 14-2　常用的芳基烷酸类药物

药物名称	药物结构	药理特点与用途
舒林酸 sulindac		本品为吲哚乙酸类非甾体抗炎药的前体药物,对胃肠刺激较小。适用于风湿性或类风湿关节炎、骨关节炎、关节强直性脊柱炎等的治疗
芬布芬 fenbufen		本品为前体药物,对胃肠道的刺激性小,在肝内代谢为活性物质联苯乙酸,活性代谢物通过抑制环加氧酶而发挥作用。临床主要用于治疗类风湿关节炎等

药物名称	药物结构	药理特点与用途
依托度酸 etodolac		本品选择性地抑制炎症部位的前列腺素合成，胃肠道副作用小，不良反应发生率低。临床上用于手术疼痛的治疗，缓解类风湿关节炎和骨关节炎症状，延缓关节炎所引起的病理改变
托美丁 tolmetin		本品的抗炎作用较强，镇痛作用与布洛芬相当，但不良反应较轻，用于治疗类风湿关节炎和强直性脊柱炎
氟比洛芬 flurbiprofen		本品主要用于治疗类风湿关节炎、骨关节炎、强直性脊柱炎、外伤疼痛和其他疼痛。抗炎作用和镇痛作用分别为阿司匹林的 250 倍和 50 倍，比布洛芬强，且毒性更低，口服吸收迅速且完全，起效快，耐受性好
酮洛芬 ketoprofen		本品具有明显的抗炎、镇痛和解热作用。疗效优于布洛芬，副作用比布洛芬、吲哚美辛少并且轻。其抗炎镇痛作用与吲哚美辛相近
洛索洛芬 loxoprofen		本品具有显著的镇痛、抗炎及解热作用，尤其镇痛作用很强，其强度比吲哚美辛强 10 倍，抗炎和解热作用和吲哚美辛相当。用于慢性风湿性关节炎、变形性关节炎、腰痛病、肩周炎、颈肩腕综合征等
非诺洛芬 fenoprofen		本品具有良好的解热、镇痛、抗炎、抗风湿作用。抗炎作用约是阿司匹林的 50 倍，保泰松的 10 倍，镇痛作用优于舒林酸，耐受性好，不良反应少。有抑制血小板作用。适用于治疗骨关节炎、关节强直性脊椎炎、关节炎、痛风等
吡洛芬 pirprofen		本品用于类风湿关节炎、骨关节炎、强直性关节炎、非关节性风湿病、急性疼痛、术后痛及癌痛等。耳鸣较阿司匹林发生少
甲芬那酸 mefenamic acid		本品的镇痛和抗炎作用比阿司匹林强，但抗炎作用不及保泰松，解热作用持续时间较长
甲氯芬那酸 meclofenamic acid		本品具有抗炎、镇痛及解热作用，其镇痛作用与阿司匹林相似而抗炎作用较强，胃肠反应较轻。主要用于急、慢性类风湿关节炎的治疗

（一）芳基乙酸类药物

吲哚美辛（indomethacin）

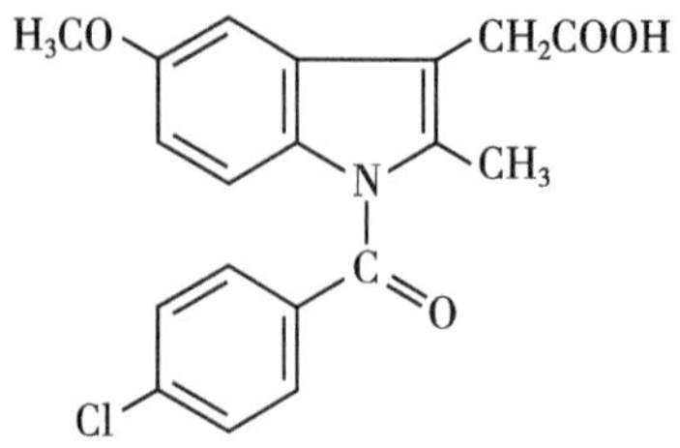

化学名为 2-甲基-1-（4-氯苯甲酰基）-5-甲氧基-1H-吲哚-3-乙酸（2-（1-（4-chlorobenzoyl）-5-methoxy-2-methyl-1H-indol-3-yl）acetic acid），又名消炎痛。

本品为类白色或微黄色结晶性粉末，几乎无臭，无味。在丙酮中溶解，在乙醚、乙醇、甲醇及三氯甲烷中略溶，在苯中微溶，在水中几乎不溶，可溶于氢氧化钠溶液。mp.158～162℃。室温下在空气中稳定，但对光敏感。

本品在胃肠道吸收迅速而完全，在肝脏和肾脏代谢，形成去甲基化物和去酰基化物，主要以葡萄糖醛酸结合物的形式从尿中排泄。

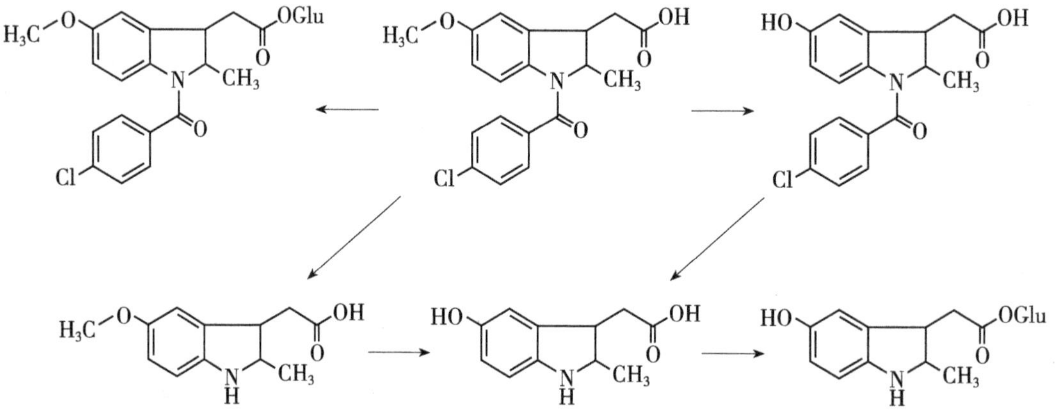

本品临床用于治疗风湿性和类风湿关节炎、强直性脊椎炎、骨关节炎，也可用于急性痛风和发热。在非甾体抗炎药中，本品对中枢神经系统的影响最为显著，表现为精神抑郁、幻觉、精神错乱等，对肝功能与造血系统也有影响，过敏反应和胃肠道反应亦较常见。

对吲哚美辛进行结构改造，将吲哚环上的—N＝用其电子等排体—CH＝取代，得到茚乙酸类衍生物舒林酸（sulindac），该药是一个前药，体外无活性，在体内被代谢为甲硫化物发挥药效，副作用小于吲哚美辛，见表 14-2。

双氯芬酸钠（diclofenac sodium）

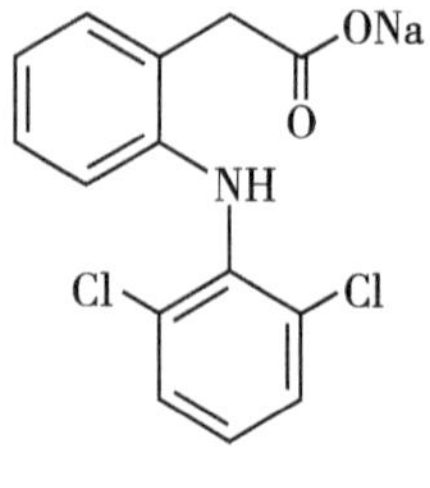

化学名为 2-[（2，6- 二氯苯基）氨基]- 苯乙酸钠（2-（2，6-dichlorophenyl）amino-benzeneacetic acid sodium salt），又名双氯灭痛。

本品为白色或类白色结晶性粉末，有刺鼻感与引湿性。在水中略溶，在乙醇中易溶，在三氯甲烷中不溶。mp.283～285℃（游离酸 mp.156～158℃）。

本品的作用机制除抑制环加氧酶的活性，阻断前列腺素的生物合成外，还能抑制 5- 脂加氧酶，使炎症介质白三烯的合成减少。同时，本品也能促进花生四烯酸与甘油三酯结合，使细胞内游离的花生四烯酸浓度降低，抑制花生四烯酸的释放。

本品分子中的两个氯原子使氨基与苯乙酸基不共平面是产生活性的必需条件，这种构象使其可与环加氧酶活性位点很好地结合而发挥药效。

本品口服吸收迅速且完全，2～3 小时血浆药物浓度达峰值，血浆蛋白结合率为 99.5%，半衰期约为 2 小时。大约 50% 药物在肝脏内被首过代谢，口服生物利用度只有 50%～60%。主要代谢产物为苯环羟基化衍生物，均有抗炎、镇痛活性，但活性均低于本品，经肾脏和胆汁排泄。

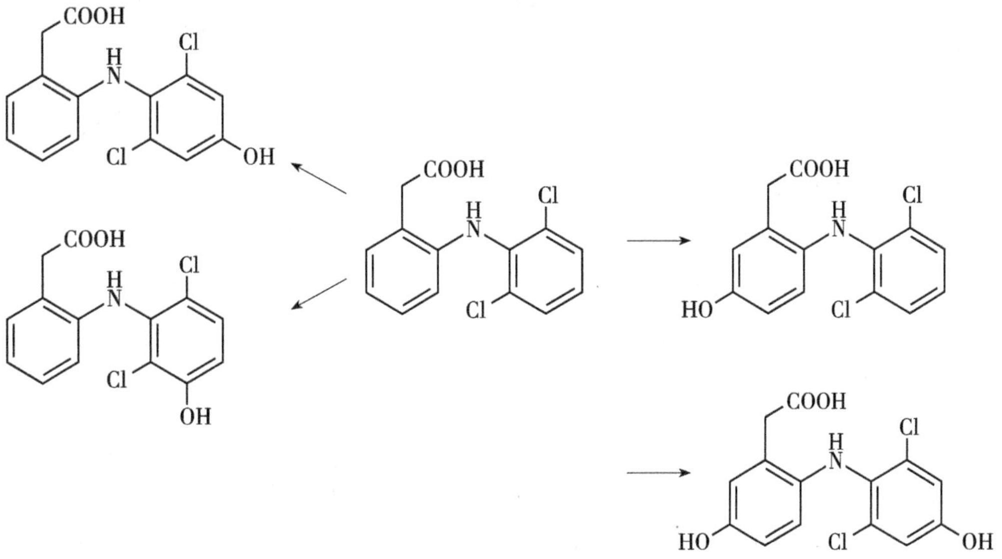

临床上用于治疗风湿性关节炎、骨关节炎、强直性脊柱炎等。本品抗炎活性是吲哚美辛的 2 倍，阿司匹林的 450 倍；镇痛作用是吲哚美辛的 6 倍，阿司匹林的 40 倍；解热作用是吲哚美辛的 2 倍，阿司匹林的 350 倍。

本品常见的不良反应有恶心、呕吐、腹痛及腹泻等，偶见头痛、头晕、血清天门冬氨酸氨基转移酶和血清丙氨酸氨基转移酶一过性升高等。对非甾体抗炎药过敏者、消化道溃疡患者和肝功能损害患者等禁用；血液系统异常及心脏病患者慎用；16 岁以下的儿童、孕妇及哺乳期妇女不宜服用。

（二）芳基丙酸类药物

布洛芬（ibuprofen）

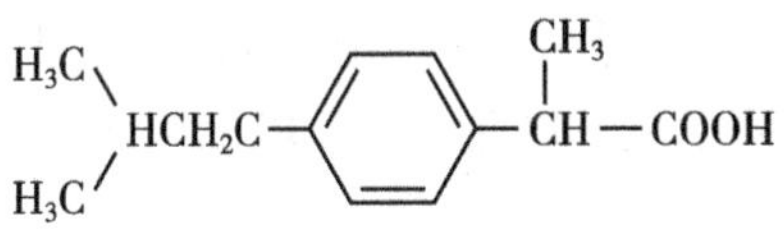

化学名为 2-(4- 异丁基苯基)丙酸(2-(4-isobutylphenyl)propanoic acid)。

本品为白色结晶性粉末,稍有特异臭。在丙酮、乙醚、三氯甲烷、氢氧化钠或碳酸钠水溶液中溶解,在水中几乎不溶。mp.74.5~77.5℃。

本品具有光学活性,在体外 S-(+)- 异构体活性显著强于 R-(−)- 异构体,但 R-(−)- 异构体在体内可转化为 S-(+)- 异构体,故使用时不必拆分,目前临床上使用消旋体。

本品口服吸收后代谢迅速,代谢物主要为异丁基的氧化物,首先氧化成为醇,再氧化为酸。吸收快,半衰期短,在体内与蛋白质结合率高,服药后约 70% 以代谢物形式从尿中排泄。

本品的合成路线之一是以甲苯和丙烯为原料,首先在钠 - 碳催化下制得异丁基苯,然后经傅克酰化反应生成 4- 异丁基苯乙酮,与氯乙酸乙酯进行 Darzens 反应,再经水解、脱羧和重排制得 2-(4- 异丁基苯基)丙醛,最后在碱性溶液中用硝酸银氧化制得。

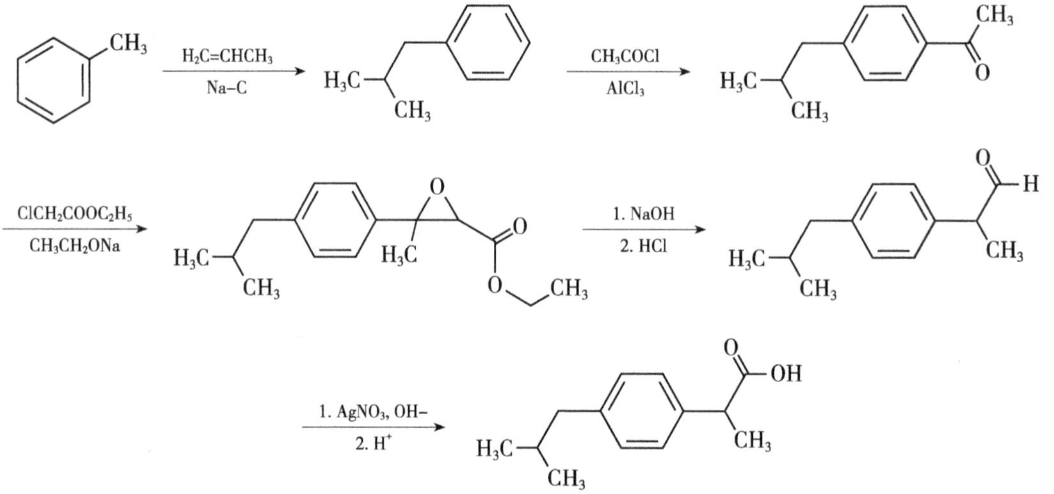

本品适用于治疗风湿性及类风湿关节炎、骨关节炎、强直性脊椎炎、神经炎及咽喉炎等,还可用于缓解手术后轻度及中度疼痛、软组织疼痛、牙痛、痛经等。本品副作用较小,常见消化不良、皮疹、转氨酶升高等,一般患者耐受性良好。

萘普生(naproxen)

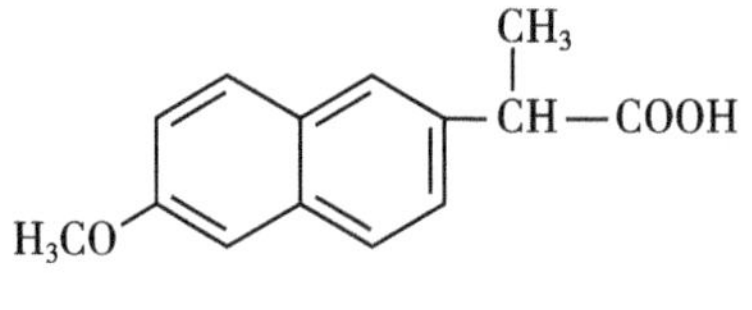

化学名为(S)-2-(6- 甲氧基 -2- 萘基)- 丙酸((S)-2-(6-methoxynaphthalen-2-yl)propanoic acid)。

本品为白色或类白色结晶性粉末,需避光保存(在日光下变色)。在甲醇、乙醇中溶解,在乙醚中略溶,在水中几乎不溶。$[\alpha]_D^{20}$ +63°~ +68.5°;mp.153~158℃。

本品具有光学活性,临床上使用 S-(+)- 构型的光学活性异构体。本品口服吸收迅速而且完全,给药后 2~4 小时血浆浓度达峰值,99% 以上与血浆蛋白结合,半衰期为 13~14 小时,约 95% 自尿中排出。

本品抑制前列腺素生物合成的活性是阿司匹林的 12 倍,布洛芬的 3～4 倍,吲哚美辛的 1/300。分子中的 6- 甲氧基对抗炎活性非常重要,如果转移到其他位置,则抗炎活性降低;如果用较小的亲脂性基团取代甲氧基,抗炎活性无太大的变化,但若用体积较大的基团取代,则活性降低。

本品适用于缓解轻度及中度的疼痛,如拔牙、痛经等,也用于类风湿关节炎、骨关节炎、强直性脊椎炎、肌腱炎及急性痛风等。副作用主要为胃肠道轻度和暂时不适,与阿司匹林等非甾体抗炎药有交叉过敏反应,禁用于对该品及对阿司匹林过敏的患者。

案例分析

案例:小王患有类风湿性关节炎,一直在服用萘普生片,这次诊所新来的李大夫给他开了萘丁美酮(nabumetone)胶囊,请问李大夫开的药对吗?试比较萘丁美酮(nabumetone)和萘普生的结构,推测两者的作用及副作用。

分析:萘丁美酮(nabumetone)为一个非酸性非甾体抗炎药,无一般芳基乙酸类药物的羧基,胃肠道刺激作用小,能有效地抑制关节中前列腺素的生物合成,用于治疗类风湿关节炎。本品口服后经小肠吸收,在肝脏代谢为类似萘普生的活性代谢物 6-甲氧基 -2- 萘乙酸,不影响胃黏膜中前列腺素环加氧酶的活性,对环加氧酶 -2(COX-2)有选择性抑制作用。因此,从某种意义上本品是前体药物成功设计的范例。

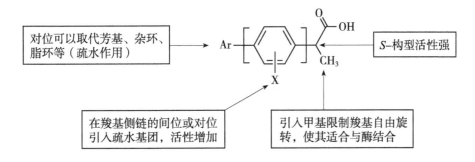

萘丁美酮(nabumetone)　　　　　　6-甲氧基-2-萘乙酸

芳基丙酸类抗炎药物的构效关系总结如下:

对位可以取代芳基、杂环、脂环等(疏水作用) → Ar⎡⎣ ⎤⎦—CH(COOH)(CH₃) ← S-构型活性强

X

在羧基侧链的间位或对位引入疏水基团,活性增加

引入甲基限制羧基自由旋转,使其适合与酶结合

二、1,2- 苯并噻嗪类药物

本类药物通称为昔康类药物(oxicams),是 20 世纪 70 年代 Pfizer 公司为了开发不含有羧酸基团的抗炎药物,筛选了大量不同结构的苯并杂环化合物后得到的。和其他类型的非甾体抗炎药相比,苯并噻嗪类药物的半衰期更长,可 1 天给药 1 次,是一种长效的抗炎镇痛药。该类药物选择性地抑制 COX-2,对 COX-1 的抑制作用较弱,因此消化系统的不良反应

较少。除了重点介绍的吡罗昔康（piroxicam）外，临床上其他常用的昔康类抗炎药物见表 14-3。

表 14-3　常用的昔康类抗炎药物

药物名称	药物结构	药理特点与用途
美洛昔康 meloxicam	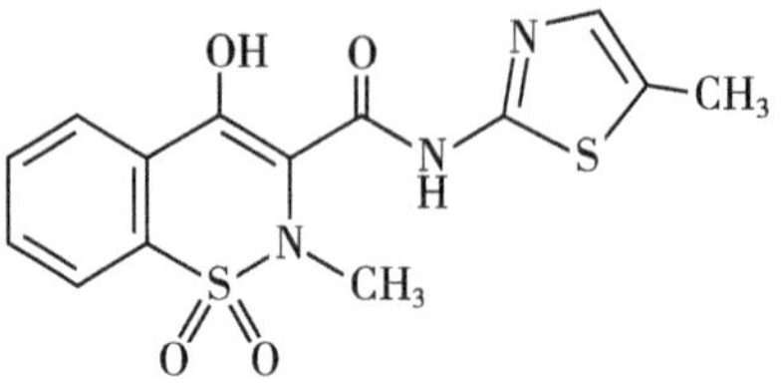	本品主要用于缓解类风湿关节炎和疼痛性骨关节炎（关节病、退行性骨关节病）的症状。与阿司匹林和其他 NSAID 可能会有交叉过敏反应
辛诺昔康 cinnoxicam	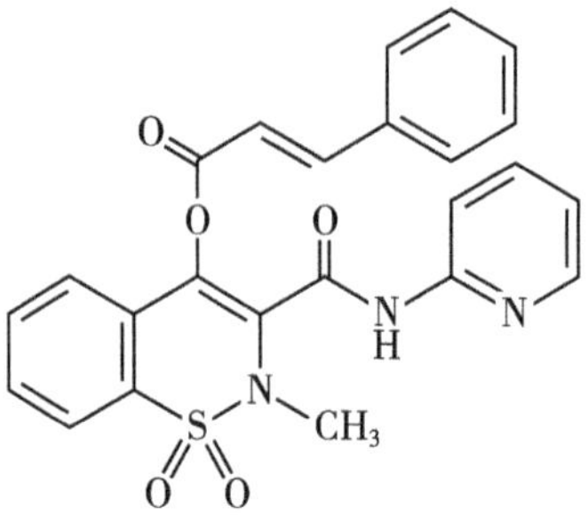	本品是吡罗昔康的 4 位羟基酯化产物，用途同吡罗昔康，本品对胃肠道的损伤较少，安全性高，耐受性好，而且具有抑制血小板凝聚的作用
舒多昔康 sudoxicam	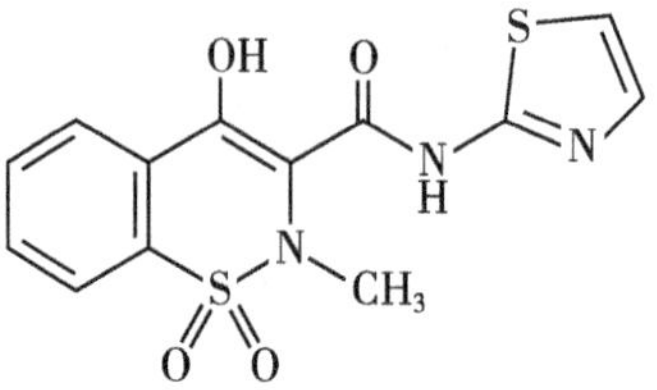	本品选择性抑制环加氧酶，用于风湿性、类风湿关节炎的治疗，抗炎作用强，长效且毒性较小
替诺昔康 tenoxicam	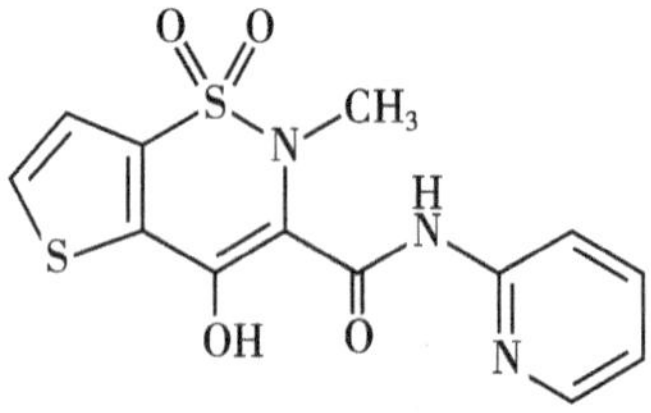	本品用于慢性和变形性关节炎、腰痛、颈肩腕综合征、术后及外伤后的炎症、急性痛风等
伊索昔康 isoxicam	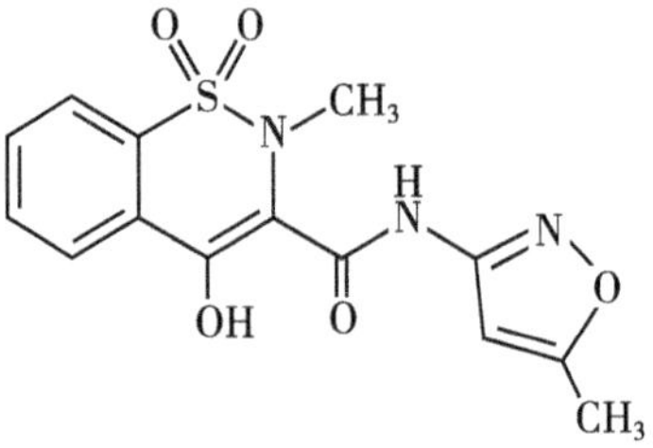	本品是长效抗炎药物，选择性抑制环加氧酶，用于类风湿关节炎、关节强直性脊柱炎、痛风发作、术后或外伤疼痛等
氯诺昔康 lornoxicam	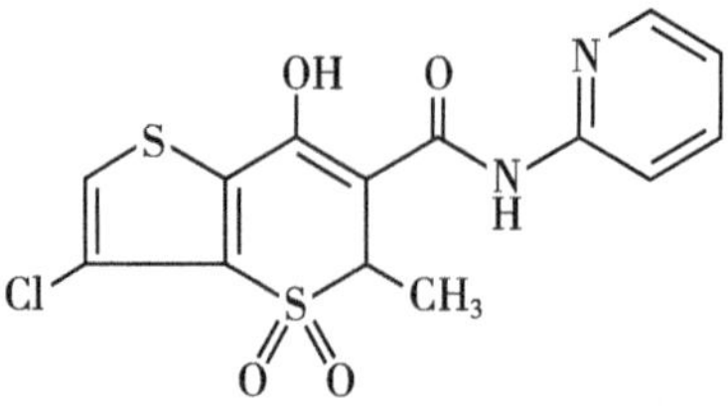	本品用于各种急性、轻度至中度疼痛和风湿性疾病引起的关节疼痛和炎症

吡罗昔康（piroxicam）

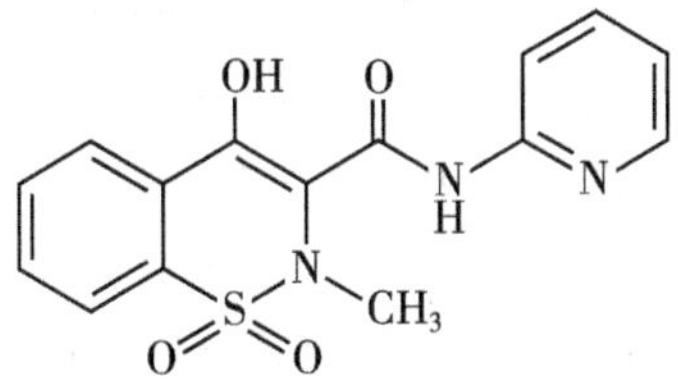

化学名为 4- 羟基 -2- 甲基 -N-2- 吡啶基 -2H-1，2- 苯并噻嗪 -3- 甲酰胺 -1，1- 二氧化物（4-hydroxy-2-methyl-3-（pyrid-2-yl-carbamoyl）-2H-1，2-benzothiazine-1，1-dioxide），又名炎痛喜康。

本品为类白色或微黄绿色结晶性粉末，无臭，无味。在三氯甲烷中易溶，在丙酮中略溶，在乙醇或乙醚中微溶，在水中几乎不溶，易溶于酸，微溶于碱。mp. 198～202℃（熔融时同时分解）。

本品口服吸收好，食物可降低吸收速度，但不影响吸收总量。本品的代谢产物因物种不同而有差异，在人、犬、猴、鼠中基本相似。人体中主要代谢为吡啶环上羟基化产物，只有小部分为苯环上的羟基化，此外还有水解和脱羧等产物，所有的代谢产物均无活性。

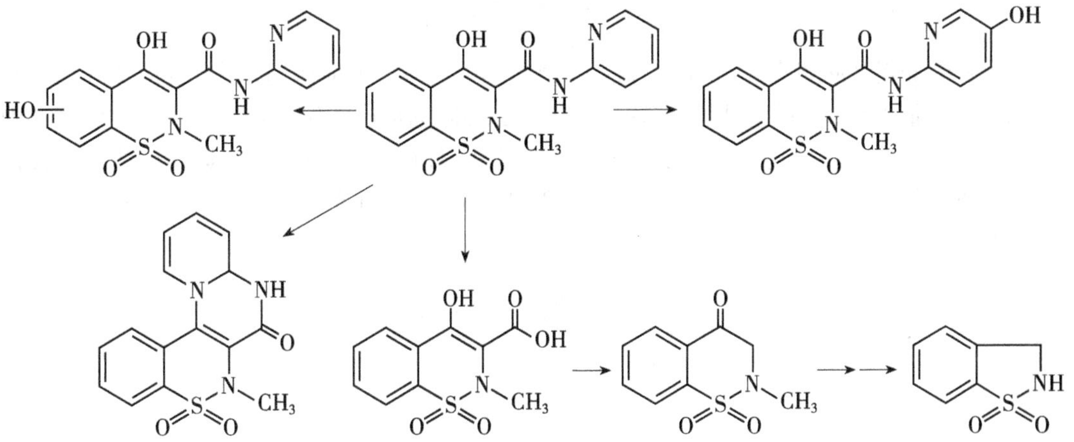

本品作用略强于吲哚美辛，副作用较轻微。用于风湿性和类风湿关节炎等，也用于术后、创伤后疼痛及急性痛风。

构效关系研究表明：R_1 为甲基时，活性最强，而 R 则可以是芳环或芳杂环。此类药物多显酸性，其 pK_a 在 4～6 之间，但结构中不含有羧基，酸性来源于其结构中的烯醇式羟基，芳杂环取代的酸性大于芳杂环取代衍生物。

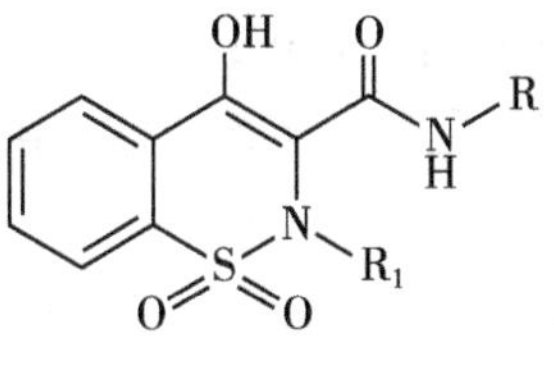

知识链接

IL-1 抑制剂——双醋瑞因

双醋瑞因(diacerein),化学名为 4, 5- 二乙酰 -9, 10- 二氢 -9, 10- 二氧 -2- 蒽羧酸,是瑞士赞贝臣制药有限公司(TRB CHEMEDICA)研究开发的骨关节炎 IL-1 抑制剂,作用机制独特。实验结果表明,本品不抑制前列腺素合成;可诱导软骨生成,具有止痛、抗炎及退热作用;对骨关节炎有延缓疾病进程的作用。本品用于治疗退行性关节疾病(骨关节炎及相关疾病),可显著改善骨关节炎及相关疾病引起的疼痛和关节功能障碍等症状。

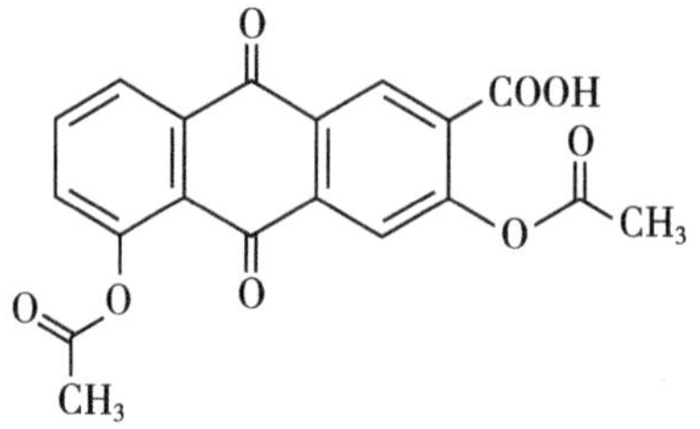

双醋瑞因(diacerein)

三、选择性 COX-2 抑制剂

现有的非甾体抗炎药主要通过抑制 COX-2 产生抗炎、镇痛作用,不良反应主要由于对 COX-1 的抑制所致。因此,理论上选择性 COX-2 抑制剂可以在保持抗炎活性的同时降低副作用。本品为一典型的选择性 COX-2 抑制剂,是根据 COX-2 酶的特征运用现代药物设计的方法所设计的药物。本品对 COX-2 的抑制作用是 COX-1 的 400 倍,胃肠道不良反应较传统的非甾体抗炎药少。

塞来考昔(celecoxib)

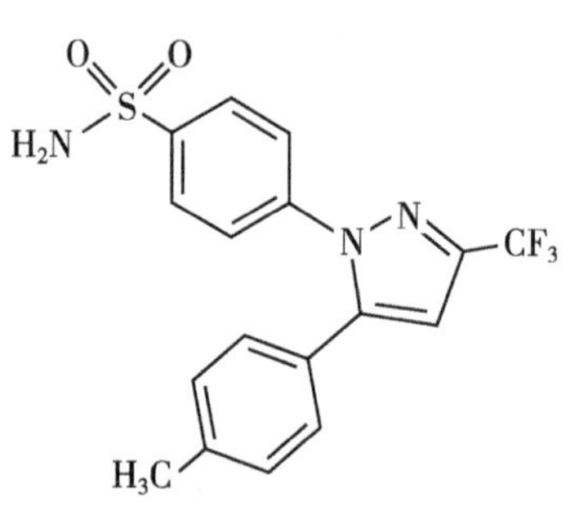

化学名为 4-[5-(4- 甲基苯基)-3- 三氟甲基 -1*H*- 吡唑 -1- 基]苯磺酰胺(4-(5-(4-methylphenyl)-3-trifluoromethyl-1*H*-pyrazol-1-yl)benzenesulfonamide)。

本品为白色粉末或浅黄色粉末,无臭。不溶于水,溶于甲醇、乙醇、丙酮、二甲亚砜等有机溶剂。mp.157～159℃。

本品口服吸收快且完全,生物利用度为 99%,给药 3 小时后血药浓度达到峰值。主要在肝脏由细胞色素 CYP2C9 代谢，整个过程包括 4 位甲基的羟基化及进一步氧化成酸，最终主要以无活性的代谢产物形式从尿和粪便中排出，仅有约 3% 的药物未经代谢而直接排出。

本品临床上主要用于缓解骨关节炎（OA）、成人类风湿关节炎（RA）和强直性脊柱炎的症状和体征；用于治疗成人急性疼痛（AP），如：急性创伤／组织损伤（如急性踝扭伤、急性肩腱炎、滑囊炎），慢性疼痛急性发作（如慢性腰背痛急性发作），术后疼痛；以及用于家族性腺瘤息肉病（FAP）的辅助治疗。

本品长期使用可能增加严重心血管血栓性不良事件、心肌梗死和卒中的风险；可引起严重的可能致命的胃肠道事件，包括胃、小肠或大肠的出血、溃疡和穿孔。为使患者发生胃肠道或心血管不良事件的潜在风险最小化，应尽可能在最短疗程内使用最低有效剂量。本品不可用于已知对磺胺过敏者，不可用于服用阿司匹林或其他 NSAIDs 后诱发哮喘、荨麻疹或过敏反应的患者，禁用于冠状动脉搭桥手术（CABG）围手术期疼痛的治疗，禁用于有活动性消化道溃疡／出血的患者和重度心力衰竭患者。

临床上常用的选择性 COX-2 抑制剂还有依托考昔（etoricoxib）、帕瑞昔布（parecoxib）和尼美舒利（nimesulide）。

依托考昔（etoricoxib）　　　　帕瑞昔布（parecoxib）　　　　尼美舒利（nimesulide）

本类药物的构效关系总结如下：

引入体积较大的基团是必需的，如磺酰胺基和磺酰基，这些基团的存在能阻止对COX-1的活性位点的结合。如用亚砜或硫原子代替磺酰基，COX-2抑制作用减弱。磺胺基团取代，选择性下降，但药代动力学性质好

五元环可为噻吩、噻唑、吡咯、噁唑、咪唑等杂环

苯基被吸电子基团取代，抑制作用降低；如引入甲基、甲氧基及卤素等基团，抑制作用增强

五元环上有与其共平面的取代基存在如-CH$_3$、-CF$_3$时，活性增强

知识链接

罗非昔布事件

　　罗非昔布(rofecoxib)，商品名为 Vioxx（万络），是 Merck 公司开发的一种选择性 COX-2 抑制剂，对于类风湿关节炎、骨关节炎和急性疼痛等具有良好的疗效，并且基本消除了对消化道的副作用，曾被认为是非常成功的新型非甾体抗炎药。1999 年在美国上市，2001 年进入中国市场，据统计全球有 2000 万人服用过该药。

　　2003 年美国 FDA 发布报告称，长期服用罗非昔布的患者突发心脏病和脑卒中的风险倍增，估计该药可能已导致全球 6 万人死亡，2004 年 Merck 公司宣布从市场撤除罗非昔布。2005 年经过 FDA 专家顾问委员会表决，同意继续使用，但必须在说明书中加黑框警告，指出具有引发严重心血管事件的风险。在美国，Merck 公司面临 4200 宗诉讼和预计 180 亿美元的巨额赔偿。现有的证据表明，其他的选择性 COX-2 抑制剂也有诱发心脏病的风险，必须在医生的密切监护下使用。随后同类药物伐地考昔(valdecoxib)也因增加血管栓塞的风险而撤出市场。

罗非昔布（rofecoxib）　　　　　　伐地考昔(valdecoxib)

第三节　抗痛风药

　　痛风是体内嘌呤代谢紊乱或尿酸排泄减少而引起的一种疾病，主要表现为血中尿酸过多、反复发作性关节炎和肾脏损害等。在炎症过程中，滑液膜组织及白细胞中产生大量乳酸盐，使局部的 pH 降低，从而促进尿酸进一步沉积。体内尿酸是人体代谢的正常产物，是

次黄嘌呤和黄嘌呤在黄嘌呤氧化酶的作用下产生的,是嘌呤和核酸代谢的终产物,从腺嘌呤、鸟嘌呤代谢到尿酸、尿素和乙醛酸,如图14-2所示。由于血中的尿酸增多,尿酸盐的浓度超过其饱和浓度时可沉积于关节、肾脏和结缔组织中,引起粒细胞浸润,局部产生致炎物质,导致痛风性关节炎、肾损害和肾尿酸盐结石等病变。

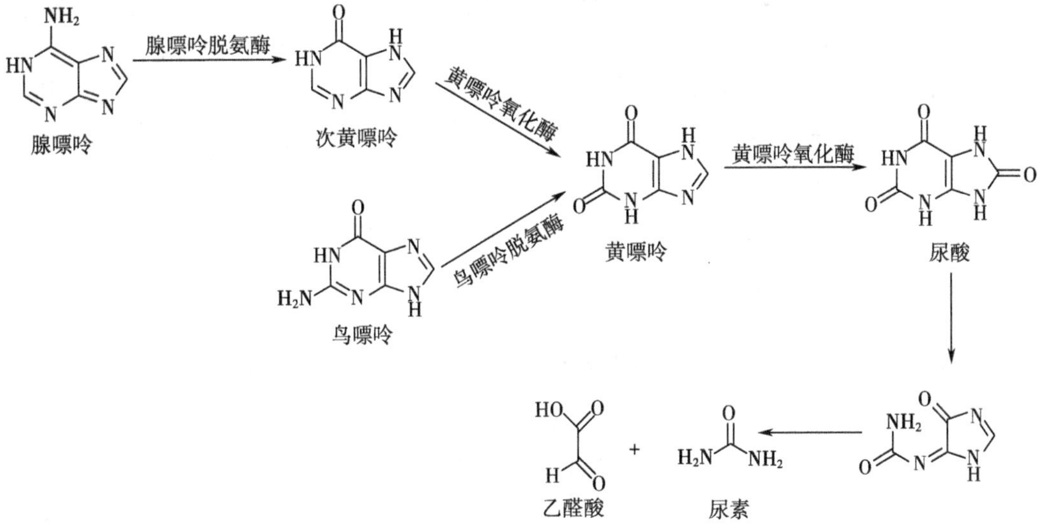

图14-2　尿酸的生物合成途径

临床上使用的抗痛风药可分为以下两大类:急性痛风性关节炎治疗药物和高尿酸血症治疗药物。

一、急性痛风性关节炎治疗药物

大多数强效非甾体抗炎药(NSAIDs)能快速有效缓解疼痛,减轻炎症,如吲哚美辛可在2~4小时缓解疼痛,是广泛应用的首选药物。此外,严重急性痛风发作伴有较重全身症状而且秋水仙碱和NSAIDs治疗无效或不能耐受者,可选用糖皮质激素类药物,但该类药物有严重不良反应,停药后易发生反跳现象。

秋水仙碱(colchicine)

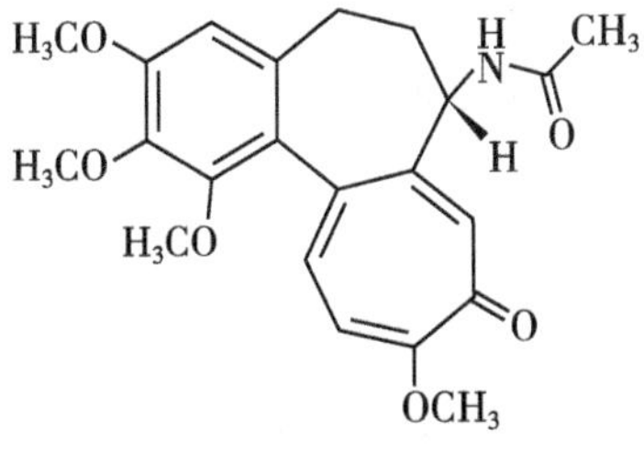

化学名为 N-((7S)-5,6,7,9-四氢-1,2,3,10-四甲氧基-9-氧苯并[a]庚间三烯并庚间三烯-7-基)乙酰胺(N-((7S)-5,6,7,9-tetrahydro-1,2,3,10-tetramethoxy-9-oxobenzo[a]heptalen-7-yl)-acetamide),又名秋水仙素。

本品为淡黄色结晶性粉末,无臭或微臭,味苦。遇光颜色变深,需避光密封保存。可溶于水，易溶于乙醇。mp.142～150℃。其钠盐配制的注射液在紫外光下呈蓝色荧光。

本品是从百合科植物秋水仙中提取分离得到的一种生物碱，其主要作用是通过与粒细胞的微管蛋白结合，妨碍粒细胞的活动，抗炎和抑制粒细胞浸润。对急性痛风性关节炎有选择性的消炎作用，对一般性的疼痛、炎症及慢性痛风均无效。

本品具有抗肿瘤作用，毒性较大，且有致畸倾向。不良反应主要有腹痛、腹泻、呕吐及食欲减退等，严重者可发生脱水及电解质紊乱、肌肉及周围神经病变、血小板减少、中性粒细胞下降甚至再生障碍性贫血等。孕妇及哺乳期妇女、骨髓造血功能不全、严重心脏病、肾功能不全及胃肠道疾病患者慎用。此外，本品需经肠肝循环代谢解毒，故肝功能不全者慎用。

二、高尿酸血症治疗药物

（一）促进尿酸排泄的药物

丙磺舒（probenecid）

化学名为 4-（二丙基氨磺酰基）苯甲酸（4-（dipropylsulfamoyl)-benzoic acid）。

本品为白色结晶性粉末，无臭，味微苦。在丙酮中溶解，在乙醇或三氯甲烷中略溶，在水中几乎不溶，溶于稀氢氧化钠溶液，在稀酸中几乎不溶。mp. 194～196℃。

本品可抑制尿酸在肾近曲小管的重吸收，增加尿酸的排泄，从而降低血中尿酸的含量，可缓解或防止尿酸盐结晶的生成，减少关节的损伤，亦可促进已形成的尿酸盐的溶解。无抗炎、镇痛作用，主要用于慢性痛风的治疗。

苯溴马隆（benzbromarone）通过抑制肾近曲小管细胞顶侧刷状缘尿酸转运蛋白，减少尿酸分泌后重吸收从而降低血尿酸浓度，适用于原发性高尿酸血症、痛风性关节炎的间歇期和痛风结节；口服易吸收，其代谢产物为有效型，约2～3小时后达血药浓度峰值，4～5小时尿酸廓清率达最大值，半衰期为12～13小时；服药时每天同时加服碳酸氢钠3g，饮水量不小于1.5～2L，以维持尿液中性或微碱性。副作用主要是肠胃不适感，如恶心、呕吐、胃内饱胀感和腹泻等，中度或严重肾功能不足者及孕妇慎用，不宜与水杨酸类、吡嗪酰胺类、依他尼酸、噻嗪类利尿药合用。

苯溴马隆（benzbromarone）

（二）减少尿酸合成的药物

别嘌醇（allopurinol）

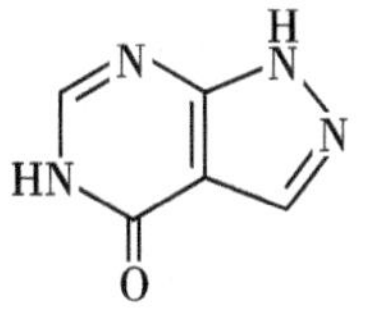

化学名为 1H- 吡唑并［3，4-d］嘧啶 -4- 醇（1H-pyrazolo［3，4-d］pyrimidin-4-ol），又名为别嘌呤醇。

本品为白色粉末或类白色结晶粉末，几乎无臭。在水或乙醇中极微溶，在三氯甲烷中不溶，在稀碱中易溶。mp. 350℃。

本品是黄嘌呤氧化酶抑制剂，口服后在胃肠道内吸收完全，2～6 小时血药浓度可达峰值，半衰期为 14～28 小时。在肝脏内代谢，奥昔嘌醇（oxypurinol）是其主要活性代谢产物，目前已批准上市。两者均能抑制黄嘌呤氧化酶，阻止次黄嘌呤转化为尿酸，从而抑制了尿酸的合成，降低血中尿酸的浓度，防止尿酸盐析出沉积于关节和其他组织内。此外，还有助于痛风患者组织中沉积的尿酸盐重新溶解，从而逆转痛风并发症，防止发展为慢性痛风性关节炎和肾病。本品还可抑制次黄嘌呤 - 鸟嘌呤磷酸核糖转移酶，从而阻断体内嘌呤的生成。

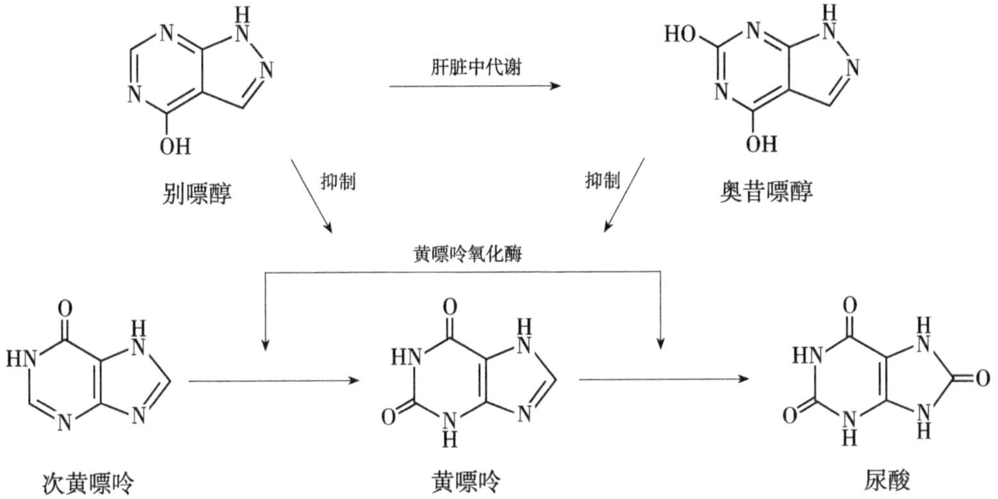

本品适用于慢性原发性和继发性高尿酸血症，尤其是尿酸生成过多而引起的高尿酸血症。临床用于治疗慢性痛风、尿酸性肾结石和尿酸性肾病等。用药前及用药期间需要定期检查血中尿酸水平和 24 小时尿中的尿酸水平，以此作为调整药物剂量的依据。不良反应有瘙痒性丘疹或荨麻疹、腹泻、恶心、呕吐、腹痛、骨髓抑制反应和过敏反应等。不良反应在停药后一般均能恢复正常。

本品与丙磺舒合用，能增强机体排泄尿酸的能力；与秋水仙碱合用，能有效地抑制急性痛风的发作。本品禁与环磷酰胺、氯化钙、维生素 C 和磷酸盐等合用。

非布司他（febuxostat）是第一个全新型非嘌呤类黄嘌呤氧化酶选择性抑制剂，2009 年

FDA 批准上市。本品具有高度选择性,在治疗浓度下不抑制嘌呤和嘧啶的合成及代谢过程中的相关酶,因此不会影响嘌呤和嘧啶的正常代谢,也不会产生与别嘌醇类似的毒副作用,有较高安全性。

本品通过抑制尿酸合成降低血清尿酸浓度,适用于具有痛风症状的高尿酸血症的长期治疗。在服用本品的初期,可能会引起痛风的发作,这是因为血尿酸水平的改变导致组织沉积的尿酸盐活动。为预防服用非布司他起始阶段的痛风发作,建议同时服用 NSAIDs 或秋水仙碱。本品预防痛风发作建议至少服药 6 个月,服用本品时无须考虑食物或抗酸剂的影响。正在服用硫唑嘌呤、巯嘌呤或胆茶碱的患者禁用本品。

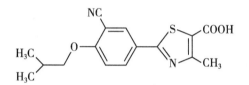

非布司他(febuxostat)

思考题

1. 简述非甾体抗炎药的作用机制。
2. 写出阿司匹林和对乙酰氨基酚的合成路线。
3. 简述抗通风药的分类及治疗药物。

(孟繁浩)

第十五章　消化系统药物

学习要求

1. 掌握抗溃疡药、促胃肠动力药、止吐药和肝胆疾病辅助治疗药的分类及代表药物；西咪替丁、雷尼替丁、法莫替丁、奥美拉唑、多潘立酮、莫沙必利、昂丹司琼的结构、理化性质、体内代谢和用途；H₂受体拮抗剂的构效关系。

2. 熟悉雷贝拉唑、甲氧氯普胺、伊托必利、托烷司琼、联苯双酯的结构和用途；不可逆性质子泵抑制剂的构效关系，5-HT₃受体拮抗剂的构效关系。

3. 了解其他消化系统药物的结构和用途。

消化系统疾病是临床常见病，发病率占人口总数 10%～20%。消化系统药物（digestive system agents）是位居抗感染药、心血管系统药物和抗肿瘤药之后的一个重要类别，根据治疗目的可分为抗消化性溃疡药、促胃肠动力药、助消化药、止吐药和催吐药、泻药和止泻药、肝胆疾病辅助治疗药等几大类。本章将介绍抗溃疡药、止吐药、促胃肠动力药和肝胆疾病辅助治疗药。

第一节　抗溃疡药

消化性溃疡（peotic ulcer，PU）发生在胃幽门和十二指肠处，是由胃液的消化作用引起的黏膜损伤。与消化性溃疡的发生相关的因素分为保护因子和损伤因子。前者主要包括胃黏液细胞分泌的黏液、HCO₃⁻和前列腺素；后者主要包括胃酸、胃蛋白酶和幽门螺杆菌。在正常情况下，两种因子处于动态平衡状态，胃黏膜不会被胃液消化形成溃疡。当某些因素破坏了这一平衡机制，使保护性因素降低，或者使侵袭性因素增强，将导致胃酸或胃蛋白酶侵蚀黏膜而造成溃疡。

临床上使用的抗溃疡药（anti-ulcer agents）主要通过抑制损伤因子和增强保护因子而发挥作用。抗溃疡药根据作用机制可分为中和过量胃酸的抗酸药、抑制胃酸分泌的抑酸药、加强胃黏膜抵抗力的黏膜保护药和抗幽门螺杆菌感染的药物。

抗酸药是一类碱性药物，如碳酸氢钠（sodium bicarbonate）、氧化镁（magnesium oxide）、氢氧化铝（aluminium hydroxide）等。此类药物通过中和胃酸发挥作用，只能缓解症状，不能减少胃酸分泌，已逐渐被抑酸药所替代。

胃酸的过量分泌是引起消化性溃疡的主要原因。胃壁细胞的泌酸过程与组胺 H₂ 受体、乙酰胆碱 M 受体和胃泌素受体有关，见图 15-1。当组胺、乙酰胆碱或胃泌素刺激胃壁细胞底边膜上相应的受体时，产生受体激动作用，引起第二信使 cAMP 或钙离子的增加，经其介导，刺激由细胞内向细胞顶端传递，在刺激下细胞内的管状泡与顶端膜内陷形成的分泌性微管融合，原位于管状泡处的胃质子泵即 H⁺，K⁺-ATP 酶移至分泌性微管，将氢离子从胞浆泵向胃腔,与从胃腔进入胞浆的钾离子交换,氢离子与顶膜转运至胃腔的氯离子形成胃酸的主要成分——盐酸。

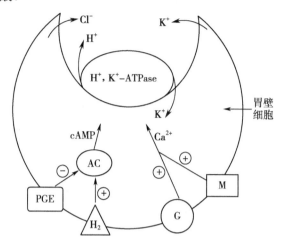

图15-1 胃壁细胞泌酸过程

AC:腺苷酸环化酶,PGE:前列腺素 E,H_2:组胺 H_2 受体,G:胃泌素受体,M:M 胆碱受体

抑制胃酸分泌的药物可分为受体拮抗剂和质子泵(H^+, K^+-ATP 酶)抑制剂。前者包括 M 受体拮抗剂,如哌仑西平(pirenzepine);H_2 受体拮抗剂,如西咪替丁(cimetidine);胃泌素受体拮抗剂,如丙谷胺(proglumide)。由于组胺刺激增加 cAMP 的作用比由乙酰胆碱和胃泌素刺激增加钙离子的作用大得多,故组胺 H_2 受体拮抗剂抑制胃酸生成的作用远大于 M 受体拮抗剂和胃泌素受体拮抗剂。质子泵抑制剂,如奥美拉唑(omeprazole),作用于胃酸分泌的最后一步,可以完全阻断任何刺激引起的胃酸分泌。

保护胃及十二指肠黏膜屏障,加强黏膜防御功能是消化性溃疡治疗的基本方法和重要手段。常用的黏膜保护剂有米索前列醇(misoprostol)、枸橼酸铋钾(bismuth potassium citrate)、硫糖铝(sucralfate)等。

幽门螺杆菌(*Helicobacterpylori, Hp*)感染与消化性溃疡的发生密切相关。*Hp* 为革兰阴性杆菌,一般采用甲硝唑、替硝唑等抗厌氧菌的药物或克拉霉素、阿莫西林等广谱抗菌药物抗 *Hp* 感染。

本节主要介绍 H_2 受体拮抗剂和质子泵抑制剂。

知识链接

幽门螺杆菌与消化性溃疡

1910 年,克罗地亚的内科医生 Karl Schwartz 提出了"No acid, no ulcer"。一百年来这句话被临床医生奉为治疗消化性溃疡的金科玉律。1982 年,澳大利亚学者巴里·马歇尔(Barry J Marshall)和罗宾·沃伦(J Robin Warren)发现幽门螺杆菌(*Helicobacter.pylori, Hp*)感染有促进胃黏膜 G 细胞增殖和胃泌素分泌的作用,可使胃酸分泌增加,导致胃炎、胃溃疡和十二指肠溃疡。这一成果改变了消化性溃疡传统的以针对胃酸为主的治疗模式,导致了消化性溃疡治疗上的一次革命。两位科学家也因此获得了 2005 年诺贝尔生理学或医学奖。

一、H$_2$ 受体拮抗剂

H$_2$ 受体拮抗剂抑制组胺 H$_2$ 受体兴奋引起的胃酸分泌作用。第一个 H$_2$ 受体拮抗剂西咪替丁（cimetidine，泰胃美）于 1976 年上市，它很快就取代了传统的抗酸药，成为当时治疗消化性溃疡的首选药物，掀起了消化性溃疡治疗史上的"泰胃美"革命。雷尼替丁（ranitidine）和法莫替丁（famotidine）分别于 1983 年和 1986 年上市，一系列 H$_2$ 受体拮抗剂相继问世，使得 H$_2$ 受体拮抗剂在消化性溃疡的临床治疗中发挥重要作用。

H$_2$ 受体拮抗剂的研究以组胺（histamine）为模型，对其进行改造。首先，保留组胺的咪唑环，改变侧链，得到具有 H$_2$ 受体激动活性和较弱拮抗活性的 N- 胍基组胺（N-guanyl histamine）。又将链端胍基换成碱性较弱的甲基硫脲基，并将侧链增长为 4 个碳原子，得到布立马胺（burimamide）。其受体拮抗活性比 N- 胍基组胺强 100 倍，选择性好，成为第一个 H$_2$ 受体拮抗剂，但口服无效。

组胺
（histamine）

N-胍基组胺
（N-guanyl histamine）

布立马胺
（burimamide）

动态构效分析发现，在生理 pH 条件下，咪唑衍生物存在阳离子和不带电荷的[1,4]及[1,5]互变异构体三种形式，其比例受环上取代基 R 的电性效应影响。组胺的主要存在形式是[1,4]互变异构体（近 80%），阳离子只占少部分（约 3%），而布立马胺的主要形式是阳离子（分子数为 40%），[1,4]互变异构体最少。研究认为，如果拮抗剂的活性形式主要是[1,4]互变异构体，即与组胺的相同，则拮抗作用可能增强。由此，明确了进一步研究的方向是通过取代基 R 的变化，增加[1,4]互变异构体的比例。

[1,4]异构体　　　　阳离子　　　　[1,5]异构体

保留布立马胺的四原子链，将其中的一个次甲基换成电负性较大的硫原子，同时在咪唑环的 5 位引入供电子的甲基，得到甲硫米特（metiamide）。甲硫米特在体内外均有较强的 H$_2$ 受体拮抗活性，但因导致肾损伤和粒细胞缺乏症而没有用于临床。研究发现，甲硫米特的毒性可能与分子中存在硫脲基有关。遂将硫脲基用其电子等排体胍基替换，并在胍的亚氨基氮上引入吸电子的氰基使碱性降低，得到西咪替丁（cimetidine）。西咪替丁活性及安全性均达到临床要求，成为第一个高活性的 H$_2$ 受体拮抗剂。

甲硫米特（metiamide）　　　　　　西咪替丁（cimetidine）

H$_2$ 受体拮抗剂按化学结构可分为咪唑类、呋喃类、噻唑类、哌啶甲苯醚类和其他类，见表 15-1。

表 15-1 常见的 H$_2$ 受体拮抗剂

类别	药物名称	药物结构	药理特点与用途
咪唑类	西咪替丁 cimetidine	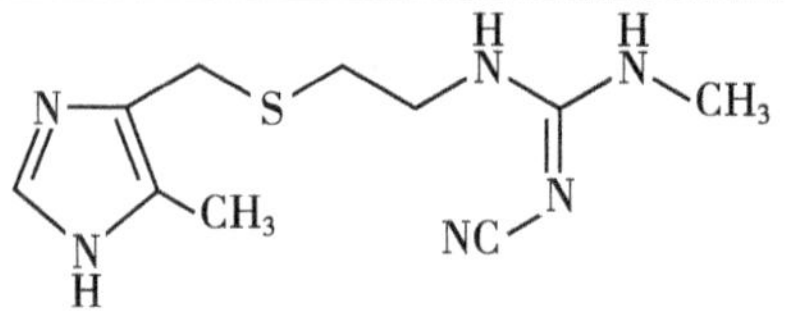	本品为第一个用于临床的 H$_2$ 受体拮抗剂，用于十二指肠溃疡、胃溃疡、上消化道出血
	奥美替丁 oxmetidine	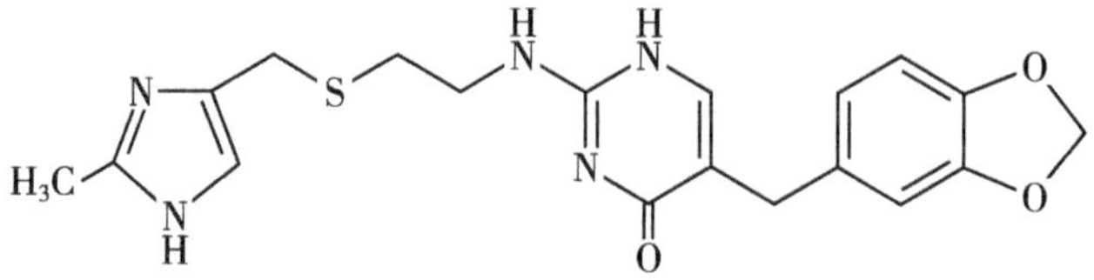	本品脂溶性高，抑制胃酸分泌作用比西咪替丁强 15 倍
	唑替丁 zaltidine	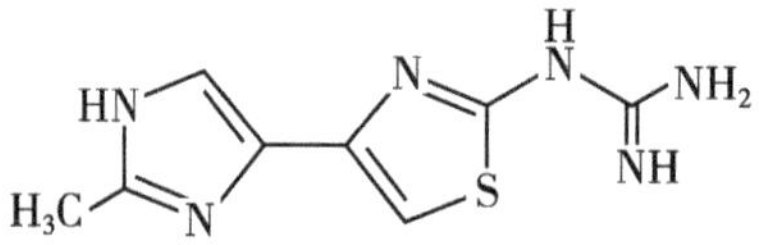	本品抑制胃酸分泌作用强度与法莫替丁相近，为长效药物
	咪芬替丁 mifentidine	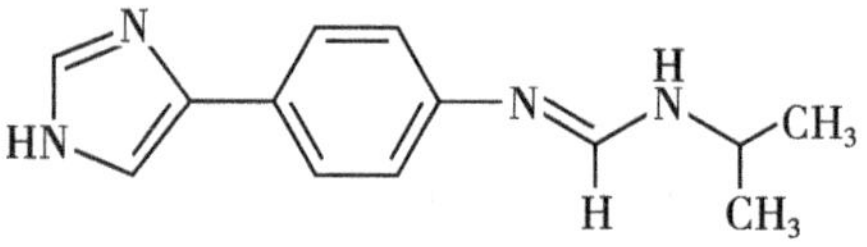	本品抑制胃酸分泌作用强度与法莫替丁相近
	比芬替丁 bisfentidine	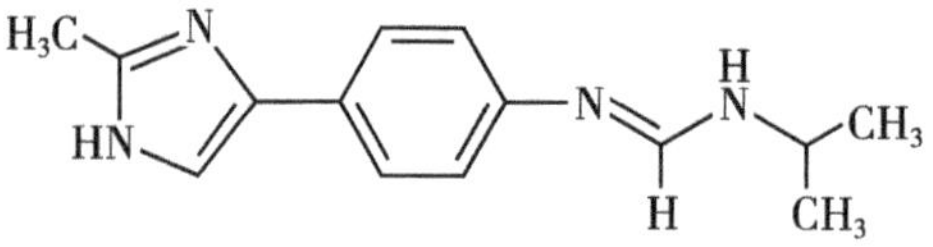	本品抑制胃酸分泌作用强度与法莫替丁相近
呋喃类	鲁匹替丁 lupitidine	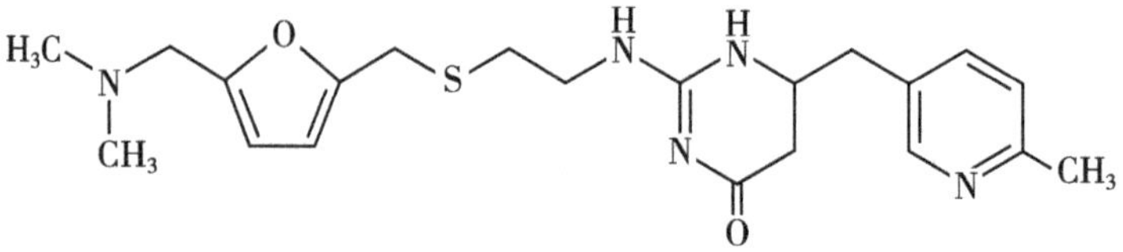	本品脂溶性高，作用强于雷尼替丁
噻唑类	乙溴替丁 ebrotidine	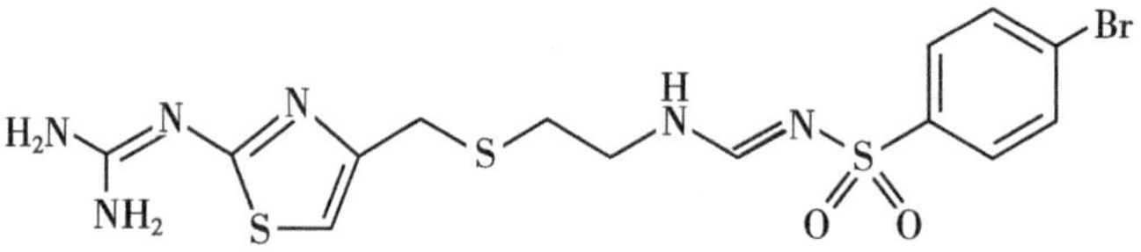	本品抑酸作用与雷尼替丁相似，还有抗幽门螺杆菌作用
	尼扎替丁 nizatidine	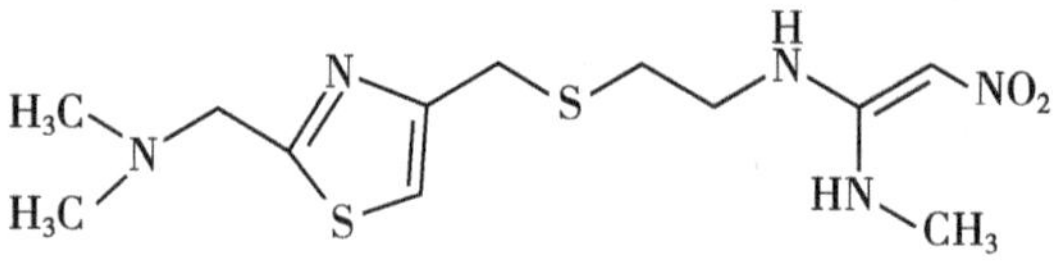	本品对胃及十二指肠溃疡的治疗作用与雷尼替丁相近
	硫替丁 tiotidine	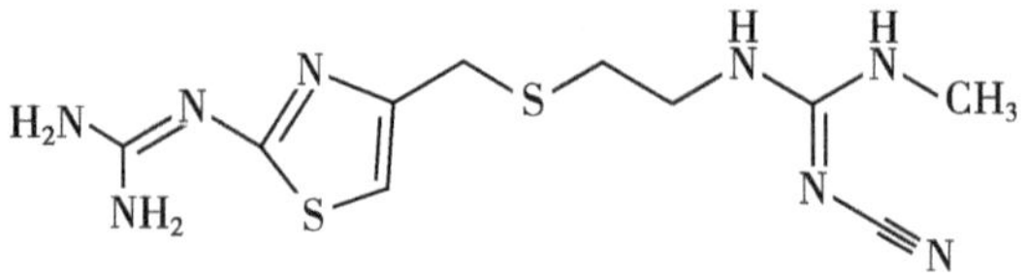	本品抑制胃酸分泌作用强于西咪替丁

类别	药物名称	药物结构	药理特点与用途
哌啶甲苯醚类	罗沙替丁 roxatidine		本品抑制胃酸分泌作用为西咪替丁的4～6倍,生物利用度高
	吡法替丁 pifatidine		本品为罗沙替丁醋酸酯,吸收后迅速代谢为罗沙替丁发挥作用
	兰替丁 lamtidine		本品抑制胃酸分泌作用较雷尼替丁强8倍
其他类	拉呋替丁 lafutidine		本品具有抑酸作用和黏膜保护作用,活性是西咪替丁的4～10倍

盐酸雷尼替丁(ranitidine hydrochloride)

化学名为 N'- 甲基 -N-[2[[[5-[(二甲氨基)甲基]-2- 呋喃基]甲基]硫代]乙基]-2- 硝基 -1,1 乙烯二胺盐酸盐(N-[2-[[[-5-[(dimethylamino)methyl]-2-furanyl]methyl]thio] ethyl]- N'-methyl-2-nitro-1,1-ethenediamine),又名甲硝呋胍,呋喃硝胺。

本品为类白色至浅黄色结晶性粉末,有异臭,味微苦带涩。易溶于水和甲醇,略溶于乙醇,不溶于丙酮。本品极易潮解,吸潮后颜色变深。本品为反式体,mp.137～143℃,熔融时分解;顺式体无活性,mp.130～134℃。

本品属于呋喃类 H_2 受体拮抗剂,是在西咪替丁的基础上开发出来的第二代 H_2 受体拮抗剂。在本品的结构中以呋喃环代替西咪替丁的咪唑环,为了保持碱性,在呋喃环上引入二甲基氨基亚甲基;并以硝基甲叉基(=C—NO_2)置换了西咪替丁侧链末端的氰基亚氨基(=N—CN)。

本品和西咪替丁都具有含硫化合物的鉴别反应:灼热后产生硫化氢气体,能使湿润的醋酸铅试纸显黑色。

本品口服吸收快,口服生物利用度约50%,半衰期为2～2.7小时,比西咪替丁稍长。大部分以原形代谢,少量被代谢为 N- 氧化物、S- 氧化物或 N- 去甲基雷尼替丁。

本品的作用较西咪替丁强5～8倍,且具有速效和长效的特点。临床上主要用于治疗十二指肠溃疡、良性胃溃疡、术后溃疡、反流性食管炎及卓 - 艾综合征等。

本品较西咪替丁副作用小，无后者的抗雄性激素作用。与 CYP450 的亲和力比西咪替丁弱 10 倍，不影响地西泮、华法林等的代谢过程。由于这些优点，上市后不久，其销量就超过了西咪替丁跃居 H_2 受体拮抗剂的首位。

枸橼酸铋雷尼替丁（ranitidine bismuth citrate）是雷尼替丁与枸橼酸铋形成的复盐。本品既具有雷尼替丁抗 H_2 受体的抑制胃酸分泌的作用，又有胶体铋抗幽门螺杆菌和保护胃黏膜的作用。其生物学特性优于枸橼酸铋和雷尼替丁的混合物。

枸橼酸铋雷尼替丁（ranitidine bismuth citrate）

法莫替丁（famotidine）

化学名为 3-［［［2-（二氨基亚甲基）氨基 -4- 噻唑基］- 甲基］硫代］-N- 氨磺酰丙脒（3-［［［2-［（aminoimino-methyl）amino］-4-thiazolyl］methyl］thio］-N-（aminosulfonyl）propanimidamide）。

本品为白色结晶性粉末，味微苦。在甲醇中微溶，在水或三氯甲烷中几乎不溶，易溶于二甲基甲酰胺或冰醋酸。mp.163～164℃，熔融同时分解。

本品按结晶条件的不同有 A、B 两种晶型。A 型为长针状结晶，mp.167～170℃；B 型为短小棒状结晶，mp.150～160℃。B 型的活性和疗效均优于 A 型，A 型较稳定，若结晶时处理不当，B 型可转变为 A 型，出现混晶，使产品熔点不稳定，熔距变长。

本品与西咪替丁和雷尼替丁一样可发生硫原子的鉴别反应。

本品半衰期为 3 小时，作用时间较西咪替丁和雷尼替丁长。口服生物利用度 37%～45%。约 70% 以原形经肾脏排出，少量代谢为 S- 氧化物。

本品属于噻唑类 H_2 受体拮抗剂，为第三代 H_2 受体拮抗剂，其作用比西咪替丁强 30～100 倍，比雷尼替丁强 6～10 倍。本品以胍基噻唑基代替西咪替丁结构中的咪唑基，其强大的 H_2 受体拮抗剂活性可能是因为胍基增强了与受体的亲和力。口服用于胃及十二指肠溃疡、反流性食管炎；口服或静脉注射用于上消化道出血、卓 - 艾综合征。

本品不良反应少，无雄性激素拮抗活性，不影响肝药酶代谢，与其他药物相互作用小。

在 H_2 受体拮抗剂的结构改造中常利用拼合原理，将不同的药效基团采用不同的方式进行连接。构效关系研究表明，H_2 受体拮抗剂的结构由三部分组成，碱性或碱性基团取代的芳杂环通过中间联接链与含氮的平面极性"脒脲基团"相连，药物的亲脂性与其吸收分布有关,对药效产生影响,构效关系如下。

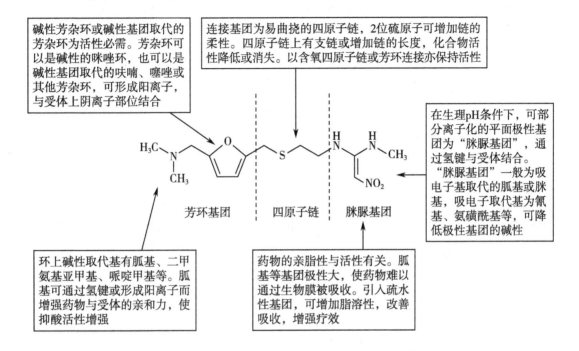

碱性芳杂环或碱性基团取代的芳杂环为活性必需。芳杂环可以是碱性的咪唑环,也可以是碱性基团取代的呋喃、噻唑或其他芳杂环,可形成阳离子,与受体上阴离子部位结合

连接基团为易曲挠的四原子链,2位硫原子可增加链的柔性。四原子链上有支链或增加链的长度,化合物活性降低或消失。以含氧四原子链或芳环连接亦保持活性

在生理pH条件下,可部分离子化的平面极性基团为"脒脲基团",通过氢键与受体结合。"脒脲基团"一般为吸电子取代的胍基或脒基,吸电子取代基为氰基、氨磺酰基等,可降低极性基团的碱性

环上碱性取代基有胍基、二甲氨基亚甲基、哌啶甲基等。胍基可通过氢键或形成阳离子而增强药物与受体的亲和力,使抑酸活性增强

药物的亲脂性与活性有关。胍基等基团极性大,使药物难以通过生物膜被吸收。引入疏水性基团,可增加脂溶性,改善吸收,增强疗效

芳环基团　四原子链　脒脲基团

二、质子泵抑制剂

质子泵抑制剂(proton pump inhibitor,PPI)即 H^+,K^+-ATP 酶抑制剂,通过抑制 H^+ 与 K^+ 的交换,阻止胃酸的形成。质子泵抑制剂作用于胃壁细胞泌酸过程的最后一个环节,对各种刺激引起的胃酸分泌都有很好的抑制作用。H^+,K^+-ATP 酶仅存在于胃壁细胞表面,H_2 受体不但存在于胃壁细胞,还存在于其他组织。因此,与 H_2 受体拮抗剂相比,质子泵抑制剂具有作用专一、选择性高、副作用较小等优点。质子泵抑制剂根据其与 H^+,K^+-ATP 酶的结合方式分为不可逆性质子泵抑制剂和可逆性质子泵抑制剂。

(一)不可逆性质子泵抑制剂

不可逆性质子泵抑制剂通过共价键与 H^+,K^+-ATP 酶结合,对其产生不可逆的抑制作用。此类药物都具有芳环并咪唑结构,常用药物有奥美拉唑(omeprazole)、兰索拉唑(lansoprazole)、泮托拉唑(pantroprazole)、雷贝拉唑(rabeprazole)、艾普拉唑(ilaprazole)、来明拉唑(leminoprazole)和替那拉唑(tenatoprazole)等,见表 15-2。

表 15-2　常用的不可逆性质子泵抑制剂

药物名称	药物结构	药理特点与用途
兰索拉唑 lansoprazole		本品的质子泵抑制活性比奥美拉唑强,还具有幽门螺杆菌抑制活性;稳定性、生物利用度优于奥美拉唑;其右旋体右兰索拉唑可单独使用;用于胃及十二指肠溃疡、胃食管反流性疾病、卓-艾综合征等

续表

药物名称	药物结构	药理特点与用途
泮托拉唑 pantroprazole		本品的质子泵抑制活性比奥美拉唑强,选择性更高,稳定性更强,用于胃及十二指肠溃疡、胃食管反流性疾病、卓-艾综合征等
艾普拉唑 ilaprazole		本品的质子泵抑制活性比奥美拉唑强,作用持久,半衰约为 7.6 小时,用于十二指肠溃疡
来明拉唑 leminoprazole		本品的质子泵抑制活性比奥美拉唑强,还具有胃黏膜保护作用,生物利用度高,半衰期长
替那拉唑 tenatoprazole		本品活性比奥美拉唑强 7 倍,半衰期比奥美拉唑长 7 小时,是半衰期最长的质子泵抑制剂,其 S 型异构体已单独使用

根据不可逆性质子泵抑制剂的发展及代谢特点可将其分为两代。第一代包括奥美拉唑、泮托拉唑和兰索拉唑。此类药物具有抑酸作用不稳定、半衰期短、起效慢、治愈率和缓解率不稳定等特点。第一代 PPIs 依赖 CYP450 同工酶 CYP2C19 和 CYP3A4 进行代谢和清除,因此,与其他经该同工酶进行代谢和清除的药物有明显的相互作用。由于 CYP2C19 的基因多态性,导致该同工酶的活性及第一代 PPIs 的代谢表型发生了变异,使不同个体间的 CYP2C19 表现型存在着强代谢型(EM)和弱代谢型(PM)之分。此类药物药效发挥受代谢影响极大,疗效存在显著的个体差异。第二代 PPIs 包括雷贝拉唑、埃索美拉唑、艾普拉唑等,它们共同的优点是起效更快、抑酸效果更好、作用持久、个体差异少。因较少依赖 CYP2C19 代谢,与其他药物相互作用少。

奥美拉唑(omeprazole)

化学名为 5- 甲氧基 -2-[[(4- 甲氧基 -3,5- 二甲基 -2- 吡啶基)- 甲基]- 亚磺酰基]-1H- 苯并咪唑(5-methoxy-2-[[(4-methoxy-3,5-dimethyl-2-pyridinyl)methyl]sulfinyl]-1H-benzimidazole),又名洛塞克,奥克。

本品为白色或类白色结晶。易溶于二甲基甲酰胺,溶于甲醇,难溶于水。mp.156℃。

本品具弱碱性和弱酸性,其钠盐可供药用。本品在水溶液中不稳定,对强酸也不稳定。

本品是第一个上市的质子泵抑制剂。20 世纪 70 年代初,在筛选抗病毒药时,发现吡啶硫代乙酰胺具有抑制胃酸分泌的作用,但对肝脏的毒性较大,其毒性可能与 -CSNH$_2$ 基团有关。将硫代酰氨基用硫脲取代,得到 H7767,具有抑制胃酸分泌的作用。随后研究发现,含亚砜连接链和苯并咪唑环的替莫拉唑(timoprazole)具有强烈抑制胃酸分泌的作用,但由于它阻断甲状腺对碘的摄取,而未能用于临床。将吡啶环和苯并咪唑环上引入适合的取代基可消除该副作用,得到吡考拉唑(picoprazole),吡考拉唑苯并咪唑环上取代的酯基不稳定,易水解。进一步研究得到了奥美拉唑,并发现其作用不是通过拮抗 H$_2$ 受体而产生,而是抑制 H$^+$,K$^+$-ATP 酶的结果。

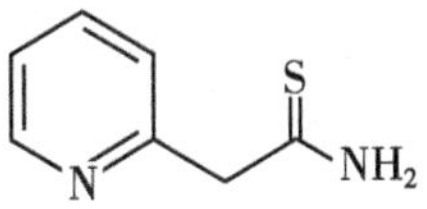

吡啶硫代乙酰胺 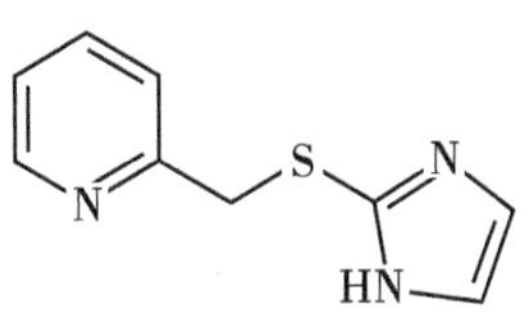　　　　　　　　H7767 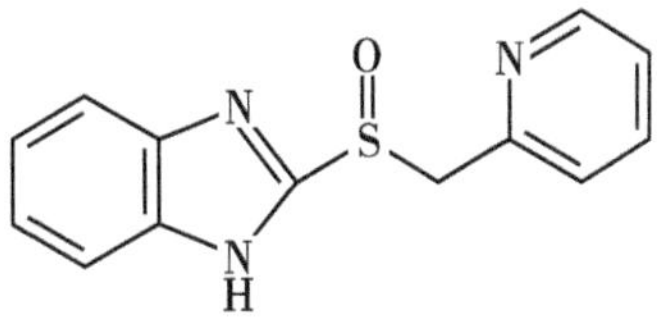　　　　　　　　替莫拉唑

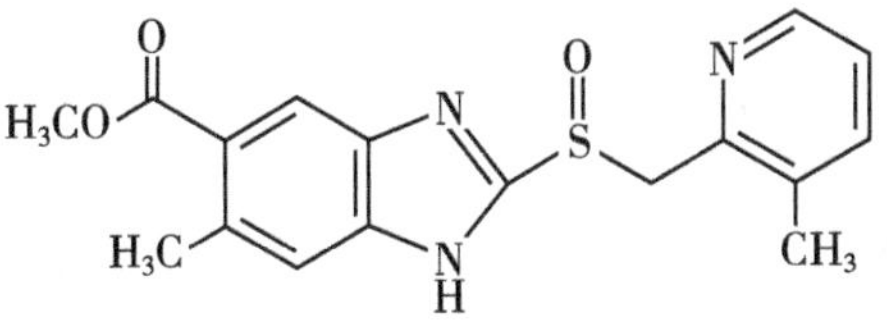

吡考拉唑

本品的化学结构由三部分组成,苯并咪唑环和吡啶环通过甲基亚砜基相连。因亚砜上的硫有手性而具光学活性,药用其外消旋体。其 S-(-)- 型异构体现已用于临床,名为埃索美拉唑(esomeprazole)、左旋奥美拉唑。

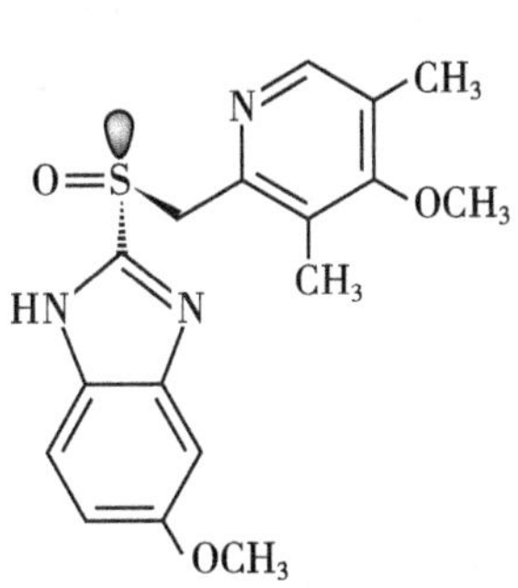

S–异构体(esomeprazole) 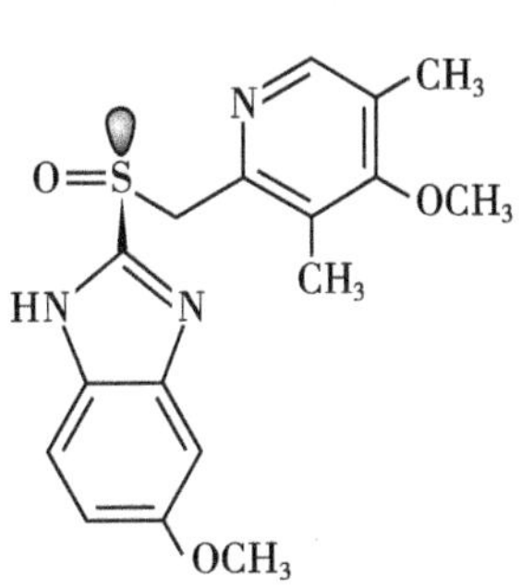　　　　　　　　R–异构体

本品为前药,口服经十二指肠吸收,进入血液循环系统后可选择性地聚集在胃壁细胞的酸性环境中,在氢离子的影响下,转化为活性形式。首先经 Smiles 重排转化成螺环中间体(spiroderivate),然后转化成具有活性的次磺酸(sulfenic acid)和次磺酰胺(sulfenamide),活性转化物与 H$^+$,K$^+$-ATP 酶上 Cys813 和 Cys892 的巯基通过二硫键共价结合,形成酶 - 抑制剂复合物。次磺酸和次磺酰胺极性大,不易被吸收进入血液循环,有利于其在胃壁细

胞聚集发挥作用,是奥美拉唑的理想活性形式。形成的酶-抑制剂复合物在酸性条件下很稳定,虽可被谷胱甘肽和半胱氨酸等内源性巯基化合物竞争而复活,但胃壁细胞酸性环境中谷胱甘肽极少,故奥美拉唑对 H^+,K^+-ATP 酶表现出持久、不可逆的抑制作用。

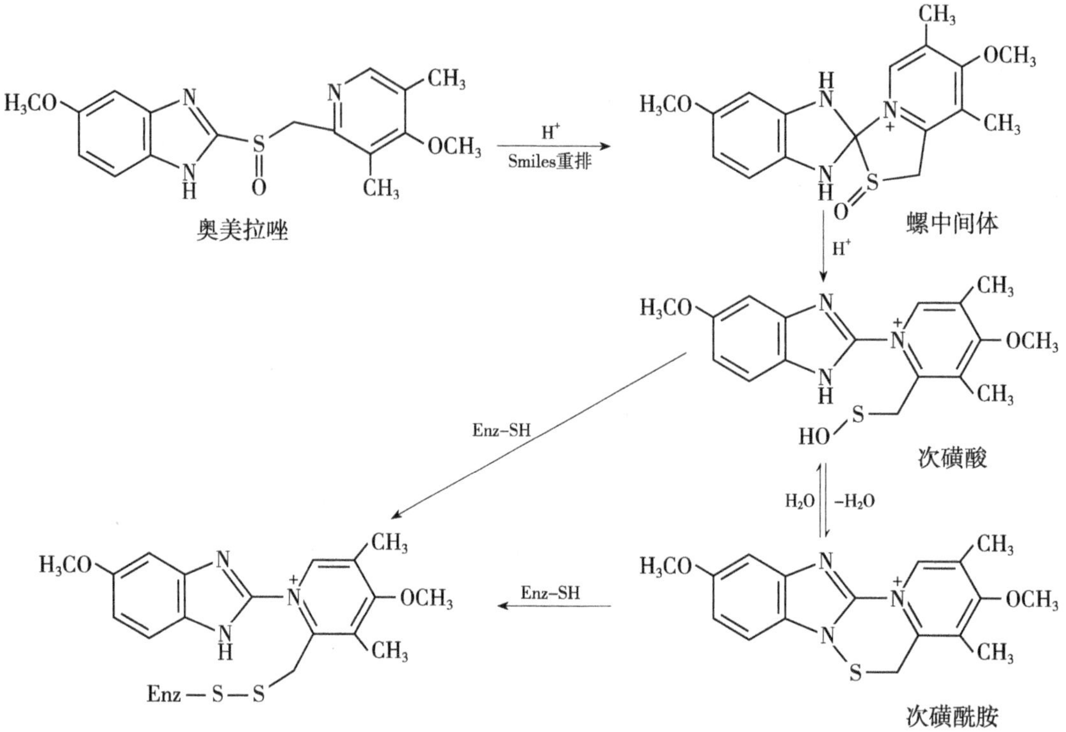

本品半衰期为 0.5～1 小时,在体内经 CYP450 同工酶系代谢。其中,大部分由 CYP2C19 代谢为苯并咪唑环 6 位羟化物和两个甲氧基的去甲基代谢物;一部分由 CYP3A4 代谢为砜。其 R- 型异构体主要由 CYP2C19 代谢为非活性物质,代谢速率快。其 S- 型异构体即埃索美拉唑更多地由 CYP3A4 代谢,对 CYP2C19 依赖性小,且代谢速率很慢,故血浆中活性药物浓度高而持久,药物之间相互影响小,生物利用度和血浆浓度较奥美拉唑或 R- 型异构体为高,半衰期延长为 2 小时以上。因此,埃索美拉唑药效比奥美拉唑强而持久。

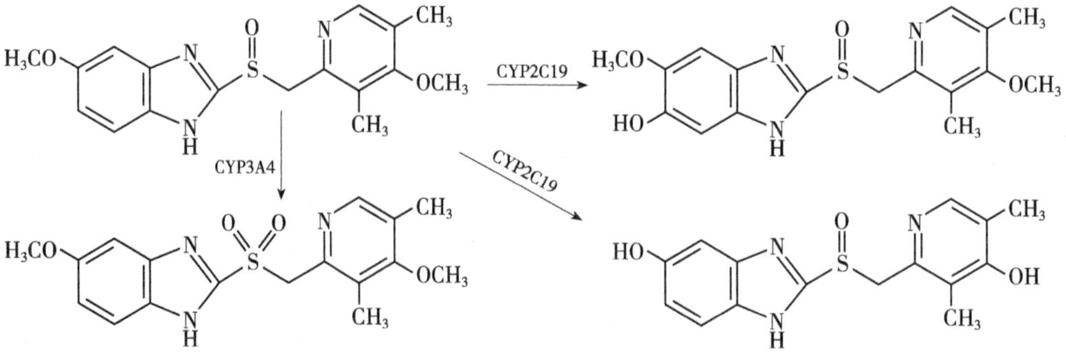

　　本品能抑制基础胃酸和多种刺激引起的胃酸分泌,主要用于十二指肠溃疡和卓 - 艾综合征,也可用于胃溃疡和反流性食管炎。本品的活性代谢物还能穿透黏液与表层的尿素酶结合,抑制尿素酶的活性,达到抑制和根除幽门螺杆菌的作用,与阿莫西林、甲硝唑等合用,能有效地杀灭幽门螺杆菌。

　　本品对 H^+,K^+-ATP 酶的抑制是不可逆的,长期使用这类药物,引起胃酸缺乏,会诱发胃窦反馈机制,导致高胃泌素血症;还有可能在胃体中引起内分泌细胞的增殖,形成类癌。故该类药物在临床上不宜长期连续使用。

　　本品的合成以 4- 甲氧基 -3,5- 二甲基 -2- 羟甲基吡啶为原料,用氯化亚砜氯化后,与 2- 巯基 -5- 甲氧基苯并咪唑缩合,再用间氯过氧苯甲酸氧化即得。

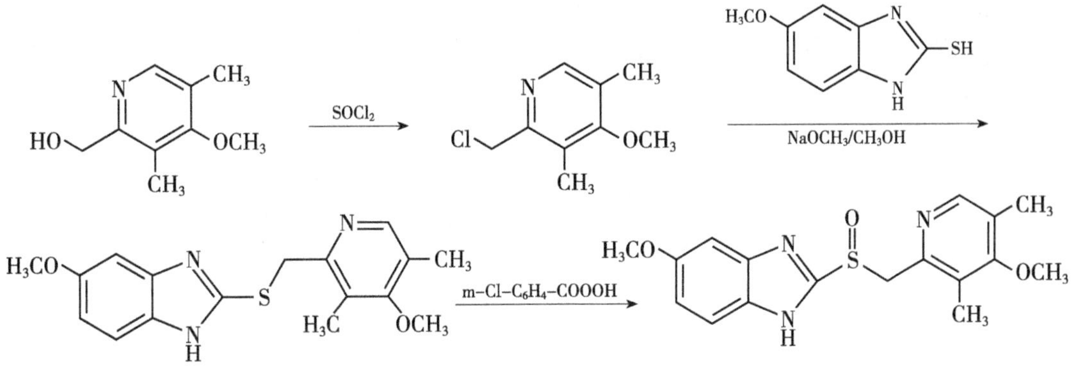

雷贝拉唑钠(rabeprazole sodium)

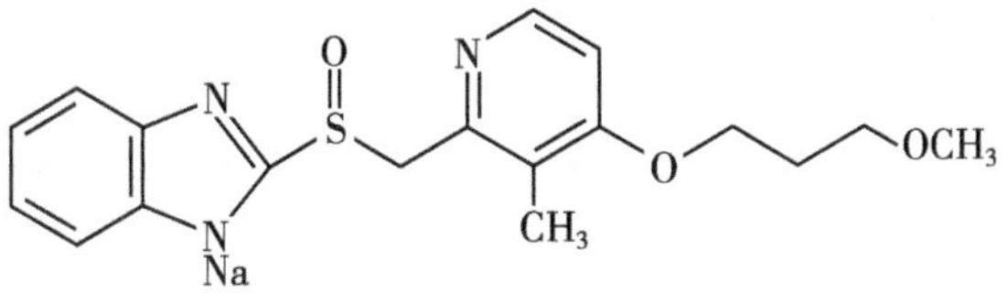

　　化学名为 2-[[[4-(3- 甲氧基丙氧基)-3- 甲基 -2- 吡啶基]甲基]亚硫酰基]-1H- 苯并咪唑钠(2-[[[4-(3-methoxypropoxy)-3-methylpyridin-2-yl]methyl]sulfiny]-1H-benzimidazole sodium salt)。

　　本品为纯白色或略带淡黄色的粉末。易溶于水、甲醇,溶于乙醇、三氯甲烷、乙酸乙酯,不溶于环己烷和乙醚。mp.140～141℃。

　　本品在酸性条件下迅速分解,在碱性条件下较稳定。

　　本品也是前药,与奥美拉唑一样在体内转化为活性形式才具有质子泵抑制活性。本品抑酸速度快,持续时间长,口服 1 小时内发挥药效,在 2～4 小时内血药浓度达峰值。

　　本品主要经非酶途径代谢,还原为硫醚,进一步转化为硫醚羧酸和硫醚氨酸结合物经尿排泄;少量经 CYP3A4 氧化为砜,经 CYP2C19 代谢为去甲基雷贝拉唑。本品与其他药物之间的相互作用很小,对 CYP450 酶系活性的影响明显低于西咪替丁和奥美拉唑,仅轻微影响经该系统代谢的药物吸收。本品对 CYP2C19 酶基因型依赖性低,对各种基因型患者都能提供稳定、相同的抑酸效果。

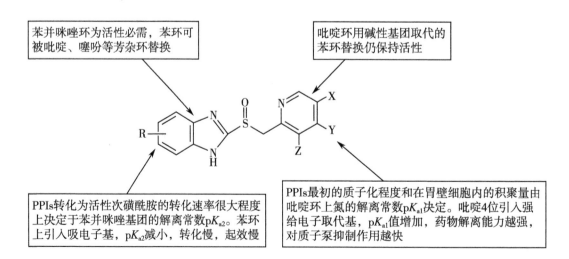

本品抑酸作用比奥美拉唑强 2～10 倍。本品不但具有质子泵抑制活性,还具有极强的幽门螺杆菌抑制活性。尿素酶活性对幽门螺杆菌在低 pH 环境中生存及在胃内定居十分必要。本品通过抑制尿素酶而产生抗幽门螺杆菌作用,其抑酶活性是现有 PPIs 中最强的,对幽门螺杆菌的清除率高达 90%。

本品适用于胃溃疡、十二指肠溃疡、糜烂性胃炎、食管反流疾病,以及糜烂性胃食管反流疾病的维持治疗。

不可逆性质子泵抑制剂的结构由吡啶环、甲基亚磺酰基及芳环并咪唑三部分组成,环上取代基的不同影响药物解离度和药代动力学性质,构效关系如下。

案例分析

案例：2009 年，美国 FDA 两次要求相关企业修改说明书，强调"PPIs 中的奥美拉唑而不是其他 PPIs 勿与氯吡格雷并用"。为什么奥美拉唑不能与氯吡格雷并用？为什么强调不能与氯吡格雷并用的是奥美拉唑而不是其他的 PPIs？

分析：以奥美拉唑为代表的第一代 PPIs 在体内经 CYP450 酶系代谢，其中大部分由 CYP2C19 代谢。抗血栓药氯吡格雷为前药，在体内须经 CYP450 酶代谢为活性形式。两药可通过竞争 CYP2C19 而抑制氯吡格雷的活化，从而抵消其抗血小板聚集的作用。第二代 PPIs，如雷贝拉唑、埃索美拉唑、艾普拉唑等，因较少依赖 CYP2C19 代谢，与其他经该酶代谢的药物相互作用少。所以这些 PPIs 与氯吡格雷合用不会影响其活化，对其活性影响不大。

（二）可逆性质子泵抑制剂

H^+，K^+-ATP 酶是胃壁细胞上的一种跨膜蛋白，在其中分布着 ATP 结合位点和离子结合位点。H^+，K^+-ATP 酶上位于细胞内胞浆侧的离子结合位点，与 H^+ 亲和作用强，与 K^+ 亲和力弱；位于细胞膜外侧的离子结合位点与 K^+ 有很强的亲和力，与 H^+ 亲和作用弱。传统的芳环并咪唑类质子泵抑制剂在胃壁细胞内转化为活性的次磺酸或次磺酰胺后与 H^+，K^+-ATP 酶上的半胱氨酸残基通过二硫键结合，增加离子结合位点的位阻，阻止酶与胞浆内 H^+ 或 K^+ 结合，使酶不能将 H^+ 转运至分泌性微管内。此类 PPIs 通过共价键与 H^+，K^+-ATP 酶结合，对其抑制作用是不可逆的。

可逆性质子泵抑制剂与细胞膜外侧 H^+，K^+-ATP 酶上的 K^+ 结合位点以离子键结合，通过抑制 K^+ 与酶的结合而抑制胃酸的分泌，又称为钾竞争性酸阻滞剂（potassium-competitive acid blockers，P-CAB）或酸泵抑制剂。在酸性环境下，P-CABs 立即离子化，通过离子型结合抑制 H^+，K^+-ATP 酶，不需要集中于胃壁细胞进行活化，能迅速升高胃内 pH，离解后酶的活性可以恢复，其对 H^+，K^+-ATP 酶的抑制作用是可逆的。P-CABs 具有亲脂性强、碱性弱、解离常数高和在低 pH 时稳定的特点。人和动物口服后能吸收迅速，达到血浆浓度的峰值。临床和动物实验表明，P-CABs 比传统的 PPIs 或 H_2 受体拮抗剂起效更快，升高 pH 的作用更强，且由于此类药物抑酸效果和质子泵活化情况无关，临床上可明显减少夜间酸突破的发生。

目前，P-CABs 已成为抑酸药开发的热点。研究发现了多种活性化合物，但由于毒性等原因而被淘汰，目前已经上市的只有瑞伐拉赞（revaprazan），正在临床研究中的有 soraprazan 等。

瑞伐拉赞（revaprazan）　　　　soraprazan

瑞伐拉赞于 2007 年在韩国上市，是目前唯一用于临床的钾竞争性酸阻滞剂。本品起效迅速，给药后 1.3～2.5 小时左右血药浓度达峰值。本品半衰期为 2.2～2.4 小时，可迅速缓解胃酸过量分泌引起的症状。用于治疗十二指肠溃疡、胃炎和胃溃疡，可明显减少夜间酸突破的发生。本品药效与口服剂量呈线性关系，可通过调节药物剂量达到最佳的胃酸控制水平，从而满足不同患者的个体化治疗。

案例分析

案例： 某男，32 岁，经常胃疼、嗳气、反酸，自行服用雷尼替丁后可得到缓解。最近病情加重，经胃镜检查，诊断为胃溃疡，幽门螺杆菌检测为阳性。医生为其开具如下处方：奥美拉唑（20mg）、甲硝唑（0.4g）、克拉霉素（0.5g），1 天 2 次，共 7 天。你认为医生的处方是否合理？你是否还能给出其他建议？

分析： 幽门螺杆菌感染性消化性溃疡单独使用抑酸药不能根治，目前多采用三联疗法即一种抑酸药或铋剂，加两种抗菌药。医生开具的处方是合理的，其中奥美拉唑为抑酸药，甲硝唑和克拉霉素为抗菌药。该处方中的奥美拉唑可以换成其他的 PPIs 或 H_2 受体拮抗剂，或用黏膜保护剂，也可以在该三联处方中加入一种黏膜保护剂，变为四联疗法。

第二节　促胃肠动力药

促胃肠动力药（prokinetics）是能增加胃肠推进性蠕动的药物。胃肠推进性蠕动受神经、体液等因素调节，乙酰胆碱、多巴胺、5-羟色胺等神经递质在此过程中发挥重要作用。促动力药按作用机制可分为多巴胺 D_2 受体拮抗剂、$5-HT_4$ 受体激动剂和促胃动素受体激动剂。

促胃动素（motilin）是胃肠道内分泌的一种多肽，由 22 个氨基酸残基组成，其受体主要分布于胃窦的神经组织和十二指肠平滑肌组织内。大环内酯类抗生素红霉素（erythromycin）及其衍生物的电荷分布与促胃动素相似，因而具有促胃动素受体激动作用，也称非肽类促胃动素受体激动剂。此类药物可直接作用于促胃动素受体，调节细胞钙离子内流，使平滑肌细胞直接收缩；也可作用于神经元，兴奋神经细胞膜上的促胃动素受体、胆碱能受体，促进乙酰胆碱的释放和钙离子的内流，增强平滑肌的收缩。红霉素类胃肠动力药会导致心脏 Q-T 间期延长，临床上不作为首选，一般在多巴胺 D_2 受体拮抗剂、$5-HT_4$ 受体激动剂无效时使用。米坦西诺（mitemcinal）为新开发的大环内酯类促胃动素受体激动剂，已在美国上市。

红霉素（erythromycin）　　　　米坦西诺（mitemcinal）

本节主要介绍多巴胺 D_2 受体拮抗剂和 5-HT$_4$ 受体激动剂类促动力药,按化学结构可分为苯并咪唑类、苯甲酰胺类、苯并呋喃酰胺类及吲哚烷胺类(表 15-3)。

表 15-3 常用的多巴胺 D_2 受体拮抗剂和 5-HT$_4$ 受体激动剂类促动力药

类别	药物名称	药物结构	药理特点与用途
苯并咪唑类	多潘立酮 domperidon	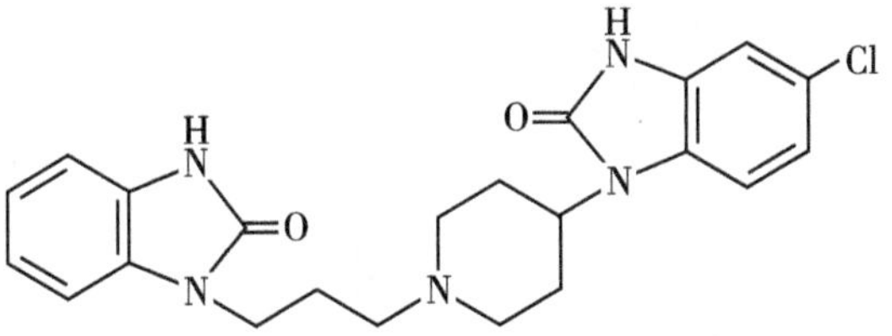	本品为外周多巴胺 D_2 受体拮抗剂,具有促动力、止吐作用,用于缓解胃肠动力障碍疾病症状,并抑制各种原因所致的恶心、呕吐
苯甲酰胺类	甲氧氯普胺 metoclopramide	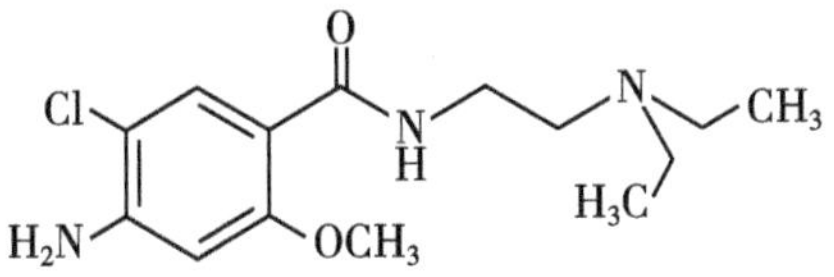	本品为中枢及外周多巴胺 D_2 受体拮抗剂,具有促动力、止吐作用,用途同多潘立酮
	伊托必利 itopride	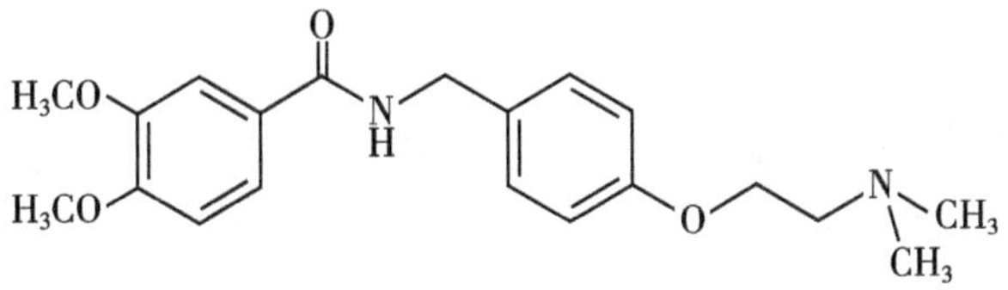	本品为多巴胺 D_2 受体拮抗剂、胆碱脂酶抑制剂,具有促动力、止吐作用,用于功能性消化不良引起的各种症状
	氯波必利 clebopride	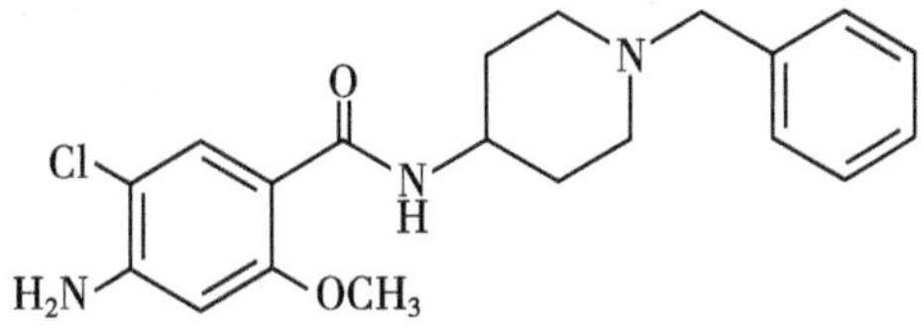	本品为多巴胺 D_2 受体拮抗剂,具有促动力、止吐作用,用于功能性消化不良、胃液反流、糖尿病性胃轻瘫及恶心、呕吐等
	西沙必利 cisapride	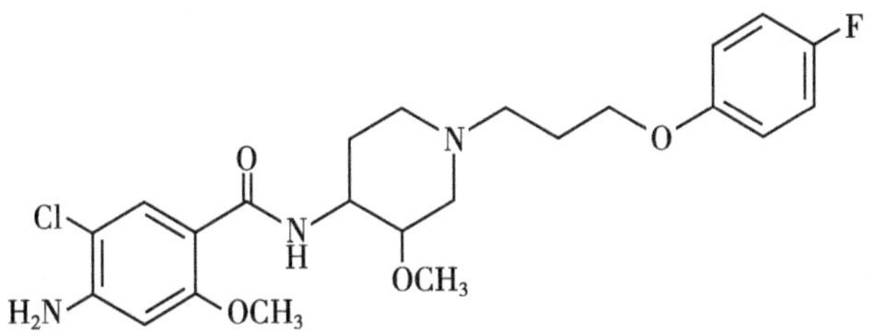	本品为 5-HT$_4$ 受体激动剂,具有促动力作用,用于治疗功能性消化不良、反流性食管炎、糖尿病性胃轻瘫及便秘等
	莫沙必利 mosapride	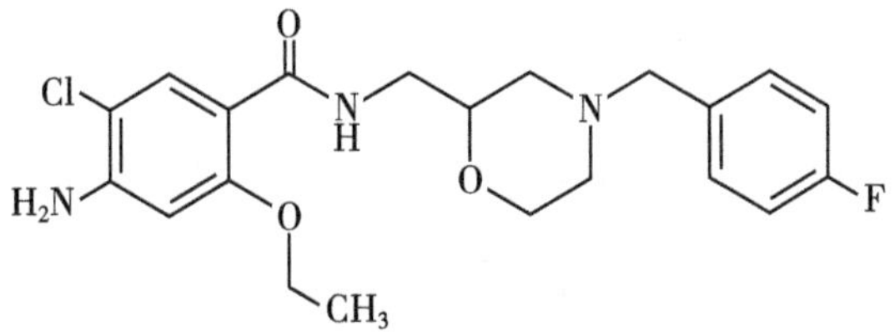	本品为 5-HT$_4$ 受体激动剂,具有促动力作用,用于治疗功能性消化不良、反流性食管炎、糖尿病性胃轻瘫及便秘等

续表

类别	药物名称	药物结构	药理特点与用途
苯并呋喃酰胺类	普芦卡必利 prucalopride	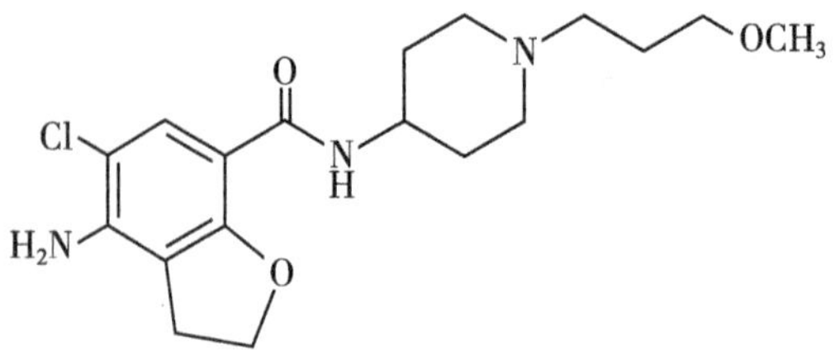	本品为 5-HT$_4$ 受体激动剂,具有促动力作用,主要用于功能性便秘
吲哚烷胺类	替加色罗 tegaserod	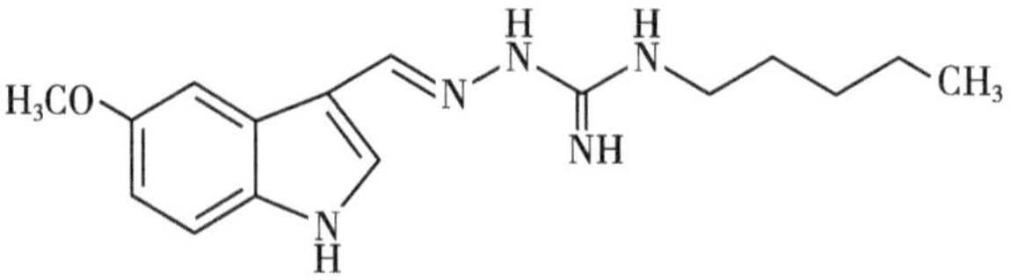	本品为 5-HT$_4$ 受体激动剂,具有促动力作用,主要用于便秘型肠易激综合征,亦用于胃食管反流和功能性消化不良

一、多巴胺 D$_2$ 受体拮抗剂

甲氧氯普胺是第一个用于临床的多巴胺 D$_2$ 受体拮抗剂类促动力药,对中枢及外周多巴胺 D$_2$ 受体均有拮抗活性,容易引起锥体外系反应。外周性多巴胺 D$_2$ 受体拮抗剂如多潘立酮,通过阻断胃肠道多巴胺受体而促进胃肠运动,对中枢多巴胺受体无影响,不会导致中枢神经系统的不良反应。由于多巴胺 D$_2$ 受体和 5-HT$_3$ 受体有相似的分布,大剂量使用多巴胺 D$_2$ 受体拮抗剂对 5-HT$_3$ 受体也具有拮抗作用,因而,该类药物大多具有止吐和促动力双重作用。

多潘立酮(domperidone)

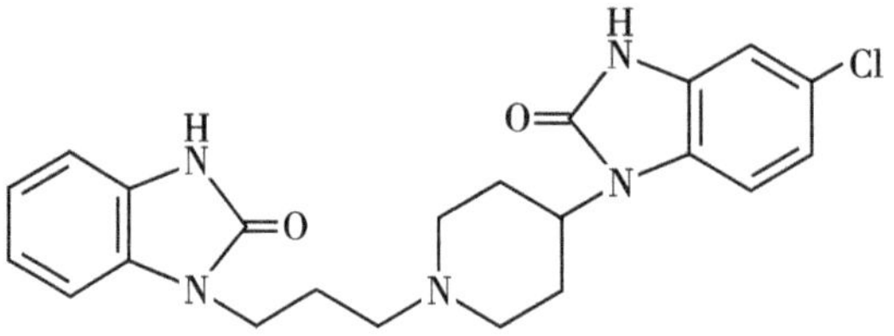

化学名为 5- 氯 -1-[1-[3-(2,3- 二氢 -2- 氧代 -1H- 苯并咪唑 -1- 基)丙基]4- 哌啶]-2,3- 二氢 -1H- 苯并咪唑 -2- 酮(5-chloro-1-[1-[3-(2,3-dihydro-2-oxo-1H-benzimidazol-1-yl)propyl]-4- piperidinyl]-2,3-dihydro-1H-benzimidazol-2-one),又名吗丁啉,Motilium。

本品为白色或类白色粉末。几不溶于水,溶于二甲基甲酰胺,微溶于乙醇和甲醇。mp.242.5℃。

本品口服吸收迅速,生物利用度约 15%,半衰期约为 8 小时。本品主要经 CYP3A4 酶代谢,发生氧化及 N- 去烃基化反应,代谢产物无活性,随胆汁排出。

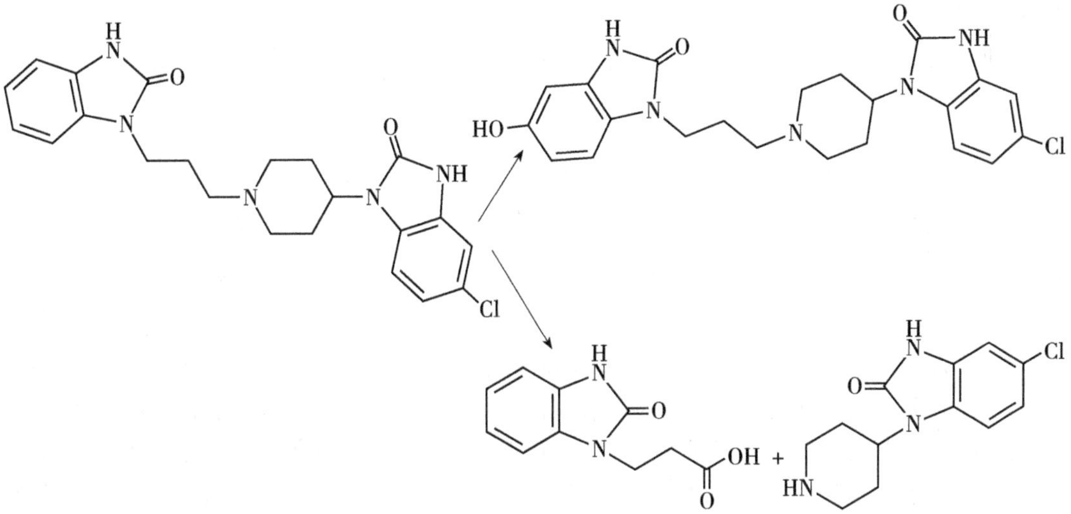

本品属于苯并咪唑类促动力药,具有较强的外周多巴胺 D₂ 受体拮抗活性,有促进胃动力及止吐作用,使胃排空速率加快,并抑制各种原因所致的恶心、呕吐。用于由胃排空延缓、胃食管反流、慢性胃炎、食管炎引起的消化不良症状,包括恶心、呕吐、嗳气、上腹闷胀、腹痛、腹胀。本品的极性较大,不能透过血脑屏障,故较少锥体外系症状。

本品与唑类抗真菌药物、大环内酯类抗生素、HIV 蛋白酶抑制剂等显著抑制 CYP3A4 酶的药物合用会导致本品的血药浓度增加。抗胆碱药与本品合用会拮抗本品治疗消化不良的作用。抗酸药和抑制胃酸分泌药会降低本品的口服生物利用度,不宜合用。

盐酸伊托必利(itopride hydrochloride)

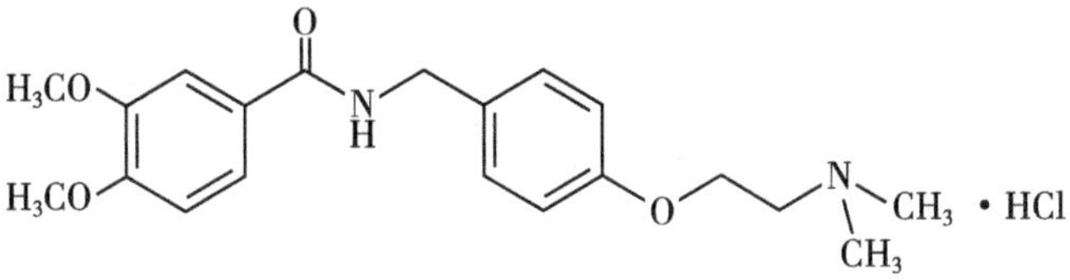

化学名为 N-[4-[2-(二甲胺基)乙氧基]苯甲基]-3,4-二甲氧基苯甲酰胺盐酸盐(N-[[4-(2-dimethylaminoethoxy)phenyl]methyl]-3,4-dimethoxy-benzamide hydrochloride),又名瑞复啉。

本品为白色或黄色结晶性粉末,无臭,味苦。易溶于水,溶于甲醇,微溶于乙醇,极微溶于三氯甲烷。mp.194～195℃。

本品固体与丙二酸和醋酸混合加热,颜色变成赤褐色,可用于鉴别。

本品主要经肝脏黄素单氧化酶(flavine monoxygenase,FMO)途径代谢。其二甲氨基发生 N-去甲基、脱氨基和 N-氧化反应。其中,N-氧化物为主要的代谢终产物,对多巴胺受体具有较弱的阻滞作用。

本品属于苯甲酰胺类促动力药。具有多巴胺 D_2 受体阻断和乙酰胆碱酯酶抑制双重活性。通过对多巴胺 D_2 受体的拮抗作用而增加乙酰胆碱的释放,同时通过对乙酰胆碱酯酶的抑制作用来抑制已释放的乙酰胆碱分解,从而增强胃、十二指肠收缩力,加速胃排空,并有止吐作用。本品适用于功能性消化不良引起的各种症状,如上腹部不适、餐后饱胀、早饱、食欲减退、恶心、呕吐等。

本品不经 CYP450 酶系代谢,故与其他药物(尤其是经 CYP3A4 代谢的药物)相互作用小,不会影响合用药物的体内代谢。本品选择性高,不良反应少。无锥体外系症状,较少引起血催乳素水平增高,无致室性心律失常及其他严重的药物不良反应,安全性更高。

二、5-HT$_4$ 受体激动剂

5- 羟色胺(5-HT)是一种神经递质,5-HT 及其受体广泛分布于中枢神经系统、周围神经系统和胃肠道,参与心理、神经和胃肠道功能的调节,具有多种生理功能。目前已知 5-HT 受体至少存在 7 种类型,与胃肠道功能相关的是 5-HT$_1$、5-HT$_2$、5-HT$_3$、5-HT$_4$ 和 5-HT$_7$ 受体。5-HT$_3$ 受体拮抗剂具有良好的止吐作用,5-HT$_4$ 受体激动剂具有促动力作用。

枸橼酸莫沙必利(mosapride citrate)

化学名为 4- 氨基 -5- 氯 -2- 乙氧基 -N-[[4-(4- 氟苄基)-2- 吗啉基] 甲基] 苯甲酰胺枸橼酸盐(4-amino-5-chloro-2-ethoxy-N-[[4-(4-fluorobenzyl)-2-morpholinyl]methyl]benzamide citrate),又名贝络纳。

本品为白色或类白色结晶性粉末,无臭,微苦。易溶于二甲基甲酰胺和吡啶,微溶于甲醇,难溶于 95% 乙醇,不溶于水或乙醚。枸橼酸盐 mp.143～145℃,游离莫沙必利 mp.151～153℃。

本品含叔胺和芳伯胺结构,具有碱性。芳伯氨基可用重氮化 - 偶合反应鉴别。

本品口服吸收迅速,主要经胃肠道吸收,在肝脏中经 CYP3A4 酶代谢。主要代谢产物脱 -4- 氟 - 苄基莫沙必利具有 5-HT$_3$ 受体拮抗作用。

本品是强效高选择性 5-HT$_4$ 受体激动剂。通过兴奋肠肌间神经丛的 5-HT$_4$ 受体,刺激乙酰胆碱释放,从而增强胃肠运动,但不影响胃酸分泌。本品还具有 5-HT$_3$ 受体的阻断作用,动物实验表明其对 5-HT$_3$ 受体阻断作用的强度与西沙比利、甲氧氯普胺相似。

本品可用于治疗功能性消化不良、反流性食管炎、糖尿病性胃轻瘫及便秘等。本品与中枢神经元突触膜上的多巴胺 D$_2$、α$_1$、5-HT$_1$ 和 5-HT$_2$ 受体无亲和力,因而没有这些受体阻滞所引起的锥体外系综合征。本品与西沙必利都是具有苯甲酰胺结构的 5-HT$_4$ 受体激动剂,尽管结构和作用机制都相似,但没发现本品有类似西沙必利的导致尖端扭转型室性心动过速的电生理特性。

知识链接

西沙必利致心律失常的原因

西沙必利(cisapride,普瑞博思)是 1980 年研发的一种全胃肠促动力药,对各种胃肠动力障碍疾病均有良好疗效。上市后的不良反应监测中发现西沙必利可延长心脏 Q-T 间期,导致罕见的、可危及生命的室性心律失常。2000 年,美国和英国取消了本品的上市许可,在我国药政部门已将本品限制在医院里使用。分析发现,大多因使用西沙必利发生心脏不良反应的患者并用了 CYP3A4 抑制剂。可见,西沙必利停用的原因,并非药物本身的毒副作用严重,而是药物相互作用所致。

第三节 止 吐 药

呕吐是由内脏及前庭功能紊乱、药物、放疗等作用于催吐化学感受区及延髓呕吐中枢而引起的。呕吐与多种神经递质及受体有关,根据受体选择性的不同,止吐药(antiemetics)可分为多巴胺受体拮抗剂、乙酰胆碱受体拮抗剂、组胺 H$_1$ 受体拮抗剂、5-HT$_3$ 受体拮抗剂及神经激肽(neurokinin1,NK$_1$)受体拮抗剂。大多数多巴胺 D$_2$ 受体拮抗剂如甲氧氯普胺和多潘立酮具有止吐和促动力两方面作用。5-HT$_3$ 受体拮抗剂和 NK$_1$ 受体拮抗剂对癌症放化疗引起的恶心、呕吐具有较强的作用,本节将重点介绍。其他止吐药见表 15-4。

表 15-4 其他止吐药

药物名称	药物结构	药理特点与用途
苯海拉明 diphenhydramine		本品为 H$_1$ 受体拮抗剂,用于治疗晕动症及运动性呕吐

续表

药物名称	药物结构	药理特点与用途
硫乙拉嗪 thiethylperazine		本品为多巴胺受体拮抗剂,用于治疗全身麻醉或眩晕所致的恶心、呕吐及放化疗引起的呕吐
地芬尼多 difenidol		本品为胆碱能受体拮抗剂,用于治疗晕动症及运动性呕吐

一、5-HT₃ 受体拮抗剂

5-HT₃ 受体广泛分布在中枢和外周神经系统中。在大脑皮质及背侧海马回中分布的 5-HT₃ 受体能调节这些部位乙酰胆碱的释放,分布于脑干背侧迷走复合体的 5-HT₃ 受体与呕吐反射的引发和协调有关。在胃肠道系统中,5-HT₃ 受体可参与胃肠道神经系统的信息传输,调节肠道的蠕动,并与肠易激综合征的发病机制密切相关。5-HT₃ 受体拮抗剂作用于中枢具有止吐作用,作用于胃肠道系统可治疗肠易激综合征。

癌症化疗药物及放射治疗作用于胃肠道的黏膜组织,使胃肠的类嗜铬细胞释放多巴胺及 5-HT,5-HT 与 5-HT₃ 受体结合,通过神经反射,作用于呕吐中枢而引起恶心、呕吐。5-HT₃ 受体拮抗剂可通过作用于迷走神经的 5-HT₃ 受体,抑制迷走神经传入纤维的兴奋;还可通过作用于中枢神经系统和孤束核的 5-HT₃ 受体,抑制两者的兴奋,阻断向呕吐中枢的传入冲动,抑制呕吐。此类药物可有效地防止癌症放化疗引起的恶心、呕吐,与其他类止吐药相比具有疗效更好、不良反应更小等优点。

20 世纪 70 年代初,研究者发现多巴胺 D₂ 受体拮抗剂甲氧氯普胺具有止吐作用,但其止吐作用与其对 5-HT₃ 受体的拮抗有关。因而开始了以 5-HT₃ 受体为靶点的止吐药物的研究工作,并主要以 5-HT 和甲氧氯普胺为先导化合物进行结构改造,得到了一系列具有优良止吐活性的 5-HT₃ 受体拮抗剂,如昂丹司琼(ondansetron)、格拉司琼(granisetron)、托烷司琼(tropisetron)、阿扎司琼(azasetron)、多拉司琼(dolasetron)、帕洛诺司琼(palonosetron)和雷莫司琼(ramosetron)、阿洛司琼(alosetron)、伊他司琼(itasetron)等。

昂丹司琼(ondansetron)　　　　格拉司琼(granisetron)

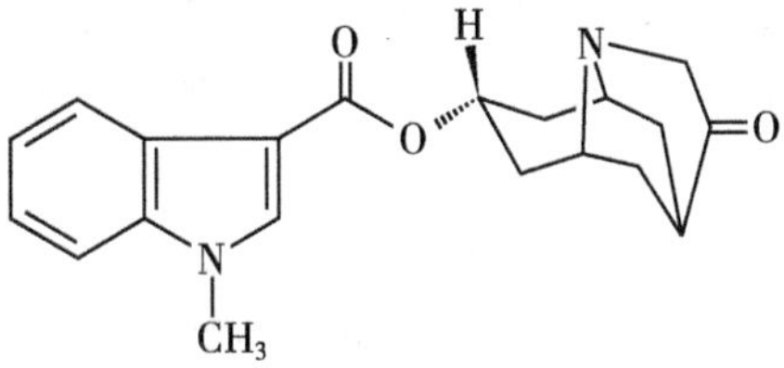

多拉司琼（dolasetron）

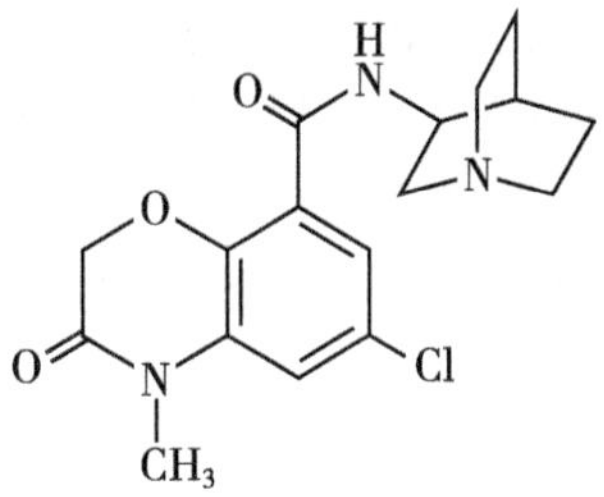

阿扎司琼（azasetron）

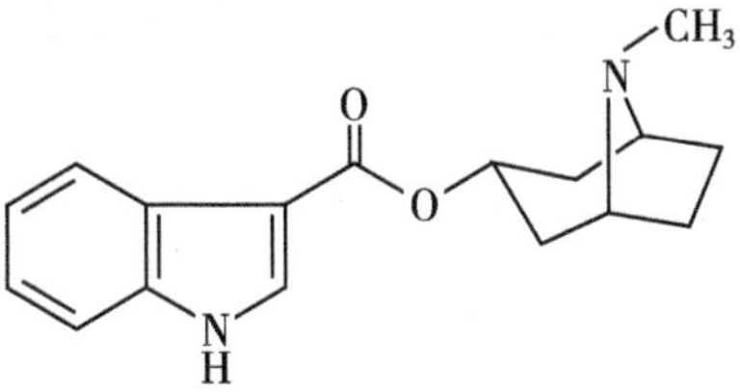

托烷司琼（tropisetron）

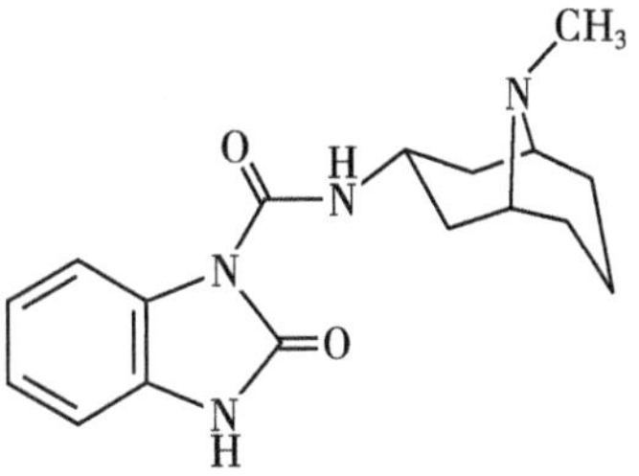

伊他司琼（itasetron）

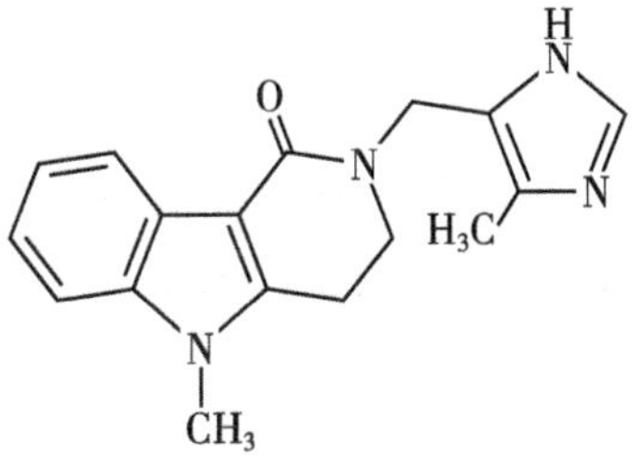

阿洛司琼（alosetron）

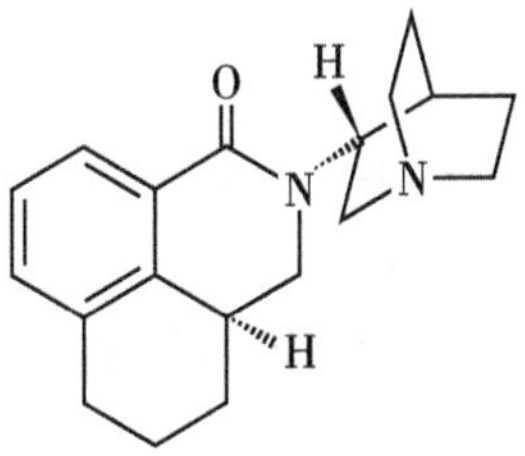

帕洛诺司琼（palonosetron）

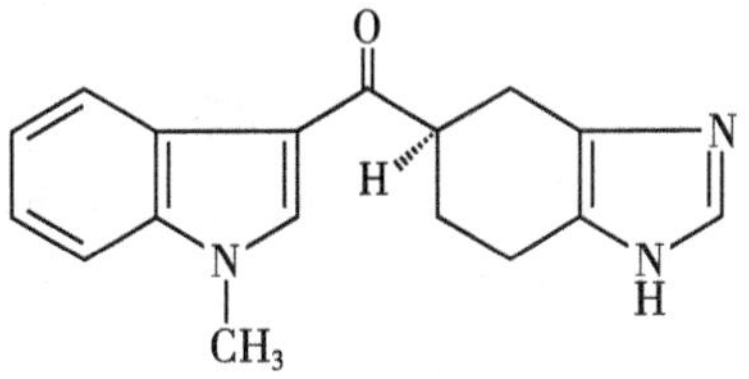

雷莫司琼（ramosetron）

昂丹司琼（ondansetron）

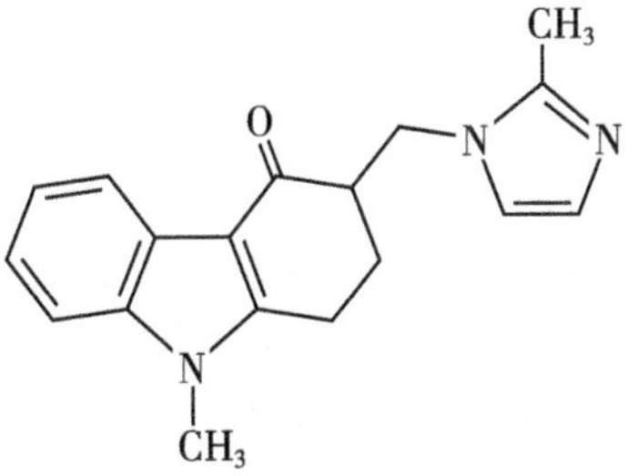

化学名为 2，3- 二氢 -9- 甲基 -3-［（2- 甲基咪唑 -1- 基）甲基］-4（1H）- 咔唑酮（9-methyl-3-［（2-methylimidazol-1-yl）methyl］-2，3-dihydro-1H-carbazol-4-one）。又名奥丹西隆，枢复宁，Zofran。

本品自甲醇中结晶，mp. 231～232℃，其盐酸盐二水合物为白色结晶性固体（水／异丙醇中结晶），mp. 178.5～179.5℃。

本品的咔唑环上 3 位碳具有手性，其 R- 型体的活性较大，临床上使用外消旋体。

本品于 20 世纪 90 年代初上市，是第一个上市的 5-HT$_3$ 受体拮抗剂类止吐药。上市后取得了巨大成功，成为癌症放化疗引起呕吐的优秀治疗药物。

本品口服后吸收迅速，分布广泛，生物利用度为 60%，半衰期约为 3 小时。本品主要自肝脏代谢，50% 以上以原形自尿排出。尿中代谢产物主要为葡萄糖醛酸及硫酸酯的结合物，也有少量苯环羟基化和 N- 去甲基代谢物。

本品为高强度、高选择性的 5-HT$_3$ 受体拮抗剂，对 5-HT$_1$、5-HT$_2$，肾上腺素 α_1、α_2、β_1，胆碱，GABA，组胺 H$_1$、H$_2$，NK$_1$ 等受体均无拮抗作用。对抗癌症放化引起的呕吐作用优于其他类型的止吐药。本品可用于治疗癌症患者的恶心、呕吐症状，辅助癌症患者的药物治疗；还用于预防和治疗手术后的恶心和呕吐。无锥体外系反应，毒副作用极小。

托烷司琼（tropisetron）

化学名为 1H- 吲哚 -3- 羧酸 -8- 甲基 -8- 氮杂双环[3，2，1]-3α- 辛基酯（1H-indole-3-carboxylic acid（3-$endo$）-8-methyl-8-azabicyclo[3，2，1]oct-3-yl ester），又名托普西龙。

本品为白色结晶，mp. 201～202℃，其盐酸盐 mp. 283～285℃。

本品口服吸收迅速、完全，血药浓度达峰值时间为 3 小时。代谢反应主要是吲哚环上 5、6 和 7 位的羟化，再进一步形成葡萄糖醛酸和硫酸的结合产物，最后经尿或胆汁排出。本品的代谢与 CYP2D6 相关，在不同人群中使用可分为快代谢型和慢代谢型，半衰期分别为 7 小时和 30 小时。

本品是继昂丹司琼和格拉司琼之后上市的第二代 5-HT$_3$ 受体拮抗剂。具有吲哚环，更近似 5-HT 结构，能特异性地与 5-HT$_3$ 受体结合，因而具有更强的受体拮抗作用。

癌症的化疗药物或放疗可激发小肠黏膜的嗜铬细胞释放 5-HT，诱导呕吐反射，造成恶心、呕吐。本品选择性抑制这一反射中外周神经系统突触前 5-HT$_3$ 受体的兴奋，并对中枢神经系统 5-HT$_3$ 受体传递的迷走神经传入后区有直接影响，这种双重作用阻断了呕吐反射过程中神经递质的化学传递，从而对放化疗引起的呕吐有治疗作用。

本品主要用于癌症放化疗引起的恶心和呕吐，不引起锥体外系副作用，具有用量小、给药次数少、副作用小和耐受性好等特点。与地塞米松协同用药比单独用药的疗效更好。

本品对顺铂、环磷酰胺、氟尿嘧啶等抗恶性肿瘤药的抗肿瘤药效无影响。与利福平、苯巴比妥等肝微粒体酶诱导剂合用时，可促进本品代谢，使其血药浓度降低，作用减弱。

格拉司琼（granisetron）具有苯并吡唑甲酰胺的结构。格拉司琼的发现较昂丹司琼早，但其开发的进度较昂丹司琼慢,直到 1991 年才上市。由于其剂量小,半衰期较长,销售量迅速扩大,现已超过昂丹司琼。格拉司琼对中等致吐的抗肿瘤化疗效果与昂丹司琼相同,对顺铂引起的高度呕吐,本品较昂丹司琼更为有效。

5-HT$_3$ 受体拮抗剂的结构由芳环、羰基和碱性中心三部分组成,构效关系如下。

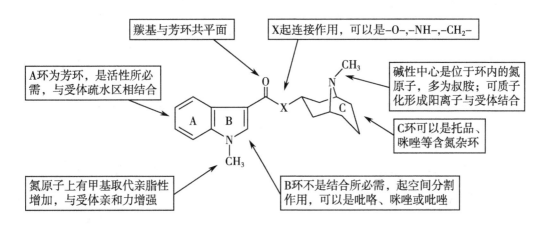

知识链接

阿洛司琼的曲折之路

盐酸阿洛司琼(alosetron hydrochlorde)是一种用于治疗肠易激综合征的 5-HT$_3$ 受体拮抗剂,曾经历了上市 - 撤市 - 再上市的曲折过程。此药于 2000 年 2 月经美国 FDA 批准上市,用于治疗妇女的肠易激综合征。由于发生严重腹泻、缺血性肠炎甚至死亡等严重不良反应,2000 年 11 月葛兰素制药公司自愿将其撤出市场。由于该药是当时治疗肠易激综合征的唯一有效药物,大量患者强烈要求对该药解禁。2002 年 6 月 7 日,在采取了一系列的风险管理措施后,阿洛司琼重返市场。之后,无论是 FDA 还是生产厂商都在不断地补充和完善风险管理手段来使阿洛司琼的使用达到风险最小化。至今,阿洛司琼已经进行补充申请十几次。

二、NK$_1$ 受体拮抗剂

神经激肽(neurokinin, NK)家族包含 P 物质(substance P)、神经激肽 A 和神经激肽 B。P 物质是中枢神经系统最重要的神经递质之一,主要分布于中枢神经系统和胃肠道,具有多种生理活性。NK 受体可分为 3 种,即 NK$_1$、NK$_2$ 和 NK$_3$ 受体,其中 NK$_1$ 受体分布最广。P 物质兴奋 NK$_1$ 受体引起恶心、呕吐。NK$_1$ 受体拮抗剂阻止 P 物质与 NK$_1$ 受体结合而产生止吐作用,对化疗引起的急性呕吐作用与 5-HT$_3$ 受体拮抗剂相当,对延迟性呕吐则疗效更优。NK$_1$ 受体拮抗剂还具有抗抑郁、抗焦虑等作用,已成为各大制药公司争相开发的热点药物。目前已上市的 NK$_1$ 受体拮抗剂类止吐药有阿瑞匹坦(aprepitant)、卡索匹坦(casopitant)、马罗匹坦(maropitant)、贝非匹坦(befetupitant)、奈妥匹坦(netupitant)等,还有很多药物正在临床研究阶段,如维替匹坦(vestipitant)等。

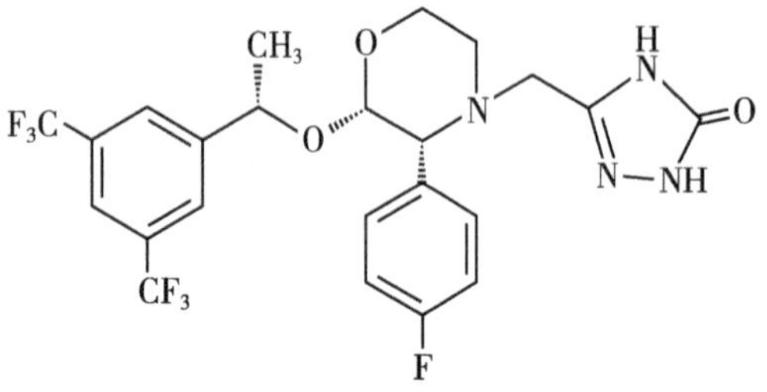

阿瑞匹坦（aprepitant）

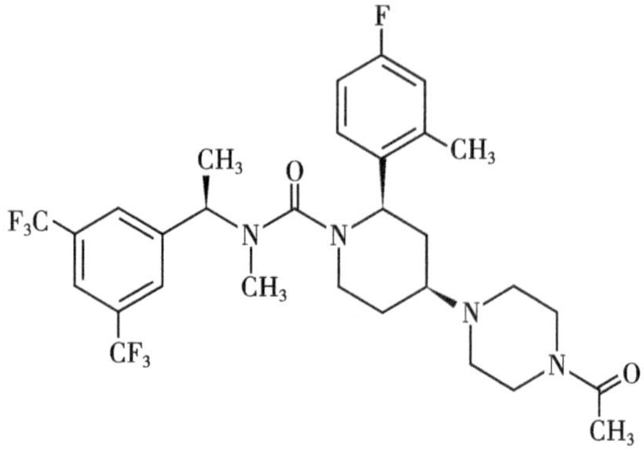

卡索匹坦（casopitant）

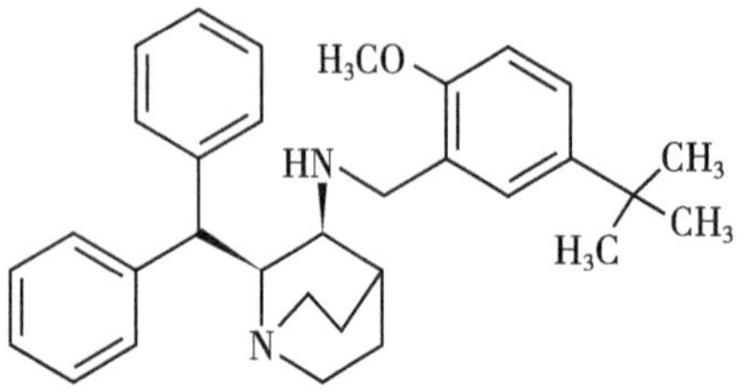

马罗匹坦（maropitan）

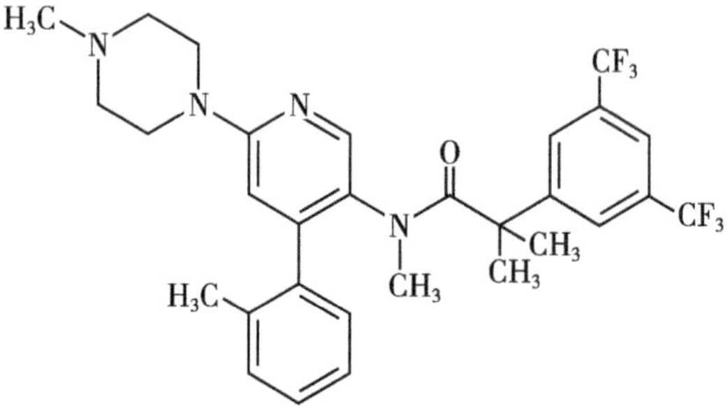

奈妥匹坦（netupitant）

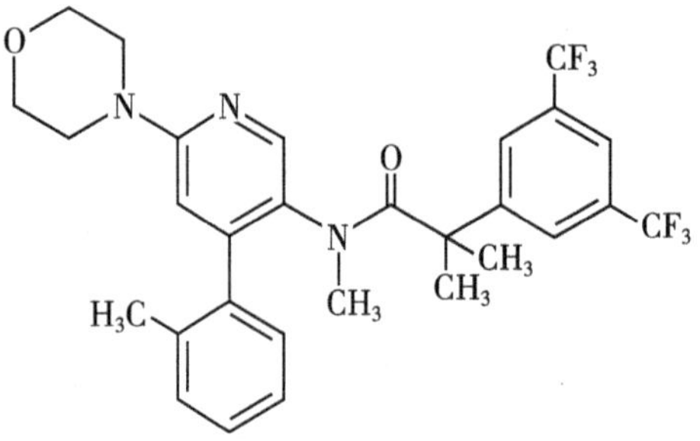

贝非匹坦（befetupitant）

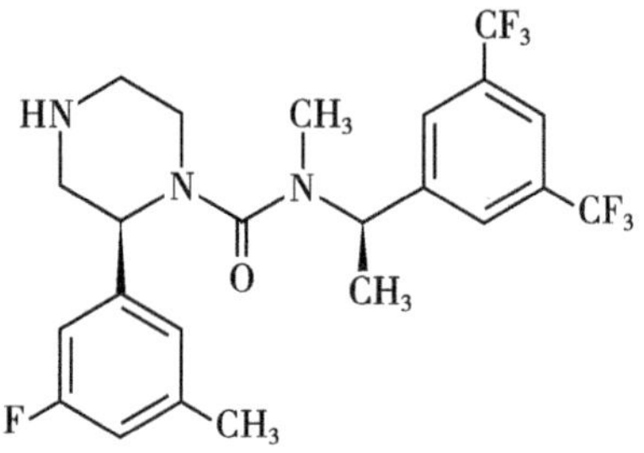

维替匹坦（vestipitant）

阿瑞匹坦（aprepitant）

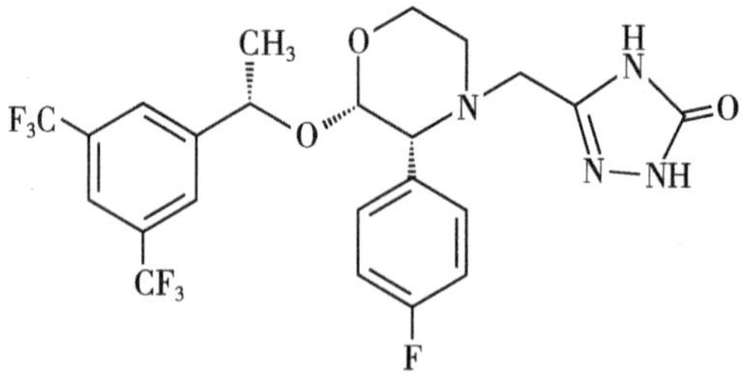

化学名为 5-[2（R）-[1（R）-[3,5-二（三氟甲基）苯基]乙氧基]-3（S）-（4-氟苯基）吗啉-4-基甲基]-3,4-二氢 -2H-1,2,4-三唑 -3-酮（5-[2（R）-[1（R）-[3,5-bis（trifluoromethyl）phenyl]ethoxy]-3（S）-（4-fluorophenyl）morpholin-4-ylmethyl]- 3,4-dihydro-2H-1,2,

4-triazol-3-one）。

本品为白色或微白色晶体。不溶于水，微溶于乙腈，可溶于乙醇。

本品口服生物利用度较高，可达 60%～65%。本品主要在肝脏经 CYP3A4 代谢，少部分由 CYP1A2 和 CYP2C19 代谢。代谢时首先发生噁嗪环氮原子的脱烷基化反应，进而噁嗪环被氧化为 5 位酮基代谢物。

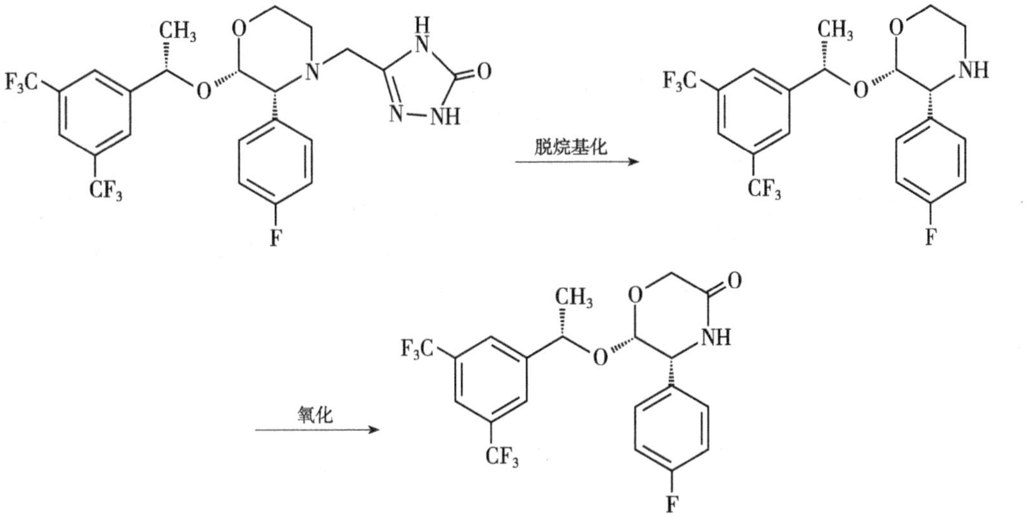

本品是第一个用于临床的 NK$_1$ 受体拮抗剂，用于预防及治疗癌症化疗引起的急性和延迟性呕吐，特别是延迟性呕吐。本品一般与 5-HT$_3$ 受体拮抗剂和糖皮质激素类药物合用，与标准疗法（5-HT$_3$ 受体拮抗剂和糖皮质激素）相比完全有效率高出约 20%。本品对中枢神经系统的作用时间很长，可抑制顺铂引起的急性和延迟性呕吐，并可增强昂丹司琼与糖皮质激素地塞米松等对顺铂所引起的呕吐的抑制作用。

本品是 CYP3A4 的中度抑制剂，会增加经 CYP3A4 代谢药物的血药浓度，不能与匹莫齐特、特非那定、西沙必利等合用；与抗肿瘤药多西他赛、紫杉醇、依托泊苷等并用要注意。本品是 CYP2C9 的诱导剂，会导致一些经此酶代谢的药物血药浓度降低，如雌激素、华法林、甲苯磺丁脲、帕罗西汀等。

福沙吡坦（fosaprepitant）是在阿瑞匹坦三唑环氮原子上引入磷酰基后与两个葡甲胺形成盐，为阿瑞匹坦的前药，可增加阿瑞匹坦的水溶性。在体内水解为阿瑞匹坦而具有活性。

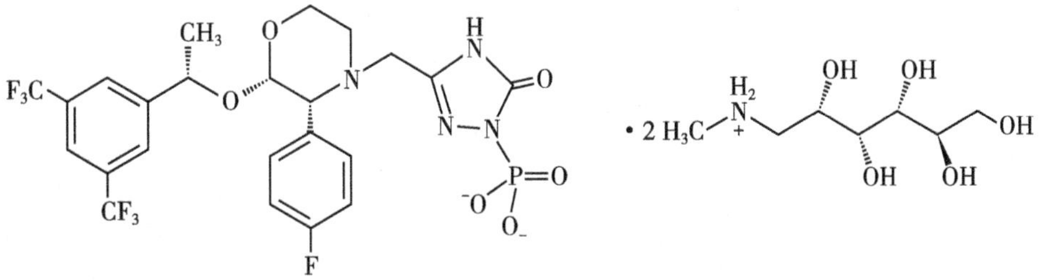

福沙吡坦（fosaprepitant）

卡索匹坦（casopitant）与昂丹司琼、地塞米松联合应用可使接受高致吐化疗药物的患者的完全有效率上升到 86%，使接受中等程度致吐化疗药物的患者的完全有效率上升到

85%，显著高于只用昂丹司琼或地塞米松的患者的完全有效率（分别为 43% 和 21%）。马罗匹坦（maropitant）是 2007 年在美国和欧洲批准上市的 NK_1 受体拮抗剂，它是第一种用于预防和治疗犬类严重呕吐和晕动病的药物，也是治疗犬晕动病首次获准上市的药物。

知识链接

癌症化疗止吐方案

癌症化疗药物按致吐风险可分为不同等级，其止吐方案也不同。以静脉化疗引起急性、迟发性恶心、呕吐为例：高致吐风险药物（90% 以上），如氮芥、顺铂 >50mg/m^2，环磷酰胺 >1500mg/m^2，治疗药物为地塞米松 + 5-HT_3 受体拮抗剂 + 阿瑞吡坦；中致吐风险药物（30%～90%），如顺铂 <50mg/m^2、环磷酰胺 <1500mg/m^2、阿糖胞苷 >200mg/m^2，治疗药物为地塞米松 + 5-HT_3 受体拮抗剂；低致吐风险药物（10%～30%），如紫杉醇、多西他赛、阿糖胞苷 100～200mg/m^2，治疗药物为地塞米松；微致吐风险药物（<10%），如长春瑞滨、曲妥珠单抗、阿糖胞苷 <100mg/m^2，不必常规用药。

第四节 肝胆疾病辅助治疗药

一、肝病辅助治疗药

肝病包括急慢性肝炎、肝硬化、肝性脑病及肝细胞癌变等。病毒性肝炎的发病率高、危害性大，可用拉米夫定（lamivudine）等核苷类抗病毒药治疗，但至今尚无理想的特效的病因性治疗药物来减轻肝脏的损伤、坏死或促进肝细胞再生。本节介绍的是治疗肝性脑病的药物和肝炎的辅助治疗药物即俗称的"保肝药"。这些药物多为天然植物提取物、糖类和氨基酸及其改造产物，见表 15-5。

表 15-5 常用的肝病辅助治疗药

药物名称	药物结构	药理特点与用途
联苯双酯 bifendate		本品能降低丙氨酸氨基转移酶；增强肝脏解毒功能；减轻肝脏病理损伤，促进肝细胞再生。用于治疗迁延性肝炎及长期 ALT 异常患者
双环醇 bicyclol		本品能保护肝细胞核 DNA 免受损伤减少细胞凋亡；清除自由基，从而维持生物膜稳定性。用于治疗慢性肝炎所致的转氨酶升高

续表

药物名称	药物结构	药理特点与用途
齐墩果酸 oleanolic acid		本品能降低丙氨酸氨基转移酶；减轻肝细胞坏死，减轻肝组织的炎症和纤维化；促进肝细胞再生，加速修复。用于治疗病毒性迁延性慢性肝炎
甘草酸苷 glycyrrhizin		本品具有抗炎作用；保护肝细胞膜，增强肝脏的解毒功能，减轻肝脏的病理性损害，提高肝细胞对化学伤害的抵抗力，促进胆红素代谢。用于转氨酶升高的慢性肝炎
葡醛内酯 glucurolactone		本品可增强肝脏解毒功能，降低脂肪在肝内的蓄积作用，用于治疗急慢性肝炎、肝硬化
乳果糖 lactulose		本品可降低结肠 pH 使肠黏膜吸收氨减少，从而降低血氨，用于肝性脑病及内毒素血症的治疗
谷氨酸 glutamic acid		本品能中和血中过多的氨，用于治疗肝性脑病
硫普罗宁 tiopronin		本品能降低肝细胞线粒体中 ATP 酶活性，改善肝细胞功能；清除自由基；促进坏死肝细胞的再生和修复。用于治疗脂肪肝、肝硬化、急慢性肝炎等

续表

药物名称	药物结构	药理特点与用途
水飞蓟宾 silibinin	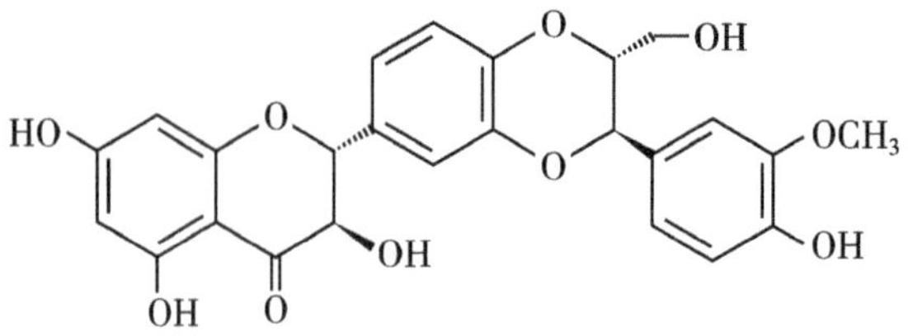	本品可保护及稳定肝细胞膜,促进肝细胞的修复和再生;阻止转氨酶升高。用于治疗慢性迁延性肝炎、活动性肝炎、初期肝硬化、中毒性肝损伤等。水飞蓟宾葡甲胺盐溶于水,可注射

联苯双酯(bifendate)

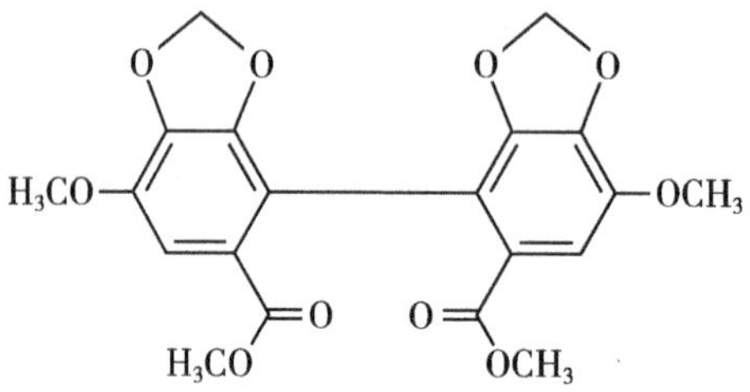

化学名 4,4- 二甲氧基 -5,6,5′,6′- 二次甲二氧 -2,2′- 二甲酸甲酯联苯(4,4-dimethoxy-5,6,5′,6′-dimehtylenedioxy-2,2′-dimethoxycarboxyl-biphenyl)。

本品为白色结晶性粉末,无臭,无味。在三氯甲烷中易溶,在乙醇或水中几乎不溶。有两种晶型且药理作用相同,低熔点为方片状晶体,高熔点为棱柱状晶体,测定时可见到部分转晶现象。在测定时需预热到 130℃再放入熔点管,mp. 180～183℃。

本品具有联苯的特征紫外吸收带 278nm±1nm,可用于定性和定量分析。与异羟肟酸铁试液反应显暗紫色。分子中的亚甲二氧基在浓硫酸作用下产生甲醛,后者能与变色酸形成紫色的产物。

本品为对称结构,在体内代谢时主要发生氧去甲基化反应,得到去甲联苯双酯,继而与葡萄糖醛酸结合,主要经肾脏代谢。

本品能使 ALT 降低,增强肝脏的解毒功能,减轻肝脏的病理损伤,促进肝细胞再生并保护肝细胞。本品疗效显著,无明显的副作用。其不足之处是远期疗效不巩固,停止服药后,部分患者的血清转氨酶可上升,但继续服药仍有效。临床适用于迁延性肝炎及长期 ALT 异常患者。

本品的合成是以没食子酸为原料,合成路线如下所示:

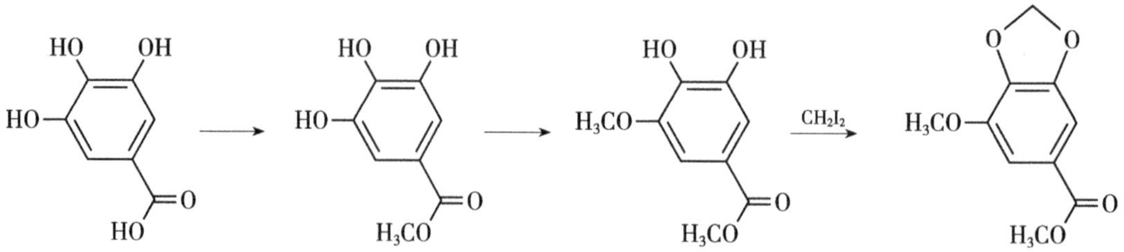

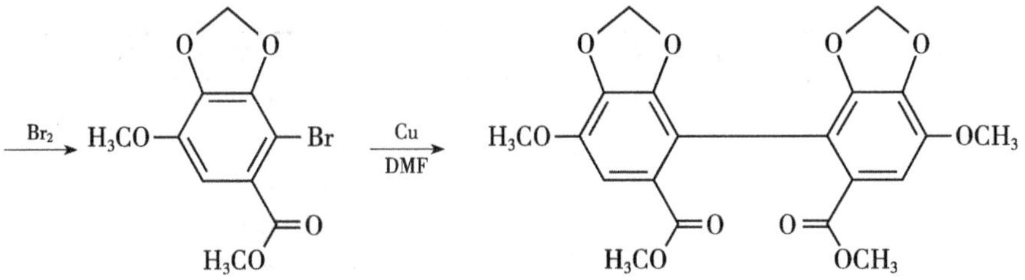

二、胆病辅助治疗药

胆病辅助治疗药也称作利胆药（choleretics），具有促进胆汁分泌及排泄的作用，有利于胆系疾患的治疗，一些胆病辅助治疗药还可用于急、慢性肝炎的治疗，常用胆病辅助治疗药见表 15-6。

表 15-6 常用的胆病辅助治疗药

药物名称	药物结构	药理特点与用途
熊去氧胆酸 ursodeoxycholic acid	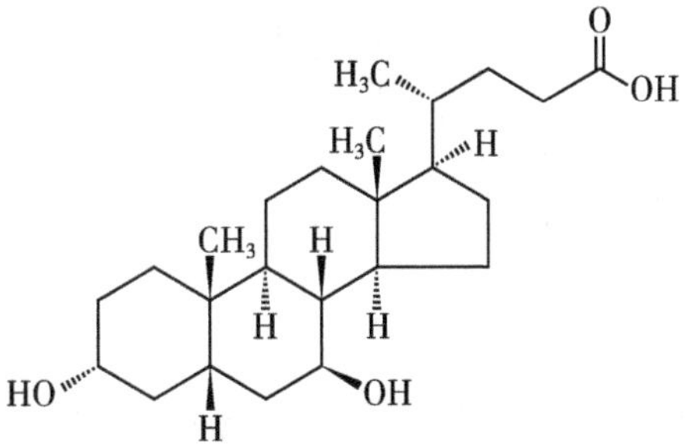	本品可增加胆汁酸的分泌，降低人胆汁中胆固醇及胆固醇酯的克分子数和胆固醇的饱和指数，溶解结石中胆固醇。用于治疗胆固醇型胆结石，预防药物性结石形成
去氢胆酸 dehydrocholic acid	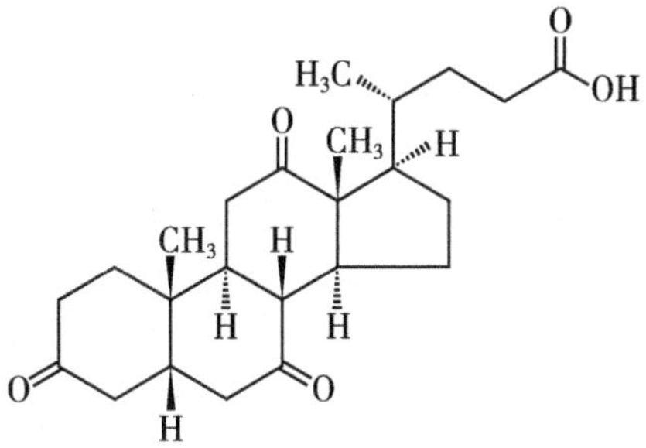	本品能促进胆汁分泌，对消化脂肪也有一定的促进作用。用于胆囊及胆道功能失调、胆囊切除后综合征和慢性胆囊炎的治疗
曲匹布通 trepibutone	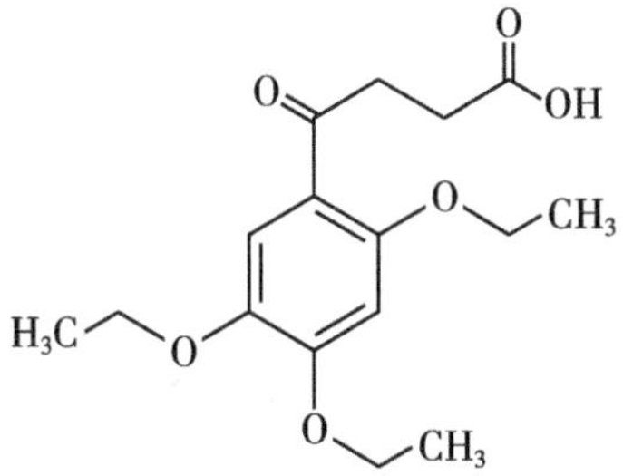	本品可选择性地松弛胆道平滑肌，并直接抑制胆道口括约肌收缩，具有解痉止痛作用；促进胆汁和胰液的分泌。用于治疗胆石症、胆囊炎和胆道运动障碍等
非布丙醇 febuprol	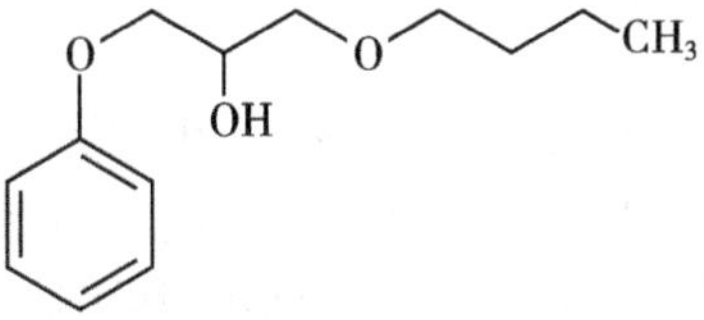	本品用于治疗胆囊炎、胆石症及其术后高脂血症、脂性消化不良、肝炎等

续表

药物名称	药物结构	药理特点与用途
苯丙醇 phenylpropanol	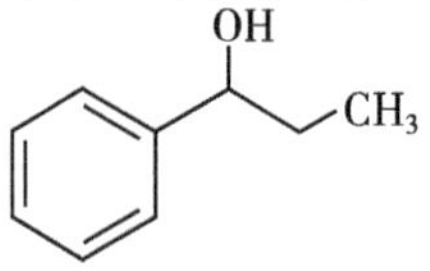	本品可促进胆汁分泌,用于治疗胆囊炎、胆道感染、胆石症、胆道手术后综合征、消化不良、高胆固醇血症等
羟甲基香豆素 hymecromone	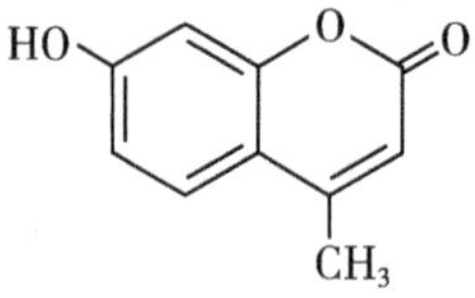	本品能舒张胆道口括约肌,有解痉止痛作用;增加胆汁分泌,加强胆囊收缩。用于治疗急性及慢性胆囊炎、胆石症、胆道感染、胆囊术后综合征

熊去氧胆酸(ursodeoxycholic acid)

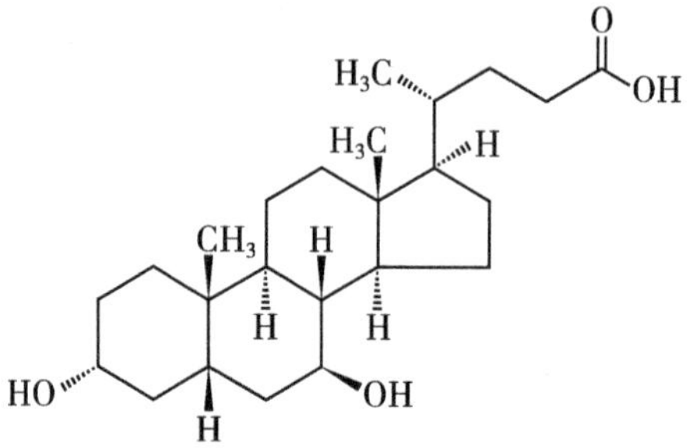

化学名为 $3\alpha, 7\beta$ 二羟基 -5β- 胆甾烷 -24- 酸((3α, 5β, 7β)-3, 7-dihydroxycholan-24-oic acid)。

本品为白色粉末,无臭,味苦。易溶于乙醇,不溶于三氯甲烷,在冰醋酸中易溶,在氢氧化钠溶液中溶解。mp. 200～204℃。

本品结构中含有多个手性中心,其 C-7 差向异构体为鹅去氧胆酸(chenodeoxycholic acid),也具有利胆作用。两者可因熔点不同而区分(鹅去氧胆酸,mp.119℃)。本品遇硫酸甲醛试液,生成蓝绿色悬浮物,可用作鉴别,这也是胆酸类药物的一般鉴别方法。

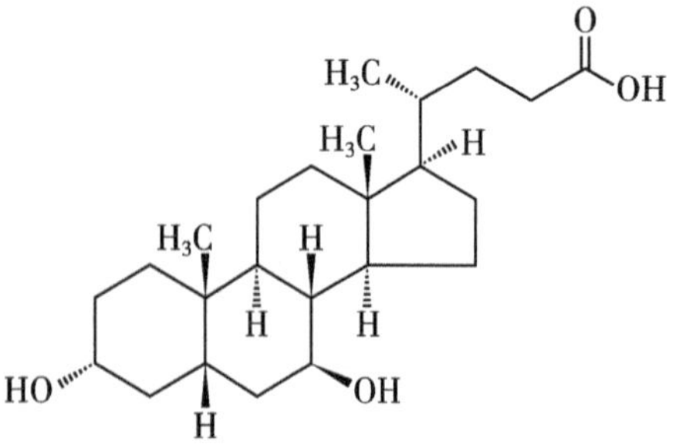

熊去氧胆酸(ursodeoxycholic acid) 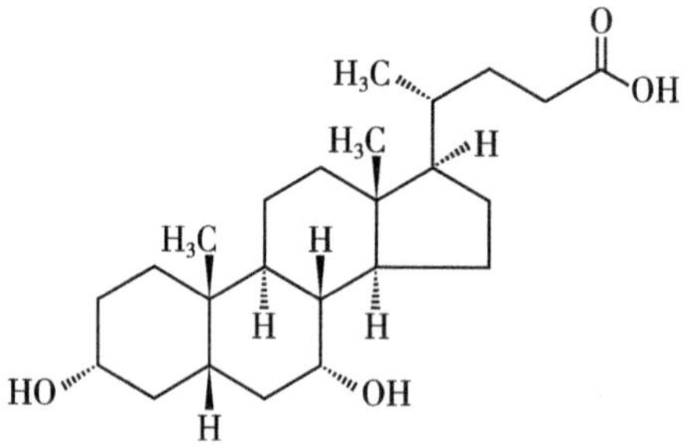　　　　鹅去氧胆酸(chenodeoxycholic acid)

本品存在于胆汁中,是胆酸的类似物,具有甾体结构。因熊的胆汁较少,故本品来源有限。现多用天然来源较丰富的牛、羊的胆酸或鹅去氧胆酸为原料,半合成制备。因鹅去氧胆酸是熊去氧胆酸的 C-7 差向异构体,可在 C-7 位氧化成酮基,再还原成羟基,使其 7α- 羟基换成 7β- 羟基即可。

本品可促进胆汁酸的分泌，还能显著降低人胆汁中胆固醇及胆固醇酯的克分子数和胆固醇的饱和指数，从而有利于结石中胆固醇逐渐溶解。临床上用于治疗胆固醇型胆结石以及预防药物性结石形成。

思考题

1. 抗溃疡药分为哪几类？各列举一个代表药物。

2. 不可逆性质子泵抑制剂与可逆性质子泵抑制剂的作用机制及特点有何不同？

3. 止吐药和促动力药可分为哪几类？各列举一个代表药物。

（甄宇红）

第十六章 抗感染药

学习要求

  1. 掌握抗生素的分类、作用机制及各类代表药物；青霉素钠、氨苄西林钠、头孢氨苄、头孢曲松钠、舒巴坦钠的结构、理化性质、体内代谢及用途；β- 内酰胺类抗生素、喹诺酮类抗菌药物的构效关系；抗结核药、抗真菌药、抗病毒药的分类及代表药物；盐酸环丙沙星、磺胺甲噁唑、甲氧苄啶、异烟肼、盐酸乙胺丁醇、氟康唑、阿昔洛韦、利巴韦林的结构、化学性质、体内代谢及用途；利福平、利福喷汀、盐酸金刚烷胺、齐多夫定的结构特点及用途；代谢拮抗原理。

  2. 熟悉氨曲南、左氧氟沙星、利福喷汀、酮康唑、吡嗪酰胺、阿苯达唑、吡喹酮的结构及用途；四环素类、大环内酯类、氨基糖苷类抗生素及半合成品、硫酸奎宁的结构特点、化学特性及用途；亚胺培南的结构特点及用途；唑类抗真菌药的构效关系；青蒿素的结构改造及作用机制；代谢拮抗原理在核苷类抗病毒药设计中的应用。

  3. 了解喹诺酮类、磺胺类、抗菌增效剂及抗病毒药的研究进展；抗寄生虫药分类及代表药物。

  抗感染药系指用于治疗病原微生物侵犯宿主所致感染的药物。能使宿主致病的微生物称病原微生物，主要包括致病性细菌、真菌、病毒、原虫、立克次体、螺旋体、衣原体、支原体等。其中，以细菌和病毒的危害性最大。微生物感染如产科感染、外科手术感染、鼠疫、霍乱、伤寒、痢疾、结核病、艾滋病等，曾夺去了无数人的生命，因此，在众多药物中，抗感染药一直占医院用药的首位。近年来，抗感染药在临床上出现了过度应用，导致全球范围内重要的病原体产生耐药及变异，这进一步限制了人类当前拥有的抗感染药的应用。人类现在及可预见的将来并没有掌握数量足够的安全、有效、不产生耐药性的抗感染药，全球医疗卫生事业正面临前所未有的危机，开发新的抗感染药任重而道远。

  本章主要介绍抗生素、喹诺酮类抗菌药、磺胺类抗菌药、抗结核药、抗真菌药、抗病毒药及抗寄生虫药。

知识链接

抗感染药的作用方式

  抗感染药作用的方式可分为：繁殖期杀菌剂，如 β- 内酰胺类抗生素、万古霉素等；静止期杀菌剂，如氨基糖苷类、杆菌肽、多粘菌素类和喹诺酮类药物，后两类对繁殖期和静止期细菌均有杀灭作用；速效抑菌剂，包括四环素、氯霉素、林可霉素类、大环内酯类药物等；慢效抑菌剂：如磺胺类药物、环丝氨酸、甲氧苄啶等。

繁殖期与静止期杀菌剂联用可呈协同作用；繁殖期杀菌剂与速效抑菌剂联用，常呈一种抵触性拮抗；静止期杀菌剂与速效抑菌剂联用，可起相加或协同作用；速效抑菌剂与慢效抑菌剂联用可产生相加作用，或呈无关效应；繁殖期杀菌剂与慢效抑菌剂联用，一般呈拮抗作用，但有时可能出现相加作用。因受多种因素影响，上述的一些联用结果并非绝对。

第一节 抗 生 素

抗生素（antibiotics）是微生物（包括细菌、放线菌属、真菌等）的次级代谢产物或用化学方法合成的相同结构或类似物，在小剂量下对各种病原微生物或肿瘤细胞有抑制或杀灭作用，而对宿主不会产生严重的毒副作用。此外，某些抗生素还具有免疫抑制和刺激动植物生长的作用。因此，抗生素不仅可用于医疗，还可应用于农业生产及食品工业。

抗生素按化学结构可分为以下几类：β- 内酰胺类、大环内酯类、氨基糖苷类、四环素类及其他类。

根据作用靶点的不同，抗生素抑菌的作用机制可分为以下几类：

1. 抑制细菌细胞壁的合成　细菌的细胞壁可维持细菌正常的外形，抵抗外界渗透压变化，允许所需要的物质通过等，抑制细菌细胞壁的合成会导致细菌细胞破裂而死亡。β- 内酰胺类、磷霉素和万古霉素即以这种方式发挥作用。由于哺乳动物的细胞不存在细胞壁，故此类抗生素的毒性较小。

2. 抑制细菌蛋白质的合成　大环内酯类、四环素类、氨基糖苷类、氯霉素等抗生素，对细菌的核糖体 70S 或其亚型具有高度的亲和力和结合力，从而抑制细菌蛋白质合成，影响细菌的生长繁殖。

3. 影响细菌细胞膜的通透性　破坏细胞膜使其通透性增加，使菌体内的蛋白质、氨基酸等重要物质外漏，导致细胞死亡。多黏菌素、制霉菌素和两性霉素 B 等皆以此种方式发挥作用。

4. 抑制核酸的转录和复制　利福平等能抑制 DNA 依赖的 RNA 聚合酶，而干扰 DNA 的合成；还有抑制细菌 RNA 合成的抗生素。

20 世纪 40 年代，青霉素用于临床，揭开了抗生素发展的序幕，在其后半个多世纪的感染性疾病的治疗中，抗生素发挥了巨大的作用，人们对其研发投入了极大的热情，大量的产品被用于临床。可是近年来，在临床上滥用抗生素的现象十分普遍，造成严重的后果。对抗生素产生耐药性的细菌正在成为日益严重的威胁，并且变得越来越普遍。目前抗生素及其半合成抗生素研究的关键是解决耐药性的问题，以应对将来可能出现的"无药可用"的境地。

细菌耐药可分为固有耐药（intrinsic resistance）与获得耐药（acquired resistance）两类。固有耐药是细菌染色体基因决定、代代相传的天然耐药性，如肠道杆菌对青霉素天然耐药，铜绿假单胞菌对氨苄西林天然耐药，链球菌属对庆大霉素天然耐药等。获得耐药是指细菌在接触抗生素后，改变代谢途径，使自身对抗生素或抗菌药具有不被杀灭的抵抗力。临床常见的重要耐药菌有：金黄色葡萄球菌、肺炎链球菌、肠球菌、流感嗜血杆菌、淋病奈瑟菌、脑膜炎奈瑟菌、结核分枝杆菌、铜绿假单胞菌、大肠埃希菌、肺炎克雷伯菌等。

细菌对抗生素的耐药机制主要有以下四种：

1. 耐药酶的产生 细菌产生水解酶或钝化酶来破坏进入细菌内的抗生素，使之失去活性。如细菌产生 β- 内酰胺酶使 β- 内酰胺类抗生素开环分解，失去抗菌活性。

2. 药物作用靶点的改变 某些细菌能使抗生素作用靶点的蛋白质结构和数量发生改变，使抗菌药无法发挥作用。

3. 抗菌药的渗透障碍 药物作用改变了细菌胞壁外膜通透性，使抗菌药无法渗入或减少药物进入细胞体内。

4. 主动外排机制 细菌细胞膜上存在一些蛋白质，称为外排泵，在体内能量支持下，可将抗生素泵出细胞壁，故又称细胞主动外排过程（active efflux process）。其结果是使药物外流，减少药物的积累，菌体内的药物浓度降低而导致耐药。细菌外排系统的底物非常广泛，最常见的包括大环内酯类、四环素类及氯霉素等。

知识链接

抗菌药应用原则

抗菌药治疗性应用的基本原则：①诊断为细菌性感染者，方有指征应用；②尽早查明感染病原，根据病原种类及药物敏感试验结果选用抗感染药；③按照药物的抗菌作用特点及其体内过程特点选择用药；④治疗方案应综合患者病情、病原菌种类及抗菌药特点制订；⑤忌频繁换药和改变治疗措施；⑥联合应用抗菌药应该目的与指征均非常明确，避免盲目性。

以上可归纳为：能用窄谱不用广谱；能用低级不用高级的；能用一种不用两种；能口服不注射，能肌内注射不静脉注射；轻度或中度感染一般不联合使用抗生素；不用则已，用则足量。

一、β- 内酰胺类抗生素

β- 内酰胺类抗生素（β-lactam antibiotics）是指分子中含有四元的 β- 内酰胺环的抗生素，是目前临床上应用最广泛、品种最多的一类抗生素。临床上常用的 β- 内酰胺类抗生素按结构可分为四类，其基本结构如下：

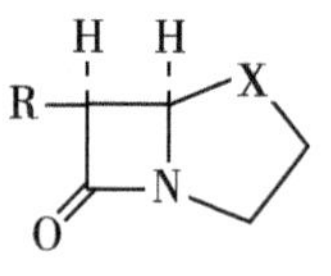

X=S 青霉素类（penicillines）　X=S 青霉烯（penem）　　　　　头孢菌素类　　　单环 β- 内酰胺类
X=O 氧青霉烷（oxapenam）　 X=C 碳青霉烯（carbapenem）（cephalosporins）　（monobactam）
X=C 碳青霉烷（carbapenam）

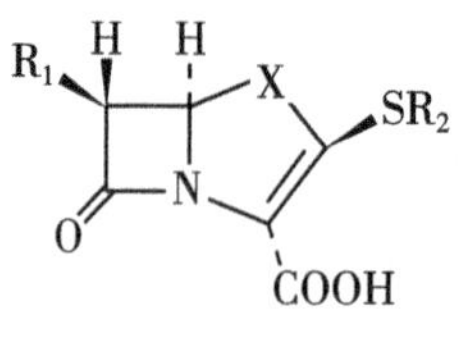

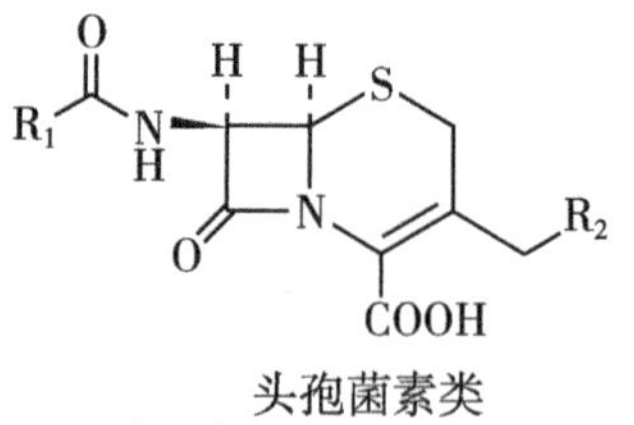

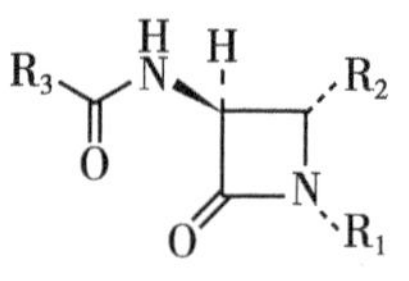

β- 内酰胺类抗生素的结构一般具有以下特点：均具有一个四元的 β- 内酰胺环，除了单环 β- 内酰胺类（monobactam）外，四元环通常通过 N 原子及相邻的叔碳原子与另一个五元

或六元杂环相并合,β-内酰胺环与氢化的五元噻唑环并合,称青霉素类(penicillins);青霉素类的2,3位引入双键、将噻唑环上S变为C,称碳青霉烯类(carbapenems);β-内酰胺环与部分氢化的六元噻嗪环并合,称头孢菌素类(cephalosporins)。除单环β-内酰胺类外,与氮原子相邻的碳原子(2位)上均连有一个羧基,具有酸性。

本类抗生素的稠合环都不共平面,分别沿N1-C5轴或N1-C6轴折叠。取代基在环平面之下称为α键,用虚线表示;取代基在环平面之上称为β键,用实线表示。青霉素类有3个手性碳原子,理论上有8个旋光异构体,其绝对构型为2S、5R、6R。头孢菌素类有2个手性碳,故有4个旋光异构体,其绝对构型是6R、7R异构体。不同旋光异构体的活性有很大的差异。

(一)青霉素类

青霉素类(penicillins)抗生素包括微生物来源天然青霉素及其结构改造的半合成青霉素两大类。

1. 天然青霉素 从发酵途径得到的天然青霉素至少有五种,见表16-1。

表 16-1 天然存在的青霉素

名称	药物结构	来源及特点
青霉素 G penicillin G	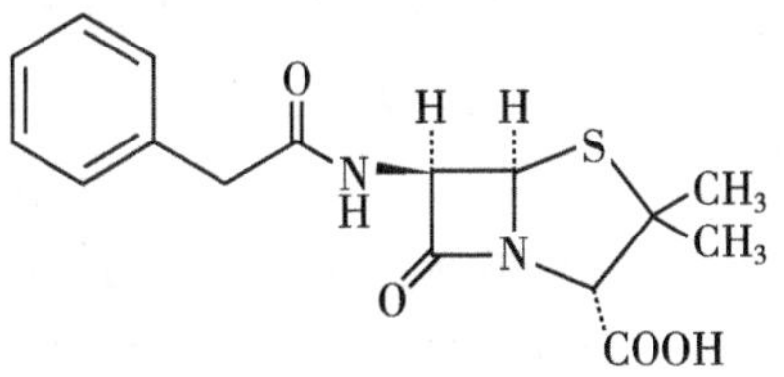	本品从 *Penicillium* 发酵得到,含量最高,疗效最好
青霉素 X penicillin X	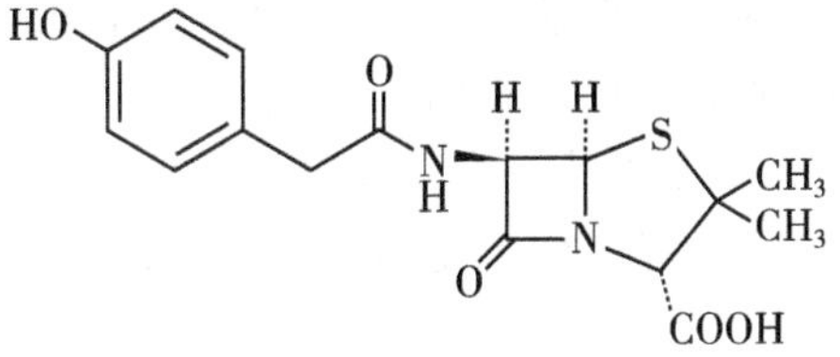	本品从 *Penicillium* 发酵得到
青霉素 K penicillin K	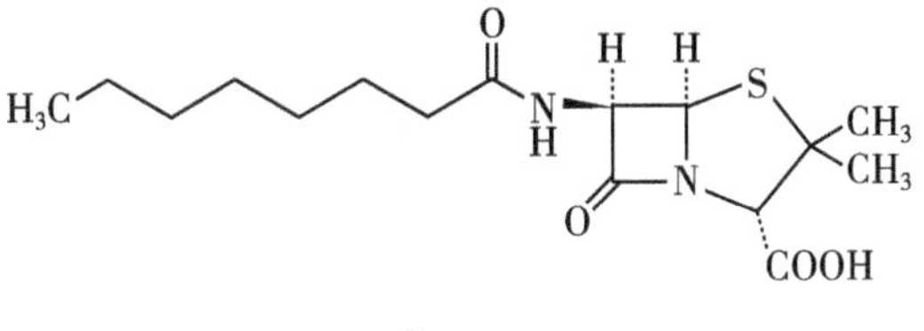	本品从 *Penicillium* 发酵得到,体外抗菌活性较青霉素 G 强,但不稳定
青霉素 V penicillin V	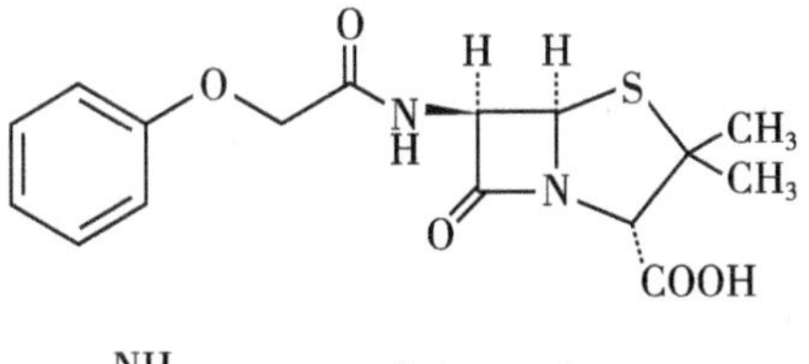	本品加入前体物质苯氧乙酸进行发酵得到,耐酸,临床常用其钾盐,口服吸收率为 60%,抗菌谱、适应证等与青霉素 G 相似
青霉素 N penicillin N	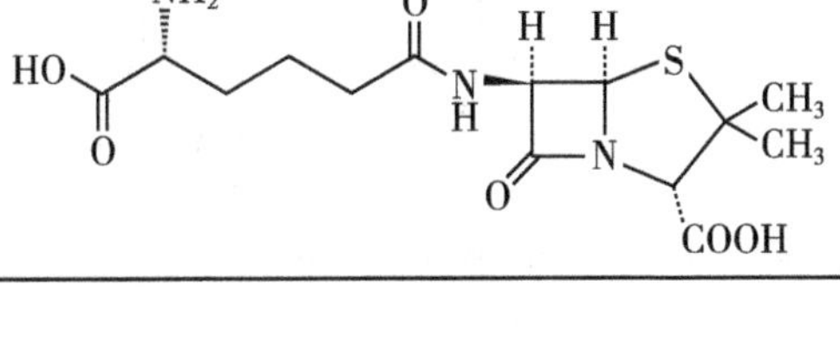	本品从 *Cephalosporium* 发酵得到,对革兰阳性菌作用低,但对革兰阴性菌作用强于青霉素 G

青霉素钠（benzylpenicillin sodium）

化学名为（2S，5R，6R）-3，3-二甲基-6-（2-苯乙酰氨基）-7-氧代-4-硫杂-1-氮杂二环[3.2.0]庚烷-2-甲酸钠盐（monosodium（2S，5R，6R）-3，3-dimethyl-7-oxo-6-［（phenylacetyl)amino］-4-thia-1-azabicyclo［3.2.0］heptane-2-carboxylic acid），又名青霉素 G 钠。

本品为白色结晶性粉末，无臭或微有特异性臭。本品在水中极易溶解，在乙醇、三氯甲烷、乙醚或过量的盐酸中溶解，在脂肪油或液状石蜡中不溶。有引湿性。遇酸、碱或氧化剂等即迅速失效。水溶液在室温放置易失效。

青霉素一个弱的有机酸（pK$_a$ 2.65～2.70），不溶于水，可溶于有机溶媒（乙酸丁酯）。为增强其水溶性，临床上常用其钠盐或钾盐，由于钠盐的刺激性较钾盐小，故临床使用较多。本品水溶液在室温下不稳定，易分解，故临床上通常用其粉针，注射前用注射用水新鲜配制。

本品经注射给药后，能够被迅速吸收，在体内代谢极少，几乎以原形从肾脏排出，半衰期为 0.5 小时。因大约 90% 经肾小管分泌，根据这一特点，如果和酸性的抗痛风药丙磺舒（probenecid）合用，可竞争青霉素的肾小管分泌，减慢其在体内的消除，延长青霉素作用时间。也可将其与分子量较大的胺制成难溶性盐，如普鲁卡因青霉素（procaine benzylpenicillin），维持血中抑菌有效浓度达较长的时间。苄星青霉素（benzathine benzylpenicillin）为青霉素的二苄基乙二胺盐，为一长效青霉素，抗菌谱与青霉素相似。肌内注射后缓慢游离出青霉素而呈抗菌作用，具有吸收较慢、维持时间长等特点。但由于在血液中浓度较低，故不能替代青霉素用于急性感染，适用于敏感菌所致的轻度或中度感染如肺炎、扁桃体炎、泌尿道感染及淋病等。

普鲁卡因青霉素（procaine benzylpenicillin）

苄星青霉素（benzathine benzylpenicillin）

本品在临床上主要用于革兰阳性菌,如链球菌、葡萄球菌、肺炎链球菌等所引起的全身或严重的局部感染。

青霉素类药物系杀菌性抗生素,只在细胞分裂后期细胞壁形成的短时间内有效,其杀菌疗效主要取决于血药浓度的高低,在短时间内有较高的血药浓度时对治疗有效。因此静脉滴注时,宜将本类药物一次剂量溶于约 100ml 输液中,于 0.5~1 小时内滴完,时间不可过长,既可保证较高药物浓度,又可以避免药物分解及产生致敏物质。

本品是第一个在临床上使用的抗生素,由青霉菌(*Penicillium notatum*)发酵而得,目前在我国仍是抗革兰阳性菌的基本药物。它的特点是抗菌作用强,但也存在不少问题。

(1)不稳定性:本品在酸、碱条件下或 β- 内酰胺酶存在下,均易发生水解和分子重排,使 β- 内酰胺环破坏而失去抗菌活性。金属离子、温度升高和氧化剂可加速上述分解反应。

青霉素类化合物的母核称为 6- 氨基青霉烷酸(6-aminopenicillanic acid, 6-APA),由 β-内酰胺环和氢化噻唑环骈合而成,两个环的张力都比较大,而且 β- 内酰胺环中羰基氧和氮上的孤对电子不能共轭,所以羰基碳易受亲核性试剂进攻,结构不稳定。而羰基氧和内酰胺氮易受亲电性试剂进攻,使 β- 内酰胺环破裂。青霉素在不同酸性环境中,分解产物有所不同。

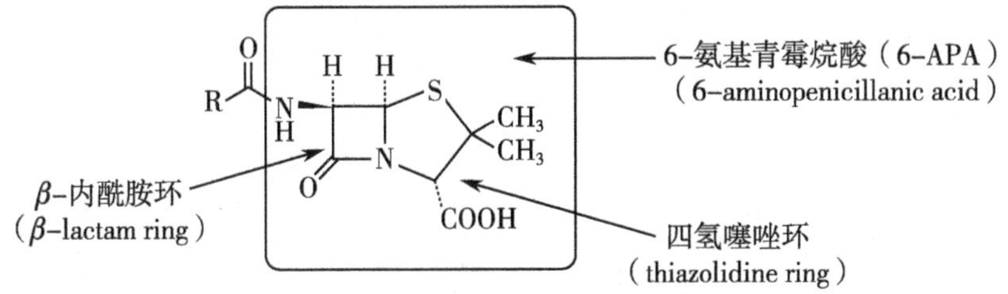

在强酸中加热水解,产物比较复杂。分子首先重排,经开环生成中间体青霉酸(penicillic acid)和青霉醛酸(penaldic acid),青霉醛酸不稳定,经脱羧生成青霉醛(penilloaldehyde)。

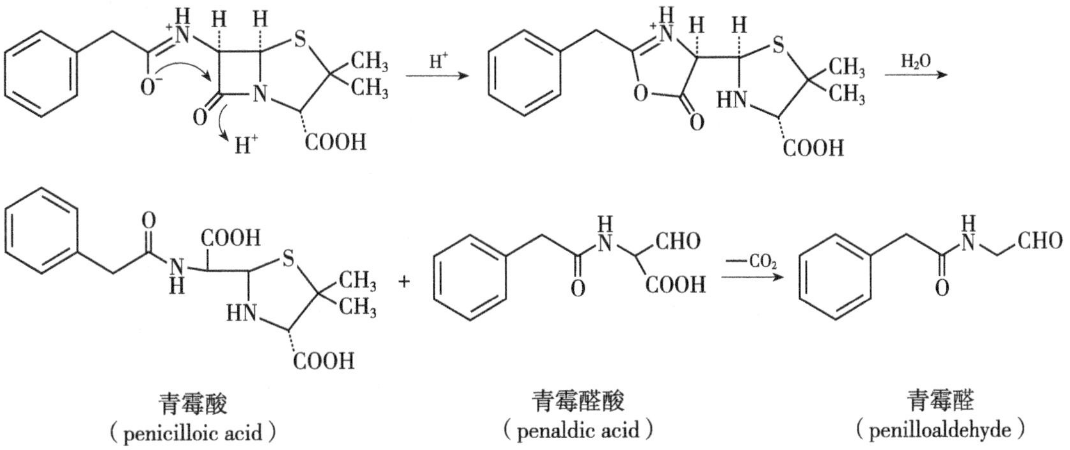

在稀酸(pH4.0)和室温条件下,侧链上羰基氧原子上的孤对电子进攻 β- 内酰胺环的碳,内酰胺环打开,经分子内重排生成青霉二酸(penillic acid),经进一步分解生成青霉胺(penicillamine)和青霉醛。

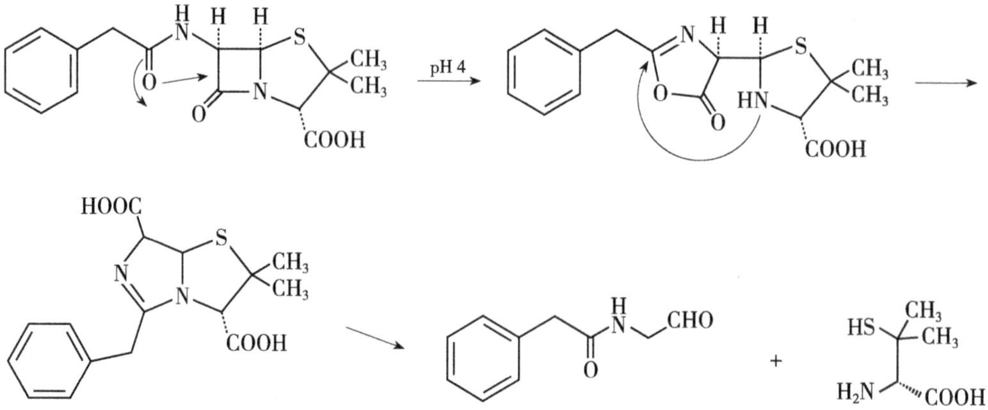

青霉二酸
（penillic acid）

青霉醛
（penilloaldehyde）

青霉胺
（penicillamine）

　　本品经酸性分解而失去抗菌活性，故不能口服，需肌内注射或静脉给药。也不能和酸性药物配伍。

　　在碱性条件下或 β- 内酰胺酶的作用下，碱性基团或酶的亲核性基团向 β- 内酰胺环进攻，开环后脱羧并重排，生成中间体青霉噻唑酸（penicilloic acid）。后者可进一步生成青霉醛和青霉胺，使药物失去活性，这是青霉素出现耐药性的原因。胺或醇同样会向 β- 内酰胺环进攻，生成青霉酰胺或青霉酸酯。

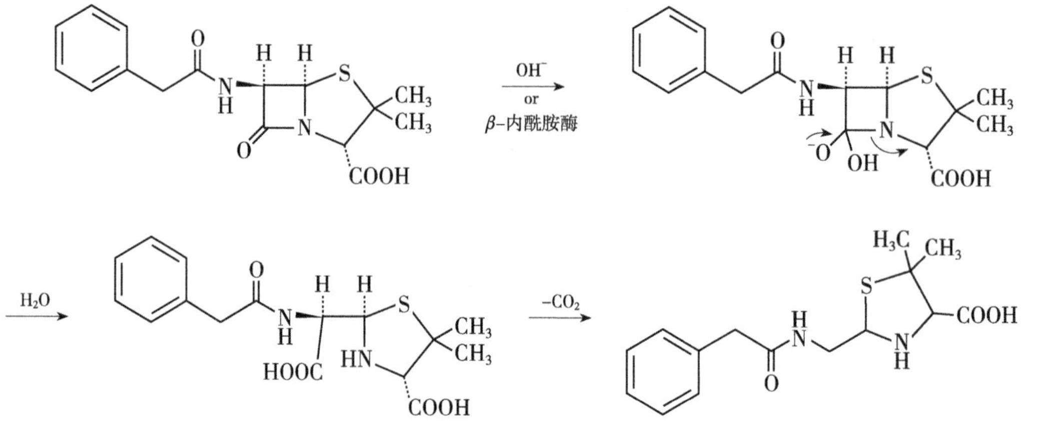

青霉酸
（penicilloic acid）

青霉噻唑酸
（penilloic acid）

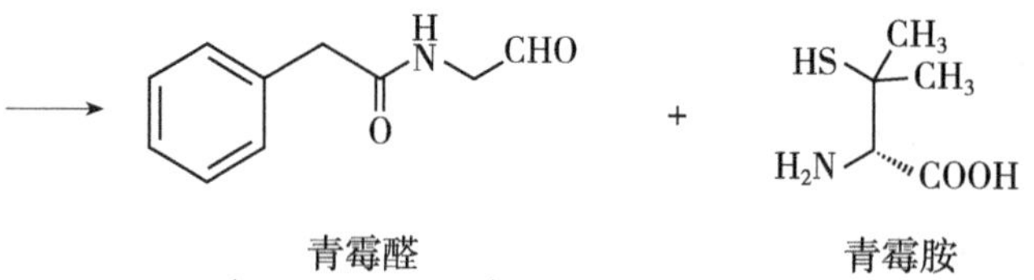

青霉醛
（penilloaldehyde）

青霉胺
（penicillamine）

　　本品对酸碱条件均不稳定，只有在 pH 为 6～7 的中性溶液中较稳定。故与青霉素配伍的其他输液，其 pH 不能过高或过低。5% 的葡萄糖溶液 pH 为 3.5，有催化青霉素水解的作用，故以 0.9% 氯化钠注射液作为本品的溶剂为宜。青霉素类在碱性溶液中分解极快，因此，严禁将碱性药液（碳酸氢钠、氨茶碱等）与其配伍，即使需同时使用，应在不同部位注射。

（2）抗菌谱窄：其原因是青霉素类及所有 β- 内酰胺类抗生素的作用靶点是细菌的细胞壁，细胞壁的化学成分以黏肽（peptidoglycan）为主，由若干个 N- 乙酰葡萄糖胺（NAG）和 N- 乙酰胞壁酸（NAM）以及多肽线型高聚物交联而成。在此交联过程中，线型高聚物在黏肽转肽酶（peptidoglycan transpeptidase）的催化下，经转肽反应形成网状的细胞壁。β- 内酰胺类抗生素的结构和黏肽的末端结构 D- 丙氨酰 -D- 丙氨酸（D-Ala-D-Ala）类似（图 16-1），具有相似的构象，因而能取代黏肽的 D-Ala-D-Ala，竞争性地和酶活性中心以共价键相结合，产生不可逆的抑制作用。缺少转肽酶的催化，细菌无法合成细胞壁，使细胞不能定型和承受细胞内的高渗透压，引起溶菌而死亡。

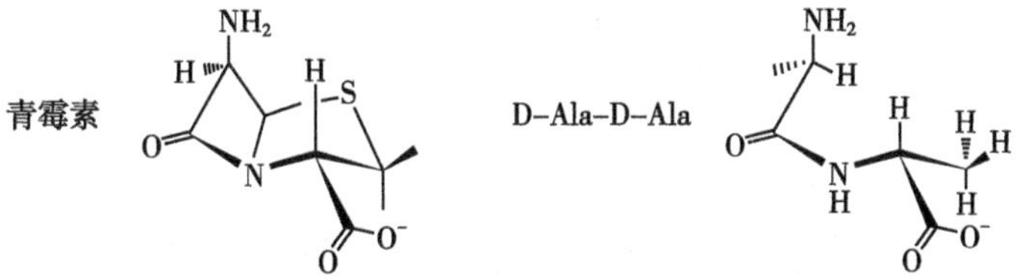

图 16-1　青霉素和黏肽 D-Ala-D-Ala 末端构象

革兰阳性菌（G^+）和革兰阴性菌（G^-）的细胞壁组成结构显著不同，由于革兰阳性菌的细胞壁黏肽含量比革兰阴性菌高，所以青霉素对阳性菌比较敏感。革兰阴性菌细胞壁具脂质双层，除了转运营养物质外，还起屏障作用，阻止多种物质包括药物的作用，使青霉素不易透过革兰阴性菌细胞壁的脂蛋白、脂多糖和磷脂层，故对大多数阴性菌则无效。这是青霉素抗菌谱窄的原因。

（3）过敏反应：本品的过敏反应发生率居各类药物之首，其过敏反应的临床表现，重症为过敏性休克，轻症为荨麻疹和血管神经性水肿等。关于青霉素的过敏反应机制，比较经典的理论认为是由于青霉素药物的自身聚合，诱发过敏反应，其过敏原主要是制剂中的一些高分子杂质，这种杂质有两种，即内源性和外源性杂质。

内源性过敏原是一些药物自身聚合产生的高聚物，β- 内酰胺环开环后自身聚合而成，聚合程度越高，过敏反应越强。生产过程中的许多环节，如成盐或干燥过程，受温度和 pH 的影响均可发生聚合反应。在生产工艺中如果不能除去这些杂质，使其残留在制剂中，将成为重要的过敏原。外源性杂质包括蛋白质、多肽以及药物和蛋白质、多肽的结合产物，来源于生产工艺。在生产过程中，由于青霉素的裂解生成一些青霉噻唑酸，与体内蛋白质结合形成青霉噻唑蛋白原，即青霉噻唑抗原决定簇。青霉素本身属于半抗原，没有免疫原性，不会引起免疫反应，但是和大分子蛋白质结合以后，就获得了免疫原性而变成完全抗原，并刺激免疫系统产生抗青霉素抗体。当青霉素再次注射入体内时，抗青霉素抗体立即与青霉素结合，产生病理性免疫反应，出现皮疹或过敏性休克，甚至危及生命。

青霉素抗原是不同的蛋白质结合物，既可以是噻唑环决定簇，也可以通过和不同的侧链结合，所以出现了青霉素侧链抗原决定簇。因此，天然青霉素与半合成青霉素之间有完全交叉过敏，而头孢菌素类与青霉素类之间有部分交叉过敏。要判断患者是否对青霉素类抗生素过敏，仅用青霉素 G 有局限性，建议选择不同侧链的青霉素类药物进行皮试。对属于过敏体质者必须用青霉素时，无论皮试和用药，均需十分谨慎。本类药物可透过胎盘，进入乳汁，其主要排泄途径是尿液。因此可能在母婴间引起交叉过敏反应，应予以注意。

2. 半合成青霉素 为了克服青霉素的诸多缺点，自 20 世纪 50 年代开始，人们合成了上百种的耐酸可口服的青霉素、耐酶不易形成耐药性的青霉素及广谱的青霉素。

利用青霉素 G 为原料，在偏碱性条件下，经青霉素酰化酶（penicillin acylase）进行酶解，生成 6-APA，是半合成青霉素的主要中间体。

penicillin G　　　　　　　　　　　　　　　　　　6–APA

得到 6-APA 后，再与相应的侧链酸进行缩合，即可制得各种半合成青霉素。其缩合方法通常有三种。一是酰氯法，这是较常用的方法，将侧链酸制成酰氯，在低温、中性或近中性（pH 6.5～7.0）条件下进行；二是酸酐法，是将侧链酸制成酸酐或混合酸酐来进行反应；三是 DCC 法，是将侧链酸和 6-APA 在有机溶剂中进行缩合，以 N, N'-二环己碳亚胺（DCC）作为缩合剂。

临床上半合成青霉素衍生物均是使用其钠盐或钾盐，由于 β-内酰胺环对碱不太稳定，因此若采用氢氧化钠或氢氧化钾进行成盐反应时，必须十分小心地进行。对碱不太稳定的半合成青霉素，可通过与有机酸盐（如醋酸钠等）反应成盐。

（1）耐酸青霉素：青霉素 V（phenoxymethylpenicillin, penicillin V）虽然抗菌活性较低，但具有耐酸性质，可以口服。分析其结构特点是因为 6 位侧链引入电负性的氧原子，可阻止侧链羧基氧原子上电子向 β-内酰胺环的转移，使羧基不易进攻 β-内酰胺环，所以对酸稳定不易被胃酸所破坏。受青霉素 V 的启发，在 6 位侧链酰胺基 α-位引入吸电子基团，设计合成了耐酸青霉素，见表 16-2。

表 16-2　常用的耐酸青霉素类药物

药物名称	药物结构	药理特点与用途
非奈西林 pheneticillin		本品具有苯氧乙酸侧链，6 位侧链苯氧甲基的碳上引入甲基，耐酸性更强，可口服，主要用于治疗肺炎、咽炎、扁桃体炎、中耳炎及皮肤软组织等轻度至中度感染病症
丙匹西林 propicillin		本品具有苯氧乙酸侧链，6 位侧链苯氧甲基的碳上引入乙基，口服吸收良好，血药浓度比青霉素 V 高，抗菌活性、抗菌谱与非奈西林相似

药物名称	药物结构	药理特点与用途
阿度西林 azidocillin		本品 6 位侧链引入吸电子的叠氮基团，对酸稳定，口服吸收良好，其抗菌作用与用途类似青霉素 V，主要用于呼吸道、软组织等感染，对流感嗜血杆菌的活性更强

（2）耐酶青霉素：伴随着青霉素的广泛使用，细菌产生了一些分解酶（如 β- 内酰胺酶），该酶进攻 β- 内酰胺环，使 β- 内酰胺环开环分解而失活，细菌因此产生了耐药性。

在修饰青霉素的过程中发现侧链引入三苯甲基时，对 β- 内酰胺酶非常稳定。人们设想可能是因为三苯甲基有较大的空间位阻，可以阻止酶的进攻，从而保护分子中的 β- 内酰胺环。又由于空间阻碍限制酰胺侧链与羧基间的单键旋转，从而降低了药物与酶活性中心的适应性。按照这种思路，在青霉素分子侧链引入立体结构比较大的基团，造成对 β- 内酰胺酶进攻的位阻，设计了一系列耐酶的青霉素，见表 16-3。

表 16-3 常用的耐酶青霉素类药物

药物名称	药物结构	药理特点与用途
甲氧西林 methicillin		本品是第一个用于临床的耐酶青霉素，但对酸不稳定，不能口服，须大剂量注射给药才能保持活性。其侧链苯上有两个甲氧基，可阻止药物与青霉素酶的相互作用，对产青霉素酶金黄色葡萄球菌有良好作用。对于对青霉素敏感的葡萄球菌、各种链球菌和脑膜炎奈瑟菌的抗菌作用不及青霉素
苯唑西林 oxacillin		本品是利用生物电子等排原理发现，以异噁唑取代苯环，C-3 和 C-5 分别以苯基和甲基取代，其分子中异噁唑环 5 位甲基靠近 β- 内酰胺环的羧基，可保护 β- 内酰胺环不被 β- 内酰胺酶分解。另外苯环与异噁唑环形成共轭，具吸电子作用，提高药物耐酸活性，故具有耐酶耐酸双重功效
氯唑西林 cloxacillin		本品在苯唑西林苯环上引入氯原子，血药浓度比苯唑西林高，主要用于产酶金黄色葡萄球菌或不产酶葡萄球菌所致的败血症、肺炎、心内膜炎、骨髓炎或皮肤软组织感染等，但对耐甲氧西林金黄色葡萄球菌（MRSA）感染无效
双氯西林 dicloxacillin		本品在苯唑西林苯环上引入两个氯原子，抗菌谱与氯唑西林相似，其血药浓度和血清蛋白结合率较高。主要用于对青霉素耐药的葡萄球菌感染，包括败血症、心内膜炎、骨髓炎、呼吸道感染及创面感染等

药物名称	药物结构	药理特点与用途
氟氯西林 floxacillin		本品在苯唑西林苯环上引入一个氯原子和一个氟原子。抗菌谱类似苯唑西林,有耐葡萄球菌所产生的 β- 内酰胺酶的能力。口服胃肠道吸收好,主要用于葡萄球菌所致的各种组织感染,但对 MRSA 感染无效
萘夫西林 nafcillin		本品耐酸、耐酶,抗耐药金黄色葡萄球菌的活性与苯唑西林相仿,对肺炎链球菌、溶血性链球菌抗菌活性比异噁唑类青霉素强,对革兰阴性菌活性很弱

(3) 广谱青霉素: 青霉素 N(penicillin N)含有 D-α- 氨基己二酸单酰胺的侧链,对革兰阳性菌的作用远低于青霉素 G,但对革兰阴性菌的效用则优于青霉素 G。进一步研究证实,青霉素 N 侧链含有的氨基是产生对革兰阴性菌活性的重要基团。因此,在青霉素的侧链导入 α- 氨基,得到了氨苄西林和阿莫西林等广谱青霉素。

在氨苄西林和阿莫西林成功的基础上,应用在 α- 位引入极性基团可使分子的极性发生改变的思路,引入酸性基团,如—COOH 和—SO$_3$H,得到其他的广谱青霉素(表 16-4),进一步扩大了抗菌谱,对铜绿假单胞菌和变形杆菌也有较强的作用。构效关系表明此处取代基的亲水性越强,对革兰阴性菌作用越强,有利口服吸收,并能增强对青霉素结合蛋白的亲和力。如果在 α- 位引入杂环,可增加对铜绿假单胞菌的作用。

表 16-4 常用的广谱青霉素类药物

药物名称	药物结构	药理特点与用途
阿莫西林 amoxicillin		本品侧链有一个手性碳原子,临床使用其 R- 构型右旋体。广谱、耐酸、不耐酶,主要用于呼吸系统、泌尿系统等的感染。与氨苄西林有完全交叉耐药性
羧苄西林 carbenicillin		本品用消旋体钠盐,主要用于铜绿假单胞菌、大肠埃希菌等引起的感染,口服不吸收,毒性较低,体内分布广
磺苄西林 sulbenicillin		本品口服不吸收,半衰期约为 2.5～3.2 小时,用于铜绿假单胞菌、肠杆菌属、变形杆菌等所致肺炎、尿路感染、复杂性皮肤软组织感染和败血症等

药物名称	药物结构	药理特点与用途
哌拉西林 piperacillin	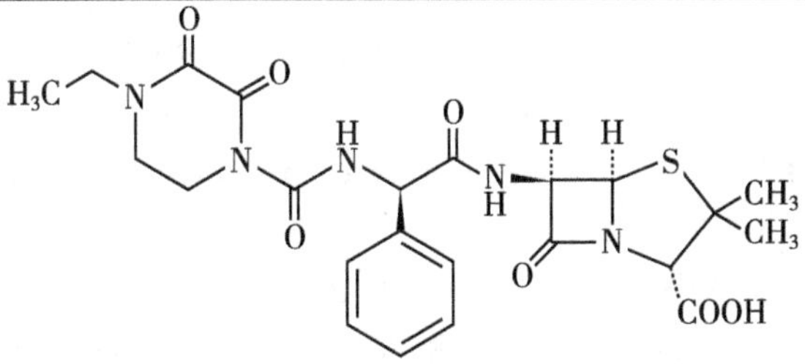	本品分子中含有氨脲苄结构，易水解，不耐酶，口服不吸收。具有广谱抗菌作用，用于败血症、尿路、呼吸道、胆道和腹腔感染等
阿帕西林 apalcillin	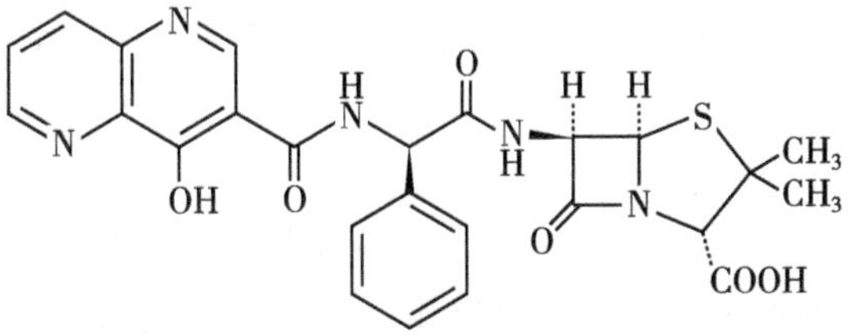	本品口服不吸收，耐 β- 内酰胺酶，抗菌谱较氨苄西林和羧苄西林广且毒性极低，用于假单胞菌、大肠埃希菌、肺炎克雷伯菌、肺炎链球菌、化脓性链球菌等感染
阿洛西林 azlocillin	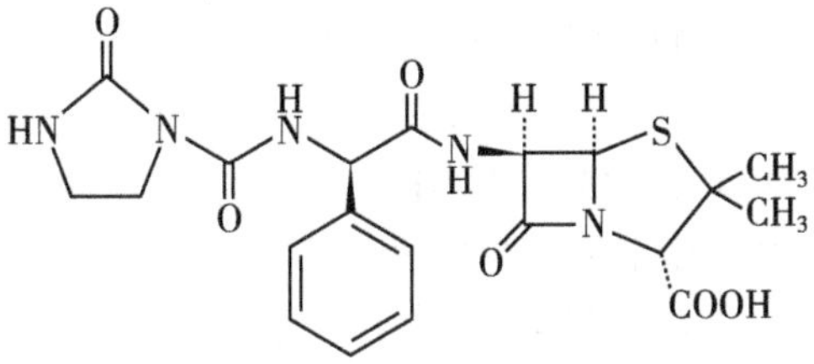	本品抗菌谱与哌拉西林近似，主要用于铜绿假单胞菌与其他革兰阴性菌所致的系统感染，如败血症、脑膜炎、肺炎及尿路和软组织感染
呋布西林 furbucillin	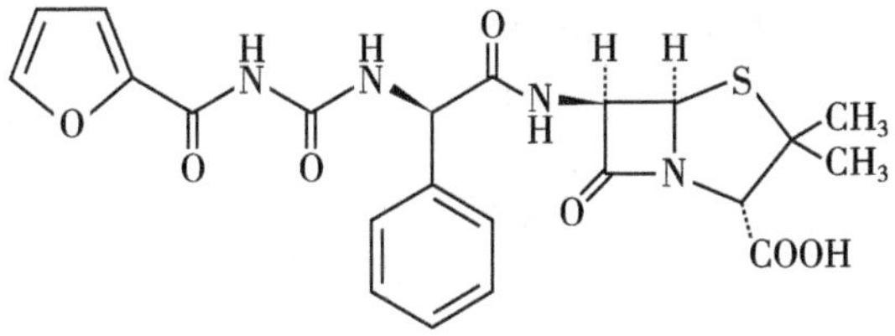	本品用于铜绿假单胞菌、大肠埃希菌、变形杆菌及其他敏感菌引起的感染，临床用其钾盐，口服吸收差
美洛西林 mezlocillin	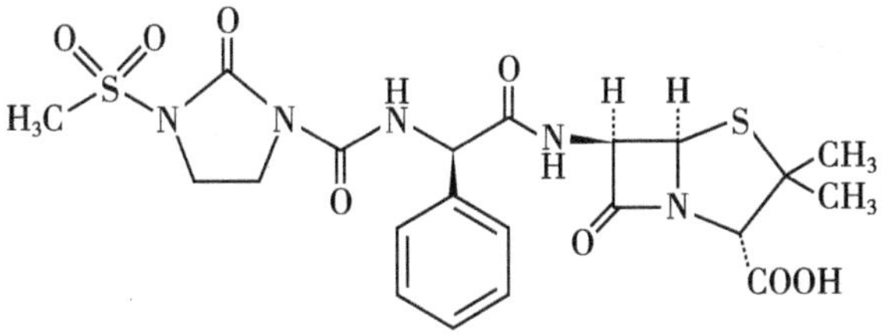	本品抗菌谱与哌拉西林相似，对革兰阴性菌作用强，对肠杆菌属细菌的抗菌活性较好。对 β- 内酰胺酶不稳定，对产酶金黄色葡萄球菌和产酶肠杆菌无效
替卡西林 ticarcillin	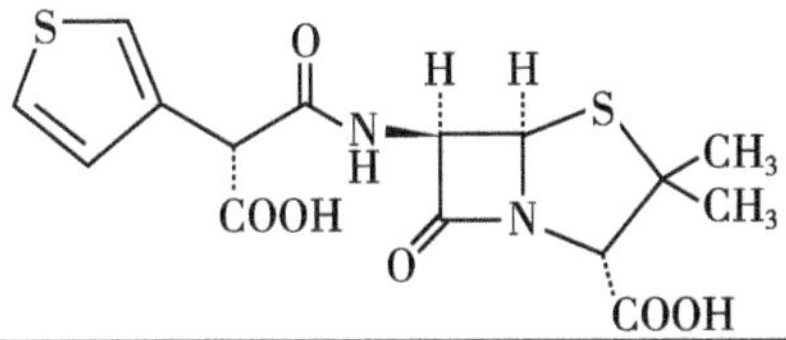	本品抗菌谱与羧苄西林相近，对革兰阴性菌作用比羧苄西林强数倍，用于大肠埃希菌、肠杆菌属、淋病奈瑟菌、流感嗜血杆菌和尿路感染等

氨苄西林钠（ampicillin sodium）

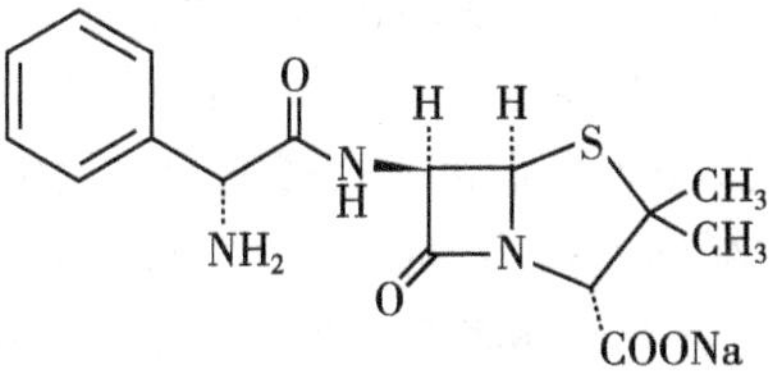

化学名为（2S，5R，6R）-3，3- 二甲基 -6-[（R）-2- 氨基 -2- 苯乙酰基氨基]-7- 氧代 -4- 硫杂 -1- 氮杂二环 [3.2.0] 庚烷 -2- 甲酸钠盐（（2S，5R，6R）-6-[[（2R）-aminophenylacetyl] amino]-3，3-dimethyl-7-oxo-4-thia-1-azabicyclo[3.2.0]heptane-2-carboxylic acid sodium salt）。

本品为白色或类白色粉末或结晶，无臭或微臭，味微苦，有引湿性。在水中比旋度 $[\alpha]_D^{20}$ 为 +209°。在水中易溶，在乙醇中略溶。其水溶液不稳定，室温放置 1 天，全部失效。酸和碱均可加速分解反应，温度越高，其水解速度越快。有 4 个手性碳，临床用其右旋体，为 R- 构型。

由于本品 α- 氨基的极性大，使整个分子的极性和水溶性均发生改变。适度的脂水分配系数使药物容易透过细菌细胞膜，故扩大了抗菌谱，对革兰阳性、阴性菌都有作用，但由于 2- 羧基亲水性强，口服吸收效果差，其口服剂型吸收率为 40%，且受食物影响。生物利用度较低，有 80% 以原形排泄。

本品侧链酰基的 α- 氨基，有很强的亲核性，易进攻另一分子 β- 内酰胺环的羧基，使 β- 内酰胺开环发生多聚合反应，过敏反应发生率高。本品针剂应溶解后立即使用，否则放置后致敏物质可增多。本品在弱酸性葡萄糖液中分解较快，故宜用中性的氯化钠溶液作溶剂。

为了改善口服吸收效果，提高生物利用度，在苯环的对位引入羟基，得到其衍生物阿莫西林（amoxicillin），口服有所改善。或者应用前药原理，将羧基酯化，可增加口服吸收和改善药物代谢动力学性质，提高血药浓度并延长药物作用时间。匹氨西林（pivampicillin）是氨苄西林叔丁酰氧甲基酯，在体内迅速水解产生氨苄西林发挥抗菌作用，其抗菌作用比氨苄西林强 2～4 倍，口服吸收改善，在同样剂量下，血药浓度高，半衰期长，为 4.7 小时。另外酞氨西林（talampicillin）和仑氨西林（lenampicillin），也是本品的前药。

匹氨西林
（pivampicillin）

酞氨西林
（talampicillin）

仑氨西林
（lenampicillin）

本品是临床上第一个可口服且是广谱的青霉素类抗生素，适用于革兰阳性球菌、杆菌、厌氧菌等所致的呼吸道、尿路、肠道等感染，还可治疗脑膜炎、百日咳等。

（4）抗革兰阴性菌青霉素：在研究半合成青霉素的过程中，得到了一些抗革兰阴性菌作用增强，而抗革兰阳性菌作用减弱的药物，如美西林（mecillinam）和替莫西林（temocillin）。

美西林是在 C-6 位引入含氮七元环席夫碱侧链，可增加其对 β- 内酰胺酶的稳定性。对革兰阳性菌作用弱；对革兰阴性菌，包括大肠埃希菌、克雷伯菌属、肠杆菌属、枸橼酸杆菌、志贺菌、沙门菌和部分沙雷菌等有良好的抗菌作用；但对铜绿假单胞菌、吲哚阳性变形杆菌、奈瑟菌属、厌氧杆菌和肠球菌等无效。

替莫西林的 6α- 位引入了甲氧基，侧链上引入杂环，使药物半衰期延长，对革兰阳性菌作用弱，对革兰阴性菌效果很强，是半衰期最长的长效耐酶的青霉素类抗生素，对肠杆菌属细菌、溶血性链球菌等抗菌活性好，但对铜绿假单胞菌活性差。临床用于敏感菌所致的败血症、呼吸道感染、腹膜炎、胆道感染、尿路感染及软组织感染等。

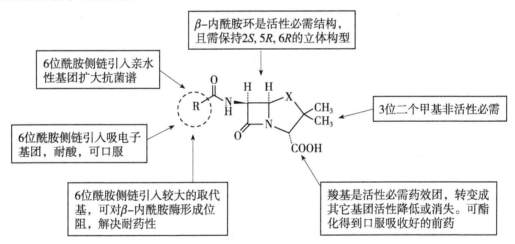

美西林（mecillinam）　　　　　　　　替莫西林（temocillin）

为了寻找化学性质稳定、耐酸可口服、耐酶和广谱的半合成青霉素，人们合成了上万个化合物，构效关系总结如下。

6位酰胺侧链引入亲水性基团扩大抗菌谱

β-内酰胺环是活性必需结构，且需保持2S, 5R, 6R的立体构型

3位二个甲基非活性必需

6位酰胺侧链引入吸电子基团，耐酸，可口服

6位酰胺侧链引入较大的取代基，可对β-内酰胺酶形成位阻，解决耐药性

羧基是活性必需药效团，转变成其它基团活性降低或消失。可酯化得到口服吸收好的前药

案例分析

案例：某女，曾经患过急性胆囊炎，治疗后痊愈，为了预防胆囊炎的复发，采用青霉素混悬剂每次80万单位肌内注射每天2次，每月连续用药4天的方案，到再次出现急性胆囊炎时已持续用药一年多，作为药师，请你分析其预防用药为何无效？

分析：预防用药主要是激活机体的某些免疫细胞的产生和作用增强，或利用异体免疫球蛋白来增强自身的免疫功能。青霉素是繁殖期杀菌剂，不可作为预防用药。

（二）头孢菌素类

头孢菌素类包括天然头孢菌素和半合成头孢菌素。天然头孢菌素包括头孢菌素 C（cephalosporin C）和头霉素 C（cephamycin C）。头孢菌素 C 能抑制产生青霉素酶的金黄色葡萄球菌，头霉素 C 对 β- 内酰胺酶稳定，以他们为先导物进行结构修饰，得到了目前临床上使用的半合成头孢菌素。

头孢菌素C（cephalosporin C） R₁=H, R₂=CH₃

头霉素C（cephamycin C） R₁=OCH₃, R₂=NH₂

7-氨基头孢烷酸（7-ACA）
（7-aminocephalosporinic acid）

头孢菌素类的基本母核是 7- 氨基头孢烷酸（7-ACA），由四元的 β- 内酰胺环和六元的氢化噻嗪环骈合而成，环张力比青霉素的母核小，同时，氢化噻嗪环中的双键与 β- 内酰胺环中的氮原子孤电子对形成共轭，使 β- 内酰胺环趋于稳定，因此头孢菌素结构比青霉素稳定。

头孢菌素类与青霉素类结构上的差异，使其过敏反应发生率远远低于青霉素，且不易发生交叉过敏，原因在于两者的抗原决定簇不同。青霉素过敏反应中主要抗原决定簇是青霉噻唑基，故极易发生交叉过敏。头孢菌素则不同，它以 7-ACA 为母核，含有 R₁、R₂ 两个活性取代基，其中 R₁ 侧链是主要抗原决定簇，不能形成一个稳定的以 7-ACA 为核心的头孢噻嗪基，缺乏共同的抗原决定簇。头孢菌素类药物之间、头孢菌素类和青霉素之间是否会发生交叉过敏，取决于是否有相同或相似的酰胺侧链。

青霉素类的抗原决定簇　　　　头孢菌素类的抗原决定簇

在头孢菌素的发展过程中，根据其抗菌活性、抗菌谱及发展年代的先后，通常将其分为四代。从化学结构上看，这四代头孢菌素没有明确的区别。

1. 第一代头孢菌素　主要对需氧革兰阳性球菌相当敏感，对革兰阳性菌作用强于第二代、第三代，对炭疽芽胞杆菌和白喉棒状杆菌也很敏感，但对革兰阴性菌作用弱，对铜绿假单胞菌和厌氧菌无效，不易透过血脑屏障。对革兰阳性菌产生的 β- 内酰胺酶稳定性很差，只对青霉素酶稳定，故仅对耐青霉素的金黄色葡萄球菌有效，易产生耐药性，对肾脏有一定毒性，与氨基糖苷类联用可能加重肾毒性，注意监测肾功能。临床常用的第一代头孢菌素见表 16-5。

表 16-5　常用的第一代头孢菌素

药物名称	药物结构	药理特点与用途
头孢噻吩 cefalotin		本品主要用于革兰阳性菌引起的呼吸道、胆道、泌尿道、皮肤软组织感染以及金葡菌败血症和心内膜炎等，对青霉素酶稳定。口服吸收很差，需注射给药，不易透过血脑屏障

药物名称	药物结构	药理特点与用途
头孢噻啶 cefaloridine		本品抗菌谱与头孢噻吩相仿,对耐药金黄色葡萄球菌作用不及头孢噻吩,口服吸收差,需注射给药
头孢唑林 cefazolin		本品抗菌谱与头孢噻吩类似,对金黄色葡萄球菌和产酶葡萄球菌活性较头孢噻吩差,但对革兰阴性菌作用强,常用于手术后切口感染的预防,效果好,不良反应少,耐受性好。口服吸收差,需注射给药
头孢拉定 cefradine		本品与头孢氨苄抗菌作用相似,对 β- 内酰胺酶稳定,毒性较小。口服吸收比肌内注射快且安全,血药浓度较高
头孢匹林 cefapirin		本品抗菌谱与头孢噻吩类似,但抗菌作用稍强,对肺炎链球菌作用尤为突出。口服吸收差,需注射给药
头孢硫脒 cefathiamidine		本品为我国创制,对革兰阳性球菌作用尤为突出,用于金黄色葡萄球菌、肺炎链球菌、链球菌等引起的感染及败血症、心内膜炎等,尤其对尿路感染效果好,口服不吸收,需注射给药
头孢羟氨苄 cefadroxil		本品抗菌谱头孢氨苄相似,作用较强,但弱于头孢噻吩,对金黄色葡萄球菌产生的 β- 内酰胺酶稳定性和其抗菌作用均强于第 2～3 代头孢菌素,口服可吸收

头孢氨苄(cefalexin)

· H_2O

化学名为(6R, 7R)-3- 甲基 -7-[(R)-2- 氨基 2- 苯乙酰氨基]-8- 氧代 -5- 硫杂 -1- 氮杂双环[4.2.0]辛 -2- 烯 -2- 甲酸一水合物((6R, 7R)-7-[[(2R)-amino-2-phenylacetyl]amino]-3-methyl-8-oxo-5-thia-1-azabicyclo[4.2.0]oct-2-ene-2-carboxylic acid monohydrate),又名头孢立新,先锋霉素Ⅳ。

本品为白色或微黄色结晶性粉末,微臭。在水中微溶,在乙醇、三氯甲烷或乙醚中不溶。水溶液(5mg/ml)的 $[\alpha]_D^{20}$ 为 $+144°\sim+158°$,水溶液的 pH 为 3.5~5.5。

本品在干燥状态下,37℃条件下放置 12 个月,仅发现外观变色,即使在 45℃放置 6 个月,效价几乎不变。其水溶液在 pH 8.5 以下较为稳定,但在 pH 9 以上会被迅速破坏,热、强酸、强碱和光照能促使本品降解。

借鉴青霉素结构改造的成功经验,将苯甘氨酸和 7-ACA 相连,得到第一个用于口服的半合成头孢菌素——头孢来星(cephaloglycin),但是其在体内易迅速代谢转化成活性很差的去乙酰氧基代谢产物,故临床已不再使用。分析原因,在于 C-3 位的乙酰氧基是一个很好的离去基团,和 C-2 与 C-3 间的双键以及 β- 内酰胺环形成一个较大的共轭体系,易接受亲核试剂对 β- 内酰胺羰基的进攻,最后 C-3 位乙酰氧基带着负电荷离去,导致 β- 内酰胺环开环,药物失活。因此,本类药物配成水溶液注射剂后,应立即使用。

头孢来星(cephaloglycin)

本品进入体内后,3- 乙酰氧基甲基在体内易迅速被酶或非酶水解代谢转化,首先水解生成活性很差的 3- 羟甲基化合物,羟基与 2- 羧基处于 C-2 与 C-3 间的双键的同一侧,易进一步脱水环合,生成稳定的内酯化合物。由于 2 位的游离羧基是 β- 内酰胺类抗生素发挥作用的必需基团,生成内酯化合物后,没有游离羧基的存在,因而失去抗菌活性。

3-羟甲基代谢物(活性差)　　　　内酯(无活性)

这种代谢反应过程造成 3 位具乙酰氧基甲基的头孢菌素不稳定,作用时间短。为改善其药代动力学性质,消除分子中不稳定的结构部分,将乙酰氧基甲基改为—H、—CH₃ 或其他烷基、—CH＝CH₂、—CH＝CHCH₃ 或其他烯基、—OCH₃ 或其他烷氧基及卤素等取代基,均可避免此种降解过程。当 3 位以甲基取代时,即得到头孢氨苄。

本品常发生过敏反应,过敏原是经双分子或多分子聚合产生的高聚物。聚合速度与固体药物的含水量和贮存温度有关,温度升高和湿度加大,聚合产物增加。为了减少临床上发生过敏反应,对那些有青霉素过敏史的患者应进行相应的过敏反应检验。

本品口服吸收良好,对革兰阳性菌效果较好,对革兰阴性菌效果较差,主要用于敏感菌所致的呼吸道、泌尿道、皮肤和软组织、生殖器官(包括前列腺)等部位感染的治疗,也常用于中耳炎。

2. 第二代头孢菌素 对革兰阳性菌的活性比第一代低差或相近,但对多数革兰阴性菌的活性明显比第一代强,抗菌谱有所扩大,对大多数 β- 内酰胺酶稳定,对肾脏毒性较第一代低。临床常用的第二代头孢菌素见表 16-6。

表 16-6 常用的第二代头孢菌素

药物名称	药物结构	药理特点与用途
头孢孟多 cefamandole	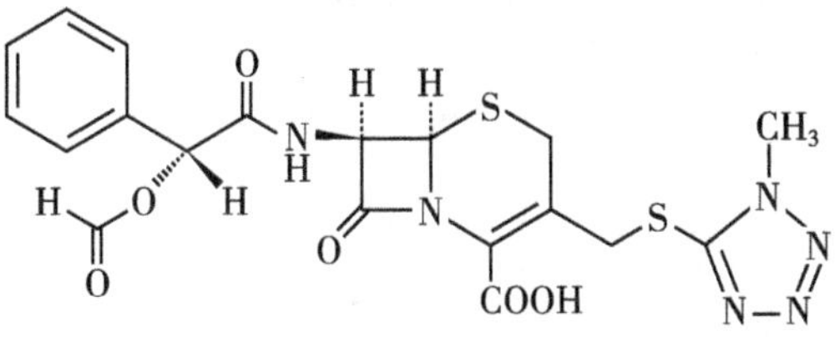	本品为广谱,对革兰阳性菌活性与头孢噻吩相仿,使用钠盐注射给药。可干扰凝血功能,大剂量时可导致出血倾向,与含有钙或镁的溶液有配伍禁忌
头孢克洛 cefaclor	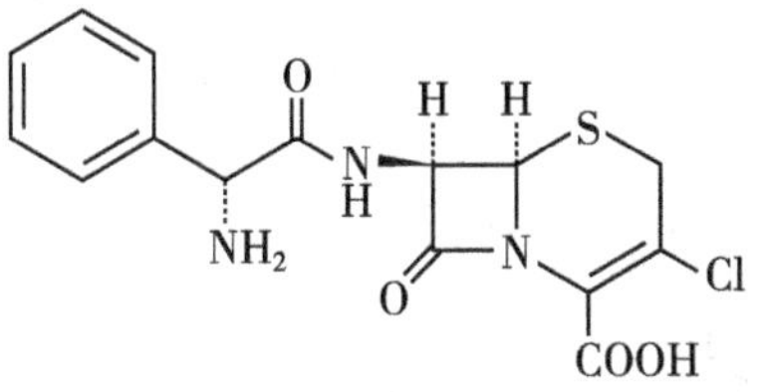	本品抗菌谱、作用及用途基本同于头孢羟氨苄,但作用较强,用于敏感菌所致的呼吸系统、尿路、皮肤软组织、骨和关节感染及五官科等。口服迅速吸收
头孢呋辛 cefuroxime	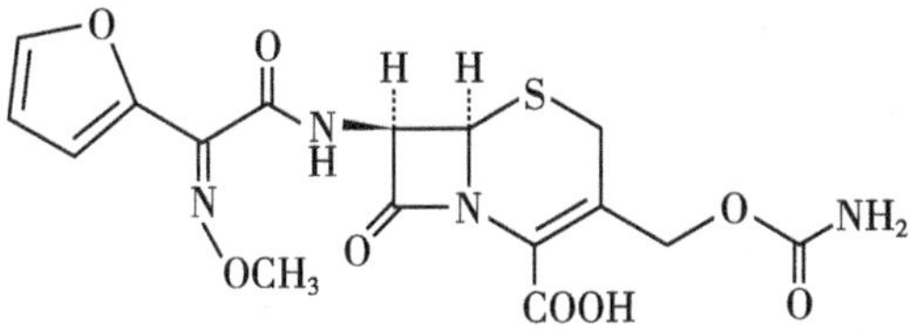	本品可抵抗大多数的 β-内酰胺酶,用于敏感的革兰阴性菌所致的下呼吸道、泌尿系等感染,不良反应较少。其酯型前药口服吸收好,餐后服用生物利用度高
头孢替安 cefotiam	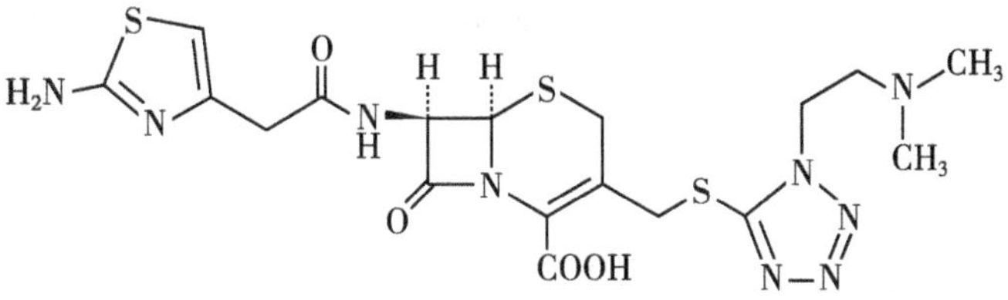	本品对革兰阳性菌作用与头孢唑林相似,对革兰阴性菌作用强于头孢唑林,用于敏感菌所致的呼吸道、胆道、尿路感染,骨髓炎,腹膜炎及败血症等,口服不吸收
氯碳头孢 loracarbef	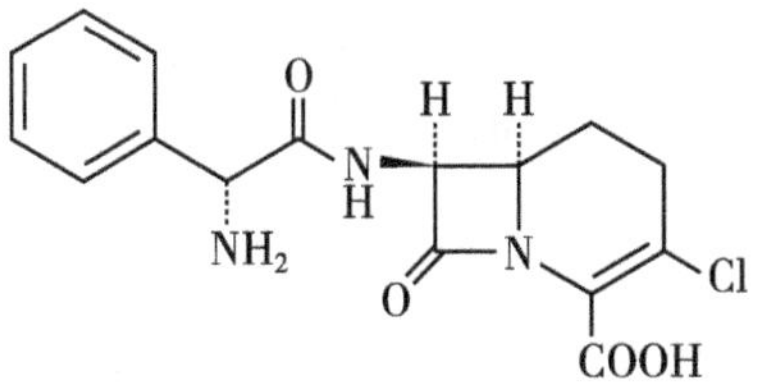	本品是唯一一个上市的碳头孢烯类抗生素,被 WTO 列为高度重要的抗生素。药物的稳定性和对 β- 内酰胺酶的稳定性增加,具有广谱和长效的特点。其抗菌谱及活性与头孢克洛相同,对嗜血杆菌活性高

　　3. 第三代头孢菌素　对革兰阳性菌活性较第一代差,对革兰阴性菌的活性较第二代、第一代明显增强,对肠杆菌、铜绿假单胞菌及厌氧菌均有较强作用。对多种 β- 内酰胺酶高度稳定。对肾脏毒性小,临床主要用于重症耐药菌感染。临床常用的第三代头孢菌素见表 16-7。

表 16-7　常用的第三代头孢菌素

药物名称	药物结构	药理特点与用途
头孢噻肟 cefotaxime	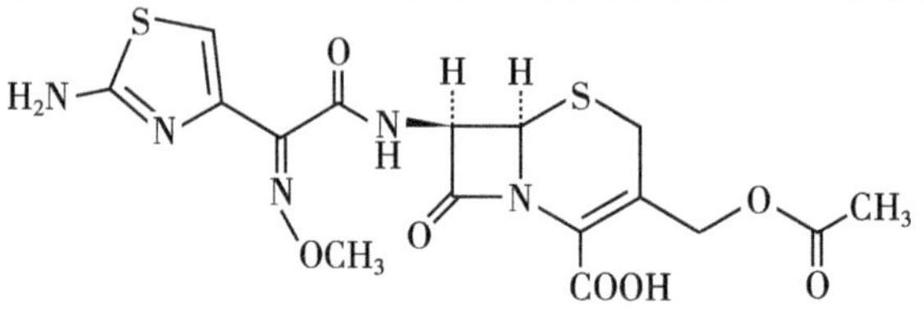	本品是第一个临床使用的第三代头孢菌素,耐酶,广谱,对革兰阴性菌有较强抗菌活性,尤其对肠杆菌活性强。口服不吸收
头孢甲肟 cefmenoxime	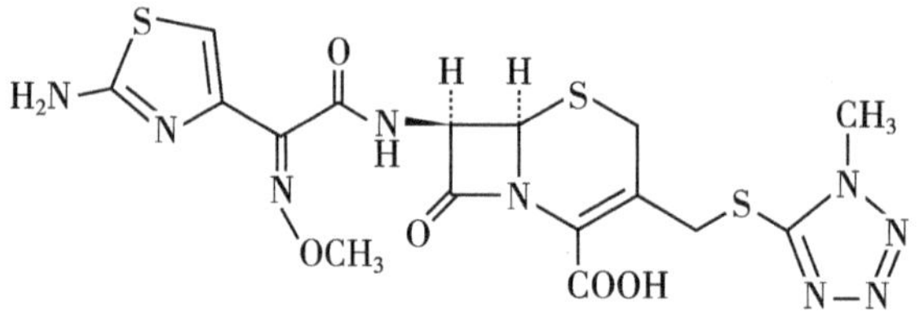	本品抗菌谱与头孢噻肟相近似,对革兰阴性菌有很强作用,不良反应低。对 β- 内酰胺酶很稳定,口服不吸收
头孢哌酮 cefoperazone	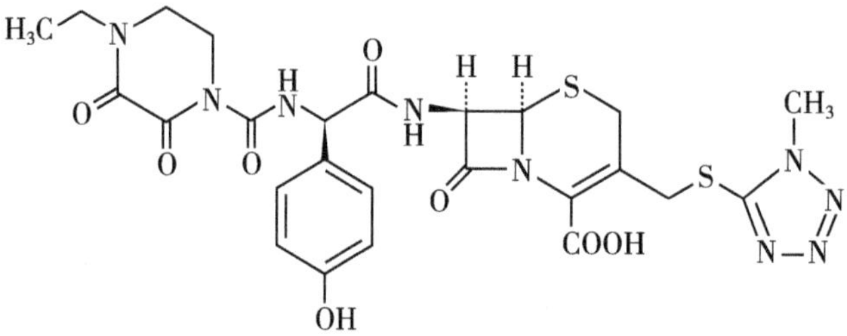	本品抗菌谱与头孢噻肟相似,但作用强度低。对铜绿假单胞菌作用较强,对 β- 内酰胺酶稳定,半衰期长,口服不吸收。因能干扰体内维生素 K 的代谢,可造成出血倾向
头孢他啶 ceftazidime	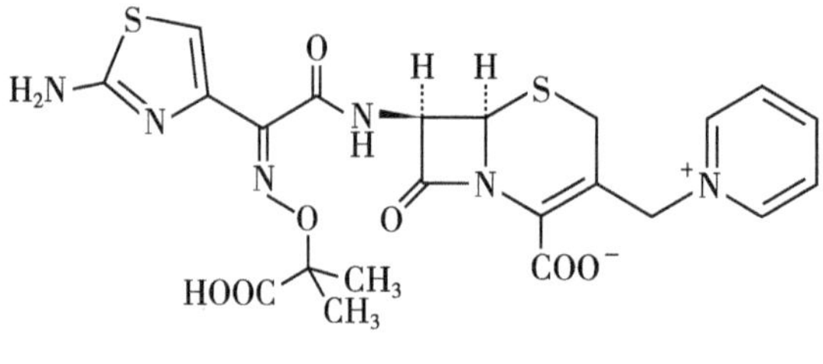	本品对革兰阳性菌作用弱,对革兰阴性菌作用突出,且对铜绿假单胞菌的作用极强,超过其他 β- 内酰胺类,用于革兰阴性菌所致的下呼吸道、皮肤软组织等感染,口服不吸收
头孢克肟 cefixime	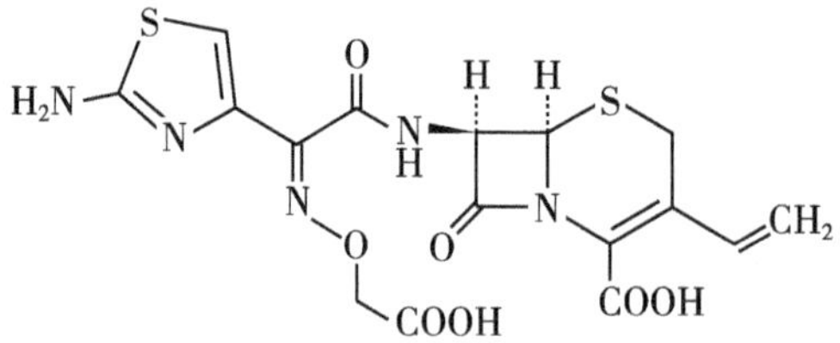	本品不和其他头孢菌素形成交叉过敏,口服后血药浓度高,具有良好的生物利用度。用于敏感菌所致的肺炎、支气管炎、泌尿道炎等,可口服
头孢磺啶 cefsulodin	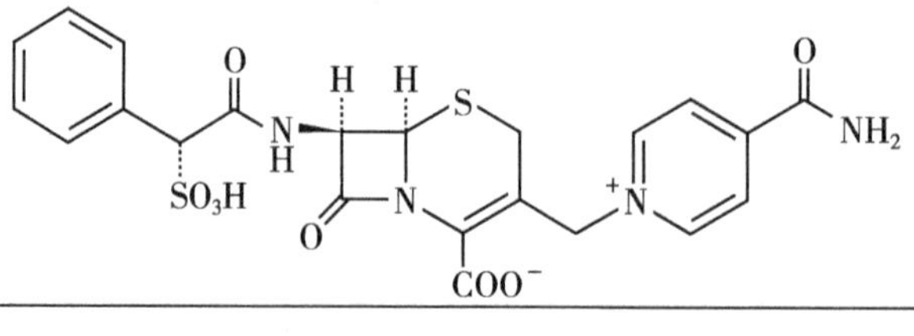	本品抗菌谱窄,但对铜绿假单胞菌有很强的活性,对铜绿假单胞菌产生的 β- 内酰胺酶很稳定,口服不吸收

药物名称	药物结构	药理特点与用途
头孢地秦 cefodizime	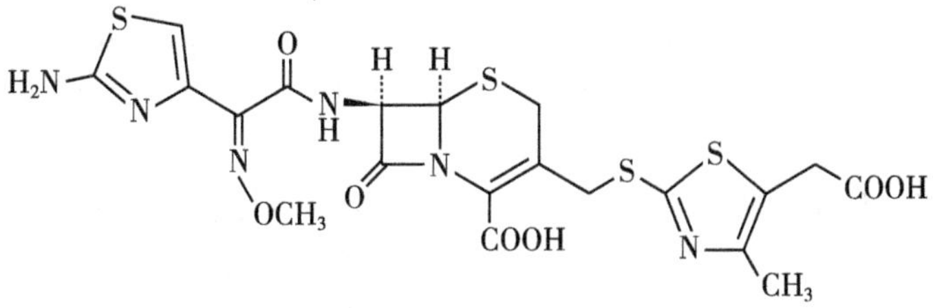	本品对革兰阳性菌活性强于其他第三代药物,对革兰阴性菌活性强。能增强巨噬细胞和粒细胞吞噬功能,具有免疫调节活性,具抗菌和提高免疫功能双重作用,口服不吸收
头孢泊肟酯 cefpodoxime proxetil	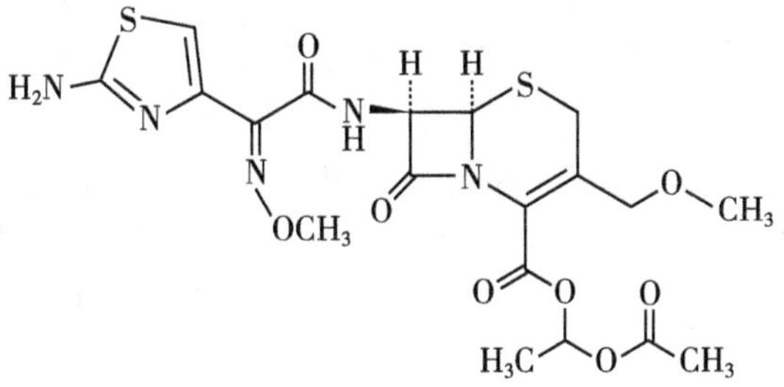	本品是头孢泊肟的前药,头孢泊肟口服的吸收率仅有 9.4%,成酯后口服吸收率提高到58.1%。抗菌谱广,抗菌作用强,且组织分布广泛,半衰期长,对 β-内酰胺酶稳定,耐受性良好,可口服
头孢特仑酯 cefteram pivoxil	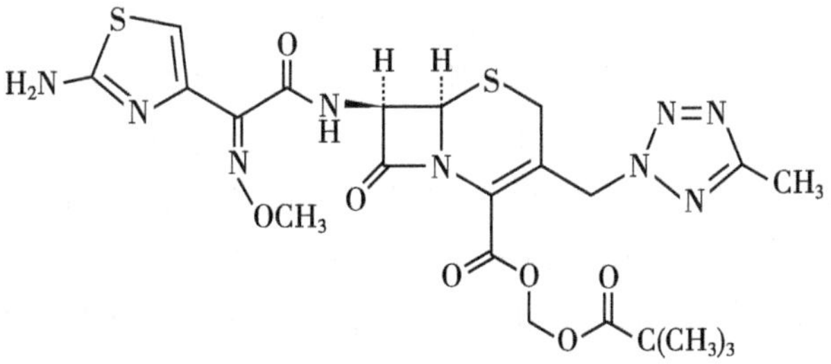	本品是头孢特仑的口服酯型前药,对 β-内酰胺酶稳定。可抗革兰阳性球菌和革兰阴性杆菌,适用于呼吸道感染、泌尿系统感染、消化道感染和皮肤软组织轻、中度感染
拉氧头孢 latamoxef	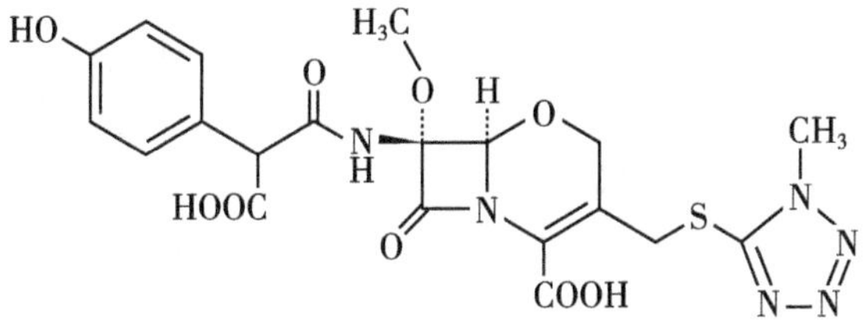	本品属氧头孢烯类,对多种 β-内酰胺酶稳定,较少发生耐药性。对各种革兰阴性菌有较强抗菌活性,对革兰阳性球菌作用弱于青霉素,血药浓度维持较久

头孢曲松钠(ceftriaxone sodium)

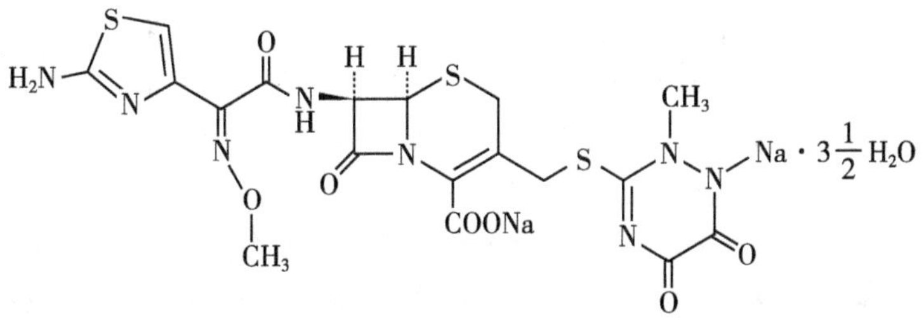

化学名为 $(6R,7R)$-7-[[(2-氨基-4-噻唑基)(甲氧亚氨基)乙酰基]氨基]-8-氧代-3-

[[(1，2，5，6-四氢-2-甲基-5，6-二氧代-1，2，4-三嗪-3-基)硫代]甲基]-5-硫代-1-氮杂双环[4.2.0]辛-2-烯-2-羧酸二钠盐三倍半水合物((6R，7R)-7-[[(2Z)-(2-amino-4-thiazolyl)(methoxyimino)acetyl]amino]-8-oxo-3-[[(1，2，5，6-tetrahydro-2-methyl-5，6-dioxo-1，2，4-triazin-3-yl)thio]methyl]-5-thia-1-azabicyclo[4.2.0]oct-2-ene-2-carboxylic acid disodium salt hemiheptahydrate)，又名头孢三嗪。

本品为白色或类白色的结晶性粉末，无臭，味微苦，有引湿性。在水中易溶，略溶于甲醇，极微溶于乙醇，水溶液因浓度不同而显黄色至琥珀色。其 1% 溶液的 pH 约为 6.7。$[\alpha]_D^{20}$-153°～-170°(H_2O)。本品水溶液不稳定，室温下只能保存 6 小时，在 5℃条件下保持 24 小时。水溶液的分解速度与放置温度呈正相关，温度越高分解速度越快，应临用前配制。

本品 7 位侧链引入 2-氨基噻唑-α-甲氧亚氨基乙酰基，由于立体位阻，可增强对 β-内酰胺酶稳定性。亚氨基双键的引入，使结构有顺、反两种几何异构体，顺式（cis）和反式（trans）异构体的活性有差别。顺式的侧链部分与 β-内酰胺环羧基靠近，对多数 β-内酰胺酶高度稳定，而反式体的侧链部分与 β-内酰胺环距离远，对 β-内酰胺酶多不稳定，故一般顺式体活性强于反式体。2-氨基噻唑基还可以增加药物与细菌青霉素结合蛋白的亲和力，使得本品同时具有耐酶和广谱的特点。

本品半衰期较长，约为 6～8 小时，故可每天用药 1 次。易透入组织及脑脊液，对脑膜炎疗效很显著，并可进入羊水和骨组织。本品在消化道不吸收，在体内不经生物转化，以原形排出体外，约 2/3 通过肾脏，1/3 通过胆道排泄，因此在尿液和胆汁中有很高的浓度。

本品抗菌谱及抗菌活性与头孢噻肟相似，对胃肠道、胆道感染革兰阴性菌引起的败血症效果较好，可用于敏感菌所致的肺炎、支气管炎、腹膜炎、胸膜炎，以及皮肤和软组织、尿路、胆道、骨及关节、五官、创面等部位的感染，还可用于败血症和脑膜炎，现为淋病治疗的首选药物。

本品的配伍禁忌药物很多，在其输液中加入红霉素、四环素、两性霉素 B、去甲肾上腺素、苯妥英钠、氯丙嗪、异丙醇、维生素 B 族和维生素 C 等，由于 pH 的改变，均会出现浑浊。另外，本品与喹诺酮类抗菌药如环丙沙星也不宜配伍使用，两种液体混合马上可产生白色浑浊，影响各自的抗菌效果。本品的 3 位侧链与金属可形成络合物，所以不能加入含钙的溶液，禁用于正在或准备接受含钙的静脉注射用产品的新生儿。

由于本品的配伍禁忌较多，一般应单独给药。与青霉素不同的是丙磺舒不影响本品的清除，所以合用无益处。本品可影响乙醇代谢，使血中乙醛浓度升高，出现双硫仑样反应。

知识链接

双硫仑样反应

双硫仑样反应，又称戒酒硫样反应，是由于应用药物后饮用含有乙醇的饮品（或接触乙醇）导致的体内"乙醛蓄积"的中毒反应。乙醇进入体内后，首先在肝细胞内经过乙醇脱氢酶的作用氧化为乙醛，乙醛在肝细胞线粒体内经过乙醛脱氢酶的作用氧化为醋酸和乙醛酶 A，醋酸进一步代谢为二氧化碳和水排出体外。由于某些化学结构中含有"甲硫四氮唑侧链"，抑制了肝细胞线粒体内乙醛脱氢酶的活性，使乙醛产生后不能进一步氧化代谢，从而导致体内乙醛聚集，出现双硫仑样反应。引起双硫仑样反应的药物有头孢类和咪唑衍生物。

4. 第四代头孢菌素 对 β- 内酰胺酶较前三代稳定，不易出现耐药性。其最大的结构特点是在 3 位有带正电的季铵基团，如 2, 3- 环戊烯吡啶、N- 甲基吡咯烷酮等含氮杂环或含氮双环，可以避免 3 位取代基在体内的水解代谢，增强了抗菌活性，与青霉素结合蛋白（PBPs）亲和力大；同时可与 2 位的羧基负离子形成内盐使药物的亲水性较高，增大水溶性并增加了药物对细胞膜的穿透力，可通过革兰阴性菌的外膜孔道迅速扩散，故增强了抗菌活性，抗革兰阳性菌活性强于第三代，特别对链球菌、肺炎链球菌等有很强的活性，对铜绿假单胞菌的作用比第三代更强。该类药物是目前粪肠球菌性感染的首选药物，在临床上对严重的败血症、腹膜炎和脑膜炎有特效。临床常用的第四代头孢菌素见表 16-8。

表 16-8 常用的第四代头孢菌素

药物名称	药物结构	药理特点与用途
头孢匹罗 cefpirome		本品是第一个第四代头孢菌素，显示广谱抗菌活性，特别是对一般头孢菌素不敏感的粪肠球菌中度敏感，适用于敏感菌医院内外严重感染，只可静脉滴注
头孢吡肟 cefepime		本品对革兰阳性、革兰阴性和需氧菌均有很强的活性，杀菌力较第三代强，对 β- 内酰胺酶稳定，不可口服，肌内注射吸收迅速
头孢噻利 cefoselis		本品抗菌谱广，对甲氧西林耐药性金黄色葡萄球菌及假单胞菌有良好的抗菌活性，耐头孢噻肟和头孢他啶的肺炎克雷伯菌对本品高度敏感。不良反应少，口服不吸收

5. 头霉素 C 的衍生物 在研究头孢菌素 C 的半合成衍生物的同时，人们对另一个天然的头孢菌素头霉素 C 同样投入了关注。头霉素 C 的 7α- 位为甲氧基取代，由于空间位阻作用，阻止了 β- 内酰胺酶分子对内酰胺环的进攻，增加了药物对 β- 内酰胺酶的稳定性。受此启发，人们合成了头霉素 C 的半合成品，目前在临床上广泛应用的有头孢西丁（cefoxitin）。为了提高 β- 内酰胺环结构的稳定性，对头霉素类 C-3 位同时进行结构修饰，引入 1- 甲基四唑基硫甲基，得到相应的头孢美唑（cefmetazole）、头孢拉宗（cefbuperazone）和头孢替坦（cefotetan），对因 β- 内酰胺酶引起的耐药性有明显的拮抗作用，而且抗菌谱也有所扩大，其特点是耐酶性强，对一些已产生耐药的病原菌也有效。

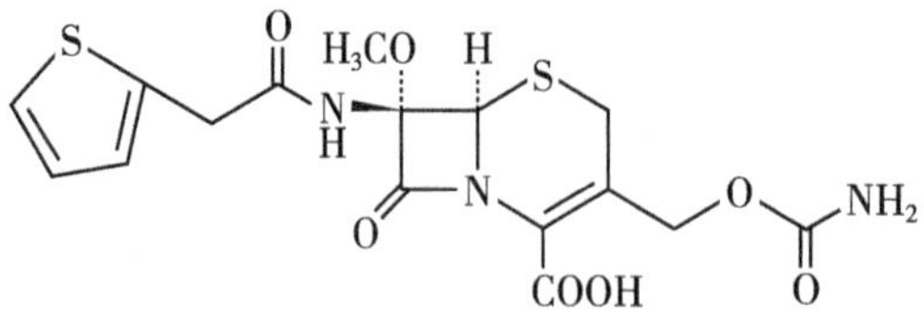

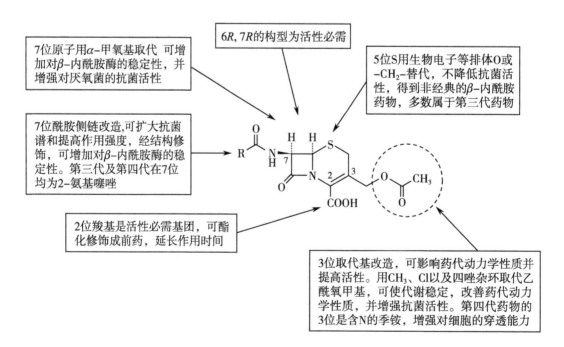

头孢西丁
（cefoxitin）

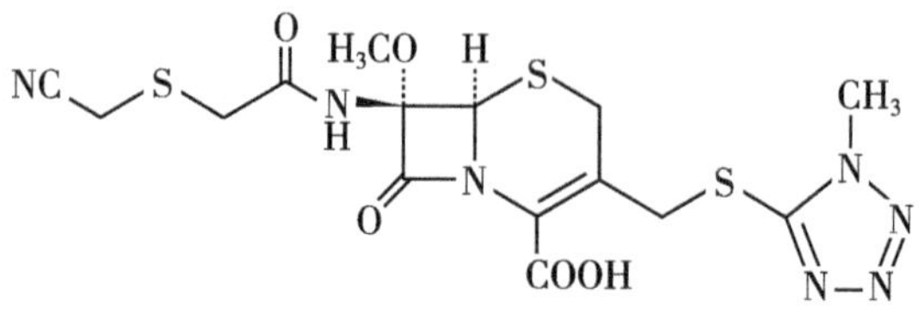

头孢美唑
（cefmetazol）

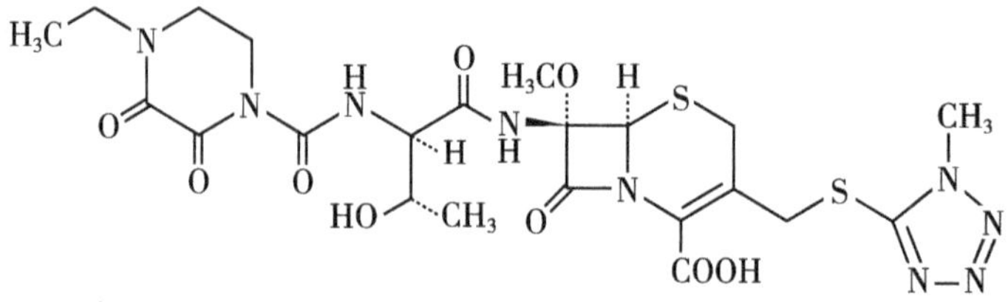

头孢拉宗
（cefbuperazone）

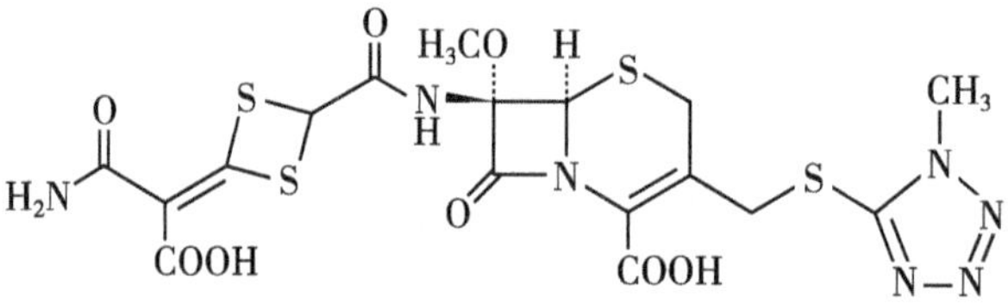

头孢替坦
（cefotetan）

头孢菌素类药物均为半合成的抗生素，对 3 位、5 位、7 位等几个部位进行改造，可对抗菌活性、抗菌谱和药代动力学性质等产生不同的影响。头孢菌素类的构效关系可总结如下。

7位原子用α-甲氧基取代 可增加对β-内酰胺酶的稳定性，并增强对厌氧菌的抗菌活性

6R,7R的构型为活性必需

5位S用生物电子等排体O或-CH₂替代，不降低抗菌活性，得到非经典的β-内酰胺药物，多数属于第三代药物

7位酰胺侧链改造,可扩大抗菌谱和提高作用强度，经结构修饰，可增加对β-内酰胺酶的稳定性。第三代及第四代在7位均为2-氨基噻唑

2位羧基是活性必需基团，可酯化修饰成前药，延长作用时间

3位取代基改造，可影响药代动力学性质并提高活性。用CH₃、Cl以及四唑杂环取代乙酰氧甲基，可使代谢稳定，改善药代动力学性质，并增强抗菌活性。第四代药物的3位是含N的季铵，增强对细胞的穿透能力

案例分析

　　案例：患者，女，35岁，既往青霉素过敏史。因蚊虫叮伤继发感染给予头孢曲松钠治疗。大约2分钟后，患者全身不适，立即停止输液，15分钟后患者突然心脏停搏，继续抢救无效死亡。作为药师，请你分析原因。

　　分析：头孢曲松钠禁用于对头孢菌素过敏的患者，使用前应详细询问患者过敏史，对于任何过敏体质患者均应慎用该品，对青霉素过敏者可能会对该品产生交叉过敏反应，应慎用。本案例患者存在既往青霉素过敏史，因此应进行皮试以确定能否用药。

（三）非经典的 β- 内酰胺类抗生素

　　青霉素类和头孢菌素类是 β- 内酰胺环与另一个含 S 的五元或六元杂环骈合，属于经典的 β- 内酰胺类抗生素。若把 S 用其生物电子等排体—O—、—CH$_2$—替代或 β- 内酰胺环没有骈合其他杂环时，得到非经典的 β- 内酰胺类抗生素（non-classical β-lactam antibiotics）。

　　1. 碳青霉烯类　碳青霉烯类抗生素是抗菌谱最广的一类 β- 内酰胺类抗生素，对革兰阳性菌、革兰阴性菌、需氧菌、厌氧菌以及多重耐药或产 β- 内酰胺酶细菌均有效，尤其对铜绿假单胞菌和耐甲氧西林金黄色葡萄球菌的活性最为显著。由于其最低抑菌浓度（MIC）与最低杀菌浓度（MBC）非常接近，因此，对革兰阴性菌有明显的抗生素后效应。

　　碳青霉烯的发展可追溯到 1976 年。当时从链霉菌发酵液中分离得到第一个具碳青霉烯结构的沙纳霉素（thienamycin），其抗菌谱广，而且对 β- 内酰胺酶有较强的抑制作用。

沙纳霉素
（thienamycin）

　　沙纳霉素结构与经典的青霉烷结构的差别在于噻唑环的硫原子被亚甲基取代，由于C-2 与 C-3 间的双键使二氢吡咯环成一个平面结构，稳定性降低。同时 6 位没有酰胺侧链，其羟乙基侧链为反式构型，正是这个特殊的构型，使该类药物具有超广谱的抗菌活性，加之对 β- 内酰胺酶的稳定性，使碳青霉烯成为很有发展前途的 β- 内酰胺类抗生素。沙纳霉素的抗菌谱广，抗菌作用强，毒性低。但由于它的化学稳定性极差，在很稀的浓度下便可自身分解，因此无临床实用价值。

　　亚胺培南（imipenem）是第一个有临床价值的碳青霉烯类药物，但在体内易受肾细胞膜产生的脱氢肽酶 -1（dehydropeptidase-1，DHP-1）降解失效。对该类抗生素的结构进行改造，发展了对 DHP-1 稳定的衍生物。临床上第一个能单独使用的碳青霉烯类抗生素即为美罗培南（meropenem），对 DHP-1 稳定，对革兰阳性菌及革兰阴性菌均敏感，尤其对革兰阴性菌有很强的抗菌活性，对多数 β- 内酰胺酶稳定。临床常用的碳青霉烯类抗生素见表 16-9。

表 16-9　常用的碳青霉烯类抗生素

药物名称	药物结构	药理特点与用途
美罗培南 meropenem		本品与其他碳青霉烯类显示交叉耐药性,易渗入各种组织及体液(包括脑脊液)达到有效浓度,可与丙磺舒合用以减缓其从肾脏的排泄
比阿培南 biapenem		本品对各种 β- 内酰胺酶稳定,并有强力的 β- 内酰胺酶抑制作用,用于敏感菌引起的急性重度感染,较轻度感染只用于其他抗菌药无效的患者
帕尼培南 panipenem		本品单独使用会在肾皮质蓄积,导致肾小管坏死,故应与有机离子运送抑制剂倍他米隆以 1:1 制成复合制剂使用,用于敏感菌引起的严重感染
厄他培南 ertapenem		本品对各种 β- 内酰胺酶,包括青霉素酶、头孢菌素酶以及超广谱酶稳定,但能被金属酶水解,用于敏感菌中度以上的感染
多立培南 doripenem		本品对大多数 β- 内酰胺酶稳定,但可被碳青霉烯酶水解,交叉耐药性较小,对其他青霉烯类耐药的菌株,本品仍可能敏感。用于多种细菌引起的复杂性腹腔内感染、泌尿道感染等

亚胺培南(imipenem)

化学名为 $(5R,6S)$-6-[$(1R)$-1- 羟乙基]-3-[2-((亚氨甲基)氨基)乙硫基]-7- 氧代 -1- 氮杂双环[3.2.0]庚 -2- 烯 -2- 甲酸一水合物($(5R,6S)$-6-[(R)-1-hydroxyethyl]-3-(2-iminomethylaminoethylthio)-7-oxo-1-azabicyclo[3.2.0]hept-2-ene-2-carboxylic acid monohydrate)。

本品为白色或类白色结晶,有两个 pK_a 值,分别是 pK_{a1} 3.2 和 pK_{a2} 9.9。可溶于水、甲醇,微溶于丙酮、乙醚。

本品 6 位的氢原子为 β- 构型，这和经典 β- 内酰胺类的 6α- 氢的构型完全不同，故具有抗菌活性高、抗菌谱广、耐酶等特点。

本品在作用机制上有其独特性，对革兰阳性菌的作用靶点在 PBP_1 及 PBP_2，而对阴性菌的作用靶点在 PBP_2 及 PBP_3。特别是本品对 PBP_{1A}、PBP_{1B} 及 PBP_2 的亲和力很强，通过抑制细菌细胞壁的合成，导致细胞溶解和死亡。

本品的亚氨侧链不稳定，在酸性条件下易分解，故用葡萄糖注射液溶解只能存放 4 小时，而用氯化钠注射液溶解则能存放 10 小时，配制后应尽快用完。

本品主要的缺点是在体内易受 DHP-1 降解失效，需要和肾脱氢肽酶特异性抑制剂西司他丁（cilastatin）制成 1∶1 复合制剂，称为泰能（tienam），其稳定性好，肾毒性降低，可供静脉滴注。本品对厌氧菌作用最强，用于敏感菌所致的下呼吸道、尿路、腹腔和妇科等方面的感染。

西司他丁
（cliastatin）

2. 青霉烯类　法罗培南（faropenem）是第一个用于临床的青霉烯类抗生素，对各种 β- 内酰胺酶都稳定，口服生物利用度较低，仅为 20%～30%。如果将 2- 羧基成酯，口服生物利用度可达 70%～80%，在体内可迅速水解，释放出具有活性的羧基化合物。

本品能同时和革兰阳性菌及阴性菌的青霉素结合蛋白结合，且亲和力更高，抑制细菌细胞壁的合成，因此对敏感菌的 MIC 较一些新型口服头孢菌素类更低。本品的另一个优点是对 β- 内酰胺酶高度稳定，不易产生耐药性，同时还是唯一对静态细菌有杀菌作用的 β- 内酰胺类抗生素。

本品的化学性质不如碳青霉烯稳定，且在体内代谢时生成小分子的硫化物，使用后在体内产生恶臭味。经结构修饰，将本品 3 位引入具环状的亚砜，得到硫培南（sulopenem），增加了水溶解度，可以注射用药。抗菌活性优于亚胺培南，对厌氧菌有较强作用。

法罗培南
（faropenem）

硫培南
（sulopenem）

3. 单环 β- 内酰胺类　本类抗生素的发展起源于 1976 年诺卡霉素（nocardicins）的发现，它含有 A～G 七个组分，其中诺卡霉素 A 抗菌活性最强，且对酸、碱都比较稳定，对各种 β- 内酰胺酶也很稳定。这种事实启发人们，β- 内酰胺抗生素中双环结构并不是抗菌活性所必需的，其中单环 β- 内酰胺是必要的和基本的药效团，从而发现了一类新结构类型的抗生素。将诺卡霉素 A 的 3 位侧链换成第三代头孢菌素的侧链 2- 氨基 -4- 噻唑基,研发了大量的单环 β- 内酰胺类抗生素。以氨曲南(aztreonam)为代表的单环 β- 内酰胺类抗生素的发现,为寻找无过敏反应、高效、广谱的 β- 内酰胺类抗生素提供了一个新的研究方向。

诺卡霉素A
(nocardicin A)

氨曲南(aztreonam)

化学名为[2S-[2α, 3β(Z)]]-2-[[[1-(2- 氨基 -4- 噻唑基)-2-[(2- 甲基 -4- 氧代 -1- 磺基 -3- 氮杂环丁烷基)氨基]-2- 氧代亚乙基]氨基]氧代]-2- 甲基丙酸([2S-[2α, 3β(Z)]]-2-[[[1-(2-amino-4-thiazolyl)-2-[(2-methyl-4-oxo-1-sulfo-3-azetidinyl)amino]-2-oxoethylidene]amino]oxy]-2-methylpropanoic acid)。

本品为白色结晶,无臭。在 DMF、DMSO 中溶解,在甲醇、乙醇中微溶,在甲苯、乙酸乙酯中几乎不溶。

本品 1 位 N 原子上连有强吸电子磺酸基团,可解离成负离子,活化内酰胺键,更有利于 β- 内酰胺环打开而显示抗菌活性;3 位侧链上带有氨基噻唑基团,对大多数 β- 内酰胺酶稳定,对铜绿假单胞菌活性显著,但对革兰阳性菌无效。

本品的抗菌作用机制是通过与敏感需氧革兰阴性菌细胞膜上 PBP_3 的高度亲和,抑制细胞壁的合成,从而发挥杀菌作用。因此对大多数需氧革兰阴性菌具有高度的抗菌活性,包括大肠埃希菌、肺炎克雷伯菌、流感嗜血杆菌、铜绿假单胞菌、淋病奈瑟菌、脑膜炎奈瑟菌等,但对厌氧菌无效,故为窄谱的抗生素。

本品口服不吸收,主要以原形从肾脏排泄,在尿液中原形药物浓度较高,广泛分布在各组织和体液中。

与大多数 β- 内酰胺类抗生素不同,本品的特点是不诱导细菌产生 β- 内酰胺酶,因此对细菌产生的大多数 β- 内酰胺酶稳定,并有很强的抑制作用。本品具有低毒、对青霉素等无交叉过敏等优点,可用于青霉素过敏患者,并常作为氨基糖苷类的替代品使用。常用于呼吸道、泌尿道和软组织的感染,由于能透过血脑屏障,对败血症也有显著疗效。

知识链接

抗生素后效应

细菌与抗生素接触后，即使体内药物浓度已下降到低于最低抑菌浓度，或已从体内清除，但细菌的增殖仍受到持续抑制，临床上称这种现象是抗生素后效应（post-antibiotic effect，PAE）。研究抗生素后效应对制订合理用药和治疗方案具有重要的指导意义。第一，了解药物对给药间隔时间的影响，可以优化给药方案。对那些具有较长 PAE 的药物，可根据其血浆清除半衰期，适当延长给药间隔，减少给药次数。第二，许多抗生素的抗菌活性与药物的高峰浓度密切相关，有明显的剂量依赖性，由于在 PAE 期中的细菌特征已发生了改变，因此认为体内抗生素不必始终维持在有效血药浓度之上，治疗中可减少用药剂量。第三，利用抗生素后效应，掌握最佳给药时间，从而减少不良反应的发生。

（四）β- 内酰胺酶抑制剂

β- 内酰胺类抗生素使用后很快产生了耐药性，产生耐药性的原因之一是细菌诱导产生 β- 内酰胺酶，使某些 β- 内酰胺类抗生素在未到达细菌作用部位之前就被其水解失活，这是细菌对 β- 内酰胺类抗生素产生耐药性的主要机制。β- 内酰胺酶抑制剂是针对细菌对 β- 内酰胺类抗生素产生耐药机制而研发的一类药物。他们本身没有或只有较弱的抗菌活性，但可作为自杀性底物与 β- 内酰胺酶呈不可逆结合，从而抑制 β- 内酰胺酶，保护 β- 内酰胺类抗生素。

临床上常用的 β- 内酰胺酶抑制剂按结构分类，可分为氧青霉烷类和青霉烷砜类两类。常用的品种主要有三种，即氧青霉烷类的克拉维酸（clavulanic acid）、青霉烷砜类的舒巴坦（sulbactam）和他唑巴坦（tazobactam，三唑巴坦）。

克拉维酸是第一个被报道的 β- 内酰胺酶抑制剂，其结构由 β- 内酰胺环和氢化的噁唑环骈合而成。3 位具环外的双键侧链结构，6 位上没有酰胺侧链。这使得克拉维酸的环张力比青霉素要大得多，因此更易受到 β- 内酰胺酶结构中亲核基团的进攻而开环，生成不可逆的结合物，使 β- 内酰胺酶失活，特别是对金黄色葡萄球菌、肺炎克雷伯菌和奇异变形杆菌所产生的 β- 内酰胺酶，抑制作用强。

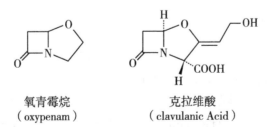

氧青霉烷   克拉维酸
（oxypenam）   （clavulanic Acid）

克拉维酸单独使用无效，常与 β- 内酰胺类抗生素氨苄西林和阿莫西林等制成复方制剂，具协同作用，使上述药物的抗菌作用明显增强。如克拉维酸和阿莫西林的复合制剂称奥格门汀（augmentin），可使阿莫西林增效 130 倍；与替卡西林的复合制剂称泰门汀（timentin）。克拉维酸口服吸收良好，但也可以注射给药。

舒巴坦钠（sulbactam sodium）

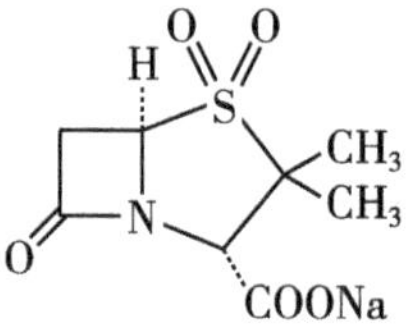

化学名为（2S, 5R）-3, 3- 二甲基 -7- 氧代 -4- 硫杂 -1- 氮杂双环［3.2.0］庚烷 -2- 羧酸钠 -4, 4- 二氧化物（sodium（2S, 5R）-3, 3-dimethyl-7-oxo-4-thia-1-azabicyclo［3.2.0］heptane-2-carboxylic acid 4, 4-dioxide）。

本品为白色或类白色结晶性粉末, 微有特臭, 味微苦。在水中易溶, 在甲醇中微溶, 在乙醇中极微溶解, 在丙酮或乙酸乙酯中几乎不溶。

本品具青霉烷酸的基本结构, 将 4 位 S 氧化成砜得到青霉烷砜。其化学性质相对稳定, 并且制备方便。本品的结构中含有 β- 内酰胺环, 并且对酶的亲和力更强, 在被 β- 内酰胺酶水解的同时, 不可逆地与酶结合, 抑制了 β- 内酰胺酶的作用, 因此它的作用机制是直接灭活 β- 内酰胺酶。本品首先与 β- 内酰胺酶作用形成酰化产物, 进而噻唑环开环生成中间体, 重排后得到不易水解的氨丙烯酸类化合物, 可进一步转变为不可逆失活产物, 另外噻唑环开环产物亦进一步转变为不可逆失活产物（图 16-2）。

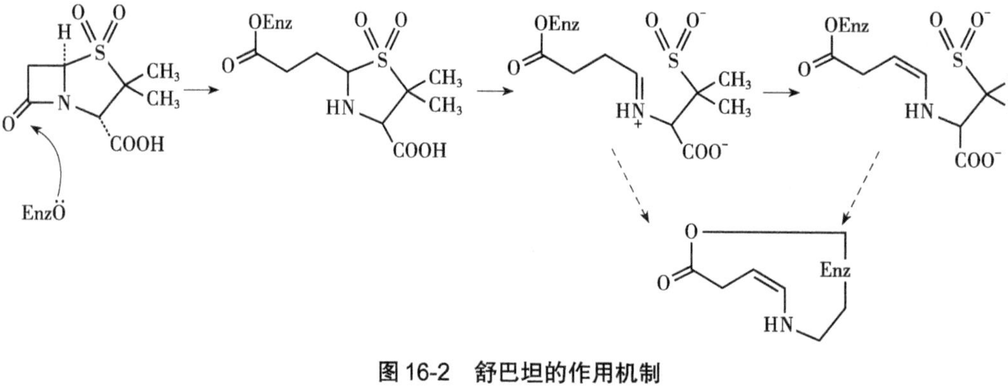

图 16-2　舒巴坦的作用机制

本品的抑酶活性比克拉维酸稍弱, 是一种广谱的 β- 内酰胺酶抑制剂, 尤其对金黄色葡萄球菌及革兰阴性杆菌产生酶有很强且不可逆抑制作用。

本品口服吸收差, 一般注射给药。为了改善其口服吸收, 将氨苄西林与本品按拼合原理设计成双酯结构, 称为舒他西林（sultamicillin）, 属于协同前药, 即孪药, 口服效果良好, 到达作用部位后分解释放出氨苄西林和舒巴坦, 具有抗菌和抑制 β- 内酰胺酶双重作用。此外, 临床常用的可与本品联用的抗生素有：阿莫西林、哌拉西林、美洛西林、头孢噻肟、头孢曲松及头孢哌酮等。

在本品 3 位引入三唑基得到他唑巴坦, 是不可逆的竞争性 β- 内酰胺酶抑制剂, 抑酶谱和活性都远远超过克拉维酸和舒巴坦。他唑巴坦与哌拉西林以 1∶8 组成他唑西林（tazocillin），由于两者有良好的药代动力学同步性，可使产酶性耐药菌对哌拉西林变得更敏感，对各类细菌产生的 β- 内酰胺酶均有很强抑制作用。

舒他西林
（sultamicillin）

他唑巴坦
（tazobactam）

二、大环内酯类抗生素

大环内酯类抗生素（macrolide antibiotics）是链霉菌产生的一类弱碱性广谱抗生素，对需氧革兰阳性球菌、革兰阳性杆菌、革兰阴性球菌（包括奈瑟菌属）有效，尤其对支原体、衣原体、军团菌、螺旋体和立克次体有较强的作用。该类抗生素与其他结构类型的抗生素之间较少产生交叉耐药性，毒副作用和不良反应均比氨基糖苷类、四环素类等低，除胃肠道反应外，较少出现严重的不良反应。

大环内酯类的抗菌机制是抑制细菌蛋白质的合成，其作用靶位在细菌核糖体 50S 亚单位，阻断转运核糖核酸在核糖体 50S 亚单位上的 A 位、P 位转移，干扰肽链延伸，从而抑制细菌蛋白质合成。

随着大环内酯类抗生素在临床上的应用，很快发现细菌对其产生了耐药性，由于大环内酯类抗生素的化学结构近似性很大，故常常发生交叉耐药。目前，细菌对大环内酯类抗生素的耐药机制主要有四种：第一，认为是抗生素与核糖体的结合部位改变，由位于质粒或染色体上的 *Erm* 基因编码的核糖体甲基化酶使位于 50S 亚基的 23S 的 rRNA 腺嘌呤产生甲基化作用，从而阻止大环内酯类与该位点结合，而产生耐药性，这也是林可霉素类、链阳霉素类产生耐药的机制。第二，由于细菌产生各种灭活酶，如红霉素酯酶、2′- 磷酸转移酶、糖基化酶和脱酰酶等，这些酶可以分解大环内酯，导致细菌的耐药性。第三，由于主动外排机制产生耐药性，革兰阳性菌和革兰阴性菌都可以过量表达外排泵（efflux pump），使抗生素降低抗菌活性。外排泵是一种运输蛋白，用于将有毒物质（包括抗生素）排出细胞外。第四，由于细菌细胞膜渗透性降低而导致的耐药性。

（一）大环内酯类抗生素的分类

大环内酯类具有一个内酯结构的十四元或十六元大环，通过内酯环上不同位置的羟基与去氧氨基糖或 6- 去氧糖缩合成碱性苷。大环内酯类具有共同的化学结构特征和化学性质，一般均为无色的碱性化合物，可与各类酸成盐，其盐通常易溶于水。大环内酯类化学性质一般不稳定，在酸性条件下易发生苷键的水解，碱性条件下易产生内酯环的水解开环反应。

大环内酯类抗生素主要有三大类，即：红霉素类(erythromycins)、麦迪霉素类(midecamycins)和螺旋霉素类(spiramycins)。属于十四元大环内酯类抗生素的有红霉素及其衍生物；麦迪霉素、螺旋霉素、乙酰螺旋霉素和交沙霉素等属于十六元大环内酯。

红霉素(erythromycin)从红色链丝菌(*Streptomyces erythreus*)得到，是红霉素 A、B 和 C 三种组分的混合物。其中红霉素 A 为抗菌主要成分，含量达 88%，抗菌活性最强，红霉素 B 和 C 活性弱且毒性较大，在《中华人民共和国药典》中被视为红霉素 A 产品中的主要杂质。通常所说的红霉素指的就是红霉素 A。

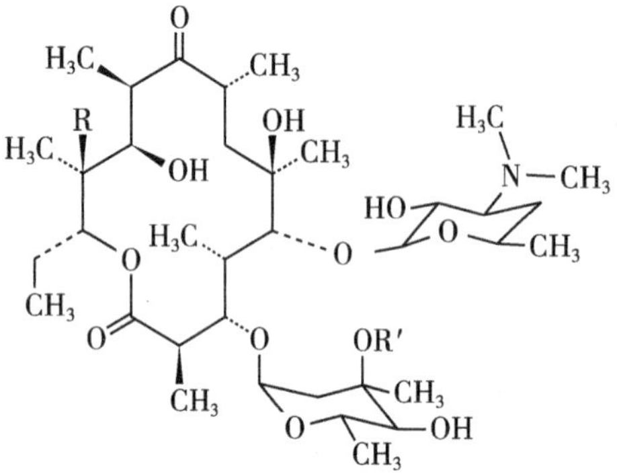

	R	R'
红霉素A（erythromycin A）	–OH	–CH₃
红霉素B（erythromycin B）	–H	–CH₃
红霉素C（erythromycin C）	–OH	–H

麦迪霉素(midecamycin)是十六元大环内酯与碳霉胺糖和碳霉糖结合成的碱性苷，是麦迪霉素 A_1、A_2、A_3 和 A_4 四种成分的混合物，但性质有所区别，其中 A_1 的含量最高。

麦迪霉素的抗菌谱与红霉素相似，但抗菌作用不及红霉素强。对葡萄球菌属、链球菌属、肺炎链球菌、白喉棒状杆菌、百日咳鲍特菌、炭疽芽胞杆菌、奈瑟菌属以及肺炎支原体等均有较强活性。本品还可增强细胞免疫功能。

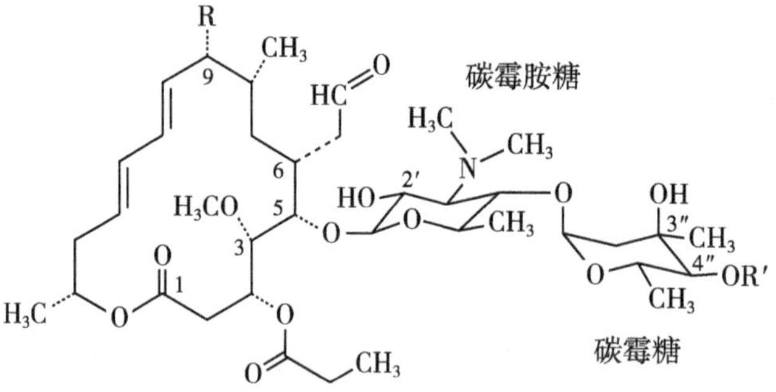

	R	R'
midecamycin A_1	–OH	–COC₂H₅
midecamycin A_2	–OH	–COCH₂C₂H₅
midecamycin A_3	=O	–COC₂H₅
midecamycin A_4	=O	–COCH₂C₂H₅

麦迪霉素（midecamycin）

	R_1	R_2		R_1	R_2
spiramycin Ⅰ	H	H	acetyl spiramycin Ⅰ	H	–COCH$_3$
spiramycin Ⅱ	–COCH$_3$	H	acetyl spiramycin Ⅱ	–COCH$_3$	–COCH$_3$
spiramycin Ⅲ	–COC$_2$H$_5$	H	acetyl spiramycin Ⅲ	–COC$_2$H$_5$	–COCH$_3$

螺旋霉素（spiramycin）　　　　　　　　乙酰螺旋霉素（acetyl spiramycin）

螺旋霉素（spiramycin）是含有双烯结构的十六元大环内酯，是螺旋霉素Ⅰ、Ⅱ、Ⅲ三种成分的混合物。其结构特征是内酯环的9位与去氧氨基糖缩合成碱性苷，3位分别是乙酰和丙酰基。临床应用的是各成分的混合物，不同菌种来源的含量有所区别。对革兰阳性菌和部分革兰阴性菌有较好的抗菌作用，如金黄色葡萄球菌、肺炎链球菌、溶血性链球菌、奈瑟菌、白喉棒状杆菌等。

由于螺旋霉素对酸不稳定，将其乙酰化得到乙酰螺旋霉素（acetyl spiramycin），乙酰螺旋霉素是三种乙酰化物的混合物。体外抗菌活性弱，但对酸稳定，口服吸收比螺旋霉素好，在胃肠道吸收后体内经代谢生成螺旋霉素发挥作用，故为前药。其抗菌谱与红霉素近似，抗菌作用略逊于红霉素，但抗生素后效应比红霉素长，且能促进中性粒细胞对革兰阳性菌的吞嗜作用，并能较好地渗入巨噬细胞内。

（二）红霉素类抗生素

红霉素（erythromycin）

化学名为3-［（2, 6-二脱氧 -3-C-甲基 -3-O- 甲基 -α-L- 核 - 己吡喃糖基）氧]-13- 乙基 -6, 11, 12- 三羟基 -2, 4, 6, 8, 10, 12- 六甲基 -5-[[3, 4, 6- 三脱氧 -3-（二甲氨基）-β-D- 木 - 己吡喃糖基]氧]- 氧杂环十四烷 -1, 9- 二酮（3-［（2, 6-dideoxy-3-C-methyl-3-O-methyl-α-L-ribo-hexopyranosy）oxy]-13-ethyl-6, 11, 12-trihydroxy-2, 4, 6, 8, 10, 12-hexamethyl-5-[[3, 4,

6-trideoxy-3-（dimethylamino)-β-D-xylo-hexopyransyl]oxy]oxacyclotetradecane-1，9-dione)。

本品为白色或类白色结晶或粉末，无臭，味苦，微有引湿性。在甲醇、乙醇或丙酮中易溶，在水中极微溶。可与酸成盐，其盐易溶于水。本品有两种熔点，其水合物 mp.128℃，无水物 mp.193℃。在无水乙醇（20mg/ml）中 $[\alpha]_D^{20}$ 为 -71°～-78°。水溶液的 pH 为 8.0～10.5。

本品以十四元的红霉内酯（erythronolids）环为基本母核，C-3、C-5、C-6、C-11、C-12 共有 5 个羟基。红霉内酯环上 2 个羟基分别和糖结合形成碱性苷，3-羟基与克拉定糖（cladinose，红霉糖）成苷，5-羟基与脱氧氨基糖（desosamine）缩合成碱性苷。内酯环上的 C-2～C-12 偶数碳原子上共有 6 个甲基，9 位上有 1 个羰基。

这一结构特点使本品在 pH 6 以下易被破坏，经历一个分子内的脱水环合及水解反应。在酸性环境中，本品 6-羟基与 9-酮形成半缩酮羟基，再与 8-H 脱水生成 8，9-脱水 -6，9 半缩酮衍生物。然后脱水物的 12-羟基与 C-8，C-9 双键加成，进行分子内环合，生成 6，9-9，12-螺缩酮。最后 11-羟基与 10-H 脱去 1 分子水。并且水解生成红霉胺和克拉定糖，这种降解反应使本品失去抗菌活性。由于本品易被胃酸破坏，故口服生物利用度低。

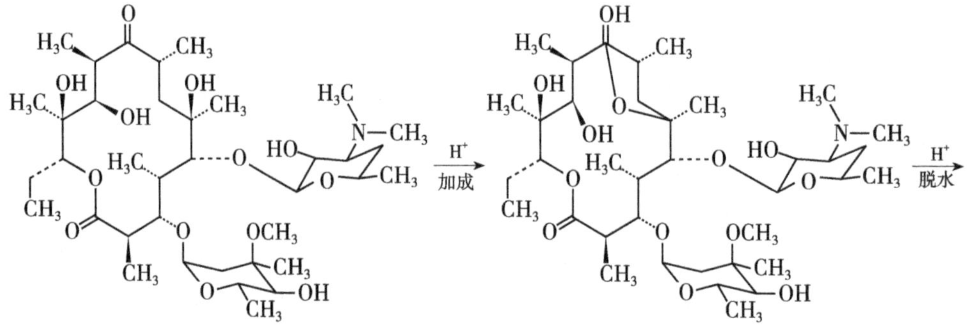

红霉素A

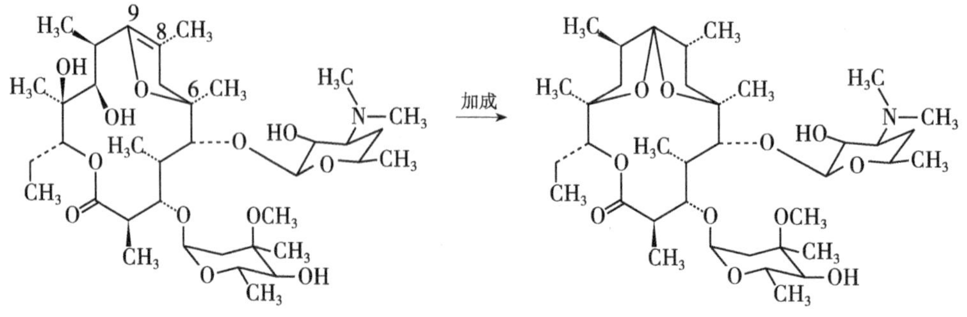

8，9-脱水-6，9-半缩酮

6，9-9，12-螺缩酮

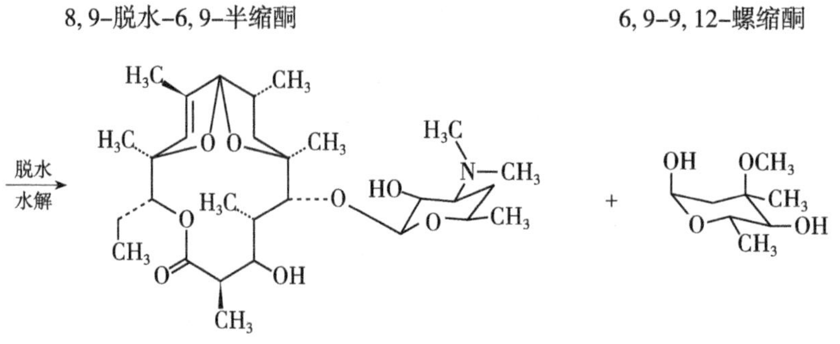

红霉胺

克拉定糖

本品对各种革兰阳性菌有很强的抗菌作用，对革兰阴性百日咳鲍特菌、流感嗜血杆菌、淋病奈瑟菌、脑膜炎奈瑟菌等亦有效，而对大多数肠道革兰阴性杆菌则无活性。

本品水溶性小，只能口服给药，但是在酸中不稳定，容易被胃酸破坏。为了增加本品的稳定性和水溶性，延长作用时间，解决苦味的问题，用立体位阻的思路，在 5- 位的脱氧氨基糖 2″- 羟基上制成各种酯的衍生物，造成对 6- 羟基的位阻，降低其对 9- 羰基的亲核进攻，研制了一些红霉素的酯类和盐类半合成衍生物，见表 16-10。

表 16-10　红霉素的衍生物

药物名称	药物结构		药理特点与用途
	通式	取代基	
硬脂酸红霉素 erythromycin stearate		R: H A: $CH_3(CH_2)_{16}COOH$	本品是利用氨基糖的碱性与硬脂酸成盐，增加了水溶性。其结构相对稳定，对胃酸较稳定
琥乙红霉素 erythromycin ethylsuccinate		R: $-CO(CH_2)_2OCOC_2H_5$ A: —	本品为红霉素的琥珀酸乙酯，在胃中稳定，且无苦味
红霉素碳酸乙酯 erythromycin ethylcarbonate		R: $-COOC_2H_5$ A: —	本品是红霉素的碳酸乙酯，没有苦味，可配成混悬液供儿童服用
依托红霉素 erythromycin estolate		R: $-COC_2H_5$ A: $C_{12}H_{25}SO_3H$	本品又称无味红霉素，是红霉素丙酸酯的十二烷基硫酸盐，没有苦味，比红霉素稳定

红霉素在酸性条件下的不稳定性主要是 6- 羟基和 9- 羰基脱水环合形成 6,9- 半缩酮，进一步与 8-H 脱水反应而引起，红霉素的成酯修饰并不能从根本上解决这个问题。因此后续研究的思路是将 6- 羟基和 9- 羰基进行保护，阻断降解反应，提高对酸的稳定性，得到了罗红霉素（roxithromycin）、克拉霉素（clarithromycin）、地红霉素（dirithromycin）、氟红霉素（flurithromycin）和阿奇霉素（azithromycin）等，药代动力学特性有很大的改善，对胃酸稳定，普遍口服生物利用度较高。不仅半衰期长，还具有良好的抗生素后效应。

罗红霉素（roxithromycin）是将 9- 酮羰基与羟胺形成红霉肟，再与侧链缩合得到。9- 羰基改换成肟后，可以阻止 6- 羟基与 9- 羰基的分子内缩合，增加其酸性稳定性，但体外抗菌活性较弱，将 9- 肟羟基取代后，可明显改善药物的口服生物利用度，口服给药时体内抗菌活性较好，毒性也较低。半衰期由红霉素的 2～3 小时延长为 10～13 小时。本品能较快进入巨噬细胞、中性粒细胞和肺泡细胞，在血液和组织内浓度高，特别在肺组织中的浓度比较高，适用于敏感菌引起的上、下呼吸道感染，耳鼻喉科、皮肤软组织感染以及支原体、衣原体、军团菌的感染。由于本品脂溶性高,若与牛奶同服有助吸收。

地红霉素(dirithromycin)是红霉素 9- 酮羰基形成肟,进一步还原、胺化形成 9- 红霉胺,再将红霉胺与 2-(2- 甲氧基乙氧基)乙醛进行反应,使 9- 氨基和 11- 羟基与醛基反应形成噁嗪环。本品抗菌谱与红霉素相似,对衣原体、支原体有强抗菌作用,对流感嗜血杆菌活性较差。本品对酸稳定,口服迅速吸收,在细胞内可以保持较高的和长时间的药物浓度,半衰期长达 32.5 小时。服用抗酸药或 H_2 受体拮抗剂后立即服用本品,可增加本品的吸收。

克拉霉素(clarithromycin)是红霉素 6- 羟基经甲基化得到甲氧基,故称 6-*O*- 甲基红霉素。6- 羟基甲基化后,无法与 9- 羰基形成半缩酮,不仅增加了药物在酸中的稳定性,且药代动力学性能优于红霉素。本品体内的主要代谢物 14- 羟克拉霉素也具有抗菌活性,且与母药呈协同抗菌作用,故对流感嗜血杆菌较红霉素强,对革兰阴性菌和革兰阳性菌的抗菌活性成为大环内酯类抗生素中最强的一种。本品对结核分枝杆菌也有良好抗菌活性,可使异烟肼、乙胺丁醇、利福平的 MIC 减小到原来的 1/32～1/4,并使耐药菌株恢复敏感。

氟红霉素(flurithromycin)是在内酯环的 8- 位引入氟原子,由于氟原子的电负性较强,使羰基的活性下降,降低与 6- 羟基的加成反应活性,同时阻止了 C-8 与 C-9 之间不可逆的脱水反应,所以对胃酸比红霉素稳定,在血液、组织体液及细胞内药物浓度高且持久,半衰期长,对肝脏几乎没有损伤。

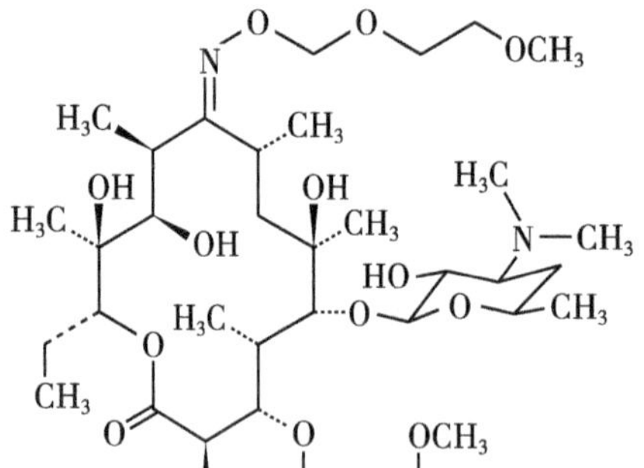

罗红霉素
（roxithromycin）

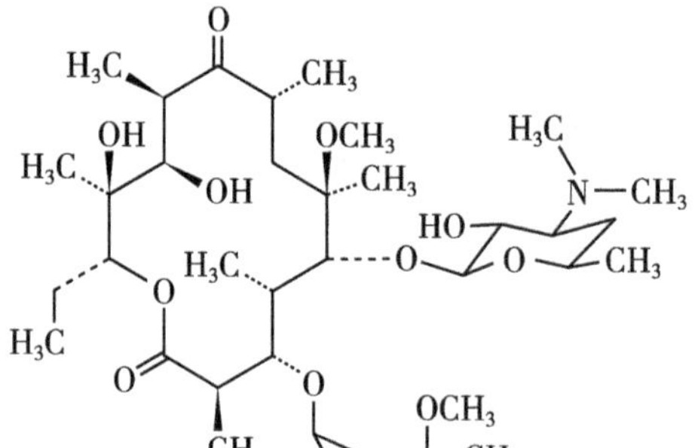

克拉霉素
（clarithromycin）

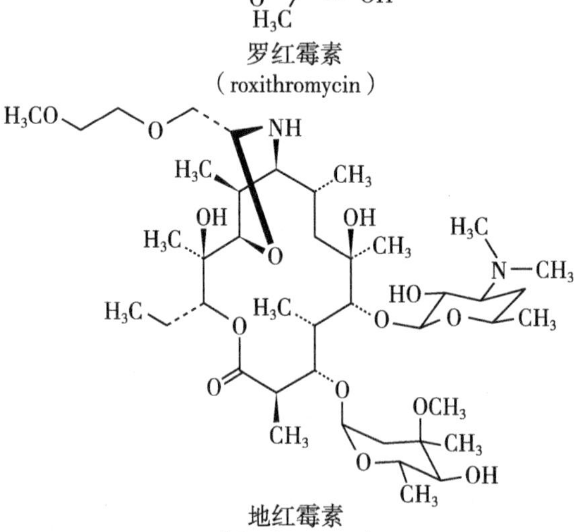

地红霉素
（dirithromycin）

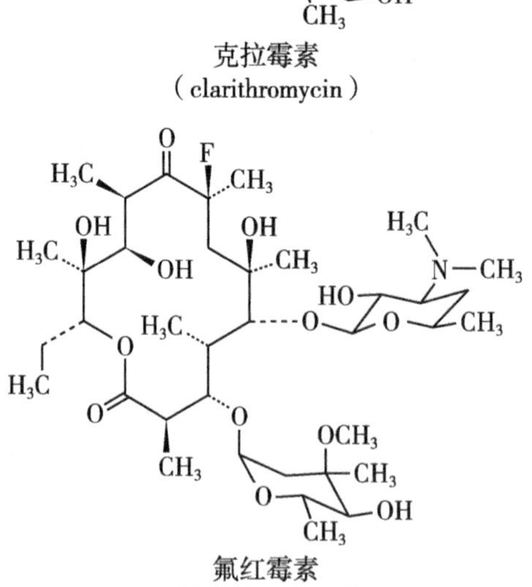

氟红霉素
（flurithromycin）

阿奇霉素（azithromycin）

化学名为（2R，3S，4R，5R，8R，10R，11R，12S，13S，14R）-13-[（2，6- 二脱氧 -3-C- 甲基 -3-O- 甲基 -α-L- 核 - 己吡喃糖基）氧]-2- 乙基 -3，4，10- 三羟基 -3，5，6，8，10，12，14- 七甲基 -11-[[3，4，6- 三脱氧 -3-（二甲氨基）-β-D- 木 - 己吡喃糖基]氧]-1- 氧杂 -6- 氮杂环十五烷 -15- 酮（（2R，3S，4R，5R，8R，10R，11R，12S，13S，14R）-13-[（2，6-dideoxy-3-C-methyl-3-O-methyl-α-L-ribo-hexopyranosyl）oxy]-2-ethyl-3，4，10-trihydroxy-3，5，6，8，10，12，14-heptamethyl-11-[[3，4，6-trideoxy-3-（dimethylamino）-β-D-xylo-hexopyranosyl]oxy]-1-oxa-6-azacyclopentadecan-15-one），简称9- 脱氧 -10a- 氮杂 -10a- 碳 - 红霉素。

本品为白色结晶性粉末，无臭，味苦，微有引湿性。在水中几乎不溶，在甲醇、丙酮、三氯甲烷和稀盐酸中易溶。

本品是第一个环内含氮的十五元大环内酯类红霉素衍生物，其在大环内酯环的 9a- 位上杂入 1 个甲氨基，阻止了分子内部亲核性进攻形成半酮缩醇的反应，因此与红霉素相比，对胃酸的稳定性大大增强。同时由于分子中的 N 甲基，分子具有更强的碱性，这种结构特点使本品对许多革兰阴性菌有较强的活性。这类十五元环含氮化合物比十四元环具有更为广泛的抗菌谱，不仅提高了活性，而且改善了药代动力学性质。

本品口服吸收好，但食物影响吸收。口服生物利用度高，半衰期长达 68～76 小时，为红霉素的 32 倍。吸收后可被转运到感染部位，达到很高的组织浓度，使组织内浓度明显高于血药浓度，其血药浓度为红霉素的 2～10 倍，组织浓度更高，为血药浓度的 12～50 倍。

本品对卡他莫拉菌、大肠埃希菌、沙门菌、志贺菌属、弯曲菌属、流感筛选杆菌等革兰阴性菌以及嗜肺军团菌等的抗菌作用均强于红霉素，对流感筛选杆菌的抗菌作用强于红霉素 4 倍以上。社区获得性肺炎（常见致病菌包括流感筛选杆菌、衣原体、支原体）以及军团菌病均可选用本品治疗。在大环内酯类中本品是治疗淋病奈瑟菌、脑膜炎奈瑟菌和肺炎支原体感染最强的一种。不良反应发生率低，多为轻到中度可逆性反应，常见胃肠道反应和皮疹、瘙痒等。

在研究红霉素耐药性的原因时，发现大环内酯环 C-3 位的克拉定糖是诱导细菌产生耐药性的主要因素，并且发现十六元大环内酯类螺旋霉素的 C-3 位并没有糖基，却仍能保持对细菌的活性，且较少产生耐药性。将红霉素 C-3 位糖基酸性水解得到羟基，将羟基氧化为羰基，发现仍有抗菌活性，但几乎没有了诱导耐药性。由此改变了一直认为 3 位的糖基是抗菌活性药效团的看法。

替利霉素（telithromycin）是由红霉素修饰得到的第一个酮内酯（ketolides）类抗生素。具有耐酶、耐酸两大特点。其不仅在 C-3 位用酮基取代 L- 克拉定糖，还将 6 位修饰成对酸稳定的甲氧基，11、12 位扩展形成氨基甲酸内酯，增加了对酸的稳定性。

替利霉素
（telithromycin）

本品口服吸收良好，生物利用度约为 57%，不受食物影响，半衰期为 10～14 小时，肝功能不全者其半衰期可延长 1.4 倍。抗菌谱类似红霉素，具有广谱抗菌活性。对大环内酯类抗生素耐药的菌株如肺炎链球菌、耐甲氧西林的金黄色酿脓葡萄球菌和白色酿脓葡萄球菌也有较好作用，另外对副流感嗜血杆菌、化脓性链球菌、衣原体、支原体和军团菌等也有很高的活性。

案例分析

案例：某女，32 岁，发热、咽痛 2 天，诊断为急性扁桃体炎，医生用药方案：罗红霉素胶囊口服，林可霉素静脉滴射。作为药师，你认为该方案是否合理？

分析：罗红霉素与林可霉素虽然不属于同一类抗生素，但均作用于细菌核糖体的 50S 亚基，阻碍细菌蛋白质的合成，联用时可在作用部位竞争，相互拮抗，削弱抗菌作用，且合用可能产生假膜性肠炎，联合应用抗菌药物应有明确的指征，故本例用一种抗生素即可，不必联合用药。

三、氨基糖苷类抗生素

氨基糖苷类抗生素（aminoglycoside antibiotics）是由链霉菌、小单孢菌和细菌产生的由氨基糖（单糖或双糖）与氨基环己多元醇形成的苷。分子中含有多个含氨基或不含氨基的糖，与链霉胺、2- 脱氧链霉胺、放线菌胺通过苷键相连，故分子的极性较大。另外分子中由于含有氨基和其他碱性基团，化合物均具碱性，临床使用其硫酸盐或盐酸盐，水溶性好，但在胃肠道不易吸收，故一般注射给药。氨基糖苷类药物是浓度依赖性杀菌剂，其治疗剂量和毒性剂量较接近，抗生素后效应明显。

本类药物主要作用于细菌蛋白质合成过程，使蛋白质合成出现异常，阻碍已合成蛋白质的释放，使细菌细胞膜通透性增加而导致一些重要生理物质的外漏，引起细菌死亡。本类药物对静止期细菌的杀灭作用较强，为静止期杀菌剂。

本类药物与血浆蛋白结合率低，大多数药物在体内不代谢失活，以原形经肾小球滤过排出，对肾产生毒性，另一个主要的毒性是损害第八对脑神经，引起不可逆耳聋，尤其对儿童的毒性更大。本类药物的毒性反应与其血药浓度密切相关，因此在用药过程中应进行药物监测。

用于临床的氨基糖苷类抗生素按其来源可分为两类：①来源于链霉菌属，如链霉素、卡那霉素、新霉素、妥布霉素和核糖霉素等；②来源于小单孢菌属，如庆大霉素、西索米星和小诺米星等。

链霉胺
（streptamine）

2-脱氧链霉胺
（2-deoxystreptamine）

放线菌胺
（spectinamine）

硫酸链霉素
（streptomycin sulfate）

链霉素（streptomycin）是1940年从链丝菌（*Streptomyces griseus*）发酵液中发现的第一个氨基糖苷类的抗生素。为链霉胍、链霉糖和 *N*- 甲基葡萄糖结合而成的碱性苷类，极性强。分子呈碱性，与硫酸成盐。抗结核分枝杆菌作用强，是第一个抗结核药。易产生过敏反应，需进行皮试。

卡那霉素（kanamycin）是从放线菌（*Streptomyces kanamyceticus*）提取液中得到的抗生素，包括卡那霉素 A、B 和 C 三种结构，是由 2 分子氨基去氧 -D- 葡萄糖与 1 分子脱氧链霉胺缩合而成的碱性苷，临床使用的是以 A 组分为主的硫酸盐。

	R_1	R_2	R_3
卡那霉素A（kanamycin A）	OH	OH	NH_2
卡那霉素B（kanamycin B）	NH_2	OH	NH_2
卡那霉素C（kanamycin C）	NH_2	OH	OH
妥布霉素 （tobramycin）	NH_2	H	NH_2

妥布霉素（tobramycin）由 *Streptomyces tenebrarius* 发酵得到，也可由卡那霉素 B 为原料合成得到，抗菌谱比卡那霉素广，对铜绿假单胞菌的活性好，毒性比庆大霉素低。本品水溶性较好，结构相对稳定，尽管其水溶液的 pH 在 9.0～11.0，但长期放置却较少发生水解。

细菌对氨基糖苷类药物产生耐药性的原因，至少有四种机制解释。除了细菌外膜通透性的变化、药物与作用靶点结合力下降和主动外排机制外，最为公认的机制是，革兰阳性菌通过质粒传导产生氨基糖钝化酶（aminoglycoside inactivtase）而形成。已知的钝化酶有乙酰转移酶、核苷转移酶和磷酸转移酶，分别作用于相关碳原子上的 NH_2 或 OH 基团，使之产生无效物。不同的氨基糖苷类药物间存在着不完全的交叉耐药性。

如果对卡那霉素进行结构修饰，选择性地除去分子中的某些羟基，或者保护分子中的某些羟基和氨基，可有效地克服耐药性。阿米卡星（amikacin）是卡那霉素脱氧链霉胺 1- 氨基被 α- 羟基 -γ- 氨丁酰（HABA）酰化的产物，由于立体位阻，不仅抑制氨基糖环 2 位和 3 位上腺苷化和磷酸化，同时其 1 位的丁酰基在三维立体空间上，对三种钝化酶的其他进攻靶位均有不同程度的位阻作用。本品的优点是不易形成耐药性，且对肾毒性低。除原来基本母核的手性碳外，该侧链 4- 氨基 -2- 羟基 -1- 丁酰基的 2 位增加了一个新的手性碳，其构型对活性影响较大，L-(-) 构型的活性比 D-(+) 构型要强。氨基糖苷类抗生素中氨基的位置及数量在抗菌活性中起重要作用，氨基对抗菌活性是必不可少的。阿米卡星等药物将 1 位的氨基酰化，减少了氨基的数目，为了增强抗菌活性，故在丁酰基的末端引入相应的伯氨基。

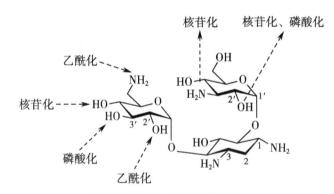

氨基苷钝化酶对抗生素进攻位点

阿米卡星（amikacin）

阿米卡星虽然不易产生耐药性，但仍有氨基糖苷类抗生素共同的肾毒性和耳毒性，对第八对脑神经产生特有的损害，引起永久性耳聋，使用中要注意。以阿米卡星为代表的氨基糖苷类耳毒性机制有多种，与其化学结构有关的自由基学说认为，由于氨基糖苷类药物含多个羟基和氨基，与金属离子如铁离子螯合形成具氧化性的复合物，复合物可进一步催化产生自由基。这些自由基作为生物化学因子,通过未成对的电子氧化一系列蛋白质和 DNA 等细胞组织,造成耳神经细胞组织损害,从而产生耳毒性。

庆大霉素(gentamicin)是小单孢菌(*Micromonospora puspusa*)产生的庆大霉素 C_1、C_{1a} 和 C_2 的混合物,三者抗菌活性和毒性相似,临床上用其硫酸盐。

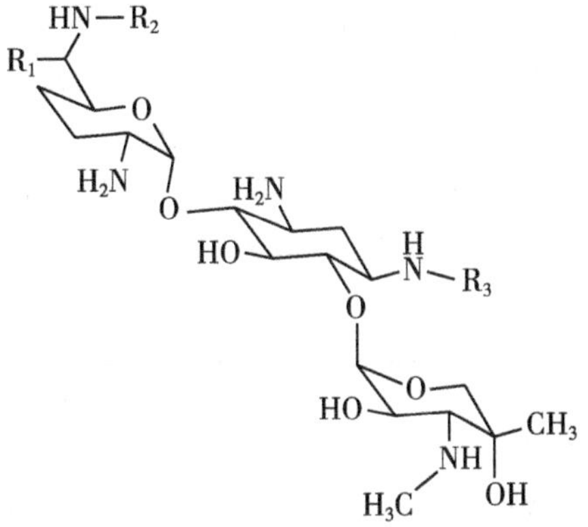

	R_1	R_2	R_3
庆大霉素C_1（gentamicin C_1）	CH_3	CH_3	H
庆大霉素C_2（gentamicin C_2）	CH_3	H	H
庆大霉素C_{1a}（gentamicin C_{1a}）	H	H	H
小诺米星（micronomicin）	H	CH_3	H
依替米星（etimicin）	H	H	CH_2CH_3

本品是广谱的抗生素,尤其对革兰阴性菌、大肠埃希菌、铜绿假单胞菌、肺炎克雷伯菌、志贺菌属有良好效果。近年来,由于本品的广泛应用,耐药菌株逐渐增多,铜绿假单胞菌、克雷伯菌、沙雷菌和吲哚阳性变形杆菌对本品的耐药率较高。毒性反应与卡那霉素近似,因剂量小,故毒性反应稍轻。

小诺米星(micronomicin)是小单孢菌(*Micromonospora sagamiensis*)及其变异株所产生的一种氨基糖苷类抗生素,组成为 $N(6')$- 甲基庆大霉素 C_{1a},又称沙加霉素,抗菌谱与庆大霉素近似,与其他氨基糖苷类的交叉耐药性较轻。本品的特点是对氨基糖苷乙酰转移酶 ACC(6') 稳定,此酶能使卡那霉素、阿米卡星、核糖霉素、庆大霉素等钝化,故本品对产生该酶的耐药菌有效。

依替米星(etimicin)为国内首创的半合成氨基糖苷类抗生素,具有广谱抗菌作用,对一些耐庆大霉素的病原菌仍有较强作用。具有耳毒性、肾毒性和神经肌肉阻滞的潜在毒性,使用时应注意。

氨基糖苷类抗生素可以和其他抗生素配伍,但不能和 β- 内酰胺类抗生素同时使用,否则会使两种抗生素的抗菌效价均降低。其机制尚未完全阐明,有一种观点认为,两类药物混合后,β- 内酰胺环开环与氨基糖苷类分子中氨基醇的 3- 氨基发生酰化交联反应(图 16-3),使氨基糖苷的氨基被酰胺化,失去活性。

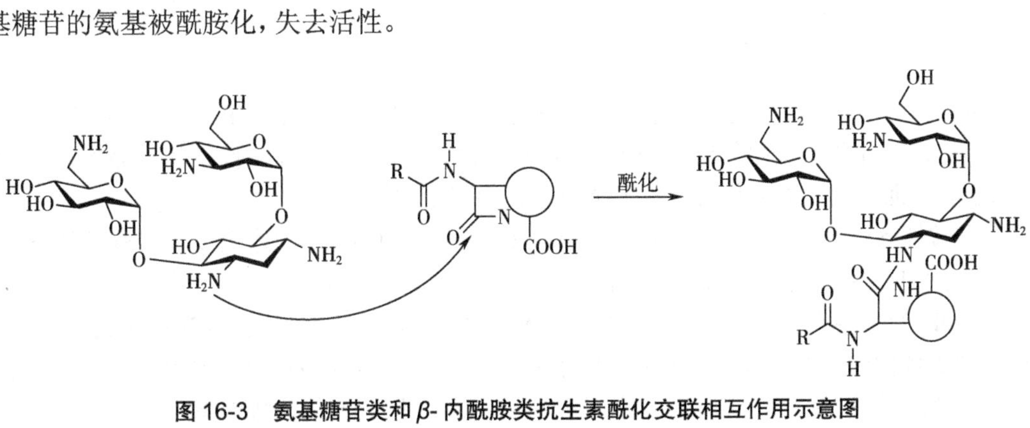

图 16-3 氨基糖苷类和 β- 内酰胺类抗生素酰化交联相互作用示意图

知识链接

二重感染

二重感染（superinfection）又称重复感染或者菌群失调症，是指长期使用广谱抗生素，可使敏感菌群受到抑制，而一些不敏感菌（如真菌等）乘机生长繁殖，产生新的感染的现象。抗菌药的使用可致菌群改变，使耐该种抗菌药的微生物引发新的感染。引起新感染的细菌可以是在正常情况下对身体无害的寄生菌，由于菌群改变，其他能抑制该菌生长的有害菌被药物抑杀后转变为致病性菌，或者是原发感染菌的耐药菌株。使用广谱抗生素时较易发生的二重感染有：艰难梭菌肠炎、真菌性肠炎、口腔真菌感染、白假丝酵母阴道炎等。

四、四环素类抗生素

四环素类抗生素（tetracyclines antibiotics）是由放线菌属产生的一类广谱口服抗生素，天然品包括金霉素（chlortetracycline）、土霉素（oxytetracycline）、四环素（tetracycline），首先得到的是金霉素和土霉素，1953 年将金霉素进行催化氢化脱去氯原子得到四环素。这是一个革命性的成果，此前科学家通常相信来自微生物代谢的天然抗生素是唯一具有生理活性的物质。随后在不含氯的培养基中生长的链霉菌菌株发酵液中分离得到四环素。

四环素类抗生素能与细菌 70S 核糖体中的 30S 亚单位上的 A 位特异结合，阻止氨基酰 tRNA 进入该位而阻断蛋白质合成；同时可使细菌细胞膜通透性增大，导致细胞内容物外漏，使之生存受到抑制。本类抗生素属广谱快效抑菌剂，高浓度时也具杀菌作用，抗革兰阳性菌活性强于革兰阴性菌。

四环素类抗生素共同的基本结构是十二氢化并四苯（苯并多氢菲）骨架，在 5、7 位上具有不同的取代基。

	R_1	R_2
金霉素（chlortetracycline）	H	Cl
土霉素（oxytetracycline）	OH	H
四环素（tetracycline）	H	H

本类抗生素结构中分别有酸性的酚羟基和烯醇羟基及碱性的二甲氨基，具有酸碱两性的特点。在干燥条件下固体比较稳定，遇日光变色，在酸性及碱性条件下都不够稳定，易发生水解。下面以四环素为代表分析本类抗生素的不稳定性。

1. 酸性条件下不稳定　C-6 位的羟基与 C-5a 位的氢处于反式构型，在酸性条件下，易发生脱水反应，生成无活性的橙黄色脱水物（anhydrotetracycline）。

在 pH 2～6 条件下，4- 二甲氨基处于 α 位，由于 1 位羧基的吸电子作用，电荷向 1 位转移，4 位 β-H 因缺电子易离去，可发生差向异构化反应，生成 4α-H 差向异构体。一些阴离子如磷酸根、醋酸根等，可加速差向异构化反应。差向异构化产物在酸性条件下，可进一步脱水,生成脱水差向异构体产物。脱水物、差向异构体及脱水差向异构体抗菌活性均减弱或消失,而毒副作用增大,其毒性是四环素的 2～3 倍,主要使肾小管吸收功能受损,产生蛋白尿、糖尿、低钾血症、高尿酸血症和酸中度等,因此各国药典都对四环素的含量进行不同的控制。为了避免四环素类药物发生差向异构化,需要注意与其配伍的药物的酸性不能过强。

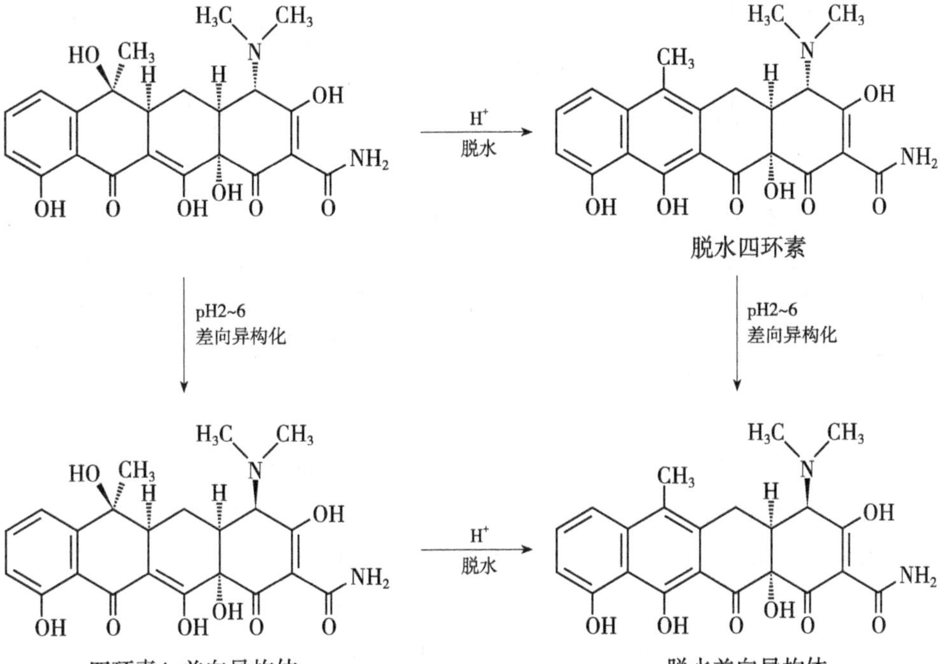

脱水四环素

四环素4-差向异构体

脱水差向异构体

2. 碱性条件下不稳定 碱性条件下,C-6 位的羟基形成氧负离子,向 C-11 发生分子内亲核进攻,经电子转移,C 环破裂,生成具有内酯结构的异构体。

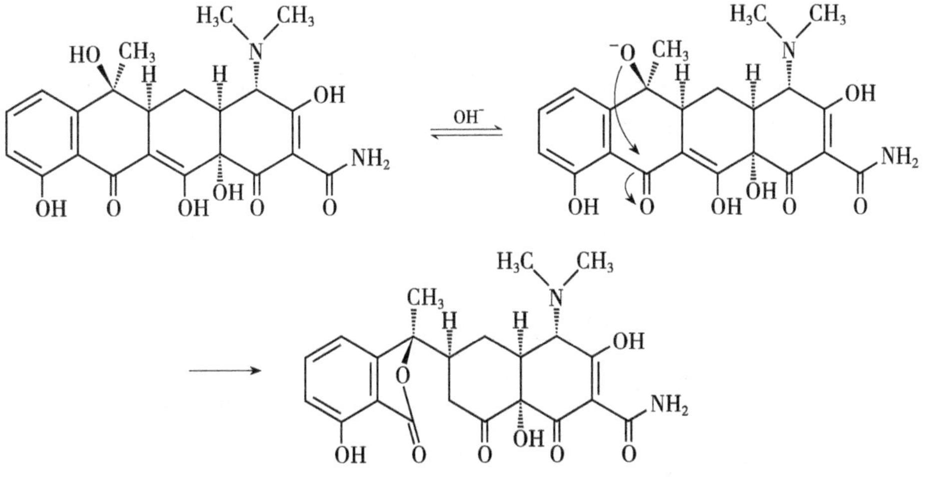

本类抗生素分子结构中 10- 酚羟基、11- 羰基和 12- 烯醇式羟基是富电子体系,易与金属离子螯合,形成有色络合物。与不同金属的络合物颜色有所不同,与钙离子、铝离子形成黄色络合物,与铁离子形成红色络合物。故本类药物不宜和含金属离子的药物一起使用,比如含铁的补血剂、含铝的胃溃疡治疗药物及牛奶等。儿童的牙齿发育不健全,服用本类药物后可以与牙上的钙形成黄色钙络合物，引起牙齿持久着色，临床上被称之为"四环素牙"，儿童和孕妇不宜服用本类抗生素。

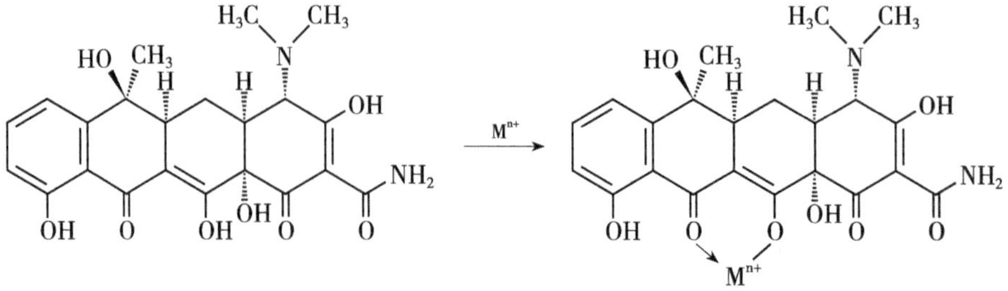

此外，本类抗生素还可导致肝、肾损害及胃肠道反应，由于本类药物盐酸盐有较强的刺激性，浓度过高可引起局部剧痛、炎症和坏死，故不可肌内注射，静脉滴注时宜用稀浓度（<0.1%），以减轻局部反应，口服给药时应多饮水，并避免卧床服药，以免药物滞留食管，形成溃疡。本类抗生素引起肠道菌群失调较为多见，也常引起二重感染，使得临床应用受到一定限制。

分析四环素类抗生素化学性质不稳定因素，发现均与 C-6 位的 β-羟基有关，该羟基使药物易发生脱水反应和开环反应。故消除 6-羟基，可增加结构的稳定性，使抗菌活性与药代动力学性质有显著改善。根据这一思路，得到半合成的四环素类抗生素米诺环素（minocycline）和盐酸多西环素（doxycycline hydrochloride）。

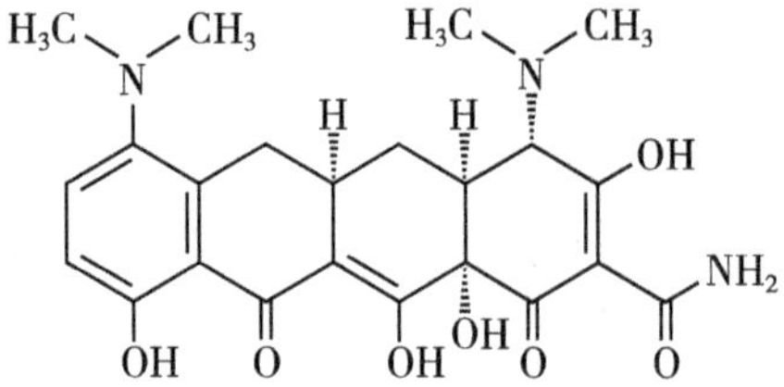

米诺环素（minocycline）

米诺环素不仅消除了 6-羟基，而且 7 位以二甲氨基取代，半衰期长达 16 小时，是活性最强的四环素类抗生素，对耐药的金黄色葡萄球菌、链球菌、大肠埃希菌仍敏感。用于尿路、胃肠道、妇科、眼及耳鼻咽喉等感染，对骨髓炎疗效好。

盐酸多西环素（doxycycline hydrochloride）

$HCl, \frac{1}{2}C_2H_5OH, \frac{1}{2}H_2O$

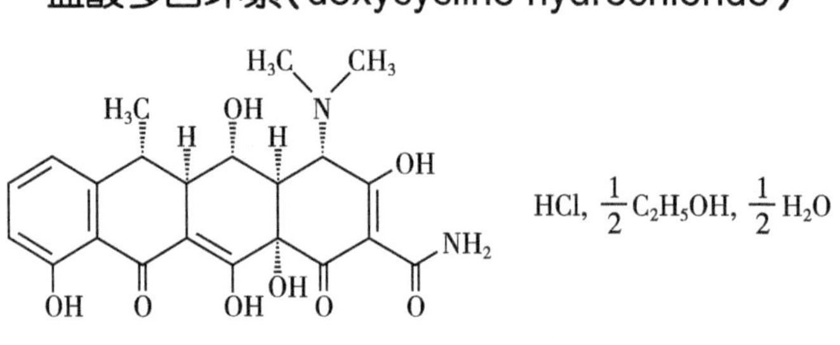

化学名为 6-甲基 -4-（二甲氨基）-3，5，10，12，12a- 五羟基 -1，11- 二氧代 -1，4，4a，5，5a，6，11，12a- 八氢 -2- 并四苯甲酰胺盐酸盐半乙醇半水和物（[4S-（4α，4aα，5α，5aα，6α，12aα）]-4-(dimethylamino)-1，4，4a，5，5a，6，11，12a-octahydro-3，5，10，

12，12a-pentahydroxy-6-methyl-1，11-dioxo-2-naphthacenecarboxamide hydrochloride hemiethanolate hemihydrate），又名盐酸脱氧土霉素，盐酸强力霉素。

本品为淡黄色或黄色结晶性粉末，微有引湿性，无臭，味苦。在水或甲醇中易溶，在乙醇或丙酮中微溶，在三氯甲烷中几乎不溶。室温下稳定，遇光变质。减压干燥到100℃时失去结晶水和结晶醇。

本品由于 C-6 位不存在羟基，故在酸碱条件下，不会发生脱水和开环反应，且脂溶性较高，更易进入组织器官，抗菌作用比四环素强 10 倍，是第一个用于临床的长效四环素，半衰期长达 12～20 小时，每天只需用药 1 次。本品主要自肾小球滤过排出，但是肾功能损害的患者应用本品时，药物自胃肠道的排泄量会增加，使成为主要排泄途径，因此本品是四环素类抗生素中可安全用于肾功能损害患者的药物。

本品口服吸收好，对多种细菌的体内抗菌活性强于四环素，主要用于敏感菌所致的上呼吸道感染、慢性支气管炎、皮肤软组织感染及泌尿系统感染等，对布鲁菌病、斑疹伤寒、支原体肺炎、霍乱及出血热等均有良好的疗效，预防恶性疟和钩端螺旋体感染也有效。

案例分析

案例： 2001 年 8 月，湖南株洲 60 多人先后住进医院接受治疗，共同的症状为恶心、呕吐、食欲减退、腰痛，部分患者昏迷。经调查患者都服用过"梅花 K"黄柏胶囊，经检测，药品中含有 10%～20% 的四环素，且四环素已经变质。作为药师，请你分析患者中毒原因。

分析： 四环素可导致肝、肾损害及胃肠道反应，变质后的脱水物及差向异构化产物副作用均增大，特别是差向脱水四环素，服用后会发生多发性肾小管功能障碍综合征，引起肾小管性酸中毒，出现乏力、恶心、呕吐等症状。

五、其他类抗生素

（一）酰胺醇类

酰胺醇类（amphenicols）也称氯霉素类抗生素，主要包括氯霉素（chloramphenicol）和甲砜霉素（thiamphenicol）。

氯霉素（chloramphenicol）

化学名为 D- 苏式 -（－）-N-[α-（羟基甲基）-β- 羟基 - 对硝基苯乙基]-2，2- 二氯乙酰胺（D-tereo-（－）-N-[α-（hydroxymethyl）-β-hydroxy-p- nitrophenyl]-2，2-dichloro acetamide）-2- ）。

本品是委内瑞拉链霉菌（S. veneznclace）产生的一种广谱抗生素，为白色至灰黄色或黄白色的针状、长片状结晶，味苦。在甲醇、乙醇、丙酮或丙二醇中易溶，在水中微溶。

mp.149～153℃，本品混悬液的 pH 约为 4.5～7.5。在不同溶剂中的比旋度有很大差别，在无水乙醇中$[\alpha]_D^{20}$为$+18.5°\sim+21.5°$，而在乙酸乙酯中$[\alpha]_D^{20}$为$-25.5°$。

本品具 1，3- 丙二醇、对硝基苯基及二氯乙酰胺基结构，含 2 个手性碳原子，有 4 个旋光异构体。只有 1*R*，2*R*-（－）- 异构体，即 D-（－）- 苏阿糖型（*threo*）才显示抗菌活性，是有高度的立体专属性的手性药物。

1*R*, 2*R*(–) D-(–)-苏阿糖型(*threo*)　1*S*, 2*S*(+) L-(+)-苏阿糖型(*threo*)　1*S*, 2*R*(+) D-(+)-赤藓糖型(*threo*)　1*R*, 2*S*(–) L-(–)-赤藓糖型(*threo*)

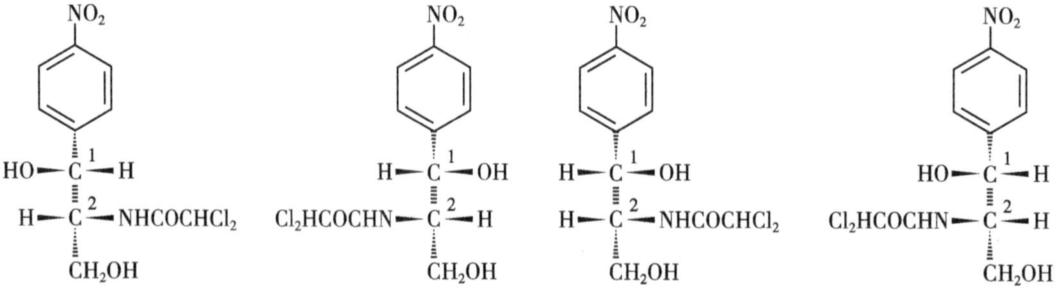

本品的抗菌作用机制是抑制细菌蛋白质合成，通过与细菌的 70S 核糖体的 50S 亚基结合，特异性地阻断 mRNA 与核糖体的受体结合，使蛋白质合成中肽链的延长被抑制，细菌不能完成蛋白质合成。由于人的某些细胞 70S 核糖体与细菌相同，氯霉素在抑制细菌合成蛋白质的同时，对人体内某些蛋白质合成功能也能抑制，这是氯霉素产生骨髓抑制毒性的根本原因。

本品性质稳定，能耐热，在干燥状态下可保持抗菌活性 5 年以上，水溶液在 pH 4.5～7.5 时相对稳定。在偏酸和偏碱条件下，结构中的二氯乙酰胺基易发生酰胺的水解反应而使含量下降，水解的速度随温度升高而加快。因此，本品不宜和偏酸或偏碱的药物配伍。二氯乙酰胺基在体内还会发生脱卤素的代谢过程，生成酰氯中间体，可对体内一些重要酶的蛋白质发生酰化作用，产生毒性，造成再生性造血功能障碍，这是本品产生骨髓抑制毒性的另一个原因。

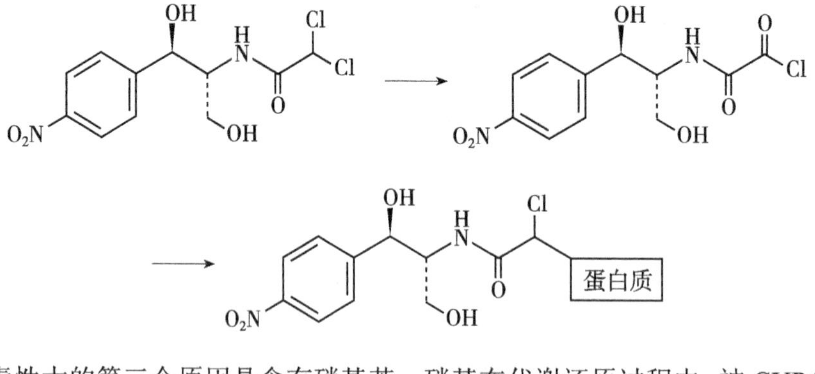

本品毒性大的第三个原因是含有硝基苯。硝基在代谢还原过程中，被 CYP450 酶系硝基还原酶催化代谢，先经历亚硝基、羟胺等中间步骤，最终还原生成芳香氨基。还原过程的中间体苯基羟胺毒性大，降低了线粒体内膜上铁螯合酶的活性，使血红蛋白的合成受到抑制，骨髓中红细胞内空泡形成，引起再生障碍性贫血，这是抑制骨髓造血系统的化学原因。

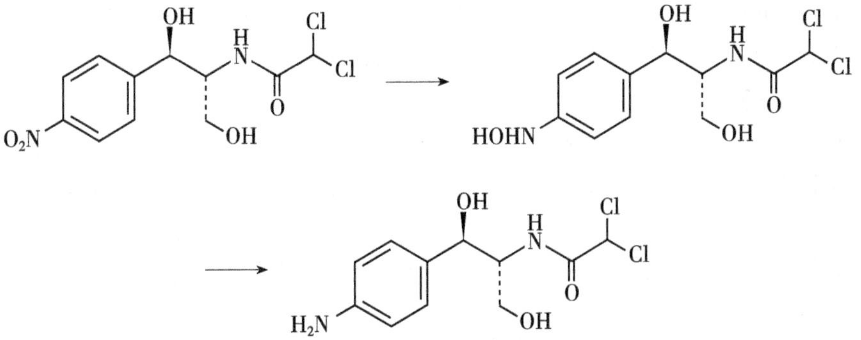

本品在肝脏与葡萄糖醛酸结合，从肾脏排出。婴儿的葡萄糖苷化酶功能不健全，缺乏葡萄糖醛酸转移酶，本品不能与葡萄糖醛酸结合排出体外，使血中游离的氯霉素及毒性代谢产物快速聚积，表现为全身循环衰竭、皮肤灰紫，临床上称为"灰婴综合征"。故孕妇、早产儿和新生儿均禁用本品。

本品虽然毒性较大，但作为人类发现的第一个广谱抗生素，对革兰阳性菌及革兰阴性菌都有抑制作用，在控制伤寒、斑疹伤寒方面仍是首选药；而且对衣原体、支原体有特效，与氨苄西林合用于流感嗜血杆菌性脑膜炎，故是其他抗生素所不能替代的。本品外用可治疗沙眼或化脓菌感染。

为了改善氯霉素的苦味，增强抗菌活性，延长作用时间，合成了氯霉素的酯类前药及类似物，见表 16-11。

表 16-11　氯霉素结构修饰的衍生物

药物名称	药物结构	药理特点与用途
甲砜霉素 thiamphenicol	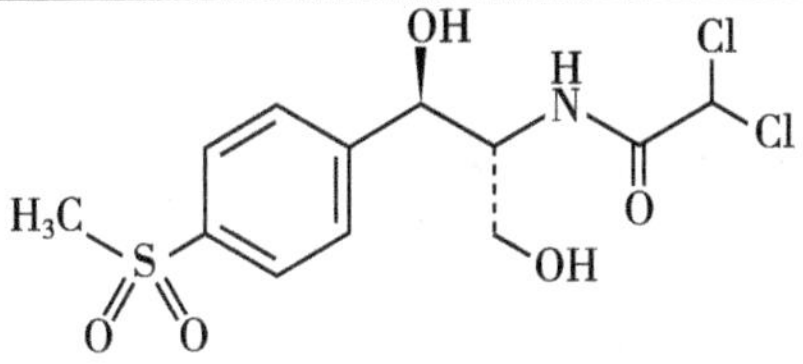	本品以具强吸电子功能的甲砜基取代硝基，抗菌谱与氯霉素相似。在肝内不与葡萄糖醛酸结合，因此体内抗菌活性较高。而且水溶性大，可注射给药，无刺激性，用于呼吸道感染、尿路感染、败血症、脑炎和伤寒等，副作用较少
琥珀氯霉素 chloramphenicol succinate	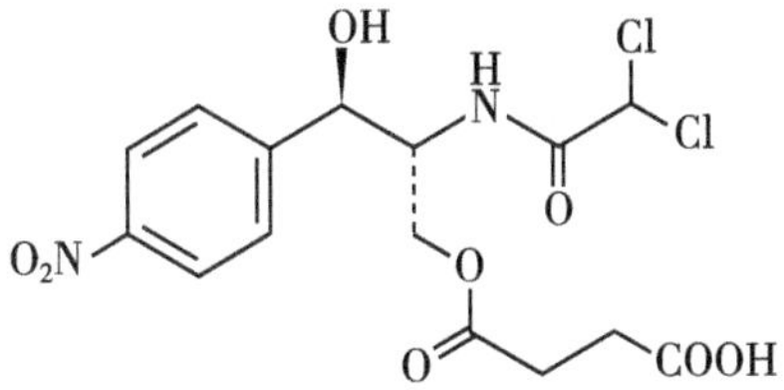	本品是氯霉素的丁二酸单酯，可与碱形成水溶性盐，进入体内经酶解释放出氯霉素产生作用。肌内注射吸收慢，血药浓度仅为口服等量氯霉素的一半，1/3 为无活性的酯化物，静脉注射后平均血药浓度与口服氯霉素相近
棕榈氯霉素 chloramphenicol palmitate	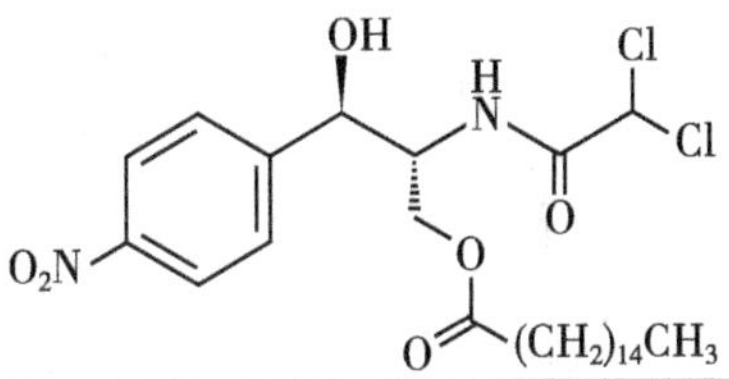	本品是氯霉素的棕榈酸酯，其特点没有苦味，适合儿童，又名无味氯霉素。服后在肠内逐渐分解出氯霉素，故其作用较持久，用途与氯霉素相同，仅供口服

（二）多肽类

多肽类抗生素为链霉菌或放线菌所产生，其结构为线性多肽。目前临床常用的该类药物有万古霉素（vancomycin）、去甲万古霉素（norvancomycin）、替考拉宁（teicoplanin）、杆菌肽（bacitracin）和达托霉素（daptomycin）等。其共同的特点是抗菌谱窄，杀菌作用突出，不易产生耐药性。其中，万古霉素、去甲万古霉素和替考拉宁属繁殖期杀菌剂，杆菌肽和达托霉素属静止期杀菌剂。

万古霉素、去甲万古霉素和替考拉宁都属糖肽类抗生素，作用机制为通过作用于细菌细胞壁，与细胞壁黏肽合成过程中的 D- 丙氨酰 - 丙氨酸形成复合物，从而抑制细菌细胞壁的合成，主要作用于革兰阳性菌。由于其作用部位与 β- 内酰胺类抗生素不同，不会竞争结合部位，且化学结构和作用机制独特，故与其他抗生素无交叉耐药性。

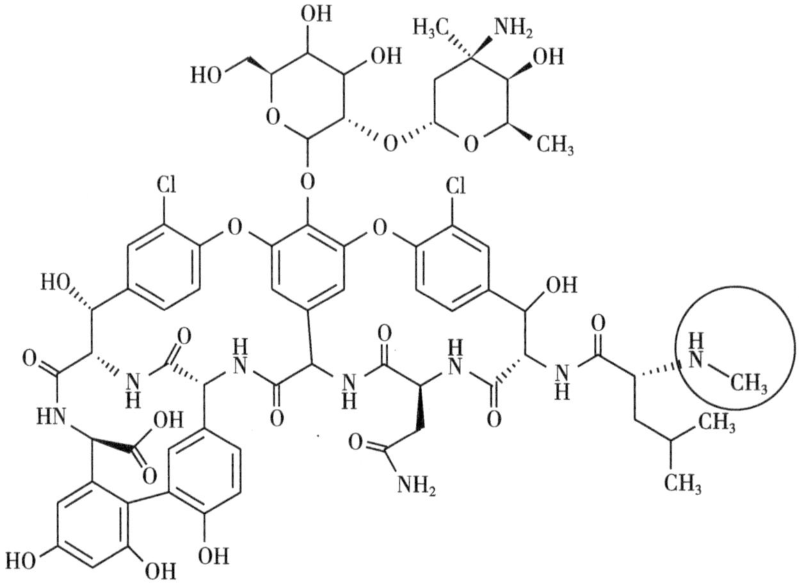

万古霉素（vancomycin）

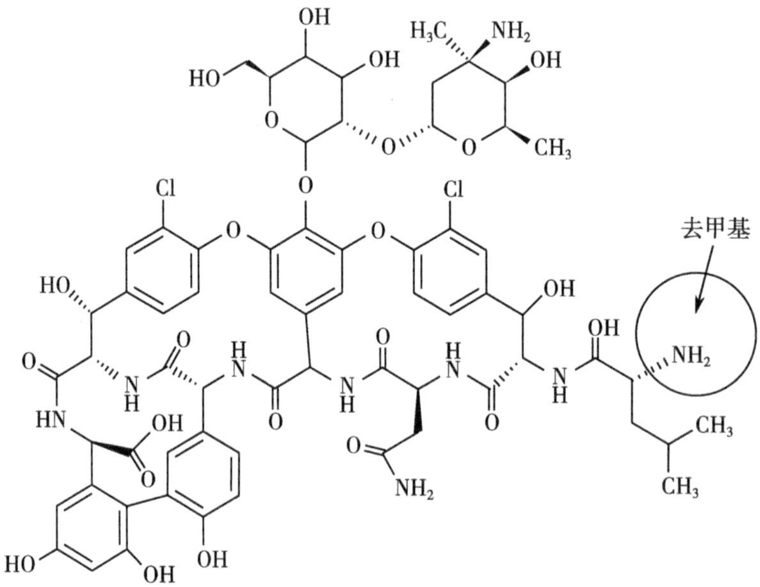

去甲万古霉素（norvancomycin）

万古霉素是由东方链霉菌（*S.orientalis*）培养液中分离得到的一种无定形糖肽类抗生素，主要含万古霉素及少量 *N*- 去甲基万古霉素。此类抗生素口服吸收不良，静脉给药分布广泛，可透过胎盘，脑膜发炎时可渗入脑脊液并达有效抗菌浓度。药物经肝脏代谢，24 小时内约 80% 以上以原形经肾排泄，少量通过胆汁和乳汁排出。由于可致剧烈疼痛，故不可肌内注射。用于革兰阴性菌严重感染，尤其是对其他抗菌药耐药的葡萄球菌（包括产酶株和耐甲氧西林菌株）、肠球菌、艰难梭菌等所致的系统感染和肠道感染，如心内膜炎、败血症，以及假膜性肠炎等。

万古霉素和去甲万古霉素毒副作用较大，有严重的肾毒性和耳毒性，还可引起血压剧降和过敏性休克等，故临床慎用。万古霉素抗菌效力强，且较少耐药菌，故被称为抗生素的"最后一道防线"，但近年来由于抗生素的滥用，已出现了万古霉素的耐药菌。

替考拉宁是由游动放线菌属细菌（*Actinoplanes teicomyceticus*）产生的一种糖肽类抗生素，与万古霉素性质近似。对金黄色葡萄球菌、链球菌、李斯特菌、肠球菌等革兰阳性菌和一些厌氧菌有抗菌作用，对所有革兰阴性菌、分枝杆菌、真菌等均无效。临床用于耐甲氧西林金黄色葡萄球菌和耐氨苄西林肠球菌所致的系统感染（对中枢感染无效）。本品毒副作用与万古霉素相似，但较万古霉素轻。抗菌活性为万古霉素的数倍，与其他抗生素联用的安全性高，且具有更长的抗生素后效应。与万古霉素间存在交叉耐药性，对万古霉素过敏者慎用。

杆菌肽为慢效杀菌剂，对大多数革兰阳性菌和奈瑟菌属，尤其对金黄色葡萄球菌和各种链球菌具有强大的抗菌活性，对全部革兰阴性杆菌耐药。由于本品肾毒性很大，而局部应用刺激小，过敏反应少，故不作全身性用药，常用含片或软膏剂用于浅表细菌感染及眼、鼻、耳局部感染。

达托霉素为环状脂肽类半合成抗生素，为杀菌剂。抗菌谱和抗菌活性与万古霉素类似，主要对革兰阳性球菌有强而快速的抗菌作用，对革兰阳性菌的耐药突变株有杰出的抗菌活性，对革兰阳性厌氧菌也有活性。适用于葡萄球菌、链球菌、肠球菌所致的严重感染，作静脉给药，毒性较低。

（三）林可霉素及其衍生物

主要药物有林可霉素（lincomycin）和克林霉素（clindamycin）。林可霉素又称洁霉素，是由链霉菌（*Streptomyces lincolnensis*）产生的一种林可酰胺类碱性抗生素。结构稳定耐热，在 70℃ 放置 6 个月，活性不下降，半衰期为 4～6 小时。克林霉素是它的半合成衍生物，将 7 位的羟基除去，以 7S- 构型的氯取代。

林可霉素
（lincomycin）

克林霉素
（clindamycin）

林可霉素和克林霉素抑制细菌的蛋白质合成，对大多数革兰阳性菌和某些厌氧的革兰阴性菌有抗菌作用，对革兰阴性菌的抗菌作用类似红霉素，抗菌机制与红霉素相同，影响细菌的核糖体50S亚单位,阻断肽链延长,干扰细菌蛋白质合成。葡萄球菌对两者可缓慢产生耐药性,对红霉素耐药的葡萄球菌对两者常显示交叉耐药性。

林可霉素口服吸收差,且易受进食影响。主要用于由敏感的葡萄球菌、链球菌、肺炎链球菌及各种厌氧菌引起的骨髓炎以及胆道、呼吸系统、腹腔、女性生殖道、关节和皮肤软组织感染和败血症等。

克林霉素口服吸收好,且不受食物影响。抗菌活性较林可霉素强4~8倍,血药浓度约为林可霉素的2倍,对厌氧菌有良好的抗菌作用,但不易透过血脑屏障,是金黄色葡萄球菌骨髓炎的首选治疗药物。

本类药物与红霉素互相竞争结合部位,故两者不宜联合用药。

第二节 合成抗菌药

合成抗菌药(synthetic antimicrobial agents)是指除抗生素以外的抗菌化合物,能有效地抑制和杀灭病原性微生物,用于治疗细菌感染性疾病,是一类应用非常广泛的药物。本节主要讨论喹诺酮类抗菌药、磺胺类抗菌药及抗菌增效剂。

一、喹诺酮类抗菌药

喹诺酮类抗菌药(quinolone antimicrobial agents)又称吡酮酸类抗菌药,自1962年萘啶酸(nalidixic acid)问世以来,经历了50多年的发展,如今喹诺酮类抗菌药已经成为仅次于头孢菌素类的抗菌药。

喹诺酮类药物是DNA拓扑异构酶Ⅱ(topoisomerase Ⅱ)抑制剂。它能选择性地作用于原核生物的拓扑异构酶Ⅱ,又称回旋酶(gyrase)。细菌细胞壁大小只有1μm×2μm,而染色体的长度为1300μm,其长度远远超过细胞壁大小,因此DNA只能以高度螺旋卷紧的形式存在于菌体内,如果不卷紧,则无法容纳于胞壁中,也无法进行正常的DNA复制、转录、转运与重组。回旋酶的作用就是使DNA保持高度卷紧状态。

回旋酶是由2个A亚单位和2个B亚单位组成的具有四叠体结构的蛋白质。细菌在合成DNA过程中,回旋酶的A亚单位切开DNA的一条单链(图16-4),B亚单位将DNA的另一单链后移,A亚单位再将切口封闭,形成具有活性的负超螺旋。喹诺酮类药物并不直

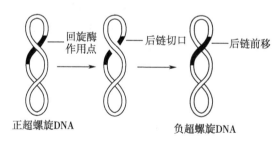

图16-4 喹诺酮类药物作用机制

接与DNA回旋酶结合,而是与DNA双链中非配对的碱基结合,抑制DNA回旋酶的A亚单位,使DNA超螺旋结构不能封口,这样DNA单链暴露,导致mRNA与蛋白质合成失控,细菌死亡。

喹诺酮类抗菌药的另一个靶点为拓扑酶异构酶Ⅳ,与拓扑异构酶Ⅱ属于相同类的DNA酶。拓扑异构酶Ⅳ也由4个亚基组成,即2个parC和2个parE。喹诺酮类抗菌药通过与上述两种酶形成稳定的复合物,抑制细菌细胞的生长和分裂。

从抗菌作用的活性划分,喹诺酮类药物可分为四代。

第一代喹诺酮类药物起源于抗疟药氯喹(chloroquine)的发现,经结构改造发现7-

氯 -1- 乙基 -4- 氧代 - 喹啉 -3- 羧酸具有抗菌活性,随后得到了萘啶酸(nalidixic acid)和吡咯酸(piromidic acid),他们仅对部分革兰阴性菌起作用,对革兰阳性菌和铜绿假单胞菌几乎没有活性。其优点是与其他抗生素之间没有交叉耐药性,但易被代谢失活,并有中枢神经系统副作用。口服吸收差,半衰期短,由于在泌尿道、胆道和肠道中的浓度较高,因此,被用于治疗泌尿道、胆道和肠道感染,但当时并未引起重视。

氯喹
(chloroquine)

萘啶酸
(nalidixic acid)

吡咯酸
(piromidic acid)

　　第二代喹诺酮类药物发展于 1969～1978 年,通过改造第一代喹诺酮类药物的结构,上市了吡哌酸(pipemidic acid)和西诺沙星(cinoxacin),对革兰阴性菌有作用,其结构特点是分子中的 7 位引入哌嗪,从而增加了喹诺酮类药物对 DNA 回旋酶的亲和力。同时由于 7 位哌嗪基的存在,使它具有良好的组织渗透性,在大多数组织中浓度大于血药浓度。主要用于敏感菌引起的泌尿系统感染、肠道感染等。

吡哌酸
(pipemidic acid)

西诺沙星
(cinoxacin)

　　1978～1996 年发展了第三代喹诺酮类药物。最关键的是在 1980 年,在喹诺酮结构母核 6 位引入氟原子,得到诺氟沙星(norfloxacin),其表现出高于先前药物的抗革兰阴性菌的活性,且对革兰阳性菌有活性。由于其良好的组织渗透性,使其血药浓度较低,而组织浓度较高,且在体内几乎不被代谢,大部分以原形随尿液排出体外,因此主要用于敏感菌所致的泌尿道、肠道、耳鼻喉科、妇科、外科和皮肤科等感染。诺氟沙星是第一个氟喹诺酮类药物,6 位引入的氟可以增加与靶点的结合及增加进入细菌细胞的通透性而使得抗菌活性增加,此后开发的喹诺酮类药物均保留此结构。

　　第三代喹诺酮类药是目前临床应用的主流品种。常用的药物有诺氟沙星、环丙沙星(ciprofloxacin)、氧氟沙星(ofloxacin)、依诺沙星(enoxacin)、培氟沙星(pefloxacin)、洛美沙星(lomefloxacin)、氟罗沙星(fleroxacin)、芦氟沙星(rufloxacin)、司帕沙星(sparfloxacin)、替马沙星(temafloxacin)等。与第一代、第二代相比,口服吸收好,在组织中分布广泛,渗透细胞膜能力强,并因此提高了抗菌活性。在各组织和体液中均有良好的分布,可用于尿路、呼吸道、皮肤、骨和关节、腹腔、胃肠道等感染,伤寒,败血症及慢性阻塞性呼吸道疾病急性发作,氧氟沙星、左氧氟沙星还可作为二线抗结核药。

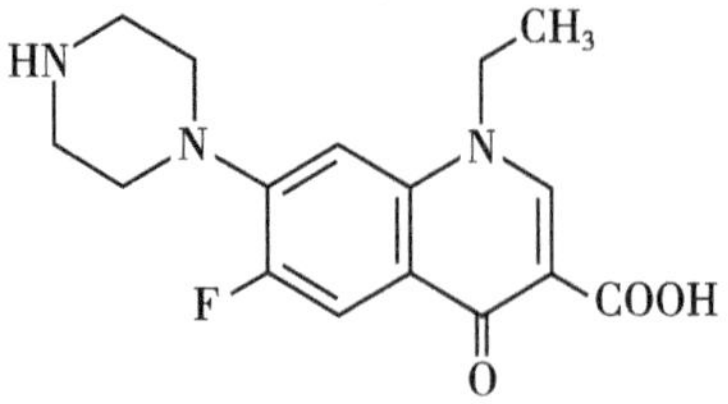

诺氟沙星
（norfloxacin）

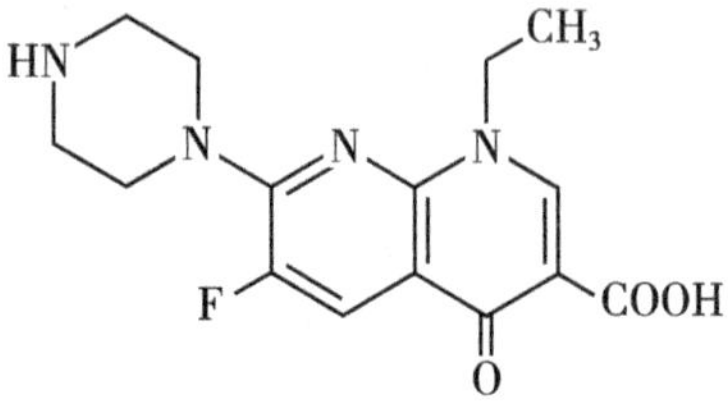

依诺沙星
（enoxacin）

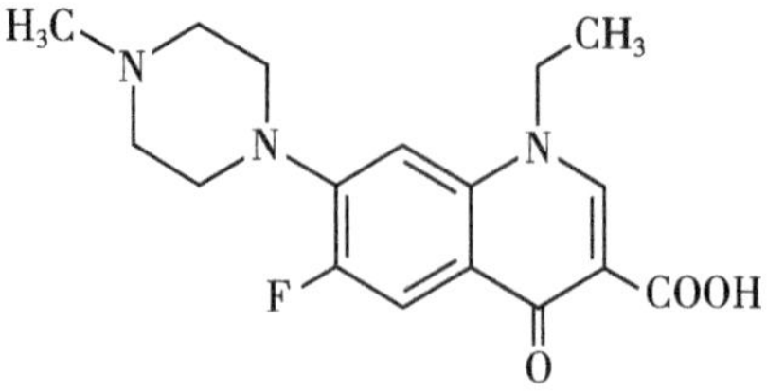

培氟沙星
（pefloxacin）

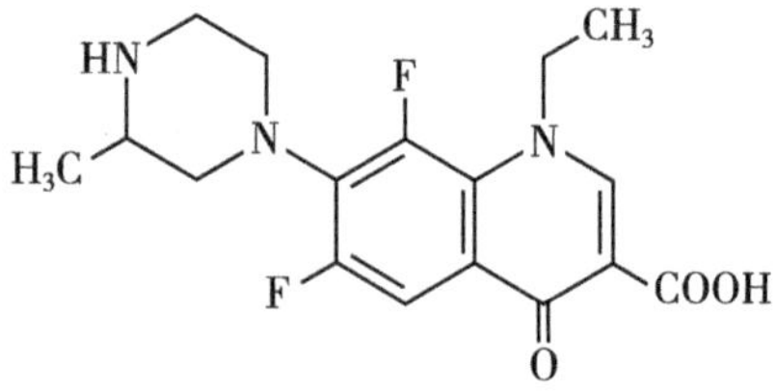

洛美沙星
（lomefloxacin）

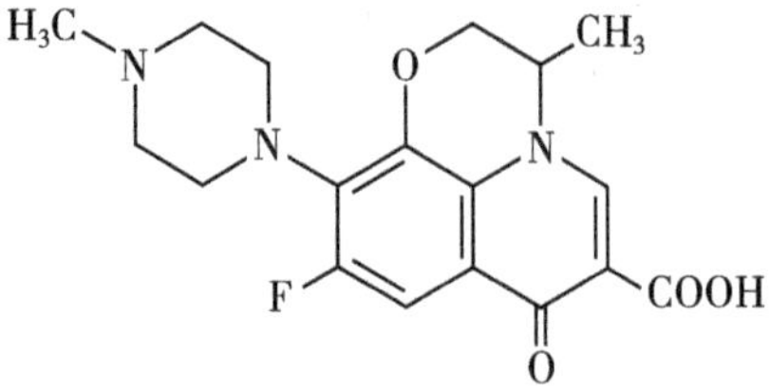

氧氟沙星
（ofloxacin）

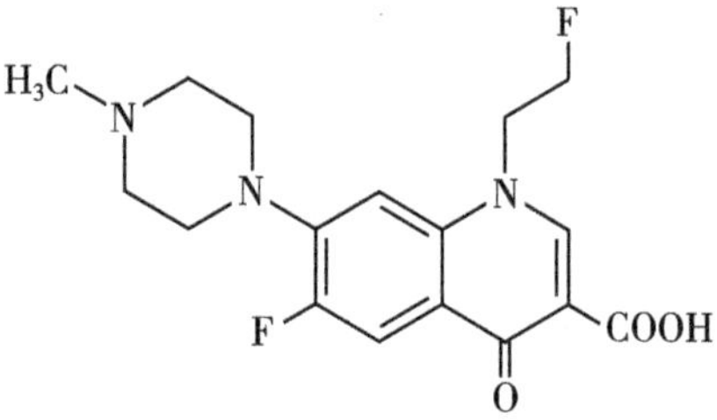

氟罗沙星
（fleroxacin）

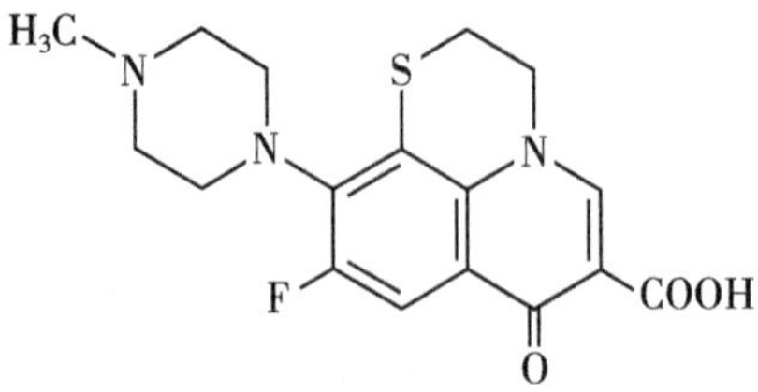

芦氟沙星
（rufloxacin）

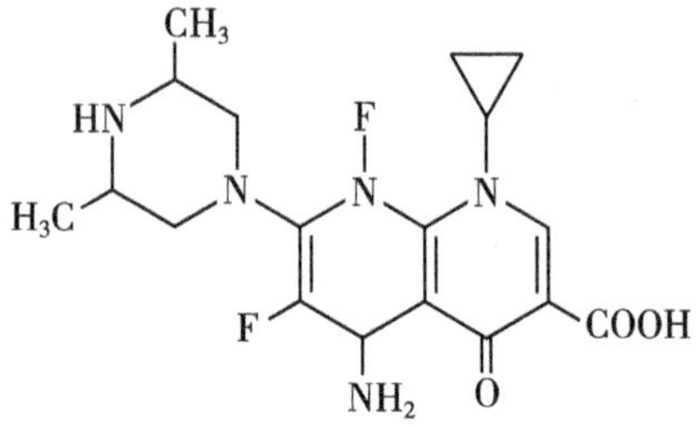

司帕沙星
（sparfloxacin）

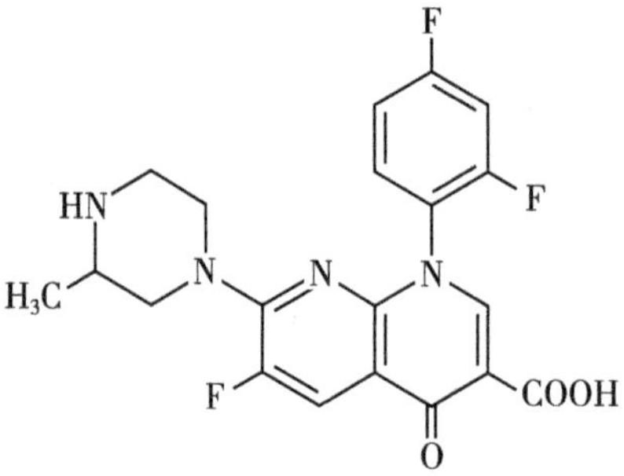

替马沙星
（temafloxacin）

从 1997 年至今开发的药物被称为第四代喹诺酮类抗菌药，主要品种有莫西沙星（moxifloxacin）、加替沙星（gatifloxacin）、巴洛沙星（balofloxacin）和吉米沙星（gemifloxacin）等。能比较平衡地作用于两个靶位，即拓扑异构酶Ⅱ与Ⅳ（而前三代仅作用于拓扑异构酶Ⅱ），抗菌谱更广，既保留了前三代抗革兰阴性菌的特点，又明显增强了对革兰阳性菌、军团菌、支原体、衣原体的抗菌作用。前三代对厌氧菌几无抗菌活性或仅其中少数有较低的活性，第四代喹诺酮类药物的显著特征是提高了对厌氧菌的抗菌活性。药动学性质更趋良好，与前三代同类药物相比具有吸收快、生物利用度高、进食不影响吸收、血浆半衰期较长等特点。由于其抗菌谱广且抗菌作用强，所以临床应用更广泛，既用于需氧菌感染，也可用于混合感染。

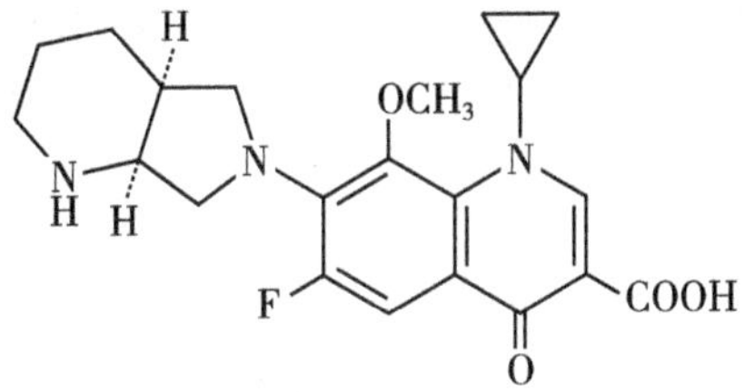

莫西沙星
（moxifloxacin）

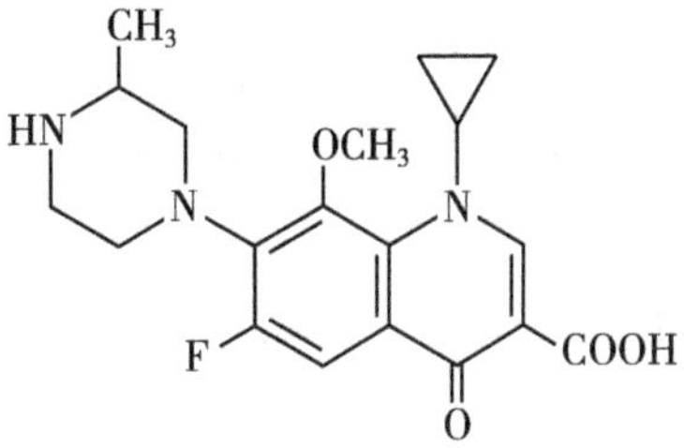

加替沙星
（gatifloxacin）

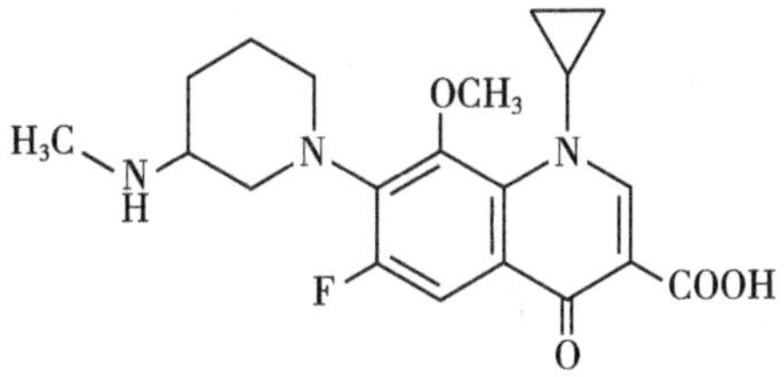

巴洛沙星
（balofloxacin）

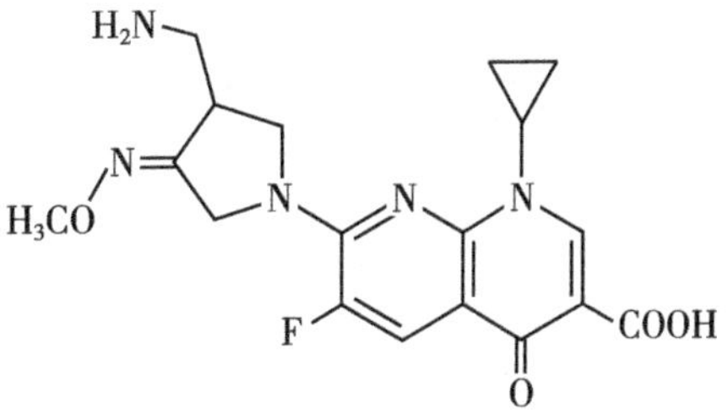

吉米沙星
（gemifloxacin）

由于临床的广泛使用，近几年细菌对喹诺酮类抗菌药的耐药性在迅速增长，且本类各品种间存在交叉耐药性，因此如何克服细菌的耐药性是目前此类药物最为迫切的任务。

盐酸环丙沙星（ciprofloxacin hydrochloride）

· HCl · H$_2$O

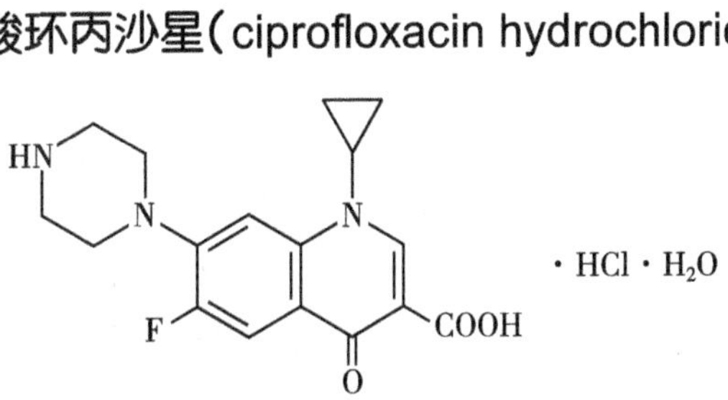

盐酸环丙沙星化学名为 1- 环丙基 -6- 氟 -1，4- 二氢 -4- 氧 -7-（1- 哌嗪基）-3- 喹啉羧酸盐酸盐一水合物（1-cyclopropyl-6-fluoro-1，4-dihydro-4-oxo-7-（piperazinyl）-3-quinoline-carboxylic acid hydrochloride monohydrate），又名环丙氟哌酸。

本品为白色或微黄色结晶性粉末,在水中溶解,甲醇中微溶,三氯甲烷中几乎不溶。mp. 308～310℃。本品的游离碱为微黄色或黄色结晶性粉末,几乎不溶于水或乙醇,溶于冰醋酸或稀酸中。mp. 255～257℃。

本品有二氢吡啶酮的母核,其 3-羧基和 7-哌嗪环的存在使其具有酸碱两性,故可溶于酸性和碱性溶液。

因为存在首过效应,本品口服的生物利用度约为 52%,易渗入组织,其组织浓度常高于血清浓度,若静脉滴注可弥补此缺点。

本品的合成是以 2,4-二氯氟苯为原料,与乙酰氯反应后再氧化,得 2,4-二氯-5-氟苯甲酸,在乙醇镁存在下与丙二酸二乙酯缩合,生成酰基丙二酸二乙酯,在催化量的对甲苯磺酸存在下经水解和脱羧,进而生成 2,4-二氯-5-氟苯甲酰乙酸酯。该酯与原甲酸三乙酯缩合,生成 2-(2,4-二氯-5-氟苯甲酰)-3-环丙基丙烯酸乙酯,与氢化钠作用环合得 7-氯-1-环丙基-6-氟-1,4-二氢-4-氧代喹啉-3-羧酸,最后在二甲亚砜溶液中与哌嗪缩合得到本品。

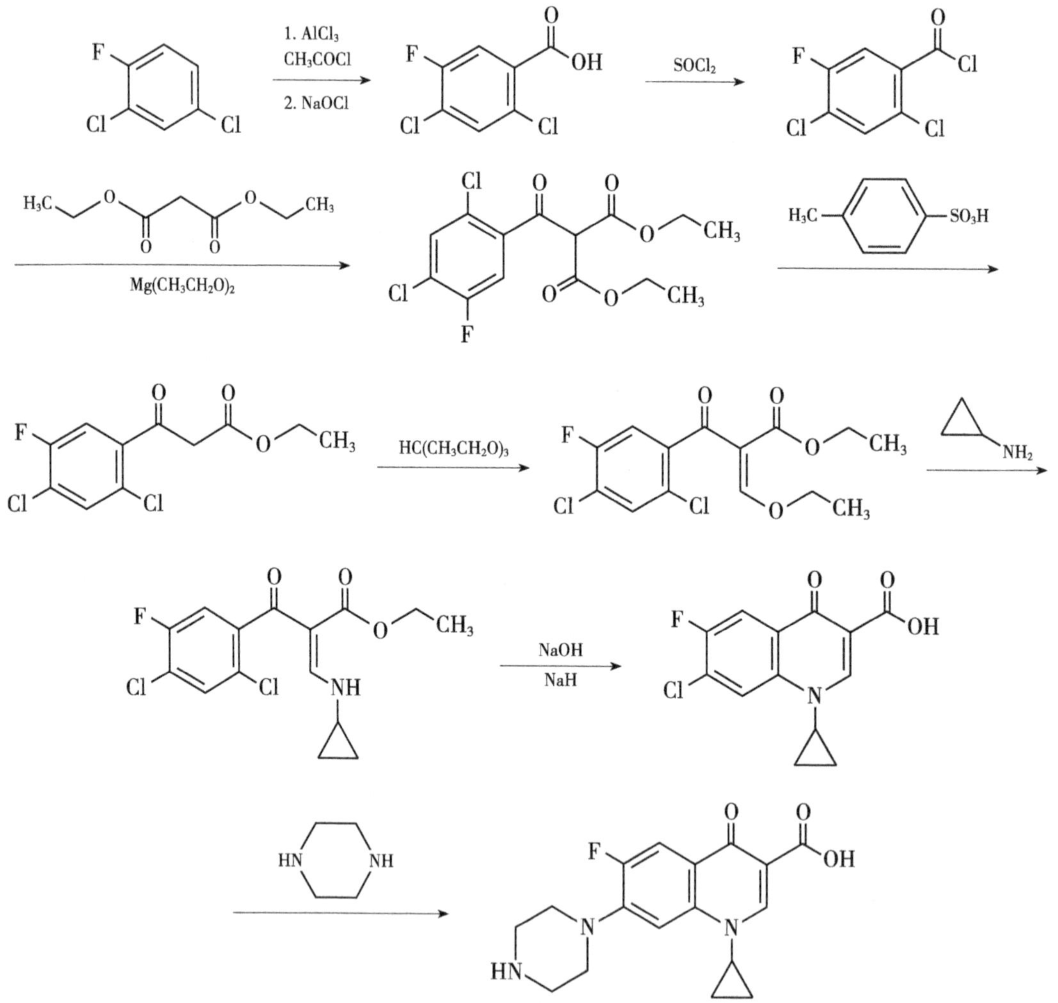

本品为第三代喹诺酮类抗菌药,对肠杆菌、铜绿假单胞菌、流感嗜血杆菌、淋病奈瑟菌、链球菌、军团菌、金黄色葡萄球菌、脆弱类杆菌等的 MIC 为 0.008～2μg/ml,显著优于其他同

类药物以及头孢菌素和氨基糖苷类等抗生素,对耐 β- 内酰胺类或耐庆大霉素的病原菌也有效,故临床应用广泛。主要用于敏感菌所致的呼吸道、尿道、消化道、胆道、皮肤和软组织、盆腔、眼、耳、鼻、咽喉等部位的感染。

左氧氟沙星(levofloxacin)

左氧氟沙星化学名为 S-(－)-9- 氟 -2,3- 二氢 -3- 甲基 -10-(4- 甲基 -1- 哌嗪基)-7- 氧代 -7H- 吡啶并[1,2,3-de]-[1,4]苯并噁嗪 -6- 羧酸(S-(-)-9-fluoro-2,3-dihydro-3-methyl-10-(4-methyl-1- piperazinyl)-7-oxo-7H-pyrido[1,2,3-de]-[1,4]-benzoxazine-6-carboxylic acid)。

本品为黄色或灰黄色结晶性粉末,无臭,有苦味。微溶于水、乙醇、丙酮、甲醇,极易溶于冰醋酸中。

本品是氧氟沙星的 L 型光学异构体,系第三代喹诺酮类抗菌药。其抗菌活性是右旋体的 8～128 倍,是外消旋体的 2 倍。由于喹酮环上附有噁嗪环,故其水溶性比其他喹诺酮类药物高 10 倍以上,更易制成注射剂。

本品为两性物质,具有类似于 β- 酮酸的结构,是光敏性物质,光照下不稳定,含量随光照时间的延长而降低。因此,在贮存及使用过程中应注意避光。

本品在 pH 6.5 以下的溶液环境中较稳定,在 6.5～7.5 之间可能出现浑浊现象,在 7.5 以上容易析出结晶。配制含本品的输液宜选用偏酸性的葡萄糖注射液,应避免和碱性药物配伍。若因个体因素必须和氯化钠注射液配伍(如糖尿病患者等),可加入弱酸性的维生素 C 注射液适当调整输液 pH。

本品口服后吸收完全,相对生物利用度接近 100%,蛋白结合率约为 30%～40%。吸收后广泛分布至各组织、体液,在扁桃体、前列腺组织、痰液、泪液、妇女生殖道组织、皮肤和唾液等组织和体液中的浓度与血药浓度之比约在 1.1～2.1 之间。本品在体内几乎不代谢,主要以原形自肾排泄。口服 48 小时内尿中排出量约为给药量的 80%～90%。

本品不仅能杀灭处于繁殖期的细菌,还能作用于处于抑制状态的细菌,这后一机制是根治细菌感染最需要的。此外由于本品穿透细菌外膜的能力也较其他氟喹诺酮为强,所以形成了强大的杀菌作用。主要用于革兰阴性菌所致的呼吸系统、泌尿系统、消化系统、生殖系统等感染,亦可用于免疫损伤患者的预防感染。

本品不良反应发生率较低,约为 2.77%,氧氟沙星约为 5%,主要表现为胃肠道症状,如:腹腔及胃肠不适、恶心、呕吐等,还有失眠、头晕、震颤等中枢神经系统反应,多发生在用药后 2～3 天,偶见有湿疹、皮疹、红斑等过敏反应,光敏反应较少见。少数患者可发生血清转氨酶升高、血尿素氮增高及周围血象白细胞降低,多属轻度,并呈一过性。

喹诺酮类药物的构效关系总结如下。

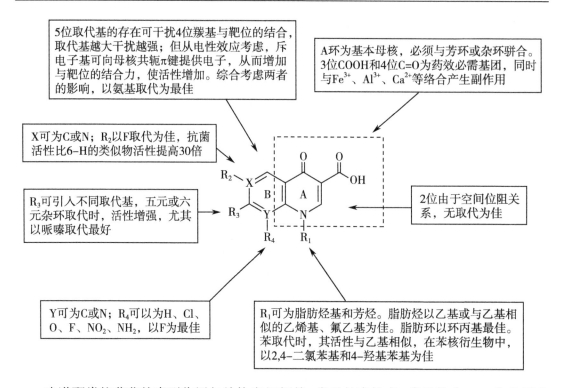

5位取代基的存在可干扰4位羰基与靶位的结合，取代基越大干扰越强；但从电性效应考虑，斥电子基可向母核共轭π键提供电子，从而增加与靶位的结合力，使活性增加。综合考虑两者的影响，以氨基取代为最佳

A环为基本母核，必须与芳环或杂环骈合。3位COOH和4位C=O为药效必需基团，同时与Fe^{3+}、Al^{3+}、Ca^{2+}等络合产生副作用

X可为C或N；R_2以F取代为佳，抗菌活性比6-H的类似物活性提高30倍

R_3可引入不同取代基，五元或六元杂环取代时，活性增强，尤其以哌嗪取代最好

2位由于空间位阻关系，无取代为佳

Y可为C或N；R_4可以为H、Cl、O、F、NO_2、NH_2，以F为最佳

R_1可为脂肪烃基和芳烃。脂肪烃以乙基或与乙基相似的乙烯基、氟乙基为佳。脂肪环以环丙基最佳。苯取代时，其活性与乙基相似，在苯核衍生物中，以2,4-二氯苯基和4-羟基苯基为佳

喹诺酮类抗菌药的毒副作用与结构密切相关，常见的毒性有：①结构中 3,4 位分别为羧基和酮羰基，极易和金属离子如钙、镁、铁、锌等形成螯合物，不仅降低了药物的抗菌活性，同时也造成体内的金属离子流失，尤其对妇女、儿童和老人引起缺钙、贫血、缺锌等副作用；②光毒性，尤其是 8 位引入氟会进一步增加光毒性；③药物相互反应（与 CYP450 酶），如抑制茶碱类、华法林在肝内代谢，使血浓度升高，引起毒性反应；④ 7 位哌嗪环的引入在增强活性的同时，增加与 GABA 受体亲和力，产生中枢副作用，增加毒性。

案例分析

案例：患者，女，76 岁，服用缓释氨茶碱（400 mg/d）治疗慢性阻塞性肺部疾病，因出现发烧、咳嗽、呼吸困难住院，服用诺氟沙星治疗，但呼吸未好转。3 天后出现全身痉挛，紧急送往 ICU。发现转为肺炎。施行气管插管，停止服用氨茶碱和诺氟沙星，给予拉氧头孢和氢化可的松后，痉挛消失。诊断全身痉挛是由于氨茶碱中毒引起。此后，减量服用氨茶碱（200mg/d），未见痉挛，呼吸功能得到改善。作为药师，请你分析原因。

分析：氨茶碱需在肝脏经 CYP450 酶代谢后排出体外，喹诺酮类药物可特异性地抑制 CYP450 酶，合并使用时，可抑制氨茶碱的代谢而使其血药浓度升高，引起不良反应（消化道反应、心律失常、痉挛等）。故两类药不可联用。

二、磺胺类抗菌药及抗菌增效剂

磺胺类药物（sulfonamides）是一类具有对氨基苯磺酰胺结构的合成抗菌药。磺胺类药

物的发现和应用,开创了化学治疗的新纪元,尤其是作用机制的阐明,开辟了一条从代谢拮抗寻找新药的途径,在药物化学史上是一个重要的里程碑。

1908 年德国化学家 Gelmo 首先合成了对氨基苯磺酰胺(磺胺,sulfanilamide),但当时只作为合成偶氮染料的中间体。1932 年 Domagk 在研究偶氮染料的抗菌作用时,发现名为百浪多息(prontosil)的红色染料可以使鼠、兔不受链球菌和葡萄球菌感染。1935 年 Foerster 公开了首次使用百浪多息治疗感染葡萄球菌所致败血症的临床报告,随后 Trefonël 等指出对氨基苯磺酰胺基团为发挥药效的基本结构,由此合成了大量磺胺衍生物。

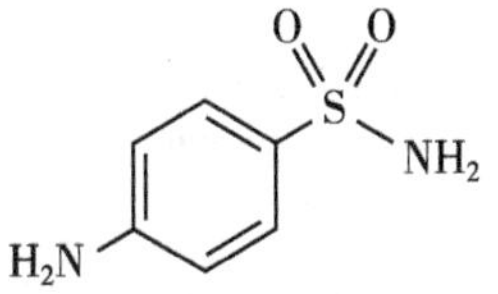

磺胺
（sulfanilamide）

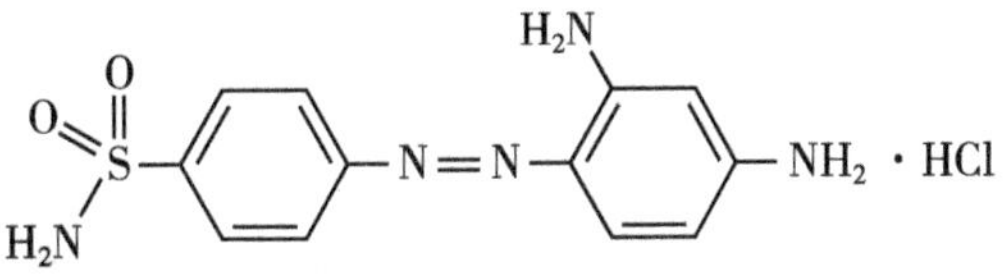

百浪多息
（prontosil）

至 1946 年,合成的磺酰胺类化合物达 5500 余种,其中临床常用的为 20 余种,主要有磺胺醋酰(sulfacetamide)、磺胺嘧啶(sulfadiazine)、磺胺噻唑(sulfathiazole)、磺胺甲噁唑(sulfamethoxazole)等。

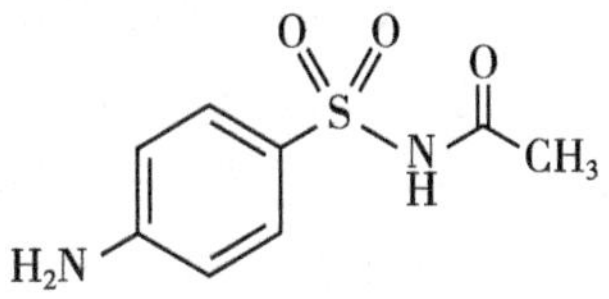

磺胺醋酰
（sulfacetamide）

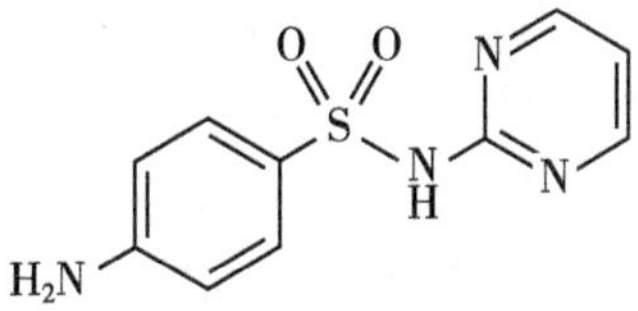

磺胺嘧啶
（sulfadiazine）

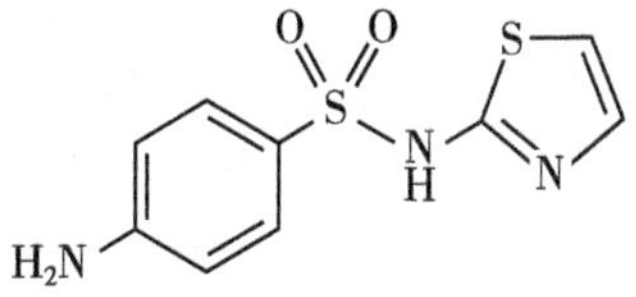

磺胺噻唑
（sulfathiazole）

磺胺嘧啶属中效磺胺,对溶血性链球菌、肺炎链球菌、脑膜炎奈瑟菌作用较强,对奈瑟菌属、流感嗜血杆菌、鼠疫沙门菌较敏感,属广谱抗菌药。但目前许多临床常见病原菌对该药耐药,故仅用于敏感菌所致的感染,不少地方仍将本品作为防治流脑的首选药。将磺胺嘧啶成盐,可作为外用药,如磺胺嘧啶银(sulfadiazine silver)和磺胺嘧啶锌(sulfadiazine zinc),具有抗菌作用和收敛作用,可用于烧伤、烫伤创面的抗感染。

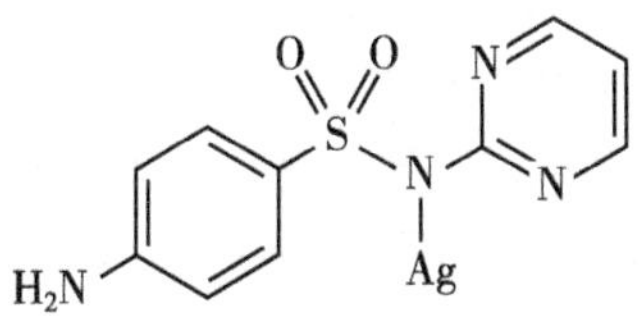

磺胺嘧啶银
（sulfadiazine silver）

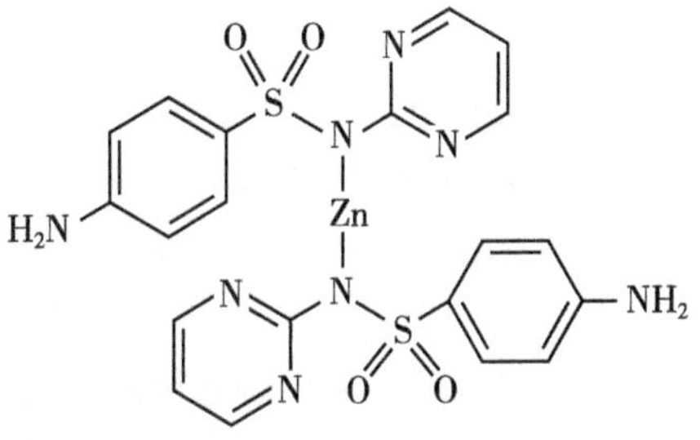

磺胺嘧啶锌
（sulfadiazine zinc）

近年来磺胺类药物研究速度较慢,仅发现个别药物,如磺胺乙胞西汀(sulfacitine)和柳氮磺吡啶(salazosulfapyridine)。

磺胺西汀
(sulfacitine)

柳氮磺吡啶
(salazosulfapyridine)

磺胺西汀易吸收,抗菌活性高,溶解度大,几乎全部以原药排出。柳氮磺吡啶在肠道微生物作用下分解成 5-氨基水杨酸和磺胺吡啶,其中磺胺吡啶在药物分子中主要起载体作用,5-氨基水杨酸有抗炎和免疫抑制作用,能抑制溃疡性结肠炎的急性发作并延长其缓解期。临床用于治疗轻、中度溃疡性结肠炎及类风湿关节炎。

在寻找高效抑菌磺胺类药物的同时,从磺胺类药物在临床应用时观察到的副作用,启发人们通过结构改造发现一些具有利尿、降压和降血糖作用的磺胺类药物,使磺胺类药物的临床应用超越了治疗细菌性疾病的范畴,得到了进一步的扩展。

磺胺类药物的作用机制有许多学说,其中 Wood-Fields 学说获得公认,并且已被实验所证实。Wood-Fields 学说认为磺胺类药物能与细菌生长所必需的对氨基苯甲酸(PABA)产生竞争性拮抗,干扰细菌酶系统对 PABA 的利用,PABA 是叶酸(folic acid)的组成部分,叶酸为微生物生长所必需的物质,也是构成体内叶酸辅酶的基本原料。PABA 在二氢叶酸合成酶的催化下,与二氢蝶啶焦磷酸酯合成二氢叶酸,再在二氢叶酸还原酶的作用下还原成四氢叶酸,为细菌合成核酸提供叶酸辅酶。磺胺类药物之所以能和 PABA 竞争性拮抗,是由于两者分子大小和电荷分布极为相似的缘故。

PABA

磺胺类药物

由于磺胺类药物和 PABA 的这种类似性,使得在二氢叶酸的生物合成中,磺胺类药物可以取代叶酸结构中 PABA 的位置,生成无功能的化合物,妨碍了二氢叶酸的合成。磺胺类药物与 PABA 竞争性拮抗的结果使微生物的 DNA、RNA 及蛋白质的合成受到干扰,影响了细菌的生长繁殖。人体可以从食物中摄取二氢叶酸,因此,不受磺胺类药物的影响。凡需自身合成二氢叶酸的微生物对磺胺类药物都敏感(图 16-5)。

Wood-Fields 学说开辟了从代谢拮抗(即抗代谢)寻找新药的途径。代谢拮抗概念已广泛应用于抗菌、抗肿瘤及抗疟等药物的设计中。

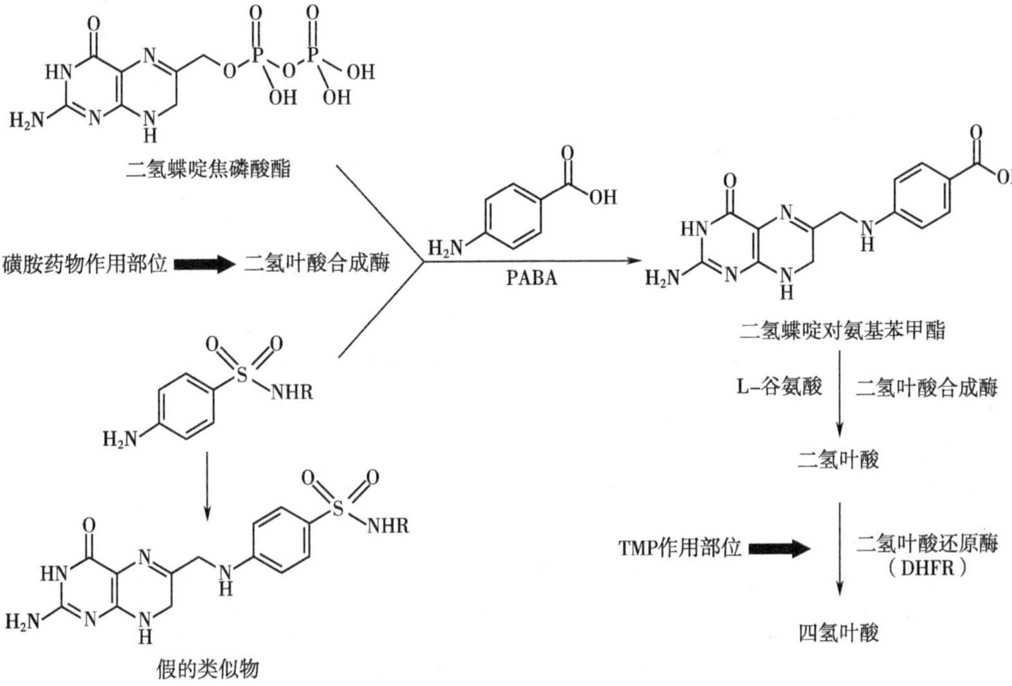

图 16-5 磺胺类药物的作用机制

磺胺甲噁唑（sulfamethoxazole）

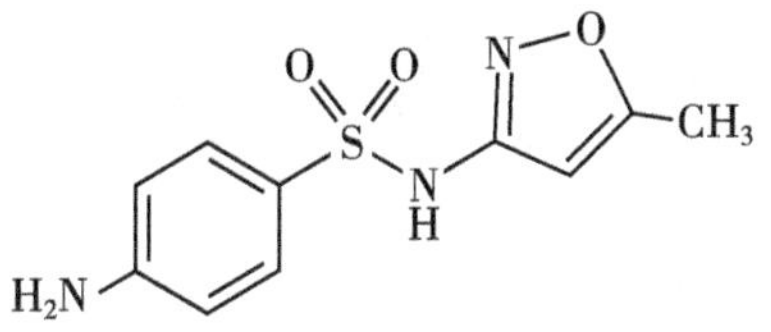

化学名为 N-（5- 甲基 -3- 异噁唑基）-4- 氨基苯磺酰胺（4-amino-N-（5-methyl-3-isoxazolyl）benzenesulfonamide），又名新诺明（sinomin）。

本品为白色结晶性粉末，无臭，味微苦。在水中几乎不溶，在稀盐酸、氢氧化钠试液或氨试液中易溶。mp.168～172℃。

磺胺类药物具有共同的母体结构，都具有芳伯氨基和磺酰胺基，因此具有以下共性：

1. 磺酰胺基的性质

（1）酸性：由于磺酰基的强吸电子性，使 N_1 上电子云密度降低，易释放出质子而呈酸性。利用其酸性可以将其制成钠盐，易溶于水，可配制水剂。但其酸性大多比碳酸（pK_a 6.37）还弱，钠盐水溶液易吸收空气中的 CO_2 而使 pH 降低，使磺胺类药物游离而析出沉淀，在配制溶液时应注意。

（2）金属离子取代反应：磺酰胺基的氢原子可被金属离子（银、钴、铜等）所取代，生成不同颜色的难溶性金属盐沉淀。如磺胺甲噁唑呈草绿色，磺胺醋酰钠呈蓝绿色，磺胺嘧啶呈黄绿色（放置转成紫色）。

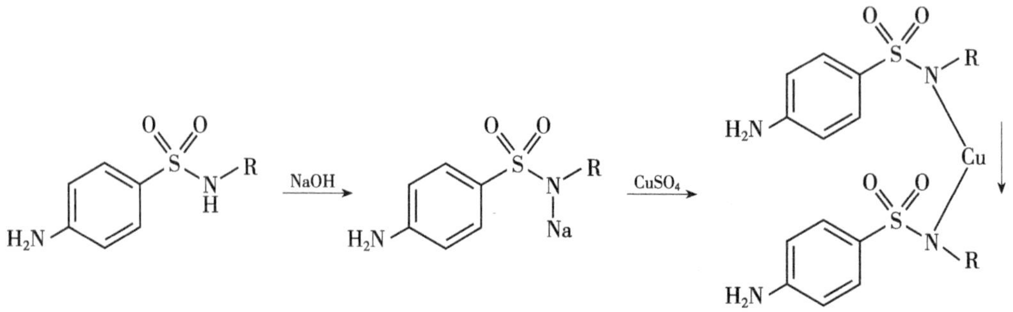

（3）磺酰胺基不易发生水解反应，比较稳定。磺酰胺基的结构近似四面体，硫原子处于中心位置，整个基团的电子极化度较小（不如酯或酰胺近似平面结构而极化度较大），不易受到 H^+ 或 OH^- 的进攻，故不易水解。

2. 芳伯氨基的性质

（1）弱碱性：由于对位磺酰胺基吸电子的影响，使芳伯氨基的碱性比苯胺还弱，虽能溶于盐酸中，但不能形成稳定的盐。

（2）自动氧化：一般游离的磺胺类药物比较不易发生自动氧化，而其钠盐则较易被氧化，在日光及重金属催化下，氧化反应能加速进行，氧化产物多为偶氮化合物及氧化偶氮化合物。因此磺胺类药物的钠盐注射液需加 0.1% 硫代硫酸钠溶液作为抗氧剂，安瓿内充 N_2 以隔绝空气。

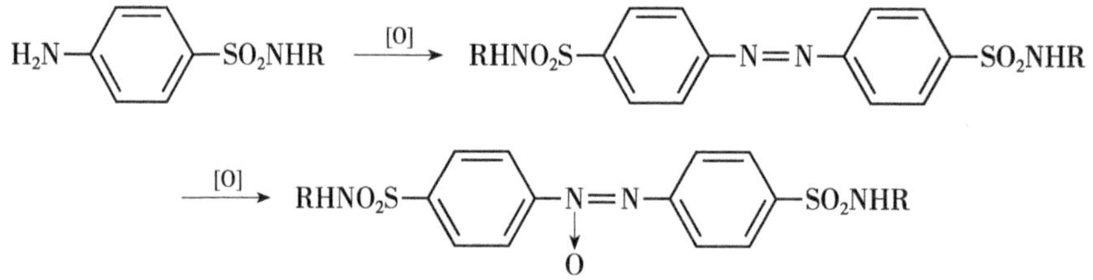

（3）重氮化偶合反应：磺胺类药物在酸性溶液中，与亚硝酸钠定量地完成重氮化反应而生成重氮盐，故可用标准亚硝酸钠溶液进行滴定，以永停终点法指示终点。这是目前测定磺胺类药物含量的常用法。重氮盐在碱性条件下与 β- 萘酚进行偶合反应，生成橙红色偶氮化物，可作本类药物的鉴别反应。

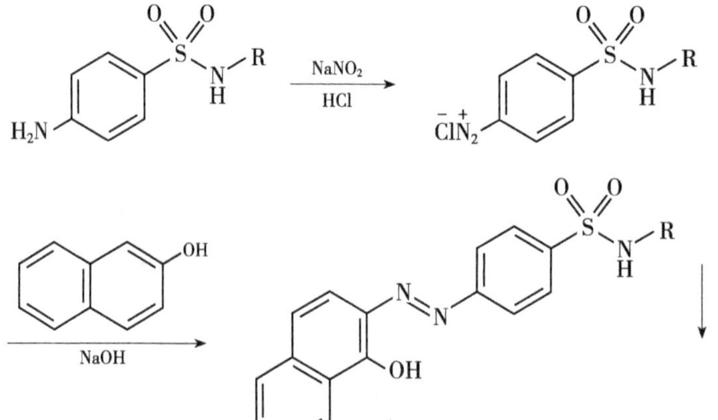

本品口服易吸收，排泄较慢，半衰期为 6～12 小时，在尿中乙酰化率较高（60%），乙酰化物溶解度低，易在肾小管中析出结晶，造成尿路损伤，引起结晶尿、血尿等。故长期服用时需与碳酸氢钠同服以碱化尿液，提高乙酰化物在尿中的溶解度。

本品抗菌作用较强，用于急性支气管炎、肺部感染、尿路感染、伤寒、细菌性痢疾（菌痢）等，疗效与氨苄西林、氯霉素、四环素等相近。与抗菌增效剂甲氧苄啶联合应用时，抗菌作用增强，为目前应用较广的磺胺类药物，其复方制剂称为复方新诺明。

本品能通过胎盘进入胎儿循环，并以低浓度分泌至乳汁，因此孕妇及哺乳期妇女用药应予注意。

通过对大量磺胺类药物的结构与抑菌活性的研究，总结出构效关系如下。

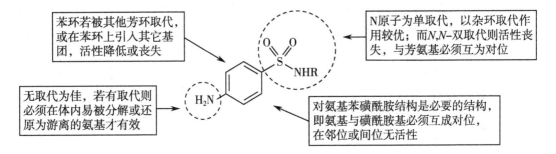

甲氧苄啶（trimethoprim）

化学名为 5-[（3，4，5- 三甲氧基苯基）- 甲基]-2，4- 嘧啶二胺（5-[（3，4，5-trimethoxyphenyl）methyl]-2，4-pyrimidinediamine），又名甲氧苄氨嘧啶，TMP。

本品为白色或类白色结晶性粉末，无臭，味苦。在三氯甲烷中略溶，在乙醇或丙酮中微溶，在水中几乎不溶，在冰醋酸中易溶。mp. 199～203℃。

本品具弱碱性，加稀硫酸溶解后，加入碘 - 碘化钾试液即生成棕褐色沉淀。本品分子中具芳伯氨基结构，在空气中易发生自动氧化，在日光及重金属催化下，氧化加速。因此，本品应避光，密封保存。

由于本品几乎不溶于水，故配制注射剂时一般制成乳酸盐而溶于水，其 pH 为 3.5～5.5，为了保证其稳定性，当与碱性药物合用时，应注意配伍变化。

本品是在研究 5- 取代 -2，4- 二氨基嘧啶类化合物对二氢叶酸还原酶的抑制作用时发现的广谱抗菌药。其抗菌机制是能可逆性地抑制二氢叶酸还原酶，使二氢叶酸还原为四氢叶酸的过程受阻，影响辅酶 F 的形成，从而影响微生物 DNA、RNA 及蛋白质的合成。与磺胺类药物合用，可使细菌的叶酸代谢被双重阻断，增强磺胺类药物的抗菌作用达数倍至数十倍，甚至有杀菌作用。而且，可减少耐药菌株的产生，对磺胺类药物已经有耐药的菌株也可被抑制。本品还可增强多种抗生素（如四环素、庆大霉素）的抗菌作用。

本品口服后几乎可完全迅速吸收，广泛分布于全身组织和体液，其在胃、肝、肺、前列腺及阴道分泌液的浓度，多高于血药浓度，在脑脊液的浓度可达血药浓度的 1/4～1/2，半衰期为 8～11 小时。本品 10%～20% 在肝中代谢，大部分原药由尿排出。该药可通过胎盘，并分泌于乳汁。

本品的抗菌谱和磺胺类药物相似，抗菌作用强，对多种革兰阳性和阴性菌有效。最低抑菌浓度常低于 10mg/L，单用时易产生耐药性。人和动物辅酶 F 的合成过程与微生物相同，本品对人和动物的二氢叶酸还原酶的亲和力要比对微生物的二氢叶酸还原酶的亲和力弱 10 000～60 000 倍，所以，对人和动物的影响很少，其毒性也较微弱。

本品因易致耐药性，不单独使用，多与磺胺类如磺胺甲噁唑或磺胺嘧啶合用，治疗呼吸道感染、尿路感染、肠道感染和脑膜炎、败血症等。对伤寒、副伤寒疗效不低于氨苄西林，也可以与长效磺胺合用，用于耐药恶性疟的防治。本品不宜与抗肿瘤药及其他叶酸拮抗剂（如甲氨蝶呤）等同时服用。

溴莫普林（brodimoprim）为甲氧苄啶结构修饰的衍生物，对二氢叶酸还原酶的亲和力比甲氧苄啶强 2 倍，对部分甲氧苄啶耐药菌仍有作用。抗菌谱比甲氧苄啶广，抗菌作用也较强，对革兰阴性菌、革兰阳性菌以及某些厌氧菌均有活性，与磺胺类药物联用，抗菌作用可增强数倍到数百倍。

溴莫普林（brodimoprim）

案例分析

案例：某男，45 岁，腹泻 1 天，诊断为急性肠炎，医生开具处方：复方新诺明、干酵母。作为药师，你认为该处方是否合理？

分析：干酵母除了含有维生素 B 族外，尚含有对氨基苯甲酸。磺胺药通过与对氨基苯甲酸竞争二氢叶酸合成酶阻断二氢叶酸的合成，从而发挥作用。若是同用磺胺甲噁唑和干酵母，干酵母中的对氨基苯甲酸会干扰前者的抗菌作用，使作用减弱，故两药不可同用。

第三节 抗 结 核 药

结核病对人类的危害已有数千年历史，是全球关注的公共卫生问题和社会问题。结核病是由结核分枝杆菌感染而引起的慢性传染性疾病，可累及全身多个器官，其中以肺结核最常见。因结核分枝杆菌体内含有大量类脂质，占结核分枝杆菌干重的 40%，并以细胞壁含量最多，因此对醇、酸、碱和某些消毒剂具有高度的稳定性。另外，结核分枝杆菌无运动能力，其最快分裂增殖速度为 18 小时一代，较一般的细菌生长周期长，因此用药周期长。

目前常用的抗结核药按其来源可分为抗结核抗生素（antitubercular antibiotics）和合成抗结核药（synthetic antitubercular agents）。

案例分析

案例：某女，21岁，有10年的结核病史。早在11岁时，被诊断为肺结核，正规治疗3个月后，症状均已消失，此后断断续续服药2个月。3个月后，结核病复发。之后的几年，结核病反复无常。最后检查发现，已对5种主要的抗结核药全部耐药，属于极难治愈的多药耐药结核病患者。试分析。

分析：结核病的治疗应遵照以下5条原则：①早期；②联用；③适量；④规律；⑤全程。目前我国主要采用短期强化治疗，由药师全程督导，疗程一般在6~8个月，否则易造成结核菌耐药，成为难以治愈的耐药结核病，而耐药结核病的治愈率不到40%。

一、抗结核抗生素

抗结核抗生素主要有硫酸链霉素（streptomycin sulfate）、利福霉素（rifamycin）、环丝氨酸（cycloserine）、紫霉素（viomycin）和卷曲霉素（capreomycin）等。

利福霉素类抗生素是由地中海链霉菌（*Streptomyces mediterranci*）发酵液产生的一类抗生素，具有广谱抗菌作用，对结核分枝杆菌、麻风分枝杆菌、链球菌、肺炎链球菌等革兰阳性菌有效。天然的利福霉素有 A、B、C、D、E 等物质，均为碱性，性质不稳定，仅利福霉素 B 分离得到纯品。化学结构为 27 个碳原子构成的大环内酰胺，其环内是由 1 个萘核构成的平面芳香核和 1 个立体脂肪链相连构成的桥环。利福霉素类抗生素结构见图 16-6。

	R	R₁
利福霉素B（rifamycins B）	$-OCH_2COOH$	$-H$
利福霉素SV（rifamycins SV）	$-OH$	$-H$
利福平（rifampicin）	$-OH$	
利福米特（rifamide）	$-OCH_2CON(C_2H_5)_2$	$-H$
利福定（rifandin）	$-OH$	
利福喷丁（rifapentine）	$-OH$	
利福布汀（rifabutin）		

图 16-6 利福霉素及其衍生物

利福霉素 B（rifamycins B）的抗菌活性很弱，经过对 9 位取代基的改造得到利福霉素 SV（rifamycins SV）及利福米特（rifamide），这两个衍生物虽然对结核分枝杆菌的作用有所增强，但口服吸收较差。为了寻找口服吸收好、抗菌谱广、长效和高效的抗结核药，用利福霉素 SV 与 1- 甲基 -4- 氨基哌嗪形成腙，得到利福平（rifampicin），其抗结核活性比利福霉素高 32 倍，但其耐药性出现较快。以利福平为基础，将其哌嗪环上的甲基用异丁基及环戊烷基取代分别得到利福定（rifandin）和利福喷汀（rifapentine）。

利福喷汀于 1998 年在美国获得批准用于治疗结核病,又名环戊哌利福霉素。其抗菌谱与利福平相似,但抗结核分枝杆菌作用比利福平约强 2～10 倍。口服吸收较好。半衰期平均为 18 小时,每周服药 1～2 次,为长效药物。对人体组织穿透力强,广泛分布于全身组织及体液,以肝脏中浓度最高,肾、肺等组织中含量也较高,但不易透过血 - 脑脊液屏障。主要在肝内酯酶作用下去乙酰化,生成 25- 去乙酰利福平。大部分以原形及代谢物形式自粪便排泄,仅部分由尿中排出。与其他抗结核药联合用于各种结核病的初治与复治,但不宜用于结核性脑膜炎的治疗。

利福布汀(rifabutin)为一个含有螺哌嗪基的利福霉素衍生物,具广谱抗菌活性。1992 年被批准上市,对结核分枝杆菌的抑制作用比利福平约强 4 倍。相对于其他利福霉素类药物,具有高度的亲脂性和较弱的 CYP450 酶诱导作用,因此耐药发生率相对较低。主要用于结核分枝杆菌的肺部感染,对利福平耐药的结核分枝杆菌有效,可用于多药耐药、复治结核病及 HIV 患者鸟胞内分枝杆菌复合体(MAC)感染的散播。

利福霉素类抗生素作用靶点为 RNA 聚合酶的 β- 亚单位,其作用机制是能与结核分枝杆菌敏感的 DNA 依赖性 RNA 聚合酶(DNA-dependent RNA polymerase,DDRP)形成稳定的复合物,DDRP 的抑制导致 RNA 起始链合成被阻断而发挥杀菌作用。DDRP 是一个含有两个锌原子的酶,药物萘核结构上的 π-π 键合到 DDRP 蛋白质的芳香氨基酸的芳核上,C-5 和 C-6 上的氧原子与锌原子螯合,同时 C-17 和 C-19 上的氧原子与 DDRP 形成较强的氢键,从而抑制该酶的活性,但是来自其他细胞的 RNA 聚合酶不与其结合,故对其他 RNA 合成没有影响。另外,有研究表明,细菌对此类抗生素可迅速产生耐药性,其耐药均为 RNA 聚合酶基因 *rpoB* 的 503～507 编码突变。

对利福霉素及其衍生物的构效关系研究表明:C-5、C-6、C-17 和 C-19 上应存在自由羟基,如果乙酰化则活性消失;大环中的双键被还原,活性降低,大环被打开也将失去活性;C-8 上引入不同取代基(如亚胺基、肟、腙等)可使活性增强。

其他抗结核抗生素包括环丝氨酸(cycloserine)、紫霉素(viomycin)和卷曲霉素(capreomycin)等。环丝氨酸除抗结核分枝杆菌外,对革兰阳性菌、革兰阴性菌、立克次体也有抑制作用。临床上主要用于耐药结核分枝杆菌感染的治疗。紫霉素和卷曲霉素为二线抗结核药,主要用于链霉素和异烟肼治疗无效的患者,并常与其他抗结核药联合应用。

卷曲霉素IA(capreomycin IA)R=OH
卷曲霉素IB(capreomycin IB)R=H

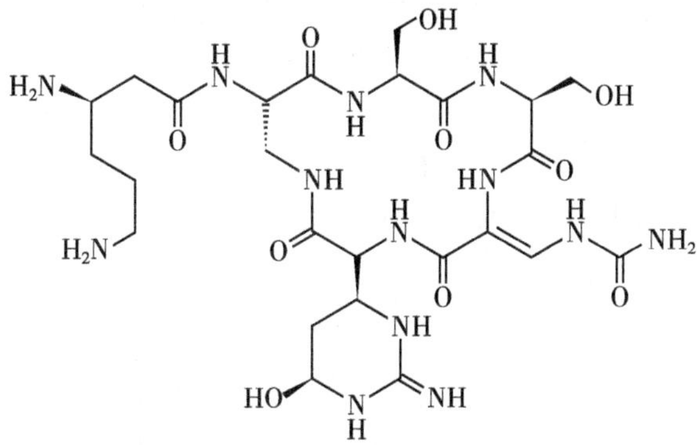

紫霉素（viomycin） 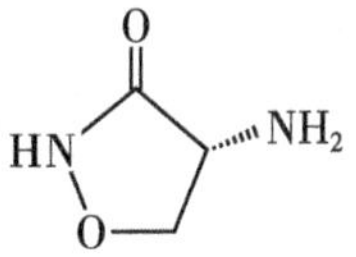　　　　　　　　　　　　环丝氨酸（cycloserin）

利福平（rifampicin）

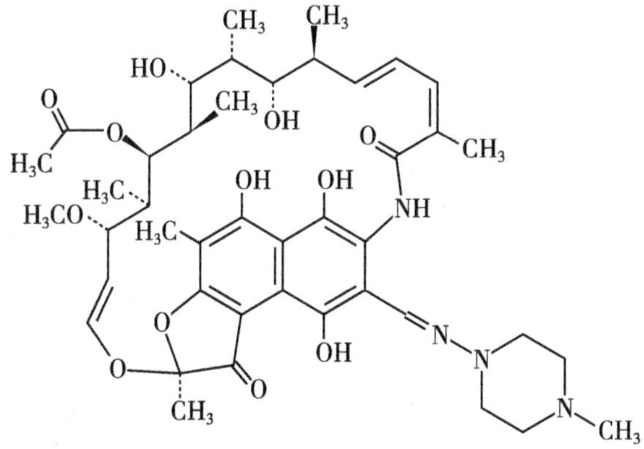

化学名为 3-[[（4-甲基-1-哌嗪基）亚氨基]甲基]利福霉素（3-[[（4-methyl-1-piperazinyl）imino]methyl]rifamycin），别名甲哌利福霉素。

本品为鲜红色或暗红色结晶性粉末，在 183～188℃ 分解。经不同溶剂重结晶得到两种晶型，Ⅰ型结晶稳定性较好，抗结核活性也高。易溶于三氯甲烷和二甲亚砜，溶于乙酸乙酯、甲醇和四氢呋喃。含有萘酚结构，因此本品对光敏感，遇光易变质，水溶液易氧化损失效价。

本品是从利福霉素 B 得到的一种半合成抗生素。由 27 个碳原子组成的大环内酰胺，分子中含 1，4-萘二酚结构，在碱性条件下易氧化成醌类化合物；其醛缩氨基哌嗪在强酸中易在 C＝N 处分解，成为醛基和氨基哌嗪两个化合物，故本品应保持在 pH 4～6.5 范围内储存。

本品在肠道中迅速被吸收，但食物可以干扰这种吸收，应空腹服用。主要代谢物为 C-21 的酯键水解，生成去乙酰基利福平，它虽然仍有抗菌活性，但仅为本品的 1/10～1/8，在尿中与葡萄糖醛酸结合；本品的另一个代谢物在 C＝N 处水解，形成无活性的 3-醛基利福霉素。另外，本品是酶的诱导剂，可透导肝药酶，加快自身及其他药物的代谢，因此，最初两周内连续服药可导致进行性血药浓度下降和半衰期缩短，但经一定时间后，血药浓度即能相对稳定。本品在肾功能减退的患者中无累积。服用本品期间，尿液、粪便、唾液、泪液、痰液及汗液可出现橘红色，其原因是本品及代谢产物均具色素基团，经排泄作用所致。

本品主要经胆汁排泄，因此能干扰胆红素和葡萄糖醛酸的结合和排泄，导致血中胆红素增高,引起黄疸;利福平还能够抑制仅在人肝脏组织中特异性表达的一种有机阴离子转运蛋白 OATP1B1 的活性,这是利福平导致毒副反应的重要原因。

本品经常与其他抗结核药联合应用,用于各种结核病的初治与复治,与异烟肼、乙胺丁醇合用有协同作用,可延缓耐药性的产生,属于一线抗结核药;也可用于麻风病和厌氧菌感染。不良反应主要有:白细胞、血小板减少,肝脏转氨酶升高,皮疹,胃肠道反应,头晕,失眠等。

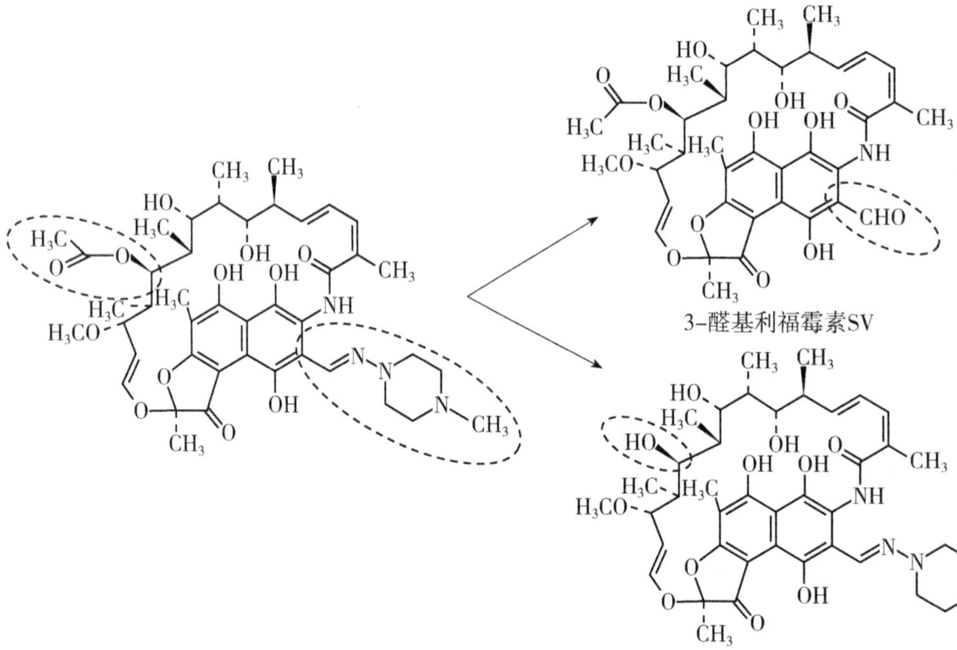

3-醛基利福霉素SV

去乙酰基利福平

知识链接

利福平的多晶型现象

药物分子之间及其与溶剂分子之间的相互作用与结合方式不同,导致药物分子相对排列发生变化,从而使药物晶体具有两种或两种以上的空间结构和晶胞常数,即产生药物的多晶型现象。利福平分子中有—OH、—C=O、—NH等基团,可在利福平分子间、分子内、分子与溶剂间形成氢键,因此随着工艺条件的不同而产生不同的晶型:Ⅰ型和Ⅱ型两种晶体,Ⅰ型晶体在丁醇中结晶,为鲜红色、长针状晶型;Ⅱ型晶体在丙酮中结晶,为暗红色、多面体晶型。利福平胶囊中的利福平主要为Ⅰ型结晶,质量较稳定。

二、合成抗结核药

合成抗结核药主要包括异烟肼(isoniazid)、对氨基水杨酸(paraaminosalicylic acid)、乙胺丁醇(ethambutol)、吡嗪酰胺(pyrazinamide)和乙硫异烟胺(ethionamide)等。

异烟肼与醛缩合生成腙后的药用衍生物有异烟腙（ftivazide）、葡烟腙（glyconiazid）、丙酮酸异烟腙钙（pyruvic acid calcium ftivazide）（图 16-7）。异烟腙的毒性比异烟肼小，不良反应较少见，但抗菌作用稍差（最低抑菌浓度为 0.13mg/L），与异烟肼有交叉耐药性，临床上仅在使用异烟肼产生不良反应时使用，常与乙胺丁醇、乙硫异烟胺合用，与维生素 B_6 合用可预防和减少不良反应。其他异烟肼衍生物目前在临床上已经少见使用。

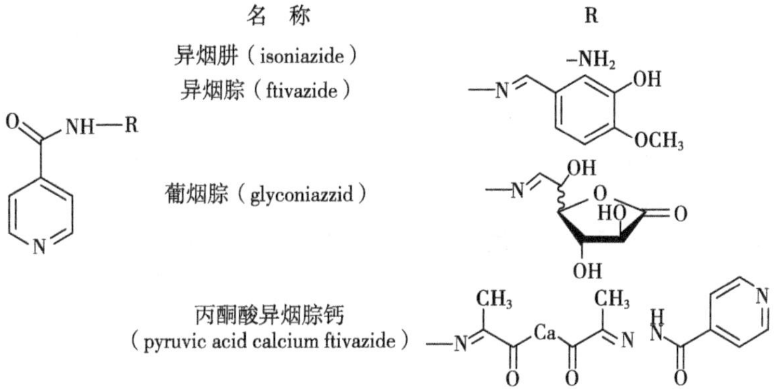

图 16-7 异烟肼及其衍生物

对氨基水杨酸（par-aaminosalicylic acid，PAS）是依据代谢拮抗原理于 1946 年被发现的，其作用机制是与对氨基苯甲酸竞争二氢叶酸合成酶，使二氢叶酸的合成发生障碍，蛋白质合成受阻，致使结核分枝杆菌不能生长和繁殖。当本品与异烟肼合用时，发现本品作为乙酰化的底物，能减少异烟肼的乙酰化，即增加异烟肼在血浆中的水平。基于此点，将对氨基水杨酸与异烟肼制成复合物，为帕司烟肼（pasiniazid）。本品在肝中代谢，50% 以上经乙酰化成为无活性代谢物，85% 在 7～10 小时内经肾小球滤过和肾小管分泌迅速排出，14%～33% 以原形经肾排出。

单独应用时结核分枝杆菌能迅速产生耐药性，因此本品必须与其他抗结核药合用，本品常与链霉素和异烟肼合用，可延缓耐药性的产生。因影响利福平的吸收，导致利福平的血药浓度降低，故本品不与利福平合用。本品对不典型分枝杆菌无效，主要用作二线抗结核药。

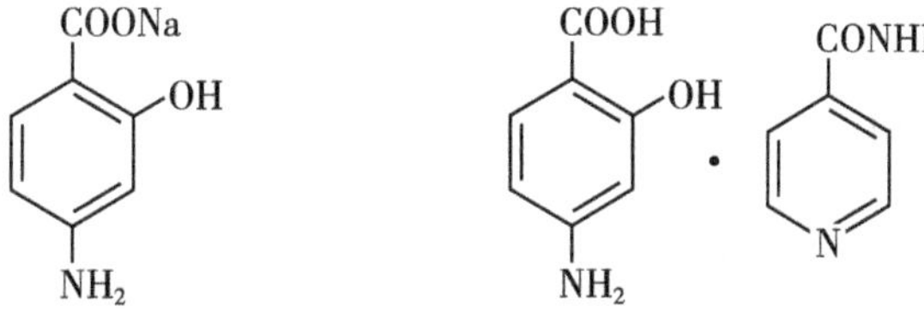

对氨基水杨酸钠（PAS-Na） 帕司烟肼（pasiniazid）

吡嗪酰胺（pyrazinamide）是研究烟酰胺时发现的抗结核分枝杆菌药，是烟酰胺的生物电子等排体，作为烟酰胺的抗代谢物，可干扰 DNA 合成而起到抗结核作用。尽管本品单独使用已出现耐药性，但在联合用药中仍发挥较好的作用，因此本品已经成为抗结核的一线药物。本品通过影响肝细胞的蛋白质合成环节，使肝细胞膜和细胞器受损，导致肝细胞变性、坏死，产生毒副作用。

乙硫异烟胺（ethionamide）为二线抗结核药，为吡嗪酰胺的类似物，其分子中的乙基可以被丙基取代，即丙硫异烟胺（prothionamide），两者对结核分枝杆菌都具有较好的活性。作用机制与异烟肼类似，被认为是前体药物，在体内经过氧化酶氧化成具有活性的亚砜化物。本品在联合用药中发挥较好作用，例如与异烟肼及其衍生物合用，可减少耐药性的发生。

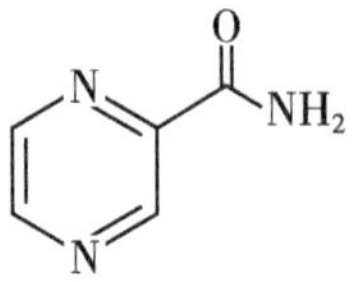

吡嗪酰胺（pyrazinamide） 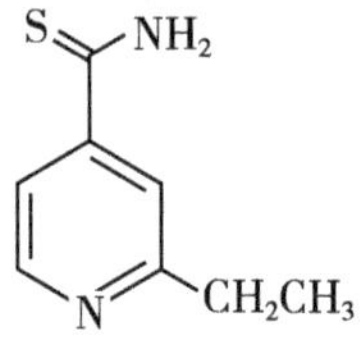 乙硫异烟胺（ethionamide） 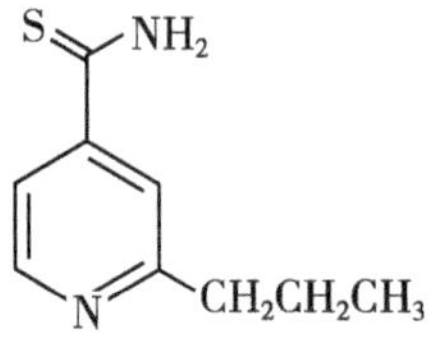 丙硫异烟胺（prothionamide）

异烟肼（isoniazid）

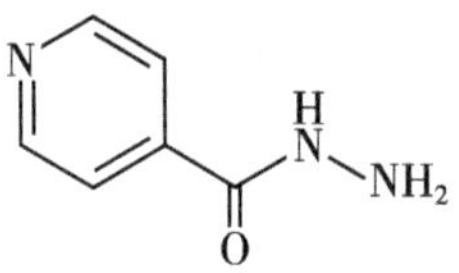

化学名为4-吡啶甲酰肼（4-pyridinecarboxylic acid hydrazide），别名雷米封（rimifon）。

本品为无色结晶或白色结晶性粉末，无臭，味微甜后苦。易溶于水，微溶于乙醇，几乎不溶于乙醚。mp. 170～173℃。临床上使用有片剂和粉针剂。

本品的酰肼结构不稳定，在酸或碱存在下均可水解产生肼，光、金属离子、湿度、pH 等都影响水解速率。游离肼的存在使毒性增加，不可再供药用，因此注射用应配成粉针剂，使用前再配成水溶液（pH 5～6）。由于分子中含有肼的结构，所以具有很强的还原性，可与多种弱的氧化剂如溴、碘、硝酸银等发生反应，生成异烟酸，放出氮气。例如，与氨制硝酸银溶液反应，可被氧化生成异烟酸，并有银镜生成，此反应可作为异烟肼的鉴别反应。

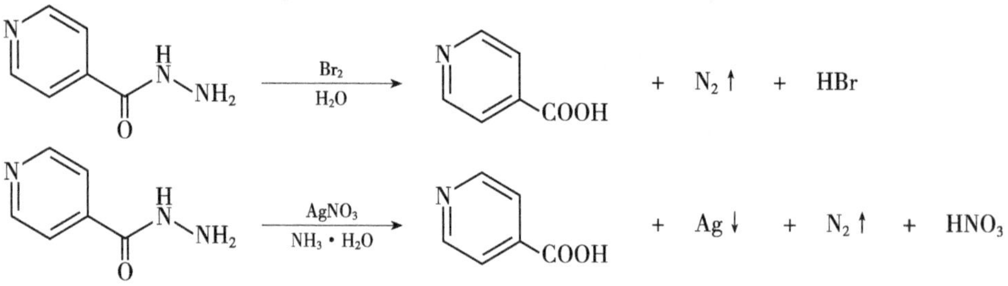

本品与铜离子、铁离子、锌离子等多种金属离子发生配位反应，形成有色配合物。如与铜离子在酸性条件下生成单分子配合物呈红色，在 pH 7.5 时，生成双分子配合物。因此微量金属离子的存在，可使异烟肼水溶液变色，故配制注射剂时，应避免与金属器皿接触。

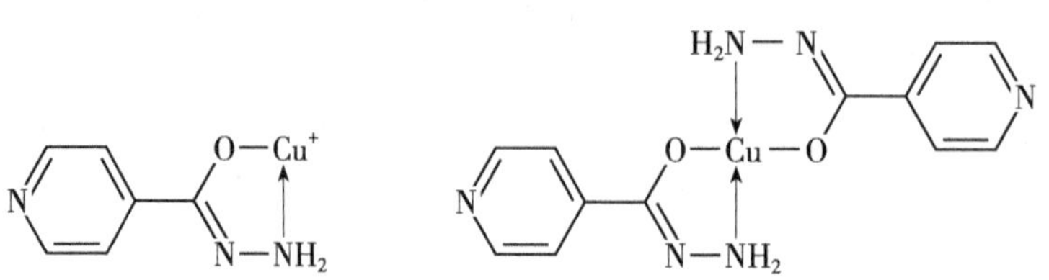

本品口服后可迅速被吸收，但食物和各种耐酸药物会干扰其吸收，因此应空腹服用。主要代谢物为 N- 乙酰异烟肼，活性为异烟肼的 1%，由尿排出。其代谢速率取决于 N- 乙酰化酶的数量及活性，因此对乙酰化速度较快的患者需要调节药物的使用剂量。本品的另一种代谢物为异烟酸和肼，尿中可以检出 20%～40% 的异烟酸和甘氨酸结合体。异烟酸也可是 N- 乙酰异烟肼水解的产物，在这种情况下，水解的第二种产物为乙酰肼，乙酰肼被 N- 乙酰转移酶酰化成二乙酰肼，乙酰肼被认为是 CYP450 的底物，其结果可导致引起肝坏死的乙酰肝蛋白的形成，这是在使用本品治疗过程中总伴有肝毒性的原因。

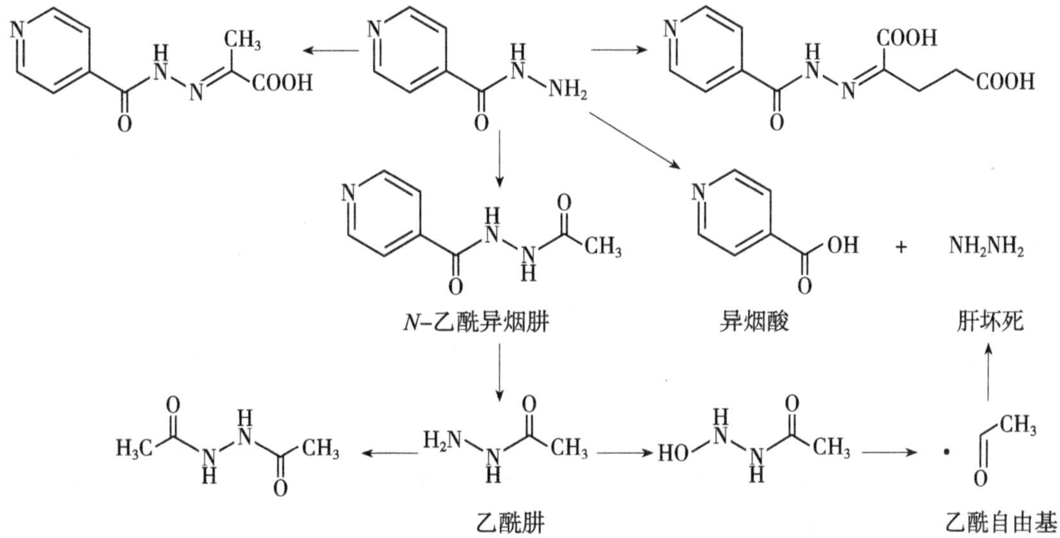

本品可用于治疗各种结核病。单独使用易产生耐药性，常与链霉素、对氨基水杨酸合用，既有协同作用，又可减少结核分枝杆菌的耐药性。

盐酸乙胺丁醇（ethambutol hydrochloride）

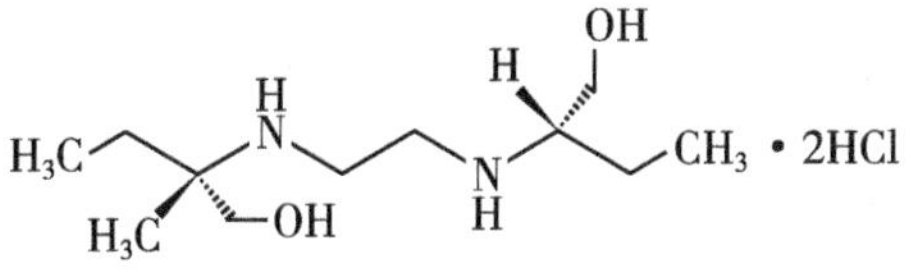

化学名为 [2R, 2[(S-(R, R)-R]-(+)-2, 2'-(1, 2- 乙二基二亚氨基)- 双 -1- 丁醇二盐酸盐 (2, 2'-(1, 2-ethanediyldiimino) bis-1-butanol dihydrochloride)。

本品为白色结晶性粉末，无臭或几乎无臭，略有引湿性。在水中极易溶解，在乙醇中略溶，在三氯甲烷中极微溶解，在乙醚中几乎不溶。mp. 199～204℃（熔融时同时分解）。

本品分子中含 2 个构型相同的手性碳，有 3 个旋光异构体，药用品为右旋体，右旋体的活性是左旋体的 200～500 倍，是内消旋体的 12 倍。

本品的氢氧化钠溶液与硫酸铜反应，生成深蓝色络合物，可用于鉴别。

本品是运用随机筛选方法得到的抗结核药，不仅能影响海藻糖 6, 6'- 二霉菌酸酯（TDM）的代谢和亚精胺的合成，而且最关键的作用靶点是通过抑制阿糖转移酶来阻断阿聚糖的合成。阿聚糖是构成结核分枝杆菌胞壁多糖阿拉伯半乳聚糖（AG）和脂阿拉伯甘露聚糖（LAM）的重要组成部分，本品阻断阿聚糖的合成会影响 AG 和 LAM 各自的聚合，使结核分枝杆菌无法生成完整的细胞壁，同时造成分枝菌酸的累积。

本品口服后容易被吸收（75%～85%）。大部分以原形药物直接排出（73%），有不超过15% 代谢物 A 或代谢物 B 出现在尿液中，这两种代谢产物均没有生物活性。

代谢物A

代谢物B

本品的构效关系研究表明，延长乙二胺链，取代氮原子，增加氮原子取代基的大小，改变乙醇基团的位置，这些变化都会降低或破坏其生物活性。制备的很多类似物中，没有一个比本品的活性高。

本品具有比异烟肼更广的抗菌谱，主要适用于治疗对异烟肼、链霉素有耐药性的结核分枝杆菌引起的各型肺结核及肺外结核，常与其他抗结核药联合应用。本品可引起视力障碍，用药时应高度警惕。

案例分析

案例： 男，62 岁，一周前无明显原因发热，体温 37.5℃左右，同时伴有咳嗽、血痰、消瘦、夜间盗汗，胸片示"右上肺结核"，PPD 提示阳性，丙氨酸氨基转移酶 112U/L，天门冬氨酸氨基转移酶 90U/L，肾功能正常。无结核病史、无家族遗传史、无药物过敏史。遵医嘱给予二级护理，结核病隔离，住院静脉滴注降酶药物 10 天，待转氨酶降至正常后，服用异烟肼 0.4g/d，利福平 0.45g/d，乙胺丁醇 0.75g/d，并同时服护肝药。1 周后复查肝、肾功能。作为药师，这种医嘱是否合理？

分析： 合理。抗结核药易导致药物性肝损伤，因此治疗前应先恢复肝功能。老年人服用链霉素易引起耳聋、眩晕，故以利福平、异烟肼、乙胺丁醇或吡嗪酰胺"三联"为佳。三者均有肝脏毒性反应，是毒性代谢产物所致，一般需同时服用护肝药。

第四节　抗真菌药

真菌感染是一种常见病，可引起皮肤、黏膜、皮下组织等浅表处的感染，例如：脚癣、股癣等；也可引起人体的黏膜深处、内脏、泌尿系统、脑和骨骼等深部组织的感染，前者称为浅表真菌感染，传染性强但危害相对较弱，而后者称为系统性真菌感染，又称为深部真菌感染,传染性小但危害性大,常可导致死亡。

广泛使用的抗生素、各种免疫抑制剂、皮质激素、放射治疗等使机体对真菌抵抗力下降;大型手术、器官移植使患者机体免疫系统损伤,这些均可增加深部真菌感染的可能性。近30年来,深部真菌感染增加了30倍,尤其在艾滋病患者中,真菌感染的发病率达到1/3,是直接的致死病因。临床上抗真菌药的大量使用,使真菌的耐药性也迅速发展,而有效的抗真菌药品种(尤其是对深部真菌感染有效的品种)非常有限,因此,抗真菌药的研发日益受到重视。

目前,临床上使用的抗真菌药(antifungal drugs)按结构和来源不同分为:①抗真菌抗生素;②唑类抗真菌药;③其他抗真菌药。

一、抗真菌抗生素

抗真菌抗生素(antifungal antibiotics)分为多烯和非多烯两类,见表16-12。在20世纪50年代中期以前,有效的抗真菌制剂只局限于局部外用的苯甲酸和水杨酸的混合物。对于一些深部真菌感染没有可靠的治疗方法。多烯类药物是第一类能有效对抗深部真菌感染的药物。

这些多烯类药物结构特点是含碳数目为12~14及35~37的大环内酯类。环内有独特的亲水和亲脂区域,亲水区包含几个醇羟基、一个羧基,通常还有一个氨基糖;亲脂区包含由4~7个共轭双键构成的药效团。大环内酯环内共轭双键的数目与其在体外的抗真菌活力直接相关,而与它对哺乳动物的毒性呈反相关。因结构中含有共轭多烯基团,此类药物性质不稳定,可被光、热、氧等迅速破坏。多烯类抗生素在水和一般有机溶剂中的溶解度较小,在二甲基甲酰胺、二甲亚砜、吡啶中溶解度较大。

固醇是真菌和哺乳动物细胞膜重要的结构成分,对细胞膜上酶和离子转运蛋白发挥正确的功能起着重要的作用。哺乳动物细胞膜的固醇是胆固醇,而真菌中则是麦角固醇。多烯类抗真菌抗生素的作用机制是该类药物与真菌细胞膜上的麦角固醇结合,形成跨膜的孔洞,改变真菌细胞膜的通透性,使得细胞内钾离子、核苷酸、氨基酸等外漏,导致真菌细胞最终死亡。多烯类抗生素对含麦角固醇膜的亲和力大于对胆固醇膜的10倍;另外,在不同类型的细胞中,多烯类抗生素作用机制不同,多烯分子可以单独插入含麦角固醇的膜,但要插入含胆固醇的膜则需要先形成多烯胶束,这就是它们对真菌细胞具有更强活性的基础。由于多烯类药物也可与细胞膜上的胆固醇结合,因此也有较强的不良反应。

表 16-12 常用的抗真菌抗生素

药物名称	药物结构	药理特点与用途
两性霉素 B amphotericin B		本品是一种七烯化合物,可以静脉注射,是治疗全身性、有致命危险的真菌感染的首选药物。副作用包括发热、寒战、血压过低、低钾血症、末梢管状酸中毒和严重的肾脏毒性

续表

药物名称	药物结构	药理特点与用途
制霉菌素 A1 nystatin A1	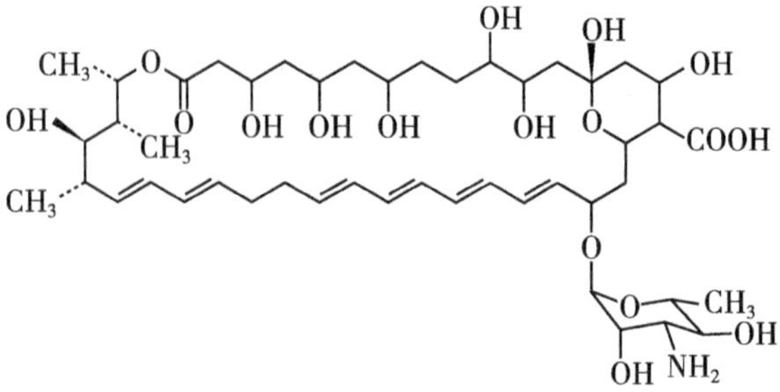	本品是一种共轭的四烯化合物，是第一个应用于临床的多烯类抗真菌药。毒性太强，所以不能用于全身治疗。可局部外用，治疗多种真菌感染。口服后，基本不会吸收，所以可以通过口服给药治疗口腔和胃肠道感染
曲古霉素 hachimycin	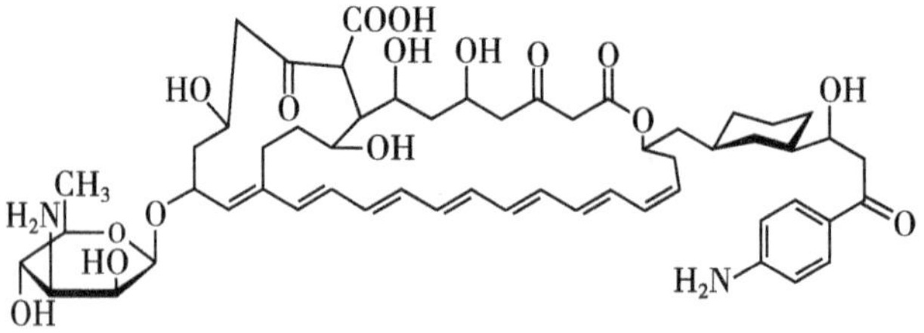	本品的作用机制、体内过程等与制霉菌素相似，抗真菌作用更强。此外对阴道滴虫、阿米巴原虫和梅毒螺旋体亦有抑制作用
灰黄霉素 griseofulvin	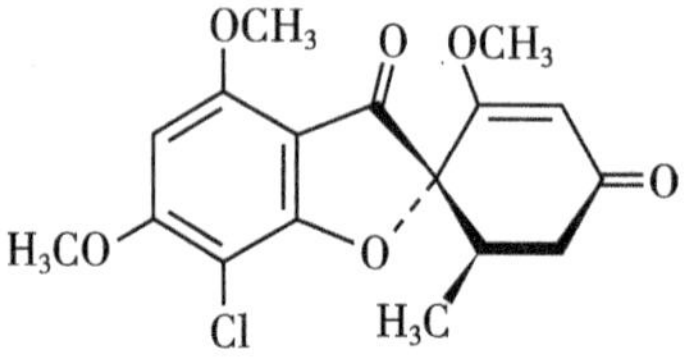	本品为非多烯类抗生素，主要用于浅表真菌感染
西卡宁 siccanin	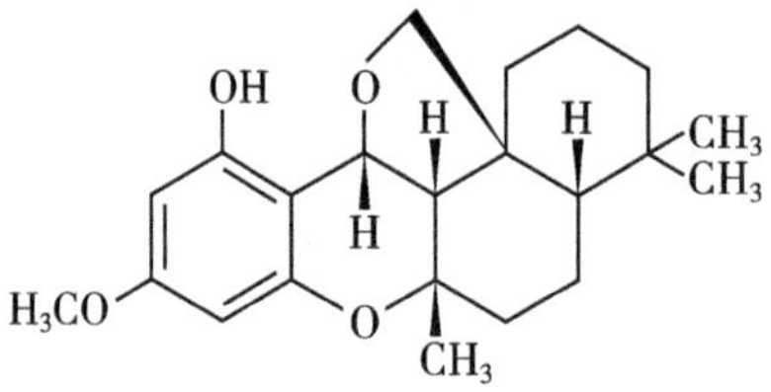	本品为非多烯类抗生素。临床多做成 1% 软膏或酊剂，外用治疗皮肤癣病，副作用较少，偶有局部刺激

知识链接

两性霉素 B

　　两性霉素 B 几乎对绝大部分真菌均有效。耐药菌株少见，价格较低，这使其得以在临床应用 40 多年仍显示出很高的实用价值，但因其明显的肾毒性和输注相关毒性（如发热、寒战、恶心等），推广应用受到了很大限制。为降低不良反应，国外近年来开发了三种脂质体剂型：两性霉素 B 脂质体、两性霉素 B 脂质体复合物（ABLC）和两性霉素 B 胶体分散剂（ABCD）。研究资料表明：此三种剂型药物在提高抗真菌活力的同时，显著减少了两性霉素 B 的毒性，特别是明显减少了肾毒性的发生率。另外，加单抗的两性霉素 B、加 PEG 及单抗的两性霉素 B 等新产品也将会有新的发展，以更好地供临床应用。

二、唑类抗真菌药

唑类抗真菌药（azole antifungal agents）是目前抗真菌药中最大的一类药物，发展于 20 世纪 60 年代的后期，不仅有外用的药物，而且还有口服和静脉注射用的药物，对于浅表和深部真菌感染均达到治疗效果。

唑类药物的化学结构特征是：分子中带有 1 个含有 2 个或 3 个氮原子的五元芳香环，并通过 N_1 连接到一侧链上，该侧链至少含有 1 个芳香环。其中五元芳香环上含 2 个氮原子的为咪唑类抗真菌药；含 3 个氮原子的为三唑类抗真菌药。目前，在临床上咪唑类药物主要供局部外用，三唑类药物可口服、注射用来治疗深部真菌感染。

唑类抗真菌药的作用机制是通过抑制真菌的 14α- 去甲基酶（CYP51）进而导致麦角固醇的生成受阻（图 16-8）。抑制 14α- 去甲基酶的结果是聚集到真菌细胞膜的固醇依然带有甲基基团，这些固醇没有正常的膜麦角固醇所具有的形状和物理特性，这会导致膜的渗透性改变，发生泄漏，并使膜中蛋白的功能失常，从而导致真菌细胞死亡。哺乳动物细胞膜中胆固醇的生物合成也需要 14α- 去甲基酶的参与，但由于唑类抗真菌药对不同来源的相同的酶抑制强度不同，因此含 14α- 甲基的固醇不会累积到人的细胞膜上。例如：来自白假丝酵母的 CYP51 酶，酮康唑（ketoconazole）的 IC_{50} 值为 $10^{-9}M$；人类来源的 CYP51 酶，酮康唑的 IC_{50} 值为 $10^{-6}M$，这为治疗提供了基础。

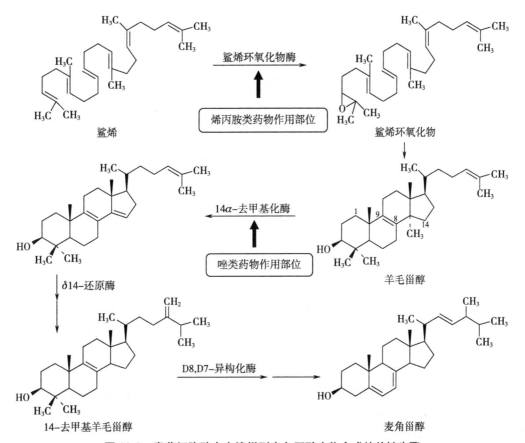

图 16-8 真菌细胞壁中由鲨烯到麦角固醇生物合成的关键步骤

（一）咪唑类药物

克霉唑（clotrimazole）、益康唑（econazole）和咪康唑（miconazole）是最早用于临床的咪唑类抗真菌药，在体外有较高的活性，是广谱的抗真菌药，对白假丝酵母、曲霉、新生隐球菌、芽生菌、球拟酵母等深部真菌和一些浅表真菌以及酵母等都有良好的抗菌作用，但在口服或静脉注射给药时，由于在体内很快代谢失活，导致较低的口服生物利用度和较差的持续血浆浓度，加之静脉给药时产生较高的毒副作用，与血浆蛋白较高的键合能力，从而造成血中游离的活性药物浓度比较低，使上述药物难以治疗深部真菌感染，目前在临床上主要治疗局部真菌感染。

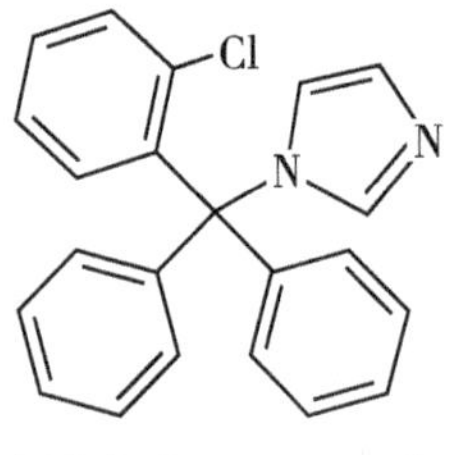

克霉唑（clotrimazole）

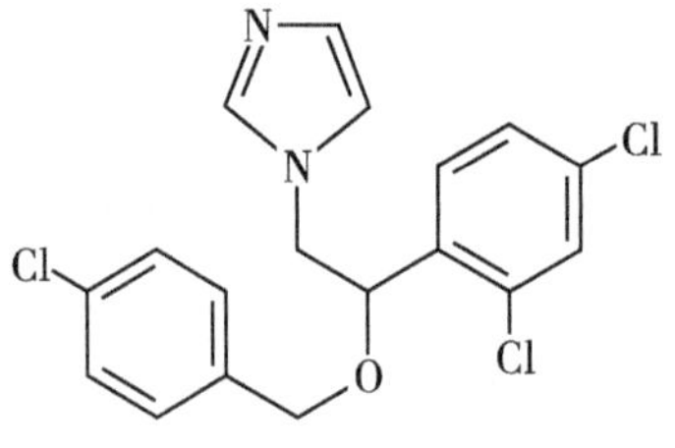

益康唑（econazole）

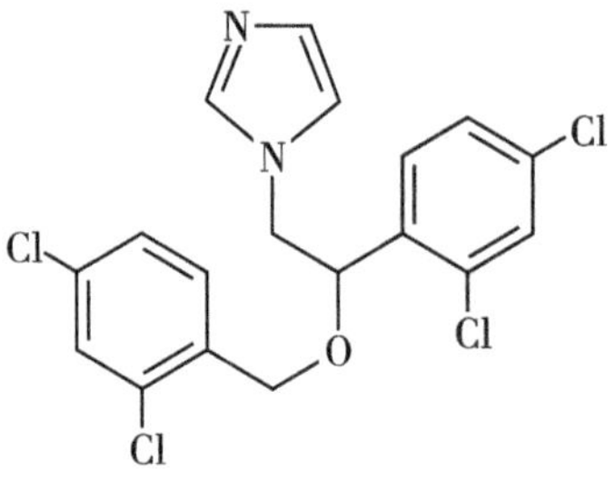

咪康唑（miconazole）

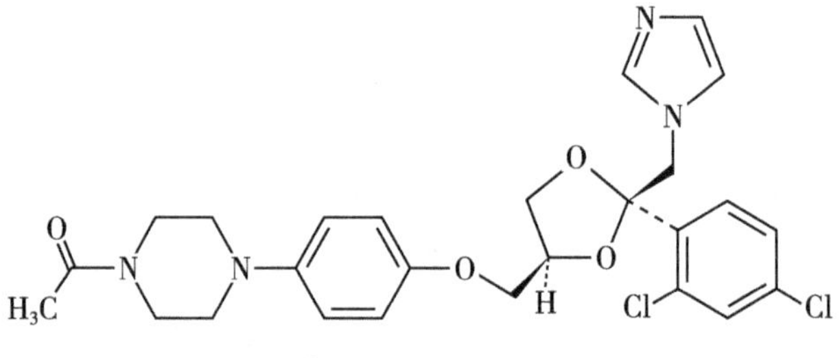

酮康唑（ketoconazole）

为进一步增加代谢稳定性，改善口服生物利用度和维持血浆药物浓度，人们对该类药物进行了进一步结构改造，得到了第一个可口服的咪唑类抗真菌药酮康唑。

案例分析

案例：某男，65岁，是一位接受免疫抑制治疗的心脏移植患者，正在服用环孢素和肾上腺皮质激素，体温37.5℃，口腔白斑，心排出量和肾功能正常，在血液和喉咙培养基中得到白假丝酵母。医嘱静脉缓慢滴注两性霉素 B。1天后，注射点产生严重的血栓性静脉炎。尽管咪康唑可以静脉给药，但是医生还是不愿意用它来治疗。作为药师，请分析原因。

分析：器官移植患者免疫系统受损伤，患有深部真菌感染。咪康唑可使环孢素的血药浓度增高，并可使肾毒性发生的危险性增加，仅在两性霉素 B 不能耐受时，作为替代药，严密观察并对血药浓度进行监测的情况下，才会考虑此两类药物的联合应用，静脉注射时也易形成血栓性静脉炎。

酮康唑（ketoconazole）

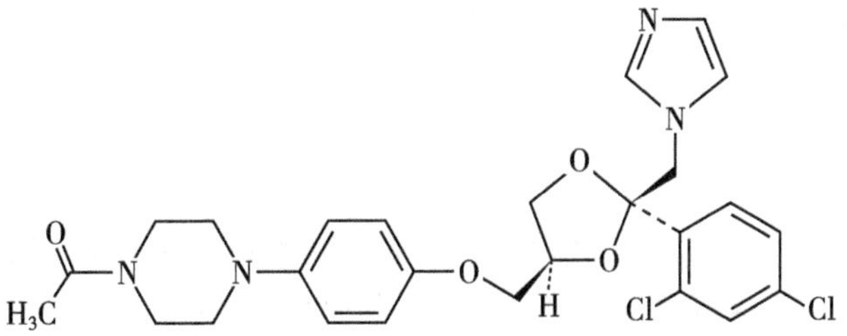

化学名为 1- 乙酰基 -4-[4-[2-（2，4- 二氯苯基)-2(1*H*- 咪唑 -1- 甲基)-1，3 二氧戊环 -4- 甲氧基]苯基]- 哌嗪（*cis*-1-acetyl-4-[4-[[2-（2，4-dichlorophenyl）-2-（1*H*-imidazol-1-ylmethyl)- 1，3-dioxolan-4-yl]methoxy]phenyl]piperazine）。

本品为类白色结晶性粉末，无臭，无味。在三氯甲烷中易溶，在甲醇中溶解，在乙醇中微溶，在水中几乎不溶。mp.147～151℃。

本品是第一个口服有效的唑类药物，首过代谢速率较其他唑类药物慢，但代谢速率快。在胃酸内溶解易吸收，吸收后在体内广泛分布。对血脑屏障穿透性差，脑脊液中药物浓度低于 1mg/L。餐后服用的生物利用度约为 75%，半衰期为 6.5～9 小时。在肝脏内代谢为数种无活性的产物。主要由胆汁排泄，由肾排出仅占给药量的 13%，其中有 2%～4% 以原形自尿中排出。

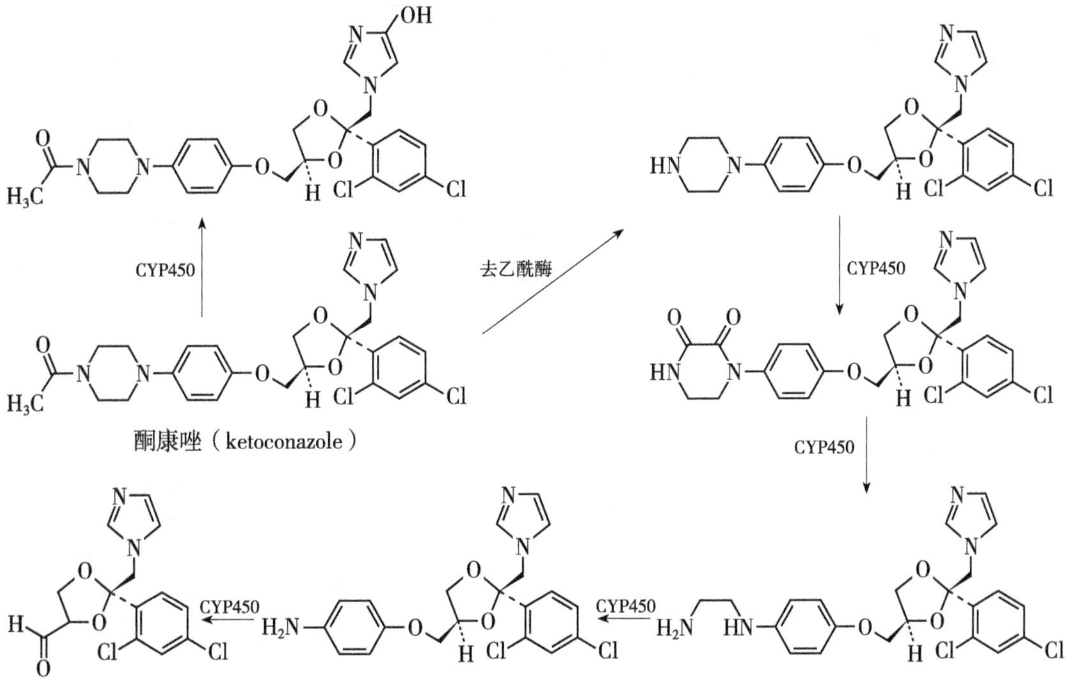

本品较其他咪唑类抗真菌药的优点在于，既可用于浅表真菌感染又可用于深部真菌感

染,既可口服又可外用,长期服用未见耐药菌株,对免疫功能低下的患者,还可预防真菌性疾病。但本品起效慢,生物利用度不定,副作用比较大,主要是肝脏毒性和对激素合成的抑制作用,限制了其在重症真菌病方面的应用。

案例分析

案例:某男,38岁,艾滋病患者,患有全身性假丝酵母感染,医生使用口服酮康唑来治疗。和其他艾滋病患者一样,患者体内胃酸缺乏,胃内 pH 大约为 4.4,作为药师,你认为患者胃酸缺乏是否会影响该药的生物利用度。

分析:正常胃液 pH 为 1.5,酮康唑有两个 pK_a,一个是芳伯胺 pK_a 为 2.9,碱性太弱,在 pH 很低的胃液下不能高度离子化;另一个是咪唑环 pK_a 为 6.5,它的存在对该药的生物利用度影响很大,在胃液低 pH 环境中,将使脂溶性的酮康唑溶解度大大提高。患者胃酸缺乏,会影响酮康唑的溶解度,从而降低了其生物利用度。

(二)三唑类药物

在对咪唑类药物研究时发现,咪唑基可能是引起这些化合物易于被代谢的主要原因。为了阻止其快速代谢,降低咪唑抗真菌药与人 CYP450 酶之间的相互作用,经过结构改造,研制出三唑类抗真菌药,其抗菌谱广,不同品种有差异,大部分具有良好的药代动力学特征,药物之间具有相互作用,见表 16-13。

表 16-13 常见的三唑类抗真菌药

药物名称	药物结构	药理特点与用途
氟康唑 fluconazole		本品是双三唑类化合物,1980 年上市,抗菌谱与酮康唑相似,作用强,可透过血脑屏障,是治疗深部真菌感染的首选药
伊曲康唑 itraconazole		本品是一种亲脂性的三唑类广谱抗真菌药,抗菌谱与氟康唑相似,同时对烟曲霉有抑制作用。口服吸收好,脂溶性比较强,半衰期约为 20 小时。临床用于深部真菌感染和浅表真菌感染,可治疗曲霉病

药物名称	药物结构	药理特点与用途
伏立康唑 voriconazole	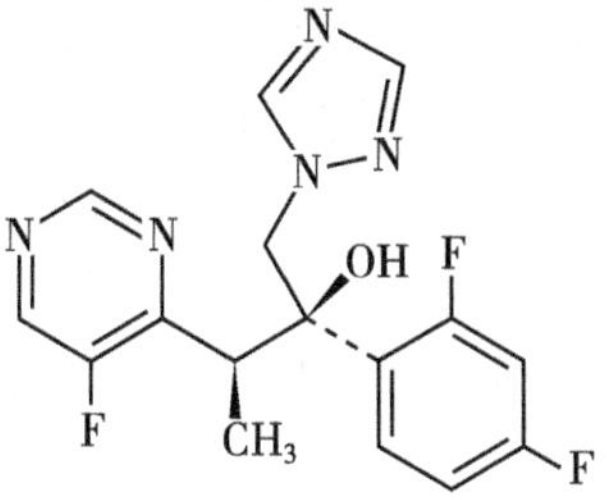	本品是一种广谱的三唑类抗真菌药，对耐氟康唑的克柔假丝酵母、光滑假丝酵母和白假丝酵母具有抗菌作用，对其他抗真菌药敏感性较低的菌属均有作用。治疗侵袭性曲霉病、耐药的假丝酵母引起的严重侵袭性感染、AIDS 进行性的并可能威胁生命的真菌感染
泊沙康唑 posaconazole	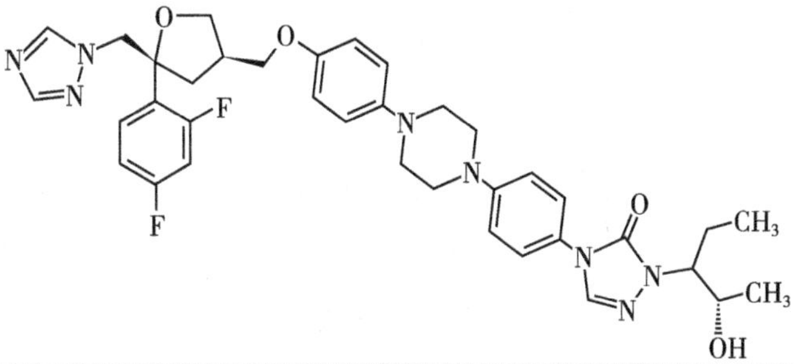	本品是伊曲康唑的衍生物，2006 年上市，属于第二代三唑类抗真菌药。比氟康唑和伊曲康唑能更有效地预防侵袭性曲霉感染并可降低侵袭性真菌感染相关的病死率

氟康唑（fluconazole）

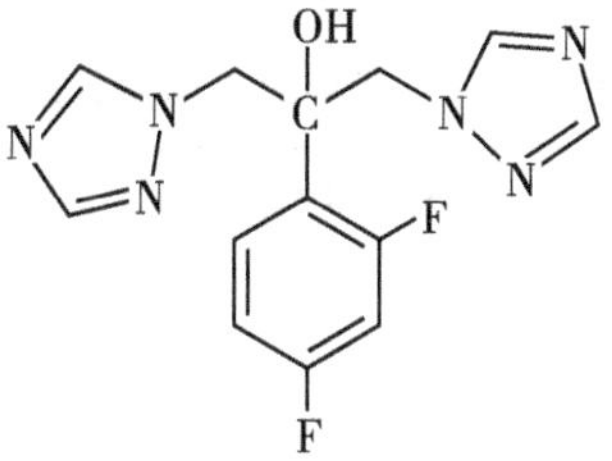

化学名为 α-（2, 4- 二氟苯基）-α-（1H-1, 2, 4- 三唑 -1- 基甲基）-1H-1, 2, 4- 三唑 -1- 基乙醇（α-（2, 4-difluorophenyl）-α-（1H-1, 2, 4-triazol-1-ylmethyl）-1H-1, 2, 4-triazole-1-ethanol），又名大扶康，三维康。

本品为白色或类白色结晶或结晶性粉末，无臭或微带特异臭，味苦。在甲醇中易溶，在乙醇中溶解，在二氯甲烷、水和醋酸中微溶，在乙醚中不溶。mp.137～141℃。

本品的抗菌作用机制是使真菌细胞失去正常的固醇，导致 14α- 甲基固醇在真菌细胞内蓄积，起到抑制真菌的作用。

本品口服吸收良好，且不受食物、抗酸药、H_2 受体阻断药的影响。空腹口服该品约可吸收给药量的 90%。半衰期为 27～37 小时，平均血药峰浓度（C_{max}）为 4.5～8mg/L。在体内广泛分布于皮肤、水疱液、腹腔液、痰液等组织体液中。本品少量在肝脏代谢，主要自肾排泄，以原形自尿中排出给药量的80%以上。

本品为氟代三唑类抗真菌药,抗菌谱与酮康唑相似,对白假丝酵母、大小孢子菌、新生隐球菌、表皮癣菌及荚膜组织胞浆菌等均有较强抗菌活性。本品体外无活性,但体内抗真菌活性是酮康唑的5～20倍,与蛋白结合率较低(11%～12%),生物利用度高并可穿透血脑屏障。对脑膜炎患者来说,脑脊液中该品的浓度可达血药浓度的54%～85%。

本品是治疗深部真菌感染的首选药,临床主要用于阴道假丝酵母病、鹅口疮、萎缩性口腔假丝酵母病、真菌性脑膜炎、肺部真菌感染、腹部真菌感染、泌尿道真菌感染及皮肤真菌感染等。

唑类抗真菌药的构效关系如下:

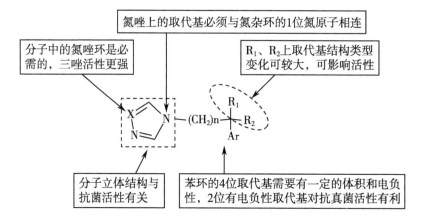

三、其他类药物

其他抗真菌药包括:烯丙胺类,如萘替芬(naftifine)、特比萘芬(terbinafine);苯甲胺类,如布替萘芬(butenafine);棘白菌素类,如卡泊芬净(caspofungin)、米卡芬净(micafungin)、阿尼芬净(anidulafungin)等;作用于核酸合成的抗真菌药,如氟胞嘧啶(fluorocytosine)等(表16-14)。

表16-14 常用的其他抗真菌药

药物名称	药物结构	药理特点与用途
萘替芬 naftifine		本品是烯丙胺类药物,具有较高的广谱抗真菌活性,局部使用治疗皮肤癣菌病的效果优于克霉唑和益康唑,治疗白假丝酵母的效果与克霉唑相同
特比萘芬 terbinafine		本品是在萘替芬结构中用乙炔基团代替苯环得到的,抗真菌谱比萘替芬更广,作用更强并可以口服。是目前临床应用最广泛的烯丙胺类药物

续表

药物名称	药物结构	药理特点与用途
布替萘芬 butenafine	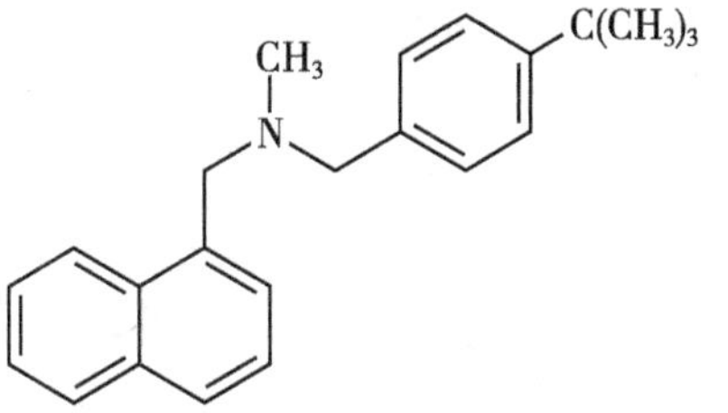	本品是苯甲胺类抗真菌药，因在体内潴留时间比较长，24 小时后仍可保持较高浓度，局部应用后，经皮肤角质层渗透迅速，是安全有效的每天 1 次的优良药物。抗菌谱比较广，主要用于浅表真菌感染的治疗
阿莫罗芬 amorolfine	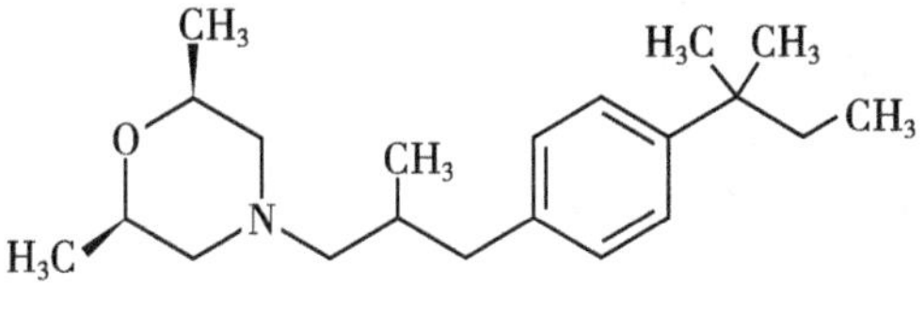	本品可保持长时间的抗真菌作用。对可引起指（趾）甲感染的各种真菌均有杀灭作用。用于真菌引起的指（趾）甲感染
氟胞嘧啶 fluorocytosine	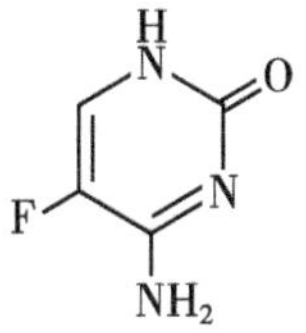	本品是抗深部真菌感染药，临床用于白假丝酵母及新生隐球菌等的感染，单用效果差，与两性霉素 B 合用，有协同作用
卡泊芬净 caspofungin	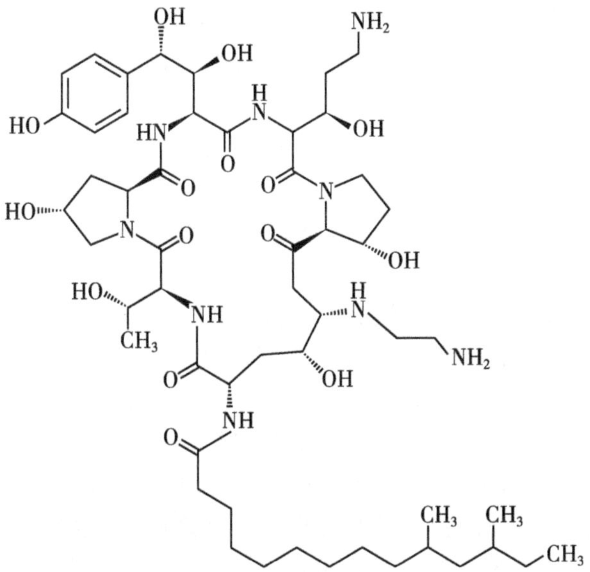	本品是第一个棘白菌素类抗真菌药，2001 年上市，对假丝酵母、曲霉、双相型真菌有抗菌活性，对隐球菌、接合菌、镰刀菌无效。用于侵袭性曲霉、假丝酵母病的备选治疗

435

药物名称	药物结构	药理特点与用途
米卡芬净 micafungin	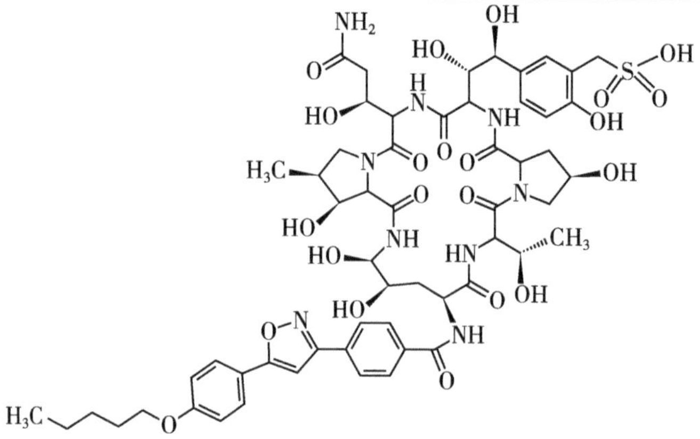	本品抗菌作用与卡泊芬净相似，口服不吸收，静脉注射给药，药代动力学呈线性关系。肝脏代谢，肾功能不良无须调整剂量，治疗食管假丝酵母病，安全性较好
阿尼芬净 anidulafungin	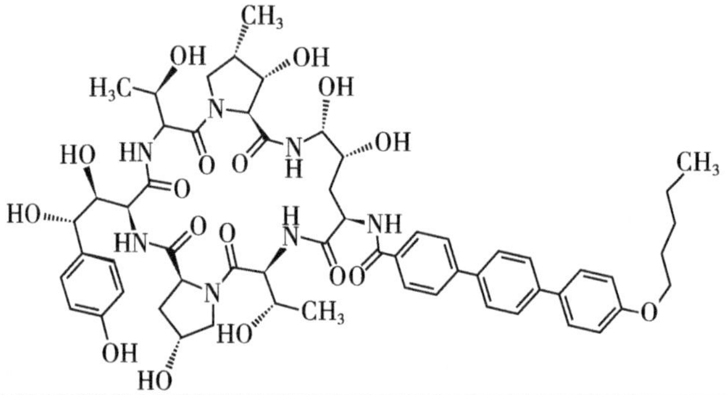	本品是第三代棘白菌素类抗真菌药。其抗菌作用与卡泊芬净相似，治疗假丝酵母菌血症，食管、腹腔的假丝酵母感染，安全性好

烯丙胺类药物作用机制为特异性地抑制角鲨烯环氧化酶，此酶为麦角固醇合成的关键酶，从而阻止麦角固醇合成（见图 16-8），角鲨烯堆积于膜内，导致胞膜脆性增加而破裂，细胞死亡，主要用于浅表真菌感染的治疗。苯甲胺类药物作用机制与烯丙胺类一样，抑制角鲨烯环氧化酶。棘白菌素类药物为天然或半合成的脂肽，均有两性分子的六肽环，连接脂类侧链，为葡聚糖合成酶抑制剂，非竞争性地抑制真菌细胞壁的 β（1，3）-D- 葡聚糖的合成，导致真菌细胞壁渗透性改变，细胞溶解死亡而发挥杀菌作用。

第五节 抗病毒药

病毒（virus）是一类非细胞微生物，不具细胞结构，只含有一种核酸，即脱氧核糖核酸（DNA）或核糖核酸（RNA）。由病毒引起的疾病有流行性感冒、腮腺炎、水痘、脊髓灰质炎、病毒性肺炎、巨细胞病毒视网膜炎、带状疱疹、艾滋病等。至今，某些病毒性疾病如脊髓灰质炎和狂犬病等还没有有效治疗药物，只能靠疫苗预防。更为严重的是，病毒感染造成宿主细胞的新陈代谢发生紊乱，产生出更多病毒，引起人类新的疾病不断出现，如 2003 年的 SARS 病毒、甲型 H1N1 流感病毒、H7N9 禽流感病毒等。

由于病毒没有核糖体（ribosome）、线粒体（mitochondria）或其他细胞器，无法独立进行繁殖，只能利用宿主细胞的核酸、蛋白质和酶作为自身繁殖的必需物质。病毒在宿主细胞内复制核酸，合成蛋白质，再装配在一起构成完整的病毒体的繁殖过程称为复制。某些病毒又极易变异,所以理想的抗病毒药应能有效地干扰病毒的复制,又不影响正常细胞代谢,但目前大多数抗病毒药在达到治疗剂量时对人体亦产生毒性。近年来,随着对病毒分子生物学、病毒基因组序列和病毒宿主细胞相互作用的深入研究,尤其随着艾滋病(AIDS)病原体(人类免疫缺陷病毒 HIV)的发现,抗病毒药也有了一定进展。目前,抗病毒药研究主要从分子生物学的水平寻找病毒与宿主代谢方面的差异,从而确定药物作用的靶位,有针对性地寻找和开发具有抗病毒作用并对宿主毒性低的新品种。

截至 2011 年 4 月底,全世界累计批准 63 种抗病毒药。按抗病毒谱可分为抗疱疹病毒(HSV)药、抗肝炎病毒药、抗流感及呼吸道病毒药、抗免疫缺陷病毒(HIV)药、抗巨细胞病毒(CMV)药等(表 16-15);按药物结构可分为:核苷类抗病毒药及其他类抗病毒药。

表 16-15 抗病毒药的分类

分类		代表药物
抗疱疹类病毒药		阿昔洛韦、泛昔洛韦、伐昔洛韦、喷昔洛韦、阿糖腺苷、碘苷、三氟胸苷、西多福韦、膦甲酸钠、曲氟尿苷
抗腺病毒药		利巴韦林
抗肝炎病毒药		拉米夫定、恩替卡韦、单磷酸阿糖腺苷、阿德福韦酯、干扰素
抗流感及呼吸道病毒药		金刚烷胺、利巴韦林、反义寡核苷酸类、金刚乙胺、帕利珠单抗
抗免疫缺陷病毒(HIV)药	逆转录酶抑制剂	齐多夫定、去羟肌苷、司他夫定、拉米夫定、阿巴卡韦、扎西他滨、奈韦拉平、依法韦仑、地拉韦定、依曲韦林、利匹韦林
	蛋白酶抑制剂	沙奎那韦、洛匹那韦、奈非那韦、氨普那韦、茚地那韦、利托那韦、达芦那韦
抗巨细胞病毒药		更昔洛韦、西多福韦

一、核苷类抗病毒药

核苷类抗病毒药(nucleosides antiviral agents)是抗病毒药中数量最多的一类,也是发展较快的一类药物。在临床上主要治疗各种疱疹病毒、肝炎病毒、人类免疫缺陷病毒引起的疾病。其作用机制是基于代谢拮抗的原理,模拟天然核苷的结构,竞争性地作用于酶活性中心,嵌入正在合成的病毒 DNA 或 RNA 链中,终止 DNA 或 RNA 链的延长,从而最终抑制病毒复制。由于它们是 DNA 或 RNA 病毒合成中基本原料的类似物,因此往往具有通用性,即具有广谱的抗病毒活性,同样的道理,它们的毒性和副作用也较大。

核苷类抗病毒药按化学结构可分为嘌呤核苷类和嘧啶核苷类,见表 16-16。

表 16-16 常用的核苷类抗病毒药

分类	药物名称	药物结构	药理特点与用途
嘌呤核苷类	更昔洛韦 ganciclovir, GCV		本品用于 HSV-1、HSV-2、HIV 和 CMV 感染,预防及治疗免疫功能缺陷患者的 CMV 感染,如艾滋病患者、接受化疗的肿瘤患者、使用免疫抑制剂的器官移植患者

分类	药物名称	药物结构	药理特点与用途
	喷昔洛韦 penciclovir, PCV		本品用作外用药，体外对 HSV-1 和 HSV-2 有抑制作用，用于口唇或面部单纯疱疹、生殖器疱疹感染。未见全身不良反应，偶见用药局部灼热感、疼痛、瘙痒等
	泛昔洛韦 famciclovir, FCV		本品是喷昔洛韦 6- 脱氧衍生物的二乙基酰酯，口服吸收好，半衰期约为 2 小时，生物利用度 77%，故替代喷昔洛韦，对水痘带状疱疹病毒（VZV）、HSV-1、HSV-2 和乙型肝炎病毒（HBV）均有较强抑制作用
	伐昔洛韦 （万乃洛韦） valaciclovir, VACV		本品是阿昔洛韦（ACV）的前体药物，在肠壁或肝部被代谢为阿昔洛韦，1996 年上市，生物利用度是 ACV 的 2 倍，用于 VZV、EB 病毒（EBV）及 HSV 感染，包括初发和复发的生殖器疱疹
	6- 脱氧阿昔洛韦 6-deoxyacyclovir		本品是 ACV 的前药，可在黄嘌呤氧化酶的作用下被快速代谢为阿昔洛韦，优势在于水溶性得到了提高，用于治疗 VZV 感染
	替诺福韦 酯 tenofovir disoproxil		本品是 ACV 的磷酸酯类前药，进入细胞后即释放出一个磷酸核苷，提高了生物利用度。在鸟嘌呤环的 6 位接上氨基也可改善药物的理化性质和药代动力学性质，如脂溶性、溶解度、口服生物利用度等。临床应用于 HIV 及 HBV 感染

分类	药物名称	药物结构	药理特点与用途
	阿德福韦酯 adefovir dipivoxil	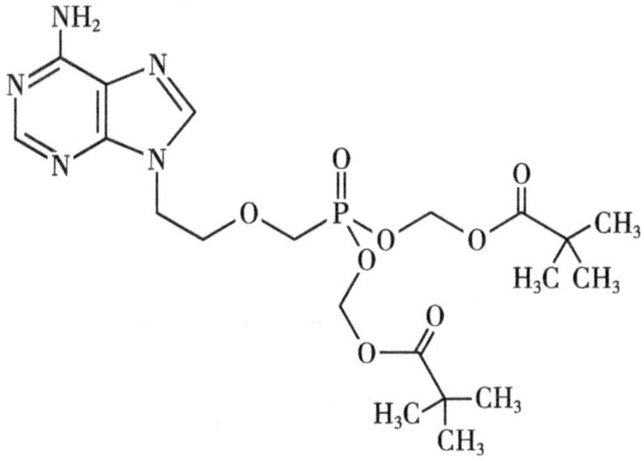	本品是 ACV 的磷酸酯类前药,用于治疗 HBV 活动复制期,并伴有 ALT 或 AST 持续升高或肝脏组织学活动性病变的肝功能代偿的成年慢性乙型病毒性肝炎
嘧啶核苷类	碘苷 idoxuridine, IDU	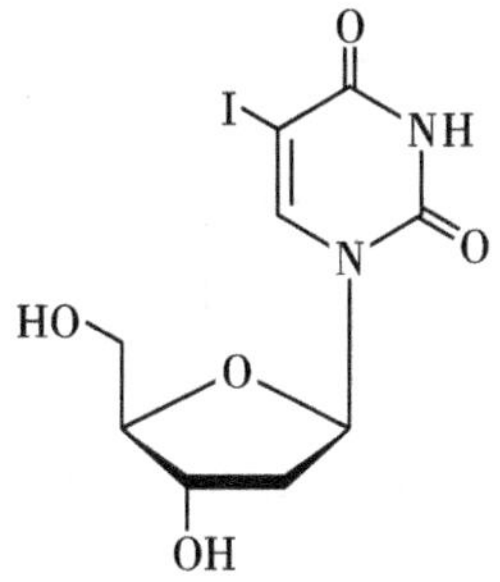	本品用于 HSV 感染,属于眼科用药,用于单纯疱疹性角膜炎、牛痘病毒性角膜炎和带状疱疹病毒眼部感染
	曲氟尿苷 trifluridine, TFT	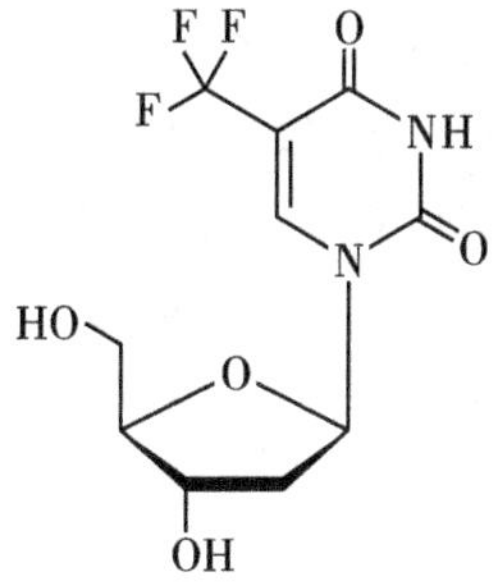	本品用于疱疹性角膜炎,疗效高于碘苷。宜早期用药。本品可掺入未感染细胞的 DNA 中,故不能用于治疗全身性病毒感染
	阿糖腺苷 vidarabine	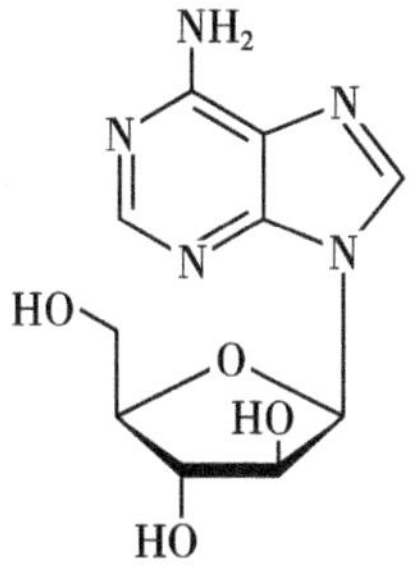	本品具有广谱抗病毒活性,对 HSV 及 VZV 作用最强,单磷酸酯有抑制乙型肝炎病毒复制的作用。在性病临床上用以治疗单纯疱疹病毒性脑炎,但对巨细胞病毒则无效
	司他夫定 stavudine, d4T	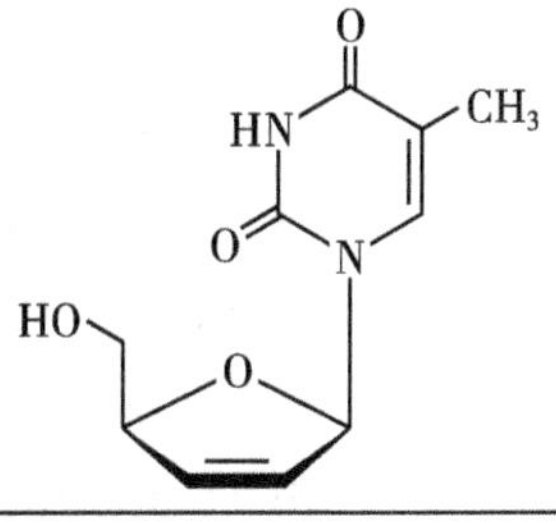	本品用于不能耐受齐多夫定或对齐多夫定反应不佳的患者,治疗 3 月龄至 12 岁的儿童 HIV 感染。主要不良反应为外周神经炎,发生率与剂量相关

续表

分类	药物名称	药物结构	药理特点与用途
	拉米夫定 lamivudine, 3-TC	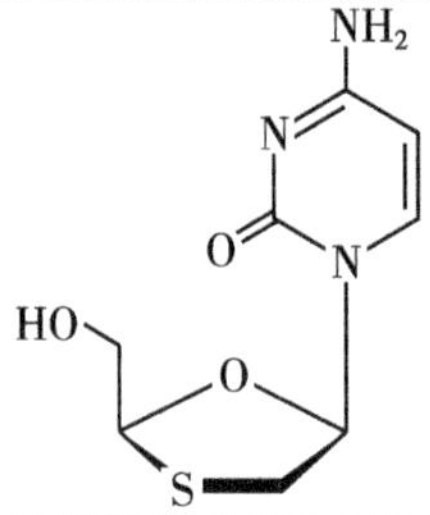	本品对病毒DNA链的合成和延长有竞争性抑制作用。生物利用度为80%～85%,用于HBV感染所致肝胆疾病的治疗

阿昔洛韦(aciclovir)

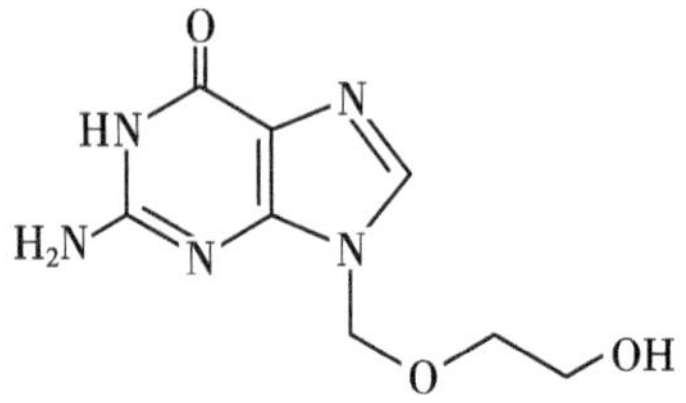

化学名为 9-(2-羟乙氧甲基)鸟嘌呤(9-[(2-hydroxyethoxy)methyl]guanine),又名无环鸟苷(acyclovir)。

本品为白色结晶性粉末,无臭,无味。在冰醋酸或热水中略溶,在乙醚或三氯甲烷中几乎不溶,在稀氢氧化钠溶液中溶解。mp.256～257℃。

本品是脱氧鸟苷的合成类似物,在病毒和宿主之间有很高的选择性。本品只有在感染的细胞中被病毒的胸苷激酶在相应 C-5′ 羟基的位置上磷酸化成单磷酸核苷,而后在细胞酶系中转化成三磷酸形式,再掺入到病毒 DNA 中,发挥其干扰病毒 DNA 合成的作用。阿昔洛韦三磷酸酯虽然对正常细胞也有毒性,但对感染细胞的毒性更强,因此治疗效果也较好。

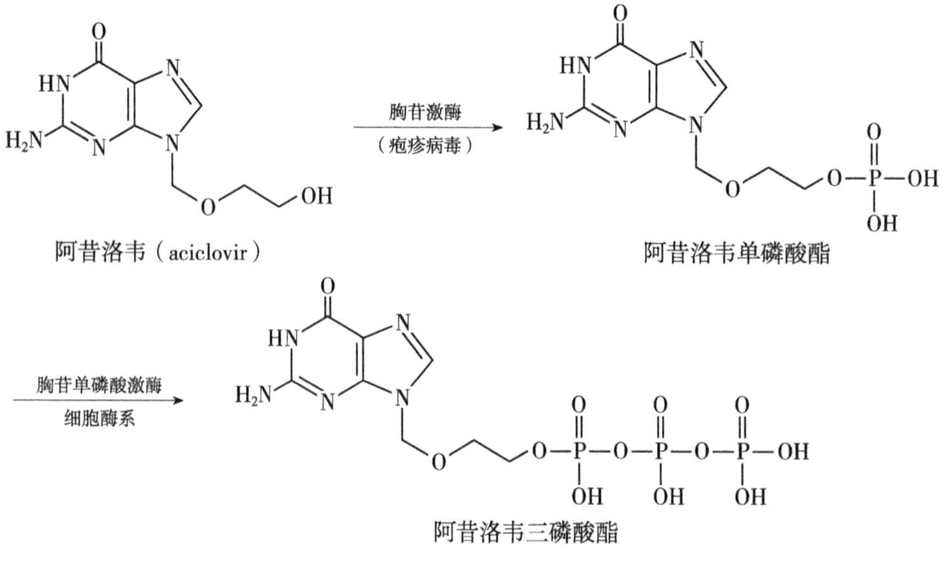

阿昔洛韦(aciclovir)　　阿昔洛韦单磷酸酯

阿昔洛韦三磷酸酯

本品通过静脉注射给药(2.5mg/kg),血浆最高浓度为 3.4～6.8μg/ml,生物利用度为 15%～30%。在正常肾功能的患者中,半衰期约为 3 小时;有肾病的患者中,半衰期会延长,因此,对于有肾损伤的患者,要相应地调节药物的剂量。因为本品的分子量较小且可与蛋白质结合,因此它很容易被透析,通常在血液透析之后再用全剂量的药物。本品易渗透到肺、脑、肌肉、脾、子宫、阴道黏膜、肠、肝和肾。

本品在体内比较稳定,仅约 15% 在肝脏代谢为无活性的 9-羧甲氧基甲基鸟嘌呤和少量的 8-羟基化合物,约 85% 以原形通过肾小球滤过和肾小管分泌随尿排出。

阿昔洛韦(aciclovir)　　　　9-羧甲氧甲基鸟嘌呤

本品是治疗各种疱疹病毒感染的首选药,主要用于治疗疱疹性角膜炎、生殖器疱疹、全身性带状疱疹和疱疹性脑炎。长期使用可出现耐药性。副作用较少,静脉注射时有可能引起可逆的肾功能障碍。在注射位点会发生刺痛、炎症,因此要经常检查注射位点,并且每 3 天要改变位点。在较高剂量时,该药物对骨髓有轻微的毒性。其他很少出现的副作用包括恶心、呕吐、头痛、皮肤皮疹、血尿、关节痛和失眠。

齐多夫定(zidovudine)

化学名为 3'-叠氮基-3'-脱氧胸苷(3'-azido-3'-deoxythymidine,AZT),又名叠氮胸苷。

本品为白色针状结晶,无臭。易溶于乙醇,难溶于水。遇光易分解。

逆转录酶(reverse transcriptase,RT)是人类免疫缺陷病毒复制过程中的一个重要酶,在人类细胞中无此酶存在,而在动物的研究过程中发现了对该酶具有抑制作用的抑制剂,从而使研究以逆转录酶为作用靶点的抗艾滋病药成为可能。在发现对逆转录酶有抑制作用的药物后,人们即着手对已有的核苷类化合物进行研究,希望找到对逆转录酶有抑制作用的化合物。其中发现本品体外对 HIV-1 有抑制作用,随后用于艾滋病患者的治疗,1987 年本品成为美国 FDA 批准的第一个用于艾滋病及其相关症状治疗的药物。

本品进入 HIV 感染的细胞内,先由宿主细胞内的胸苷激酶、胸苷酸激酶及核苷二磷酸激酶磷酸化,生成 5'-磷酸化 AZT(AZTTP)。AZTTP 可竞争性抑制病毒逆转录酶对胸苷三磷酸（TTP）的利用，由于其结构中 3′ 位为叠氮基，而不是羟基，当其结合到病毒 DNA 链的 3′ 末端时，不能再进行 5′ → 3′ 磷酸二酯键的结合，从而终止病毒 DNA 链的延长，抑制 HIV-1 复制。AZTTP 对病毒逆转录酶的亲和力比对正常细胞 DNA 聚合酶的亲和力强 100 倍，故抗病毒作用有高选择性。

（AZTTP）

本品口服吸收快，可通过血脑屏障，生物利用度约为 60%～70%，进入人体后，在肝脏微粒体内与葡萄糖醛酸结合成无活性的 5′- 氧 - 糖苷（5′-O-glucoside）代谢物，随尿液排出体外，另一代谢物为 3′- 氨基 -2′, 3′- 双脱氧胸腺嘧啶核苷。

本品在临床上用于治疗艾滋病及重症艾滋病相关综合征，主要用作联合用药。主要毒副作用为骨髓抑制（粒细胞减少和贫血），且易产生耐药性。

二、其他类抗病毒药

抗病毒药种类很多，除核苷类抗病毒药外，还有非核苷类逆转录酶抑制剂（non-nucleoside reverse transcriptase inhibitor，NNRTI）、HIV 蛋白酶抑制剂（protease inhibitors）、抗流感病毒药及广谱抗病毒药。

（一）非核苷类逆转录酶抑制剂

非核苷类逆转录酶抑制剂的作用机制与齐多夫定等核苷类逆转录酶抑制剂不同，它们是直接与病毒逆转录酶催化活性部位的 P 酯疏水区结合，使酶蛋白构象改变而失活，从而抑制 HIV-1 的复制，但易产生耐药性。另外，NNRTI 不抑制细胞 DNA 聚合酶，因而毒副作用小。临床上 NNRTI 多用于联合治疗，可产生增效作用。到 2013 年为止，由 FDA 批准的 NNRTI 共 5 个，分别是奈韦拉平（nevirapine）、地拉韦定（delavirdine）、依非韦伦（efavirenz）、依曲韦林（etravirine）和利匹韦林（rilpivirine）。其中，奈韦拉平和地拉韦定属于第一代 NNRTIs，依非韦伦为第二代抑制剂，这两代抑制剂都已使用超过十年且产生了稳定的耐药病毒株，而依曲韦林和利匹韦林属于第三代 NNRTIs，目前在临床治疗中占有重要地位，见表 16-17。

表 16-17　常用的非核苷类逆转录酶抑制剂

药物名称	药物结构	药理特点与用途
奈韦拉平 nevirapine	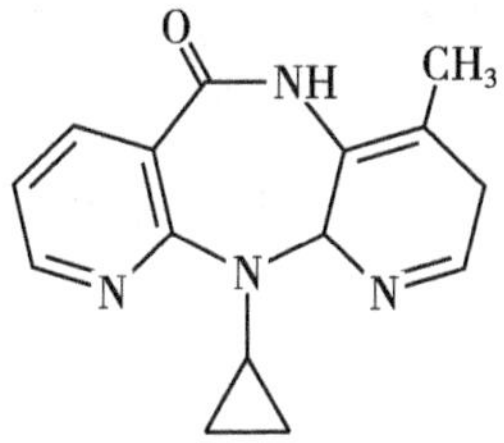	本品是专一性 HIV-1 逆转录酶抑制剂。与核苷类抑制剂合用有加和作用，一旦和病毒接触后，很快诱导产生抗药性，在用药 1～2 周即失去抗病毒作用，因此本品只能与核苷类抑制剂联合使用治疗成年晚期 HIV 感染
依非韦伦 efavirenz	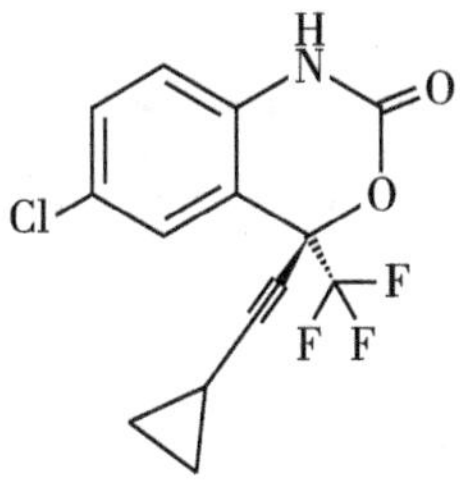	本品可非竞争性地抑制 HIV-1 的逆转录酶，而对 HIV-2 逆转录酶和人细胞 DNA 的 α、β、γ、δ 聚合酶没有抑制作用。对耐药病毒株也有效。在临床上，本品与其他抗病毒药联合应用，用于 HIV-1 感染的艾滋病成人、青少年和儿童的联合治疗
地拉韦定 delavirdine	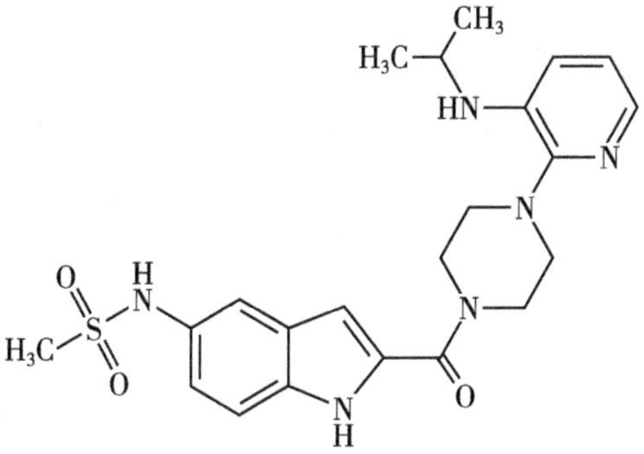	本品是双杂环芳烃取代的哌嗪类化合物。在体外与核苷类药物和蛋白酶抑制剂有协同作用，对其他药物耐药的病毒株也具有活性，但与奈韦拉平有交叉耐药性。临床上与核苷类逆转录酶抑制剂或蛋白酶抑制剂联用治疗进展性 HIV
依曲韦林 etravirine	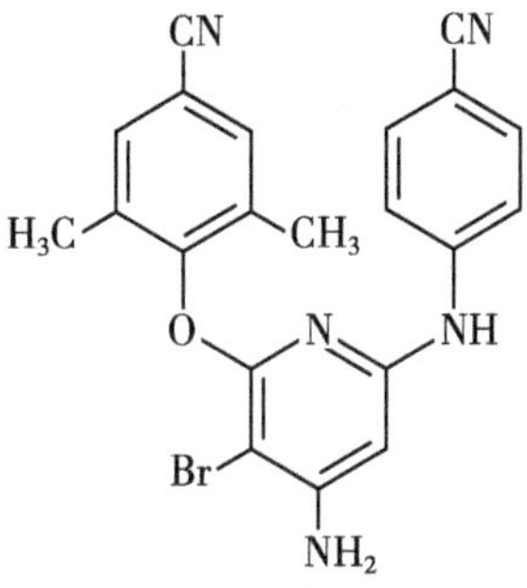	本品 2008 年批准上市，口服片剂，用于治疗曾用逆转录酶抑制剂治疗过并产生耐药性的成年 HIV 感染，需联合用药。最常见的不良反应为嗜睡、皮疹和呕吐等
利匹韦林 ripivirine	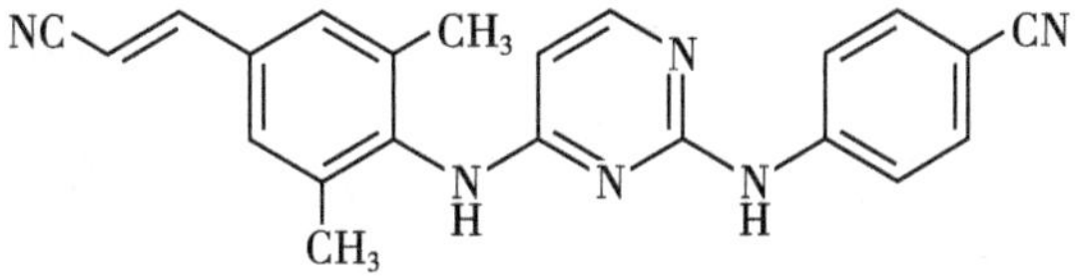	本品是二芳基嘧啶类化合物，2011 年批准上市，口服生物利用度高。临床上本品与其他 NNRTI 联合使用，主要用于无 HIV 治疗史的 HIV-1 成年感染者，尤其对 NNRTI 耐药病毒更为有效。不良反应包括抑郁症、失眠、头痛和皮疹等

（二）HIV 蛋白酶抑制剂

HIV 蛋白酶抑制剂（protease inhibitors, PIs）是治疗艾滋病的另一类药物。HIV 蛋白酶属于天冬氨酸蛋白酶类（aspartic proteinase），其特点之一是能水解断裂苯丙氨酸 - 脯氨酸和酪氨酸 - 脯氨酸的肽键，而蛋白酶抑制剂作为底物类似物，可竞争性地抑制 HIV-1 蛋白酶的活性，导致蛋白前体不能裂解，最终不能形成成熟病毒体。临床上多联合用药。截止 2011 年，FDA 已批准 11 个该类药物上市，分别是沙奎那韦（saquinavir）、利托那韦（ritonavir）、茚地那韦（indinavir）、奈非那韦（nelfinavir）、氨普那韦（amprenavir）、阿扎那韦（atazanavir）、呋山那韦（fosamprenavir）、替拉那韦（tipranavir）、达芦那韦（darunavir）和两个复方制剂，即阿扎那韦与利托那韦、洛匹那韦与利托那韦的复方制剂。部分结构及临床药理特点与用途见表 16-18。

表 16-18　常用的蛋白酶抑制剂

药物名称	药物结构	药理特点与用途
沙奎那韦 saquinavir		本品属于多肽衍生物，是第一个上市用于治疗 HIV 感染的高效、高选择性的 HIV 蛋白酶抑制剂，作用于 HIV 繁殖的后期。餐后 2 小时内服用。临床上与其他药物合用治疗严重的 HIV 感染
利托那韦 ritonavir		本品是口服有效的蛋白酶抑制剂，对齐多夫定敏感的和齐多夫定与沙奎那韦耐药的 HIV 一般均有效。临床上单独或与抗逆转录病毒的核苷类药物合用治疗晚期或非进行性的艾滋病
茚地那韦 indinavir		本品是一种新型特异性蛋白酶抑制剂，对 HIV-1 的选择性大约是对 HIV-2 的 10 倍，与齐多夫定联合使用治疗 HIV-1 感染，单独使用适用于临床中不适宜使用核苷类或 NNRTIs 治疗的成年患者。本品不得与特非那定、阿司咪唑、三唑仑、利福平等药物合用

药物名称	药物结构	药理特点与用途
奈非那韦 nelfinavir	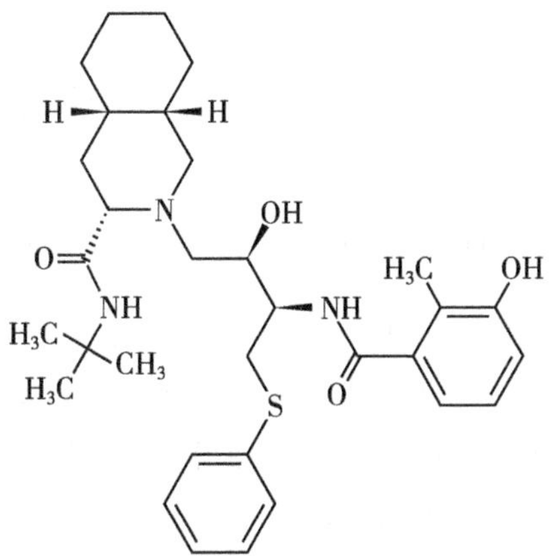	本品为非肽类抗逆转病毒蛋白酶抑制剂，与抗病毒核苷类似物合用治疗晚期或进展性免疫缺陷患者的HIV-1感染。与奈非那韦同时使用会增加副作用的出现；不能与阿司咪唑、特非那定、利福平、咪达唑仑、三唑仑和西沙必利合用
达芦那韦 darunavir	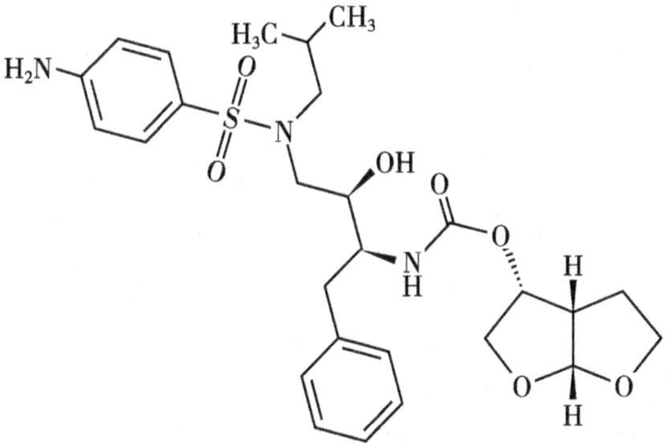	本品为非肽类抗逆转病毒蛋白酶抑制剂，2006年批准上市，为口服片剂，适用于感染了人类免疫缺陷病毒但服用现有抗逆转录病毒药未见疗效的成年人。本品必须与低剂量的利托那韦或其他抗艾滋病药结合使用，以提高药效

知识链接

"鸡尾酒"疗法

目前，艾滋病有症状者采用"鸡尾酒"疗法。这种疗法对85%艾滋病患者尤其是早期患者产生显著疗效。"鸡尾酒"疗法是通过三种或三种以上的抗病毒药联合使用来治疗艾滋病。该疗法的应用可以减少单一用药产生的耐药性，最大限度地抑制病毒的复制，从而延缓患者病程进展。该疗法通常是把蛋白酶抑制剂与多种抗病毒的药物混合使用。但是，"鸡尾酒"疗法也存在着极大的副作用及局限性：它不能彻底清除体内的病毒，易引起恶心、贫血、肾结石等，需要服用多种药物，费用较大，且需经常调整药物搭配，否则也会产生耐药性。

（三）抗流感病毒及广谱抗病毒药

常用的抗流感病毒及广谱抗病毒药包括盐酸金刚烷胺（amantadine hydrochloride）、膦甲酸钠（foscarnet sodium）、干扰素（interferon，IFN）、利巴韦林（ribavirin）和磷酸奥司他韦

（oseltamivir phosphate）等。

盐酸金刚烷胺（amantadinehydrochloride）　　　　　膦甲酸钠（foscarnet sodium）

　　盐酸金刚烷胺（amantadine hydrochloride）是一种对称的三环状胺化合物,能与生物碱沉淀试剂作用产生沉淀,如与硅钨酸作用,产生白色沉淀。其作用机制主要是通过抑制病毒颗粒进入宿主细胞内部,抑制病毒复制的早期阶段,阻断病毒基因的脱壳及阻断核酸转移进入宿主细胞,从而达到治疗和预防病毒感染的目的。本品口服后很容易吸收。口服 100mg 在 1~8 小时内,血浆中浓度为 0.3μg/ml。如果每 12 小时服用 100mg,48 小时后,组织浓度达到最高。肾功能正常的患者,半衰期为 15~20 小时。本品可通过血脑屏障,分布于唾液、鼻分泌物和乳汁中。大约 90% 的药物未经改变通过肾脏排出。尿液酸化会增加金刚烷胺的排出速度。在临床上本品对预防和治疗各种甲型流感病毒,尤其对亚洲甲型流感病毒特别有效。本品由于能穿透血脑屏障,所以会引起中枢神经系统的副作用,如头痛、失眠、兴奋、震颤。但在治疗剂量下毒性较低。

　　膦甲酸钠（foscarnet sodium）是结构最简单的抗病毒药。它可以选择性地抑制病毒的 DNA 聚合酶和逆转录酶,不经病毒宿主细胞而直接磷酸化,成为活性物质,因此,该药无须通过活化可直接进攻靶病毒酶系,用于治疗 CMV 感染,尤其是 AIDS 患者的 CMV 感染。另外它对细胞肥大病毒、人疱疹病毒、甲型及乙型流感病毒等也有抑制作用。本品可通过静脉注射给药,在血浆中的半衰期为 3~6 小时。与齐多夫定或干扰素类合用有协同作用。常见的副作用有静脉炎、贫血、恶心、呕吐和癫痫并有引起严重低钙血症的风险。

　　干扰素（interferon, IFN）是一类具有高活性、多功能的诱生蛋白。只有在诱生剂诱生的情况下,才能活化产生。其分子量为 20 000~160 000Da,它们都是糖蛋白,有特异的抗病毒活性。本品分为 α、β、γ 三种。干扰素 α 由人白细胞分泌（白细胞、非 T 淋巴细胞）,又称人白细胞干扰素;干扰素 β 由人成纤维细胞产生,又称人成纤维细胞干扰素;干扰素 γ 由人 T 淋巴细胞产生,又称人淋巴细胞干扰素,干扰素 γ 也被称为免疫干扰素。本品在极低的浓度就可发挥作用。

　　本品是免疫反应的介导者,可通过与细胞表面受体结合对病毒感染的细胞起作用,抑制病毒的转录和翻译,使得病毒核酸和蛋白质无法生成。

　　本品口服无法达到可检测的血清浓度,因此临床上不用口服制剂。肌内注射 5~8 小时后,达到最大血药浓度。经肌内和皮下注射时,血浆中的药物浓度与药物剂量相关。

　　本品的抗病毒谱很广,几乎所有已知病毒都能被干扰素所抑制并具有高度种属特异性,毒性低,不良反应少。临床上用于免疫缺陷患者合并单纯疱疹病毒、带状疱疹病毒感染,乙型病毒性肝炎,预防和治疗呼吸道感染等。

利巴韦林(ribavirin)

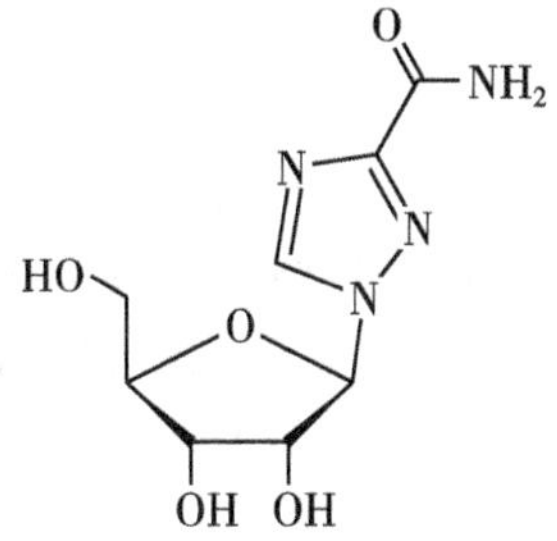

化学名为 1-β-D- 呋喃核糖基 -1H-1,2,4- 三氮唑 -3- 羧酰胺(1-β-D-ribofuranosyl-1H-1,2,4 -triazole-3-carboxamide),又名病毒唑,三氮唑核苷。

本品为白色或类白色结晶性粉末,无臭,无味。在水中易溶,在乙醇中微溶,在乙醚或二氯甲烷中不溶。mp. 174~176℃。

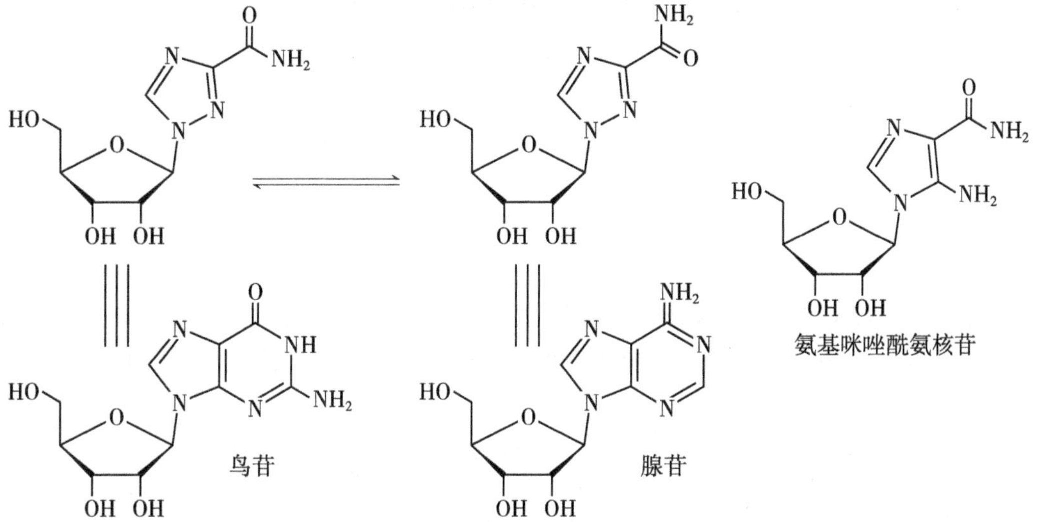

本品是广谱强效的抗病毒药,可视为磷酸腺苷(AMP)和磷酸鸟苷(GMP)生物合成前体——氨基咪唑酰胺核苷(AICAR)的类似物。与鸟苷的空间结构有很大的相似性,若将本品的酰胺基团旋转后和腺苷的空间结构也有很大的相似性。因此在细胞内可以被嘌呤核苷激酶单磷酸化,继之三磷酸化,单磷酸酯可以抑制单磷酸次黄嘌呤核苷(IMP)脱氢酶,从而抑制 GMP 的生物合成;三磷酸酯可以抑制 mRNA 的 5′- 末端鸟嘌呤化和末端鸟嘌呤残基的 N7 甲基化,并且与 GTP 和 ATP 竞争抑制 RNA 聚合酶,通过上述作用机制发挥抗病毒作用。

本品目前广泛应用于病毒性疾病的防治,包括拉萨热,幼儿呼吸道合胞病毒肺炎,甲型、乙型流感和副流感病毒感染,流行性出血热,单纯疱疹,麻疹,腮腺炎,水痘,带状疱疹等。

本品及其衍生物的构效关系研究表明:①将结构中的 1,2,4- 三氮唑杂环变为 1,2,3- 三氮唑杂环,或对杂环进行取代,或对糖基部分进行修饰均会导致抗病毒活性降低或丧失;②对 3 位伯酰胺基进行适当的修饰可保留其抗病毒活性,如 C-3 脒基衍生物、C-3 硫代氨甲酰基的衍生物、1,2,4- 三氮唑 -3- 硫代甲酰胺等化合物都具有抗病毒活性,且体内毒性降低;③本品的 5′- 单磷酸、3′,5′- 环磷酸酯及 2′,3′,5′- 三 -O- 乙酰基衍生物在体内均表现出抗病毒活性,尽管 2′, 3′, 5′- 三 -O- 乙酰基衍生物的体外抗病毒活性较弱。

知识链接

神经氨酸酶

　　神经氨酸酶在病毒的生活周期中扮演了重要的角色,流感病毒在宿主细胞内复制表达和组装之后,会以出芽的形式突出宿主细胞,与宿主细胞以凝血酶 - 唾液酸相连接,神经氨酸酶以唾液酸为作用底物,催化唾液酸水解,解除成熟病毒颗粒与宿主细胞之间的联系,使之可以自由移动侵袭其他健康的宿主细胞。抑制神经氨酸酶的活性可以阻止病毒颗粒的释放,切断病毒的扩散链,因而神经氨酸酶可以成为治疗流行性感冒的一个药物靶点。

磷酸奥司他韦(oseltamivir phosphate)

　　化学名为(3R, 4R, 5S)-4- 乙酰胺 -5- 氨基 -3-(1- 乙基丙氧基)-1- 环己烯 -1- 羧酸乙酯磷酸盐(ethyl (3R, 4R, 5S)-5-amino-4-acetamido-3-(pentan-3-yloxy)-cyclohex-1-ene-1-carboxylate phosphate),又名达菲。

　　本品白色至黄白色粉末。易溶于水,难溶于三氯甲烷、苯和石油醚。

　　本品是在扎那米韦(zanamivir)的基础上,根据神经氨酸酶天然底物的分子结构以及神经氨酸酶催化中心的空间结构进行合理药物设计获得的,是继 HIV 蛋白酶抑制剂之后应用合理药物设计手段成功获得的另一个药物。在 2009 年 4 月全球尤其是墨西哥暴发猪流感的时候成为特效药。

　　本品是前体药物,在体内代谢为活性化合物奥司他韦羧酸盐,它是流感病毒神经氨酸酶的特异性抑制剂。可以抑制成熟的流感病毒脱离宿主细胞,从而抑制流感病毒在人体内的传播以起到治疗流行性感冒的作用。

　　本品口服后,在胃肠道迅速被吸收,经肝脏和肠壁酯酶作用下迅速转化为奥司他韦羧酸盐。至少 75% 的口服剂量以活性代谢产物的形式进入体循环。相对于活性代谢产物,少于 5% 的药物以前体药物的形式存在。活性代谢产物的血浆浓度与服用剂量成比例,且不受进食影响,2~3 小时后血药浓度达峰,其在体内可以定向分布至肺、支气管、鼻窦、中耳等部位。半衰期为 6~10 小时。

　　本品是一种非常有效的流行性感冒治疗用药,并且可以大大减少并发症(主要是气管炎与支气管炎、肺炎、咽炎等)的发生和抗生素的使用,因而是目前治疗流感的最常用药物之一,也是公认的对抗禽流感、甲型 H1N1 流行性感冒最有效的药物之一。

案例分析

案例： 某男，49岁，从事活鸡销售。无明显诱因下出现咳痰伴发热，自服对乙酰氨基酚、头孢药物，病情无好转。3天后出现痰中带血、呼吸困难。CT示两肺肺炎，右肺为主。血常规白细胞 $1.21 \times 10^9/L$，中性粒细胞 $0.76 \times 10^9/L$。医嘱给予抗感染、吸氧、磷酸奥司他韦抗病毒、监测生命体征等，与此同时上报疾控中心，隔离与患者接触的所有人员，送检样本。次日，患者咳痰、喘息等症状均明显好转，但仍有发热。复查血常规示：白细胞 $2.56 \times 10^9/L$，中性粒细胞 $1.93 \times 10^9/L$。请分析用药是否合理？

分析： 根据症状，患者疑似H7N9禽流感病毒感染病例。目前，预防H7N9流感病毒的疫苗尚未出现，神经氨酸酶抑制剂磷酸奥司他韦（达菲）是控制H7N9禽流感的唯一有效药物，故该医嘱用药合理。此外，由于病毒变异很快，临床亟需开发更多的有效药物。

第六节 抗寄生虫药

抗寄生虫药（antiparasitic drugs）主要是指用于灭杀、驱除和预防寄生于宿主（人和动物）体内的各种寄生虫的药物。寄生虫病分布极为广泛，遍布世界各地，为一种常见病，甚至某些寄生虫病可发展成为某一地区的流行病，对社会和经济造成严重的影响。目前，我国寄生虫病均已得到有效控制，病例较少。针对不同的寄生虫可选择不同的抗寄生虫药，本章仅讨论驱肠虫药（anthelmintic drugs）、抗血吸虫和抗丝虫病药（anti-schistosomiasis drugs and anti-filariasis drugs）和抗疟药（antimalarial drugs）。

一、驱 肠 虫 药

临床上使用的驱肠虫药（anthelmintic drug），尽管结构和作用机制各异，但作用方式通常是麻痹虫体的神经肌肉系统，使其失去附着肠壁的能力而被排出体外。

目前，临床上使用的药物按化学结构分为哌嗪类、咪唑类、嘧啶类、三萜类和酚类，见表16-19。

表16-19　常用的驱肠虫药

药物名称	药物结构	药理特点与用途
枸橼酸哌嗪 piperazine citrate		本品为哌嗪类驱虫药，为常见的驱蛔虫和驱蛲虫药，临床上用其磷酸盐和枸橼酸盐，作用于虫体的神经肌肉接头处的胆碱受体，阻断神经冲动的传导，使虫体肌肉松弛，失去在宿主肠壁的附着力而被排出体外

药物名称	药物结构	药理特点与用途
左旋咪唑 levamizole	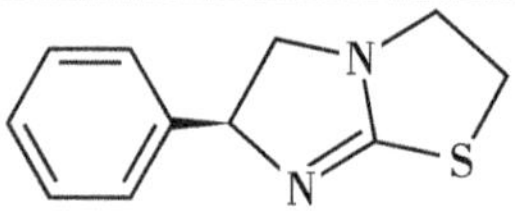	本品是一种广谱驱肠虫药，也是一种非特异性的免疫调节剂，右旋体的驱虫活性仅为左旋体的 1/3～1/2，且右旋体的毒性较大，故临床上仅使用左旋体
阿苯达唑 albendazole	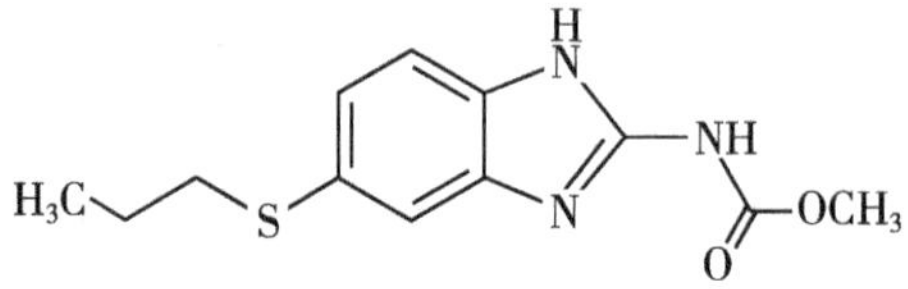	本品是苯并咪唑类药物中作用最强的一种，在临床上广泛使用，对钩虫、鞭虫、蛔虫及蛲虫等虫卵和成虫均有良好抑制作用，但此类药物除有胃肠道副作用外，还有致畸和胚胎毒性
甲苯达唑 mebendazole	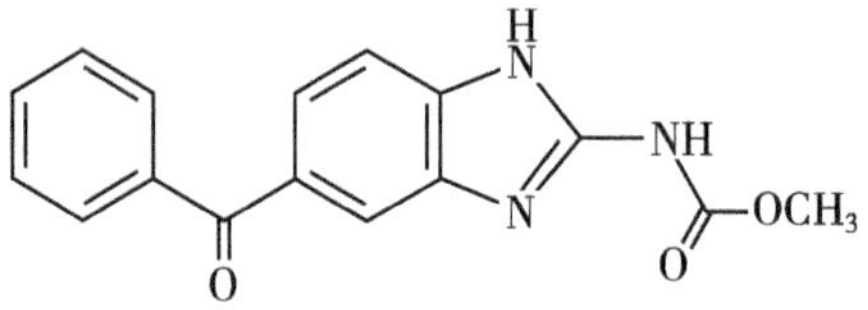	本品为苯并咪唑 5 位苯甲酰基取代的衍生物，其驱虫作用广泛，可用于防治钩虫、蛔虫、蛲虫、鞭虫、粪类圆线虫等肠道寄生虫
奥苯达唑 oxibendazole	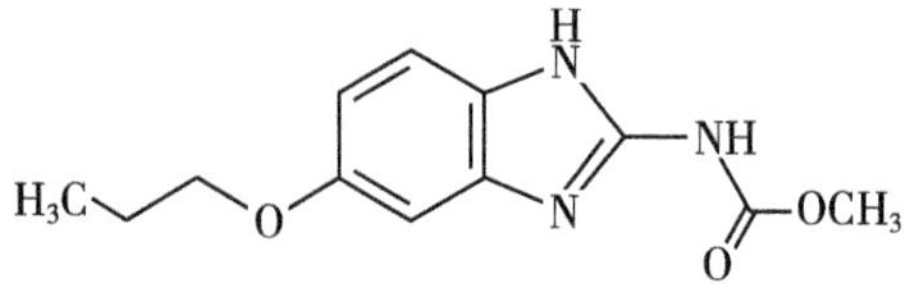	本品为甲苯达唑分子中的苯甲酰基被丙氧基取代的衍生物，特点是对十二指肠钩虫和美洲钩虫的疗效较好，并对蛔虫、钩虫、蛲虫及鞭虫也显示良好的驱虫作用
噻嘧啶 pyrantel	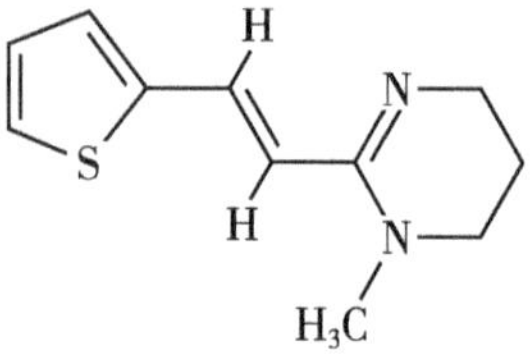	本品为嘧啶类驱肠虫药，通过抑制胆碱酯酶，使虫体的神经肌肉强烈收缩痉挛性麻痹，虫体丧失活动能力而被排出体外
奥克太尔 oxantel	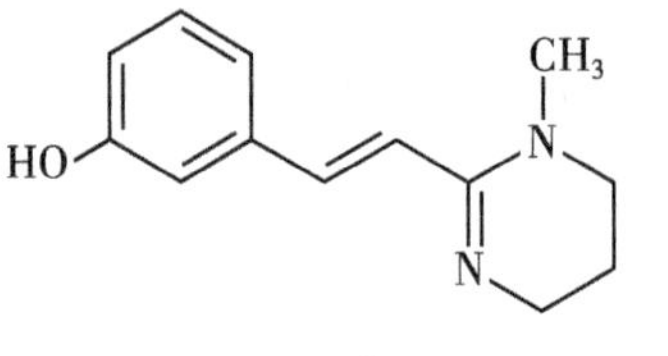	本品为嘧啶类驱肠虫药，别名酚嘧啶，为一疗效较好的驱鞭虫新药，虫卵转阴率可达 70%，疗效高于甲苯咪唑，无明显毒性反应
川楝素 toosendanin	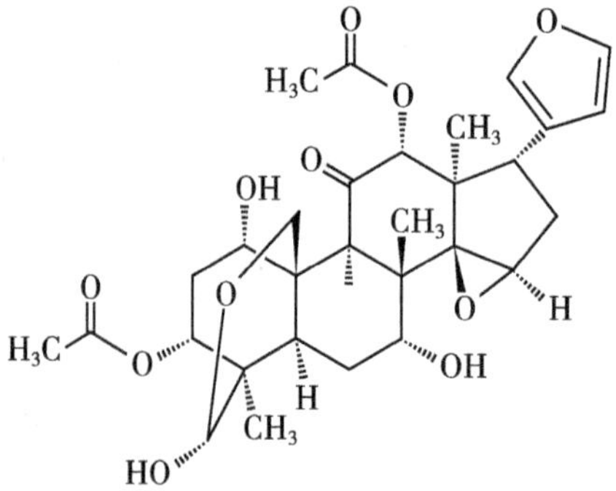	本品为三萜类驱肠虫药的代表，是从楝科植物川楝或苦楝的果实中提取得到的四环三萜类化合物。有良好的驱蛔虫作用

药物名称	药物结构	药理特点与用途
鹤草酚 agrimophol		本品为酚类药物，是从蔷薇科植物仙鹤草根芽中提取的有效成分。它能迅速穿透绦虫体壁，使虫体痉挛而死

知识链接

左旋咪唑

左旋咪唑是一种广谱驱肠虫药，主要用于驱蛔虫和钩虫。另外，本品可提高患者对细菌及病毒感染的抵抗力，目前试用于肺癌、乳腺癌术后和急性白血病、恶性淋巴瘤化疗后辅助用药。此外，尚可用于自身免疫性疾病如类风湿关节炎、红斑狼疮、小儿呼吸道感染、肝炎、菌痢、疮疖脓肿等。另外，对顽固性支气管哮喘经试用初步证明疗效显著。

二、抗血吸虫和抗丝虫病药

血吸虫病（schistosomiasis）是一种严重危害人类健康的寄生虫病。在我国流行的血吸虫病为日本血吸虫引起的，主要分布在长江流域及其南部。抗血吸虫药（antischistosomals）可分为锑剂和非锑剂两类，锑剂的毒性较大，现已很少使用。非锑剂药物主要有吡喹酮（praziquantel）、硝硫氰胺（amoscanate）及其衍生物硝硫氰酯（nitroscanate）和硝硫苯酯（phenithionate）。我国流行的丝虫病（filariasis）为班氏丝虫病和马来丝虫病，分别由班氏丝虫和马来丝虫寄生于人体淋巴系统所引起。乙胺嗪（diethylcarbamazine）是最主要的抗丝虫病药，疗效高，毒性低。目前，在我国这两种疾病流行情况得到基本控制，病例较少。常用的抗血吸虫和抗丝虫病药物见表16-20。

表16-20　常用的抗血吸虫和抗丝虫病药物

药物名称	药物结构	药理特点与用途
吡喹酮 praziquantel		本品分子中有2个手性中心，研究证实，左旋体的疗效高于消旋体，副作用更小，临床上使用其外消旋体。为广谱抗吸虫和绦虫药，适用于各种血吸虫病，是抗血吸虫的首选药物
硝硫氰胺 amoscanate		本品是一种广谱抗寄生虫药，于1975年合成，用于治疗日本血吸虫病。但毒副作用较大，主要是对神经系统和肝脏的毒性，后者有时能引起黄疸和转氨酶升高，致使应用受到限制

药物名称	药物结构	药理特点与用途
硝硫氰酯 nitroscanate		本品为硝硫氰胺的衍生物,毒性较低。临床用于治疗血吸虫病
硝硫苯酯 phenithionate		本品为硝硫氰胺的衍生物,有明显抗血吸虫作用,毒性较低。临床用于治疗血吸虫病
乙胺嗪 diethylcarbamazine		本品对微丝蚴及成虫均有作用,能使血中微丝蚴迅速集中到肝脏的微血管中,经过一段时间即被肝脏吞噬细胞所消灭,临床用于防治丝虫病

三、抗 疟 药

疟疾是由已感染疟原虫的雌性蚊子所传染的一种疾病。大约有近百种疟原虫,其中四种可在人体上引起疾病。这四种疟原虫分别是恶性疟原虫、间日疟原虫、三日疟原虫和卵形疟原虫。危害较大的为恶性疟原虫和间日疟原虫所引起的恶性疟和间日疟。临床上用于预防、控制传播和治疗疟疾的药物(antimalarial drugs)按其结构可分为喹啉类、青蒿素类和嘧啶类。

(一)喹啉类药物

喹啉类抗疟药历史悠久,种类较多,在抗疟药中举足轻重。按其结构可将喹啉类抗疟药进一步分为4-喹啉甲醇类、4-氨基喹啉类和8-氨基喹啉类。具体见表16-21。

表16-21 常用的喹啉类抗疟药

分类	药物名称	药物结构	药理特点与用途
4-喹啉甲醇类	硫酸奎宁 quinine sulfate		本品有4个手性碳,其光学异构体之间抗疟活性各不相同,活性的差异是由奎宁环的刚性部分所致,本品为3R,4S,8S,9R。临床上用于控制疟疾的症状。日用量大于1g时可产生金鸡纳反应

分类	药物名称	药物结构	药理特点与用途
4-喹啉甲醇类	甲氟喹 mefloquine	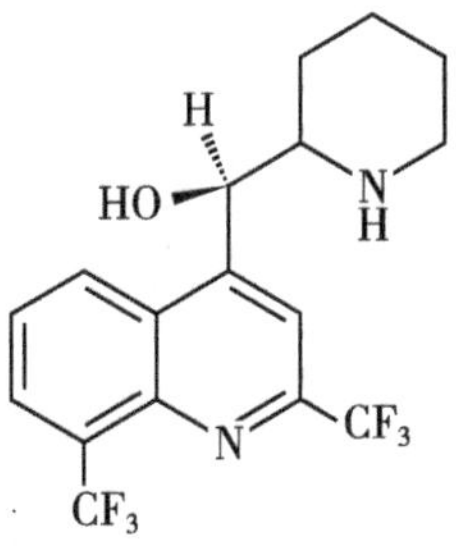	本品 4 个光学异构体的活性均相同,因此临床上使用外消旋体,主要用于耐氯喹或多药耐药的恶性疟,与磺胺多辛和乙胺嘧啶合用可增强疗效,延缓耐药性的发生。也可预防性用药,每 2 周用药 1 次
	本芴醇 lumefantrine	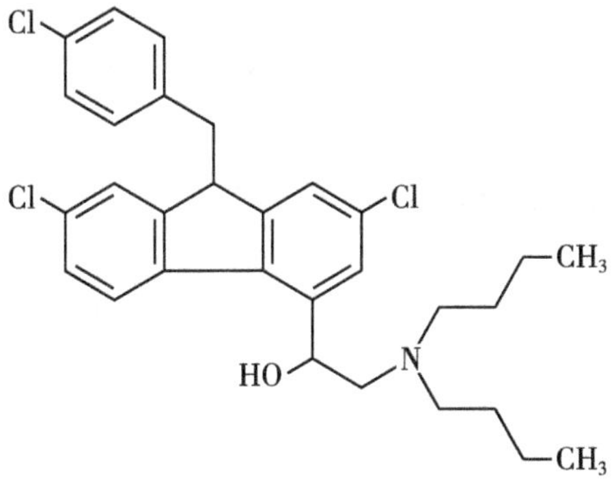	本品可用于对氯喹呈耐药性的疟原虫感染。与蒿甲醚配伍,两者抗疟作用可以互补,本品杀虫彻底,作用持久,但控制症状缓慢,而蒿甲醚速效,但复燃率高。毒性甚小,临床未见不良反应
	卤泛群 halofantrine	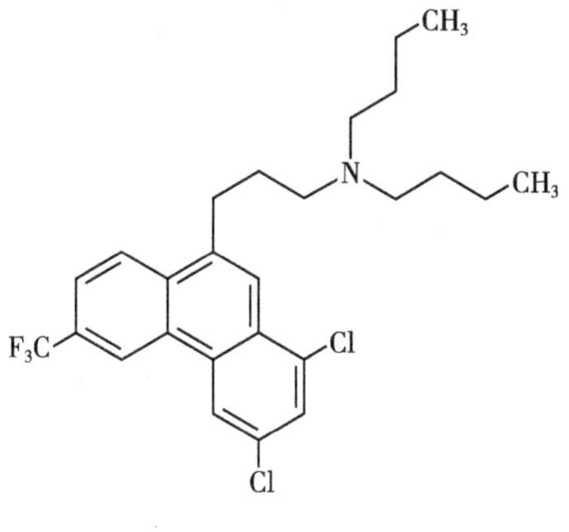	本品别名氯氟菲醇,卤泛曲林。主要用于治疗耐氯喹、乙胺嘧啶和多种抗疟药的脑型疟疾(恶性疟),无交叉耐药性
4-氨基喹啉类	磷酸氯喹 chloroquine phosphate	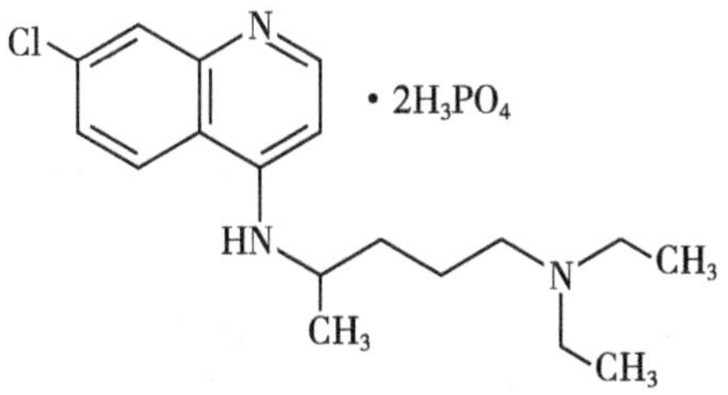	本品光学异构体的活性差别不大,因此临床使用外消旋体。用于治疗对氯喹敏感的恶性疟、间日疟及三日疟,并用于疟疾症状的抑制性预防。也可用于治疗肠外阿米巴病、风湿、日晒红斑等

分类	药物名称	药物结构	药理特点与用途
4-氨基喹啉类	咯萘啶 malaridine	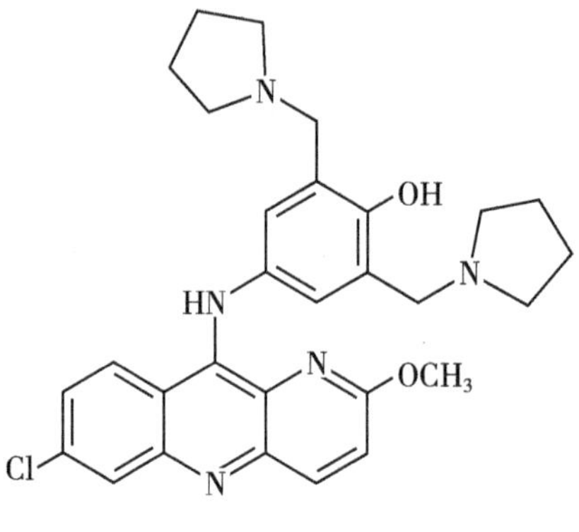	本品能有效灭杀裂殖体，抗疟疗效显著，对氯喹呈耐药性的疟原虫感染有效
	哌喹 piperaquine	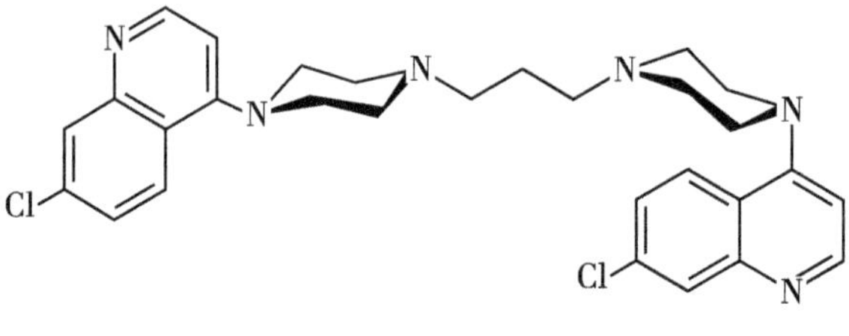	本品抗疟作用与氯喹类似，经口服吸收后，先储存在肝中，再缓慢地释放进入血液，故作用时间比氯喹更持久，临床上常用于疟疾症状的抑制性预防
	羟氯喹 hydroxych-loroquin	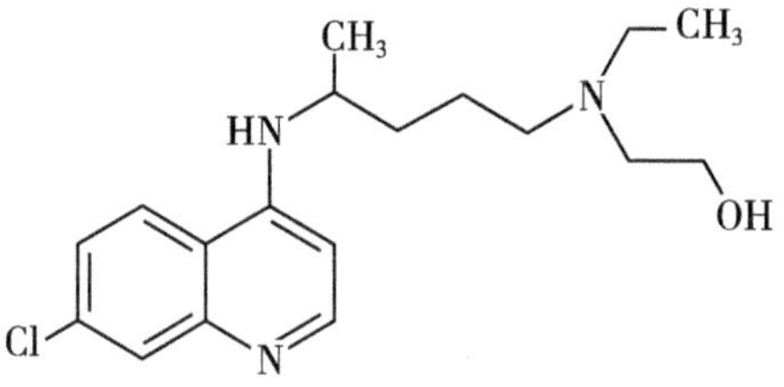	本品具有较好的抗疟作用，也可用于治疗风湿性疾病
8-氨基喹啉类	伯氨喹 primaquine	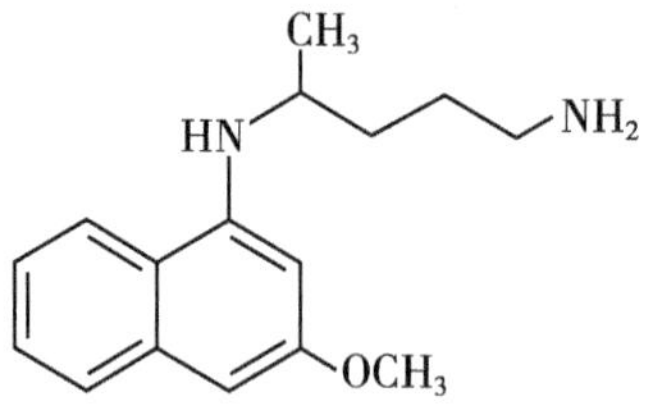	本品能杀灭人体血液中各种疟原虫的配子体，并对良性疟及红细胞外期的裂殖体也有较强的杀灭作用，故作为防止疟疾复发和传播的首选药物

（二）青蒿素类药物

青蒿素（artemisinin）为我国科学家在 1971 年首次从菊科植物黄花蒿（*Artemisia annua* L.）中提取分离得到的具有过氧键的倍半萜内酯抗疟药，对疟原虫红细胞内期裂殖体有高度的杀灭作用，对抗氯喹恶性疟原虫引起的感染同样具高效、迅速的抗疟作用，是目前用于临床的各种抗疟药中起效最快的一种，但具有口服活性低、溶解度小、复发率高、半衰期短等缺点。因此，以其为先导化合物相继合成或半合成大量的衍生物。青蒿素及其衍生物见表 16-22。

表 16-22　青蒿素及其衍生物

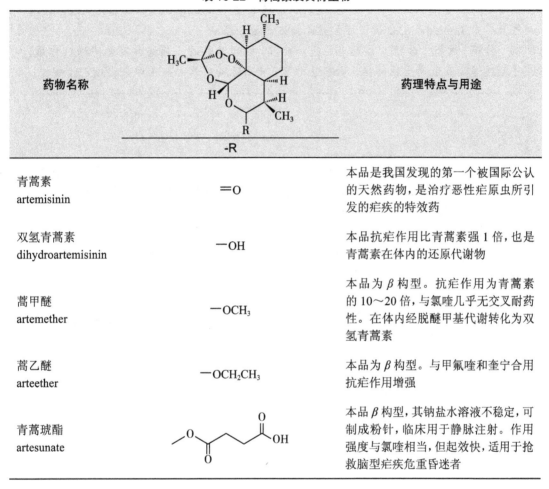

药物名称	-R	药理特点与用途
青蒿素 artemisinin	=O	本品是我国发现的第一个被国际公认的天然药物，是治疗恶性疟原虫所引发的疟疾的特效药
双氢青蒿素 dihydroartemisinin	—OH	本品抗疟作用比青蒿素强 1 倍，也是青蒿素在体内的还原代谢物
蒿甲醚 artemether	—OCH₃	本品为 β 构型。抗疟作用为青蒿素的 10～20 倍，与氯喹几乎无交叉耐药性。在体内经脱醚甲基代谢转化为双氢青蒿素
蒿乙醚 arteether	—OCH₂CH₃	本品为 β 构型。与甲氟喹和奎宁合用抗疟作用增强
青蒿琥酯 artesunate	(见结构式)	本品 β 构型，其钠盐水溶液不稳定，可制成粉针，临床用于静脉注射。作用强度与氯喹相当，但起效快，适用于抢救脑型疟疾危重昏迷者

（三）嘧啶类药物

利用疟原虫不能利用环境中的叶酸和四氢叶酸，必须自身合成叶酸并转化为四氢叶酸的特点，选择二氢叶酸还原酶抑制剂作为抗疟药，代表药物为乙胺嘧啶（pyrimethamine），由于对多数的疟原虫有较强的抑制作用，故临床上多作为预防用药。另一个二氢叶酸还原酶抑制剂硝喹（nitroquine），同样具有对疟疾的预防和治疗作用。

乙胺嘧啶（pyrimethamine）　　　　硝喹（nitroquine）

案例分析

案例：某男，42岁，从非洲回来，几天后出现交替的发烧和寒颤，经血液培养证实感染了耐氯喹疟原虫，作为药师，建议服用硫酸奎宁650mg/8h，乙胺嘧啶75mg/d，双氢青蒿素32mg/d。请分析医师开具此药方是否合理。

分析：该药方合理。该患者已患有疟疾，医师开具的三药组方有协同增效作用，并可延缓疟原虫产生抗药性。如再去非洲，可预防服用单一药物甲氟喹或乙胺嘧啶。

思考题

1. 抗生素按结构主要分为几类？每类举一代表药物并简述每类抗生素的作用机制。
2. 分析青霉素G的优缺点，举例说明对半合成青霉素的三种结构修饰原理。
3. 试述青霉素类和头孢菌素类的构效关系。
4. 阐述喹诺酮类抗菌药的构效关系及常见副作用。
5. 何谓代谢拮抗原理？说明磺胺类药物的作用机制及抗菌增效剂的增效原理。
6. 阐述抗病毒药分类方法及各类代表药物。

（陈莉敏　韩维娜）

第十七章　抗　肿　瘤　药

 学习要求

　　1. 掌握抗肿瘤药的分类、结构类型和作用机制；环磷酰胺、卡莫司汀、噻替哌、白消安、顺铂、氟尿嘧啶、阿糖胞苷、巯嘌呤、甲氨蝶呤、米托蒽醌、甲磺酸伊马替尼、吉非替尼、索拉非尼、硼替佐米的结构、理化性质、作用机制和用途。

　　2. 熟悉美法仑、异环磷酰胺、奥沙利铂、去氧氟尿苷、卡莫氟、吉西他滨、卡培他滨、盐酸多柔比星、柔红霉素、表柔比星、喜树碱、硫酸长春碱、紫杉醇、依托泊苷的结构特点、用途和作用机制。

　　3. 了解抗肿瘤天然药物的结构特点和药理作用；单克隆抗体的研究进展与代表药物。

　　肿瘤通常分为良性肿瘤与恶性肿瘤。恶性肿瘤（通称癌症）是当前危害人类健康的重要疾病之一。手术治疗和放射治疗在恶性肿瘤治疗中具有重要作用，但由于肿瘤往往出现扩散和转移，对于恶性肿瘤迫切需要全身性的有效治疗方法。因此，药物治疗（化学治疗）同样具有重要作用，成为不可缺少的治疗方法。抗肿瘤药（化疗药物）一般指用于治疗恶性肿瘤的药物，又称抗癌药。自 1943 年氮芥用于治疗恶性淋巴瘤后，几十年来化学治疗已经有了很大的进展，由单一的化学治疗进入了联合化疗阶段，能明显延长患者的生命。随着肿瘤生物学研究的深入，对抗肿瘤药的作用机制有了进一步理解，也为肿瘤分子靶向治疗提供了新的策略。

　　本章按生物烷化剂、抗代谢抗肿瘤药、抗肿瘤天然药物及其衍生物、分子靶向抗肿瘤药四节介绍抗肿瘤药。

第一节　生物烷化剂

　　生物烷化剂也称烷化剂（alkylating agents），在体内能形成缺电子活泼中间体或其他具有活泼亲电性基团的化合物，进而与生物大分子（如 DNA、RNA 或某些重要的酶类）中含有丰富电子的基团（如氨基、巯基、羟基、羧基、磷酸基等）发生共价结合，使 DNA 分子丧失活性或发生断裂。

一、氮芥类药物

　　氮芥类（nitrogen mustards）是双 β- 氯乙胺类化合物。氮芥类药物的结构可分为两大部分：载体部分（Ⅰ）和烷基化部分（Ⅱ）。烷基化部分是抗肿瘤活性的功能基，载体部分 R 可以是脂肪基，也可以是芳香基；不同的载体对药物在体内的分布、吸收以及溶解度和稳定性等都有一定影响,因而各种氮芥的抗肿瘤作用和副作用有一定差异。通过改变载体部分可以改善药物在体内的吸收、分布等药代动力学性质,提高药物的选择性和活性,降低药物的毒性。因此,选择适当的载体对设计氮芥类药物具有重要的意义。

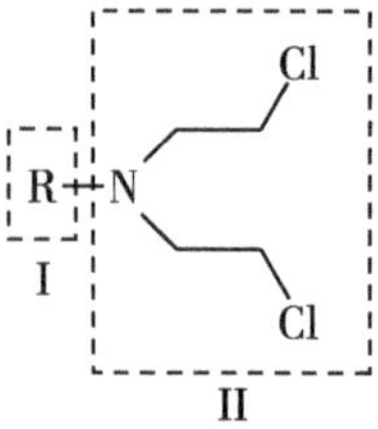

脂肪氮芥的氮原子碱性比较强,在游离状态和生理 pH(7.4)时,易和 β 位的氯原子作用生成高度活泼的环状中间体——乙撑亚胺离子(aziridinium ion),成为强的亲电试剂,进攻生物大分子中富含电子的亲核中心。脂肪氮芥的烷基化历程是双分子亲核取代反应(SN$_2$),反应速率取决于烷化剂和亲核中心的浓度。脂肪氮芥属强烷化剂,对肿瘤细胞的杀伤能力也较大,抗瘤谱较广;但选择性比较差,毒性也比较大。

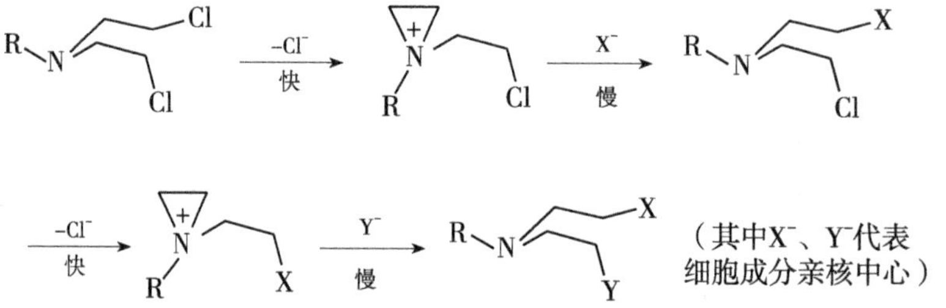

芳香氮芥(载体部分 R 为芳香环)由于芳环的引入使氮原子的孤对电子与苯环产生共轭作用,减弱了氮原子的碱性,降低了其亲核性,其作用机制也发生了改变,不像脂肪氮芥能够很快形成稳定的环状乙撑亚胺离子,而是失去氯原子形成碳正离子中间体,再与亲核中心作用。其烷化历程一般是单分子亲核取代反应(SN$_1$),反应速率取决于烷化剂的浓度。

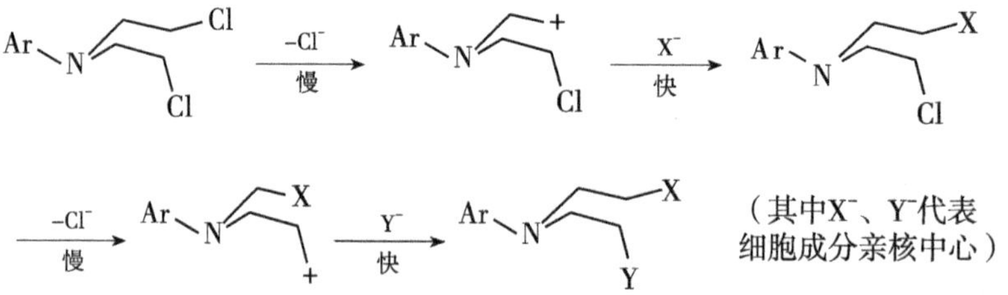

氮芥类药物的细胞毒作用主要是与 DNA 中鸟嘌呤的 N-7 位形成共价键,由于氮芥是双功能烷化剂,其分子中的另一个氯乙基链也可以进行类似的反应,与 DNA 形成链内交联(intra-strand cross-linking,在同股 DNA 的两个鸟嘌呤 N-7 位之间形成)和链间交联(inter-strand cross-linking,在两股 DNA 的鸟嘌呤 N-7 位之间形成),从而影响或破坏 DNA 的结构和功能,使 DNA 在细胞增殖过程中不能发挥作用,进而阻止细胞分裂,发挥抗肿瘤作用。

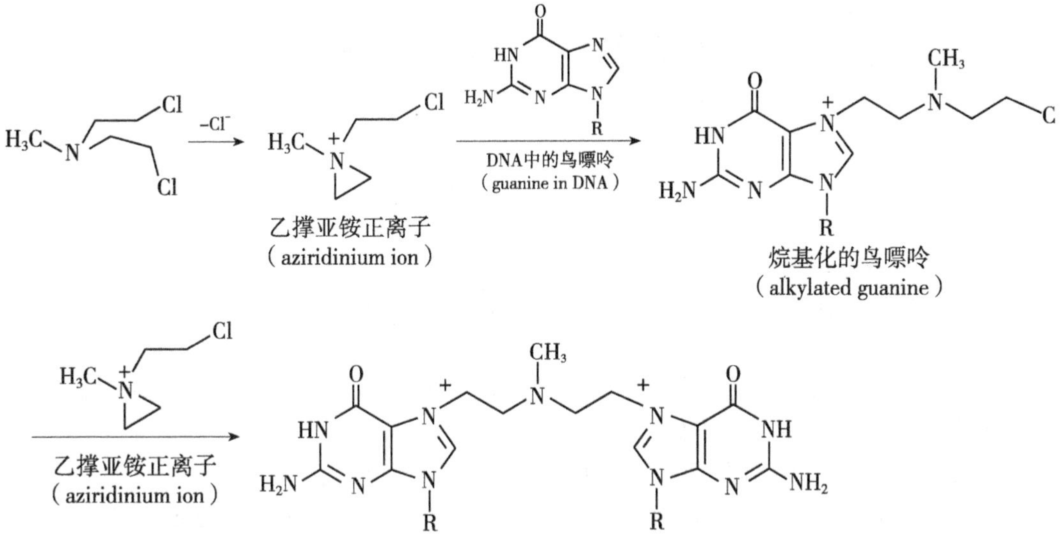

乙撑亚铵正离子
（aziridinium ion）

DNA中的鸟嘌呤
（guanine in DNA）

烷基化的鸟嘌呤
（alkylated guanine）

乙撑亚铵正离子
（aziridinium ion）

与DNA的两个鸟嘌呤交联.
（cross-link between two guanines）

氮芥类在 pH7 以上的水溶液中不稳定，易水解失活；在弱酸性溶液 pH 为 3～5 中稳定性提高。

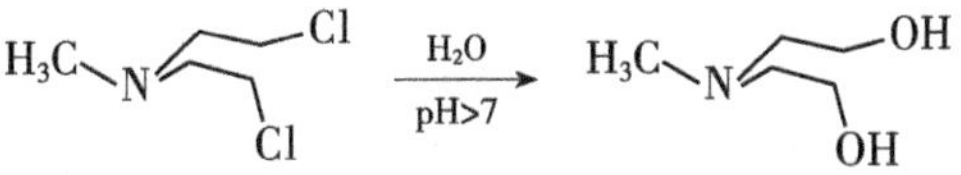

盐酸氮芥（mechlorethamine hydrochloride）是唯一的临床应用的脂肪氮芥，由于其反应活性高，对正常细胞和肿瘤细胞无选择性，毒副作用较大，主要用于治疗白血病（如霍奇金病、慢性粒细胞白细胞和慢性淋巴细胞白血病）。

芳香氮芥主要是苯丁酸氮芥（chlorambucil）和美法仑（melphalan）。苯丁酸氮芥结构中含有芳基烷酸，当羧基和苯环之间碳原子数为 3 时效果最好，即苯丁酸氮芥，主要用于治疗慢性淋巴细胞白血病、恶性淋巴瘤和霍奇金病；临床上用其钠盐，水溶性好，易于被肠道吸收，在体内迅速转化为游离的苯丁酸氮芥。

为提高氮芥类药物的活性并降低其毒性，将载体换成天然存在的氨基酸，期望增加药物在肿瘤部位的浓度和亲和性，从而提高药物的疗效。美法仑（melphalan）亦称左旋苯丙氨酸氮芥，是将天然氨基酸连于氮芥的氮原子上得到的。分子中有 1 个手性碳，左旋体活性好于右旋体，药用消旋体。该药物对卵巢癌、乳腺癌、淋巴肉瘤和多发性骨髓瘤等恶性肿瘤有较好的疗效。

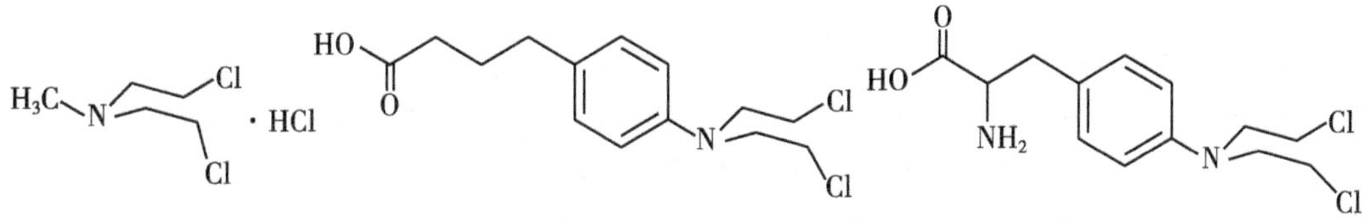

盐酸氮芥
（mechlorethamine hydrochloride）

苯丁酸氮芥
（chlorambucil）

美法仑（melphalan）

环磷酰胺(cyclophosphamide)

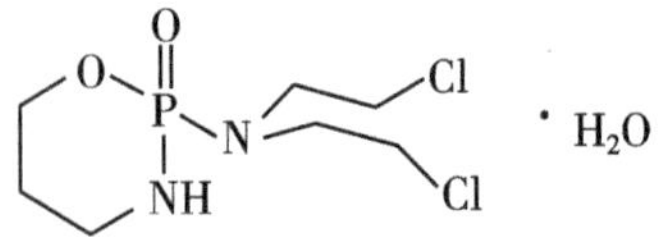

化学名为 N,N- 双（2- 氯乙基）-2H-1，3，2- 氧氮磷杂环已烷 -2- 胺 -2- 氧化物一水合物（N,N-bis（2-chloroethyl）tetrahydro-2H-1，3，2-oxazaphosphorin-2-amine 2-oxide monohydrate）。

本品含有 1 个结晶水时为白色结晶或结晶性粉末，mp. 48.5～52℃，失去结晶水即液化。水溶液不稳定，遇热更易分解。

本品是一个前药，在体外几乎无抗肿瘤活性，进入体内经肝脏代谢活化发挥作用。本品被细胞色素 P450 氧化生成 4- 羟基环磷酰胺（4-hydroxy-cyclophosphamide），通过互变异构与醛磷酰胺（aldophosphamide）平衡存在，两者在正常组织中都可经酶促反应转为无毒的代谢物 4- 酮基环磷酰胺（4-keto-cyclophosphamide）和羧基磷酰胺（carboxy-phosphamide），故对正常组织一般无影响。而肿瘤细胞内因缺乏正常组织所具有的酶，不能进行上述转化，分解成为磷酰氮芥（phosphamidemustard）和丙烯醛（acrolein）。

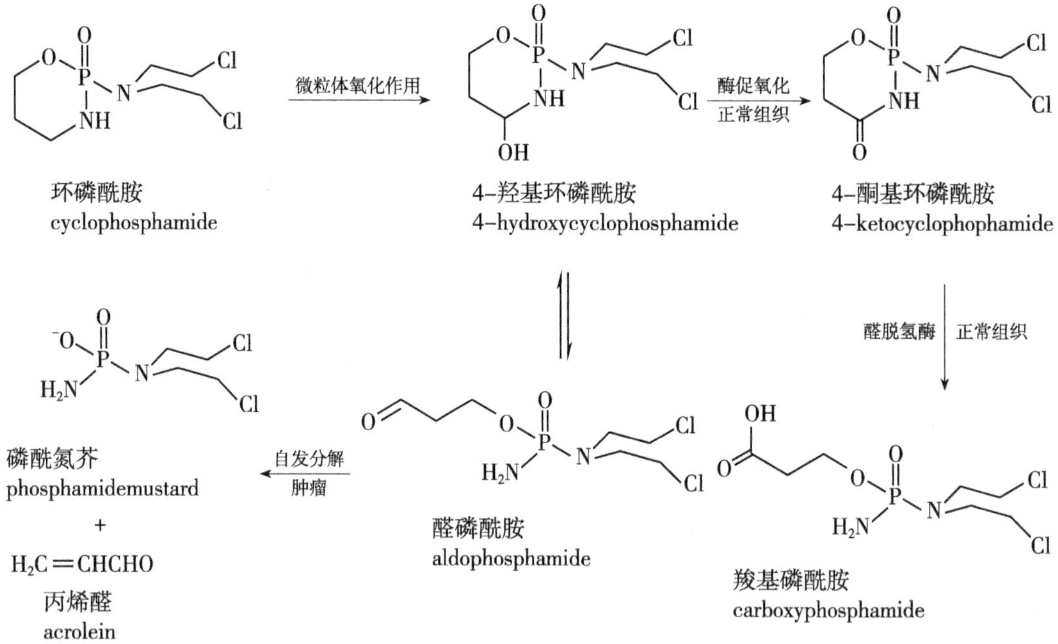

磷酰氮芥是环磷酰胺在肿瘤细胞内发挥作用的活性代谢物，丙烯醛能引起肾脏和膀胱细胞损伤。在肝脏，丙烯醛易与还原性谷胱甘肽（reduced glutathione，GSH）结合形成丙烯醛 -GSH 结合物，当该结合物通过膀胱排泄时，会裂解释放出丙烯醛与膀胱细胞的半胱氨酸（Cys）残基的巯基结合产生膀胱毒性。为降低丙烯醛产生的膀胱毒性，可应用美司钠（mesna）作为辅助治疗。美司钠可避免环磷酰胺对膀胱细胞的损伤。

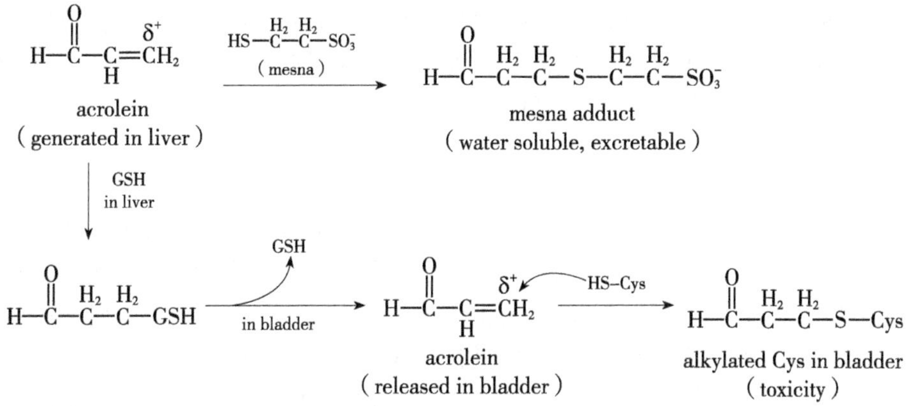

本品的合成主要以二乙醇胺为原料，在无水吡啶中，用过量的三氯氧磷同时进行氯代和磷酰化，直接转化为氮芥磷酰二氯，再在二氯乙烷中与 3- 氨基丙醇缩合得油状物，在丙酮中和水反应生成水合物而析出结晶。

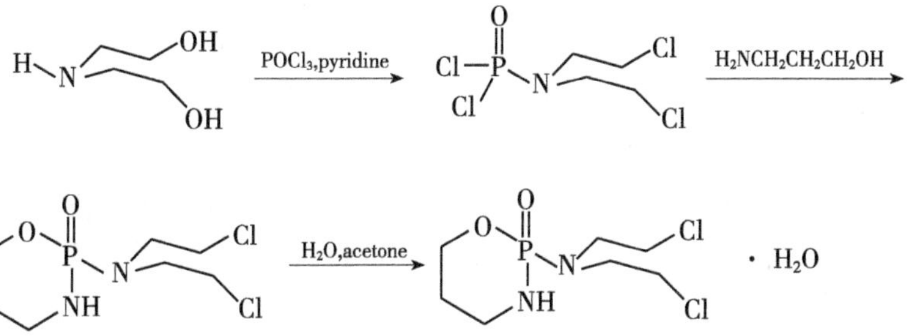

本品常与其他抗肿瘤药联合应用来治疗多种肿瘤，包括白血病、恶性淋巴瘤、多发性骨髓瘤、卵巢癌和乳腺癌。

异环磷酰胺（ifosfamide）是本品的类似物，两者的结构差异在于环外氮上的一个氯乙基移至杂环氮原子上。异环磷酰胺也需要代谢活化，两者的代谢途径基本相同，所不同的是异环磷酰胺环上 N- 氯乙基容易发生 N- 脱氯乙基反应（N-dechloroethylation），生成氯乙醛（chloroacetaldehyde），而产生肾脏和神经毒性。

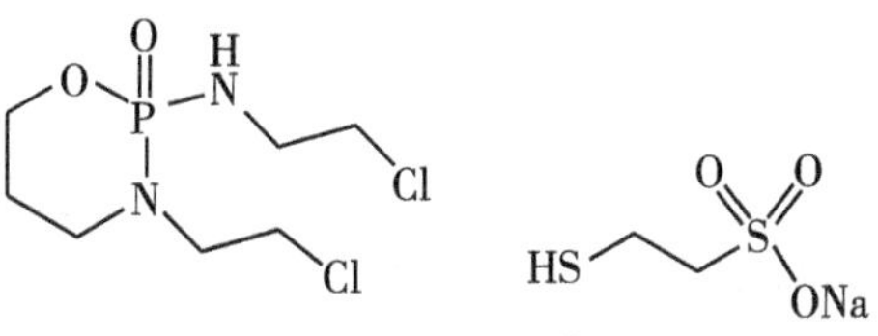

异环磷酰胺（ifosfamide）　　美司钠（mesna）

由于异环磷酰胺比环磷酰胺的水溶性好，前者聚集在肾脏系统，而脱氯乙基的生物转化就在肾脏进行，所以异环磷酰胺代谢产生的氯乙醛导致对肾脏的毒性更严重。

因为异环磷酰胺的生物转化与环磷酰胺相同也产生丙烯醛引起出血性膀胱炎，所以也应该与美司钠（mesna）联合应用，以减小对膀胱的毒副作用，但美司钠不能避免氯乙醛导致的毒副作用。N- 乙酰半胱氨酸可减轻异环磷酰胺导致的肾脏毒性，但由于 N- 乙酰半胱氨酸不能通过血脑屏障，所以对缓解异环磷酰胺引起的神经毒性作用不大。

异环磷酰胺口服吸收良好，生物利用度接近 100%。细胞代谢产物较少，细胞毒性较低,用量比环磷酰胺大。异环磷酰胺较环磷酰胺治疗指数高、毒性小,与其他烷化剂无交叉耐药性,抗瘤谱较广,临床主要用于睾丸癌、卵巢癌、乳腺癌、肉瘤、恶性淋巴瘤和肺癌等。不良反应为骨髓抑制、泌尿道反应、中枢神经系统毒性等。

二、乙撑亚胺类药物

氮芥类药物是通过转变为乙撑亚胺正离子发挥烷化作用,因此合成了一系列乙撑亚胺类(aziridines)化合物。为了降低乙撑亚胺基团的反应性,在氮原子上引入吸电子的基团,希望降低毒性。例如,塞替派(thiotepa)分子中的乙撑亚胺较乙撑亚胺正离子的反应活性低,属于弱烷化剂;由于硫原子的吸电子作用,在生理 pH 下乙撑亚胺质子化生成乙撑亚胺正离子的比例较低。塞替派(thiotepa)在体内经氧化脱硫反应,生成活性代谢物替派(tepa)。塞替派和替派进入肿瘤细胞后,通过水解释放出乙撑亚胺正离子与 DNA 发生烷基化反应;塞替派也能与 DNA 直接进行烷基化。

塞替派(thiotepa)　　替派(tepa)

塞替派分子中含有体积较大的硫代磷酰基,其脂溶性大;由于对酸不稳定,故不能口服,通过静脉注射给药。本品进入体内后迅速分布到全身,在肝脏代谢。主要用于治疗卵巢癌、乳腺癌和膀胱癌。

三、亚硝基脲类药物

N-甲基亚硝基脲(N-methylnitrosourea)在动物模型中显示中等强度的抗肿瘤活性,以此为先导物研究开发了亚硝基脲类(nitrosoureas)抗肿瘤药。含有 β-氯乙基的亚硝基脲类化合物,例如卡莫司汀(carmustine)和洛莫司汀(lomustine)等,具有更强的抗肿瘤活性。因为 β-氯乙基亚硝基脲类药物具有较强的亲脂性,易通过血脑屏障进入脑脊液中,因此适用于脑瘤、转移性脑瘤及其他中枢神经系统肿瘤、恶性淋巴瘤等治疗。与其他抗肿瘤药合用时可增强疗效。其主要副作用为迟发性和累积性骨髓抑制。常用的亚硝基脲类抗肿瘤药见表 17-1。

表 17-1 常用的亚硝基脲类抗肿瘤药

药物名称	药物结构	药理特点与用途
洛莫司汀 lomustine		本品以环己烷取代卡莫司汀分子中的一个氯乙基,脂溶性强,可进入脑脊液,用于脑部原发肿瘤及继发肿瘤;与氟尿嘧啶合用治疗胃癌及直肠癌;亦用于治疗霍奇金病。可口服
司莫司汀 semustine		本品用甲环己基取代洛莫司汀中的环己基。抗肿瘤疗效优于卡莫司汀和洛莫司汀,毒性较低,临床用于脑瘤、肺癌和胃肠道肿瘤

药物名称	药物结构	药理特点与用途
尼莫司汀 nimustine	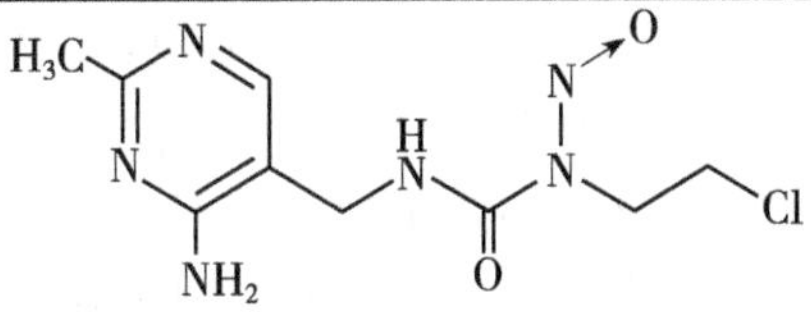	本品的盐酸盐是水溶性亚硝基脲类抗肿瘤药，临床用于治疗肺癌、胃癌、直肠癌和恶性淋巴瘤等
雷莫司汀 ranimustine	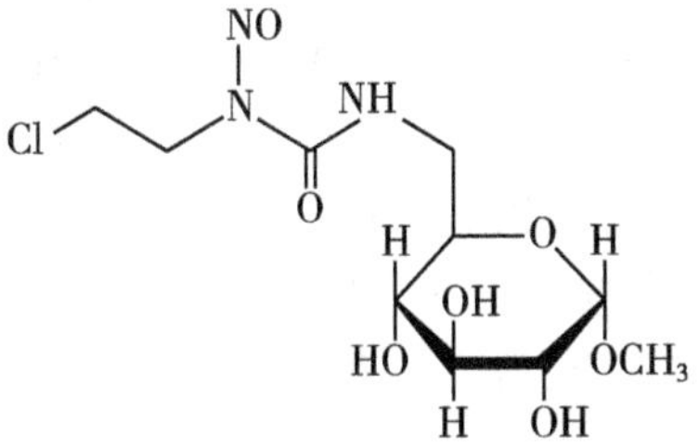	本品以糖为载体的水溶性亚硝基脲类药物，主要用于治疗成胶质细胞瘤、骨髓瘤、恶性淋巴瘤、慢性粒细胞白血病。不良反应为胃肠道反应
链佐星 streptozocin	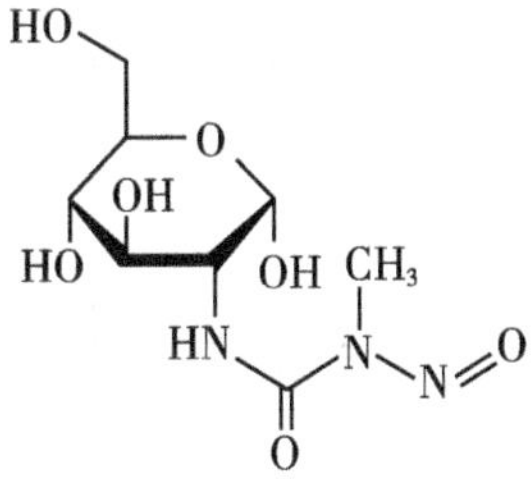	本品分子结构中引入糖作为载体，其水溶性增加，毒副作用降低，尤其是骨髓抑制的副作用较低。氨基糖的结构很容易被胰中胰岛的 β 细胞所摄取，而在胰岛中有较高的浓度，对胰的胰小岛细胞癌有独特的疗效。由于该药物能够降低 β 细胞中烟酰胺腺嘌呤二核苷酸的浓度，而出现糖尿病样症状
氯脲霉素 chlorozotocin	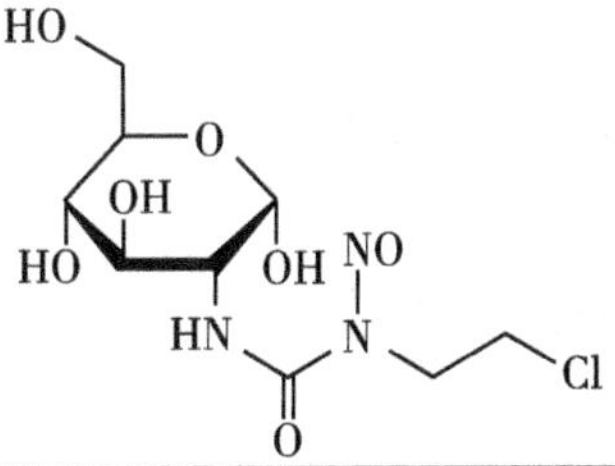	本品将链佐星结构中的 N- 甲基换成 β- 氯乙基得到。其抗肿瘤活性相似，易溶于水，但毒副作用更小，特别是对骨髓抑制的副作用更小

亚硝基脲类（nitrosoureas）药物的作用机制是在细胞中分解为具有烷基化作用的 2- 氯乙基碳正离子（2-chloroethyl carbocation）以及异氰酸酯（isocyanate）。2- 氯乙基碳正离子进攻 DNA 的碱基，使鸟嘌呤的 N-7 位和 O-6 位烷基化，使 DNA 链间交联（cross-linked DNA）；异氰酸酯作为氨甲酰化剂可将蛋白质中的游离氨基，特别是赖氨酸（lysine）残基的 ω- 氨基进行氨甲酰化抑制酶的活性。

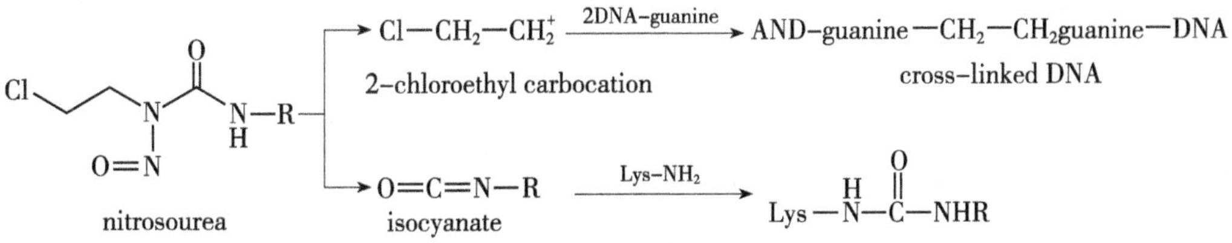

卡莫司汀（carmustine）

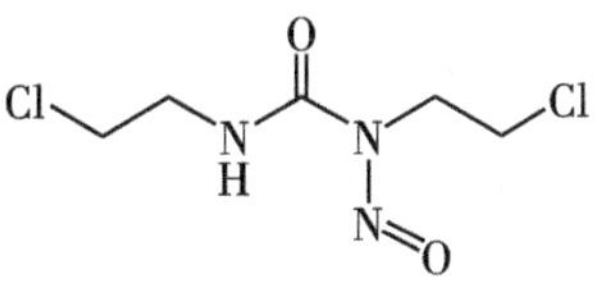

化学名为 N, N'- 双（2- 氯乙基）-N- 亚硝基脲（N, N'-bis（2-chloroethyl）-N-nitrosourea），又名卡氮芥，BCNU。

本品为无色或微黄色结晶或结晶性无色粉末，无臭。mp. 30～32℃。溶于乙醇、聚乙二醇，不溶于水。由于本品不溶于水，且具有较高的脂溶性，其注射液为聚乙二醇的灭菌溶液。

本品临床主要用于治疗脑瘤、恶性淋巴瘤及小细胞肺癌。静脉注射入血后迅速分解。化学半衰期为 5 分钟，生物半衰期为 15～30 分钟。由肝脏代谢，代谢物可在血浆停留数天，造成延迟骨髓毒性。60%～70% 由肾排出（其中原形不到 1%），1% 由粪排出，10% 以二氧化碳形式由呼吸道排出。

本品在酸性和碱性溶液中不稳定，分解时可放出氮气和二氧化碳。

本品的合成是以脲为原料，在 DMF 中与氨基乙醇环合为 2- 噁唑烷酮，再与氨基乙醇反应，开环生成 1,3- 双 -(β- 羟乙基) 脲，与氯化亚砜反应，得 1,3- 双 -(β- 氯乙基) 脲，最后亚硝化即得。

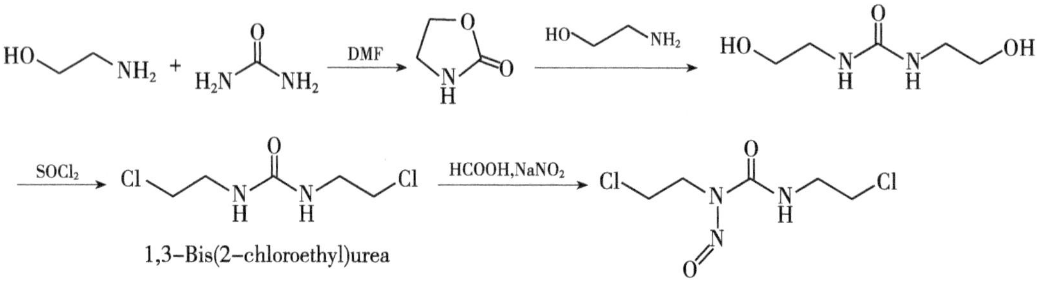

1,3–Bis(2–chloroethyl)urea

四、甲磺酸酯类药物

白消安（busulfan）

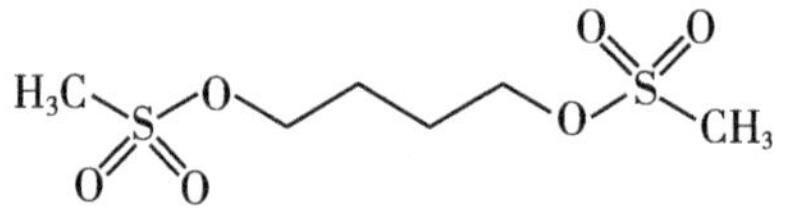

化学名为 1,4- 丁二醇二甲磺酸酯（1,4-butanediol dimethanesulfonate esters）。

本品为白色结晶性粉末，几乎无臭，在丙酮中溶解，在水或乙醇中微溶。mp. 114～118℃。

甲磺酸酯类（methanesulfonates）是一类非氮芥类烷化剂。甲磺酸酯基是好的离去基团，使 C-O 键断裂生成碳正离子与细胞内多种成分反应，包括与 DNA 分子中鸟嘌呤的 N-7 位烷基化生成单烷基化产物和双烷基化的产物；与蛋白质中半胱氨酸的 -SH 进行亲电反应。

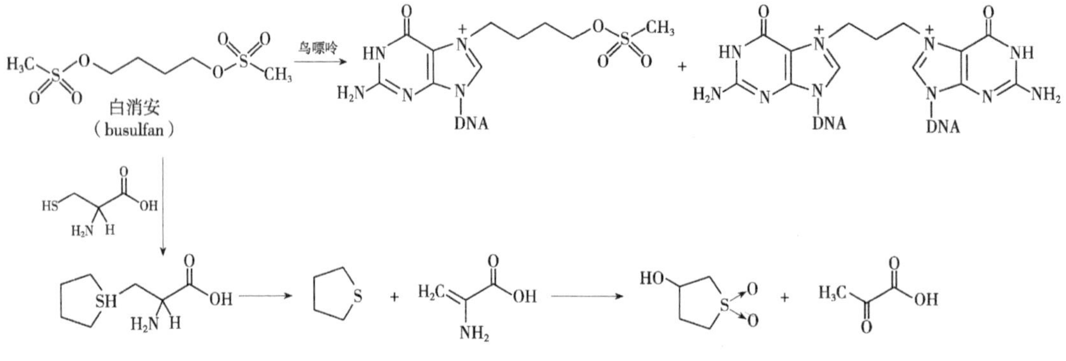

本品在水溶液中不稳定，但口服后胃肠道吸收良好，吸收后迅速分布到各组织。在体内代谢后生成的甲磺酸及其他代谢物（如 3- 羟基四氢噻吩 -1, 1- 二氧化物）从尿中缓慢排出。

本品在氢氧化钠条件下水解生成丁二醇，再脱水生成具有乙醚样特臭的四氢呋喃。

临床上主要用于治疗慢性粒细胞白血病的慢性期，亦用于治疗原发性血小板增多症、真性红细胞增多症等慢性骨髓增生性疾病。

五、金属铂配合物

自 1969 年首次发现顺铂对动物肿瘤有很强的抑制作用以来，对金属类抗肿瘤配合物抗肿瘤作用的研究引起了药学工作者的广泛重视，相继合成了金、铂、铑、钌等大量的金属类化合物，证实了这些化合物具有明确的抗肿瘤活性，对金属化合物的研究成为抗肿瘤药研究中较为活跃的领域之一。铂类抗肿瘤药已在临床上广泛使用。

铂配合物的作用机制是使肿瘤细胞 DNA 复制停止，阻碍细胞分裂。顺铂（cisplatin）进入细胞后水解为水合物，再去质子化生成羟基络合物。水合物和羟基络合物比较活泼，在体内与 DNA 的两个鸟嘌呤碱基 N-7 配位结合形成一个封闭的五元螯合环 ｛其中 65% 是与相邻的两个鸟嘌呤碱基 [d（GpG）] 的 N-7 络合成螯合环，25% 是与相邻的鸟嘌呤和腺嘌呤碱基 [d（ApG）] 的 N-7 络合成螯合环，10% 是与间隔一个碱基的两个鸟嘌呤碱基 [d（GpNpG）] 的 N-7 络合成螯合环｝，从而破坏了两条多聚核苷酸链上嘌呤基和胞嘧啶之间的氢键，扰乱了 DNA 的正常双螺旋结构，使其局部变性失活而丧失复制能力。反式铂配合物无此作用。

顺铂（cisplatin）

化学名为（Z）- 二氨二氯铂（cis-diamminedichloroplatinum）。

本品通常静脉注射给药，供药用的是含有甘露醇和氯化钠的冷冻干燥粉，用前用注射用水配成每毫升含 1mg 顺铂、9mg 氯化钠和 10mg 甘露醇的溶液，pH 在 3.5～5.5 之间。顺铂在室温条件下，对光和空气稳定，在 270℃分解成金属铂。

本品加热至 170℃时即转化为反式，溶解度降低，颜色发生变化。继续加热至 270℃熔融，同时分解成金属铂。对光和空气不敏感，室温条件下可长期贮存。

本品水溶液不稳定,在氯离子浓度相对较低(4～20mM)的环境中能逐渐水解和转化为反式,生成顺铂一水合物(cisplatin hydrate-1)、顺铂二水合物(cisplatin hydrate-2),进一步水解生成无抗肿瘤活性且有剧毒的顺铂聚合物-1(cisplatin polymer-1)与顺铂聚合物-2(cisplatin polymer-2)。但是这些聚合物(cisplatin polymer-1)与(cisplatin polymer-2)在0.9%氯化钠溶液中不稳定,可迅速完全转化为顺铂,因此临床上不会导致中毒危险。

顺铂一水合物(cisplatin hydrate-1)   顺铂二水合物(cisplatin hydrate-2)

顺铂聚合物-1(cisplatin polymer-1)   顺铂聚合物-2(cisplatin polymer-2)

本品的制备是用盐酸肼或草酸钾还原六氯铂酸二钾得四氯铂酸二钾,再与醋酸铵、氯化钾在pH 7的条件下回流1.5小时即得。

本品临床用于治疗膀胱癌、前列腺癌、肺癌、头颈部癌、乳腺癌、恶性淋巴瘤和白血病等。目前已被公认为治疗睾丸癌和卵巢癌的一线药物。与甲氨蝶呤、环磷酰胺等有协同作用,无交叉耐药性,并有免疫抑制作用。但该药水溶性差,且仅能注射给药,缓解期短,并伴有严重的肾、胃肠道、耳及神经毒性,长期使用会产生耐药性。

为了克服本品的缺点,用不同的胺类(乙二胺、环己二胺等)和各种酸根(无机酸、有机酸)与铂(Ⅱ)络合,合成了一系列铂的配合物。常用的金属铂类抗肿瘤药见表17-2。

表17-2 常用的金属铂类抗肿瘤药

药物名称	药物结构	药理特点与用途
卡铂 carboplatin		本品为顺-1,1-环丁烷二羧酸二氨基合铂。抗肿瘤活性以及抗瘤谱与顺铂类似,但肾毒性、消化道反应低;因为铂类药物的毒性是由水解生成的水合物决定,卡铂较顺铂的水解速率慢,故毒性较顺铂小。主要用于卵巢癌、小细胞肺癌、食管癌、肺癌、膀胱癌等。本品治疗小细胞肺癌、卵巢癌的效果比顺铂好,与顺铂之间没有交叉耐药性。与氨基糖苷类合用时肾毒性、耳毒性增加。本品需静脉注射给药

药物名称	药物结构	药理特点与用途
奥沙利铂 oxaliplatin		本品为反式 -1, 2- 环己二胺草酸铂，其性质稳定，在水中的溶解度介于顺铂和卡铂之间。本品是第一个上市的抗肿瘤手性铂配合物。1, 2- 环己二胺配体有三个立体异构体[(R, R)、(S, S) 和内消旋的 (R, S)]，相对应的三个立体异构体铂配合物，体外和体内活性略有不同，但只有 (R, R) 异构体开发用于临床。本品用于治疗转移性结肠癌、直肠癌
异丙铂 iproplatin		本品主要用于肺癌、乳腺癌、淋巴肉瘤、白血病等的治疗。抗癌活性与卡铂相似，抗癌谱广，肾毒性比顺铂低。主要毒性为骨髓抑制、血小板降低

在对大量铂类化合物抗肿瘤活性研究中，总结出这类化合物的构效关系：①取代顺铂中氯的配位体要有适当的水解速率，而且，双齿配位体较单齿配位体活性高；②烷基伯胺或环烷基伯胺取代顺铂中的氨，可明显增加治疗指数；③中性配合物要比离子配合物活性高；④平面正方形和八面体构型的铂配合物活性高。

第二节 抗代谢抗肿瘤药

抗代谢抗肿瘤药（antimetabolite antitumor agents）通过抑制 DNA 合成所必需的构建单元——核苷酸的形成，阻断 DNA 的生物合成。抗代谢物（antimetabolites）的结构与 DNA 生物合成相关的嘌呤和嘧啶的结构相似，这些抗代谢物通过或者抑制代谢物生物合成中的酶，或者作为伪代谢物掺入到重要的生物大分子 NDA 中，从而干扰正常代谢物的生成和利用，导致肿瘤细胞死亡。

抗代谢物的结构特点是与代谢物相似，大多数抗代谢物是将代谢物的结构作细微的改变，例如利用生物电子等排原理，以 F 或 CH_3 代替 H、S 或 CH_2 代替 O、NH_2 或 SH 代替 OH 等。常用的抗代谢药有嘧啶拮抗剂（pyrimidine antagonist）、嘌呤拮抗剂（purine antagonist）和叶酸拮抗剂（folate antagonist）。

一、嘧啶拮抗剂

（一）尿嘧啶类药物

用氟原子代替尿嘧啶分子中的氢原子，得到的氟尿嘧啶（fluorouracil）具有好的抗肿瘤活性。氟尿嘧啶疗效虽好，但毒性也较大，可引起严重的消化道反应和骨髓抑制等副作用。为了降低毒性，提高疗效，根据氟尿嘧啶的结构特点，主要对分子中的 N-1 位进行了结构修饰，研制了一些氟尿嘧啶衍生物，大都作为氟尿嘧啶的前药（表 17-3）。

表 17-3 常用的尿嘧啶类抗肿瘤药

药物名称	药物结构	药理特点与用途
替加氟 tegafur	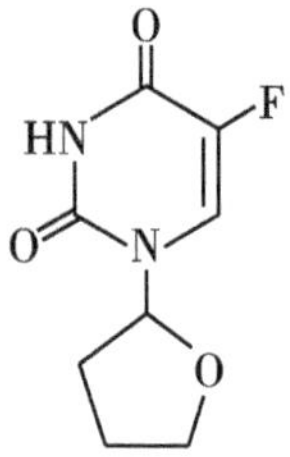	本品为氟尿嘧啶 N-1 的氢被四氢呋喃替代的衍生物，在体内转化为氟尿嘧啶而发挥作用，作用特点和适应证与氟尿嘧啶相似，但毒性较低
双哺氟啶 tegadifur	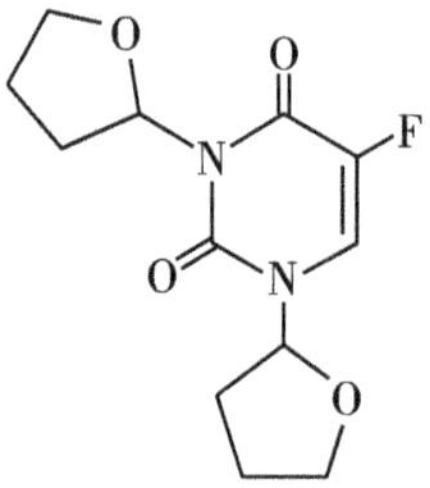	本品为氟尿嘧啶的 1,3- 双四氢呋喃环取代的衍生物，作用特点同替加氟
卡莫氟 carmofur	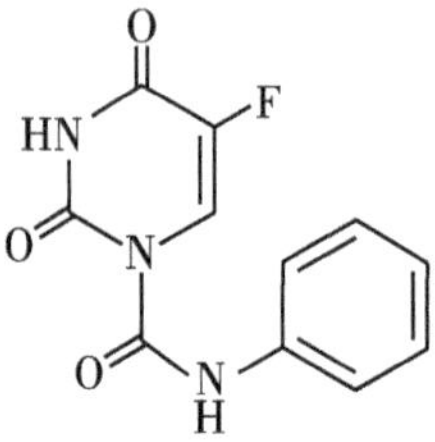	本品进入体内后缓缓释放出氟尿嘧啶（5-FU）而发挥抗肿瘤作用，抗瘤谱广，化疗指数高。临床上可用于胃癌、结肠癌、直肠癌、乳腺癌的治疗，特别是对结肠癌、直肠癌的疗效较高
去氧氟尿苷 doxifluridine	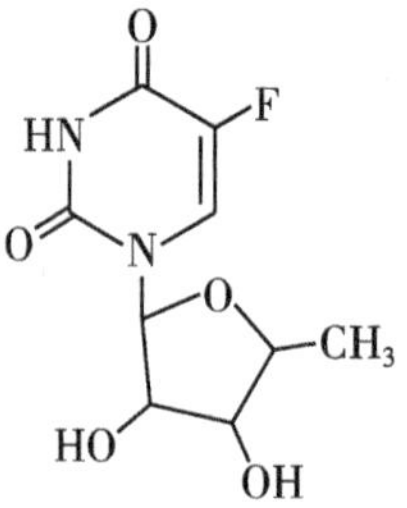	本品在体内经嘧啶核苷磷酸化酶作用，转化成游离的氟尿嘧啶而发挥作用。这种酶的活性在肿瘤组织内较正常组织高，所以本品在肿瘤细胞内转化为 5-FU 的速度快，而对肿瘤具有选择性作用。主要用于胃癌、结肠直肠癌、乳腺癌的治疗

氟尿嘧啶（fluorouracil）

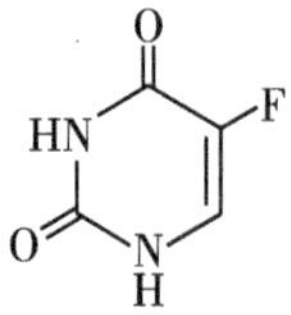

化学名为 5- 氟 -2,4(1H,3H)- 嘧啶二酮（5-fluoro-2,4(1H,3H)- pyrimidinedione），简称 5-FU。

本品是应用最早的抗肿瘤药之一，是将尿嘧啶 5 位的氢用氟原子取代的产物，是胸苷酸合成酶（thymidylate synthase）抑制剂。5-FU 及其衍生物在体内首先转变成 5- 氟尿嘧啶脱氧核苷酸（5-flurodeoxyuridine monophosphate，5-F-dUMP），与胸苷酸合成酶（thymidylate synthase，TS）结合，再与辅酶 5,10- 次甲基四氢叶酸（5,10-methylenetetrahydrofolate）

作用，由于 C-F 键稳定，导致不能有效地合成胸腺嘧啶脱氧核苷酸（deoxythymidine monophosphate，dTMP），而且不能使胸苷酸合成酶（TS）复活；从而抑制 DNA 的合成，导致肿瘤细胞死亡。

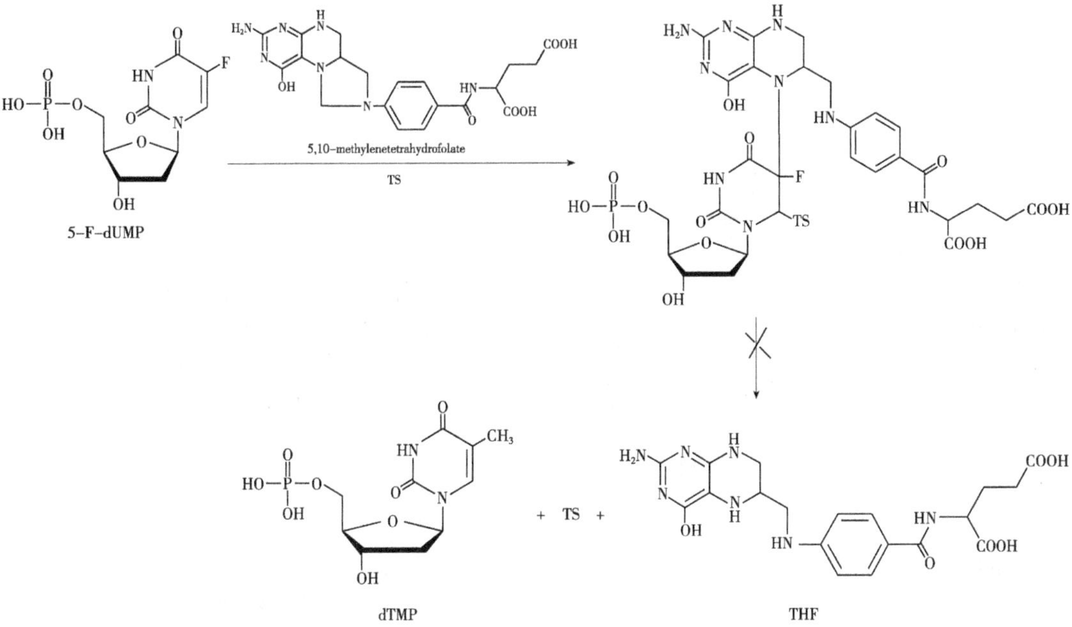

本品口服吸收不完全，故注射给药，静脉注射后可迅速分布到全身各组织，包括脑脊液和肿瘤组织中。临床用于对结肠癌、直肠癌、胃癌、乳腺癌和胰腺癌的姑息治疗。

（二）胞嘧啶类药物

阿糖胞苷（cytarabine）是 1965 年上市的胞嘧啶类抗肿瘤药，因为其会迅速被肝脏的胞苷脱氨酶（cytidine deaminase）作用脱氨，生成无活性的尿嘧啶阿拉伯糖苷（uracil arabinoside）；为了减轻阿糖胞苷在体内脱氨失活，将其氨基用烷基酸酰化，得到依诺他滨（enocitabine）和棕榈酰阿糖胞苷（*N*-palmitoyl-Arac）。其他胞嘧啶类抗肿瘤药见表 17-4。

表 17-4 常用的胞嘧啶类抗肿瘤药

药物名称	药物结构	药理特点和用途
依诺他滨 enocitabine	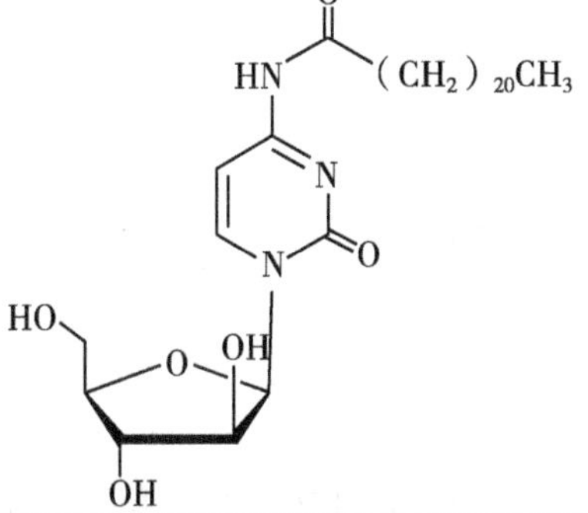	本品在体内代谢为阿糖胞苷而起作用，抗肿瘤作用比阿糖胞苷强而持久

续表

药物名称	药物结构	药理特点和用途
棕榈酰阿糖胞苷 N-palmitoyl-arac	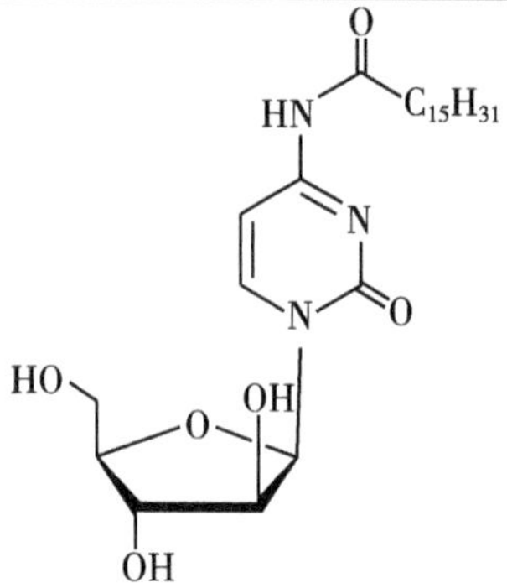	本品在体内代谢为阿糖胞苷而起作用,抗肿瘤作用比阿糖胞苷强而持久
安西他滨 ancitabine	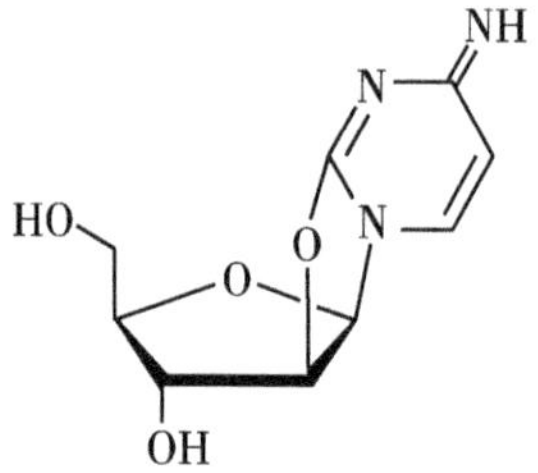	本品为合成阿糖胞苷的中间体,体内代谢比阿糖胞苷慢,作用时间长,副作用较轻;用于各类急性白血病治疗,亦可用于治疗单纯疱疹病毒角膜炎和虹膜炎
阿扎胞苷 azacitidine	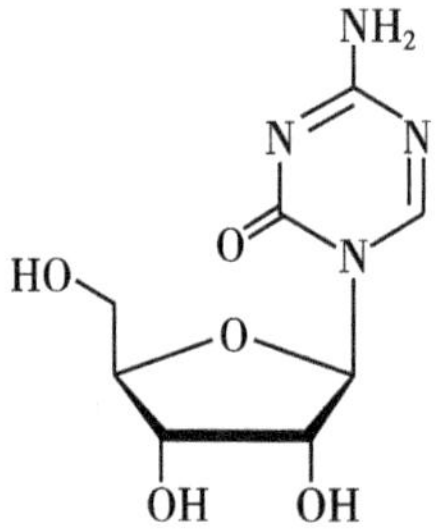	本品是 N 替代嘧啶环上 5-CH_2 的衍生物;在体内转化为氮杂胞嘧啶核苷酸掺入 RNA 和 DNA,形成非功能性的氮杂 RNA 和 DNA,影响核酸转录过程,抑制 DNA 和蛋白质的合成;主要用于急性粒细胞白血病,对结肠癌、乳腺癌也有一定疗效
吉西他滨 gemcitabine	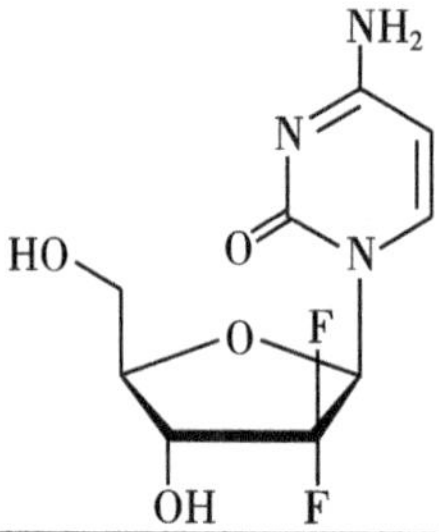	本品结构特征是两个氟原子取代胞嘧啶核苷糖基 C-2′ 位的氢和羟基;在体内被磷酸化生成活性代谢物三磷酸类似物,渗入 DNA 和 RNA 中抑制 DNA 和 RNA 的合成;半衰期较阿糖胞苷长(分别为 19 小时和 3.6 小时);用于治疗乳腺癌、胰腺癌和非小细胞肺癌

盐酸阿糖胞苷(cytarabine hydrochloride)

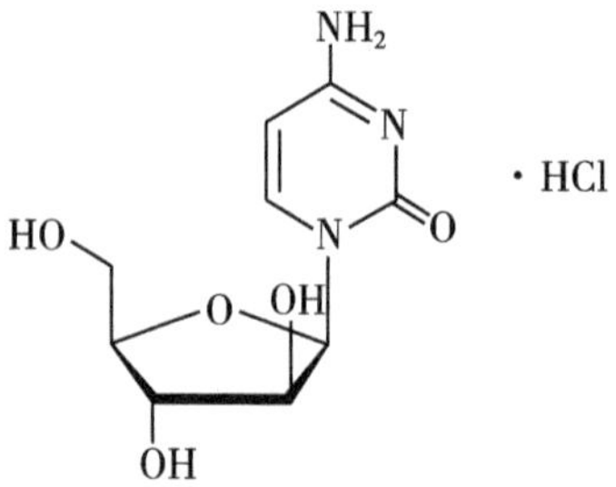

化学名为 1-β-D- 阿拉伯呋喃糖基 -4- 氨基 -2(1H)- 嘧啶酮盐酸盐(4-amino-1-β-Darabinofuranosyl-2（1H）-pyrimidinone hydrocloride）。

本品可静脉给药，也可皮下和鞘内给药，用于治疗各种类型的白血病。在体内首先被脱氧胞苷激酶（deoxycytidine kinase）磷酸化为阿糖胞苷一磷酸（aracytidine monophosphate），再被嘧啶单磷酸和二磷酸激酶（pyrimidine monophosphate and diphosphate）催化转化为有活性的阿糖胞苷三磷酸（aracytidine triphosphate），通过抑制 DNA 多聚酶及少量掺入 DNA，阻止 DNA 的合成，抑制细胞的生长。阿糖胞苷也可被胞苷脱氨酶（cytidine deaminase）和脱氧胞苷酸脱氨酶（deoxycytidylate deaminase）代谢为无活性的尿嘧啶阿拉伯糖苷（uracil arabinoside）和尿嘧啶阿拉伯糖苷酸（uracil arabinoside acid）。

Cytarabine

Deoxycytidine kinase

Ara-cytidine monophosphte

Cytidine deaminase

Deoxycytidylate deaminase

Pyrimidine mono- and diphosphate kinase

Uracil arabinoside（R=H）
Uracil arabinotide（R=H$_2$O$_3$P）
（inactive）

Ara-cytidine triphosphate
（active）

二、嘌呤拮抗剂

腺嘌呤和鸟嘌呤是 DNA 和 RNA 的重要组分，次黄嘌呤是腺嘌呤和鸟嘌呤生物合成的重要中间体。嘌呤类抗代谢物主要是次黄嘌呤和鸟嘌呤的衍生物，常用的巯嘌呤类抗肿瘤药见表 17-5。

表 17-5　常用的巯嘌呤类抗肿瘤药

药物名称	药物结构	药理特点与用途
硫鸟嘌呤 thioguanine		本品是细胞周期特异性药物，对处于 S 周期的细胞敏感；临床用于各类型白血病，与阿糖胞苷合用，可提高疗效

续表

药物名称	药物结构	药理特点与用途
喷司他丁 pentostatin	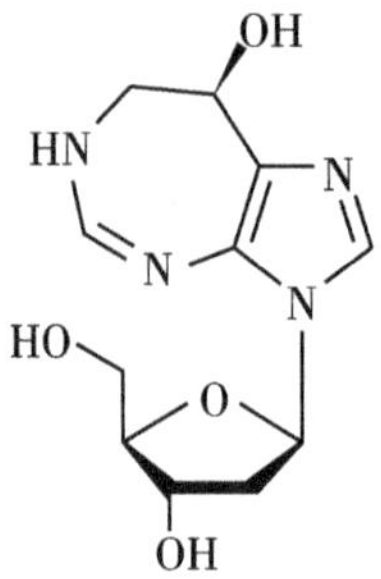	本品是扩环的嘌呤核苷衍生物，是腺苷脱氨酶（adenosine deaminase）抑制剂。本品可阻断DNA 的合成，也可抑制 RNA 的合成，加剧 DNA 的损害。临床主要用于白血病的治疗
氟达拉滨 fludarabine	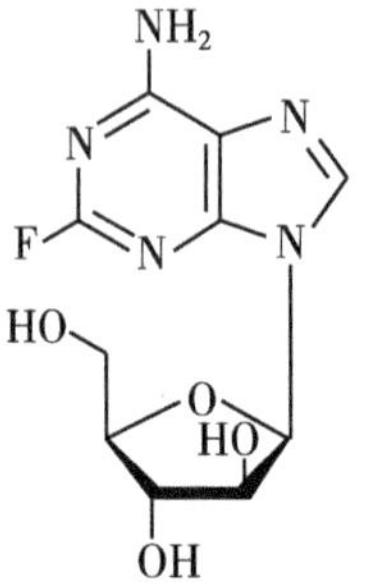	本品是阿糖胞苷衍生物，其活性较阿糖胞苷强。在体内，本品转变为 5′- 核苷三磷酸，是核苷酸还原酶抑制剂。临床主要用于治疗慢性淋巴细胞白血病
克拉屈滨 cladribine	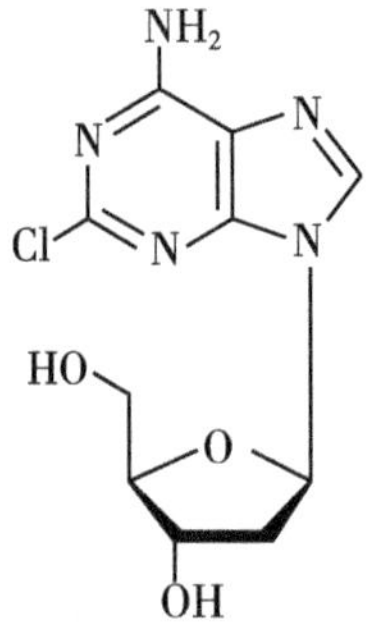	本品是氟达拉滨的 2- 氯类似物，通过抑制对DNA 修复重要的酶而发挥作用。临床主要用于治疗毛细胞白血病（hairy cell leukemia）

巯嘌呤（mercaptopurine）

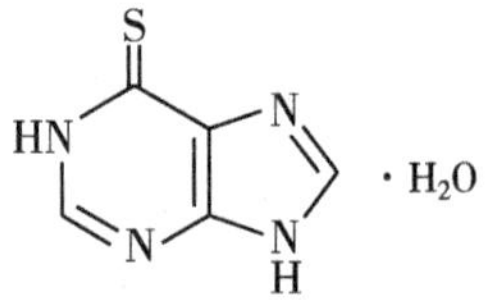

化学名为 6- 嘌呤硫醇一水合物（purine-6-thiol monohydrate），简称 6-MP。

本品为嘌呤类抗肿瘤药，结构与黄嘌呤相似，在体内经次黄嘌呤——鸟嘌呤磷酸核糖转移酶（gypoxantine-guanine phosphoribosyltransferase，HGPRT）催化，巯嘌呤转变为有活性的 6- 硫代次黄嘌呤核苷酸，在嘌呤生物合成过程中有效抑制 5- 磷酸核糖焦磷酸转化为 5- 磷酸核糖胺；还阻止次黄嘌呤核苷酸被氧化为黄嘌呤核苷酸，从而抑制 DNA 和 RNA 的合成。

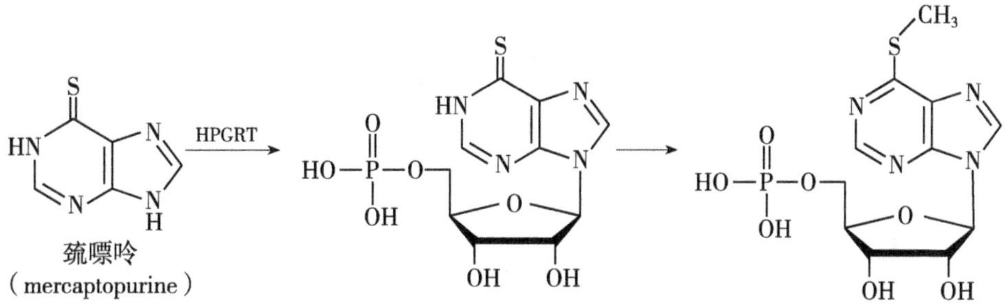

硫嘌呤
（mercaptopurine）

本品口服后可迅速经胃肠道吸收。广泛分布于体液内，仅有较少量可渗入血脑屏障。吸收后的代谢过程主要在肝脏进行，经黄嘌呤氧化酶等氧化及甲基化作用分解为硫尿酸等产物而失活。静脉注射后半衰期为 90 分钟。

本品用于各种急性白血病的治疗，对绒毛膜上皮癌、恶性葡萄胎也有效。

三、叶酸拮抗剂

叶酸拮抗剂类抗肿瘤药在叶酸代谢过程的不同阶段起抑制作用，阻碍脱氧尿苷一磷酸转化为脱氧胸苷。

甲氨蝶呤（methotrexate）

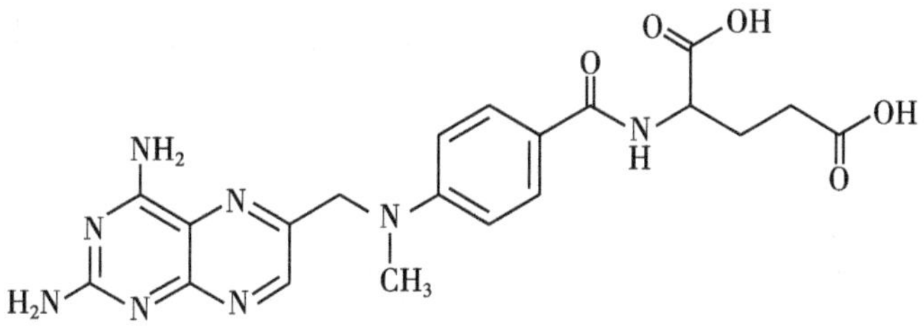

化学名为 L-（+）-N-［4-［［（2，4-二氨基-6-蝶啶基）甲基］甲氨基］苯甲酰基］谷氨酸（N-［4-［［（2，4-diamino-6-pteridinyl）methyl］methylamino］benzoyl］-L-glutamic acid）。

本品为橙黄色结晶性粉末。几乎不溶于水、乙醇、三氯甲烷或乙醚，易溶于稀碱溶液，溶于稀盐酸。

本品是叶酸拮抗剂（folate antagonist），可看成是叶酸分子中蝶啶基的羟基被氨基取代的叶酸衍生物，与二氢叶酸还原酶（DHFR）几乎是不可逆的结合，使二氢叶酸不能转化为四氢叶酸，从而影响 5,10-亚甲基四氢叶酸（N^5, N^{10}-methylene-THF）的生成，干扰胸腺嘧啶脱氧核苷酸的合成，因而阻止 DNA 的合成，阻碍肿瘤细胞的生长。

本品在强酸性溶液中不稳定，酰胺基水解生成谷氨酸及蝶呤酸而失去活性。

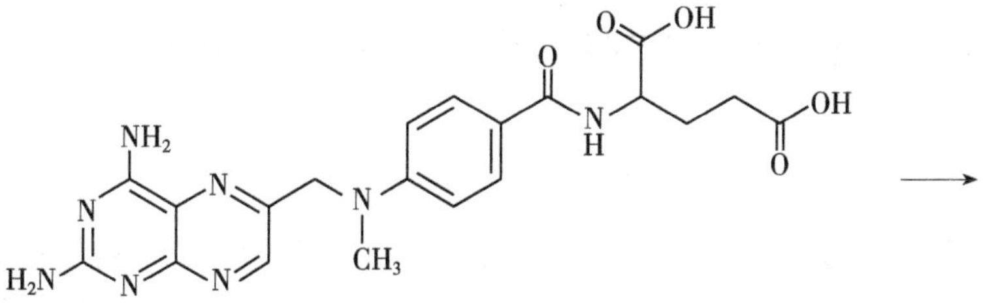

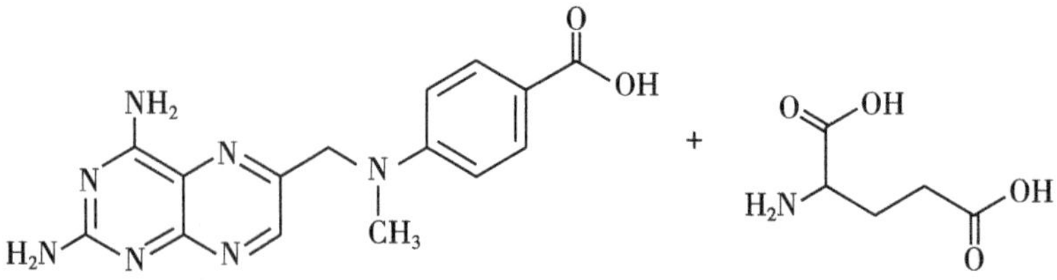

本品可口服,服用药物剂量的 90% 以原药形式经尿排泄。用于治疗乳腺癌、头颈癌及肺癌。

知识链接

亚叶酸钙及其应用

肾功能不全患者或大剂量应用甲氨蝶呤时会引起毒性,可用亚叶酸钙(calcium folinate)解救。亚叶酸钙即甲酰四氢叶酸钙,可提供四氢叶酸使健康细胞中嘧啶和嘌呤核苷酸合成正常进行,以降低毒性。亚叶酸钙的结构式如下:

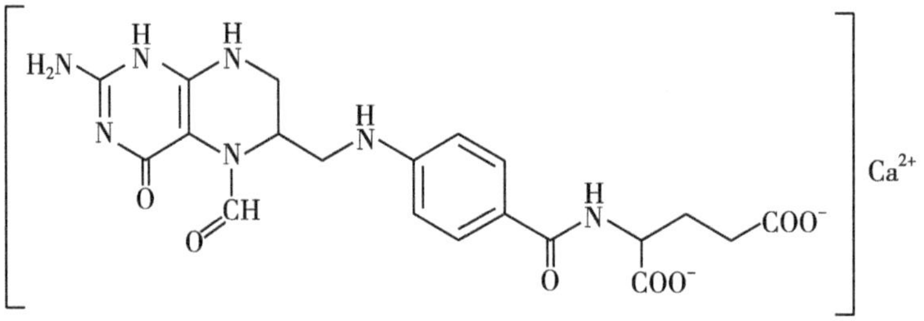

案例分析

案例:患者,女,49 岁,左侧乳腺癌。医嘱:甲氨蝶呤,每次 10mg,每天 1 次。因为患者还伴有肺部感染,因此给予头孢盂多酯钠注射液,每次 2.0g,每天 2 次,加入到 0.9% 氯化钠注射液 250ml 中静脉滴注;泼尼松龙磷酸钠注射液 20mg,加入到上述液体中使用。上述用药是否合理,请给予评价和分析。

分析:甲氨蝶呤与头孢菌素类药物合用,会发生药理性配伍禁忌,使甲氨蝶呤的吸收减少,血药浓度降低,从而降低甲氨蝶呤疗效;甲氨蝶呤与泼尼松龙磷酸钠会发生化学反应,是配伍禁忌。所以上述用药不合理。

第三节 抗肿瘤天然药物及其衍生物

一、抗肿瘤抗生素

抗肿瘤抗生素是由微生物产生的具有抗肿瘤活性的化学物质。现已发现的抗肿瘤抗生素大多是直接作用于 DNA 或嵌入 DNA 干扰其模板的功能,为细胞周期非特异性药物。抗肿瘤抗生素主要有多肽类及蒽醌类。

（一）多肽类

多肽类抗肿瘤抗生素主要介绍博来霉素和放线菌素 D。

1. 博来霉素（bleomycin，BLM） BLM 是一类从 *Streptomyces verticillus* 和 72 号放线菌培养液中分离出的天然存在的具有细胞毒性的糖肽类抗生素，是含有 10 余种组分的复合物，根据纸层析 R_f 值不同分为 A、B 两族（表 17-6）。临床用的是以博来霉素 A_2 或博来霉素 A_5 为主要成分，尚含有博来霉素 B_2 及培洛霉素的制剂。

本品为白色或微黄色粉末，在水和甲醇中易溶，微溶于乙醇，几乎不溶于丙酮、乙醚、乙酸乙酯及三氯甲烷。博来霉素天然产物由于螯合铜而呈蓝色，此蓝色化合物常温时在 pH $2.0\sim9.0$ 的水溶液中，24 小时内活性无显著变化。

本品化学结构中含有几个氨基酸、糖和一个嘧啶环、咪唑环，及一个平坦的双噻唑环。分子中右边部分是 DNA 结合域，左边部分是金属络合域，其配体由吡嗪、咪唑和胺这些功能基团提供。本品与金属形成络合物的能力是其抗肿瘤活性的关键。在细胞中与二价铁离子形成络合物，该络合物可改变铁离子氧化还原的能力，使得结合的氧被还原，并转化为有活性的羟自由基（•OH），随后与 DNA 反应，将其降解以发挥其细胞毒作用。双噻唑环与 DNA 小沟中特定的部分结合可导致 DNA 裂解。

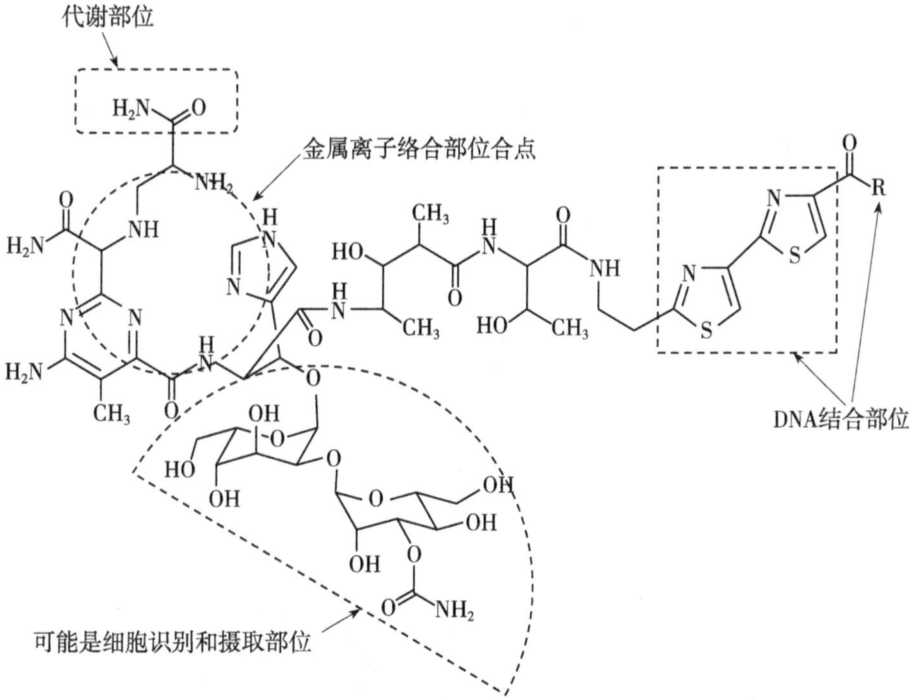

本品主要用于头颈部、食管、皮肤、宫颈、阴道、外阴、阴茎的鳞癌，霍奇金病及淋巴瘤，睾丸癌等。本品在治疗剂量下通常不抑制机体的造血和免疫功能，可用于经过放疗或化疗已致骨髓或免疫功能损伤的患者，并常与其他抗癌药联合使用。

2. 放线菌素 D（dactinomycin D） 是从放线菌 *S.parvulus* 和 179 号菌株培养液中提取出的，属于放线菌素族的一种抗生素。本品由 L- 苏氨酸（L-Thr）、D- 缬氨酸（D-Val）、L- 脯

表 17-6　博来霉素的化学结构

基本结构	取代基 R	名称
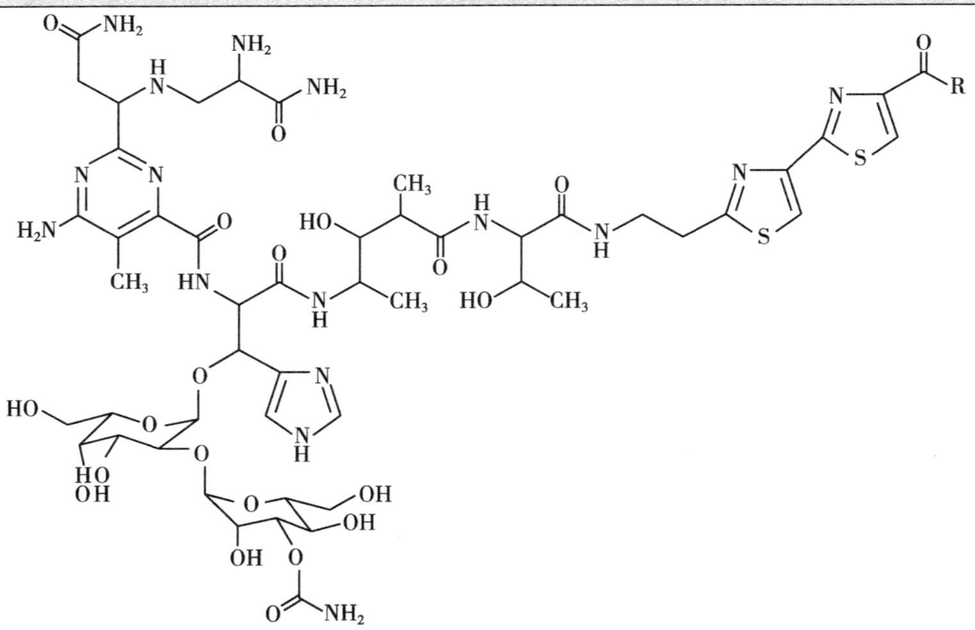	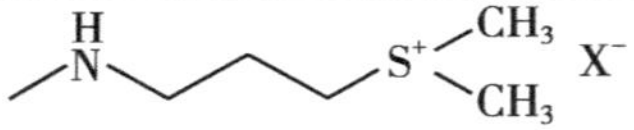	博来霉素 A$_2$ bleomycinA$_2$
	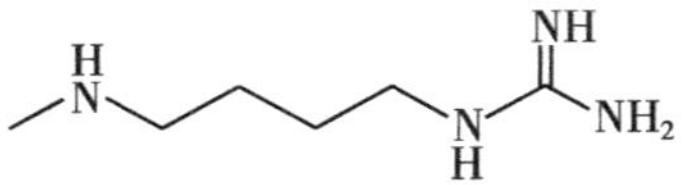	博来霉素 B$_2$ bleomycinB$_2$
	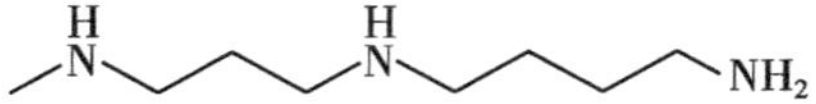	博来霉素 A$_5$ bleomycinA$_5$
	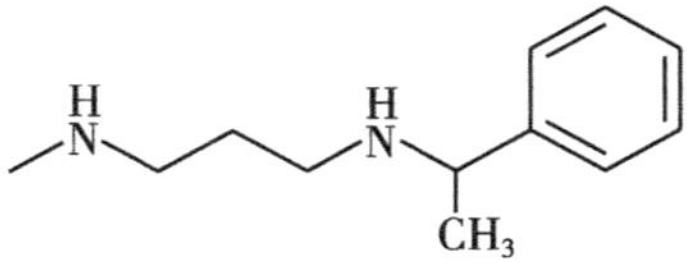	培洛霉素 peplomycin
	—OH	博来霉酸 bleomycinic acid

氨酸（L-Pro）、N- 甲基甘氨酸（MeGly）、L-N- 甲基缬氨酸（L-MeVal）组成的两个多肽酯环，与母核 3- 氨基 -1,8- 二甲基 -2- 吩噁嗪酮 -4,5- 二甲酸，通过羧基与多肽侧链相连。

本品与 DNA 结合能力较强，但结合的方式是可逆的，抑制以 DNA 为模板的 RNA 多聚酶，从而抑制 RNA 的合成。通过其母核吩噁嗪酮嵌入到 DNA 相邻的碱基对之间，环肽中苏氨酸的羰基氧与 DNA 中鸟嘌呤的 2 位氨基形成氢键，从而干扰 DNA 的复制和转录。

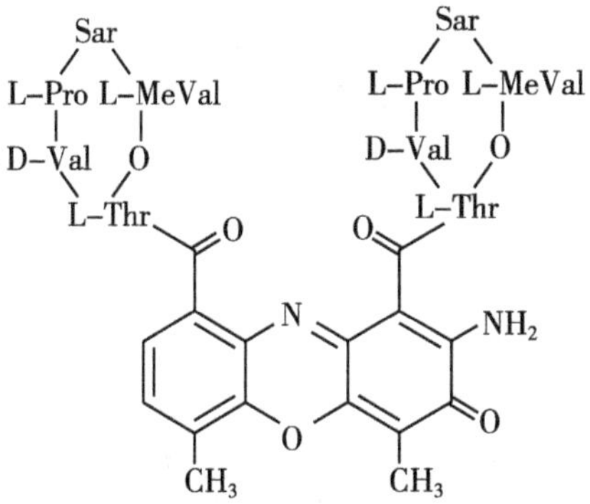

放线菌素D（dactinomycinD）

本品静脉注射后可迅速分布至各组织，广泛与组织结合，但不易透过血脑屏障。半衰期为 36 小时，在体内代谢的量很少。原形药 10% 由尿排出，50% 由胆道排出。

本品主要与化疗药物合用治疗实体瘤。

（二）蒽醌类

蒽醌类抗生素主要作用于 DNA，抑制 DNA TopoⅡ而起到抗肿瘤作用。分子结构中平坦的蒽醌环垂直于 DNA 的长轴插入其中，分子中的氨基糖与 DNA 中的糖磷酸酯骨架连接，使得这种结合更加稳定，导致单链或双链 DNA 断裂。对 DNA 损伤的另一种机制涉及电子转移。蒽醌环系统的存在，使蒽醌类抗生素产生例如羟自由基（•OH）和超氧化物阴离子自由基（•O-O）等活性氧。这些自由基可损伤 DNA，对细胞产生破坏作用。蒽醌类抗生素对心脏的毒副作用可能与自由基的产生有关。

蒽醌类抗生素因为没有口服活性，都需要通过静脉注射给药，它们可被快速地从血浆中清除。由于共轭蒽醌环的存在，该类抗生素略带红色，患者的尿液也呈红色。一些常用的蒽醌类抗肿瘤药见表 17-7。

表 17-7　常见的蒽醌类抗肿瘤药

药物名称	药物结构	药理特点与用途
表柔比星 epirubicin	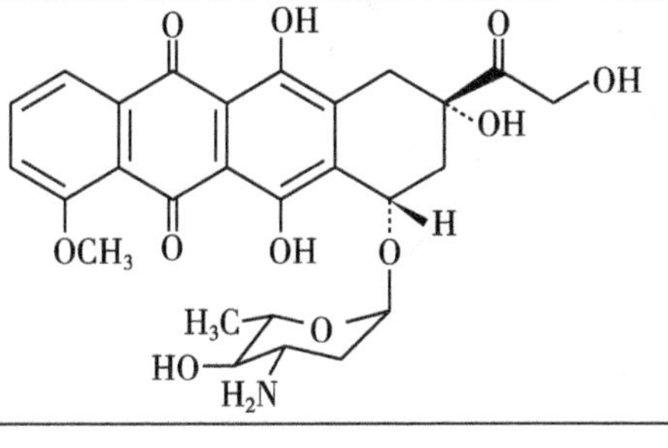	本品是多柔比星在柔红霉糖 4′ 位的 OH 差向异构化的化合物。临床应用与多柔比星相似，但对心脏毒性降低，治疗指数较多柔比星高

续表

药物名称	药物结构	药理特点与用途
柔红霉素 daunorubicin	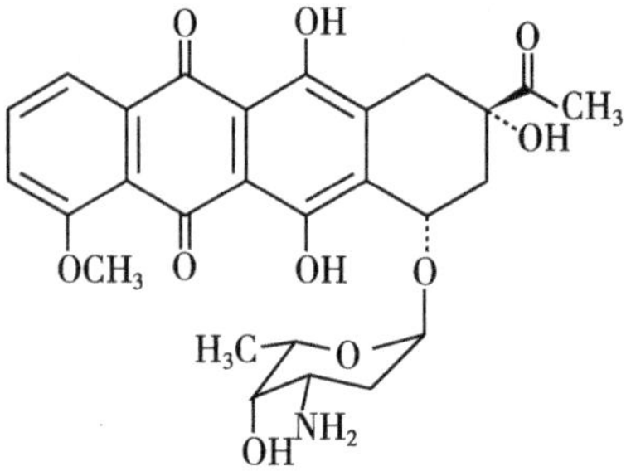	本品与多柔比星在结构上的差异仅在于 C-9 侧链上前者是乙酰基,后者是羟乙酰基。临床主要用于对常用抗肿瘤药耐药的急性淋巴细胞白血病和急性粒细胞白血病,但缓解期短,需与其他抗肿瘤药联合应用
吡柔比星 pirarubicin	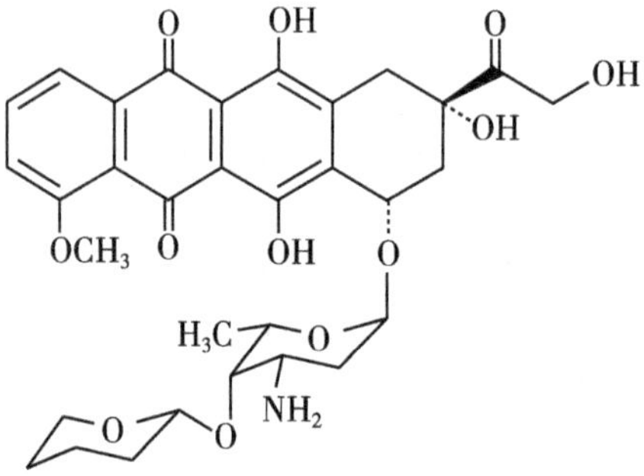	本品结构与多柔比星相似,对乳腺癌、膀胱癌、卵巢癌、恶性淋巴瘤和急性白血病有效。动脉给药或膀胱内给药疗效明显提高。不良反应为骨髓抑制
伊达比星 idarubicin	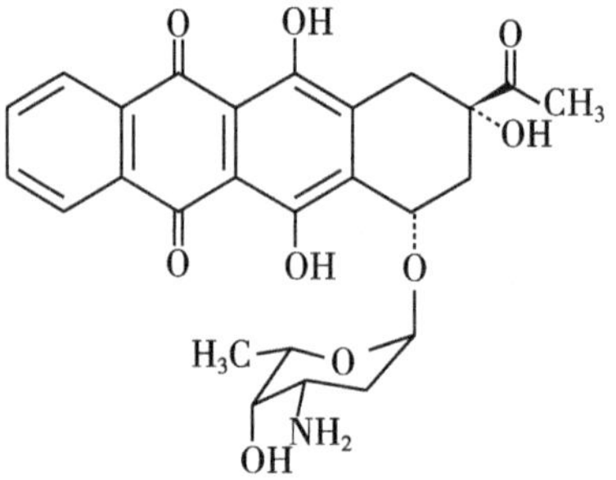	本品是天然蒽醌类抗生素的合成类似物,由于具有很高的脂溶性,可更好地被细胞摄取。临床主要用于急性淋巴细胞白血病和急性骨髓性白血病
佐柔比星 zorubicin	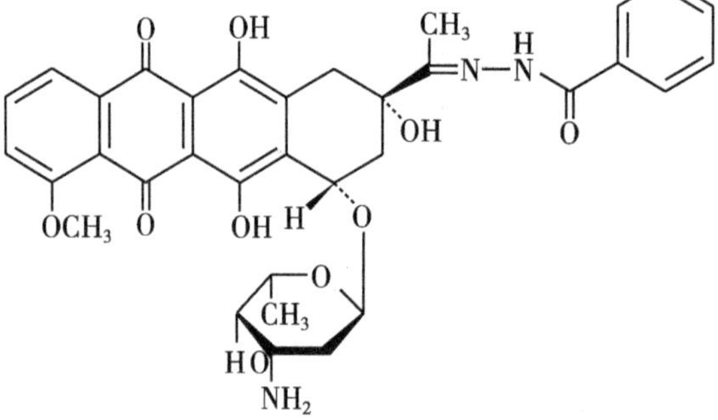	本品为半合成的柔红霉素衍生物。临床用于急性淋巴细胞白血病和急性原始粒细胞白血病,疗效与多柔比星相似

药物名称	药物结构	药理特点与用途
阿柔比星 aclarubicin	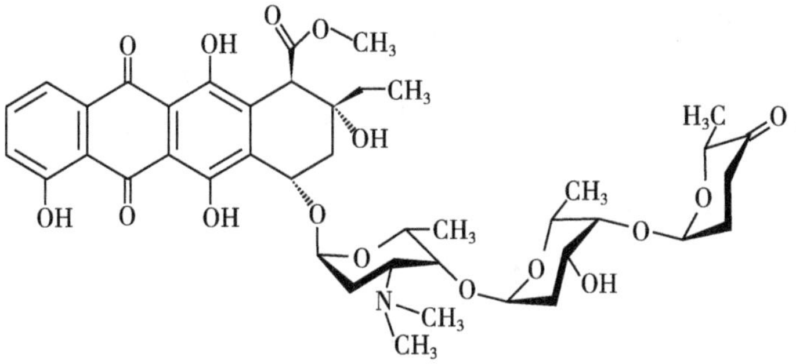	本品是一种天然的蒽醌类抗生素。特点是选择性地抑制RNA的合成，心脏毒性低于其他蒽醌类抗生素。对柔红霉素产生耐药的病例仍有效。对子宫体癌、胃肠道癌、胰腺癌、肝癌和急性白血病有效
米托蒽醌 mitoxantrone	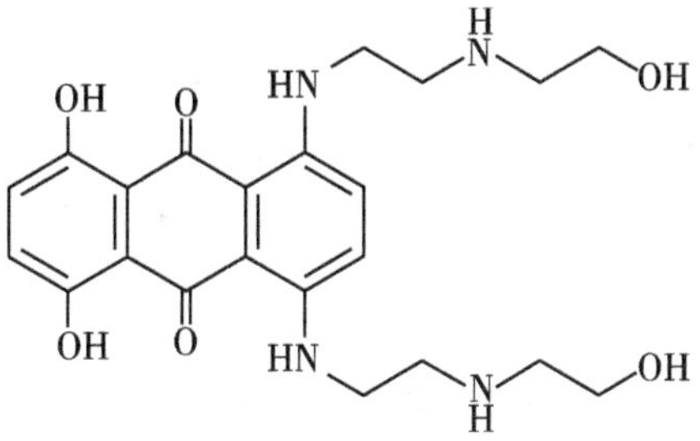	本品通过抑制拓扑异构酶来干扰癌细胞DNA复制、转录与修复；还能嵌入DNA双链的碱基之间，从而阻碍肿瘤细胞分裂。抗肿瘤作用是多柔比星的5倍，心脏毒性较小。临床用于治疗恶性淋巴瘤、乳腺癌及各种急性白血病

由于蒽醌类抗生素大多具有心脏毒性，人们设想减少抗生素结构中的非平面环部分和氨基糖侧链，用其他含氨基的侧链代替氨基糖，设计合成了一些蒽醌类化合物，例如盐酸米托蒽醌（mitoxantrone hydrochloride），心脏毒性明显减小。

盐酸多柔比星（doxorubicin hydrochloride）

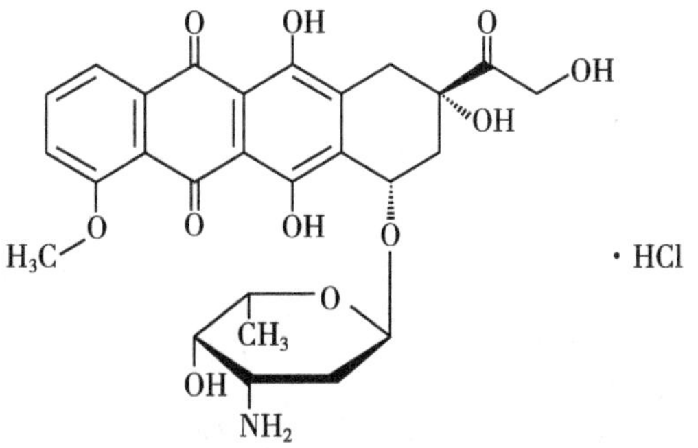

化学名为（8S，10S）10-［（3-氨基-2，3，6-三去氧-α-L-来苏己吡喃基)-氧]-6，8，11-三羟基-8（羟乙酰基)-1-甲氧基-7，8，9，10-四氢并四苯-5，12-二酮盐酸盐（（8S，10S)-10-［(3-amino-2，3，6-trideoxy-α-L-lyxo-hexopyranosyl)oxy]-6，8，11-trihydroxy-8-

(hydroxyacetyl)-1-methoxy-7，8，9，10- tetrahydrotetracene-5，12-dione hydrochloride)。

　　本品易溶于水，在水溶液中稳定，在碱性条件下不稳定迅速分解。mp. 201～205℃。结构中具共轭的蒽醌结构，为桔黄色针状结晶。

　　本品又称阿霉素(adriamycin)是由 *Streptomyces var. caesius* 培养液中分离得到的蒽醌类抗生素。其结构特征为四环(A～D环)结构的柔毛霉醌(daunomycinone)通过糖苷键与氨基糖相连接。

　　本品是广谱抗肿瘤药，临床主要用于治疗急性粒细胞白血病及急性淋巴细胞白血病。主要副作用是胃肠道反应、骨髓抑制和心脏毒性。

二、抗肿瘤的植物有效成分及其衍生物

　　本节介绍长春碱类、紫杉烷类、喜树碱类和表鬼臼毒素类抗肿瘤植物药及其衍生物。

(一) 长春碱类

　　长春碱类(vinca alkaloids)抗肿瘤药为从夹竹桃科植物长春花(*Catharanthus roseus* 或 *Vinca rosea*)中提取的生物碱，主要有长春碱(vinblastine)、长春新碱(vincristine)，经结构改造合成的长春地辛(vindesine)，以及半合成长春碱衍生物长春瑞滨(vinorelbine)(表17-8)。

表 17-8　长春碱类抗肿瘤药

药物名称	药物结构	药理特点与用途
长春新碱 vincristine	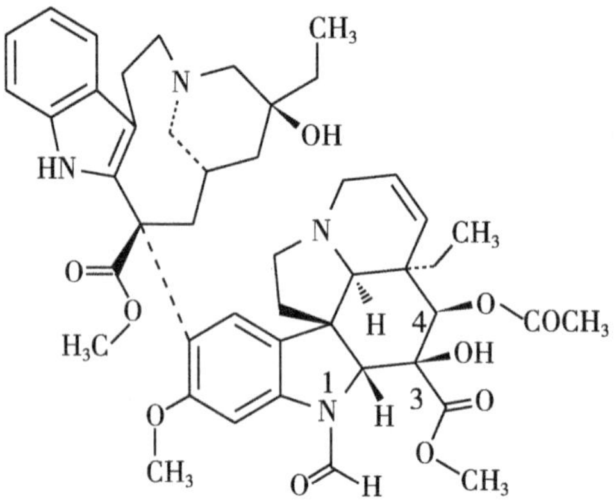	本品在化学结构上与长春碱的区别是二氢吲哚核上为 *N*-CHO(醛基)。临床主要用于治疗霍奇金病、恶性淋巴瘤及睾丸肿瘤
长春地辛 vindesine	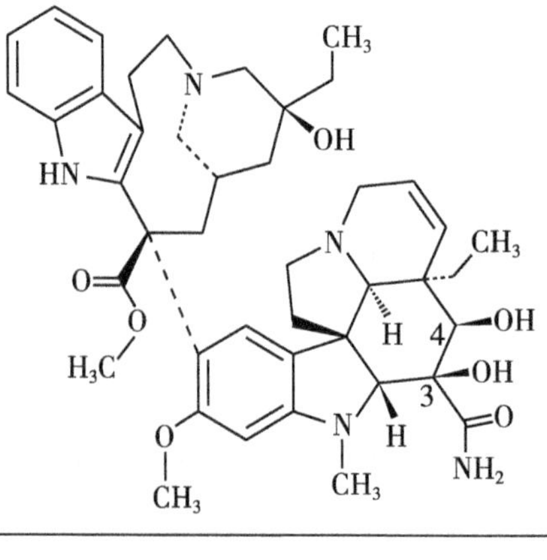	本品是长春碱 C-4 位脱乙酰基，C-3 位的酯基改为酰胺得到的半合成长春碱衍生物，对移植性动物肿瘤的抗瘤谱较广，强度为长春新碱的3倍，为长春碱的10倍。临床主要用于治疗急性淋巴细胞白血病、恶性淋巴瘤

药物名称	药物结构	药理特点与用途
长春瑞滨 vinorelbine		本品为周期特异性药物，对有丝分裂的微管和轴突微管有亲和力。是美国 FDA 认证的用于治疗非小细胞肺癌的一线药物，还用于乳腺癌、卵巢癌、食管癌等的治疗，骨髓抑制较明显，多在停药后 7 天内恢复。可引起神经毒性，但毒性作用比长春碱和长春新碱低

长春碱类抗肿瘤药作用靶点是微管蛋白。该类药物均能与微管蛋白结合，既能阻止微管蛋白双微体聚合成为微管；又可诱导微管的解聚，使纺锤体不能形成，细胞停止于分裂中期，从而阻止癌细胞分裂增殖。长春碱及长春新碱也作用于细胞膜，干扰细胞膜对氨基酸的运转，使蛋白质的合成受抑制；还可通过抑制 RNA 聚合酶的活力而抑制 RNA 的合成，将细胞杀灭于 G_1 期。

长春碱类药物具有二聚吲哚结构，其抗肿瘤活性及强度与分子特有基团结构密切相关。碳桥相连的二聚吲哚结构为抗肿瘤活性所必需。C-4 位上的乙酰基水解时抗白血病活性丧失。游离羟基乙酰化也会使抗肿瘤活性消失。长春碱 C-4 位脱乙酰基，C-3 位的酯基改为酰胺得长春地辛，疗效显著增加。

硫酸长春碱（vinblastine sulfate）

化学名为甲基（3aR，4R，5S，5aR，10bR，13aR）-4-（乙酰氧基）-3a- 乙基 -9-[（5S，7R，9S）5- 乙基 -5- 羟基 -9-（甲氧酰基）-1，4，5，6，7，8，9，10- 八氢 -2H-3，7- 亚甲基氮杂环十一烷[5，4-b]并吲哚 -9- 基]-5- 羟基 -8- 甲氧基 -6- 甲基 -3a，4，5，5a，6，11，12，13a- 八氢 -1H- 吲哚嗪[8.1-cd]并咔唑 -5- 甲酸酯硫酸盐（methyl（3aR，4R，5S，5aR，10bR，13aR）-4-（acetyloxy）-3a-ethyl-9-[（5S，7R，9S）5-ethyl- 5-hydroxy-9-（methoxycarbonyl）-1，4，5，

6，7，8，9，10-octahydro-2*H*-3，7-methanoazacycloundecino［5，4-*b*］indol-9-yl］-5-hydroxy-8-methoxy-6-methyl-3a，4，5，5a，6，11，12，13a-octahydro-1*H*- indolizino［8，1-*cd*］carbazole-5-carboxylate sulfate），简称 VLB。

本品为白色或类白色结晶性粉末，无臭，有引湿性，遇光或热易变黄。易溶于水，微溶于乙醇，可溶于甲醇或三氯甲烷。与多种试剂均有颜色反应，如与 1% 硫酸铈铵的磷酸溶液即显紫色，此为吲哚类生物碱的特征颜色反应。

本品的化学结构为一个含有吲哚核的稠合四元环与另一个含有二氢吲哚核的稠合五元环以 C-C 键直接连接而成，共有 9 个不对称中心，分别位于 C-2、C-3、C-4、C-5、C-12、C-19、C-2'、C-4' 和 C-18'。本品分子中含有以下官能团：2 个 -COOCH$_3$、1 个 -OCOCH$_3$、1 个芳香 -OCH$_3$、1 个游离的叔 -OH、1 个和 1 位的 N 原子以氢键结合的叔—OH；另外，还有 4 个 N 原子，其中两个在吲哚环中，分别为—NH 和—NCH$_3$，碱性很弱，不能与酸成盐，另两个为位于六氢及四氢吡啶环中的叔氮原子，可以与酸成盐。

由于本品分子中具有吲哚环结构，极易被氧化，故在光照或加热情况下很容易变色。

本品常用粉针剂，静脉注射后，血浆药物的清除呈双相型。本品主要对淋巴瘤、绒毛膜上皮癌及睾丸肿瘤有效，对肺癌、乳腺癌、卵巢癌及单核细胞白血病也有效。

（二）紫杉烷类

紫杉烷类（taxanes）抗肿瘤药是有丝分裂抑制剂。有丝分裂（mitotic）过程依赖于微管在结构和功能上的变化。微管（microtubules）作为细胞骨架维持细胞的形态；在有丝分裂期间，微管还牵引着染色体（chromosomes）移动。微管由管蛋白二聚体（tubulin dimers）有序地聚合而成，单体管蛋白（monomeric tubulin）有 α、β 两种亚型，管蛋白二聚体由 α 管蛋白和 β 管蛋白组成（图 17-1）。

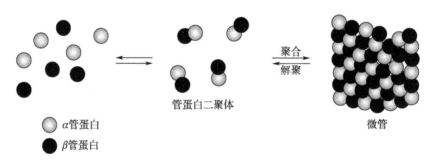

聚合
解聚

管蛋白二聚体

微管

○ *α*管蛋白
● *β*管蛋白

图 17-1 管蛋白聚合成微管及其解聚

紫杉烷类抗肿瘤药主要作用于聚合态的微管，可促进微管形成并抑制微管解聚，导致细胞在有丝分裂时不能形成纺锤体和纺锤丝，使细胞停止于 G$_2$/M 期，抑制细胞分裂和增殖。长期使用可出现耐药性，原因一方面与多药耐药的 P- 糖蛋白相关，药物被 P- 糖蛋白从细胞内泵出；另一方面是由于微管蛋白变性。

抗肿瘤紫杉烷类最初从短叶红豆杉（*Taxus brevifolia*）的树皮中提取得到，现在大都是以从浆果紫杉（*Taxus baccata*）的叶子中提取得到的无活性的 10- 去乙酰巴卡亭Ⅲ（10-deacetylbaccatin Ⅲ）为原料，经半合成获得。已批准上市的紫杉烷类抗肿瘤药有紫杉醇（paclitaxel）、多西他赛（docetaxel）和卡巴他赛（cabazitaxel），它们共同的化学结构特征是含有二萜的紫杉烷骨架,其紫杉烷骨架为三环[9.3.1.0]十五烷与环氧丁烷拼合构成,在 C-13 位有一酯类侧链;三者的不同之处在 C-13 位、C-10 位和(或)C-7 位(表 17-9)。

表 17-9　紫杉烷类抗肿瘤药

药物名称	药物结构	药理特点与用途
紫杉醇 paclitaxel	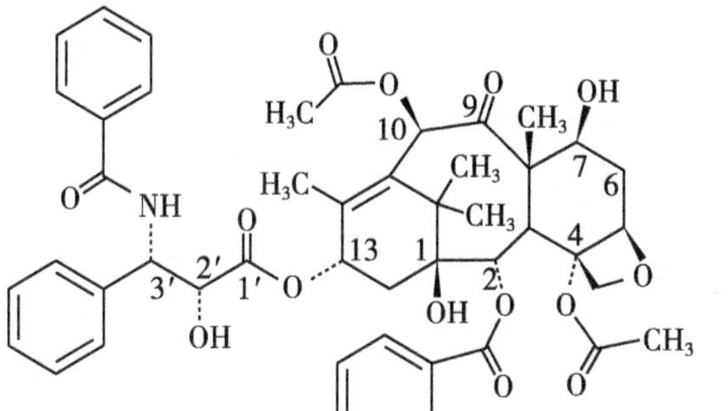	本品 C-13 位侧链含有苯甲酰氨基,C-10 位为乙酰氧基,C-7 位为羟基。本品是广谱抗肿瘤药,主要用于治疗卵巢癌、乳腺癌、肺癌、食管癌、前列腺癌、宫颈鳞癌、头颈部鳞癌、脑瘤等,包括对顺铂无效的难治性卵巢癌和乳腺癌
多西他赛 docetaxel	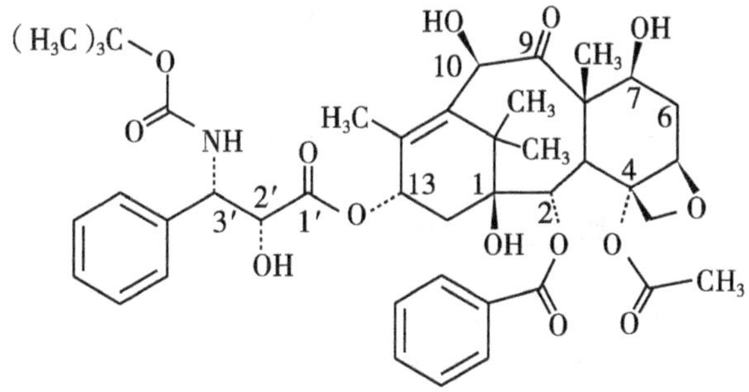	本品 C-13 位侧链含叔丁氧甲酰氨基,C-10 位和 C-7 位均为羟基。本品水溶性比紫杉醇好,毒性较小,疗效相当,用于局部晚期或转移性乳腺癌、非小细胞肺癌的治疗。不良反应为骨髓抑制、过敏反应、体液潴留等。治疗前需口服糖皮质激素类,如地塞米松,以预防过敏反应,减轻体液潴留的发生
卡巴他赛 cabazitaxel	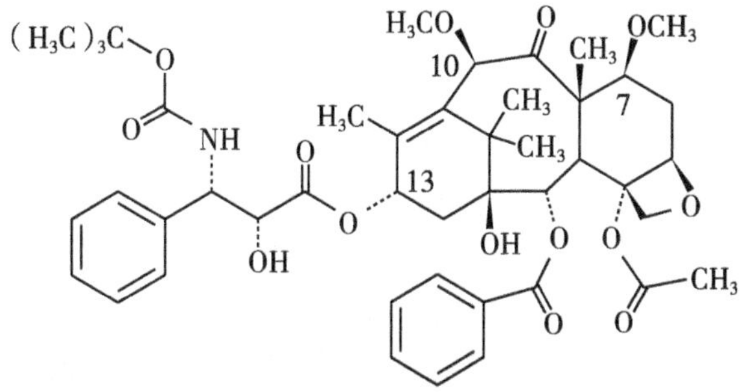	本品 C-13 位侧链含叔丁氧甲酰氨基,C-10 位和 C-7 位均为甲氧基。本品于 2010 年被美国食品药物管理局(FDA)批准用于治疗激素难治性前列腺癌

紫杉烷类抗肿瘤药在体内的代谢产物不同,多西他赛(docetaxel)的主要代谢物是羟基多西他赛(hydroxydocetaxel),即 3′-叔丁氧甲酰氨侧链的羟甲基衍生物。卡巴他赛(cabazitaxel)经生物转化生成三个活性代谢物:10-脱甲基卡巴他赛(10-desmethylcabazitaxel)、7-脱甲基卡巴他赛(7-desmethylcabazitaxel)和 7,10-二脱甲基卡巴他赛(7,10-didesmethylcabazitaxel,docetaxel)(表 17-10)。

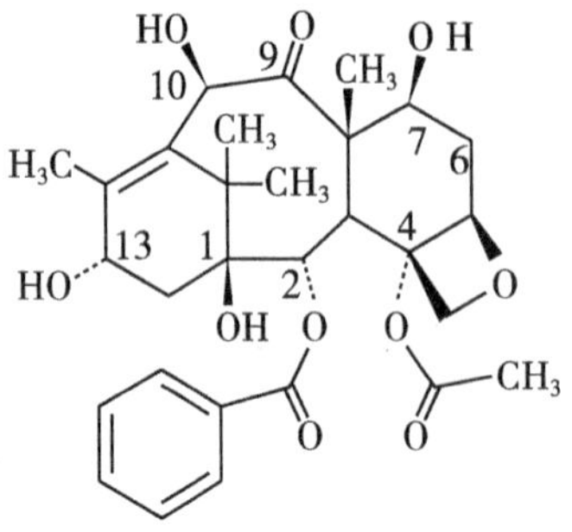

10-去乙酰巴卡亭Ⅲ（10-deacetylbaccatin Ⅲ） 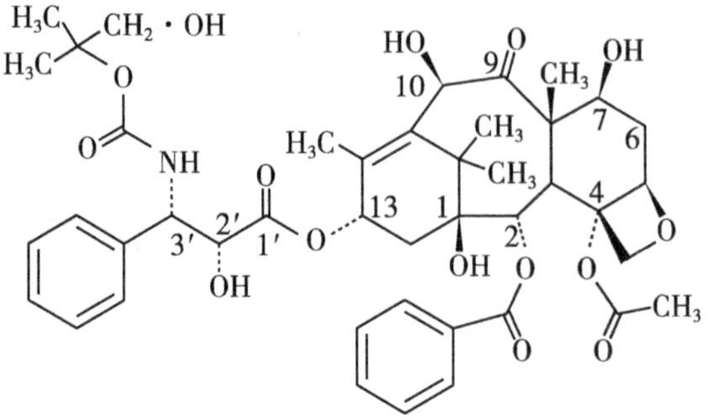　　　　羟基多西他赛（hydroxydocetaxel）

表 17-10　卡巴他赛代谢物

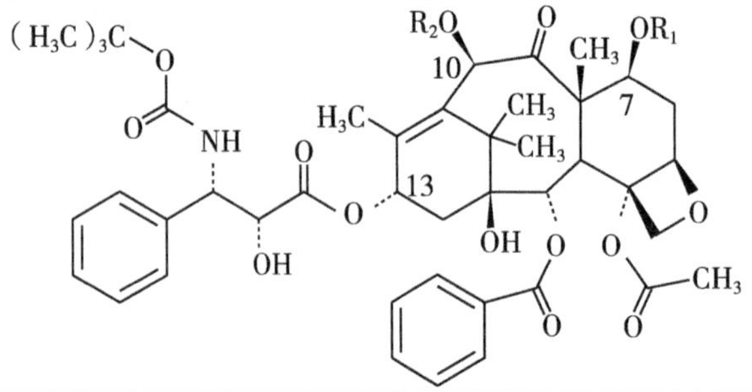

代谢物名称	R₁	R₂
10-脱甲基卡巴他赛 10-desmethylcabazitaxel	CH₃	H
7-脱甲基卡巴他赛 7-desmethylcabazitaxel	H	CH₃
7,10-二脱甲基卡巴他赛 7,10-didesmethylcabazitaxel	H	H

紫杉醇（paclitaxel）

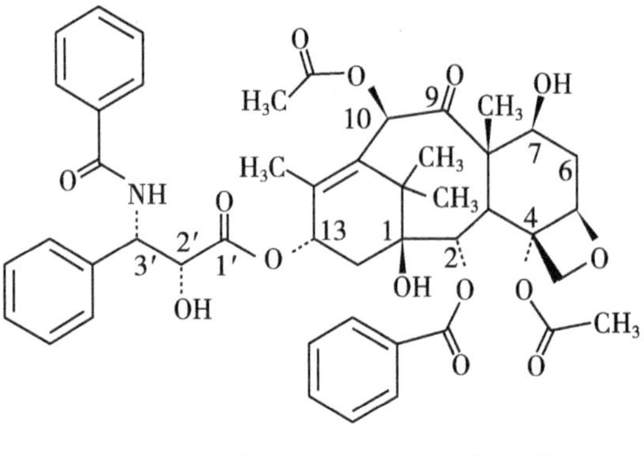

化学名为（2α，4α，5β，7β，10β，13α）-4,10-双（乙酰氧基）-13-[[（2R，3S）-3-（苯甲酰氨基）-2-羟基-3-苯基丙酰基]氧]-1,7-二羟基-9-氧-5,20-环氧紫杉烷-11-烯-2-基苯甲酸酯（（2α，4α，5β，7β，10β，13α）-4,10-bis（acetyloxy）-13-{[（2R，3S）-3-（benzoylamino）-2-hydroxy-3-phenylpropanoyl]oxy}-1,7-dihydroxy-9-oxo-5,20-epoxytax-11-en-2-yl benzoate）。

本品为白色针状结晶。难溶于水。mp. 213～216℃（分解）。

本品于 20 世纪 60 年代从美国西海岸的短叶红豆杉（*Taxus brevifolia*）的树皮中提取得到，但直到 20 世纪 90 年代中期才被批准作为抗肿瘤药用于治疗卵巢癌。由于紫杉醇在红豆杉（*Taxus brevifolia*）树皮中含量很低（小于 0.07%），来源受到限制。现在大都是以从浆果紫杉（*Taxus baccata*）的叶子中提取得到的无活性的 10-去乙酰巴卡亭Ⅲ（10-deacetylbaccatin

Ⅲ）为原料，经半合成方法获得。先将 10- 去乙酰巴卡亭Ⅲ C-7 位羟基进行选择性保护，C-10 位羟基酯化，然后 C-13 位引入侧链，最后去掉保护基即得。

本品最大的缺点是水溶性小，常用表面活化剂聚环氧化蓖麻油（cremophor EL）助溶。但常引起血管舒张，血压降低及过敏反应等副作用。

目前对本品的结构改造主要集中在改善其水溶性方面，紫杉醇分子结构中共有 12 个手性碳原子，分别位于 C-1、2、3、4、5、7、8、10、13、15、2′ 和 3′ 位上；共有 3 个游离羟基，其中 C-1 位的—OH 是叔—OH，且为桥头 C—OH，空间位阻很大，故反应性很低；而 C-7 位及 C-2′ 位的仲—OH 有较大的反应活性，可对其进行修饰，得到水溶性较大的前药。侧链上 C-2′ 位羟基酯化后在体外试验中活性较差，而在体内试验中活性影响不大，说明酯化产物可能在体内水解成紫杉醇。因此，C-2′ 位的修饰是寻找前药的一个可能途径。已报道的具有较好水溶性以及活性的衍生物有 2′-[3-（N, N- 二乙基氨）丙酰基]紫杉醇甲磺酸盐、2′-[2-（N, N- 二甲氨）乙酰基]紫杉醇甲磺酸盐、2′-[4-[3（N, N- 二甲基）丙氨酰]丁酰]紫杉醇盐酸盐以及 2′-（3- 磺丙酰基）紫杉醇钠盐等，其中 2′-（3- 磺丙酰基）紫杉醇钠盐的水溶性为紫杉醇的 210 倍。

本品代谢产物有 6α- 羟基紫杉醇（6α-hydroxypaclitaxel）、2- 羟基紫杉醇（2-hydroxypaclitaxel）、3′- 羟基紫杉醇（3′-hydroxypaclitaxel）、10- 脱乙酰紫杉醇（10-desacetylpaclitaxel）和 3′, 6- 二羟基紫杉醇（3′, 6α-dihydroxypaclitaxel）（表 17-11），活性明显降低。

表 17-11 紫杉醇的代谢物

代谢物名称	R_1	R_2	R_3	R_4
6α- 羟基紫杉醇 6α-hydroxypaclitaxel	苯基	OH	CH$_3$CO	苯基
2- 羟基紫杉醇 2-hydroxypaclitaxel	对羟基苯基	H	CH$_3$CO	苯基
3′- 羟基紫杉醇 3′-hydroxypaclitaxel	苯基	H	CH$_3$CO	对羟基苯基
10- 脱乙酰紫杉醇 10-desacetylpaclitaxel	苯基	H	H	苯基
3′, 6- 二羟基紫杉醇 3′, 6α-dihydroxypaclitaxel	苯基	OH	CH$_3$CO	对羟基苯基

（三）喜树碱类

喜树碱（camptothecin）和羟喜树碱（hydroxycamptothecine）是从珙桐科植物喜树（*Camptotheca accuminata decaisene*）中提取分离得到的生物碱。其化学结构由 5 个环稠合而成，其中 A、B 环构成喹啉环，C 环为吡咯环，D 环为吡啶酮结构，E 环为一个 α- 羟基内酯环。结构中有两个氮原子，一个为内酰胺的氮原子，另一个为喹啉的氮原子，碱性都比较弱，与酸不能形成稳定的盐。分子中有一手性中心 C_{20} 为 S 构型。

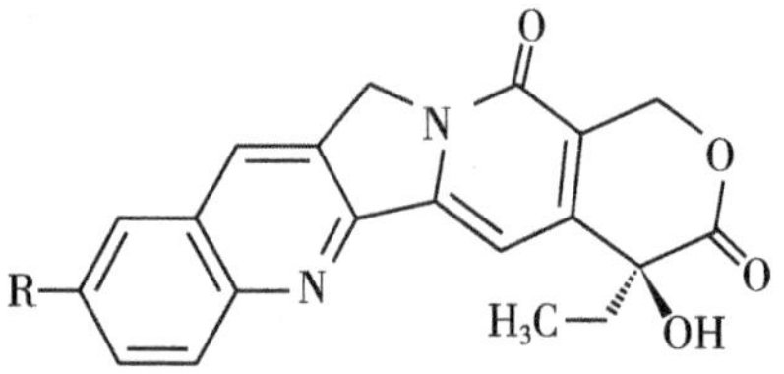

R=H 喜树碱（camptothecin）
R=OH 羟喜树碱（hydroxycamptothecin）

喜树碱类化合物是拓扑异构酶 I（topo I）抑制剂，使 DNA 复制、转录受阻，导致 DNA 单链断裂，而具有细胞毒性。完整的 α- 羟基内酯环是活性的必备条件。在 pH≤5 时，喜树碱类药物以内酯环为主；pH>7.5 时，以开环的羧酸盐为主。为提高喜树碱类化合物的水溶性，将喜树碱的内酯环打开制成水溶性的羟基酸钠盐，钠盐在体内环合形成内酯环起作用，但钠盐的活性只有喜树碱的 1/10。

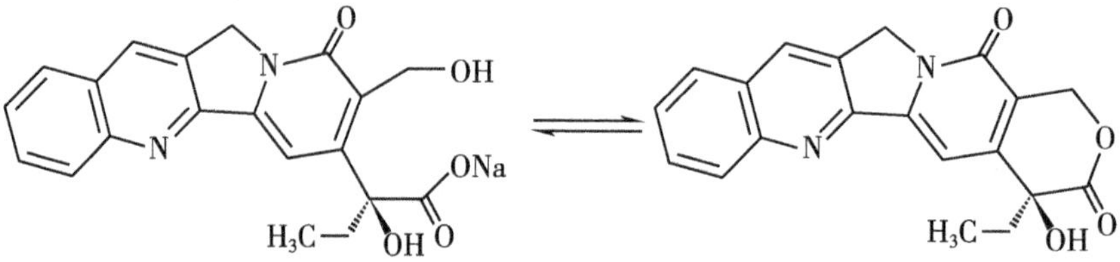

喜树碱对消化道肿瘤（如胃癌、结肠直肠癌）、肝癌、膀胱癌和白血病等恶性肿瘤有较好的疗效，但对泌尿系统的毒性比较大，主要为尿频、尿痛和尿血等。羟喜树碱临床主要用于治疗原发性肝癌、胃癌、头颈部癌、膀胱癌及直肠癌。

通过对喜树碱的结构改造发现了一些喜树碱类抗肿瘤药见表 17-12。

表 17-12 喜树碱类抗肿瘤药

药物名称	药物结构	药理特点与用途
伊立替康 irinotecan	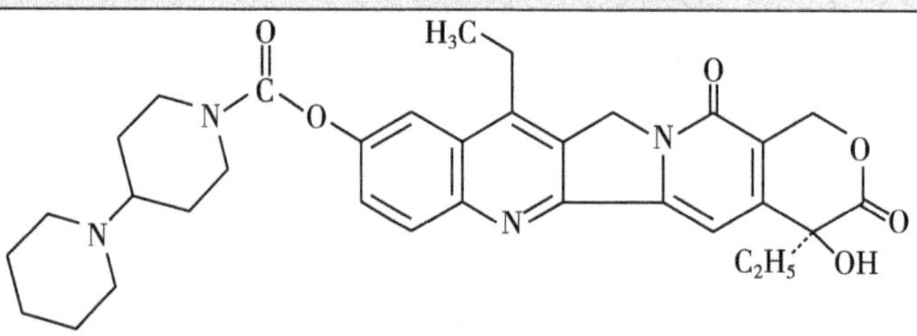	本品是喜树碱类的前体药物，在体内经肝羧酸酯酶作用，其甲酸酯基团发生水解，转化生成 7- 乙基 -10- 羟基喜树碱而起作用。临床主要用于治疗胰腺癌、转移性直肠或结肠癌。是晚期大肠癌的一线用药。主要剂量限制性毒性为延迟性腹泻和中性粒细胞减少

药物名称	药物结构	药理特点与用途
托泊替康 topotecan	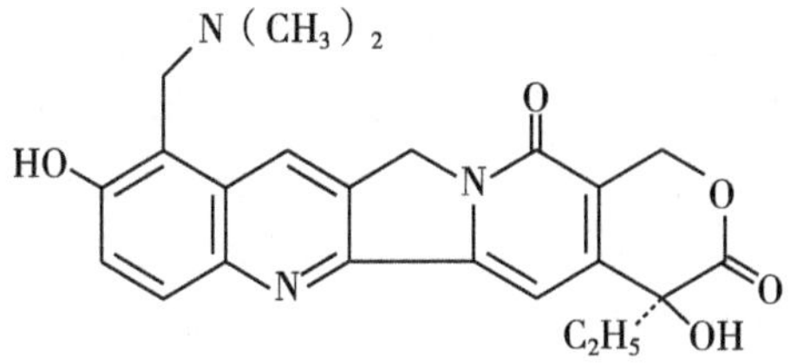	本品是在喜树碱分子中增加酚羟基和二甲氨基得到的一种半合成喜树碱,其盐酸盐水溶性很好,副作用减少。临床主要用于治疗肺癌、卵巢癌、结肠直肠癌

(四)表鬼臼毒素类

鬼臼毒素(podophyllotoxin)能抑制微管聚合,从而抑制细胞分裂,由于毒性反应比较严重不能用于临床。鬼臼毒素 4 位差向异构化得到的表鬼臼毒素可明显增强对细胞增殖的抑制作用,而毒性比鬼臼毒素低。

表鬼臼毒素类(epipodophyllotoxins)抗肿瘤药依托泊苷(etoposide)和替尼泊苷(teniposide)是 DNA 拓扑异构酶Ⅱ抑制剂,通过抑制拓扑异构酶Ⅱ导致 DNA 断裂。拓扑异构酶Ⅱ抑制剂可阻断有丝分裂于细胞周期 S 期晚期和 G_2 期早期,使细胞不能进入 M 期。因为增殖期细胞内的 DNA 拓扑异构酶Ⅱ表达水平较高,而休眠期细胞的 DNA 拓扑异构酶Ⅱ表达水平很低,所以处于增殖期的肿瘤细胞对 DNA 拓扑异构酶Ⅱ抑制剂的细胞毒作用格外敏感。

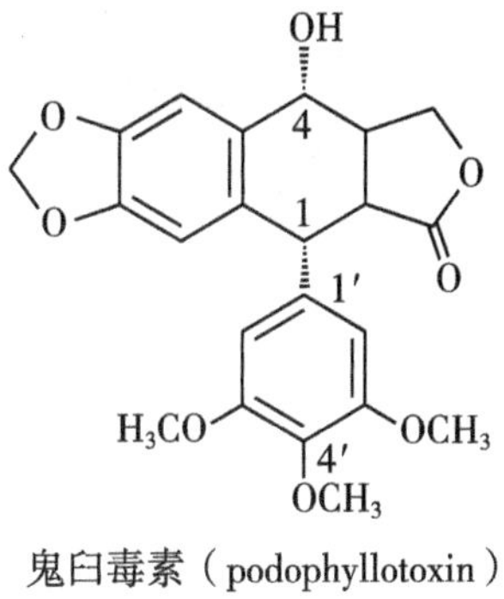

鬼臼毒素(podophyllotoxin) 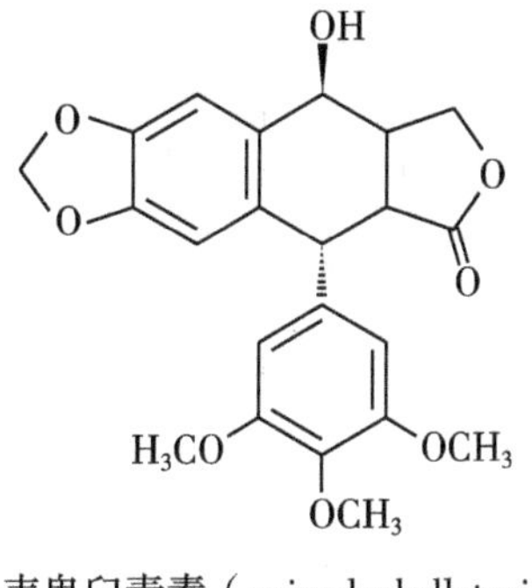　表鬼臼毒素(epipodophyllotoxins)

依托泊苷(etoposide)

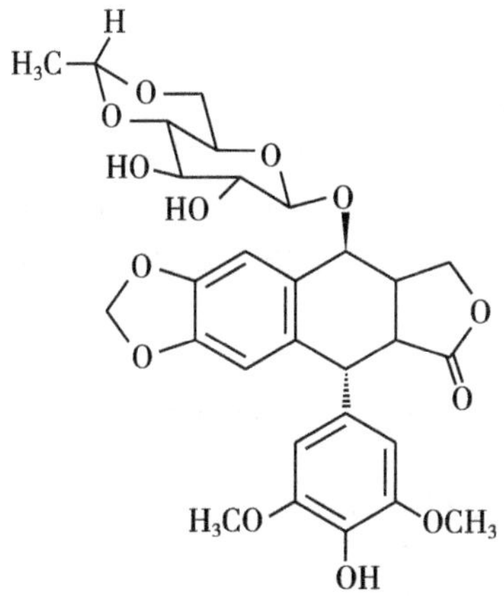

化学名为 4′- 去甲基表鬼臼毒素 9-[4, 6-O-（R）- 亚乙基 -β-D- 吡喃葡萄糖苷]（4′-demethylepipodophyllotoxin 9-[4, 6-O-（R）-ethylidene-β-D-glucopyranoside]）。

本品结构中有内酯、苯酚、芳族醚、乙缩醛和葡萄吡喃糖苷等一系列功能基，但没有一个基团能形成稳定的盐使其溶于水。注射用依托泊苷的稀释液主要含有修饰的聚山梨醇酯 80/ 吐温 80、聚乙二醇 300 和乙醇，使用时往往会引起低血压和高过敏性。为了增加药物的水溶性，在依托泊苷的 4 位酚羟基上引入磷酸酯结构，得到依托泊苷磷酸酯（etoposide phosphate），是依托泊苷的水溶性前药，经静脉给药后，依托泊苷磷酸酯被快速完全地水解生成依托泊苷发挥作用，未见明显的低血压及过敏反应。

本品在尿液中的主要代谢物来源于内酯的水解。除了尿苷酸化和形成硫酸酯，依托泊苷可作为 CYP3A4 的底物，经 O- 去甲基化反应形成儿茶酚代谢物。

本品临床主要用于治疗小细胞肺癌、淋巴瘤、睾丸肿瘤、急性粒细胞白血病。

替尼泊苷（teniposide）为中性亲脂性药物，在正辛醇 - 水的分配系数约为 100。作用机制与依托泊苷一样是作用于 DNA 拓扑异构酶Ⅱ，导致双链或单链破坏使细胞不能通过 S 期，停于晚 S 期或早 G_2 期。临床主要用于治疗小细胞肺癌、急性淋巴细胞白血病、神经母细胞瘤和淋巴瘤。其高脂溶性，可通过血脑屏障，为脑瘤首选药物。

依托泊苷磷酸酯（etoposide phosphate）　　替尼泊苷（teniposide）

第四节　分子靶向抗肿瘤药

随着分子生物学技术的发展和从细胞受体与增殖调控的分子水平对肿瘤发病机制认识的深入，分子靶向治疗在肿瘤治疗中发挥着越来越重要的作用。分子靶向抗肿瘤药是指以细胞受体、关键基因和调控分子为靶点的抗肿瘤药。根据药物分子的大小可将分子靶向抗肿瘤药分为大分子单克隆抗体类和小分子化合物类，小分子化合物主要介绍蛋白激酶抑制剂和蛋白酶体抑制剂。

一、蛋白激酶抑制剂

蛋白激酶（protein kinase）是对蛋白质进行磷酸化修饰的一类激酶。已上市的蛋白激酶抑制剂类抗肿瘤药主要是蛋白酪氨酸激酶（protein tyrosine kinase，PTK）抑制剂。蛋白酪氨酸激酶是一组催化蛋白酪氨酸残基磷酸化的酶,可分为受体酪氨酸激酶(receptor protein tyrosine kinases, RTKs)和非受体酪氨酸激酶(non-receptor protein tyrosine kinases)两种类型。

受体酪氨酸激酶(RTKs)通常具有一个细胞外结构域、一个跨膜区以及一个细胞内激酶域,根据其细胞外区域结构的不同,该类受体主要分为:①表皮生长因子受体(endothelial growth factor receptor, EGFR)家族,其主要成员有 ErbB1(HER1)、ErbB2(HER2/neu)、ErbB3(HER3)和 ErbB4(HER4);EGFR 高表达的肿瘤细胞侵袭性强,易转移,难治疗,患者预后不佳。②血小板衍生生长因子受体(platelet-derived growth factor receptor, PDGFR)家族,包括 PDGFRα、PDGFRβ、CSFIR、c-Kit 等,在脑肿瘤和白血病细胞中有高度表达。③血管内皮细胞生长因子受体(vascular endothelial growth factor receptor, VEGFR),在新生血管形成中起关键作用。④纤维细胞生长因子受体(fibroblast growth factor receptor, FGFR)家族,包括 FGFR1、FGFR2、FGFR3 和 FGFR4,在血管生成中起重要作用。⑤胰岛素受体家族,包括胰岛素受体、胰岛素样生长因子受体(insulin-like growth factor receptor, IGFR)、胰岛素相关受体(insulin receptor-related receptor, IRR)等,在白血病细胞中常见该类受体的高表达。此外,受体酪氨酸激酶还有肝细胞生长因子受体(hepatocyte growth factor receptor, HGFR)、神经细胞生长因子受体(nerve growth factor receptor, NGFR)家族等。受体酪氨酸激酶是细胞信号转导中的重要角色,能催化 ATP 上的磷酸基转移到许多重要蛋白质的酪氨酸残基上,使其磷酸化,通过系列反应影响细胞的生长、增殖和分化。

与细胞生存和增殖相关的非受体酪氨酸激酶有 Src 和 Bcr-Abl 等。在肿瘤组织中非受体酪氨酸激酶常被激活,再激活下游的信号转导途径,促进细胞增殖,抵抗细胞凋亡,促进肿瘤发生和发展。

伊马替尼(imatinib)是第一个批准上市的酪氨酸激酶抑制剂,通过竞争性地与 Bcr-Abl 激酶上的 ATP 结合位点结合,抑制其酪氨酸激酶活性,阻断激酶的自身磷酸化及底物磷酸化水平,从而特异性地抑制 Bcr-Abl 阳性细胞的增殖并诱导其凋亡。Bcr-Abl 酪氨酸激酶是慢性粒细胞白血病(CML)费城(philadelphia)染色体阳性患者体内过度表达的酪氨酸激酶,伊马替尼是治疗慢性粒细胞白血病慢性期的一线药物,对大多数慢性粒细胞白血病慢性期患者有显著的血液学和细胞遗传学缓解,但是随着病情的进展,细胞耐药现象逐渐显现,多数加速期和急变期患者对伊马替尼产生了继发性耐药,少数患者对该药具有原发耐药。随着时间的推移及病情的进展,耐药现象和疾病复发率呈上升趋势,影响了伊马替尼的长期治疗效果。为解决耐药性问题,需采用联合用药的手段或使用新的酪氨酸激酶抑制剂。已批准上市的其他酪氨酸激酶抑制剂见表 17-13。

表 17-13　常见的酪氨酸激酶抑制剂

药物名称	药物结构	药理特点与用途
吉非替尼 gefitinib		本品是选择性 EGFR 激酶抑制剂,阻断肿瘤细胞生长的信号转导通路。口服给药,剂量为每天 250mg;用于治疗其他化疗无效的局部晚期或转移性非小细胞肺癌

续表

药物名称	药物结构	药理特点与用途
厄洛替尼 erlotinib		本品抑制肿瘤细胞内与 EGFR 相关的酪氨酸激酶的磷酸化,用于治疗其他化疗无效的局部晚期或转移性非小细胞肺癌;对于局部晚期,不能切除或转移性胰腺癌,本品与吉西他滨合用作为一线治疗药物。临床用其盐酸盐,餐前 1 小时或餐后 2 小时服用,治疗非小细胞肺癌时剂量为每天 150mg,治疗胰腺癌的剂量是 100mg
索拉非尼 sorafenib		本品是作用于多个激酶靶点的抗肿瘤药,通过抑制 Raf-1 激酶活性,阻断 Ras/Raf/MEK/ERK 信号转导通路,抑制肿瘤细胞增殖;通过抑制 VEGFR 抑制肿瘤血管生成,间接抑制肿瘤细胞生长。用于治疗晚期肾细胞癌以及不能手术切除的肝癌,剂量是 200mg 空腹,每天 2 次
达沙替尼 dasatinib		本品是 Bcr-Abl 酪氨酸激酶抑制剂,用于对前期治疗(包括用伊马替尼治疗)产生耐药性或不耐受的慢性粒细胞白血病,亦用于对前期治疗产生耐药性或不耐受的费城染色体阳性的急性髓性白血病患者
卡博替尼 cabozantinib		本品是 VEGFR2 激酶抑制剂,用于不能手术切除的恶性局部晚期或转移性甲状腺髓样癌的治疗

续表

药物名称	药物结构	药理特点与用途
波舒替尼 bosutinib	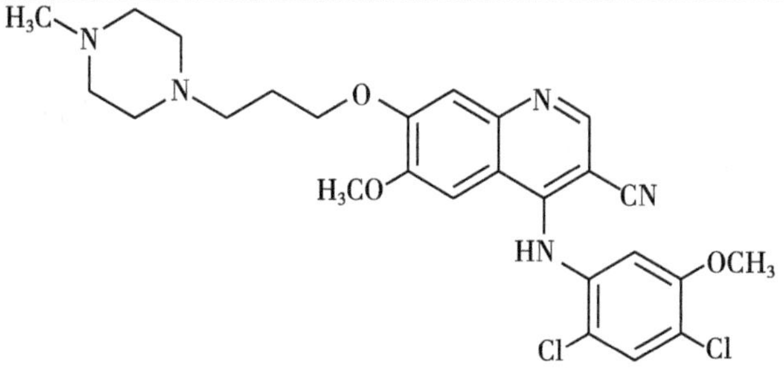	本品是酪氨酸激酶抑制剂，用于治疗慢性加速或急变期费城染色体阳性且对既往治疗耐药或不能耐受的成人慢性粒细胞白血病
尼洛替尼 nilotinib	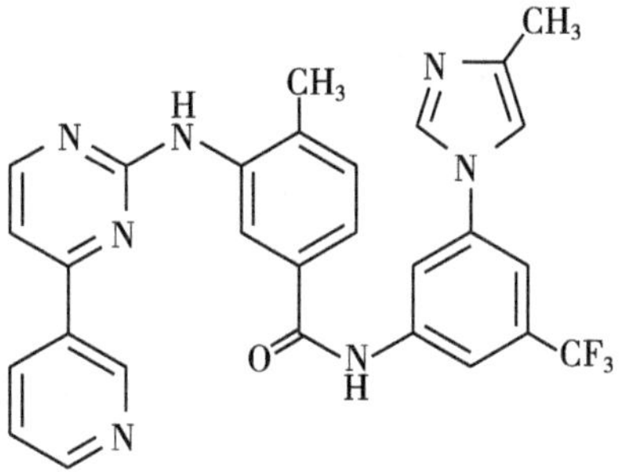	本品是酪氨酸激酶抑制剂，用于治疗（包括伊马替尼）耐药或不耐受的费城染色体阳性的慢性粒细胞白血病慢性期或加速期成人患者
拉帕替尼 lapatinib	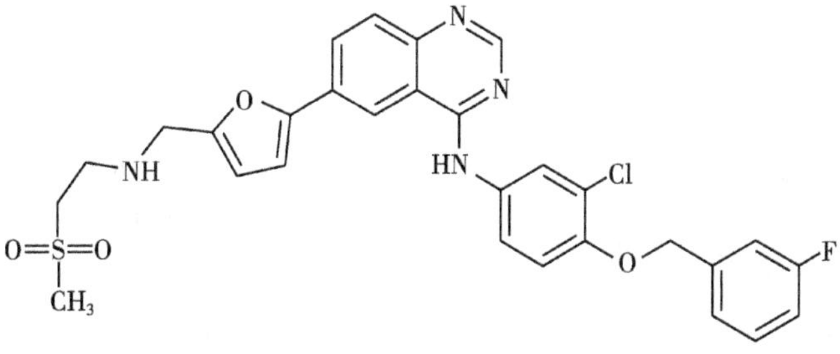	本品是 EGFR 和 HER2 双激酶抑制剂，与卡培他滨（capecitabine）合用治疗 HER2 阳性的晚期或转移性乳腺癌，患者用本品治疗之前应先使用蒽醌类、紫杉烷类，以及曲妥珠单抗（trastuzumab）治疗
舒尼替尼 sunitinib	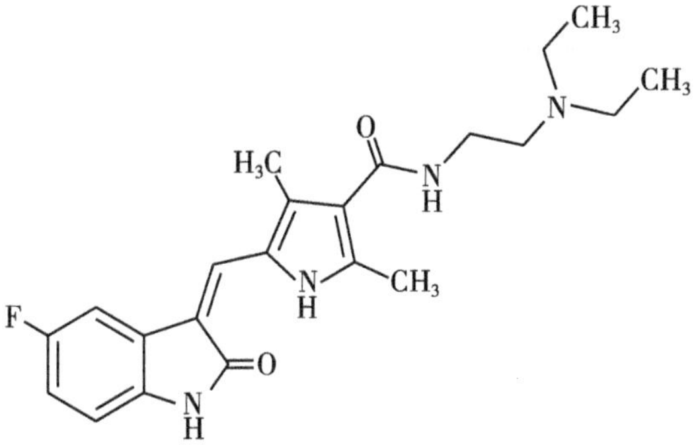	本品是 VEGFR 激酶受体抑制剂，用于治疗晚期或转移性肾癌以及对伊马替尼耐受的胃肠道间质瘤（GIST）
阿法替尼 afatinib	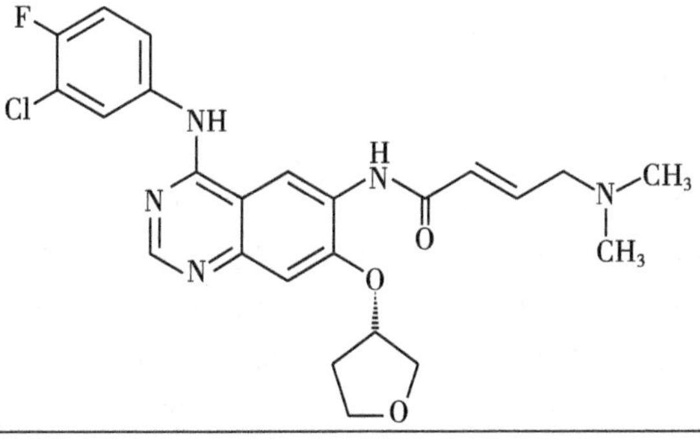	本品是 HER2 和 EGFR 激酶抑制剂，用于晚期非小细胞肺癌（NSCLC）及 HER2 阳性的晚期乳腺癌

续表

药物名称	药物结构	药理特点与用途
阿西替尼 axitinib		本品通过抑制 VEGFR、c-Kit、PDGFR 抑制肿瘤新生血管的形成。2012 年美国 FDA 批准用于肾癌（renal cell carcinoma, RCC）的治疗
埃克替尼 icotinib		本品是 EGFR 酪氨酸激酶抑制剂，用于局部晚期或转移的非小细胞肺癌治疗
瑞戈非尼 regorafenib		本品是多种酪氨酸激酶抑制剂，用于治疗转移性结肠直肠癌，以及不能手术切除的晚期胃肠道间质瘤
帕唑帕尼 pazopanib		本品是 VEGFR、c-Kit、PDGFR 激酶抑制剂，用于晚期肾细胞癌、软组织肉瘤、上皮性卵巢癌和非小细胞肺癌的治疗

甲磺酸伊马替尼（imatinib mesylate）

化学名为 4-[（4- 甲基哌嗪 -1 基）甲基]-N-[4- 甲基 -3-[[4-（吡啶 -3- 基）- 嘧啶 -2- 基]氨基]苯基]苯甲酰胺甲磺酸盐（4-[（4-methylpiperazin-1-yl）methyl]-N-[4-methyl-3-[[4-（pyridine-3-yl）pyrimidin-2-yl]amino]phenyl]benzamide methanesulfonate）。

本品有两种晶型：α 晶型，mp. 48.5～52℃；β 晶型，mp. 216～217℃。

本品口服生物利用度高，在 4 小时内达到最大血药浓度，其主要代谢途径是通过

CYP3A4 介导的 *N*- 脱烷基化，去甲基代谢产物与原药具有同等活性。与 CYP3A4 抑制剂合用时，血清中本品浓度明显升高。

本品是选择性的酪氨酸激酶抑制剂，临床用于治疗慢性粒细胞白血病（CML）急变期、加速期或干扰素 α 治疗失败后的慢性期患者或不能手术切除或发生转移的恶性胃肠道间质肿瘤患者。

本品的合成是以 3- 乙酰基吡啶为原料，经过羟醛缩合反应、2- 氨基嘧啶的合成、氨基取代、硝基的还原、酰胺的合成，再经过氨基取代反应制得。

二、蛋白酶体抑制剂

蛋白酶体（proteasome）是一种蛋白复合物，存在于真核细胞的细胞核和细胞质内，能催化水解连接有多聚泛素链的蛋白，是泛素 - 蛋白酶体通路的主要组分。泛素 - 蛋白酶体通路由泛素、蛋白酶体以及一系列相关的酶（泛素激活酶 E1、泛素结合酶 E2 和泛素连接酶 E3）组成。泛素是一种高度保守的、由 76 个氨基酸残基组成的小分子球蛋白，能作为"标签"结合到其他蛋白质上，使之成为蛋白酶体水解的底物。结合上多聚泛素链的底物蛋白被蛋白酶体识别后被水解为 5～15 个氨基酸残基的短肽。泛素 - 蛋白酶体通路通过多种途径对恶性肿瘤产生影响：① NF-κB 转录因子与肿瘤发生、生长、转移和放化疗抵抗密切相关。正常状态下，NF-κB 与其抑制蛋白 IκB 在细胞质中结合，以无活性的复合物形式存在，当蛋白酶体水解 IκB 后，便会释放出具有活性的 NF-κB1。② *p53* 肿瘤抑制因子在正常细胞中低水平表达，能很快被蛋白酶体降解，抑制后者能提高 *p53* 的表达水平。

蛋白酶体抑制剂（proteasome inhibitors）的出现，使肿瘤的治疗又增加了一种途径。目前，已批准上市的蛋白酶体抑制剂有硼替佐米（bortezomib）和卡非佐米（carfilzomib）。卡非佐米对硼替佐米耐药的肿瘤仍有效，前者对多发性骨髓瘤和慢性淋巴细胞白血病的疗效优于后者。卡非佐米临床用于治疗多发性骨髓瘤；最常见不良反应包括疲劳、血细胞计数和血小板计数偏低、呼吸困难、腹泻和发热；严重的不良反应包括心力衰竭和呼吸困难。

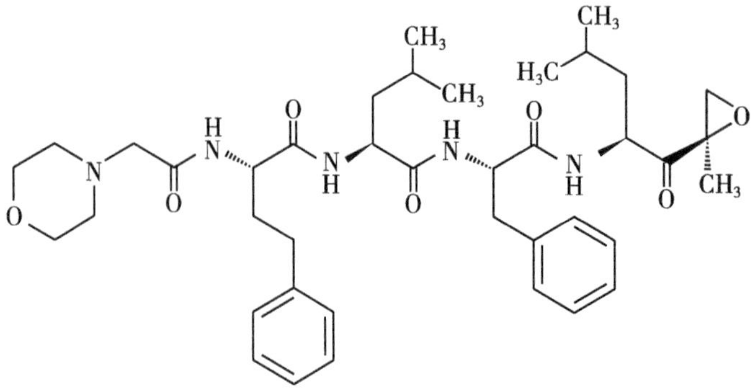

卡非佐米（carfilzomib）

硼替佐米（bortezomib）

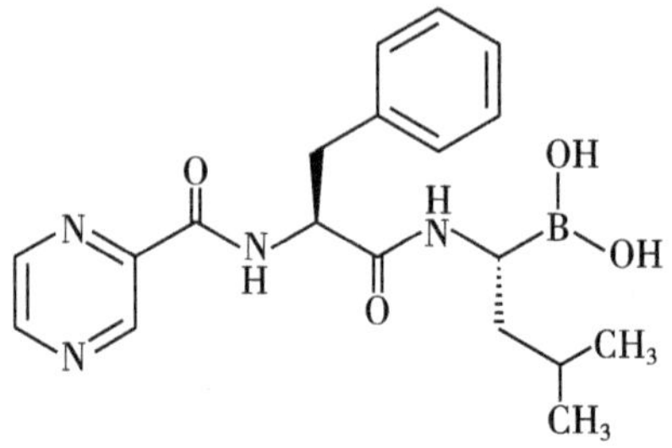

化学名为［（1R）-3- 甲基 -1-［［（2S）-3- 苯基 -2-［（吡嗪 -2- 基甲酰基）氨基］丙酰基］氨基］丁基］硼酸（［（1R）-3-methyl-1-［［（2S）-3-phenyl-2-［（pyrazin-2-ylcarbonyl）amino］propanoyl］amino］butyl］boronic acid）。

本品为白色或类白色块状物或粉末。易溶于二甲基亚砜和乙醇，难溶于水。mp. 122～124℃，密度为 1.214g/cm。

本品属于硼酸肽类蛋白酶体抑制剂，是第一个被美国 FDA 批准上市的蛋白酶体抑制剂。作用机制是通过抑制蛋白酶体活性，阻抑肿瘤细胞存活，阻止肿瘤细胞生长、扩散和血管生长。本品可诱导细胞凋亡，抑制细胞和肿瘤微环境内 NF-κB 的活性，降低骨髓瘤细胞对骨髓基质细胞的黏附，阻断骨髓瘤细胞内白细胞介素 -6 信号的产生和转导，阻止促血管生成介质的产生和表达。

本品是细胞色素 P450（CYP）酶系 1A2、2C9、2C19、2D6 和 3A4 的弱抑制剂。当本品与 CYP3A4 抑制剂（如酮康唑、利托那韦）合用时应对患者进行密切的监测。在临床试验中，有糖尿病患者口服降血糖药后出现低血糖症和高血糖症的报道。在使用本品治疗时，应密切监测口服抗糖尿病药患者的血糖水平，并注意调节抗糖尿病药的剂量。告知患者应谨慎合用可能会引起周围神经病变的药物（如胺碘酮、抗病毒药、异烟肼、呋喃妥因或他汀类）及引起血压降低的药物。

本品临床上主要用于治疗多发性骨髓瘤和非霍奇金淋巴瘤。不良反应有胃肠反应、贫血、血小板减少症、疲劳和周围神经病变等。

三、单克隆抗体

单克隆抗体（monoclonal antibody）是只识别一种抗原表位的抗体，来源于单个 B 淋巴细胞的克隆或一个杂交瘤细胞的克隆。根据单抗药物分子结构不同可分为：全抗体、抗体片段（如抗原结合片段 Fab、可变区片段 Fv、单链可变区片段 scFv 等）和抗体耦联物（如放射免疫耦联物、化学免疫耦联物和免疫毒素等）。

根据目前常用抗肿瘤单克隆抗体药物的靶点，大致分为：①以白细胞分化抗原 CD 分子为靶点的单克隆抗体，如抗 CD20、CD33、CD52 等单克隆抗体，多用于治疗白血病和淋巴瘤；②以表皮生长因子受体（EGFR）家族为靶点的单克隆抗体，如抗 EGFR 单克隆抗体、抗表皮生长因子受体 2（HER2）单克隆抗体，多用于治疗实体肿瘤；③以血管内皮生长因子（VEGF）为靶点的单克隆抗体，多用于治疗结肠癌和胃癌。已批准上市的单克隆抗体药物见表 17-14。

表 17-14　单克隆抗体药物

药物名称	药理特点与用途
利妥昔单抗 rituximab	本品是 FDA 批准的第一个治疗肿瘤的单抗药物，是人鼠嵌合单克隆抗体，能与 B 淋巴细胞表面的 CD20 抗原特异性结合，通过抗体依赖细胞介导的细胞毒作用（ADCC）、补体依赖的细胞毒性（CDC）和抗体介导的细胞吞噬作用杀伤肿瘤细胞。用于治疗复发/难治性滤泡或低分级非霍奇金淋巴瘤。多与化疗药物联合使用。与化疗药物氟达拉滨、环磷酰胺、阿霉素、长春新碱、泼尼松、苯达莫司汀等联合，治疗 B 细胞型非霍奇金淋巴瘤，生存率和完全缓解率显著提高
奥法木单抗 ofatumumab	本品是一种人源抗 CD20 单克隆抗体，用于治疗氟达拉滨难治的慢性淋巴细胞白血病。单独使用抗 CD20 单抗效果往往是有限的，为提高抗体效力，将放射性核素与抗体耦联
替伊莫单抗 ibritumomab tiuxetan	本品是放射免疫耦联物，是一种鼠抗 CD20 单抗 IgG1 与放射性核素 ^{90}Y 的耦联物，适用治疗复发/难治性滤泡和低度或转化 B 细胞非霍奇金淋巴瘤，包括利妥昔单抗不敏感的滤泡型非霍奇金淋巴瘤
托西莫单抗 tositumomab	本品是一种放射免疫耦联物，是鼠抗 CD20 单抗 IgG2 与放射性核素 ^{131}I 的耦联物，用于治疗 CD20 阳性的滤泡型非霍奇金淋巴瘤及利妥昔单抗难治和化疗后复发的患者
西妥昔单抗 cetuximab	本品是以表皮生长因子受体为靶点的单抗药物。表皮生长因子受体与本品的亲和力比表皮生长因子高 5 至 10 倍，因此本品可以阻断表皮生长因子刺激细胞生长的功能。本品可引发抗体依赖细胞介导的细胞毒作用，使免疫细胞攻击具有表皮生长因子受体的肿瘤细胞，协助清除肿瘤。临床上用于转移性结肠直肠癌及头颈部癌症的治疗
帕尼单抗 panitumumab	本品是以表皮生长因子受体为靶点的单抗药物，为全人源抗体，主要通过阻断配体-受体相互作用而发挥作用，使正常表皮生长因子受体阳性细胞损伤的可能性降低。适应证为转移性结肠直肠癌
帕妥珠单抗 pertuzumab	本品与 HER2 受体胞外结构域Ⅱ区结合，抑制人表皮生长因子受体二聚体的形成，阻断信号转导通路。用于治疗人表皮生长因子受体-2 阳性晚期乳腺癌

知识链接

单克隆抗体作用机制

单克隆抗体的抗肿瘤作用机制一是通过免疫介导的效应功能，二是对肿瘤细胞的直接杀伤作用。免疫介导的效应功能包括 ADCC 和 CDC。单抗与肿瘤细胞靶抗原特异性结合后，激活细胞内信号而发挥细胞毒性反应。NK 细胞通过释放细胞毒性颗粒（穿孔素和颗粒酶）导致靶细胞的凋亡；释放细胞因子和趋化因子抑制细胞增殖及血管生成。对肿瘤细胞的直接杀伤作用是指有些单抗本身无明显的抗肿瘤作用，将其与细胞毒性药物或放射性核素耦联，通过抗体部分靶向结合于肿瘤细胞后，耦联药物在肿瘤局部达到高浓度或内化入肿瘤细胞，从而对肿瘤细胞产生较强的杀伤作用。

思考题

1. 烷化剂类抗肿瘤药包括哪几种类型？举例说明。
2. 抗代谢抗肿瘤药的结构特点是什么？说明其作用机制。
3. 美司钠作为辅助治疗可避免环磷酰胺对膀胱细胞的损伤，为什么？

（赵桂森）

第十八章　甾体激素类药物

学习要求

1. 掌握甾体激素的分类、结构类型和作用机制；炔雌醇、他莫昔芬和米非司酮的结构、理化性质、代谢和用途，左炔诺孕酮、雌二醇的结构特点；糖皮质激素的构效关系。
2. 熟悉苯丙酸诺龙、丙酸睾酮、氢化可的松和地塞米松的结构特点和用途。
3. 了解孕激素、抗孕激素类药物的构效关系。

甾体激素（steroid hormones）是一类含有环戊烷多氢菲（甾烷，gonane）母核的激素。甾烷是由三个六元脂环（A 环、B 环、C 环）和一个五元脂环（D 环）构成。从化学结构角度，甾体激素可分为雌甾烷类、雄甾烷类及孕甾烷类化合物，具有以下结构：

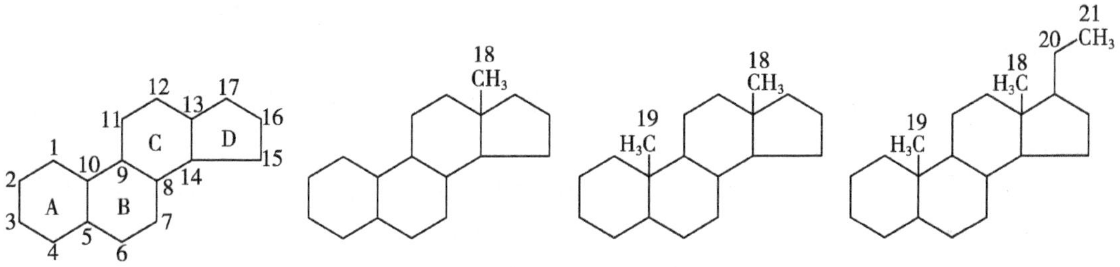

甾烷(sterane)　　雌甾烷(oestrane)　　雄甾烷(androstane)　　孕甾烷(pregnane)

雌甾烷在 C-13 位上有甲基取代，编号为 C-18；雄甾烷及孕甾烷在 C-10 及 C-13 位上有甲基取代，编号分别为 C-18、C-19；孕甾烷在 C-17 位上还有两个碳的侧链取代，分别编号为 C-20 和 C-21。所以甾烷母核含有 17 个碳原子，雌甾烷、雄甾烷和孕甾烷是分别含有 18、19 和 21 个碳的甾体分子。

甾体激素是一类哺乳动物内分泌系统分泌的内源性物质，它在维持生命、调节性功能、机体发育、免疫调节、皮肤疾病治疗及生育控制等方面有着重要的价值，可用于调节由内分泌失调而导致的疾病。按其药理作用，可分为性激素和皮质激素。部分甾体激素及其衍生物具有抗骨质疏松的作用，在本书第十九章详细介绍。

知识链接

甾体激素药物的发现与发展

甾体激素药物的发现与发展是药物化学发展的重要阶段。1932～1939 年，先后获得雌酮（estrone，1932 年）、雌二醇（estradiol，1932 年）、睾酮（testosterone，1935 年）

及皮质酮（corticosterone，1939 年）等的纯品结晶，之后阐明了其化学结构，从此开创了甾体药物化学的新领域。随后，又有许多重大的成就。发明用薯蓣皂苷（diosgenin）为原料进行半合成生产甾体药物，使生产规模扩大，成本降低。发现肾上腺皮质激素治疗风湿性关节炎及其在免疫调节上的重要价值，使甾体药物成为医院中不可缺少的药物。甾体口服避孕药的研究成功，使人类生育控制达到了新水平。其中，炔诺孕酮的全合成摆脱了完全依靠天然来源的状况，开创了甾体全合成的新局面。

第一节　性激素类药物

性激素（sex hormones）是性腺分泌的一类具有甾体结构的激素，包括雌激素、雄激素和孕激素，其基本结构分别对应雌甾烷、雄甾烷和孕甾烷。

一、雌激素及抗雌激素

（一）雌激素类药物

雌激素是雌性动物卵巢分泌的一类激素，能促进雌性动物第二性征的发育、性器官的成熟及生殖系统的生长发育，对脂质代谢、抗辐射、防衰老均有一定作用。临床用于治疗女性性功能疾病、更年期综合征、骨质疏松症，与孕激素组成复合制剂作为口服避孕药以及预防辐射等。

雌激素通过与雌激素受体结合而发挥作用。雌激素受体（estrogen receptor，ER）是最早发现的甾体激素受体，有两种亚型，ERα 和 ERβ。ERα 主要存在于女性生殖器官（子宫、阴道和卵巢），在乳腺、下丘脑、内皮细胞和血管平滑肌中也有；ERβ 表达最多的组织是血管内皮细胞、前列腺组织和骨骼。雌激素与其受体结合后与特殊序列的核苷酸——雌激素反应因子（estrogen response elements，EREs）结合形成二聚体复合物（ER-DNA 复合物），增强对细胞核的亲和性。ER-DNA 复合物征集辅激活因子（coactivator），引起组蛋白的乙酰化，进而引起靶基因启动子区域重新排列，启动转录过程，合成 mRNA，并合成表达蛋白，产生生物活性，发挥各种药理作用。

雌激素是最早发现的甾体激素，1927 年从孕妇的尿中分离得到雌酮（estrone），随后又分离获得雌二醇（estradiol）和雌三醇（estriol），它们是天然雌激素。雌二醇是卵巢分泌的主要雌激素，也是最强效的内源性雌激素，雌酮及雌三醇多为代谢产物。雌二醇、雌酮、雌三醇的生理活性强度比为 100∶10∶3。

雌酮(estrone)　　　　雌二醇(estradiol)　　　　雌三醇(estriol)

以天然雌激素为主要成分的药物有结合雌激素(conjugated estrogens),是由孕马尿中提取的,主要成分为雌酮硫酸单钠盐、马烯雌酮硫酸单钠盐(分别占 50%~63% 及 22.5%~32.5%),尚存在少量17α-雌二醇、马萘雌酮、马萘雌酚及它们的硫酸酯单钠盐等约十种成分组成的混合物。

结合雌激素在室温下贮存不稳定,文献报道,在 35℃下 2 天就会分解,三羟甲基氨基甲烷(Tris)及 NaAc 可作为稳定剂,产品在 −20℃可以保存 2 年。

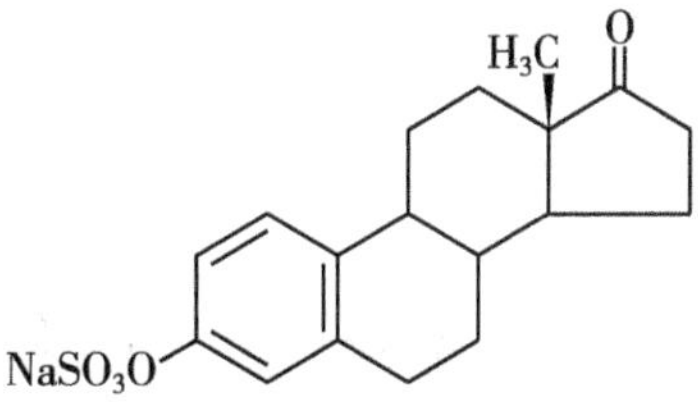

雌酮硫酸单钠盐 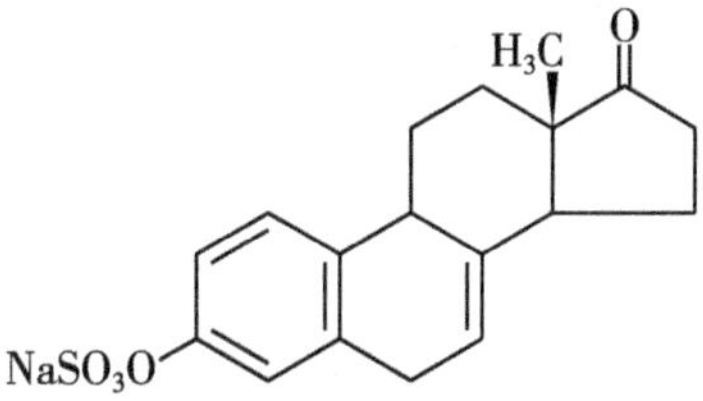　　　　马烯雌酮硫酸单钠盐 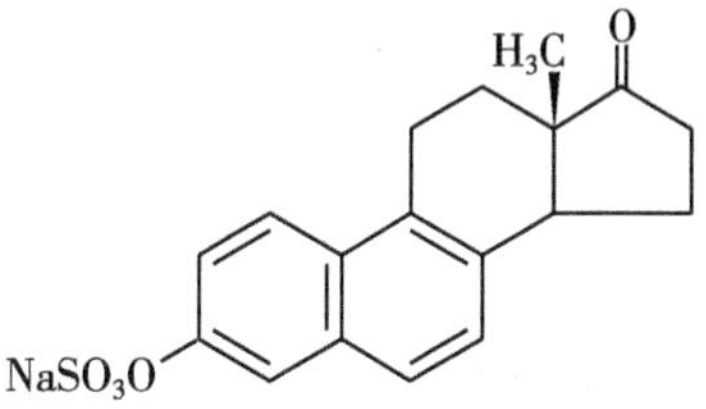　　　　马萘雌酮硫酸单钠盐

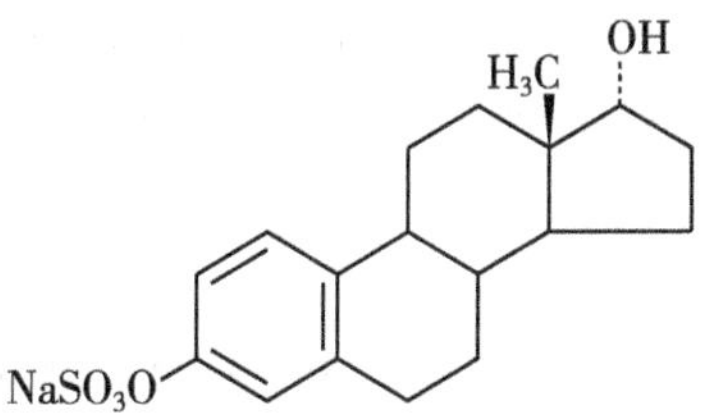

17α-雌二醇硫酸单钠盐 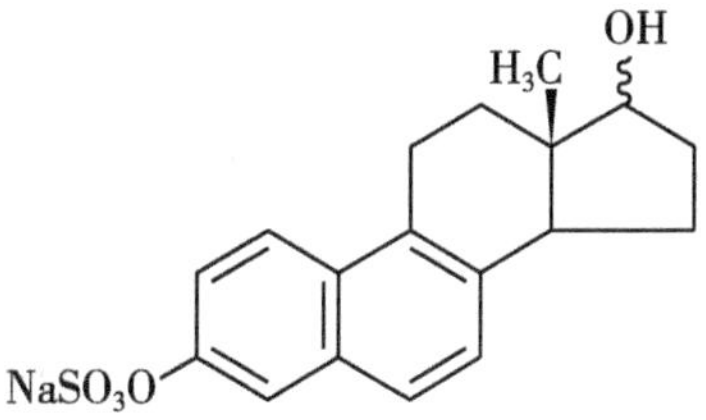　　　　马萘雌酚硫酸单钠盐

结合雌激素在胃肠道吸收进入体内后再释放出雌酮及马烯雌酮而发挥作用,因而在体内是一种平衡反应。

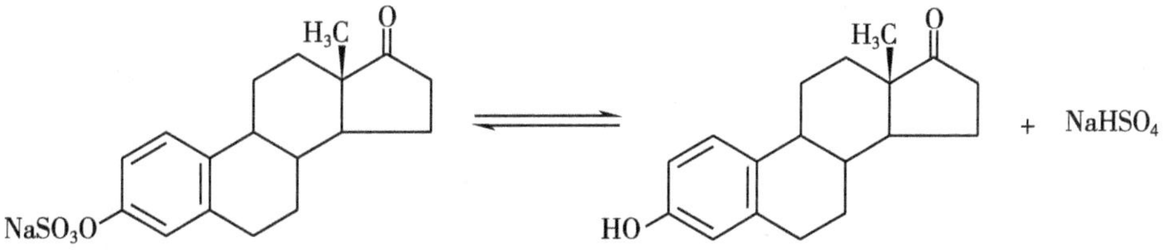

结合雌激素主要为口服片剂和阴道软膏。较长期和较大量用药时,可增加子宫内膜癌的危险,故须加孕激素对抗。使用该品超过 10 年者,在一定程度增加乳腺癌发生的危险性。

除天然雌激素外,人们以雌二醇为先导物进行结构改造,如将雌二醇的 C-3 位或 C-17β 位羟基酯化,或在 C-17α 位引入乙炔基,制得一些合成雌激素(表 18-1)。

表 18-1　常用的合成雌激素

药物名称	药物结构	药理特点与用途
戊酸雌二醇 estradiol valerate	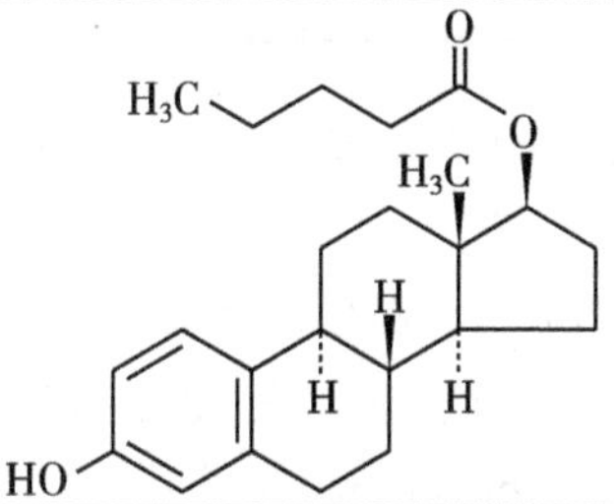	本品为长效雌二醇衍生物,是长效避孕药的组成成分。口服缓解绝经后更年期症状、卵巢切除后及非癌性疾病放疗性去势的雌激素缺乏引起的症状。外用对扁平疣有良效

药物名称	药物结构	药理特点与用途
苯甲酸雌二醇 estradiol benzoate		本品的作用与雌二醇相同，但肌内注射后吸收较慢，作用维持时间 2～5 天。用于卵巢功能不全、闭经、绝经期综合征、退乳及前列腺癌等
环戊丙酸雌二醇 estradiol cypionate		本品为长效雌激素，其作用比戊酸雌二醇强而持久，维持时间 3～4 周以上。临床用于卵巢功能不全、更年期综合征、老年性阴道炎及前列腺癌等。与醋酸甲羟孕酮组成复方，可作每月一次长效避孕针
炔雌醚 quinestrol		本品为作用较强的口服长效雌激素，其活性为炔雌醇的 4 倍。口服后贮存在体内脂肪中，并缓慢释放，代谢为炔雌醇而生效，作用可维持 1 个月以上。本品与孕激素合用可作为口服长效避孕药
尼尔雌醇 nilestriol		本品为口服长效雌激素，其口服雌激素活性为炔雌醚的 3 倍，作用维持时间较长。用于雌激素缺乏引起的绝经期或更年期综合征，如潮热烦躁易怒、神经过敏、老年性阴道炎等
普罗雌烯 promestriene		本品主要用于因雌激素缺乏引起的外阴、前庭部及阴道环部萎缩性病变

　　雌激素的 C-3 位或 C-17β 位羟基的酯化产物均为前药，在体内水解出雌激素后发挥作用，肌内注射，一般可持续药效半个月到一个月。

　　研究发现，雌激素的药理活性对结构专一性要求不高，甾核非活性必需结构，经筛选发现有上千种化合物显示有雌激素活性，如己烯雌酚（diethylstilbestrol）、杀虫剂甲氧氯（methoxychlor）、植物雌激素金雀异黄素（genistein），工业化学品双酚 A（bisphenol A）等。

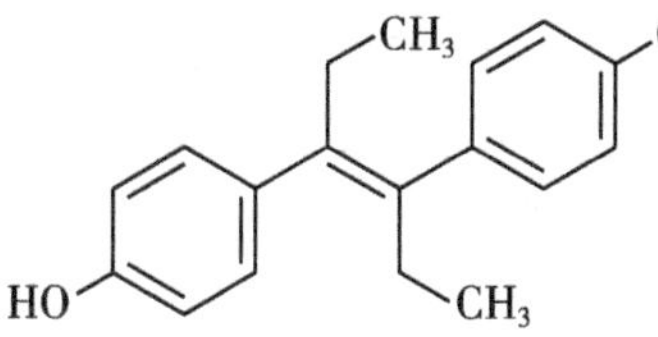

己烯雌酚(diethylstilbestrol)

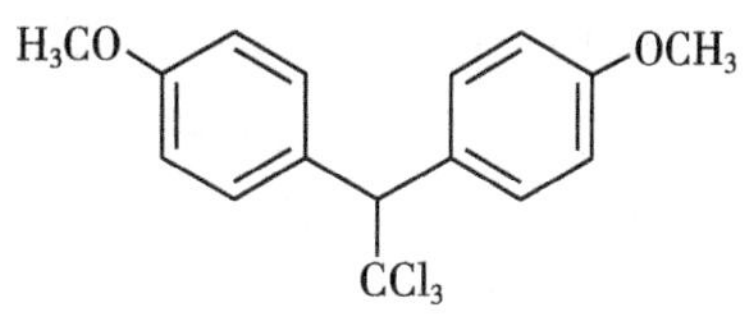

甲氧氯(methoxychlor)

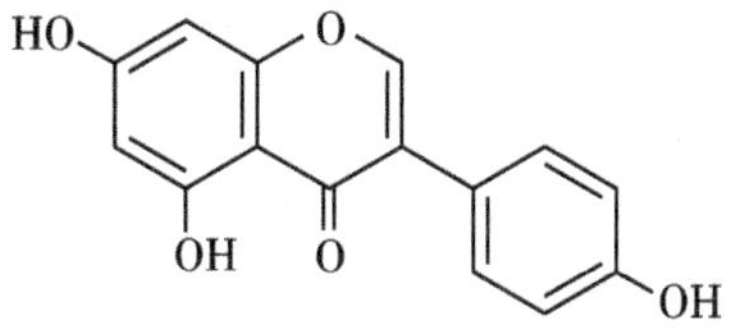

金雀异黄素(genistein)

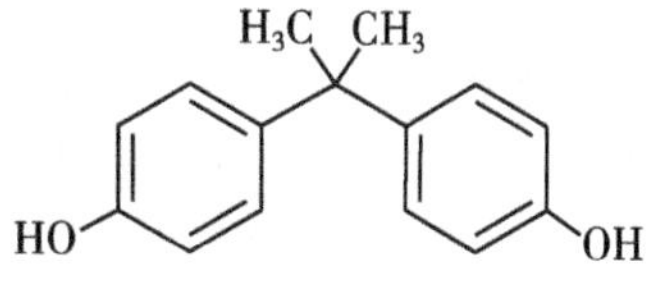

双酚A(bisphenol A)

这些化合物的结构都符合 Schueler 于 1946 年提出的雌激素活性基本的结构要求,即分子中在一个刚性甾体母核两端的富电子基团如—OH、＝O、—NH 等之间的距离应在 0.855nm,而分子宽度应为 0.388nm。

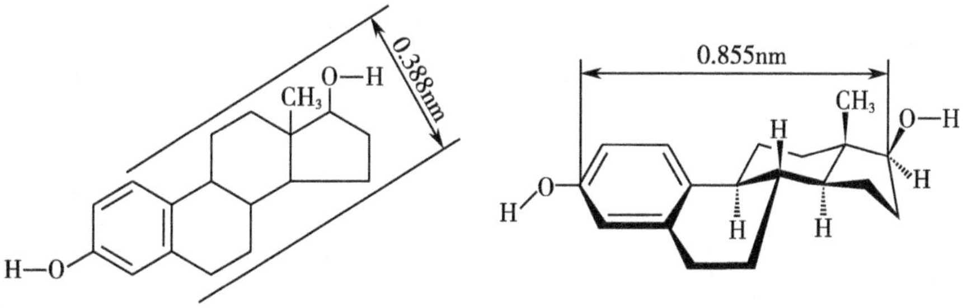

最早、最典型的非甾体雌激素代表药物是己烯雌酚,它具有与天然雌激素相同的作用,价格低廉。它的基本结构是二苯乙烯,临床应用其反式异构体,顺式异构体的活性只有反式的 1/10,主要用于乳腺癌和前列腺癌不能进行手术治疗的晚期患者,会引起服用者后代的宫颈癌和腺癌等高发危险,现已少用。

己烯雌酚二磷酸酯(diethylstilbestrol diphosphate)及其钠盐可用于治疗男性前列腺癌,因癌细胞有较高磷酸酯酶的活性,药物进入体内后在癌细胞中更易水解释放药物,提高了选择性。

炔雌醇(ethinyl estradiol)

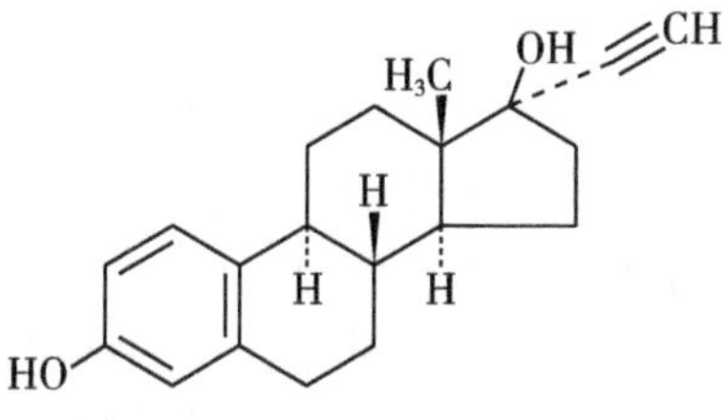

化学名为 3- 羟基 -19- 去甲 -17α- 孕甾 -1,3,5(10)- 三烯 -20- 炔 -17- 醇((17α)-19-

501

norpregna-1，3，5（10）-trien-20-yne-3，17-diol）。

本品为白色或类白色结晶性粉末，无臭。在乙醇、丙酮或乙醚中易溶，在三氯甲烷中溶解，在水中不溶。分子中的 C-3 位存在酚羟基，可溶于氢氧化钠水溶液，$[\alpha]_D^{25}$ -26º～-31º（c=0.4，吡啶）。mp. 180～186℃。

本品分子中存在乙炔基，与硝酸银试液作用即生成白色沉淀。

本品为雌二醇的衍生物，为第一个口服甾体雌激素。雌二醇口服后在肝脏和胃肠道中（受微生物降解）迅速失活，口服无效。在雌二醇的 C-17α 位引入乙炔基，使 17β- 羟基的氧化代谢和硫酸酯代谢受阻，使雌激素活性大大增加。本品活性为雌二醇的 7～8 倍，己烯雌酚的 20 倍，口服吸收较好，生物利用度为 40%～50%。

本品经肝脏首过效应代谢后，得到相应的 3-O- 葡萄糖醛酸酯和硫酸酯，也可经芳香环羟基化反应得到 2- 羟基炔雌醇及 O- 甲基代谢物。大部分以原形排出，约 60% 由尿排泄。

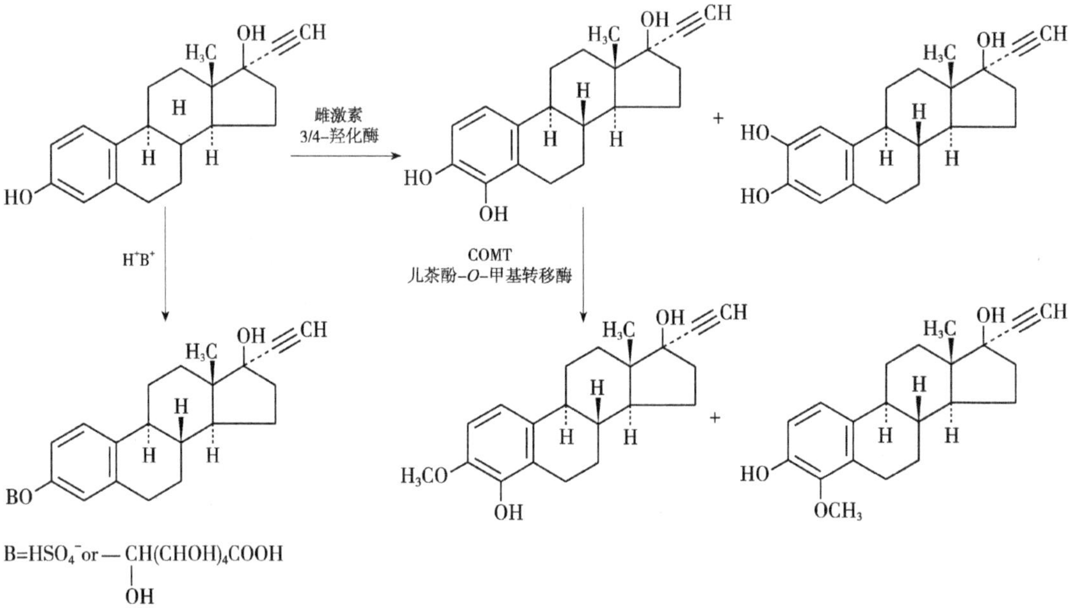

本品用于治疗月经紊乱、功能性子宫出血、绝经期综合征等。与孕激素配伍，对抑制排卵有协同作用，为口服避孕药中最常用的雌激素。但长期使用雌激素可引起许多不良反应，特别是增加并发性乳腺癌和子宫内膜癌的危险，因此，应使用低剂量和间隙治疗，同时注意体内雌激素水平的监测。

（二）抗雌激素类药物

为了寻找更理想的雌激素类药物，人们对己烯雌酚等二苯乙烯类化合物进行了结构改造，得到了一些三苯乙烯类化合物。结果发现，这些化合物的雌激素活性不高，却表现出抗雌激素活性，于是发展了一类以三苯乙烯为基本结构的抗雌激素药物。这类药物选择性作用于不同组织的雌激素受体，在不同的靶组织分别产生类雌激素或抗雌激素作用，此类抗雌激素药物被称为选择性雌激素受体调节剂，见表 18-2。

表 18-2　常用的选择性雌激素受体调节剂

药物名称	药物结构	药理特点与用途
氯米芬 clomifene	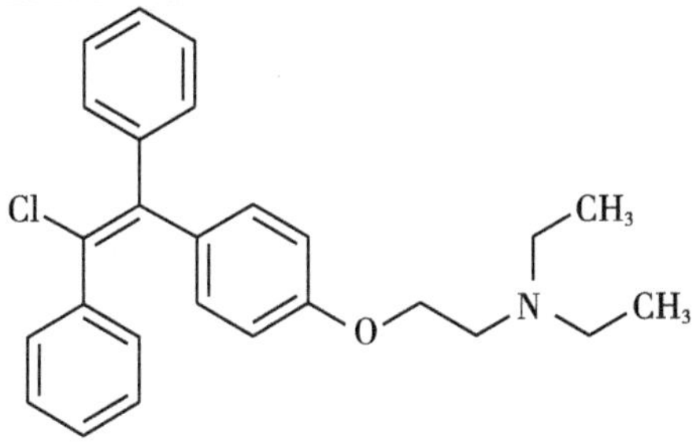	本品能选择性地对卵巢的雌激素受体具有亲和力，通过与受体竞争结合，阻断雌激素的负反馈，引起促黄体素（LH）及促卵泡素（FSH）分泌，促进排卵治疗不孕症，成功率 20%～80%。但是它对乳腺的雌激素受体只有很小的亲和力
雷洛昔芬 raloxifene	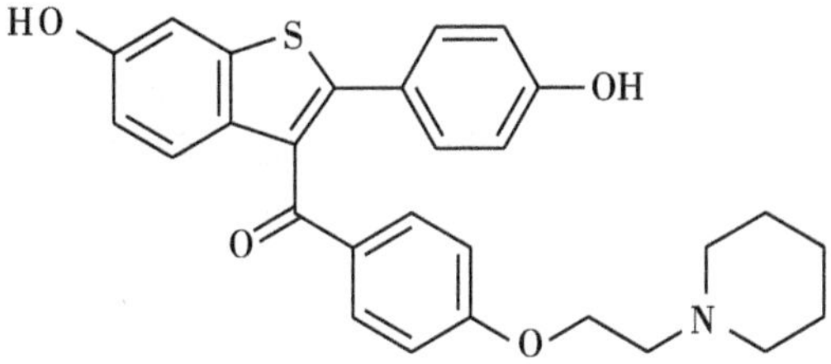	本品对卵巢和乳腺雌激素受体均有拮抗作用，对骨骼的雌激素受体有激动作用，主要用于治疗骨质疏松症，对脂肪代谢和脑组织也具雌激素激活作用
托瑞米芬 toremifene	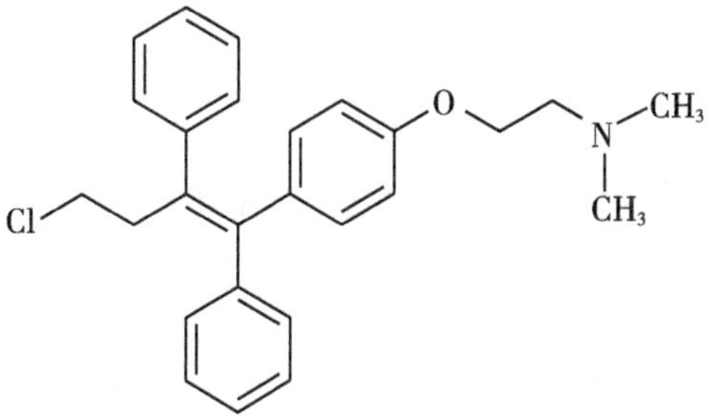	本品与雌激素竞争性地与乳腺癌细胞浆内雌激素受体相结合，阻止雌激素诱导的癌细胞 DNA 合成及增殖，用于治疗绝经后妇女雌激素受体阳性或不详的转移性乳腺癌
艾多昔芬 idoxifene	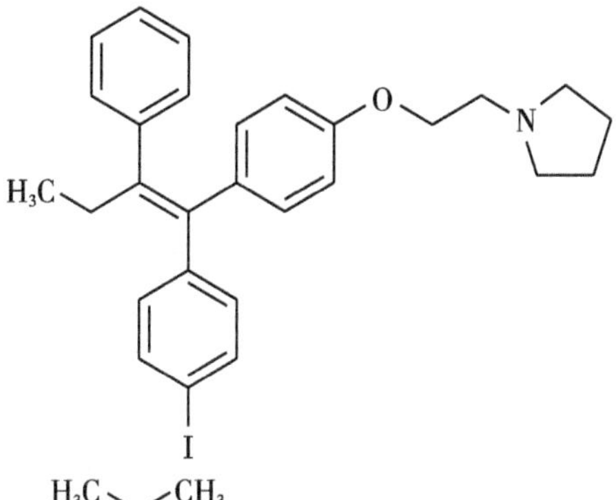	本品开始主要用于防治骨质疏松和乳腺癌，但在Ⅲ期临床发现有妇科症状副作用，停止了其防治骨质疏松的研究。对乳腺癌的研究仍在进行
米泼昔芬 miproxifene	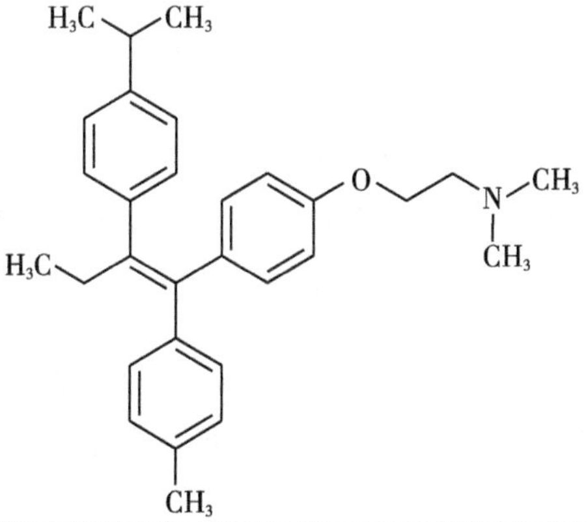	本品可用于进行性乳腺癌。与他莫昔芬不同的是，本品可抑制 ER 阴性乳腺癌细胞的增殖，可能成为对他莫昔芬不敏感肿瘤患者的有效药物

续表

药物名称	药物结构	药理特点与用途
屈洛昔芬 droloxifene	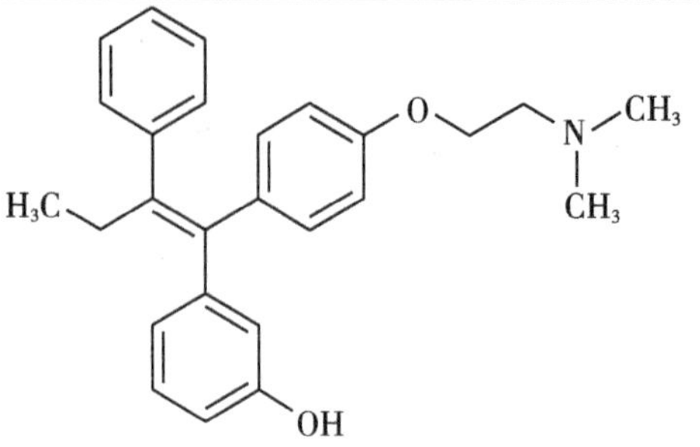	本品将他莫昔芬 4-OH 的活性代谢物的 4-OH 移到 5 位,临床用于治疗乳腺癌,预防骨质疏松
奥培米芬 ospemifene	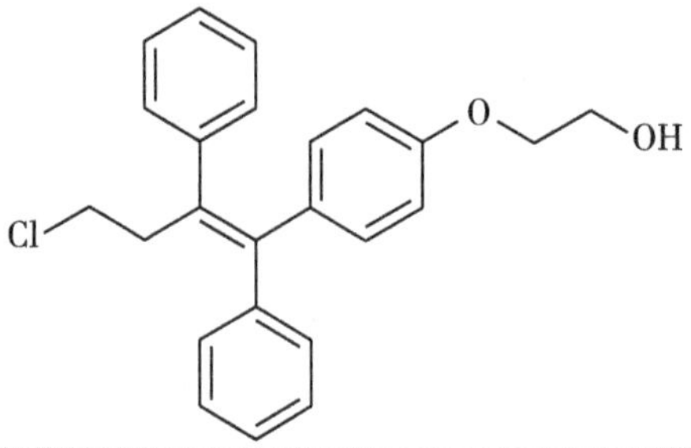	本品是托瑞米芬的重要代谢物,可用于治疗绝经后妇女外阴和阴道萎缩引起的性交困难(疼痛)。2013 年美国 FDA 已批准上市,中国现处于上市申请阶段

枸橼酸他莫昔芬(tamoxifen citrate)

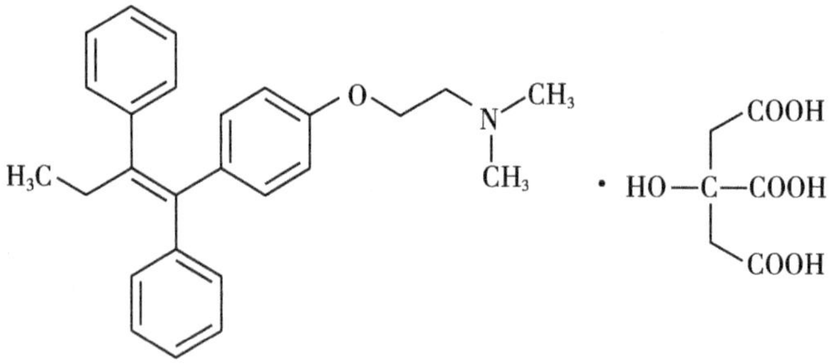

化学名为(Z)-N,N-二甲基-2-[4-(1,2-二苯基-1-丁烯基)苯氧基]-乙胺枸橼酸盐((Z)-2-[4-(1,2-diphenyl-1-butenyl)phenoxy]-N,N-dimethyl ethanamine citrate)。

本品为白色或类白色结晶性粉末,无臭。在冰醋酸中易溶,在甲醇中溶解,在乙醇或丙醇中微溶,在三氯乙烷中极微溶解,在水中几乎不溶。mp. 142~148℃,熔融时同时分解。在相对高温下易吸湿。本品遇光不稳定,对紫外光敏感,特别是在溶液状态时。光解产物为 E 型异构体和两种异构体环合而成的菲。

本品为三苯乙烯化合物,分子中具有二苯乙烯的基本结构,其中双键一端碳上增加二甲氨基乙氧苯基。按几何异构化学命名原则,由于 C-1 位二甲氨基乙氧苯基立体排列序数大于苯,而在 C-2 位中苯基的序数又大于乙基,故药用品为顺式几何异构体(Z 型),反式异构体(E 型)的活性小于顺式。

在本品结构中,存在体积较大的二甲氨基乙氧苯基,产生立体位阻,Z 型非对映体的结构使其在靶细胞中竞争性与受体结合,干扰雌激素受体的循环和雌激素活性的激活,而显示抗雌激素活性。

本品在临床应用中为 Z 型非对映体的口服制剂,吸收好,由于本品肠肝循环以及与清蛋白高度的结合力,使得半衰期长达 7 天左右。给药后由 CYP3A4 进行 N- 脱甲基化得到主要代谢物 N- 脱甲基他莫昔芬,再进一步代谢生成代谢物 Y,N- 脱甲基他莫昔芬和代谢物 Y 也有抗雌激素作用;经 CYP2D6 代谢得次要代谢产物 4- 羟基他莫昔芬,也是活性代谢物,与雌激素受体的亲和力比本品高,对人体乳腺癌生长的抑制作用是本品的 100 倍。由于羟基的存在,易与葡萄糖醛酸和硫酸结合成水溶性物质而排泄,因此半衰期比本品短。在代谢过程中,醚键断裂为羟基生成的代谢物 E,则具有雌激素活性,代谢产物主要在胆汁中,以结合物形式排泄。本品的主要代谢途径如下。

代谢物E(metabolite E)　　他莫昔芬(tamoxifen)　　CYP2D6　　4-羟基他莫昔芬(4-hydroxytamoxifen)

CYP3A4

N-脱甲基他莫昔芬(N-demethyltamoxifen)　　代谢物Y(metabolite Y)

本品选择性对乳腺中雌激素受体有亲和力,对雌激素受体依赖性的乳腺癌的治疗效果明显,是治疗各期乳腺癌的首选药物。但是由于本品雌激素作用的影响,使子宫内膜癌的发病率由每年 1/1000 提高到 4/1000,在临床使用时应引起关注。

本品不能与抗酸药、西咪替丁类 H_2 受体拮抗剂同时服用,因为胃内 pH 的变化,会使本品肠衣片在胃中分解,对胃有刺激作用,两种药间隔 2 小时左右服用。雌激素对本品疗效有影响,使用时要关注。

对本品的结构改造工作主要在 C-2 位的苯环及侧链上进行。结果显示,二甲氨基乙氧基侧链对拮抗活性起着重要作用。在苯环上引入各种取代基如—CH₃、—F、—Cl 活性都不受影响。如将 C-1 位的乙基用氯原子取代,雌激素拮抗活性会下降。

二、雄性激素、蛋白同化激素和抗雄性激素

(一)雄性激素及蛋白同化激素

雄性激素主要由睾丸间质细胞合成和分泌,能促进男性生殖器官的发育,维持生殖功能及第二性征发育、成熟。雄性激素同时具有蛋白同化作用,能促进蛋白质合成代谢,增强

肌肉力量,促进骨质形成。

睾酮(testosterone)是天然雄性激素,1935年从雄仔牛睾丸中提取制得纯品,后经结构阐明为雄甾烷衍生物。在母核上取代有△⁴-3-酮及17β-OH,对睾酮17β-OH进行酯化是雄性激素的重要结构修饰方法,由此获得了长效肌内注射的前药。另一方面可在睾酮的17α位引入阻止代谢的基团,延长雄性激素的口服作用时间。一些雄性激素及其临床应用见表18-3。

表 18-3　常用的雄性激素

药物名称	药物结构	雄激素:蛋白同化作用	药理特点与用途
睾酮 testosterone	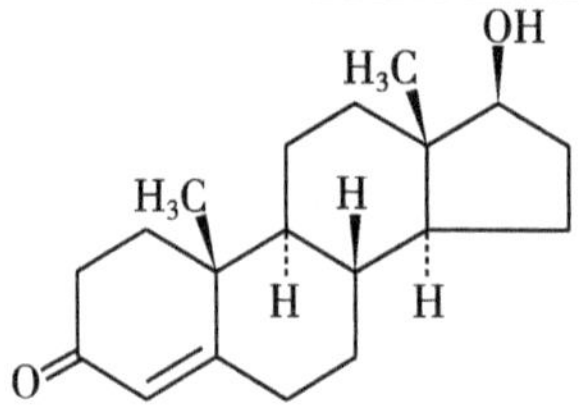	1:1	本品口服后很快被肠道吸收,并在肝脏被代谢和失活,雄激素活性很弱,只有口服大剂量(200mg)时,才显示临床疗效。临床用于治疗男性性功能减退
环戊丙酸睾酮 testosterone cypionate	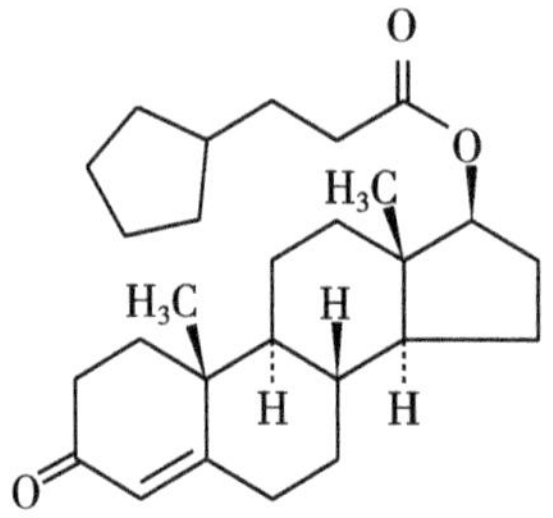	1:1	本品为油剂注射剂,作用长达2~4周。临床主要用于阳痿、男性更年期
庚酸睾酮 testosterone enanthate	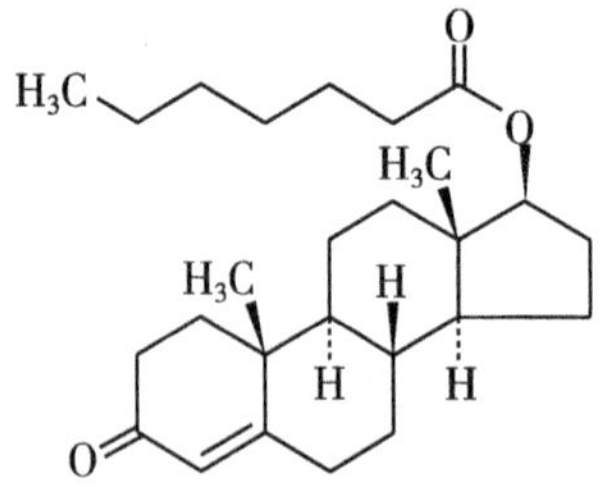	1:1	本品为油剂注射剂,作用长达2~4周。临床主要用于阳痿、男性更年期
丙酸睾酮 testosterone propionate	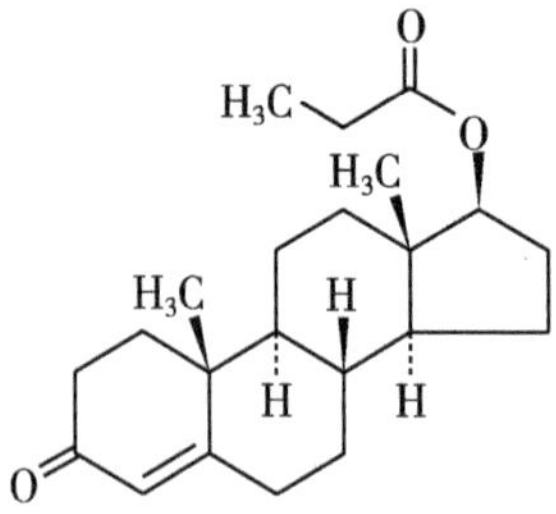	1:1	本品为油溶液注射剂,临床用于治疗男性性功能减退及一些妇科疾病
十一酸睾酮 testosterone undecanoate	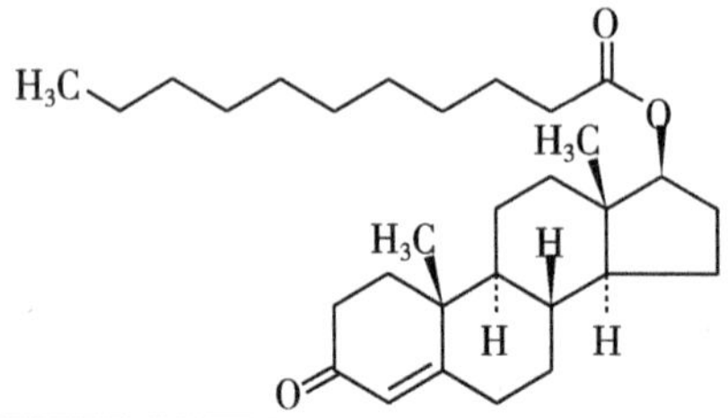	1:1	本品口服后由肠道吸收,每天口服80~160mg即可作雄性激素替代疗法。此外,也有注射剂,适用于原发性或继发性男性性功能减退

续表

药物名称	药物结构	雄激素:蛋白同化作用	药理特点与用途
甲睾酮 17-methyl-testosterone		1:1	本品在 C-17α 位引入甲基，防止酶的降解作用，增强了口服生物利用度；由于甲基的存在，延缓在肝脏中代谢，半衰期达 150 分钟，增强了对肝脏的毒性，近年来已少用
氟甲睾酮 fluoxyme sterone		1:2	本品在 C-9 位引入 α-F，使活性增强，由于 17α-CH₃ 的存在，代谢慢，长期使用对肝脏产生毒性，也会导致钠和水潴留，临床治疗男性性功能减退

该类药物主要用在雄性激素替代疗法中，长期使用要关注副作用。使用过量会引起女性男性化或男性女性化，并且对肝脏和心血管也有不良作用。

如上表所示，睾酮既有雄激素样作用又有蛋白同化作用，其活性比为 1:1，当它作为蛋白同化激素药物使用时，雄性活性就成为其副作用。对雄性激素进行结构修饰的目的之一就是希望将这两种活性分开。为此，在保留 $\triangle^4$-3 酮及 17β-OH 的基础上对睾酮的 A 环进行取代，后又在 A 环只保留 3- 酮或只有 $\triangle^4$ 的结构基础上得到一些睾酮类似物，这些类似物的雄性激素活性减少，并保留了蛋白同化激素活性，达到了预期目的。同时，将睾酮结构中的 19-CH₃ 去除，得到的类似物也能增强蛋白同化激素活性。上述工作表明雄激素活性对结构特异性的要求很高，对睾酮的结构稍加变动，都可使雄性活性降低，蛋白同化作用增强。但要完全去除雄性活性是十分困难的，所以目前得到的蛋白同化激素始终存在雄性活性的副作用。常见的蛋白同化激素表见表 18-4。

表 18-4　常用的蛋白同化激素

药物名称	药物结构	结构改造位置	雄激素：蛋白同化作用	药理特点与用途
苯丙酸诺龙 nandrolone phenylpropionate		19 位去甲基	1:3～1:6	本品临床主要用于治疗转移性乳腺癌及蛋白质大量分解的严重消耗性疾病，也可用于治疗骨质疏松

续表

药物名称	药物结构	结构改造位置	雄激素：蛋白同化作用	药理特点与用途
美雄酮 metandienone		A环 $\triangle^1$17α-CH₃	1:3	本品蛋白同化作用增强，临床用口服片剂治疗贫血或严重体重丢失，弱雄性活性引起男性乳房发育的副作用，可能是雌激素代谢造成
氯司替勃 clostebol		A环4位取代	1:3～4	本品肌内注射，雄激素活性较小，作用持久，可维持3周。主要用于慢性消耗性疾病、营养不良、骨质疏松
丙酸屈他雄酮 drostanolone propionate		A环2位取代	1:3～4	本品临床用于治疗乳腺癌，油溶液注射剂
羟甲烯龙 oxymetholone		A环2位取代	1:3	本品为口服片剂，主要用于骨髓衰竭性贫血、红细胞缺陷、防止先天性血管水肿
司坦唑醇 stanozolo		A环骈杂环	1:3～ 1:6	本品为口服片剂，主要用于预防和治疗遗传性血管水肿
乙雌烯醇 ethylestrenol		19位去甲基，3位去酮基	1:4～ 1:8	本品为口服制剂，蛋白同化作用强，临床用于贫血或严重的体重下降

续表

药物名称	药物结构	结构改造位置	雄激素：蛋白同化作用	药理特点与用途
癸酸诺龙 nandrolone decanoate	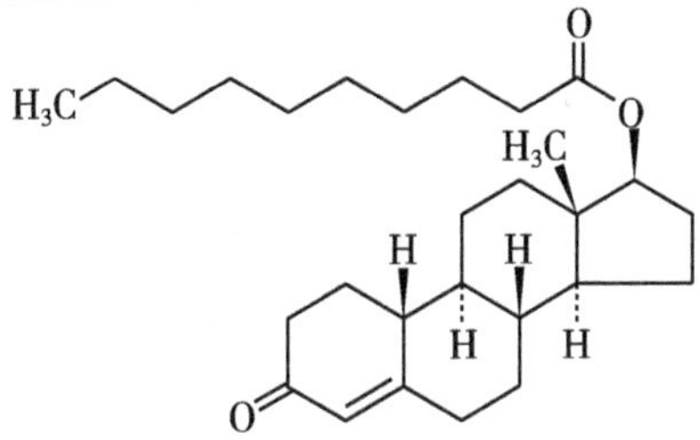	19位去甲基	1:3~ 1:6	本品肌内注射,长效,作用期比苯丙酸诺龙长,常用于慢性消耗性疾病
普拉睾酮 prasterone	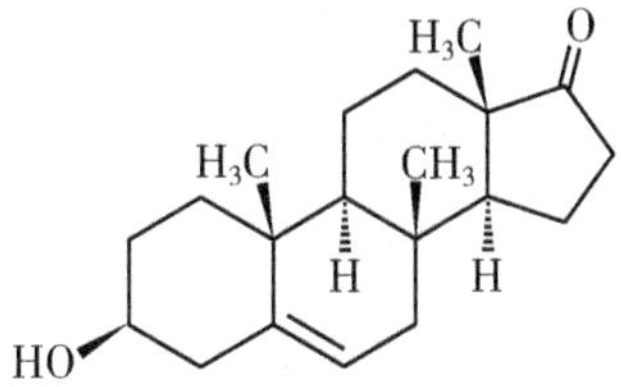	3位去酮基	—	本品用于晚期妊娠分娩前促宫颈成熟,缩短分娩时间,减轻产妇分娩时的痛苦

蛋白同化激素在临床上主要用于创伤、手术和长期不活动引起蛋白质吸收和合成不足的慢性消耗性疾病以及极度虚弱的患者。近年来,蛋白同化激素在运动员中的使用引起世界关注。国际体育组织规定禁止使用,但仍屡禁不止,甚至偶有滥用现象,过量使用蛋白同化激素会影响两性的生育能力,增加冠心病发生的危险,甚至发生猝死,不仅成为医学上的难题,也构成了一个重要的社会问题。

丙酸睾酮（testosterone propionate）

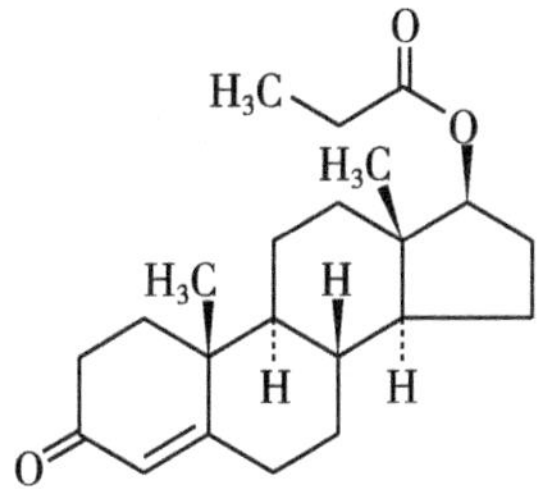

化学名为 17β- 羟基雄甾 -4- 烯 -3- 酮丙酸酯（（17β）-17-hydroxyandrost-4-en-3-one propionate），又名丙酸睾丸素。

本品为白色或类白色结晶性粉末。在三氯甲烷中易溶,乙醇中溶解,植物油中略溶,在水中不溶。mp. 118~123℃,$[\alpha]_D^{25}$ +84°~ + 90°。由于具有△^{4}-3- 酮的不饱和酮的结构基团,所以具有紫外吸收。

本品是睾酮的 17β 丙酸酯化合物,分子中不存在易变基团,性质相对较稳定,遇热、光均不易分解。

由于睾酮口服后在胃肠道内几乎不被吸收,将睾酮衍生为丙酸酯后制成油溶液肌内注射,进入体内后逐渐水解放出睾酮而发挥生理效应,并有长效作用。

睾酮在体内可被酶转化为二氢睾酮和△^{4}- 雄烯二酮,其中二氢睾酮是其活性形式,△^{4}-雄烯二酮活性很小,是睾酮在体内的贮存形式,它不会形成硫酸酯或葡萄糖醛酸酯而被排出体外。它们的活性比是二氢睾酮：睾酮：$\triangle^4$-雄烯二酮为 150：100：10。

二氢睾酮(dihydrotestosterone)

$\triangle^4$-雄烯二酮($\triangle^4$-androstenedione)

　　本品在体内先转化为二氢睾酮，再与细胞受体结合，进入细胞核，与染色质作用，激活 RNA 多聚酶，促进蛋白质合成和细胞代谢。此外，丙酸睾酮可通过红细胞生成素刺激红细胞的生成和分化。本品口服虽可吸收，但在肝会迅速破坏而失效，故一般采用肌内注射。肌内注射丙酸睾酮后，吸收较慢，其延效时间 2～4 天。在血中，98% 的睾酮与性激素球蛋白结合，仅 2% 为游离状。半衰期为 10～20 分钟。睾酮在肝内灭活后，代谢产物为雄酮、异雄酮及原胆烷醇酮。它们 90% 是与葡萄糖醛酸及硫酸结合的形式从尿中排出。约 6% 非结合形式的产物由胆汁排出，其中少部分仍可再吸收，形成肠肝循环。

　　本品临床用于原发性、继发性男性性功能减退，绝经女性晚期乳腺癌的姑息治疗，妇科疾病如月经过多、子宫肌瘤，老年骨质疏松及小儿再生障碍性贫血。女性患者长期服用可致男性化等。肝、肾、心功能不良者慎用，前列腺癌患者禁用，孕妇及哺乳期忌用。

知识链接

前列腺素

　　20 世纪 30 年代中期，Goldblatt 及 Von Euler 分别发现人精液中含有一种可引起平滑肌及血管收缩的物质，随后证明此物质是前列腺素。虽然源于人精液，但前列腺素不是雄性激素，不属于甾体激素。前列腺素（简称 PG）是一类具有 1 个五元脂环，带有 2 个侧链（上侧链 7 个碳原子，下侧链 8 个碳原子）的 20 个碳的酸。根据分子中五元脂环上取代基的不同，将 PG 分为 A、B、C、D、E、F 等类型。已知 PGE 和 PGF 类衍生物可使妇女子宫强烈收缩，可用于终于妊娠和催产，最常用的药物为米索前列醇（misoprostol）。PGE$_1$、PGE$_2$ 和 PGA 能抑制胃液的分泌，保护胃壁细胞，可以用于治疗胃溃疡、出血性胃炎及肠炎。PGI$_2$ 对血小板功能有多种生理作用，是当前抗血栓形成药物研究的重要对象。

（二）抗雄性激素

　　睾酮口服后，5α-还原酶可使睾酮转变为生理活性更强的 5α- 二氢睾酮，5α- 二氢睾酮能促使前列腺增生，引起良性前列腺增生和前列腺癌，以及雄激素源性脱发、痤疮等疾病。

非那雄胺（finasteride）是第一个用于治疗良性前列腺增生的 5α- 还原酶抑制剂。本品为 4- 氮杂甾类化合物，它是底物睾酮的类似物，可竞争性抑制 5α- 还原酶，使血清二氢睾酮的浓度降低 60%～70%，前列腺中二氢睾酮浓度降低 85%～90%，从而导致前列腺上皮细胞凋亡，腺体缩小，并显著降低急性尿潴留的发生，降低患者手术治疗的需求。同时，小剂量（1mg/d）的本品能促进头发生长，临床上用于治疗雄激素源性脱发。度他雄胺（dutasteride）是非那雄胺的类似物，服用 2 周后，血清二氢睾酮可降低 90%，1 个月后，尿流率增加，3 个月后症状明显改善，前列腺体积缩小。同时，可明显降低前列腺癌的发病率。此外，5α- 还原酶抑制剂依立雄胺（epristeride）主要用于治疗良性前列腺增生。

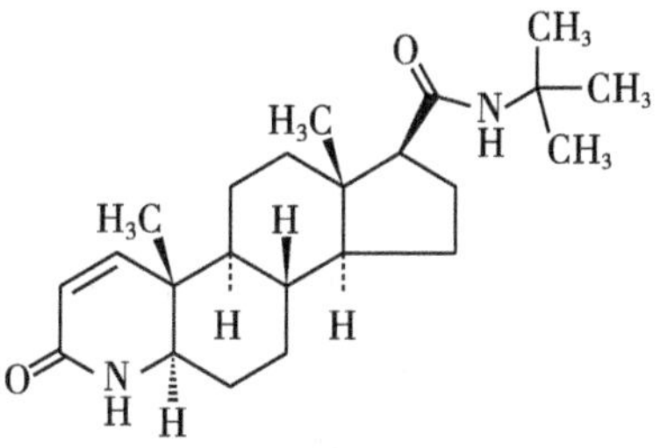

非那雄胺(finasteride) 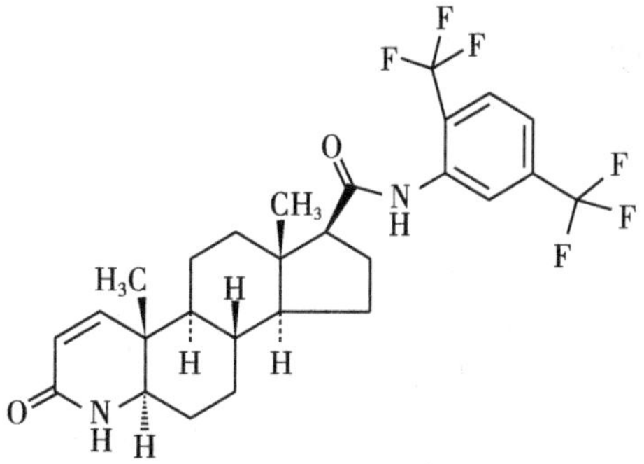　　　　　　度他雄胺(dutasteride)

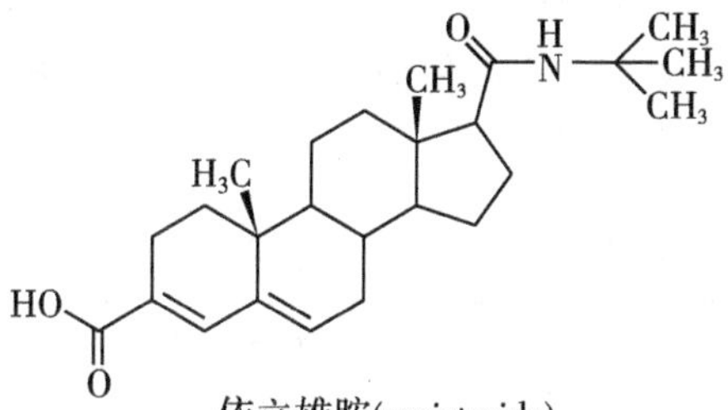

依立雄胺(epristeride)

除 5α- 还原酶抑制剂外，人们也一直在寻找雄激素受体拮抗剂，目前发现了一类取代苯胺衍生物具有良好的雄激素受体拮抗作用，主要有氟他胺（flutamide）、比卡鲁胺（bicalutamide）和尼鲁米特（nilutamide）。

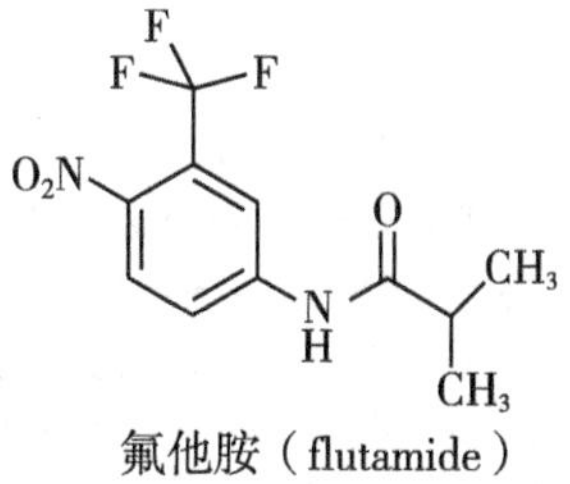

氟他胺（flutamide） 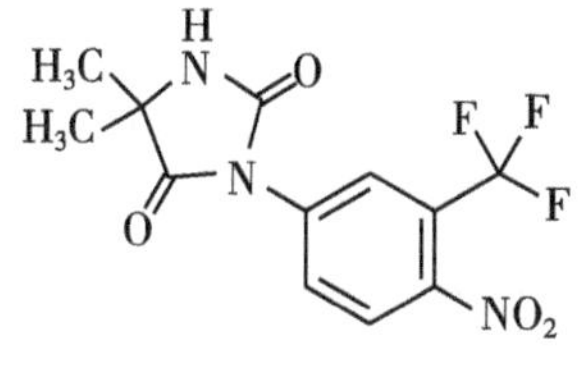　　　尼鲁米特（nilutamide） 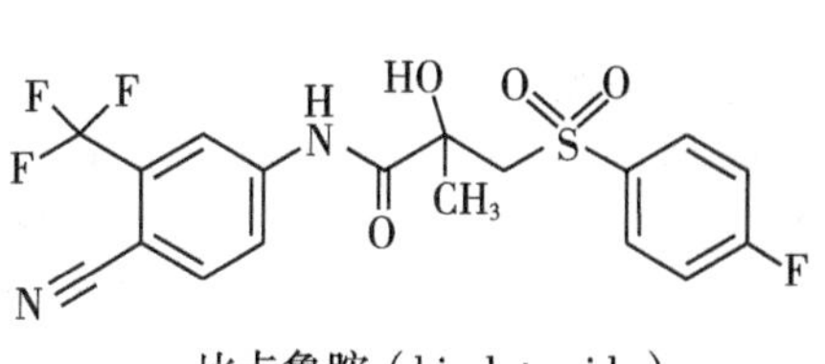　　　比卡鲁胺（bicalutamide）

这类药物不具有甾体基本结构，本身无激素样活性，但能竞争性地拮抗人前列腺中的雄性激素受体对二氢睾酮的利用，导致前列腺组织中雄激素依赖性的 DNA 和蛋白质生物合成受阻，前列腺癌细胞消亡，所以是非甾体雄激素受体拮抗剂。临床上常与其他药物联合用于治疗前列腺癌。

三、孕激素及抗孕激素

（一）孕激素类药物

孕激素可与雌激素共同维持女性生殖周期及女性生理特征，在临床上主要用于维持妊娠，与雌激素配伍用作口服避孕药，也用在雌激素替补治疗中，可抵消副作用，尤其可减少由雌激素导致乳腺癌和子宫内膜癌的危险。

天然孕激素的基本结构为孕甾烷（pregnane），是含有 21 个碳原子的甾体化合物，并在 A 环具有 $\triangle^4$-3 酮和 C-17 乙酰基。天然孕激素主要由黄体合成和分泌，体内含量极少，最强效的内源性孕激素是黄体酮。除天然孕激素外，现在临床上治疗用的孕激素多为人工合成品，可由黄体酮或睾酮衍生而得。从化学结构来看，黄体酮与睾酮甾核 A 环上的 $\triangle^4$-3 酮结构一样，仅 17β 位前者是乙酰基而后者是羟基。

孕甾烷（prognane）　　　黄体酮（progesterone）　　　睾酮（testosterone）

天然孕激素黄体酮在肝脏中代谢快，口服无效，其衍生物 17α-OH 黄体酮（17α-hydroxy-progesterone）口服亦无活性，但将 17α-OH 乙酰化后口服活性增加，鉴于此思路，发展了黄体酮类孕激素（表 18-5），这类孕激素大多可口服。

表 18-5　常用的黄体酮类孕激素

药物名称	药物结构	结构特征	药理特点与用途
醋酸甲羟孕酮 medroxy progesterone acetate		C6α-CH₃	本品为中效孕激素，无雌激素和雄激素活性，孕激素的活性是醋酸甲地孕酮的 1/2，临床主要单独或与环戊丙酸雌二醇组成复方作长效避孕药
醋酸甲地孕酮 megestrol acetate		$\triangle^6$, C6-CH₃	本品为高效孕激素，口服时孕激素活性是黄体酮的 75 倍，注射时活性是黄体酮的 50 倍，无雌激素和雄激素活性，口服吸收后，代谢物从尿中排泄，临床主要作短效口服避孕药，也用于治疗妇科疾病

续表

药物名称	药物结构	结构特征	药理特点与用途
醋酸氯地孕酮 chlormadinone acetate	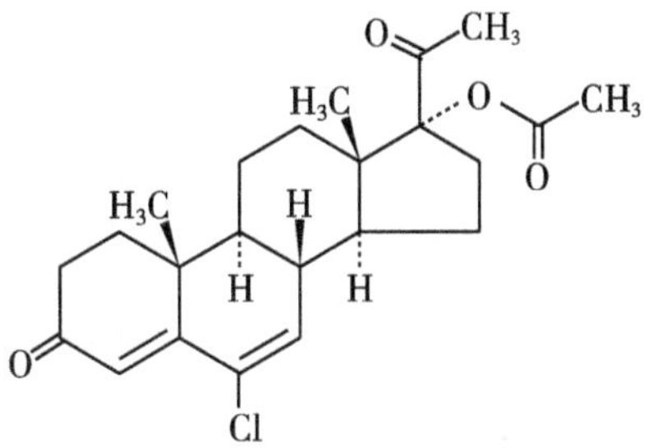	△⁶, C6-Cl	本品为口服强效孕激素，孕激素活性比醋酸甲地孕酮强 7 倍，无雌激素和雄激素活性。临床上主要与长效雌激素炔雌醚配伍组成复方片剂，作长效口服避孕药
己酸羟孕酮 17α-hydroxy-progesterone caproate	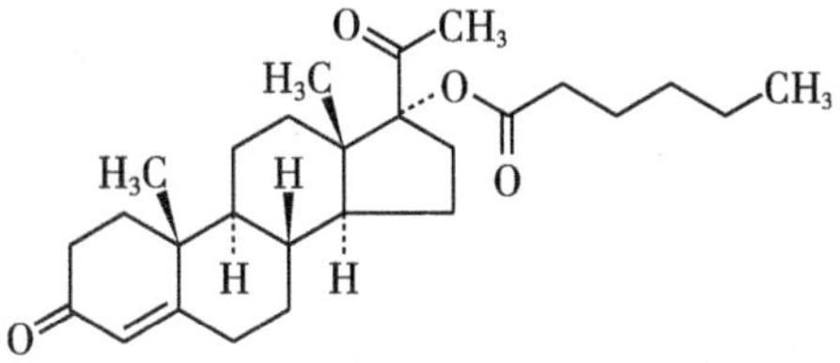	C17α-己酸酯	本品为长效孕激素，孕激素活性为黄体酮的 7 倍，无雌激素活性，肌内注射后缓慢释放，药效持续 1 个月，也与戊酸雌二醇配伍组成复方己酸羟孕酮注射液。临床作长效避孕药

除了对天然黄体酮进行结构修饰，人们还通过对睾酮的结构改造得到了一系列强效孕激素（表 18-6）。

表 18-6　常用的睾酮类孕激素

药物名称	药物结构	结构特征	药理特点及用途
炔孕酮 ethisterone	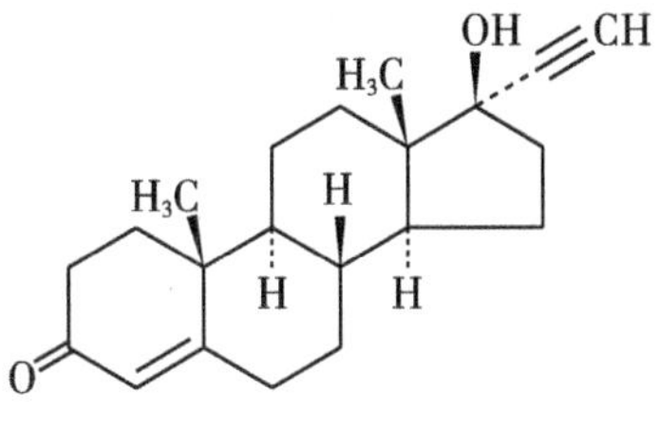	C17α-炔基	本品在睾酮的 17α 位引入乙炔基，呈现出孕激素活性。是第一个被发现的口服孕激素，但有弱雄激素活性。治疗月经失调
炔诺酮 norethisterone	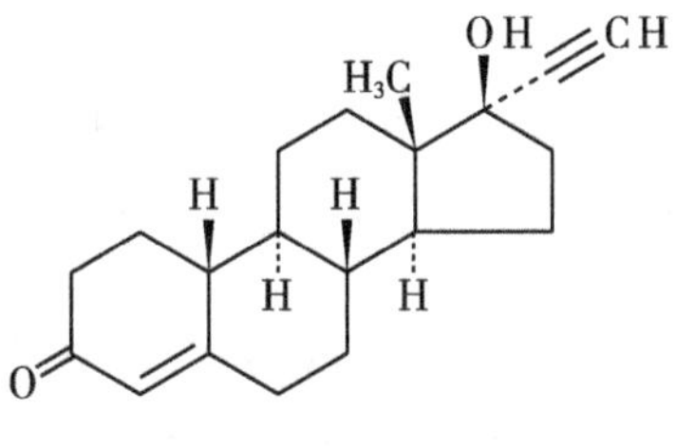	19-去甲基 C17α-炔基	本品为口服有效孕激素，活性为炔孕酮 5 倍，有轻度雄激素和雌激素活性。临床主要与炔雌醇合用作短效口服避孕药，也用于治疗妇科疾病，如功能性子宫出血、不育症等

续表

药物名称	药物结构	结构特征	药理特点及用途
炔诺孕酮 norgestrel	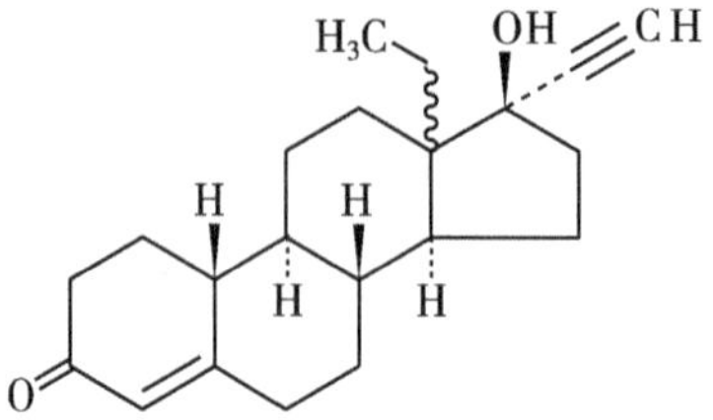	C17α- 炔基 C18- 甲基取代 （消旋体）	本品为口服强效孕激素，活性为炔诺酮的 5～10 倍，并有雄激素、雌激素和抗雌激素活性。口服易吸收，代谢物从尿中排泄，临床主要与炔雌醇组成复方作为口服短效避孕药
左炔诺孕酮 levonorgestrel	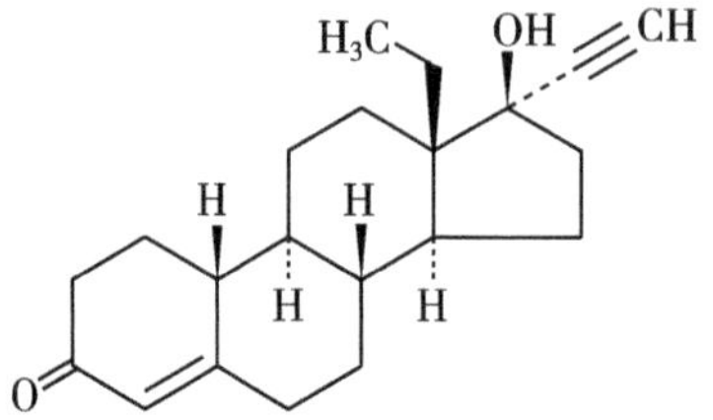	C17α- 炔基 C18- 甲基取代 （左旋体）	本品的作用和用途与炔诺酮相似，孕激素活性比炔诺酮强，抗雌激素活性亦增加，有弱雄激素及同化激素活性，临床主要与炔雌醇组成复方作为短效口服避孕药，对痛经、月经不调有疗效
孕三烯酮 gestrinone	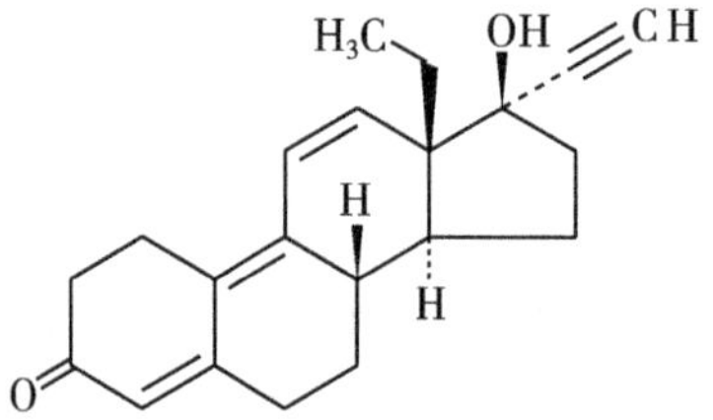	C17α- 炔基 C18- 甲基取代 （左旋体） C9-C10 双键 C11-C12 双键	本品临床用于子宫内膜异位症，或用作探亲避孕或事后避孕药

醋酸甲地孕酮（megestrol acetate）

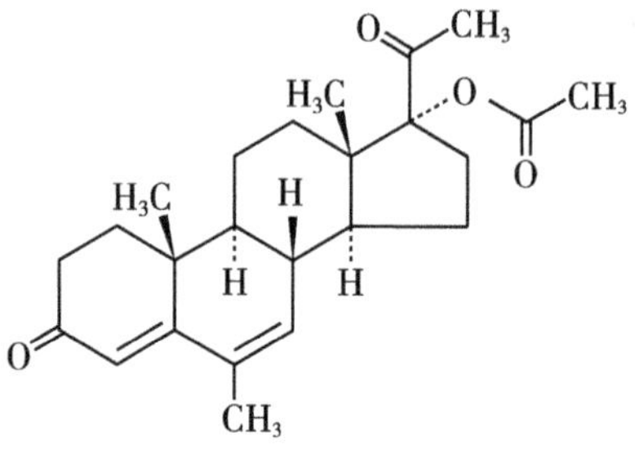

化学名为 6- 甲基 -17α- 羟基孕甾 -4，6- 二烯 -3，20- 二酮 -17- 醋酸酯（17α-hydroxy-6-methylpregna-4，6-diene-3，20-dione acetate）。

本品为白色或类白色结晶性粉末，无臭，无味。在三氯甲烷中易溶，在丙酮或乙酸乙酯中溶解，在乙醇中略溶，在水中不溶。mp. 213～220℃。$[\alpha]_D^{25}$ +9°～ + 12°（三氯甲烷）。

本品是 17α- 乙酰氧基黄体酮类孕激素，为强效口服孕激素，无雌激素活性和雄激素活性。本品经口服给药，在肝脏有首过效应并迅速代谢为甲地孕酮，与血清清蛋白结合率为 85%，其代谢与孕酮很相似，主要途径是 C-6 位羟基化或 3，20 二酮被还原成二醇。

在尿液中主要的代谢产物是 C-3 位羟基物和 6- 羟甲基甲地孕酮，均以葡萄糖醛酸形式排出。

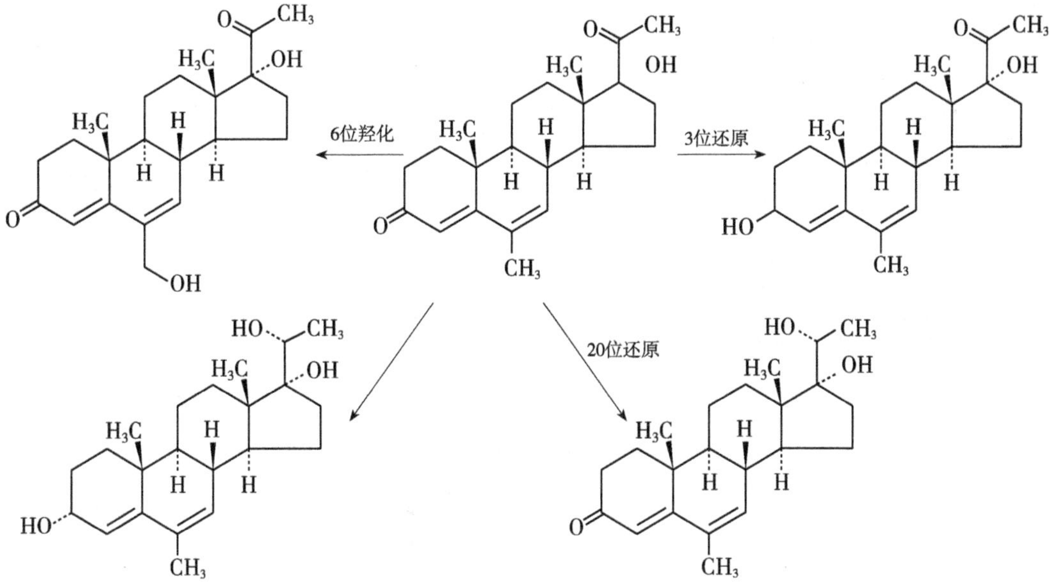

本品临床主要治疗月经不调、功能性子宫出血及治疗绝经后妇女激素依赖的乳腺癌及子宫内膜癌，也是复方短效口服避孕药中常用的孕激素成分。

本品是在 17α- 乙酰氧基黄体酮类孕激素的 C-6 位引入甲基而得，此外，17α- 乙酰氧基黄体酮类孕激素的 C-6 位也可用其他烷基、卤素等进行取代，这些修饰均可阻断 C-6 位氧化代谢，但随着取代基的不同，所得化合物的活性也不同（表 18-7）。

表 18-7　17α- 乙酰氧基黄体酮 6 位取代基对活性的影响

药物基本结构	取代基 R	相对孕激素活性	取代基 R	相孕激素活性
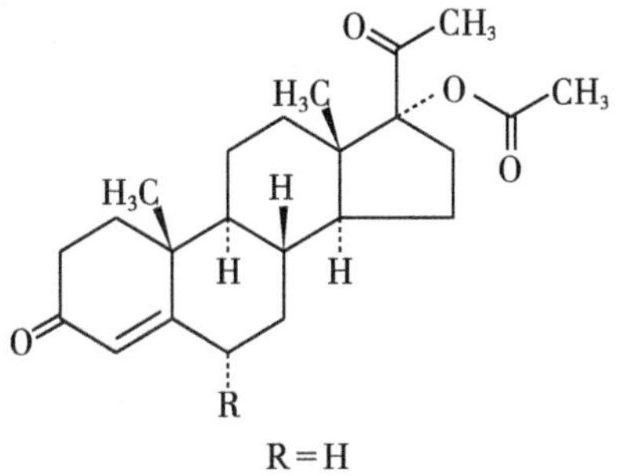 R＝H 相对活性＝1	6α-Br	15	△¹	300
	6α-F	50	△¹-6-CH₃	500
	6α-Cl	60	△¹-6-F	900
	6α-CH₃	260	△¹-6-Cl	3500

上表中 △⁶-6- 氯衍生物，即醋酸氯地孕酮（chlormadinone acetate）也是目前常用的强效口服孕激素之一。

经过对大量孕激素衍生物的制备及活性研究，人们总结出一些以黄体酮为母体的孕激素的构效关系。

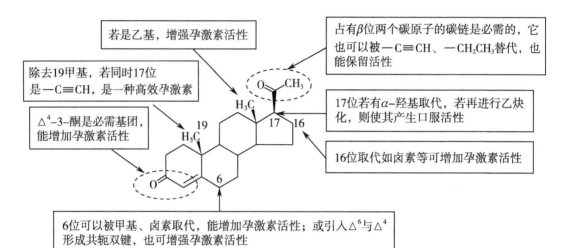

若是乙基，增强孕激素活性

除去19甲基，若同时17位是—C≡CH，是一种高效孕激素

△⁴-3-酮是必需基团，能增加孕激素活性

占有β位两个碳原子的碳链是必需的，它也可以被—C≡CH、—CH₂CH₃替代，也能保留活性

17位若有α-羟基取代，若再进行乙炔化，则使其产生口服活性

16位取代如卤素等可增加孕激素活性

6位可以被甲基、卤素取代，能增加孕激素活性；或引入△⁶与△⁴形成共轭双键，也可增强孕激素活性

左炔诺孕酮（levonorgestrel）

化学名为 D-（－）-17α- 乙炔基 -17β- 羟基 -18- 甲基雌甾 -4- 烯 -3- 酮（（17α)-ethynyl--17β-hydroxy-18-methyl-estro-4-en-3-one）。

本品为白色或类白色结晶性粉末，无臭，无味。在三氯甲烷中溶解，甲醇中微溶，在水中不溶解。mp. 204～212℃（消旋体），熔程在 5℃ 以下。光学活性体为 C-13β 构型，mp. 233～239℃，$[\alpha]_D^{20}$ -38°（c＝1，三氯甲烷）。

本品是在炔诺酮的基础上发展起来的，炔诺酮是第一个上市的 19 去甲型甾体孕激素，本品的作用及用途与炔诺酮一样，能抑制垂体释放 LH 和 FSH，抑制排卵作用强于孕酮，但口服后吸收完全，生物利用度极好（87%～99%）。其孕激素活性亦比炔诺酮强，而抗雌激素活性亦增加，也有一定的雄激素及同化激素作用。因而本品的药效、药代总体评价比炔诺酮有更多优点及更小的副作用，作为避孕药的配伍成分得到广泛的应用。

除 C -13 位是乙基取代（即 C-18 位甲基取代）外，本品的其他化学结构均与炔诺酮的化学结构完全一致。这一取代基差异使其构型变化，并产生新的光学活性，这种光学活性的形成并不是由于生成了新的手性中心，而是由于 C-13 位上的乙基受到 C-17 位上羟基的阻碍而不能旋转产生。本品的左旋体为药用，右旋体无效。

levonorgestrel
(8R,9S,10R,13S,14S,17R)

(+)-enantiomer
(8S,9R,10S,13R,14R,17S)

除本品及炔诺酮外，尚有一些 19 去甲型甾体孕激素类衍生物作为孕激素应用。例如，炔诺酮的 17β- 羟基醋酸酯称醋酸炔诺酮（norethisterone acetate），它是炔诺酮的前药。而炔诺酮与庚酰氯反应得到 17β- 羟基庚酸酯——庚酸炔诺酮（norethisterone enanthate），由于在分子中引入了长链脂肪酸酯使其油溶性增加，制成油剂后注射一针可延效 1 个月。而炔诺酮本身口服后 0.5～4 小时内即达血药峰值，必须每天口服。

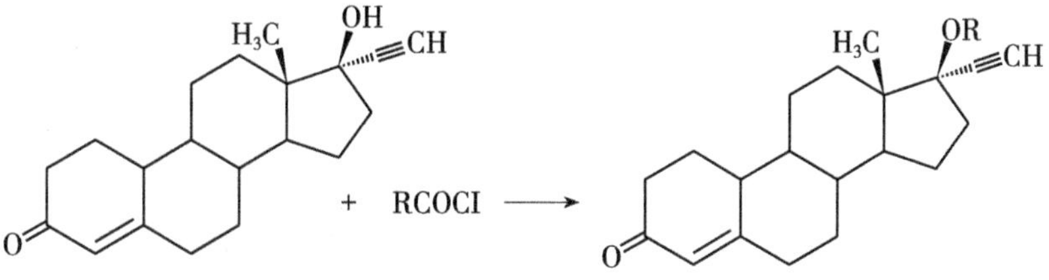

R=–COCH₃ 醋酸炔诺酮(norethindrone acetate)
R=–COC₆H₁₁ 庚酸炔诺酮(norethisterone enanthate)

将醋酸炔诺酮的 C-3 位酮基还原成醇再进行酯化，成为双醋炔诺醇（etynodiol diacetate，HSP），由于分子中已无雄性激素的 △⁴-3- 酮特征基元，因而它的雄性活性更低。醋酸炔诺酮的 C-3 位酮基不经还原，而使成烯醇醚即醋酸奎孕醇（quingestanol acetate），进入体内后很慢地分解出 △⁴-3- 酮，是长效口服避孕药的组成成分。

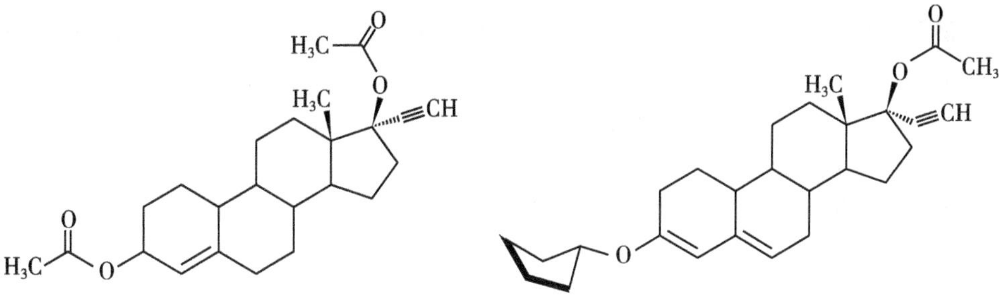

双醋炔诺醇(etynodiol diacetate)　　　　　　醋酸奎孕醇(quingestanol acetate)

上述孕激素类药物虽然疗效肯定，已在临床广泛应用，但因受体选择性不够专一，除具有孕激素活性外，还可与其他甾体激素受体相互作用，具有雄激素、糖皮质激素等活性，导致不良反应的产生。因此，寻找专一性更强、安全性更高的新一代孕激素，在不影响效价的同时最大程度改善口服避孕药和激素补充疗法（HRT）的安全性和耐受性，已成为近年的研究目标。国外研究开发的这类孕激素有地诺孕素（dienogest）、屈螺酮（drospirenone）、烯诺孕酮（nestorone）、诺美孕酮（nomegestrol）和曲美孕酮（trimegestone）等，其中地诺孕素戊酸雌二醇和屈螺酮雌二醇已被美国 FDA 批准上市，屈螺酮炔雌醇已进入中国市场。

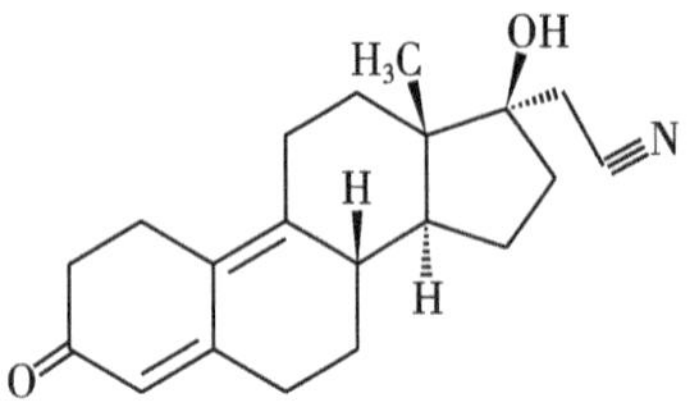

地诺孕酮(dienogest) 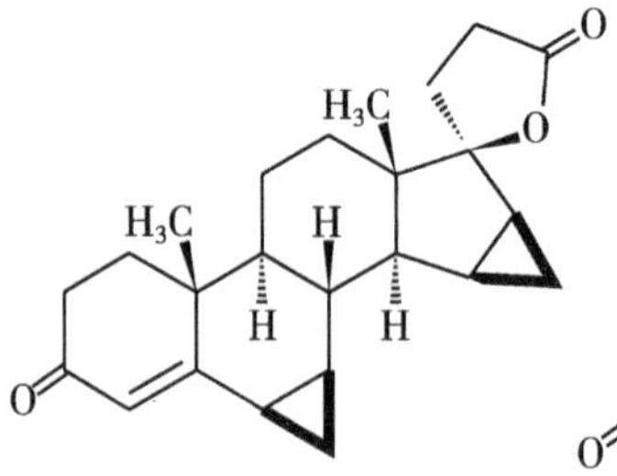　　屈螺酮(drospirenone) 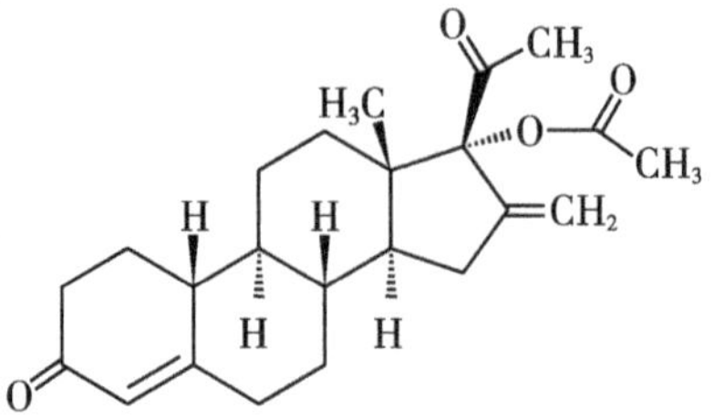　　烯诺孕酮(nestorone)

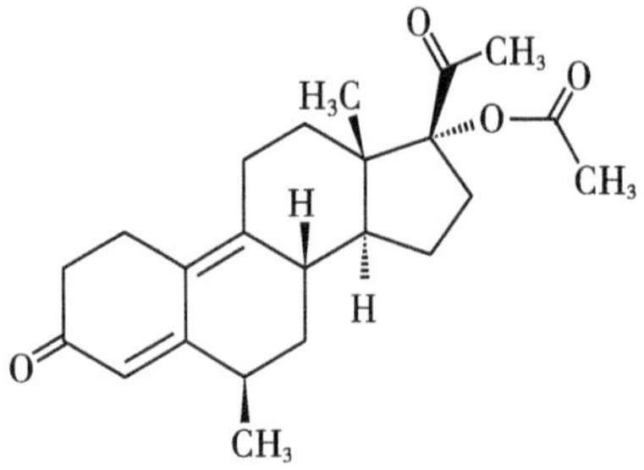

诺美孕酮(nomegestrol) 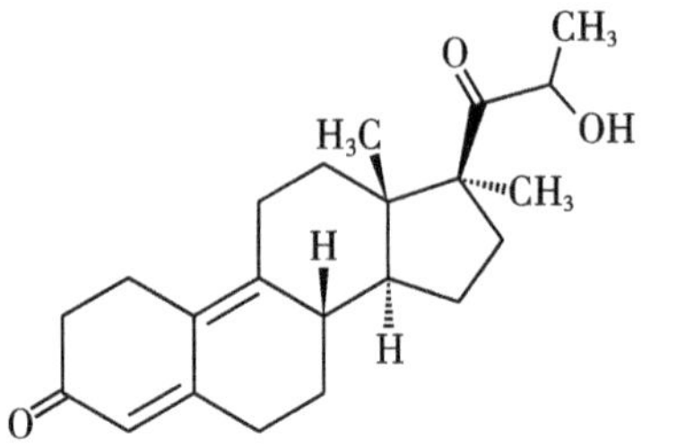　　曲美孕酮(trimegestone)

案例分析

案例：某女，32 岁，停经 8 周，近几日阴道点滴出血，血清 β-HCG 值显示怀孕，孕酮值 15.8ng/ml，B 超显示宫内怀孕。患者希望保胎，开始服用黄体酮胶囊，口服 200mg，每天 1 次，用药 1 周后仍点滴出血，复查 β-HCG 正常，孕酮值 17.9ng/ml。作为药师，你是否考虑换药？

分析：黄体酮胶囊口服生物利用度较低，且口服服药时间最好远隔进餐时间。可考虑换成注射剂型。给予患者黄体酮注射液，每天 1 次注射 20mg，1 周后复查 β-HCG 和孕酮值正常，患者停止出血。

（二）抗孕激素类药物

抗孕激素（antiprogestins）是指一类与孕激素竞争受体并产生拮抗作用的化合物，是终止早孕的重要药物。目前主要用于抗早孕，也有些抗孕激素药物用于乳腺癌的治疗。早在 20 世纪 60 年代已有人设想，既然孕激素是维持妊娠不可缺少的激素，抗孕激素应具有终止妊娠的作用，然而在进行了大量研究之后，仍未发现孕激素受体拮抗剂的基本结构。直到 1982 年法国 Roussel-Uclar 公司推出米非司酮（mifepristone）作为抗早孕药物，才使这类甾体化合物迅速发展，米非司酮的出现，不但促进了抗孕激素及抗皮质激素药的发展，而且在甾体药物研究历史上起着里程碑的作用。

米非司酮（mifepristone）

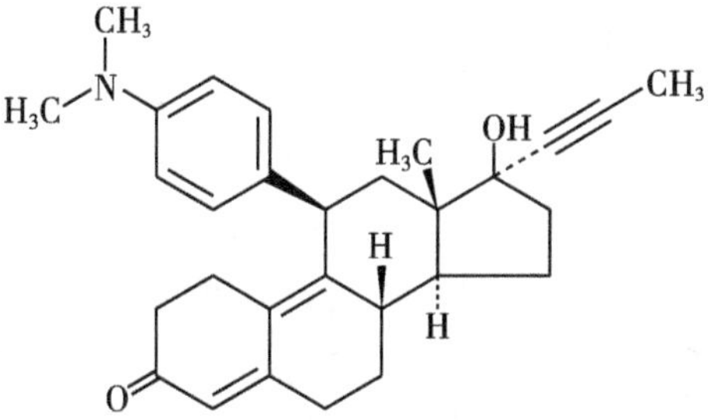

化学名为 11β-[4-(N, N- 二甲氨基)-1- 苯基]-17β- 羟基 -17β-(1- 丙炔基)- 雌甾 -4, 9-
二烯 -3- 酮（(11β, 17β-11-[4-(dimethylamino)phenyl]-17-hydroxy-17-(1-propynyl)estra-4,
9-dien-3-one）。

本品为淡黄色结晶性粉末，无臭，无味。在二氯甲烷、甲醇中易溶，在乙醇、乙酸乙酯中
溶解，在水中几乎不溶。mp. 192～196℃，$[\alpha]_D^{20}$+124º～ + 129º（二氯甲烷）。

本品口服吸收迅速，在肝中有明显首过效应，口服生物利用度为 70%，98% 与清蛋白和
α_1- 酸糖蛋白结合。代谢产物主要有 N- 去甲基化物、N- 双去甲基化物和 17 位丙炔侧链末端
羟化而得的丙炔醇。N- 去甲基化物为其主要代谢产物，具有一定的生物学活性，与孕酮受
体的结合率为米非司酮的 74.9%，抗早孕作用为米非司酮的 1/3；进一步去甲基化形成无活
性的 N- 双去甲基化物，83% 的药物在粪便中代谢，9% 在尿中代谢。米非司酮的代谢途径
如下。

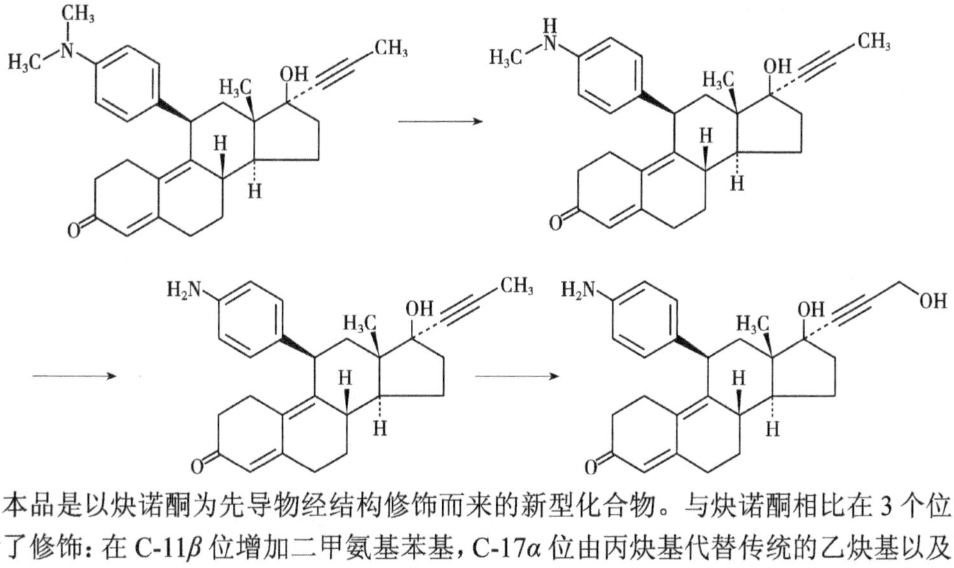

本品是以炔诺酮为先导物经结构修饰而来的新型化合物。与炔诺酮相比在 3 个位置上
进行了修饰：在 C-11β 位增加二甲氨基苯基，C-17α 位由丙炔基代替传统的乙炔基以及引入
了△⁹。C-11β 位二甲氨基苯基的引入是炔诺酮由孕激素转变为米非司酮这一抗孕激素的主
要原因，而丙炔基的引入除使其保持口服活性外，还因丙炔基比乙炔基更加稳定。△⁹ 的引
入使整个甾体母核共轭性增加，以上的结构特点使米非司酮比其他甾体抗孕激素药物具有
更加独特的药代动力学性质，半衰期平均长达 18 小时，血药峰值与剂量无明显关系。

本品是孕激素拮抗剂，无孕激素、雌激素、雄激素及抗雄激素活性。人体孕酮受体

（progesterone receptor，PR）的氨基酸有 3 个功能区：即转录活化区、DNA 结合区和较大的激素结合区。在人类孕酮受体的激素区第 722 位上的甘氨酸是米非司酮的结合点和作用的关键部位。人糖皮质激素受体（glucocorticosteroid receptor，GR）与孕激素受体的氨基酸顺序相似，第 722 位为甘氨酸，也能与米非司酮结合，所以米非司酮也具有抗糖皮质激素作用。

本品与子宫内膜上孕激素受体的亲和力比孕酮高 5 倍左右，体内作用部位在靶器官，可在靶细胞上竞争性与孕酮受体结合，阻断靶器官孕酮的作用，不影响垂体－下丘脑内分泌轴的分泌调节。临床长期多次和大剂量使用时，需关注抗糖皮质激素作用和肾上腺功能。

本品临床主要用于停经天数不超过 49 天的早孕者，孕期越短，效果越好。服用本品 1 周内，避免服用阿司匹林和其他非甾体抗炎药。

除米非司酮外，新一代抗孕激素奥那司酮（onapristone）也正在研究中。

经过对米非司酮及其类似物的活性研究，总结了抗孕激素的构效关系如下。

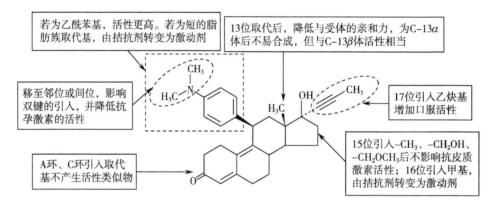

案例分析

案例：某女，25 岁，停经 30 天，血清 β-HCG 测定显示怀孕，因工作原因暂时不打算生子，希望进行药物流产，请问可以选择何种药物？

分析：米非司酮是在孕激素炔诺酮的 C-11 位、C-17 位和 C-19 位进行结构改造而来，属于孕激素拮抗剂，临床主要用于停经天数不超过 49 天的早孕者。故针对该患者，可在医院监护情况下给予口服米非司酮片剂共 5 次，2 次 / 天，每天 25mg，2 天后，加服米索前列醇 600μg，观察是否有子宫收缩和孕囊排出。

第二节 肾上腺皮质激素类药物

人体的肾上腺皮质分泌的甾体类激素，称为肾上腺皮质激素，简称"皮质激素"。主要功能是调节体内的水盐代谢和糖代谢，在各种脊椎动物中普遍存在。此外还有抗炎、免疫抑制、抗过敏、抗休克等作用，在临床上是一类重要药物。

肾上腺所分泌的皮质激素统称为天然皮质激素，有较高的生物活性。主要的天然肾上腺皮质激素如下。

可的松（cortisone）　　　氢化可的松（hydrocortisone）　　　皮质酮（corticosterone）

11-去氢皮质酮　　　　　　11-去氧皮质酮　　　　　　醛固酮（aldosterone）
（11-dehydrocorticosterone）　（11-deoxycorticosterone）

从化学结构来看，皮质激素均为甾体化合物，具有孕甾烷基本母核，都含有 Δ^4-3，20- 二酮和 21-OH 功能基，这些结构是保持其生理功能所必需的。

肾上腺皮质激素按其生理作用特点可分为盐皮质激素（mineralcorticoids）和糖皮质激素（glucocorticoids）。前者由肾上腺皮质最外层的球状带分泌，如醛固酮（aldosterone）、11-去氧皮质酮（11-deoxycorticosterone）和皮质酮（corticosterone），它们对维持机体正常水盐代谢和电解质平衡起着重要的作用，在临床用于治疗肾上腺皮质功能减退，纠正和恢复水、电解质代谢的平衡，由于临床适应证的局限，此类药物只有少数几种用于临床。后者包括氢化可的松（hydrocortisone）和可的松（cortisone），它们与糖、脂肪、蛋白质代谢有密切关系，是由肾上腺皮质中层的束状带分泌，在生理情况下，所分泌的糖皮质激素主要影响物质代谢过程，超生理剂量（药理剂量）时，除影响物质代谢外，还有抗炎、免疫抑制和抗休克等广泛的药理作用。

1948 年人工制备了可的松后发现可的松本身无生物活性，只是一种非活性的代谢物。氢化可的松是由肾上腺皮质分泌的最有效的内源性糖皮质激素，具有治疗作用。在使用中发现，它确有较高的治疗价值，但钠潴留的副作用（如满月脸、水牛背、肥胖等）严重。为了判断皮质激素两种活性的大小，实验药理以钠潴留（sodium retention）活力作为盐皮质激素水盐代谢的指标，以肝糖原沉积作用（liver-glycogen deposassay）及抗炎作用（antiinflammatory）大小作为糖皮质激素糖代谢的指标。为了标示相对活性，在实验中将氢化可的松的糖、盐活性定为基准 1。天然皮质激素的相对生物活性见表 18-8。

表 18-8 天然皮质激素的相对生物活性

药物名称	相对活性		
	糖代谢	抗炎作用	水盐代谢
氢化可的松 hydrocortisone	1.0	1.0	1.0
可的松 cortisone	0.8	0.8	0.8
皮质酮 corticosterone	0.35	0.03	15
11-去氧皮质酮 11-deoxycorticosterone	0.006	0	25
醛固酮 aldosterone	0.3	0	600
11-去氢皮质酮 11-dehydrocorticosterone	0.45	0	300

为了提高疗效和降低副作用,即将糖、盐两种活性分开,人们在甾环上引进了可能引入的各种基团,已经从中找到了活性强、副作用小的皮质激素类药物(表 18-9)。

表 18-9 常用的合成皮质激素类药物

药物名称	药物结构	药理特点与用途
醋酸氟轻松 fluocinonide	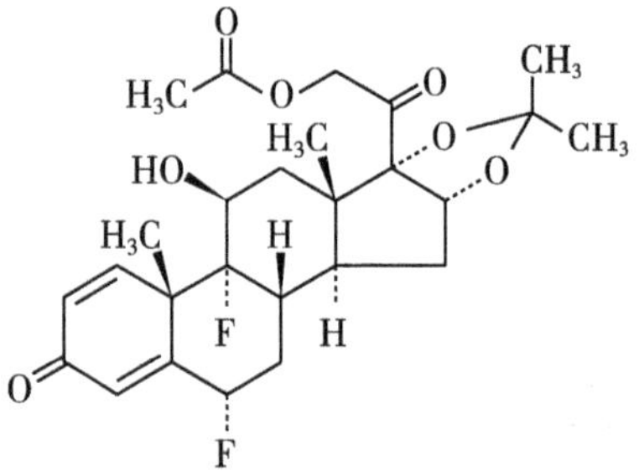	本品具有强局部抗炎活性,主要作为外用糖皮质激素
地塞米松 dexamethasone acetate	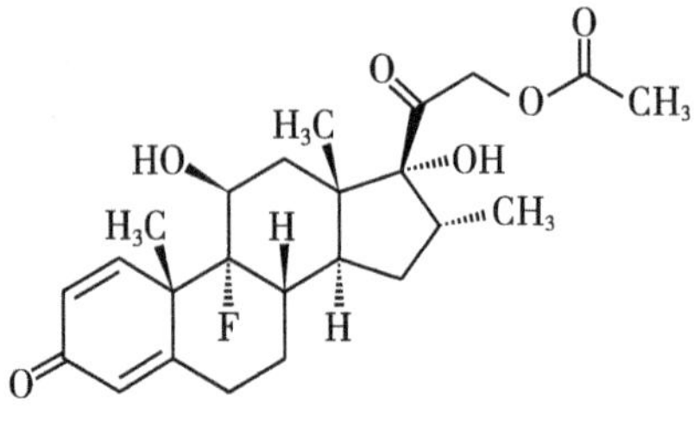	本品为强效糖皮质激素,作用广泛,主要用于过敏性与自身免疫性炎症性疾病
氟氢缩松 flurandrenolide	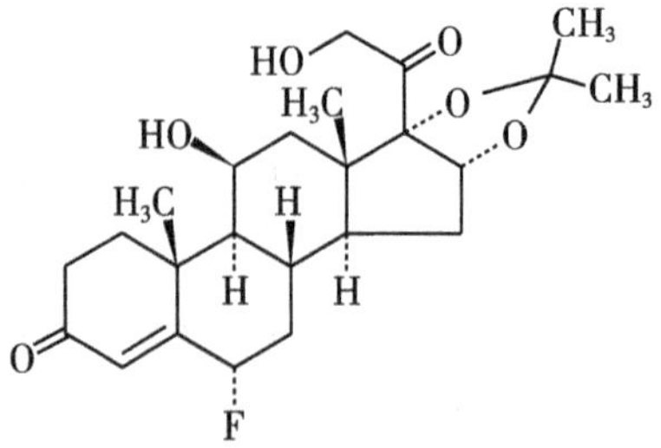	本品为较强的皮质激素,生物半衰期较长,代谢缓慢,对银屑病有作用

续表

药物名称	药物结构	药理特点与用途
曲安奈德 triamcinolone acetonide		本品常用于吸入给药治疗哮喘,当吸入的剂型吞咽后,以原形在胃肠道吸收后易产生全身性的作用,生物利用度23%(全身),≥5%(肺),25%(鼻)。1%以原形从尿中排泄
安西奈德 amcinonide		本品活性强,属高效局部用肾上腺皮质激素,可外用治疗皮肤疾病
丙酸倍氯米松 beclomethasone dipropionate		本品为前药,肺和肝脏中代谢,生成活性强的代谢物17α-单丙酸酯,生物利用度15%~20%(全身),20%(肺),20%(鼻),与受体亲和力比母体强30倍。主要作为吸入气雾剂,治疗哮喘和鼻炎
布地奈德 budesonide		本品为高效非卤化的糖皮质激素,为1:1差向异构体混合物,生物利用度10%(全身),39%(肺),<20%(鼻),22R比22S的受体亲和力强。作为局部给药,用于治疗肺部疾病和鼻炎
氟尼缩松 flunisolide		本品吸入给药后被快速吸收,在长期治疗中,它能被肝脏有效代谢生成无活性代谢产物,无明显副作用,全身作用持续时间较短,半衰期短,生物利用度约为6%~10%(全身),40%(肺),40%(鼻)
丙酸氟替卡松 fluticasone propionate		本品是一种17β-硫代羧酸酯的三氟代糖皮质激素,对水解代谢敏感性强,使全身性生物利用率低,生物利用度<2%(全身),30%(肺),13%~16%(鼻),半衰期长,抗炎作用强

续表

药物名称	药物结构	药理特点与用途
糠酸莫米松 mometasone furoate	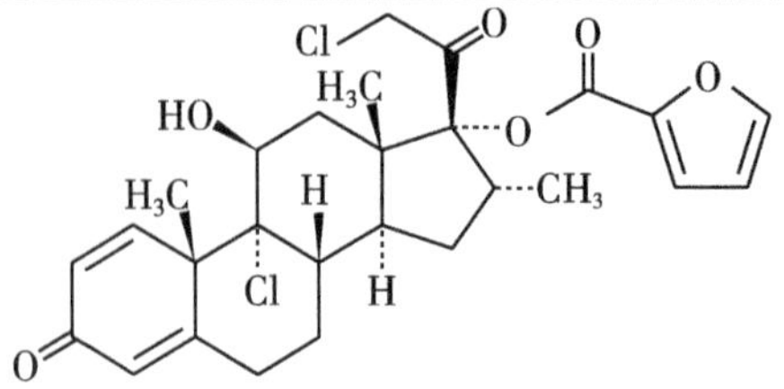	本品起效快，全身性生物利用率低，生物利用度 <1%（全身），<1%（肺），与受体具有很强的亲和力，局部抗炎作用很强，对过敏性紊乱以及肺部疾病有益，系统副作用小
环索奈德 ciclesonide	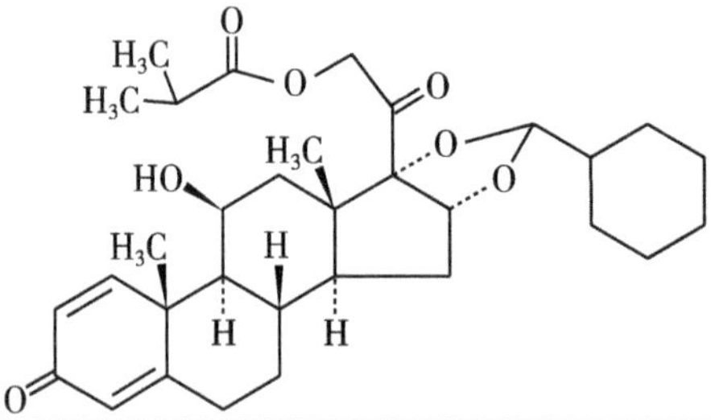	本品直接进入肺部，达到定位活化，与糖皮质激素受体的高亲和力、更好局部抗炎活性和持久作用、完全的首过效应和血浆蛋白的高结合率均有利于更好发挥药效和减少全身不良反应。局部副作用减少且没有皮质醇抑制作用

虽然肾上腺皮质激素治疗效果明显，但它们的副作用和禁忌证不可忽视。长期大剂量应用，会出现高血压、高血脂、尿糖升高、骨质疏松等，可诱发或加重感染，易产生心血管系统并发症等，用药不当可引起反跳现象和停药反应，停药后副作用症状减轻或消失。肾上腺皮质激素对机体产生有利和不利两方面的作用，应全面分析、权衡利弊、慎重应用。既不能滥用，又不能不用，要合理选择和科学应用。

氢化可的松（hydrocortisone）

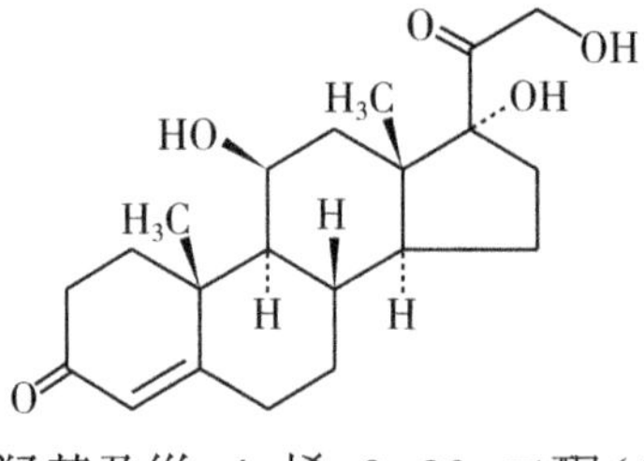

化学名为 11β，17α，21- 三羟基孕甾 -4- 烯 -3，20- 二酮（11β，17α，21-trihydroxy-pregn-4-ene-3，20-dione）。

本品为白色或几乎白色的结晶性粉末，无臭。在三氯甲烷中易溶，丙酮、二氧六环中略溶，乙醇中微溶，在水中不溶。遇光变质。

本品是皮质激素类药物的基本活性结构，可看成是孕酮的衍生物，是孕酮的 C-11β 位、C-17α 位及 C-21 位的三羟基取代物。

内源性氢化可的松是由胆固醇经 17α- 羟基黄体酮在酶促作用下生物合成的。

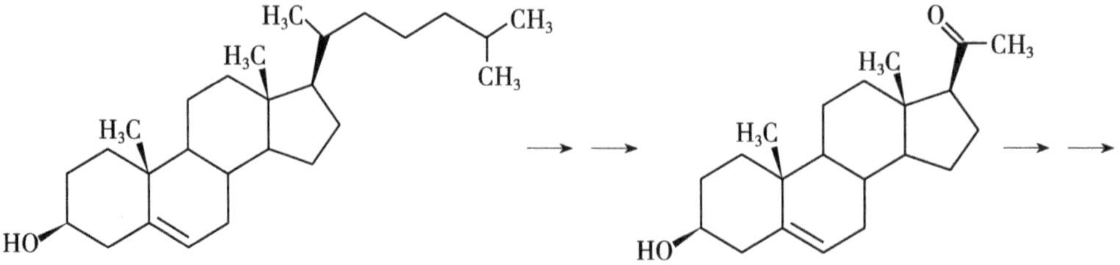

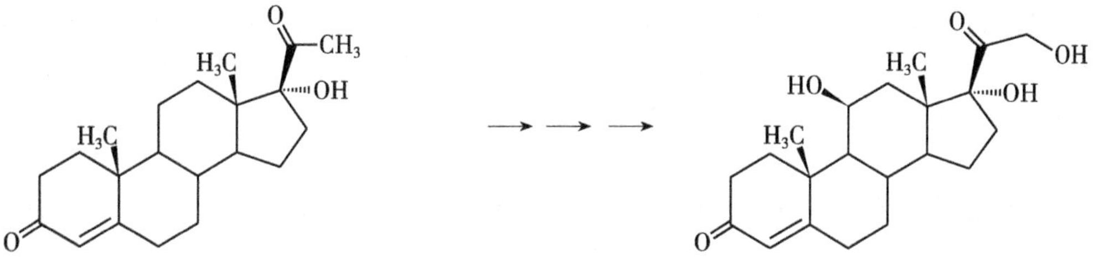

17α-羟基黄体酮（17α-hydroxyprogesterone）　　　　　氢化可的松（hydrocortisone）

本品进入体内后在肝、肌肉及红细胞中代谢。首先通过 5β 或 5α 还原酶的催化使 Δ^4 被还原，进一步在 3α 或 3β 酮基还原酶的作用下 C-3 位酮基被还原，其中大部分 C-20 位侧链断裂成 19 个碳的甾体，再经葡萄糖醛酸化或单硫酸酯化成水溶性结合物后从尿及胆汁中排出。

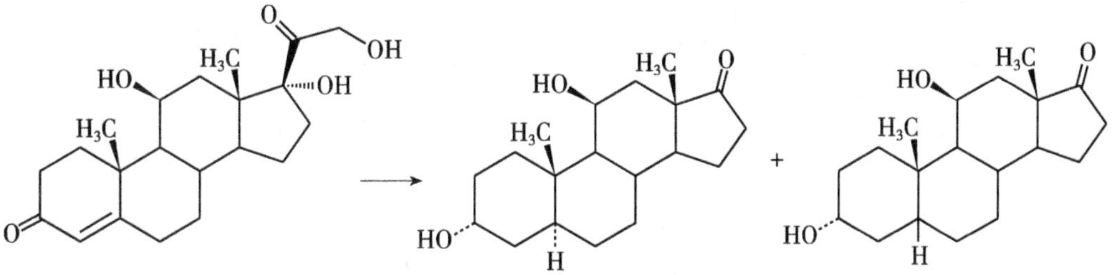

本品分子中有 3 个羟基，但用常规方法进行酯化时，只有 C-21 位羟基能被酯化，C-11 位羟基因 C-13 位及 C-18 位角甲基的位阻，C-17 位羟基因侧链的位阻均不能形成酯。鉴于此，人们合成了氢化可的松的一系列 C-21 位酯类衍生物（表 18-10），这些衍生物均为前药。

表 18-10　氢化可的松的 C-21 位酯衍生物

药物名称	取代基
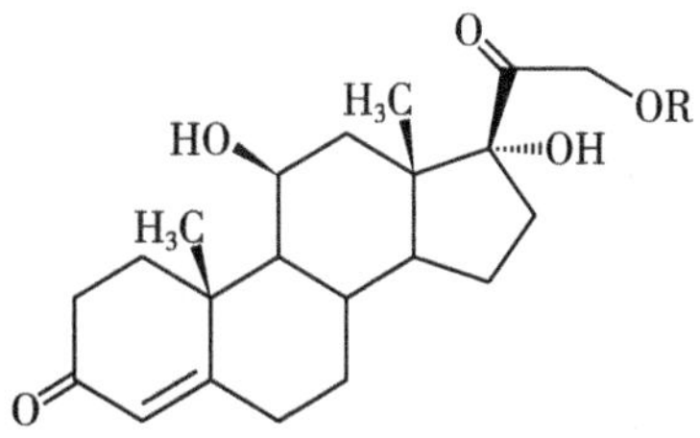 氢化可的松 hydrocortisone	—H
醋酸氢化可的松 hydrocortisone acetate	—COCH₃
丁酸氢化可的松 hydrocortisone butyrate	—COCH₂CH₂CH₃
氢化可的松环戊丙酸酯 hydrocortisone cypionate	—COCH₂CH₂—
盐酸氢可他酯 hydrocortamate hydrochloride	—COCH₂N(CH₃)₂·HCl
氢化可的松琥珀酸钠 hydrocortisone sodium succinate	—COCH₂CH₂COO⁻Na⁺
氢化可的松磷酸酯钠 hydrocortisone sodium phosphate	—PO₃Na₂

525

脂肪酸酯如醋酸氢化可的松（hydrocortisone acetate）水溶性小，口服给药，但其作用时间延长，稳定性增加。二元有机酸的单酯钠盐及磷酸酯盐，水溶性增加，可制成注射剂，如氢化可的松琥珀酸钠、氢化可的松磷酸酯钠盐，临床上常用于急救情况下静脉注射或肌内注射给药。

上述 C-21 位成酯修饰不改变氢化可的松的糖皮质激素活性，为了进一步增加其糖皮质激素活性，人们以氢化可的松为先导化合物，经 C1-2 位脱氢在 A 环引入双键后得到泼尼松龙（prednisolone），其抗炎活性比先导物大 4 倍，而钠潴留作用不变。对这种活性改变的解释是认为 A 环构型从半椅式变成船式，能提高与受体的亲和力。

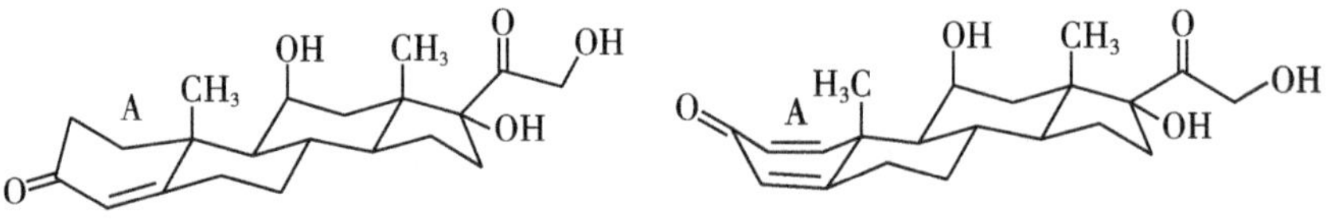

氢化可的松（hydrocortisone）　　　　　泼尼松龙（prednisolone）

泼尼松龙在肝脏 11β- 羟基甾体脱氢酶作用下，会转化为泼尼松（prednisone），泼尼松和泼尼松龙的生物活性相同，可以交替使用，泼尼松龙代谢生成亲水性且活性弱的代谢产物，以葡糖苷酸化合物的形式从尿中排泄。泼尼松龙的主要代谢途径为 C-20 位羰基还原，C-6 位羟基化，C-16α 位羟基化等，这些代谢产物都具有潜在糖皮质激素活性。泼尼松龙的主要代谢途径如下。

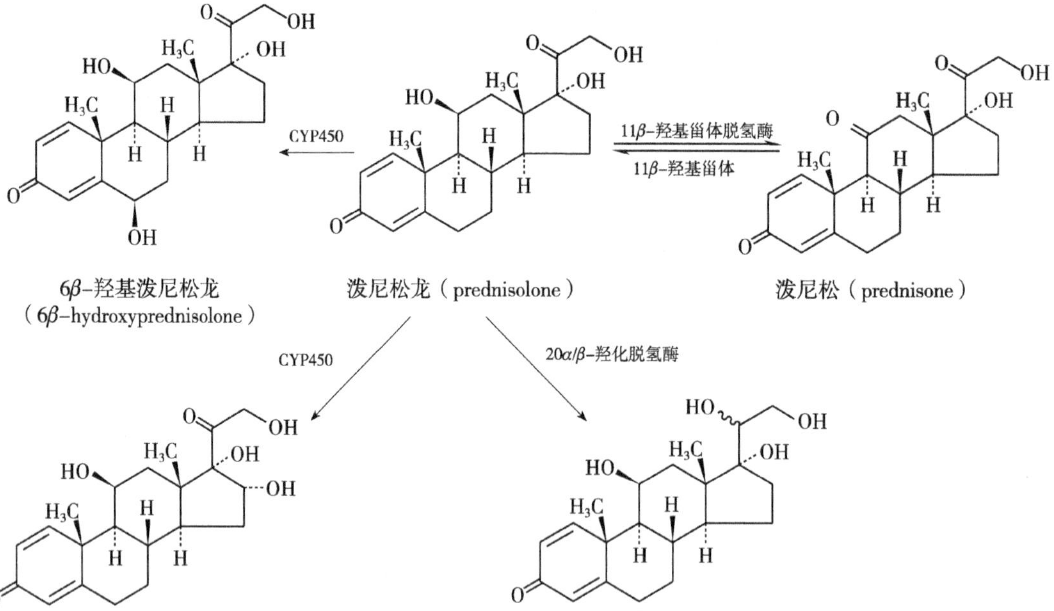

6β-羟基泼尼松龙
（6β-hydroxyprednisolone）

泼尼松龙（prednisolone）

泼尼松（prednisone）

16α-羟基泼尼松龙
（16α-hydroxyprednisolone）

20α/β-羟基泼尼松龙
（20α/β-hydroxyprednisolone）

C-1 位的修饰是对皮质激素甾环母核结构改变的起点，之后一些强效皮质激素都采用了这一结构修饰手段。

醋酸地塞米松（dexamethasone acetate）

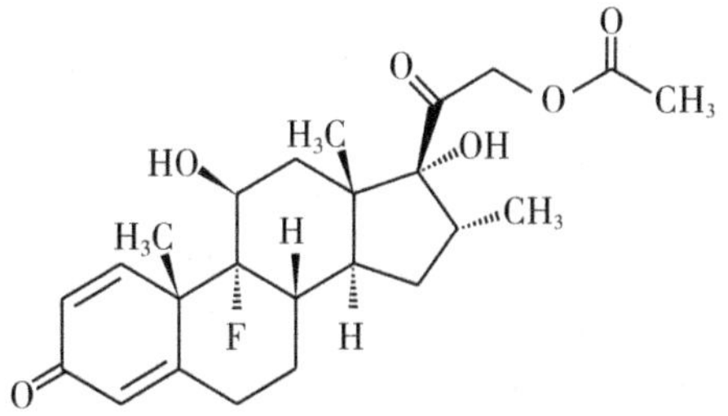

化学名为 16α- 甲基 -11β，17α，21- 三羟基 -9α- 氟孕甾 -1，4- 二烯 -3-20 二酮 -21- 醋酸酯（（11β，16α，17α)-9α-fluoro-11，17，21-trihydroxy-16-methylpregna-1，4-diene-3，20-dione-21-acetate）。

本品为白色或类白色结晶或结晶性粉末，无臭，味微苦。在丙酮中易溶，在甲醇或无水乙醇中溶解，在乙醇或三氯甲烷中略溶，在水中不溶。$[\alpha]_D^{25}$ +82°～ +85°（二氧六环）。本品熔点数据有不同的报道，《中华人民共和国药典》收载为 223～233℃。

本品具有孕甾烷母核，且几乎在可能被取代的位置上都引入了取代基。如 C-1，2 位及 C-4，5 位的双键，C-3 位的酮基，C-9 位的氟，C-11β、C-17α 及 C-21 位羟基取代，而且 C-16 位有 C-16α 甲基取代。

在这些修饰的基础上，本品成为目前临床上已经使用的最强的糖皮质激素之一，而盐皮质激素活性副作用大为减弱。

本品口服后 4 小时内有 15% 自尿中排泄，其中 50% 以葡糖苷酸形式排泄，50% 以非结合形式排泄。

地塞米松 -21- 磷酸钠与亚硫酸氢钠反应，可逆性地生成 A 环 C-1 位取代的磺酸盐，这是 α，β- 不饱和酮与亚硫酸加成的典型反应。

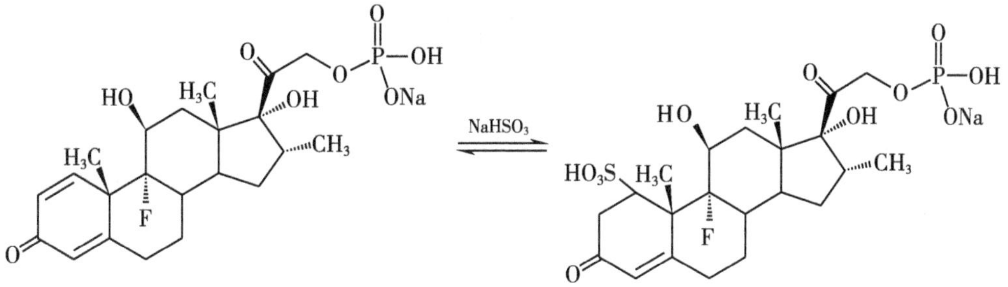

本品是以醋酸氢化可的松为先导化合物进行结构修饰的产物，其中 C-9 位引入氟最为重要。在地塞米松问世不久，具有 16β-CH₃ 取代的类似物倍他米松（betamethasone）也用于类风湿和皮肤病治疗，与地塞米松的区别只是 16-CH₃ 构型不同，它们的临床效果相当。

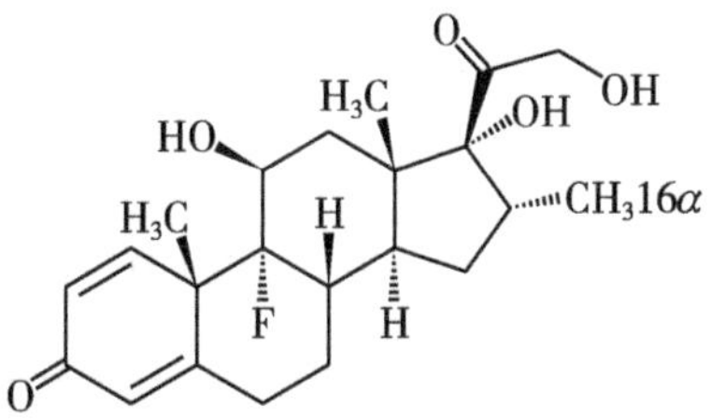

地塞米松（dexamethasone） 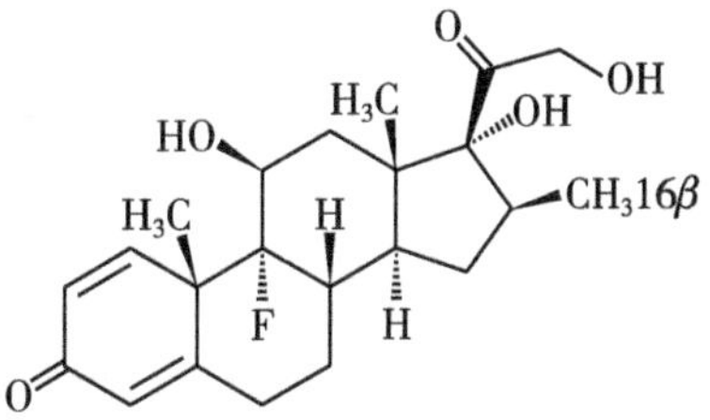　　倍他米松（betamethasone）

本品作为皮质激素短期使用的最佳药物,治疗指数高于泼尼松龙,主要副作用为满月脸、痤疮和神经兴奋,也使食欲亢进、体重增加和腹胀。由于它的生物半衰期较长,长期使用易增加产生肾上腺皮质功能减退的副作用。较大剂量易引起糖尿病和类库欣综合征。

糖皮质激素的结构修饰曾是非常热门的课题之一,其 C-1、C-6、C-9、C-16 及 C-21 位是主要的修饰位点,而且多个部位的修饰比单个部位的修饰更有作用。

1. C-1 位的修饰　可形成双键,在"氢化可的松"中已介绍。

2. C-6 位的修饰　在 C-6 位引入氟原子后可阻滞 C-6 氧化失活,如醋酸氟轻松(fluocinonide),其抗炎及钠潴留活性均大幅增加,而后者增加得更多,因而只能外用,治疗皮肤过敏。

3. C-9 位的修饰　对皮质激素类药物 C-9 位的修饰是提高其作用强度的方法之一,现在强效皮质激素几乎都有 9-F 取代。如 9α- 氟代氢化可的松,其抗炎活性和糖原沉积活性比氢化可的松大 10 倍,但钠潴留作用增加更多(50 倍),只能作为外用皮肤病治疗药,然而却鼓励人们去寻找只增加抗炎活性而不增加钠潴留作用的新药。

4. C-16 位的修饰　在 C-9 位引入氟的同时再在 C-16 上引入基团可消除钠潴留的作用。在患肾上腺癌患者的尿中发现氢化可的松的 16α-OH 代谢产物,它的糖皮质激素活性依旧保留,而钠潴留的副作用明显降低。从代谢产物中寻找新药是人们常用的手段。因而在 9-F 甾体中引入 16-CH₃,结果使 17α-OH 及 C-20 位羰基在血浆中的稳定性增加,其抗炎活性比氢化可的松大 20 倍,抗风湿活性大 30 倍。

5. C-21 位的修饰　可衍生为酯类前药,已在"氢化可的松"中详述。

通过对这 5 个位点的结构修饰,得到系列糖皮质激素,典型化合物和其活性的关系见表 18-11。

表 18-11　常用的皮质激素类药物结构与活性的关系

药物名称	取代基						药理作用	
	C-1~2	C-6	C-9	C-11	C-16	C-21	抗炎活性	钠潴留活性
醋酸氢化可的松 hydrocortisone acetate	-	-	-	-OH	-	-COCH₃	1.0	1.0
曲安奈德 triamcinolone acetonide	Δ	-	α—F	-OH	⁗O⧸ α—O	-	6	0
醋酸地塞米松 dexamethasone acetate	Δ	-	α—F	-OH	α-CH₃	-COCH₃	30	0
醋酸氟氢可的松 fludrocortisone acetate	-		α—F	-OH	-	-COCH₃	17	75
倍他米松 betamethasone	Δ	-	α—F	-OH	β-CH₃	-	30	0
醋酸氟轻松 fluocinonide	Δ	α-F	α—F	-OH	⁗O⧸ α—O	-COCH₃	40	125

经过对糖皮质激素的结构修饰及活性测试,总结了其构效关系如下。

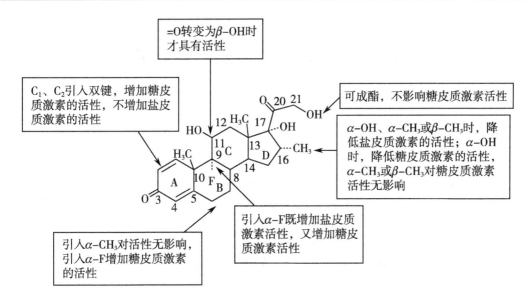

糖皮质激素广泛用于治疗肾上腺皮质功能紊乱，自身免疫性疾病如肾病型慢性肾炎、系统性红斑狼疮、类风湿关节炎，变态反应性疾病如支气管哮喘、药物性皮炎，传染性疾病如严重急性呼吸系统综合征（SARS）、甲型 H1N1 流感等，休克，器官移植的排异反应，眼科疾病及皮肤病等，疗效显著。钠潴留是皮质激素的主要副作用，此外尚会引起一些并发症，产生皮质激素增多症（库欣综合征），诱发精神病症状、骨质疏松等也是不可忽略的，因而临床使用时普遍比较谨慎。

思考题

1. 根据化学结构，甾体激素可分为几类？各类的结构特点是什么？
2. 简述炔雌醇、己烯雌酚、他莫昔芬的结构特点及临床用途。
3. 糖皮质激素的结构修饰及构效关系主要有哪些方面？

（齐庆蓉）

第十九章 骨质疏松治疗药物

学习要求

    1. 掌握促钙吸收药和抗骨吸收药的分类、结构类型和作用机制；盐酸雷洛昔芬、阿法骨化醇、骨化三醇的结构特点和理化性质；阿仑膦酸钠、利塞膦酸钠、帕米膦酸二钠、依替膦酸二钠的结构特点和理化性质。

    2. 熟悉各类化合物的构效关系和使用特点。

    3. 了解各类药物的化学稳定性、体内代谢特点和不良反应。

    骨质疏松症（osteoporosis，OP）为代谢性骨骼疾病，由内分泌、免疫、遗传、营养等多种因素引起，临床特征为骨量减少、骨组织结构破坏、骨脆性及骨折率增加等。骨质疏松症可分为原发性、继发性和特发性三类。原发性 OP 比例达 90% 以上，是随年龄增长发生的生理性、退行性病变，患者多为绝经期妇女和老年人；继发性 OP 是由疾病或药物等引起；特发性 OP 多为遗传因素为主。骨质疏松症发病率逐年递增，已跃居世界常见病和多见病第六位。目前，国际上已将防治 OP 和预防骨折并发症，与心血管疾病防治列于同等重要地位。

    根据作用机制不同，骨质疏松症防治药物包括促钙吸收药、抗骨吸收药和其他类药物。一些药物还同时具有两种作用，发挥双向调节机制，如雌激素、降钙素、维生素D 等。

第一节 促钙吸收药

    骨代谢过程复杂，受到多种因素影响。其中，占据决定性地位的是激素和骨生长因子，前者发挥系统调控作用，调节机体的新陈代谢、生长发育等重要生命活动，具有高度选择性。后者以局部调控作用为主。目前，骨代谢常用激素类药物可分为钙代谢调节激素和雌激素及其类似物。

一、钙代谢调节激素

（一）甲状旁腺激素

    体内血中钙离子的浓度维持稳定，对骨骼的生长和重建有重要影响。甲状旁腺激素（parathyroid hormone，PTH）在钙离子保持动态平衡过程中，起着最为重要的调节作用。它是一类多肽类激素，包含 84 个氨基酸残基；由甲状旁腺主细胞分泌。调节体内钙和磷的代谢，促使血钙水平升高，血磷水平下降。本品可诱导钙离子从基质释放，维持钙代谢的长期稳定，具有激活成骨细胞和抑制破骨细胞的双重作用。应用小剂量的 PTH 治疗骨质疏松症,能刺激骨形成,使骨密度增加。

(二)降钙素

降钙素(calcitonin,CT)发现于甲状腺滤泡旁细胞中,是一种32肽的大分子多肽类激素。CT既能够抑制破骨细胞增殖,还能促进成骨细胞生成,加速骨折的愈合;同时可提高β-内啡肽(内源性镇痛物质)含量,具有较强的镇痛作用。

CT口服生物利用度低,临床使用注射剂或喷鼻剂,绝对生物利用度约为70%,喷剂生物利用度较低。

CT的生物活性因种属不同具有显著差异,人体中CT的活性最小,鲑鱼CT的活性是人CT的50倍。上市药物品种有合成鲑降钙素(calcitonin)和依降钙素(elcatonin),用于绝经后骨质疏松症、恶性肿瘤所致的高钙血症和佩吉特病。CT作为特异性治疗骨质疏松导致的周身疼痛的药物,临床使用频率最高。可与雌激素类药物联用,对骨超微结构的改善作用更为显著,耐受性好,能够迅速减少疼痛;本品与吗啡联用,可产生协同止痛作用。

H—Cys—Ser—Asn—Leu—Ser—Thr—Cys—Val—Leu—Gly—Lys—Leu—Ser—Gln—Glu—Leu—

His—Lys—Leu—Glu—Thr—Tyr—Pro—Arg—Thr—Asn—Thr—Gly—Ser—Gly—Thr—Pro—NH$_2$

鲑降钙素(calcitonin)

$$\begin{array}{c} \text{CH}_2\text{——CH}_2\text{——CH}_2\text{——CH}_2\text{——CH}_2 \end{array}$$

NH$_2$—CH—CO—Ser—Asn—Leu—Ser—Thr—N—C—C—Val—Leu—Gly—Lys—Leu—Ser—Gln—Glu—

Leu—His—Lys—Leu—Gln—Thr—Pro—Arg—Thr—Asp—Val—Gly—Ala—Gly—Thr—Pro—NH$_2$

依降钙素(elcatonin)

(三)维生素D$_3$及其活性代谢物

维生素D$_3$(vitamin D$_3$)是发现的第三种钙代谢调节激素。其活性代谢物有阿法骨化醇(alfacalcidol)和骨化三醇(calcitriol)。骨化三醇的合成发生障碍时,会引起维生素D缺乏,往往导致老年骨质疏松症。用于临床的药物见表19-1。

表19-1　维生素D$_3$及其活性代谢物

药物名称	药物结构	药理特点与用途
维生素D$_3$ vitamin D$_3$		本品为胆骨化醇,胃肠吸收良好,起效慢,作用持续时间长。在肝脏内,经肝细胞线粒体的酶催化,生成25-羟基维生素D$_3$,进入血液循环。在肾脏内,经上皮细胞线粒体的酶催化,生成活性代谢物骨化三醇。用于预防和治疗因吸收不良、低钙血症、甲状旁腺功能减退和代谢性疾病引起的维生素D缺乏症

续表

药物名称	药物结构	药理特点与用途
阿法骨化醇 alfacalcidol		本品在体内起调节钙、磷平衡的作用，能增加小肠对钙和磷的重吸收，抑制甲状旁腺增生；增加骨转化生长因子合成，促进骨基质蛋白和胶原合成，抑制骨吸收；调节肌肉钙代谢，促进肌细胞分化，加强神经肌肉协调性。口服后转化为骨化三醇，血药浓度达峰时间为 8～12 小时，半衰期为 17.6 小时，大部分由尿及粪便排出。大剂量用药或与钙剂合用时，可能引起高钙血症和高钙尿症。适用于 OP、肾病性佝偻病、骨软化症和甲状旁腺功能亢进或减退等
骨化三醇 calcitriol		本品即 1α, 25- 二羟基维生素 D_3，是维生素 D_3 活性最强的代谢产物，在促进肠道对钙、磷增加吸收的同时，控制肾脏对磷的重吸收和排出，从而维持血浆钙和磷的正常水平；还可促进生成骨细胞和骨盐，有助于骨的形成。口服吸收迅速，血药浓度达峰时间为 4 小时，大部分经肾脏代谢，胆汁和尿中排泄，有效剂量为 0.5～1μg。抗佝偻病作用最强

案例分析

案例：女性，62 岁（绝经期），间断性腰背疼痛数年，3 年内数次骨折，无激素使用史。入院检测骨密度，结果为：L1～4 椎体 T 值 -2.7SD，骨密度（BMD）742mg/cm²；股骨颈 T 值 -2.3SD，BMD632mg/cm²；PTH 92pg/ml，钙 2.05mmol/L。请给出用药方案并进行治疗分析。

分析：阿仑膦酸钠为治疗 OP 一线药物。但治疗前应先纠正低钙血症，否则影响其疗效。降钙素具有良好止痛效果，但低钙血症为其禁忌证。用药方案为首先应用阿法骨化醇每天 0.5μg，碳酸钙 / 维生素 $D_3$1 片 / 天；后加用阿仑膦酸钠每天 70mg。每三个月随访 PTH、血钙等指标。

二、雌激素及其类似物

雌激素对维护和促进女性内分泌系统及骨骼生长系统等具有重要调节作用。雌激素水平降低是引发骨质疏松的重要原因之一，如绝经期妇女或卵巢摘除患者 OP 发病率较高。1988 年，美国研究人员在骨细胞中发现特异性结合的雌激素受体，证明雌激素对成骨细胞具有直接作用。

雌激素防治 OP 的作用机制包括：①通过下丘脑 - 垂体 - 性腺轴系统调节雌激素与成骨

细胞的雌激素受体相结合,促进骨细胞生长;②通过钙代谢激素调节系统,刺激甲状腺 C 细胞分泌 CT,与 CT 和活性维生素 D$_3$进行协调作用,维持骨代谢及血钙的平衡;③通过成骨细胞 - 破骨细胞信号传导系统,调控关键生长因子的表达。目前,雌激素替代疗法(ERT)和选择性雌激素受体调节剂(SERM)等是防治骨质疏松症的临床主要药物。

(一)雌激素替代疗法

ERT 用于预防绝经期妇女骨质疏松症,最早使用的药物为己烯雌酚(diethylstilbestrol)和雌三醇(estriol),但治疗特异性不高;继而使用雌三醇衍生物尼尔雌醇(nilestriol),具有长效雌激素作用,可口服。雌激素常与孕激素合用,产生协同作用,并可有效降低雌激素对子宫内膜的不良作用。

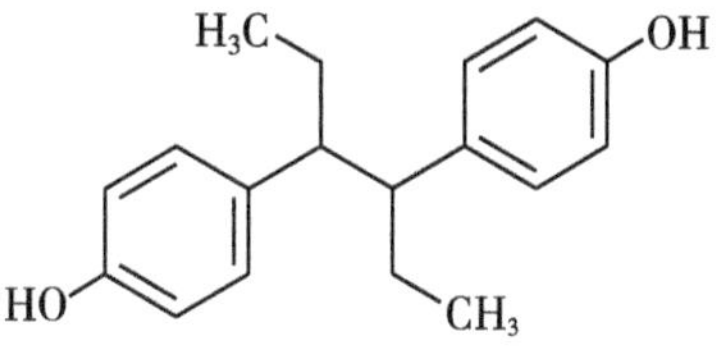

己烯雌酚(diethylstilbestrol) 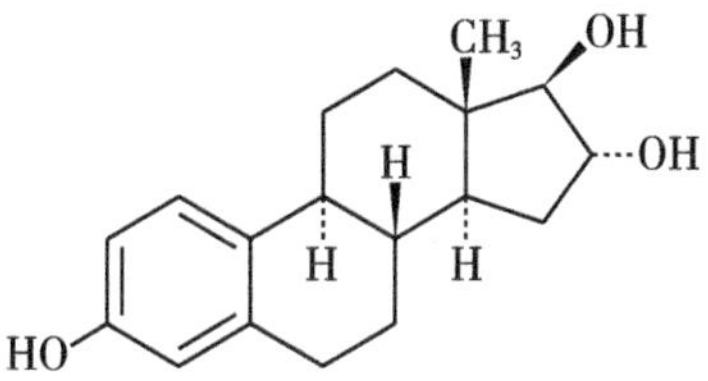　　　　雌三醇(estriol)

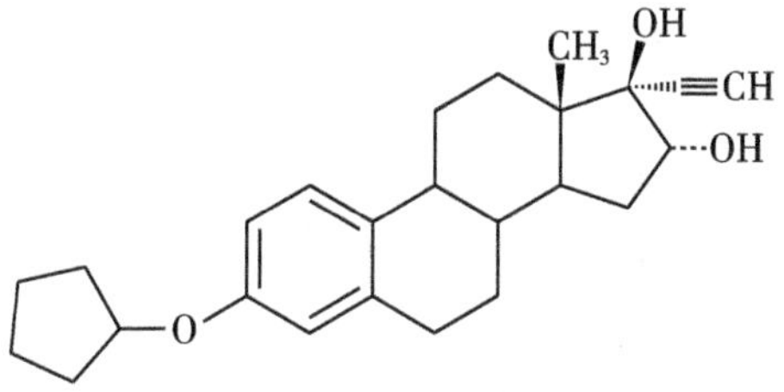

尼尔雌醇(nilestriol) 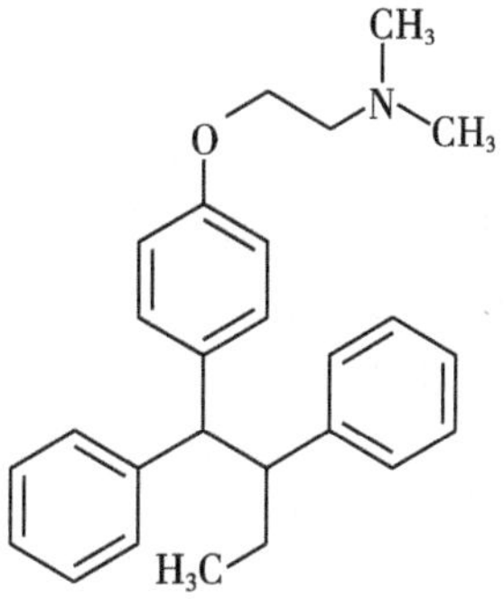　　　　他莫昔芬(tamoxifene)

(二)选择性雌激素受体调节剂

SERM 可以与雌激素受体结合,选择性地作用于不同靶组织,分别产生类雌激素或抗雌激素作用。他莫昔芬(tamoxifen)是第一个上市的选择性雌激素受体调节剂,用于乳腺癌的预防和治疗,后发现其具有避免因 OP 引发骨折的作用。雷洛昔芬(raloxifene)于 1998 年 3 月在美国上市,是首个被批准用于预防和治疗绝经后骨质疏松症的 SERM,对骨、脂肪代谢和脑组织具有雌激素激活作用,而对乳腺和子宫则具有雌激素拮抗作用。

雷洛昔芬(raloxifene)

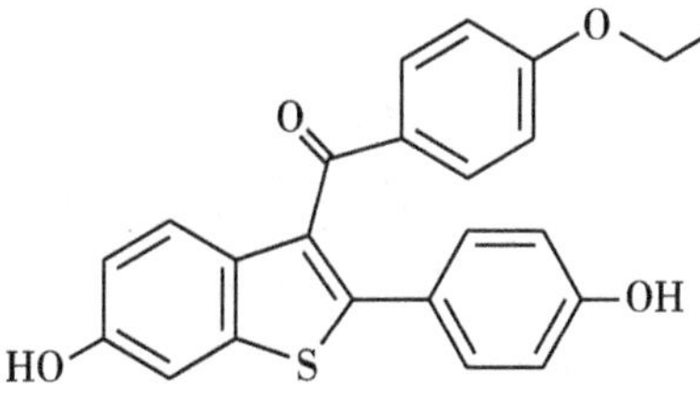

化学名[6- 羟基 -2-（4- 羟苯基）苯并［b］噻吩 -3- 基]-[4-[2-（1- 哌啶基）乙氧基]苯基]-甲酮（[6-hydroxy-2-（4-hydroxyphenyl）-benzo［b］thien-3-yl]-[4-[2-（1-[piperidinyl]ethoxy）phenyl]methanone]）。

本品口服后，在体内产生广泛的首过代谢，60% 被吸收，转化为葡萄糖醛酸结合物，绝对生物利用度仅约 2%。本品主要由粪便排出，尿内排泄的原药形式低于 6%。

本品的合成是以 3- 甲氧基苯硫酚和 4- 甲氧基 -β- 溴代苯乙酮为原料，经缩合反应、环合反应，制备得到 6- 甲氧基 -2-（4- 甲氧基苯基）- 苯并［b］噻吩，再与 4-[2-（1- 哌啶基）乙氧基]苯甲酸进行缩合、脱甲基，从而制得盐酸雷洛昔芬。

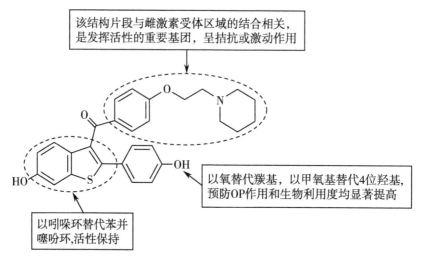

本品对骨有雌激素激动作用，可减少骨质再吸收和骨质转化，增加骨密度；对乳房呈现雌激素拮抗作用，对子宫则为部分激动作用。本品用于预防和治疗绝经后妇女的骨质疏松症，能显著地降低椎体骨折发生率。

总结选择性雌激素受体调节剂的构效关系如下。

该结构片段与雌激素受体区域的结合相关，是发挥活性的重要基团，呈拮抗或激动作用

以氧替代羰基，以甲氧基替代4位羟基，预防OP作用和生物利用度均显著提高

以吲哚环替代苯并噻吩环，活性保持

（三）植物雌激素

在植物体中，发现一些对人体或动物具有类雌激素样活性，表现为部分激动和（或）拮抗效应，而少见雌激素样副作用的化合物，称为植物雌激素（phytoestrogens）。已发现的植物雌激素约 400 余种，来源于谷物、蔬菜及水果，尤其在大豆和亚麻子中含量丰富。近年来，植物雌激素在 OP 的预防中受到关注。常用药物见表 19-2。

表 19-2　常用的预防 OP 的植物雌激素

药物名称	药物结构	药理特点与用途
白藜芦醇 resveratrol	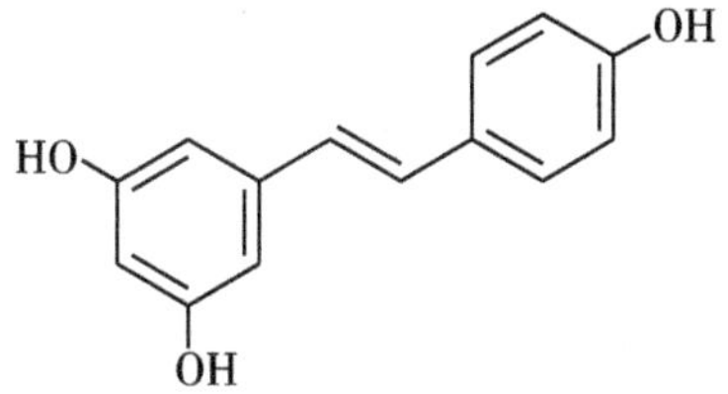	本品为非黄酮类多酚化合物,具有雌激素样作用。可预防骨质疏松症
染料木黄酮 genistein	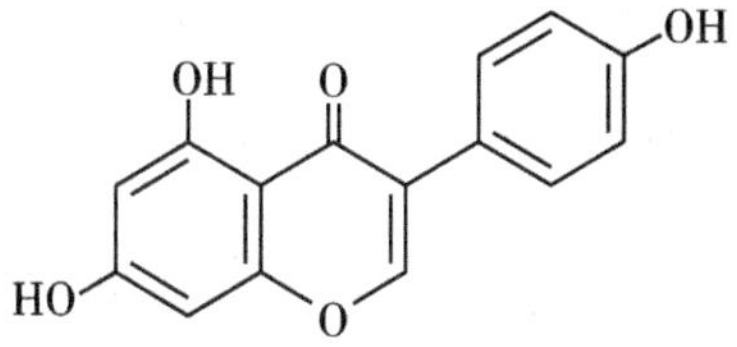	本品结构与雌二醇相似,含有活性基团——二酚羟基,具有类雌激素活性等多种生理活性,有预防 OP 的作用
依普黄酮 ipriflavone	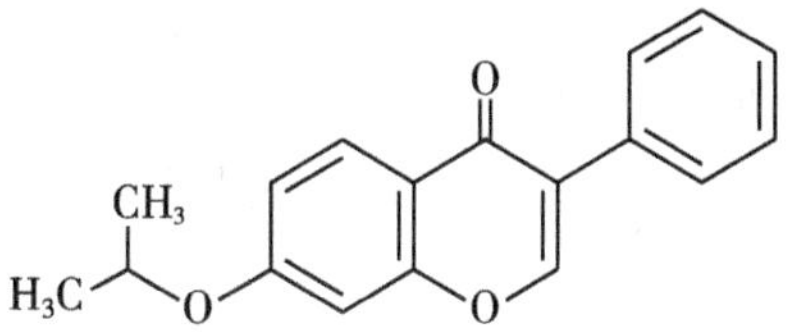	本品为异黄酮衍生物,具有刺激雌激素诱导的降钙素分泌活性。本品防止骨质流失的效果明显,口服制剂吸收完全,耐受性好,不良反应发生率低

　　植物雌激素既可与雌激素受体结合,表现弱雌激素样作用;也可与雌二醇竞争性结合雌激素受体,发挥雌激素拮抗作用。研究表明,植物雌激素与受体结合的剂量 - 效应之间存在 U 形关系:低剂量时,与雌激素竞争性结合雌激素受体,表现抗雌激素作用;中剂量时,表现一定的雌激素活性;高剂量时,可活化受体,产生雌激素增强效应。

三、雄激素和蛋白同化激素

　　雄激素减少也是骨质疏松症发病原因之一。骨细胞中同时含有雄激素受体,雄激素通过蛋白同化作用,促进骨形成。蛋白同化激素能够促进蛋白质合成,增加皮质骨和松质骨骨量,还可直接作用于骨的形成。常用药物有苯丙酸诺龙(nandrolone phenylpropionate)和司坦唑醇(stanozolol)等,对快速丢失骨质疏松症患者有效,但不宜长期使用。同化激素仅适合男性 OP 患者,女性慎用。

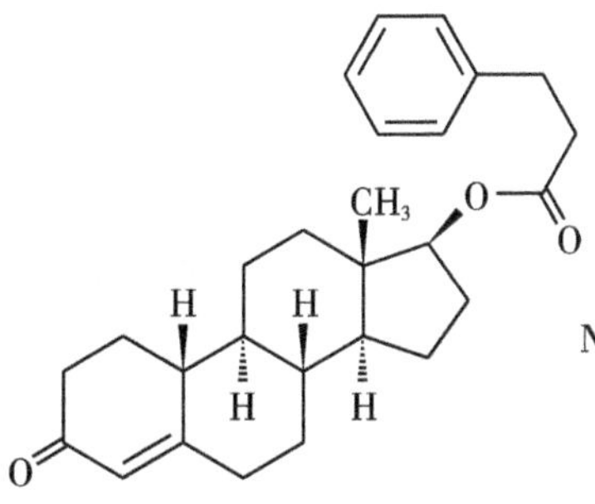

苯丙酸诺龙
(nandrolone phenylpropionate)

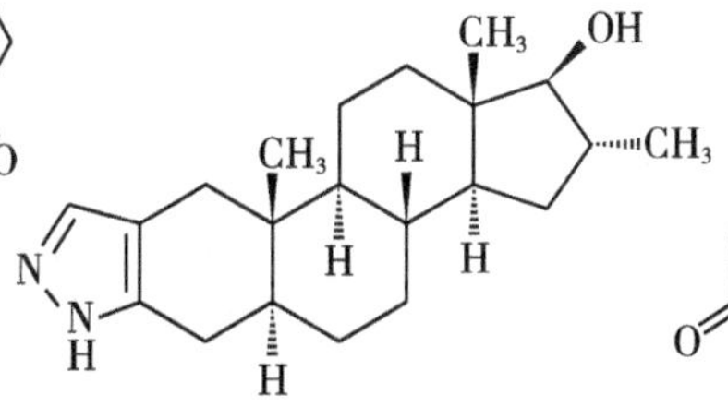

司坦唑醇(stanozolo)

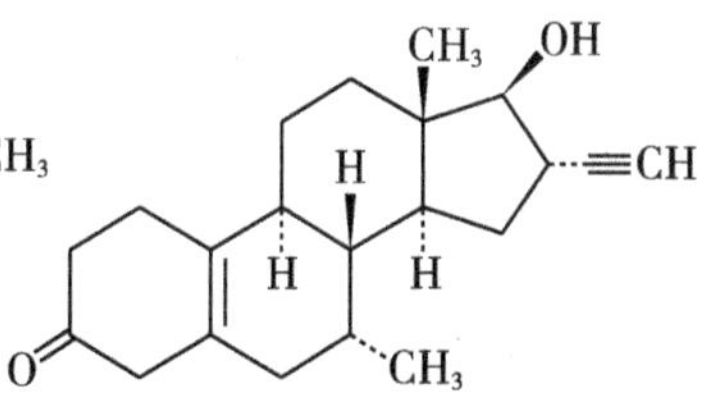

替勃龙(tibolone)

　　雄激素与雌激素合用可维持和增加骨密度,并降低甘油三酯水平。雌激素、孕激素和雄激素等性激素均有对下丘脑 - 垂体轴的抑制 / 稳定作用,三者合用可有效减少单独使用时带来的不良反应。如替勃龙(tibolone),具有雌激素、孕激素和弱雄激素活性,可改善骨代谢,预防骨质疏松症,绝经期妇女长期服用后,骨密度明显增高,副作用轻微,已成为中老年妇女预防 OP 的重要药物。

第二节　抗骨吸收药

因骨骼组织结构的特殊性质,按照通常途径给药,药物很难进入其中,相反会对其他组织器官产生副作用。能够特异性地将治疗药物转运至骨组织的靶向药物在治疗 OP 中具有非常重要的意义。双膦酸类药物就是在对"骨靶向"药物的研究中发现的具有明确骨靶向性的化合物;同时,该类药物既可单独用于治疗 OP,也可作为载体分子,与各种药物连接,提高防治 OP 的作用效果。

羟磷石灰是构成骨骼的主要成分,双膦酸类分子中的磷酸根基团与其有良好的螯合活性和亲和性,能牢固地吸附于骨表面,抑制溶解,同时抑制软组织的钙化和骨的重吸收。临床研究证实,双膦酸类对抑制破骨细胞重吸收、增加骨质量、减少骨折发生率具有显著疗效,是近 20 年来发展最为迅速的抗骨吸收药,用于治疗 OP、恶性肿瘤转移引起的高钙血症、骨痛和佩吉特病等(表 19-3)。

表 19-3　常用的双膦酸类抗骨吸收药

药物名称	药物结构	药理特点与用途
阿仑膦酸钠 alendronate sodium		本品能选择性地结合于破骨细胞骨内膜附着面活性位点,使破骨细胞超微结构发生变化,直接改变破骨细胞的形态学,从而抑制其功能。口服有效,作用持久,具有良好耐受性和安全性。本品对骨的增重作用类似于雌激素,优于降钙素,能显著增加骨密度,降低骨折发生率。适用于治疗绝经期妇女 OP,以预防髋部和脊柱骨折,也适用于男性骨质疏松症以增加骨量。本品能缓解急性疼痛
依替膦酸二钠 etidronate disodium		本品是第一个上市的双膦酸类药物,在低剂量时可直接抑制破骨细胞形成及防止骨吸收,降低骨转换率,增加骨密度等达到骨钙调节作用。血药浓度达峰时间为 1 小时,$t_{1/2}$ 为 2 小时,连续服药体内无蓄积。主要分布在骨及肾脏中,绝大部分随粪便排出
氯屈膦酸二钠 clodronate disodium		本品具有抑制骨组织羟磷灰石溶解和破骨细胞活性;用于恶性肿瘤引起的高钙血症和骨质溶解。口服难吸收,与骨质有高度亲和力
帕米膦酸二钠 pamidronate disodium		本品可高效抑制破骨细胞活性,抑制破骨细胞前体成熟,抑制溶骨性病变并修复病灶,有效缓解恶性肿瘤性骨痛,减少止痛药用量。适用于恶性肿瘤并发的高钙血症和溶骨性癌转移引起的骨痛

续表

药物名称	药物结构	药理特点与用途
利塞膦酸钠 risedronate sodium		本品用于预防和治疗绝经期妇女 OP 和糖皮质激素诱发的 OP。本品抗骨吸收作用是帕米膦酸二钠的 10 倍。耐受性良好，胃肠道反应极微，适合老年人应用。口服后在上消化道迅速吸收，血药浓度达峰时间为 1 小时，在一定剂量范围内，吸收呈剂量依赖性。血浆蛋白结合率约为 24%。大部分分布在骨组织，其余随尿液排出
唑来膦酸钠 zoledronate disodium		本品为第三代双膦酸类药物，直接作用于破骨细胞，增加骨吸收抑制剂的分泌，抑制破骨细胞介导的骨吸收而降低血钙水平。疗效更强，剂量更小；以原形经肾脏排泄，药效持续时间久
米诺膦酸钠 minodronate sodium		本品为第三代双膦酸类药物，在破骨细胞内阻止焦磷酸法尼酯（farnesyl pyrophosphate）合成酶，抑制破骨细胞的骨吸收功能，从而降低骨代谢

总结双膦酸类抗骨吸收药的构效关系如下。

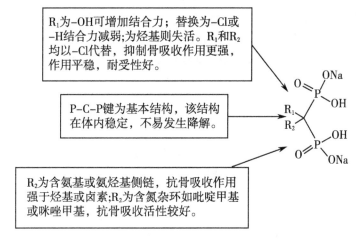

R_1为-OH可增加结合力；替换为-Cl或-H结合力减弱；为烃基则失活。R_1和R_2均以-Cl代替，抑制骨吸收作用更强，作用平稳，耐受性好。

P-C-P键为基本结构，该结构在体内稳定，不易发生降解。

R_2为含氨基或氨烃基侧链，抗骨吸收作用强于烃基或卤素；R_2为含氮杂环如吡啶甲基或咪唑甲基，抗骨吸收活性较好。

在研的以双膦酸类为载体的抗 OP 药有：双膦酸 - 雌激素、双膦酸 - 维生素 D 类化合物、双膦酸 - 前列腺素类化合物和双膦酸 -Src 酪氨酸激酶抑制剂类化合物等。

第三节　其他类药物

（一）氟化物

氟化物是骨形成促成剂，是人体骨骼生长期必需的微量元素之一。流行病学调查显示，饮用水中氟含量高的地区，骨质疏松症发病率低。1961 年，Rich 等提出用氟化物治疗骨质疏松症。在低浓度时，氟化物可促进成骨细胞的有丝分裂，迅速提高中轴骨的骨密度并降低骨折发生率。

氟化物类药物的活性成分为氟离子。氟化钠因胃肠道功能障碍已较少使用。近年开发的单氟磷酸谷酰胺和钙的混合制剂（tridin）用于 OP 患者，可有效减轻症状，增加骨密度，降低椎骨骨折率。大量摄取氟产生严重副作用，氟化物治疗 OP 应慎重使用。

（二）雷奈酸锶

雷奈酸锶（strontium ranelate）于 2004 年 9 月在欧盟 27 国上市，用于治疗骨质疏松症。本品对 OP 具有双重治疗作用，一方面可刺激成骨细胞前体细胞的分化，以增加骨的形成；同时，能够抑制破骨细胞的分化及其活性，降低骨吸收。骨质疏松症患者服用低剂量的锶盐可增加脊椎骨密度，短期治疗骨骼峰嵴的骨形成。本品耐受性好，胃肠道不良反应发生率低。

除上述药物外，他汀类药物、维生素 K_2 制剂等也对 OP 具有预防和治疗效果。如临床用口服维生素 K_2 软胶囊，对退行性和继发性骨质疏松症均有一定疗效。其与雌激素和钙剂合用时，有协同作用，可减少雌激素用量，降低雌激素引起的不良反应。

知识链接

OP 患者的联合用药

对 OP 患者联合应用药物时，主要考虑对患者可能发生的骨折进行预防。首先应对患者进行"骨折高危因素"评估，包括：骨密度显著降低、既往骨折史、高龄等。高危因素叠加病例优选使用骨吸收抑制剂。较年轻或 OP 初期患者，可应用雌激素、ERT 或 SERM 治疗；若出现不良反应，推荐使用维生素 D_3 和钙制剂、K_2 制剂等。骨密度无急剧降低的患者（即骨量减少者）可优选维生素 D_3 或钙制剂。

思考题

1. 骨质疏松症防治药物按照机制可分为哪些类别？各列举一个代表药物。
2. 雌激素及其类似物包括哪些药物？请说明其优点。
3. 简述双膦酸类抑制骨吸收剂的作用机制。

（赵春深）

第二十章　抗糖尿病药

学习要求

1. 掌握口服降血糖药的分类及代表药物；盐酸二甲双胍、格列本脲的结构、理化性质、合成、代谢化学和用途；格列吡嗪、瑞格列奈的结构和用途。

2. 熟悉甲苯磺丁脲、吡格列酮、格列美脲、格列齐特、米格列奈、西格列汀、阿卡波糖、卡格列净的结构、化学特性和用途；熟悉 DPP-4 抑制剂和 GLP-1 激动剂的研究概况。

3. 了解胰岛素及其类似物的化学特征；SGLT-2 抑制剂的研究概况。

糖尿病（diabetes mellitus，DM）是严重威胁人类健康的第三大疾病。目前，全球糖尿病患者已超过 3.7 亿，且发病率以每年 10% 的速度递增。糖尿病是由胰岛素（insulin）不足或靶细胞对胰岛素敏感性降低而引起的一种常见的内分泌疾病，以糖代谢紊乱为主，继发脂肪、水、电解质的代谢障碍。临床以高血糖为主要标志，持续高血糖会导致失明、心脑血管疾病、肾衰竭等多种并发症。

糖尿病主要分为胰岛素依赖型（insulin-dependent diabetes mellitus，IDDM）即 1 型糖尿病和非胰岛素依赖型（noninsulin-dependent diabetes mellitus，NIDDM）即 2 型糖尿病。1 型糖尿病多发生于青少年，是由于体内胰岛 β 细胞受损，致使血浆中的胰岛素水平降低，进而引发的高血糖、β- 酮酸中毒及代谢紊乱等症状，主要用胰岛素及其类似物治疗。2 型糖尿病患者多见于成年人，占我国糖尿病患病人群的 93.7%，是由胰岛素抵抗所引起的胰岛素耐受性疾病，与遗传有关，亦可由肥胖、饮食不当等引发，主要用口服降血糖药治疗，亦可配合胰岛素等使用。目前尚无有效的药物或手段可治愈糖尿病，只能控制血糖到一定的范围，从而降低糖尿病并发症的发生。根据作用类型，抗糖尿病药（hypoglycemic drugs）主要分为胰岛素及其类似物和口服降血糖药（oral hypoglycemic drugs）两大类。

第一节　胰岛素及其类似物

一、胰　岛　素

胰岛素是由胰岛 β 细胞受内源性或外源性物质，如葡萄糖、乳糖、胰高血糖素等的刺激而分泌的一种蛋白质激素，对代谢过程有广泛影响，是 1 型糖尿病患者的首选药物。

胰岛素(insulin)

A链　H–Gly–Ile–Val–Glu–Gln–Cys–Cys–Thr–Ser–Ile–Cys–Ser–Leu–Tyr–Gln–Leu–Glu–Asn–Tyr–Cys–Asn–OH

B链　H–Phe–Val–Asn–Gln–His–Len–Cys–Gly–Ser–His–Leu–Val–Glu–Ala–Leu–Tyr–Leu–Var–Cys–Gly–Glu–
　　　Arg–Gly–Phe–Phe–Tyr–Thr–Pro–Lys–Thr–OH

本品属于多肽类激素,由 51 个氨基酸残基排列成 A、B 两条肽链,A 链有 21 个氨基酸,B 链有 30 个氨基酸,其中,A7 和 B7、A20 和 B19 的 4 个半胱氨酸中的巯基形成 2 个二硫键相连。此外,A 链中 A6 与 A11 之间也存在 1 个二硫键。

人胰岛素分子量 5807.69Da,药品中每毫克不少于 27.5 单位。本品为白色或类白色的结晶性粉末,直径通常在 10μm 以下,无臭,无味。mp. 233℃(分解),比旋度 −64º±8°(c = 2, 0.03mol/L NaOH),在水、乙醇、三氯甲烷或乙醚中不溶,在酸或碱溶液中易溶。在中性 pH 条件下,胰岛素结晶是由 6 个胰岛素分子组成的 3 个二聚体,胰岛素多以六聚体形式存在。当被吸收且浓度降低到生理水平时,就分解成单体,单体是胰岛素的生物活性形式。

本品具有蛋白质的两性,等电点 pH 5.35～5.45,在微酸性(pH 2.5～3.5)中稳定,在碱性溶液中及遇热时不稳定,注射用偏酸水溶液。本品具有化学不稳定性,即使在微酸性条件下 4℃冷藏,每月也会有 1%～2% 的活性损失;中性条件下储存会发生降解,主要是 A21 和 B3 的天冬酰胺发生脱氨的反应。密闭的胰岛素应在 2～8℃条件下保存;开启的胰岛素注射液可以室温保存 4～6 周而不易被降解,但若冷冻则会变性导致生物活性下降,不能使用。

本品分子较大,不易进入靶细胞而只作用于膜受体,与受体结合后抑制腺苷酸环化酶活性,增强磷酸二酯酶的作用,从而减少 ATP 转化为 cAMP,同时加速 cAMP 的分解。本品可使细胞膜的通透性增加,促进葡萄糖进入细胞内,加快葡萄糖磷酸化、氧化及糖原合成,起调节糖代谢的作用;还能促进脂肪细胞中 6-磷酸葡萄糖的生成,使乙酰辅酶 A 增加,有利于脂肪合成,以及通过促进氨基酸的活化,增进蛋白质合成。

不同种属动物(人、牛、猪等)的胰岛素分子中的氨基酸种类、性质不同,其中以猪和人的胰岛素最为相似,仅存在 B30 一个氨基酸的差异。长期以来,临床上主要使用猪胰岛素,但其结构差异及其中夹杂着来自胰脏中的其他多肽成分,如胰高血糖素、胰多肽、血管活性肠肽等不纯物质,会使某些患者产生免疫反应及副作用,如自发性低血糖、耐药性和过敏反应等。为此,一些国家的药典已将上述多肽杂质列为检查项目,允许含量限定在很低的限度内(如 10ppm),称为高纯度胰岛素,其免疫反应显著减少。基因工程重组或半合成法制得的人胰岛素也已用于临床,分别载入《美国药典》(XⅢ版)和《英国药典》(1993 版)。

本品在体内起调节糖代谢的作用,通过增加葡萄糖的利用,加速其酵解和氧化,促进糖原的合成和贮存,促进葡萄糖转变为脂肪,抑制糖异生和糖原分解来降低血糖;还可以促进脂肪合成并抑制其分解。此外，对胰岛 β 细胞功能受损和胰岛素抵抗加重的 2 型糖尿病患者，当糖化血红蛋白（HbAlc）水平不能达标时，应立即启用胰岛素与口服降血糖药联合治疗。

本品可引发应激反应，当与口服避孕药、糖皮质激素、拟交感神经兴奋药等合用时，会引起患者对本品需求量增加。

本品的不良反应主要有低血糖引起心动过速、眩晕、脂肪代谢障碍等症状及过敏反应。

知识链接

胰岛素笔

胰岛素笔是一种胰岛素注射装置，比钢笔略大，分一次性胰岛素笔和可重复使用的胰岛素笔两种。它有专门的笔芯式胰岛素，一个储存器可用 2～3 个星期，用后换新笔芯。目前我国使用较多的是 30R 预混胰岛素，使用诺和灵 30R 笔芯，通常为 300 单位／支，为进口胰岛素，采用早、晚餐前（每天 2 次）皮下注射即可。本品具有注射剂量准确、操作简单、携带保管方便等优点，特别适用于糖尿病患者在家中自我注射。此外，胰岛素泵作为持续胰岛素或其类似物的皮下输注装置也在临床使用。

二、胰岛素类似物

1 型糖尿病患者一旦发病需终生注射胰岛素，常伴有较多的不良反应，由此促进了对胰岛素类似物的研究。胰岛素类似物通常是采用基因重组技术，更换普通胰岛素的某个氨基酸或增加一些氨基酸，使其吸收速度发生变化。临床常用的胰岛素类似物按起效快慢、活性达峰时间及作用持续时间长短的不同，可分为超短效、短效、长效和超长效胰岛素；按给药方式的不同，除注射胰岛素外，还有深入鼻孔的可吸入胰岛素，见表 20-1。

表 20-1　常用的胰岛素类似物

分类	药物名称	药物结构	药理特点与用途
超短效胰岛素	谷赖胰岛素 insulin glulisine	B3 位的谷氨酰胺被赖氨酸取代，B26 的赖氨酸被谷氨酸取代	本品于餐前 15～20 分钟皮下或静脉注射，短效，用于控制餐时高血糖
	门冬胰岛素 insulin aspart	B28 脯氨酸由门冬氨酸取代	本品于餐前 30 分钟注射，控制餐后血糖；与胰岛素合用控制晚间或晨起血糖
	赖脯胰岛素 insulin lispro	B28 脯氨酸和 B29 的赖氨酸的顺序交换	本品吸收较人胰岛素快 3 倍，超短效，餐前注射即可
短效胰岛素	普通胰岛素 regular insulin	动物或人胰岛素	本品 30 分钟起效，作用 5～8 小时。用于控制餐后高血糖。人胰岛素是唯一可静脉注射的胰岛素制剂，只在急症时使用

续表

分类	药物名称	药物结构	药理特点与用途
中、长效胰岛素	甘精胰岛素 insulin glargine	A21 门冬酰氨被甘氨酸取代，B30 的苏氨酸后加 2 个精氨酸	本品 1~2 小时起效，作用 24 小时，每天给药 1 次，可与短效胰岛素或口服降血糖药合用，适用于中度糖尿病患者
	地特胰岛素 insulin detemir	B29 赖氨酸与肉豆蔻酸结合	本品皮下注射吸收缓慢，与清蛋白结合率为 99%，血浆浓度变化小，用于儿童或需控制胰岛素水平的成年患者
	低精蛋白锌胰岛素 isophane insulin	高精纯度猪或牛胰岛素的中性溶液	本品为中效胰岛素，30 分钟起效，可维持 8 小时，与长效胰岛素合用可更好地控制血糖
超长效胰岛素	德谷胰岛素 insulin degludec	B29 赖氨酸上引入十六烷二酸，生成多六聚体，使缓慢释放	本品 90 分钟起效，作用时间大于 24 小时，用于 1 型和 2 型糖尿病的治疗，较小剂量即可起效
可吸入胰岛素	Exubera（inhalable Exubera）	通过特殊给药系统和缓慢精细吸入方式将药物粉剂送到肺部	本品适用于口服降血糖药疗效不佳的 1 型和 2 型糖尿病患者，餐前给药，可引起可逆性的肺功能降低

　　本品与口服抗凝血药、水杨酸盐、磺胺类药物等合用时，降糖作用可增强；与口服降血糖药合用有协同作用；与肾上腺皮质激素、噻嗪类利尿药、口服避孕药等合用时降糖作用降低。

　　本品的不良反应主要有低血糖、过敏反应、皮下脂肪萎缩及耐受性。最佳用药配伍是短效胰岛素与长效胰岛素合用，适合比例为 2:1~4:1。

知识链接

胰淀素

　　胰淀素（amylin）又称胰岛淀粉样多肽，是一种在餐后胰岛 β 细胞中与胰岛素共同分泌并进入血液的多肽类激素。普兰林肽（pramlintide）是稳定的内源性胰淀素非聚合异构体，可通过增加内源性胰淀素，减缓胃排空，抑制胰高血糖素分泌，从而降低餐后血糖、血浆乳酸和血清胰岛素水平，适用于 1 型和 2 型糖尿病的辅助治疗，对 2 型糖尿病患者降低血糖和减肥的作用更显著。本品具有水溶性，绝对生物利用度为 30%~40%，皮下注射后 27 分钟达峰，作用 3 小时。耐受性好，不良反应少。但与胰岛素合用会增加诱发严重低血糖的风险，尤其对 1 型糖尿病患者。

第二节　口服降血糖药

一、胰岛素增敏剂

　　2 型糖尿病患者存在胰岛素敏感性降低，即胰岛素抵抗，使胰岛素不能发挥正常的生理功能，从而形成高胰岛素血症。因此，改善胰岛素敏感性是 2 型糖尿病治疗的一个重要环节。胰岛素增敏剂是过氧化物酶体增殖物激活受体（peroxisome proliferator activated

receptors，PPAR）激动剂，可提高胰岛素受体的敏感性，促进细胞对葡萄糖的利用。按照化学结构不同，胰岛素增敏剂可分为三类：双胍类、噻唑烷二酮类和 PPARα/γ 双重激动剂。

（一）双胍类降血糖药

双胍类降血糖药在 20 世纪 50 年代后期应用于临床，主要有二甲双胍（metformin）、苯乙双胍（phenformin）和丁福明（buformin）。苯乙双胍和丁福明由于可引发乳酸性酸中毒而在多国停用，而二甲双胍对有无胰岛 β 细胞功能的糖尿病患者均有效，且对正常人无降糖作用，已成为肥胖伴胰岛素抵抗的 2 型糖尿病患者的首选药。

双胍类降血糖药的化学结构简单，均由双胍母核连同一侧氨基上连接不同的取代基构成。

二甲双胍（metformin）　　　苯乙双胍（phenformin）　　　丁福明（buformin）

盐酸二甲双胍（metformin hydrochloride）

化学名为 1,1-二甲基双胍盐酸盐（1,1-dimethylbiguanide hydrochloride）。

本品为白色结晶或结晶性粉末，无臭，mp. 220～225℃，易溶于水，溶于甲醇，微溶于乙醇，不溶于丙酮、乙醚和三氯甲烷。具有强碱性，pK_a 值为 12.4；其盐酸盐的 1% 水溶液 pH 为 6.68，呈近中性。

本品主要在小肠内吸收，吸收快，半衰期为 1.5～2.8 小时，作用维持 5～6 小时，生物利用度约为 60%。很少在肝脏代谢，也不与血浆蛋白结合，几乎全部以原形经肾排出。当肾功能减退时，本品会在体内大量蓄积，易引起乳酸性酸中毒，因此，肾功能损害者禁用，老年人慎用。

本品的降糖机制主要是：①增加葡萄糖的无氧酵解和利用，增加骨骼肌和脂肪组织的葡萄糖氧化和代谢，减少肠道对葡萄糖的吸收，降低餐后血糖；②抑制肝糖的产生和输出，控制空腹血糖；③改善外周组织胰岛素与其受体的结合和作用，改善胰岛素抵抗。

本品可由氯化二甲基铵和双氰胺在 130～150℃加热 0.5～2 小时缩合来制备。反应中生成的二甲双胍可能经历分子内重排，分解产生二甲基胍和氰胺。2010 年版《中华人民共和国药典》规定，要对双氰胺进行杂质检查，含量不应超过 0.02%。

双氰胺

本品具有降低血脂、血压和控制体重的作用，是肥胖伴胰岛素抵抗的 2 型糖尿病患者的首选药。本品副作用小，仅有约 20% 的患者出现轻度胃肠反应，罕有乳酸性酸中毒现象，也不引起低血糖。

本品与胰岛素或磺酰脲类口服降血糖药物有协同作用，可用于胰岛素耐受患者的治疗，还可用于多囊卵巢综合征和非酒精性脂肪肝的治疗。

案例分析

案例：某男，51 岁，肥胖，确诊为 2 型糖尿病。开始用盐酸二甲双胍 500mg，每天 2 次，随餐服用；1 周后加量至 1500mg，每天 3 次；患者虽然避免空腹服药，仍有恶心和腹泻症状。作为药师，你认为该如何调整盐酸二甲双胍的剂量？

分析：少数患者服用盐酸二甲双胍会出现畏食、腹泻、恶心等消化道反应，常随时间的推延而消失，并可通过减小初始剂量（500mg 或 850mg 早餐时单剂量给药），缓慢加量（每 2 周增加 1 次），直到达到适当的临床疗效。因此，本品的剂量应减为每天 500mg，随餐服用。数周后缓慢加量至 1500mg，每天 3 次随餐服用。患者就不会出现上述胃肠反应。

（二）噻唑烷二酮类降血糖药

噻唑烷二酮类药物（TZDs）也称格列酮类，是胰岛素增敏剂的主要类型。该类药物通过激活过氧化物酶体增殖物激活受体 γ（PPARγ），增加胰岛素对受体靶组织的敏感性，显著改善胰岛素抵抗，从而减少肝糖的产生，并可增强外周组织对葡萄糖的摄取。

该类药物可单独应用或与其他降血糖药合用，适用于肥胖或有代谢综合征的 2 型糖尿病的治疗。当与磺酰脲类降血糖药或胰岛素合用时，可增加引发低血糖的风险。常见轻、中度水肿，贫血，肝脏转氨酶升高等不良反应，此外，应警惕该类药物存在的心血管系统风险。

代表性噻唑烷二酮类口服降血糖药见表 20-2。

表 20-2　常用的噻唑烷二酮类口服降血糖药

药物名称	药物结构	药理特点与用途
曲格列酮 troglitazone		本品于 1997 年用于临床，由于对肝脏毒性大，于 2000 年退出市场
罗格列酮 rosiglitazone		本品是最有效的 PPARγ 激动剂，口服吸收快，生物利用度为 99%，半衰期为 3～4 小时。部分经肝脏代谢，64% 以原形经肾排出体外。2000 年在我国上市，用于未使用过该药或使用其他降血糖药无效的 2 型糖尿病患者；有诱发心脏病的风险

续表

药物名称	药物结构	药理特点与用途
吡格列酮 pioglitazone		本品为高选择性 PPARγ 激动剂,口服吸收好,半衰期为 3 小时,活性代谢物半衰期为 16~24 小时,血浆蛋白结合率 99%。有助于降低冠心病、脑卒中等心脑血管疾病发生的危险,用于 2 型糖尿病;有增加膀胱癌的风险

噻唑烷二酮类降血糖药的构效关系归纳如下:①基本结构是 5- 取代苄基噻唑烷 -2,4-二酮,分子结构一般由三部分组成:酸性的噻唑烷二酮基团、中间的苯氧(或含氧杂环)烃基和亲脂性芳香基团;②噻唑烷二酮氮原子上的氢是可以电离的酸性质子,pK_a 约为 6.8,在生理 pH 下会部分离子化,是与受体发生作用的必需基团;③环上 5 位的手性中心构型不稳定,药用消旋体;④中间部分通常是苯氧乙基,引入苯氧甲基或含氧杂环也可得到高活性的化合物;⑤亲脂性基团可以是芳环或杂环,是影响化合物活性和药代动力学性质的重要基团。

(三)新型 PPARα/γ 双重激动剂

过氧化物酶体增殖物激活受体可调节血糖浓度、脂质和胆固醇代谢,其中,激活 PPARγ 可提高胰岛素敏感性,但在降低血糖的同时会引发肥胖、心血管疾病等副作用;激动 PPARα 可降低甘油三酯水平,减少肥胖作用。因此,PPARα/γ 双重激动剂可以同时起到降糖、降脂的作用,且不易出现体重增加等 PPARγ 激动剂类药物常见的副作用。

赛格列扎(saroglitazar)是目前唯一一个上市的新型 PPARα/γ 双重激动剂,由印度 Zydus 制药公司开发,于 2013 年在印度批准使用,用于血脂异常或高甘油三酯血症的 2 型糖尿病的治疗,1 天 1 次口服给药。

赛格列扎(saroglitazar)

二、胰岛素分泌促进剂

胰岛素分泌促进剂是最早用于临床的一类口服降血糖药,按作用机制,主要分为 K^+-ATP 酶抑制剂、胰高血糖素样肽 -1(GLP-1)受体激动剂和二肽基肽酶 -4(DPP-4)抑制剂三类。

(一)K^+-ATP 酶抑制剂

1. 磺酰脲类降血糖药　20 世纪 40 年代,人们发现用磺胺异丙噻哒唑(sulfanilamide isopropyl)治疗斑疹伤寒时有降血糖的不良反应,在其结构改造过程中,于 1955 年发现了第一个磺酰脲类降血糖药氨磺丁脲（carbutamide）。它具有强降血糖作用，但副作用多，尤其是具有较大的骨髓毒性，后被停用。氨磺丁脲的发现促进了磺酰脲类口服降血糖药的研究，相继得到了一系列衍生物。

磺胺异丙噻哒唑（sulfanilamide isopropyl）　　氨磺丁脲（carbutamide）

磺酰脲类胰岛素分泌促进剂对正常人及糖尿病患者均有降血糖作用。当磺酰脲类药物与胰岛 β 细胞受体结合后，可关闭钾通道而阻断钾离子外流，使细胞膜去极化，导致电压依赖性钙通道开放，胞外钙离子内流，使钙离子浓度增加从而引发胰岛素的释放。此外，该类药物能增加胰岛素受体的数量和亲和力，增加胰岛素在肝脏、骨骼肌和脂肪组织的作用，降低在肝脏的清除率。在肝脏，该类药物通过减少肝糖输出，刺激肝脏糖酵解而降低血糖水平；在骨骼肌，可增强糖原合成酶的活性，加快葡萄糖的摄取而降低血糖。

磺酰脲类胰岛素分泌促进剂主要分成三代：第一代是 20 世纪 50 年代发现的，以甲苯磺丁脲（tolbutamide）、氯磺丙脲（chlorpropamide）为代表；70 年代研制出第二代磺酰脲类降血糖药，代表药物为格列本脲（glibenclamide）、格列吡嗪（glipizide）和格列喹酮（gliquidone）等，其降糖作用更强，口服吸收迅速，长效，副作用更小；20 世纪 90 年代上市的格列美脲（glimepiride）为第三代磺酰脲类降血糖药，活性更大，使用剂量小，适用于对其他磺酰脲类药物失效的糖尿病患者的治疗，见表 20-3。

表 20-3　常用的磺酰脲类胰岛素分泌促进剂

药物名称	R—	R₁—	药理特点与用途
甲苯磺丁脲 tolbutamide	$H_3C—$	$—C_4H_9$	本品口服吸收快，用于饮食控制无效而胰岛功能尚存的轻、中度 2 型糖尿病
氯磺丙脲 chlorpropamide	Cl—	$—C_3H_7$	本品作用时间长达 60 小时以上，不良反应多，用于轻、中度 2 型糖尿病，也可用于成人中枢性尿崩症
格列吡嗪 glipizide			本品对胰岛 α、β 细胞都有作用，半衰期为 2～4 小时，餐后服用，用于单用饮食控制未能达到良好效果的轻、中度 2 型糖尿病
格列波脲 glibornuride			本品口服经肠道吸收快，半衰期约为 8 小时，用于轻、中度 2 型糖尿病，不良反应少

续表

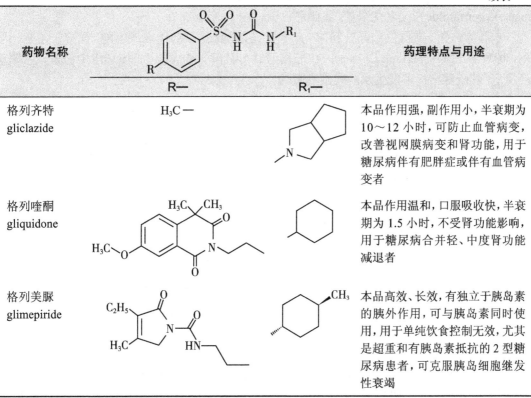

药物名称	R—	R₁—	药理特点与用途
格列齐特 gliclazide	H₃C —		本品作用强,副作用小,半衰期为10～12小时,可防止血管病变,改善视网膜病变和肾功能,用于糖尿病伴有肥胖症或伴有血管病变者
格列喹酮 gliquidone			本品作用温和,口服吸收快,半衰期为1.5小时,不受肾功能影响,用于糖尿病合并轻、中度肾功能减退者
格列美脲 glimepiride			本品高效、长效,有独立于胰岛素的胰外作用,可与胰岛素同时使用,用于单纯饮食控制无效,尤其是超重和有胰岛素抵抗的2型糖尿病患者,可克服胰岛细胞继发性衰竭

　　磺酰脲类降血糖药具有磺酰脲的基本结构,分子呈弱酸性,这是促胰岛素分泌所必需的。主要差别在于磺酰苯基对位的取代基 R 和脲基上的取代基 R₁。第一代药物的取代基 R₁ 应具有一定的体积和亲脂性,甲基无效,乙基稍有活性;取代基的碳原子数为3～6时,有显著的降血糖活性,但当碳原子数超过12时,活性消失。R 可影响药物的作用持续时间,可通过减少药物作用维持时间,降低低血糖的发生。R 为简单的基团,如甲基、乙酰基、卤素等具有活性。第二代药物在结构上比第一代复杂,R 为较复杂的 β- 芳酰胺乙基基团,其羰基可与受体中的特定基团形成氢键,可增强活性,使吸收快,毒性低,活性较第一代提高100～200倍。R₁ 可以是直链、脂环或某些杂环,通常为环己基侧链,可增强与受体亲和力。

格列本脲(glibenclamide)

化学名为 N-[2-[4-[[[(环己氨基)羰基]氨基]磺酰基]苯基]乙基]-2- 甲氧基 -5- 氯苯

甲酰胺 5-chloro-*N*-[2-[4-[[[（cyclohexylamino）carbonyl]-amino]sulfonyl]phenyl]ethyl]-2-methoxybenzamide），又名优降糖，氯磺环己脲。

本品为白色、类白色结晶性粉末，几乎无臭，无味。不溶于水或乙醚，微溶于乙醇、丙酮，略溶于三氯甲烷。mp. 170～174℃，熔融时可分解。在常温、干燥环境中稳定，在潮湿环境下，其酰脲结构可发生水解成磺酰胺。

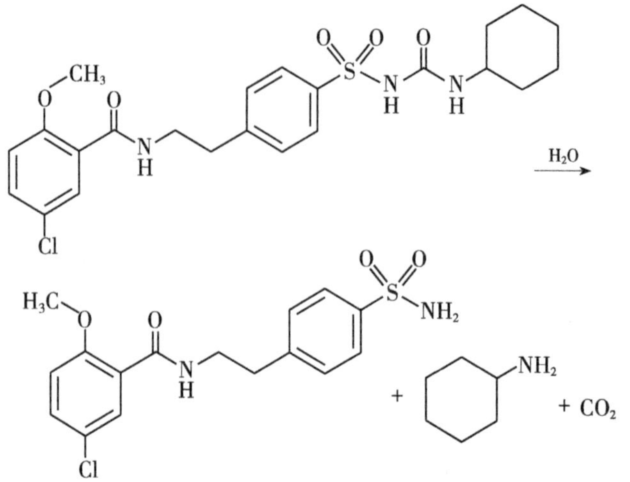

本品口服吸收快，持续时间长。口服 30 分钟后显效，约 25 小时血药浓度达峰值，持续作用 24 小时，半衰期为 10～12 小时，蛋白结合率为 95%。在肝脏代谢，代谢产物为反式 4-羟基格列本脲和顺式 3-羟基格列本脲，代谢产物由胆汁和肾各排出约 50%。由于其代谢产物仍有 15% 的活性，肾功能不良者因排出减慢易引发低血糖，尤其老年患者要慎用。

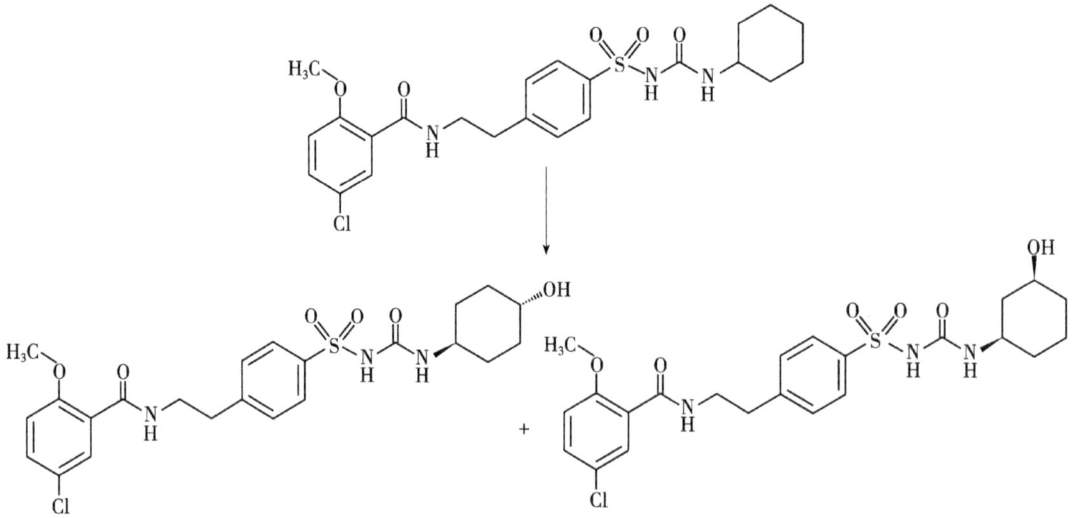

本品为强效降血糖药，作用强度为甲苯磺丁脲 200 倍，适用于单用饮食控制疗效不佳且无严重并发症的中、重度 2 型糖尿病患者。少数患者有胃肠道不适等副作用，肝、肾功能不

全者慎用。本品可由乳汁分泌，导致婴儿发生低血糖，并可造成死胎和胎儿畸形，孕妇和哺乳期妇女禁用。

格列吡嗪（glipizide）

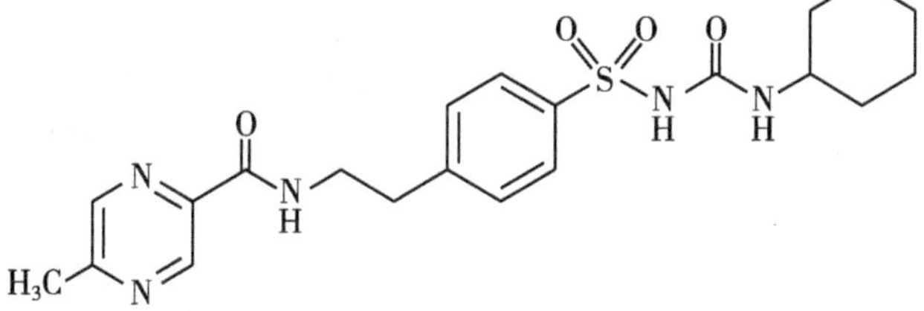

化学名为 5- 甲基 -N-[2-[4-[[[（环己氨基）羰基]氨基]磺酰基]苯基]乙基]- 吡嗪甲酰胺（N-[2-[4-[[[(cyclohexylamino) carbonyl] amino] sulfonyl] phenyl] ethyl] -5-methylpyrazine carboxamide）。

本品为白色或类白色结晶性粉末，无臭，几乎无味。mp. 203～208℃。微溶于丙酮、三氯甲烷，难溶于乙醇，不溶于水；在稀的氢氧化钠溶液中易溶。

本品与血浆蛋白结合率为 92%～97%，半衰期为 4 小时。在肝脏中代谢，主要是环己基的羟基化和吡嗪环的反应，前者生成反式 -4′- 羟基和顺式 -4′- 羟基的代谢产物，反式 -4′- 羟基有原药 15% 的活性；后者经吡嗪基断裂后生成 N- 乙酰基的衍生物，无生物活性。代谢产物 68% 由肾脏排泄，10% 自粪便清除。

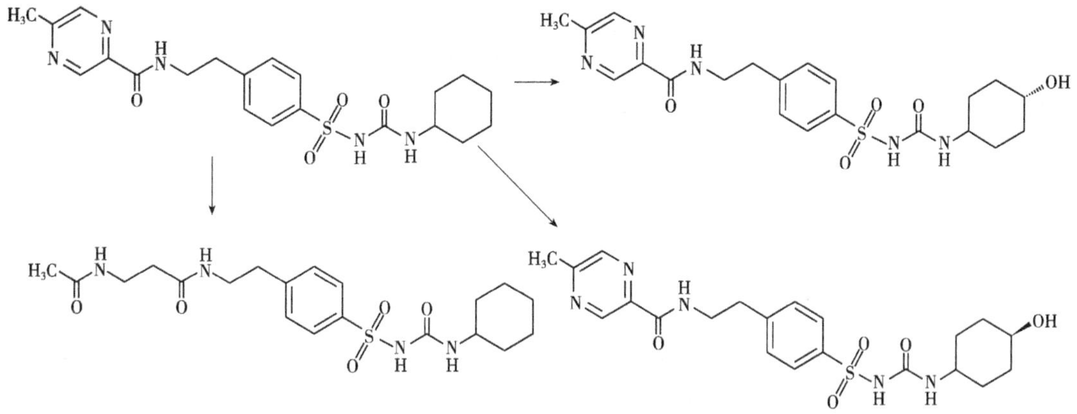

本品主要用于单用饮食控制治疗未能达到良好控制的轻、中度非胰岛素依赖型糖尿病患者。肾功能不良者慎用，尤其是老年患者应慎用。

2. 非磺酰脲类降血糖药　将磺酰脲结构用电子等排体取代，促进了非磺酰脲类降血糖药的研究，得到了列奈类降血糖药。该类药物在胰岛 β 细胞另有其亲和力结合位点，但与磺酰脲类具有相似的作用机制，通过直接作用于胰岛 β 细胞中 ATP 敏感钾通道，提高细胞内 Ca^{2+} 浓度，增加内源性胰岛素的分泌，为胰岛素分泌促进剂。代表药物见表 20-4。

表 20-4　常用的非磺酰脲类胰岛素分泌促进剂

药物名称	药物结构	药理特点与用途
那格列奈 nateglinide		本品是 D- 苯丙氨酸的衍生物，手性药物，R 构型有降血糖活性。对胰岛 β 细胞作用更迅速，持续时间更短。半衰期为 1.5 小时，肝脏代谢，16% 经原形由肾排出，肝、肾功能不全者慎用。用于使用二甲双胍不能控制或不能耐受的 2 型糖尿病患者及老年患者
米格列奈 mitiglinide		本品起效更快，作用持续时间更短，安全性高，耐受性好，给药灵活，具有更显著的改善餐后高血糖的作用，是早期及轻、中度 2 型糖尿病患者的一线治疗药物，具有"体外胰岛"之称，只在需要时提供胰岛素

该类药物比磺酰脲类药物起效快，维持时间短，疗效确切，属于超短效药物，又被称为餐时血糖调节剂。其促胰岛素分泌作用具有血糖依赖性，血糖高时使作用增强，血糖低时使作用减弱。因而，降低餐后高血糖的作用较强，同时不易引发低血糖，具有良好的安全性和耐受性，服用方便。

瑞格列奈（repaglinide）

化学名为 (S)-(+)-2- 乙氧基 -4-[2-[[3- 甲基 -1-[2-(1- 哌啶基) 苯基] 丁基] 氨基]-2- 氧代乙基] 苯甲酸（[(S)-(+)-2-Ethoxy-4-[2-[[3-methyl-1-[2-(1-piperidinyl)phenyl]-butyl]amino]-2-oxoethyl]- benzoic acid]），又名诺和龙。

本品为白色、无嗅、粉末状晶体。mp. 126～128℃（以乙醇：水 =2：1 溶剂）；mp. 130～131℃（中性水）。$[\alpha]_D^{20}+6.97°$（c=0.975，甲醇），$[\alpha]_D^{20}+7.45°$（c=1.06，甲醇）。在三氯甲烷中易溶，在乙醇或丙酮中略溶，在水中几乎不溶，在 0.1mol/L 盐酸溶液中微溶。本品是氨基甲酰甲基苯甲酸衍生物，具有 1 个手性碳原子，其 S-(+)- 异构体的活性是 R-(－)- 异构体的 100 倍，临床上使用 S-(+)- 异构体。

本品在餐前 15 分钟服用，经胃肠道迅速吸收，30 分钟起效，半衰期为 1～1.4 小时，持续时间低于 4 小时，不易引发低血糖。在肝脏迅速由 CYP3A4 酶系代谢，得到芳环、哌啶环及烷基羟基化产物，代谢产物无活性，经肾脏排泄。

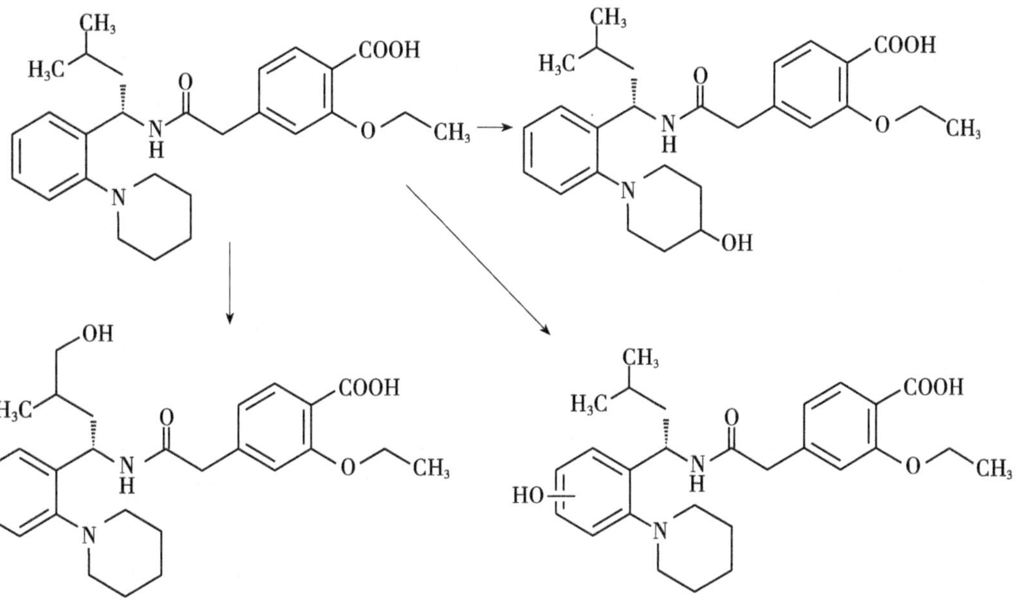

本品结构中的羧基、酰基和与羧基邻近的乙氧基均为必需药效团。乙氧基可增加与 K^+ 通路的磺酰脲受体 1 的亲和力和对磺酰脲受体 2 的选择性。酰胺基团可与磺酰脲受体 1 的特定基团形成氢键,增强降血糖活性,其构效关系如下:

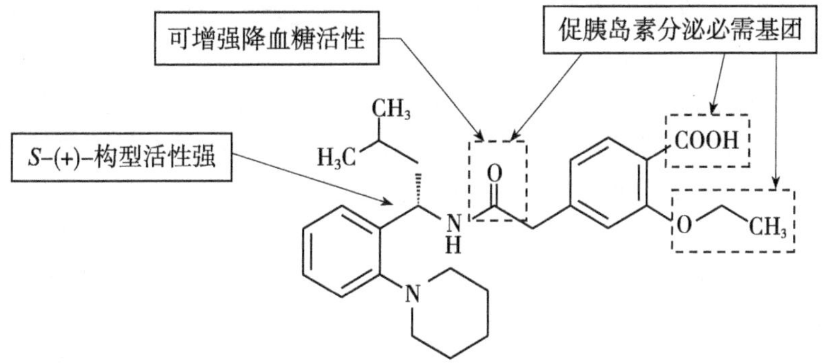

本品作为第一个"餐时血糖调节剂",突出的优点是可以模仿胰岛素的生理性分泌,有效地控制餐后高血糖,可每次给药 0.5～4mg。与磺酰脲类药物不同,本品不伴有长期的高胰岛素血症,因此对引起体重增加和低血糖症的副作用小。特别适用于早期、饮食不规律、老年或有轻度肝、肾功能伤的 2 型糖尿病患者。

由于本品结构中不含硫原子,故对磺酰脲类药物过敏者可应用。肝、肾功能不全者慎用。

本品主要由肝脏 CYP3A4 酶系代谢,如与 CYP3A4 抑制剂如康唑类抗真菌药、红霉素等同用,会使本品血浆浓度升高;而与 CYP3A4 诱导剂如利福平、苯妥英钠同用,则降低本品血浆水平,所以这两类药不宜与本品同时使用。本品与二甲双胍合用有协同作用;与磺酰脲类药物作用机制相似,如合用会加重胰岛 β 细胞负担,故不能合用。

(二)胰高血糖素样肽 -1 激动剂

肠降血糖素(incretins)是由肠道分泌的一类肽类激素,可促进胰岛素分泌而调节血糖,包括胰高血糖素样肽-1（glucagon-like peptide-1，GLP-1）和抑胃肽（gastric inhibitory peptide，GIP）两种。GLP-1 是回肠内分泌细胞分泌的一种脑肠肽，由肠道 L 细胞分泌，它具有多种生理功能。在胰腺可增加葡萄糖依赖的胰岛素分泌，抑制胰高血糖素的释放，使胰岛 β 细胞增殖；在胃肠道能延缓餐后胃排空，从而延缓肠道葡萄糖吸收，还可减轻体重。GLP-1 的降糖作用具有葡萄糖浓度依赖性。GLP-1 分泌不足与 2 型糖尿病的发生密切相关，成为 2 型糖尿病治疗的新靶点。GLP-1 可皮下注射使糖代谢异常的患者血糖趋于正常，但它易被二肽基肽酶-4（dipeptidyl peptidase-4，DPP-4）降解而失活，半衰期仅为 1～2 分钟，必须持续静脉滴注或皮下注射才能产生疗效，这大大限制了 GLP-1 的临床应用。

艾塞那肽（exenatide）是人工合成的肽类物质，于 2005 年 4 月上市，是第一个 GLP-1 激动剂。本品最初从美洲大毒蜥的唾液中分离而得，含有 39 个氨基酸残基，与哺乳动物 GLP-1 的氨基酸序列 53% 同源。它可结合并激活 GLP-1 受体，但不易被 DPP-4 降解。本品于餐前 1 小时内皮下注射给药，3 小时后血药浓度达峰值，作用可维持 5 小时。主要经肾脏代谢。

本品可有效控制餐后血糖且不易引起低血糖，同时可降低体重，适用于使用双胍类、磺酰脲类或两者合用治疗效果不佳的 2 型糖尿病，或用于 2 型糖尿病患者的单药治疗，但不能用于 1 型糖尿病以及酮症酸中毒患者的抢救。常见不良反应为恶心、呕吐、腹泻、头痛以及消化不良。本品与磺酰脲类合用时，应减少磺酰脲类剂量以减小低血糖发生的危险，与双胍类合用时剂量无须调整。本品可降低口服药物吸收程度和速度，故服用需胃肠道快速吸收的口服药物，如避孕药和抗生素时，应至少在注射艾塞那肽前 1 小时服药。

利拉鲁肽（liraglutide）是天然 GLP-1 的长效类似物，与 GLP-1 有 95% 同源，仅在结构上有细微差别，是将 GLP-1 的 34 位的赖氨酸用精氨酸取代，且在 26 位的赖氨酸上增加了一个 16 碳的侧链，通过谷氨酰基连接到赖氨酸上得到的。本品在体内通过酰胺键与血浆清蛋白形成复合物，从而延缓了肾脏的代谢清除，半衰期长达 12～14 小时。与 GLP-1 相似，以葡萄糖依赖方式刺激胰岛素分泌，用于 2 型糖尿病的治疗，不推荐作为一线用药。与磺酰脲类药物联用可显著改善患者的血糖水平。

利西拉来（lixisenatide）是于 2013 年在欧洲上市。采用每天 1 次注射给药，可与其他降血糖药或者胰岛素联合，用于治疗只能通过药物来控制血糖的 2 型糖尿病患者。

（三）二肽基肽酶-4 抑制剂

二肽基肽酶-4（dipeptidyl peptidase-4，DPP-4）也称 CD26，是以二聚体形式存在的高特异性丝氨酸蛋白酶，由 776 个氨基酸残基组成。它以胰高血糖素样肽-1（GLP-1）和葡萄糖促胰岛素多肽（GIP）为天然底物，能快速降解体内的 GLP-1 和 GIP 使之失活。DPP-4 抑制剂（也称为列汀类药物）通过竞争性结合 DPP-4 活化部位，降低酶的催化活性，从而抑制其对 GLP-1 和 GIP 的降解失活，增加患者的 GLP-1 水平，进而发挥降糖活性。

与传统的 2 型糖尿病治疗药物相比，DPP-4 抑制剂有诸多优点：能通过抑制 DPP-4 的活性，保护 GLP-1；促进胰岛素分泌，降低血糖；并且能避免低血糖、肥胖等并发症的发生。

该类药物口服生物利用度高，不受进食影响；吸收快，达峰时间为 1～2 小时，发生药物相互作用的风险低。除了利格列汀通过肠肝循环排泄外，其余的都主要通过肾脏排泄。该类药物能有效降低糖化血红蛋白（HbA1c）水平，并且不会诱发低血糖和增加体重，有较好的耐受性和安全性，不良反应轻，并可与其他抗糖尿病药合并使用。但也存在选择性差、多功能性等缺点。

该类药物的开发经历三个阶段：早期开发的 DPP-4 抑制剂，结构上大多具有氨基酸吡咯烷基团，其对 DPP-4 的抑制作用强但选择性不高；第二阶段得到了化学结构各异的抑制剂，具有较高酶亲和力和抑制能力，增强了作用的选择性；第三阶段开发的抑制剂不仅具有较高的活性和选择性，还提高了口服生物利用度，作用时间长达 24 小时以上，见表 20-5。

表 20-5　常用的二肽基肽酶 -4 抑制剂

药物名称	药物结构	药理特点与用途
维格列汀 vildagliptin	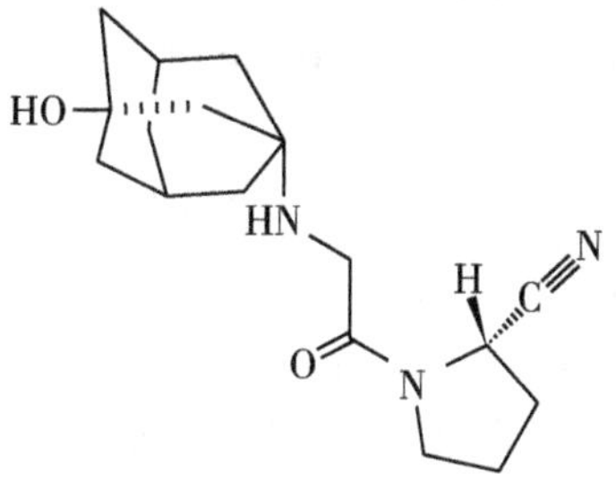	本品半衰期为 1.5～4.5 小时，达峰时间 1～2 小时，每天给药 2 次，口服吸收迅速，耐受性良好，无显著不良反应，69% 被代谢为无活性产物，维格列汀或其与二甲双胍的复方制剂用于使用二甲双胍最大耐受剂量仍不能控制血糖的 2 型糖尿病患者，有肝毒性报道
沙格列汀 saxagliptin	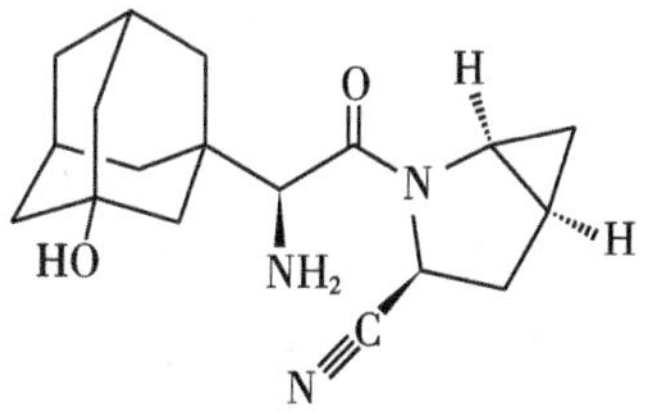	本品每天给药 1 次，可降低 HbAlc、空腹血糖和餐后血糖水平，耐受性良好，安全性高；与二甲双胍合用可有效改善胰岛 β 细胞功能，适于运动、饮食、药物控制不佳的 2 型糖尿病患者
阿格列汀 alogliptin	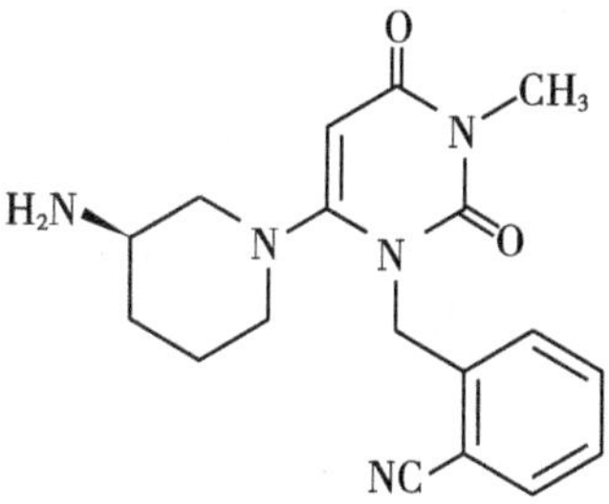	本品每天给药 1 次，具有高选择性和很强的靶向特异性，耐受性良好，无剂量限制性毒性，适用于治疗 2 型糖尿病
利格列汀 linagliptin	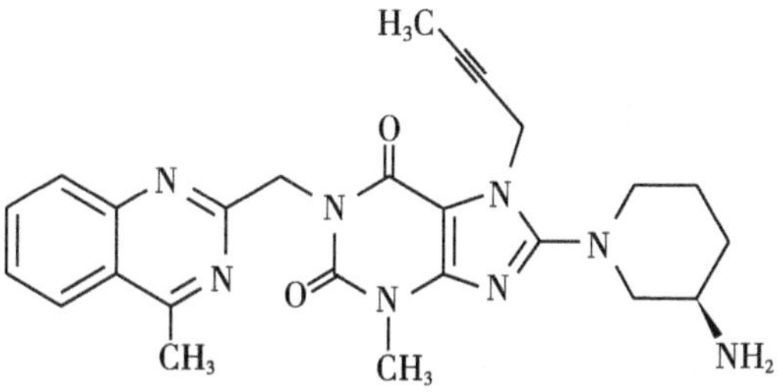	本品每天给药 1 次，主要经由胆道和胃肠道排泄，饮食对用药无影响，疗效佳，耐受性较好，可用于肾功能损伤的 2 型糖尿病患者
吉格列汀 gemigliptin	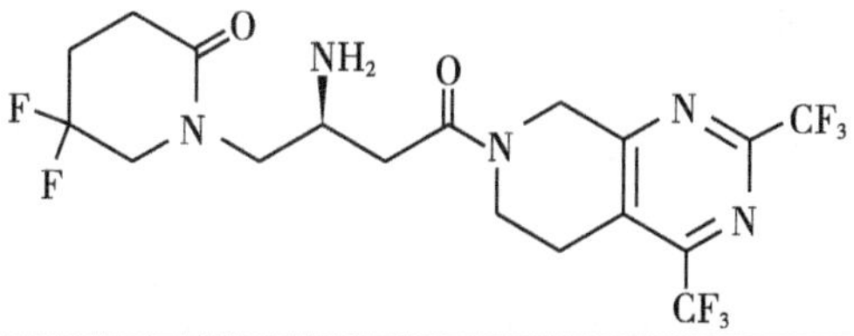	本品每天给药 1 次，吸收快，选择性高，半衰期短，耐受性好，可增加胰岛素的敏感性

磷酸西格列汀（sitagliptin phosphate）

化学名为 7-［(3R)-3- 氨基 -1- 氧 -4-（2，4，5- 三氟苯基）丁基]-5，6，7，8- 四氢 -3-（三氟甲基)- 1，2，4- 三唑并［4，3-a]吡嗪磷酸盐（7-［(3R)-3-amino-1-oxo-4-（2，4，5-trifluorophenyl)butyl]-5，6，7，8- tetrahydro-3-（trifluoromethyl)-1，2，4-triazolo［4，3-α] pyrazine-phosphate），又名捷诺维。

本品为白色粉末。口服制剂，突出优点是半衰期长，半衰期为 12 小时，每天给药 1 次，每次 100mg。相对吸收速度较快，平均达峰时间为 1～4 小时，且不受饮食影响，生物利用度为 87%。与血浆蛋白的结合率较低（约 38%）且具有可逆性，但在组织中分布较广，79% 经肾脏直接排出，其余的经代谢后排出。肾功能不全的患者，应适当减少其用量。

本品为 β- 氨基酸衍生物，是第一个批准用于治疗 2 型糖尿病的 DPP-4 抑制剂，于 2006 年 10 月上市，本品与二甲双胍盐酸盐复方制剂于 2007 年上市，适合血糖控制不佳且易发生低血糖的 2 型糖尿病的治疗，但对 1 型糖尿病和糖尿病酮症酸中毒无效。

本品不会增加低血糖或胃肠道不良反应的风险，也没有明显的体重变化，耐受性好。不良反应主要是严重的过敏反应以及出血性或坏死性急性胰腺炎。当本品与磺酰脲类降血糖药联合使用时，应减少磺酰脲类药物的剂量。

三、α- 葡萄糖苷酶抑制剂

α- 葡萄糖苷酶抑制剂（α-glucosidase inhibitors）是一类可以降低餐后高血糖的药物，通过抑制小肠刷状缘上各种 α- 葡萄糖苷酶，减慢淀粉类分解为麦芽糖及进而分解为葡萄糖的速度，以及蔗糖分解为葡萄糖的速度，减缓了糖的吸收，从而降低餐后血糖，但并不增加胰岛素分泌，因而不引起低血糖。该类药物对 1 型和 2 型糖尿病均有效。

目前临床应用的该类药物主要有阿卡波糖（acarbose）、米格列醇（miglitol）和伏格列波糖（voglibose），其化学结构均为多糖或多糖衍生物。

阿卡波糖（acarbose）

伏格列波糖（voglibose）　　　　米格列醇（miglitol）

伏格列波糖是链霉菌产生的有效霉素衍生物，于 1994 年在日本上市。本品对肠道内双糖水解酶选择性抑制作用强，而对 α-淀粉酶几乎无抑制作用。在胃肠道吸收量甚微，体内几乎不代谢，以原形药物存在于血浆中，主要分布在肠黏膜和肾脏中，在小肠起效后，主要从粪便排出。它能降低多聚体物质释放单糖的速度，从而降低餐后血糖水平，用于改善糖尿病患者的餐后高血糖，并不引起体重增加。单独使用不会引起低血糖，但当与磺酰脲类降血糖药、二甲双胍或胰岛素合用时，可能引起低血糖。

米格列醇是 α-葡萄糖苷酶强效抑制剂，为葡萄糖类似物，于 1988 年上市。治疗效果与阿卡波糖类似，可以显著性地降低 HbAlc、餐后以及空腹血糖水平。口服给药后能被迅速、完全吸收入血液，不会进入中枢神经系统。在体内几乎不被代谢，并能迅速被肾脏清除，在小肠完全吸收，入血后降糖作用消失。口服后 3 小时达到峰值，半衰期为 8～16 分钟。其作用机制为可逆竞争性抑制葡萄糖的吸收，可延缓葡萄糖的吸收过程，可降低餐后血糖和血中胰岛素浓度，胃肠道副作用小，主要用于内分泌型 2 型糖尿病的治疗，高剂量会出现饱和状态。患者会出现暂时性的血清铁含量降低，但未见其他血液学指标异常。

临床单独应用本类降血糖药不会引起低血糖，当与磺酰脲类降血糖药、二甲双胍或胰岛素合用时，可能引起低血糖。一旦出现低血糖症，应口服或静脉注射葡萄糖治疗，而不能给予蔗糖、麦芽糖或淀粉，因在本类药物作用下，不能将它们分解为葡萄糖，不能被吸收。

阿卡波糖（acarbose）

化学名为 O-4,6-双去氧 -4-[[[1S-(1α, 4α, 5α, 6α)]-4, 5, 6-三羟基 -3-(羟甲基)-2-环己烯 -1-基]氨基]-α-D-吡喃葡萄糖基 -(1→4)-O-α-D-吡喃葡萄糖基 -(1→4)-D-葡萄糖（O-4, 6-dideoxy-4-[[[1S-(1α, 4α, 5α, 6α)]-4, 5, 6-trihydroxy-3-(hydroxymethyl)-2-cyclohexen-1-yl]amino]-α-D-glucopyranosyl-(1→4)-O-α-D-glucopyranosyl-

（1 → 4）-D-glucose）。

本品为白色或淡黄色无定形的粉末，$[\alpha]_D^{18}+16.5°$（c＝0.4，水）。极溶于水，溶于甲醇，几乎不溶于二氯甲烷。

本品是一种假四糖，由不饱和环己多醇、氨基糖及两个分子右旋葡萄糖组成。不饱和环己多醇和氨基糖是抑制 α- 葡萄糖苷酶的活性部位。本品在小肠上部黏膜细胞刷状缘处与碳水化合物竞争 α- 葡萄糖苷酶的活性位点并可逆地抑制了 α- 葡萄糖苷酶，其作用延长了碳水化合物的消化时间，也减缓了葡萄糖吸收速度，使餐后血糖降低。本品与含淀粉、高纤维的食物同服，并限制葡萄糖和蔗糖，效果更好。

本品溶解性差，口服较少吸收，其原形物生物利用度仅为 1%～2%，血浆蛋白结合率低，主要在肠道降解或以原形随粪便排出。活性部位包括取代的环己烯环和 4,6- 脱氧 -4-氨基 -D- 葡萄糖。半衰期为 3～4 小时，药效弱，能够降低空腹血糖和尿糖，用于 1 型和 2 型糖尿病患者，尤其适用于老年患者，禁用于有炎症性肠病或肝损伤患者。

本品是由微生物发酵产生，从放线菌中分离得到的一种复合低聚糖，1990 年首次在德国上市，1996 年在美国上市。本品与磺酰脲类或双胍类降血糖药合用可增强疗效，作用持久稳定，可适当减少其用量以免引发低血糖。抗酸药、肠道吸收剂可降低本品的降血糖作用，应避免合用。本品的副作用主要为消化道反应。服药期间应增加碳水化合物的比例，并限制单糖的摄入量，以提高药物的疗效。

四、钠 - 葡萄糖同向转运体 -2 抑制剂

肾脏的葡萄糖重吸收增加也是造成糖尿病患者高血糖的一个重要因素。钠 - 葡萄糖同向转运体 -2（sodium glucose co-transporter-2, SGLT-2）是蛋白质 GLT-2 的钠依赖性葡萄糖运输蛋白，参与 90% 以上的葡萄糖在肾脏中的重吸收。SGLT-2 抑制剂可阻断此转运机制，通过抑制肾脏重吸收葡萄糖达到降糖效果，不依赖于患者胰岛 β 细胞功能，也不受胰岛素抵抗影响，有望成为糖尿病治疗药物的新选择。目前用于临床的 SGLT-2 抑制剂主要有卡格列净（canagliflozin）和达格列净（dapagliflozin）。

卡格列净（canagliflozin）　　　　　　达格列净（dapagliflozin）

卡格列净是第一个新型的 SGLT-2 抑制剂，于 2013 年 3 月被 FDA 批准在美国上市。本品生物利用度为 65%，蛋白结合率为 99%，半衰期为 10～13 小时，在肝脏进行葡萄糖醛酸化，最后通过粪便和尿排出体外。用于 2 型糖尿病的治疗，突出优点是降糖的同时具有减肥作用，并较少发生低血糖副作用。但已报道，本品可能有诱发心血管系统疾病的风险，并具有泌尿系统感染的副作用。

达格列净疗效与 DPP-4 抑制剂等数种新型降血糖药相当，用于 2 型糖尿病的治疗，可轻度降低血压和体重。口服给药，目前有 5mg 和 10mg 两种片剂，可单独使用或与包括胰岛

素在内的其他降血糖药联用。由于安全问题和临床数据不充足,本品在2011年被美国拒绝上市,但在欧洲已批准使用,要求生产商进行上市后流行病学研究。

思考题

1. 抗糖尿病药按照机制可分为哪几类? 各列举一个代表药物。
2. 盐酸二甲双胍为何被列为2型糖尿病患者治疗的首选药物?
3. 简述DPP-4抑制剂的作用机制,并指明其优点。

(宫　平)

第二十一章 维　生　素

学习要求

　　1. 掌握脂溶性维生素和水溶性维生素的分类及代表药物；维生素 A、维生素 C 的结构、理化性质、代谢和用途；维生素 E、维生素 B_1 的结构和用途。

　　2. 熟悉维生素 D_2、维生素 D_3、维生素 K_1、维生素 B_2、维生素 B_6 的结构、理化性质和用途。

　　3. 了解维生素 B_{12}、叶酸的化学特征；维生素的研究概况。

　　维生素（vitamin）是维持生物体生命正常代谢过程必需的一类微量营养成分。由于人体自身不能合成这些物质或合成的量不能满足机体的需要，所以必须从食物中摄取。维生素不能像糖类、蛋白质或脂肪那样产生能量，也不能构成机体细胞，但是它们对生物体的新陈代谢起调节作用。绝大多数维生素是酶的辅酶或辅酶的组成部分，是各个不同的代谢反应中必需的辅助因素，在机体的酶促反应中担负着传递氢原子、电子或转移某些基团的作用。当人体缺乏维生素时，会导致严重的健康问题。适量补充维生素可保持身体健康；过量摄取维生素却会导致中毒。

　　维生素的种类很多，化学结构和生理功能各不相同，通常按照它们的溶解性质，分为脂溶性维生素和水溶性维生素两大类。

第一节　脂溶性维生素

　　脂溶性维生素包括维生素 A 类、维生素 D 类、维生素 E 类和维生素 K 类。

一、维生素 A 类药物

　　维生素 A（vitamin A）主要存在于动物来源的食物，如肝、奶、蛋黄等。1931 年 Karrer 从鱼油中分离出视黄醇（retinol），次年描述了它的结构，即为维生素 A，也称为维生素 A_1（vitamin A_1）。后来又从淡水鱼鱼肝中分离得到 3,4- 脱氢视黄醇（3,4-dehydroretinol）称为维生素 A_2（vitamin A_2）。维生素 A_1 主要以具生物活性酯的形式存在于海水鱼和动物肝脏中，而维生素 A_2 则主要存在于淡水鱼中，生物效价为维生素 A_1 的 30%～40%。1968 年，Wald 阐明了维生素 A 的视觉功能。

维生素A_1（vitamin A_1）　　　　　　维生素A_2（vitamin A_2）

　　植物中含有能在动物体内转变成维生素 A 的胡萝卜素（carotene），称之为维生素 A 原（provitamin A）。α- 胡萝卜素（α-carotene）、β- 胡萝卜素（β-carotene）和 γ- 胡萝卜素（γ-carotene）均可转化为维生素 A，其中以 β- 胡萝卜素的转化率最高。它在人 β- 胡萝卜素 -15，15′- 单加氧酶（β-carotene 15，15′-monooxygenase）催化下氧化裂解，生成视黄醇和视黄醛（retinal），也有少部分转为视黄酸（retinoic acid）形式。

β–胡萝卜素（β–carotene）

　　维生素 A 是正常上皮增生和分化所必需的活性物质，自 20 世纪 40 年代开始用于治疗某些角化异常性皮肤病，但它不良反应很大，治疗剂量下极易引起急性中毒。为寻找疗效高、不良反应小的药物，对维生素 A 进行结构改造，获得了多种视黄酸类似物，统称为维 A 酸（retinoic acid，tretinoin，视黄酸，维甲酸）。维 A 酸及其几何异构体异维 A 酸（异维甲酸 isotretinoin）都是维生素 A 的活性代谢物，用于治疗结节性或聚合性痤疮，也可外用治疗鱼鳞病等，但不良反应甚多，应控制使用。

维A酸（tretinoin）　　　　　　　　　异维A酸（isotretinoin）

　　用苯环替换维 A 酸中的环己烯碳环，得到阿维 A（acitretin）和阿维 A 酯（etretinate），主要应用于毛囊角化症、毛发红糠疹、脓疱性银屑病、红皮病性银屑病和鱼鳞病等的治疗。

阿维A（acitretin）　　　　　　　　　阿维A酯（etretinate）

　　阿达帕林（adapalene）和他扎罗汀（tazarotene）是多芳香维 A 酸类似物。其中，他扎罗汀是一种新型特异性受体选择性维 A 酸类药物，它与细胞核维 A 酸 β 和 γ 受体有很高的亲和力，但不激活 α 受体或视黄醇 X 受体。治疗浓度低，不良反应少，可用于治疗银屑病、鱼鳞病、毛囊角化症、角化棘皮瘤、T 淋巴细胞癌、扁平苔藓和掌跖角化症等。

阿达帕林（adapalene）　　　　　　　　他扎罗汀（tazarotene）

维生素 A 醋酸酯（vitamin A acetate）

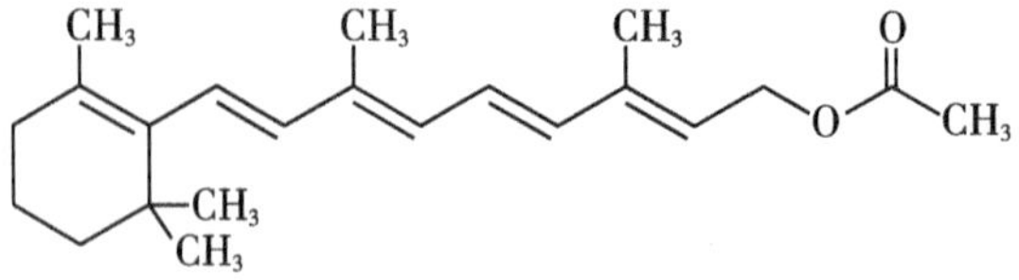

化学名为（全 *E* 型）-3,7- 二甲基 -9-（2,6,6- 三甲基 -1- 环己烯 -1- 基）壬 -2,4,6,8- 四烯 -1- 基醋酸酯（(*all-E*)-3,7-dimethyl-9-（2,6,6-trimethyl-1-cyclohexen-1-yl）nona-2,4,6,8-tetraen-1-yl acetate）。

　　本品为黄色棱形结晶。不溶于水，易溶于乙醇、三氯甲烷、乙醚、脂肪和油中。其化学稳定性好于维生素 A。临床常将本品或维生素 A 棕榈酸酯溶于植物油中应用。

　　维生素 A 的侧链上有 4 个碳碳双键，理论上有 16 个顺反异构体，但由于甲基的空间位阻，许多异构体不存在，天然维生素 A 为全反式结构。

　　维生素 A 的结构有高度特异性，侧链上的 4 个双键必须与环内的双键共轭，否则活性消失。环状结构中增加双键则活性下降（如维生素 A₂）；分子中的双键全部氢化或部分氢化，活性丧失；增长或缩短脂肪链，活性大为降低。将伯醇基酯化或转换为醛基，活性不变，但换为羧基（即维 A 酸），活性降为维生素 A 的 1/10。

　　维生素 A 易被空气中的氧所氧化，紫外线、加热或有金属离子存在时可加速氧化。先氧化为环氧化物，进一步在酸性介质中重排生成呋喃型氧化物；但在无氧情况下，加热至 120℃才被分解破坏。

　　本品在体内被酯酶水解生成维生素 A，进而氧化成视黄醛，视黄醛可以互变异构成 4- 顺式视黄醛（4-Z-retinal），它与视蛋白结合成视紫红质，是感受弱光的视色素，以维持弱光中人的视觉。视黄醛可进一步氧化成视黄酸。视黄酸在肝中与葡萄糖醛酸结合或氧化成其他代谢物，可随胆汁或尿液排出体外。

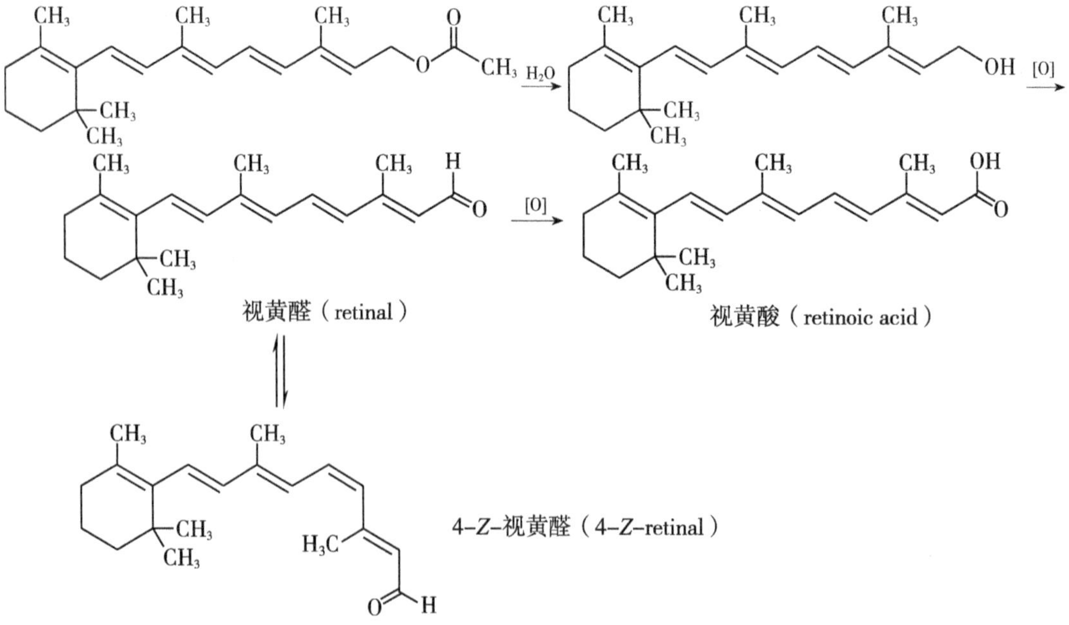

视黄醛（retinal）

视黄酸（retinoic acid）

4-Z-视黄醛（4-Z-retinal）

维生素 A 在视觉形成过程中发挥着重要作用。维生素 A 自血液中由视网膜上皮细胞摄取后再酯化并转化为 11- 顺式视黄醇（11-*cis*-retinol）形式。它在 11- 顺式视黄醛脱氢酶催化下，形成 11- 顺式视黄醛。在视觉细胞内 11- 顺式视黄醛与视蛋白（opsin）组成视色素，11- 顺式视黄醛吸收光后异构为全反式视黄醛，使视紫红质构象发生变化，启动了对大脑的神经脉冲，从而形成视觉。维生素 A 缺乏时，引起 11- 顺视黄醛的补充不足，视紫红质合成减少，对弱光敏感性降低，日光适应能力减弱，严重时会发生夜盲症。

维生素 A 具有诱导控制上皮组织分化和生长的作用，缺乏时上皮组织表面干燥、变厚、屏障性能降低，出现干眼症、牙周溢脓等。维生素 A 为骨骼生长，维持睾丸和卵巢的功能和胚胎发育所必需的。此外还具有抗氧化作用。若长期过量使用，可造成维生素 A 过多症，表现为疲劳、烦躁、精神抑制、呕吐、低热、高钙血症、骨和关节痛等。

二、维生素 D 类药物

维生素 D（vitamin D）主要存在于海鱼、动物肝脏、蛋黄和瘦肉中。维生素 D 类化合物是一类固醇化合物，也称作抗佝偻病因子（antirachitic factor）。1921 年 Funk 和 Dubin 提出酵母提取物中存在不同于维生素 A 和 B 的物质，并将其命名为维生素 D。它们促进小肠黏膜对钙、磷的吸收，促进肾小管对钙、磷的吸收，促进骨代谢，维持血钙、血磷的平衡。

维生素 D 主要有两种形式，即维生素 D_2（麦角骨化醇，ergocalciferol）和维生素 D_3（胆骨化醇，cholecalciferol），两者结构十分相似，差别只是前者比后者在侧链上多 1 个甲基和双键。两者是生物等效的，主要是调节钙离子和磷酸盐在血浆中的水平，进而影响骨骼的骨化和神经肌肉的功能。

维生素D_2（麦角骨化醇，ergocalciferol）　　　维生素D_3（胆骨化醇，cholecalciferol）

维生素 D_3（vitamin D_3）

化学名为 $(3\beta, 5Z, 7E)$-9,10- 开环胆甾 -5,7,10(19)- 三烯 -3β- 醇（$(3\beta, 5Z, 7E)$-9, 10-secocholesta-5,7,10(19)-trien-3-ol），又名胆骨化醇（cholecalciferol）。

本品为无色结晶或白色结晶性粉末，无味。在乙醇、丙酮、三氯甲烷或乙醚中极易溶解，在植物油中略溶，水中不溶。本品具有旋光性，药用右旋体。

本品可加速 Ca^{2+} 的吸收，其活性代谢形式 $1\alpha, 25$-$(OH)_2$-D_3 与靶器官如肠、骨、肾和甲状旁腺中特异性和高亲和力的胞浆受体蛋白结合，受体再把激素从胞浆转运到细胞核，诱导钙结合蛋白的合成，促进 Ca^{2+}-ATP 酶的活性，从而促进 Ca^{2+} 的吸收。维生素 D 还具有促进成骨细胞的形成和促进钙在骨质中沉积成磷酸钙、碳酸钙等骨盐的作用，有助于骨骼和牙齿的形成。缺乏维生素 D 时，小肠对钙、磷吸收发生障碍，使血液中钙、磷量下降。儿童缺乏维生素 D 时得佝偻病，出现骨骼畸形、骨质疏松、多汗等；成人会骨软化，骨骼含有过量未钙化的基质，出现骨骼疼痛、软弱乏力等症状。

本品的活化须经过两步氧化代谢过程；在肝脏，维生素 D_3 在维生素 D-25- 羟化酶的催化下生成 25-OH-D_3（骨化二醇，calcifediol），又称阿法骨化醇（alfacalcidol），它是维生素 D_3 在肝中储存和血液循环中的主要形式；在肾脏，经 25-OH-D-1α- 羟化酶催化，1α 位被羟基化生成 1α, 25-$(OH)_2$-D_3（骨化三醇，calcitriol）。骨化三醇是维生素 D_3 的活化形式，通过血液循环转运到肠道和骨骼的靶组织后调控 mRNA 的转录，促进蛋白质的合成，进而增加钙离子的吸收。

维生素 D_3（胆骨化醇，cholecalciferol）　　骨化二醇（calcifediol）　　骨化三醇（calcitriol）

本品临床用于防治佝偻病、骨软化症及老年性骨质疏松症。大剂量长期服用可引起维生素 D 过多症，表现为血钙过高、骨损伤、异位钙化和动脉硬化。

三、维生素 E 类药物

维生素 E（vitamin E）是一类与生殖功能有关的维生素，是由 α-、β-、γ-、δ- 生育酚（tocopherols）和 α-、β-、γ-、δ- 生育三烯酚（tocotrienols）组成的一类脂溶性化合物的总称。它们大多存在于植物油中，以麦胚油、花生油、玉米油中含量最为丰富。其结构特点是在苯并二氢吡喃衍生物的 2 位有 1 个 16 碳的侧链，饱和侧链的为生育酚（tocopherols），侧链上有 3 个双键的为生育三烯酚（tocotrienols）。

生育酚（tocopherols）

生育三烯酚（tocotrienol）

α：R_1=CH_3, R_2=CH_3, R_3=CH_3
β：R_1=CH_3, R_2=H, R_3=CH_3
γ：R_1=H, R_2=CH_3, R_3=CH_3
δ：R_1=H, R_2=H, R_3=CH_3

维生素 E 的构效关系研究表明，分子中羟基为活性基团，且必须与杂环氧原子成对位；苯环上甲基数目减少和位置改变，均导致活性降低；缩短或除去分子中的侧链，活性降低或丧失；维生素 E 的立体结构对活性也有影响，天然右旋体的活性最强，左旋体的活性仅为右旋体的 42%。

维生素 E 醋酸酯（vitamin E acetate）

化学名为(±)-3,4-二氢-2,5,7,8-四甲基-2-(4,8,12-三甲基十三烷基)-6-苯并吡喃醇醋酸酯((±)3,4-dihydro-2,5,7,8-tetramethyl-2-(4,8,12-trimethyl-tridecyl)-2*H*-1-benzopyran-6-ol acetate)，又名 α-生育酚醋酸酯（α-tocopherol acetate）。

本品为黄色或金黄色黏稠透明液体，无臭。在无水乙醇、丙酮、三氯甲烷、乙醚或石油醚中易溶，在水中不溶。

本品结构中苯并二氢吡喃环上 2 位碳原子和侧链上的 2 个碳原子均为手性碳。天然 α-生育酚的 3 个手性碳原子均为 R 构型，$[\alpha]_D^{25} \pm 0.32°$（乙醇），$[\alpha]_D^{25} -3.0°$（苯）。mp. 2.5～3.5℃。人工合成的为消旋体，活性为天然品的 40%。本品具有与 α-生育酚相似的生物活性。

本品具有抗氧化作用，能阻止不饱和脂肪酸的过氧化反应，减少过氧化脂质的生成；也具有保护生物膜的作用。临床用于习惯性流产、不孕症及更年期综合征、进行性肌营养不良、间歇性跛行及动脉粥样硬化等的防治；还可用于调节免疫功能、抗衰老。

四、维生素 K 类药物

维生素 K（vitamin K）是一类具有凝血作用的维生素的总称，广泛存在于绿色植物中。药用维生素 K 类的基本结构骨架是 2-甲基-1,4-萘醌衍生物，其中 3 位连有不同脂肪侧链或氢。维生素 K_1（植物甲萘醌，vitamin K_1，phytonadione）的侧链为含 20 个碳原子的植醇基；维生素 K_2 表示一系列侧链为不饱和长链烷基的化合物，其不饱和长链烷基由 1～13 个异戊二烯结构单元组成；维生素 K_3 及其氢化物维生素 K_4 的 3 位没有侧链，作用与维生素 K

类似。

维生素 K₁ 含 2 个手性中心,为顺、反异构体的混合物。临床用于防止因维生素 K 缺乏所致的出血症,例如新生儿出血、长期口服抗生素导致的出血症等。

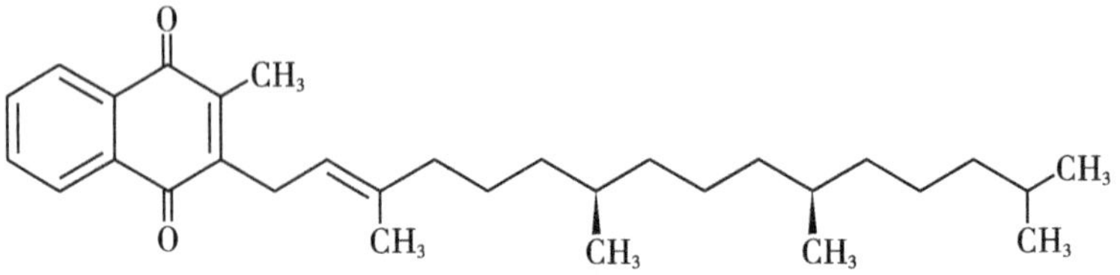

维生素K₁（phytonadione，植物甲萘醌）

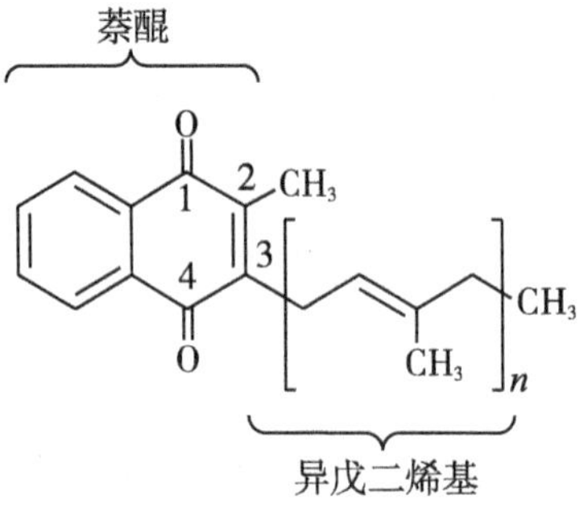

维生素K₂（vitamin K₂）　　　维生素K₃（vitamin K₃）　　维生素K₄（vitamin K₄）

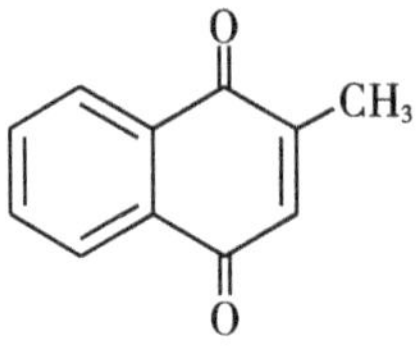

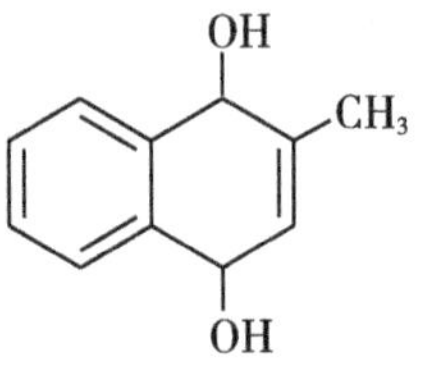

第二节　水溶性维生素

水溶性维生素具有结构多样性,包括维生素 B 类和维生素 C 类。

一、维生素 B 类药物

维生素 B 是最早从谷物中提取的可治疗人类脚气病的食物因子的总称,广泛存在于米糠、麦麸等谷物和蔬菜、牛奶、鸡蛋中。人体需要的 8 种 B 族维生素包括:维生素 B₁（硫胺, thiamine, vitamin B₁）、维生素 B₂（核黄素, riboflavin, vitamin B₂）、烟酸（nicotinic acid, vitamin B₃）、泛酸（pantothenic acid, vitamin B₅）、维生素 B₆（吡多辛, pyridoxine, vitamin B₆）、生物素（biotin, vitamin B₇）、叶酸（folic acid, vitamin B₉）和维生素 B₁₂（氰钴胺, cyanocobalamin, vitamin B₁₂）。它们有协同作用,可调节新陈代谢,维持皮肤和肌肉健康,增进免疫系统和神经系统功能,促进细胞生长和分裂。

维生素 B₁（vitamin B₁）

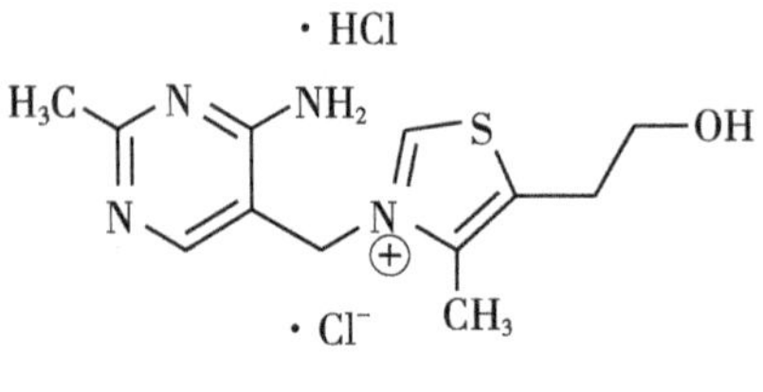

化学名为氯化 -4- 甲基 -3-[(2- 甲基 -4- 氨基 -5- 嘧啶基)甲基]-5-(2- 羟基乙基)噻唑鎓盐酸盐(3-[(4-amino-2-methyl-5-pyrimidinyl) methyl]-5-(2-hydroxyethyl)-4-methylthiazolium chloride monohydrochloride),又称盐酸硫胺(thiamine hydrochloride)。

本品为白色结晶或结晶性粉末。易溶于水,微溶于乙醇,不溶于乙醚。固体状态时,性质稳定。其水溶液的稳定性随 pH 升高而降低。在碱性溶液中很快分解。

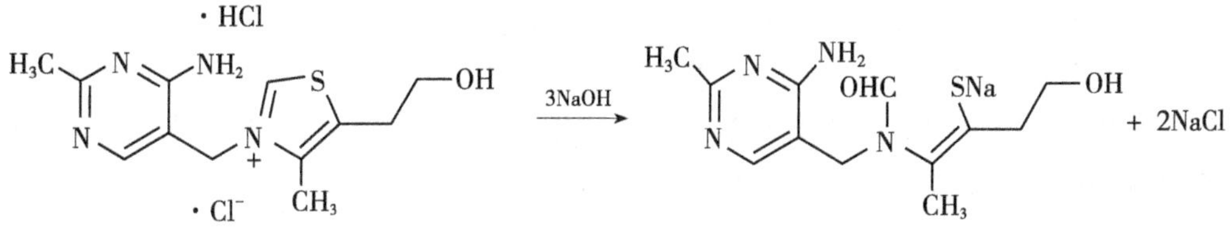

本品在温和的碱性条件下与铁氰化钾反应,可氧化为具蓝色荧光的硫色素(thiochrome)。

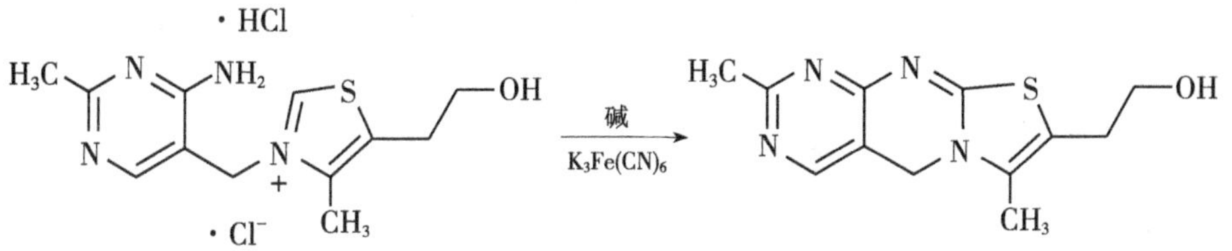

硫色素(thiochrome)

本品在氢氧化钠存在下,经五元噻唑环开环、自动氧化,转变成二硫化物。

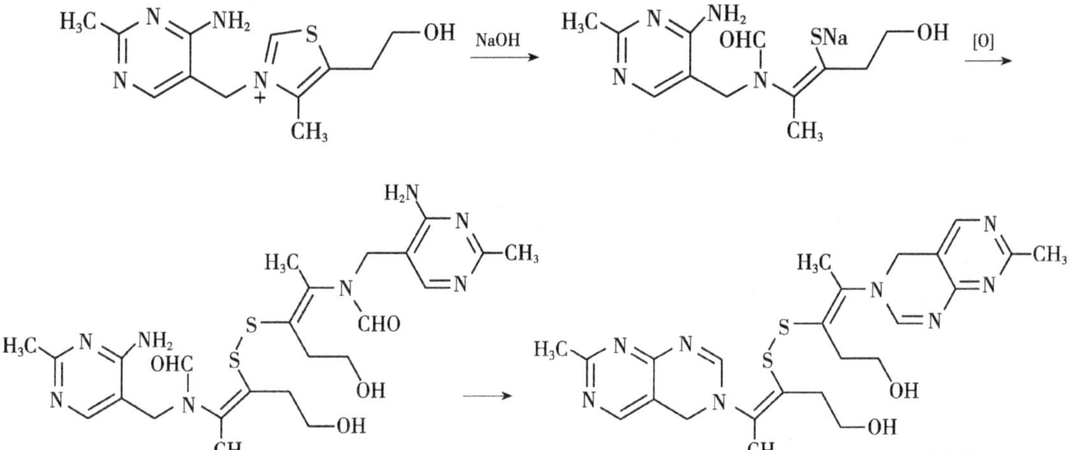

二硫化物

本品水溶液在 pH 5～6 时,与亚硫酸钠作用,发生分解失效。因此,不宜与碱性药物配伍使用,也不能用亚硫酸盐作抗氧剂。

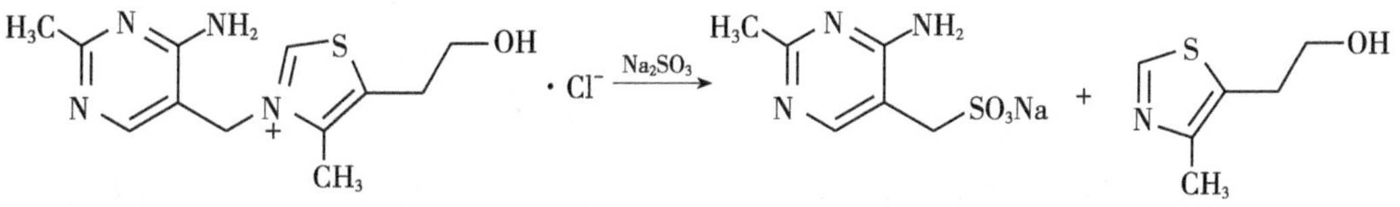

本品由 1 个氨基嘧啶环和 1 个噻唑鎓环构成,体内吸收后,转变成有生物活性的硫胺焦

磷酸酯（thiamine pyrophosphate，TPP）。主要用于治疗维生素 B_1 缺乏症，例如神经炎、食欲减退、消化功能不良、心脏功能障碍等。

案例分析

　　案例：某患者患糖尿病 10 年，近来出现多发性神经炎并伴有酮症酸中毒。能否同时静脉滴注维生素 B_1 和 $NaHCO_3$ 治疗？作为药师，如何分析？

　　分析：维生素 B_1 结构中噻唑环易受 HCO_3^- 或 HSO_3^- 进攻，从而开环分解而失效。故本品不能与 $NaHCO_3$ 同时静脉滴注。但由于 $NaHCO_3$ 在体内吸收迅速，患者可以先用 $NaHCO_3$ 治疗，30 分钟后再使用维生素 B_1。

维生素 B_2（vitamin B_2）

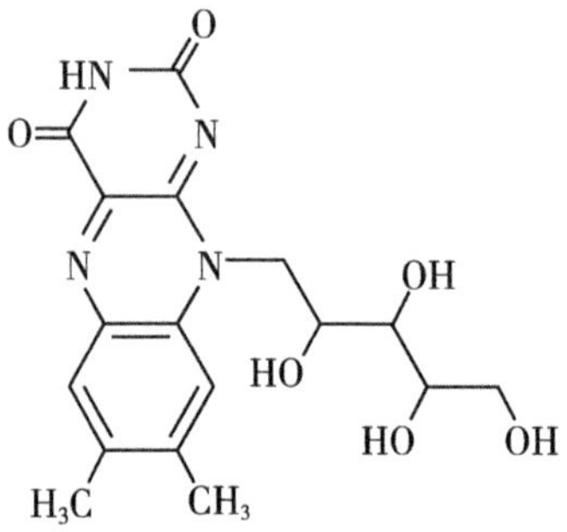

　　化学名为 7，8- 二甲基 -10-（D- 核糖型 -2，3，4，5- 四羟戊基）- 异咯嗪（7，8-dimethyl-10-（D- ribo-2，3，4，5-tetrahydroxypentyl) isoalloxazine），又称核黄素（riboflavin）。

　　本品为橙黄色结晶性粉末。几乎不溶于乙醇、三氯甲烷或乙醚。为两性化合物，在酸和碱中溶解。易于变质，在碱性溶液中或遇光可加速变质。

　　本品由苯并蝶啶部分与核糖醇两部分组成，其中核糖醇部分含 3 个手性碳原子。易发生氧化还原反应，故存在氧化型和还原型两种形式，在人体内起到传递氢的作用。

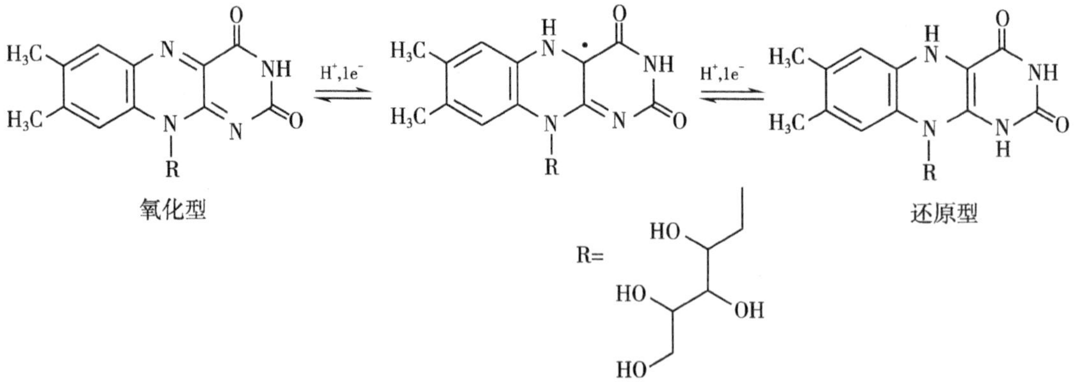

氧化型　　　　　　　　　　　　　　　　　　　　　　还原型

$R=$

　　本品对光线不稳定，在碱性溶液中分解为感光黄素，在酸性或中性溶液中分解成光化色素。分解速率随温度升高而加快。

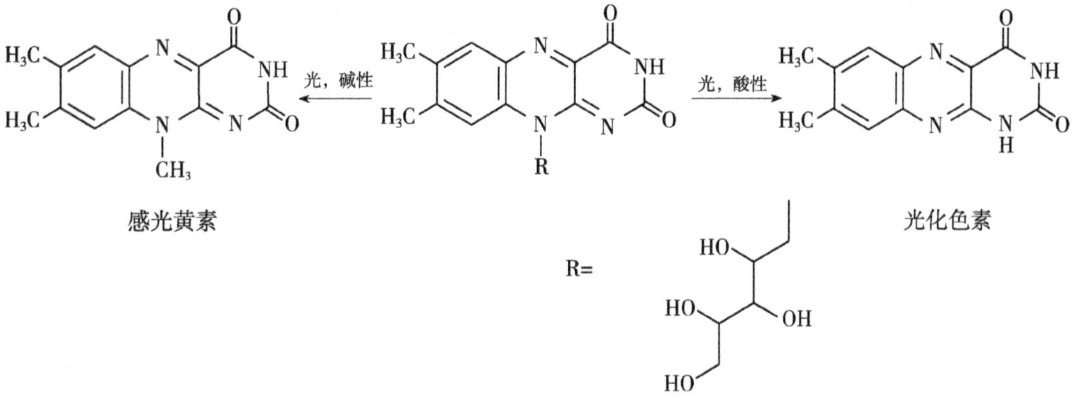

感光黄素

光化色素

R=

本品在体内以黄素单核苷酸（flavin mononucleotide，FMN）和黄素腺嘌呤二核苷酸（flavin adenine dinucleotide，FAD）形式存在，是某些氧化还原酶的辅基，能促进糖、脂肪和蛋白质的代谢，对维持皮肤、黏膜和视觉的正常功能起作用。

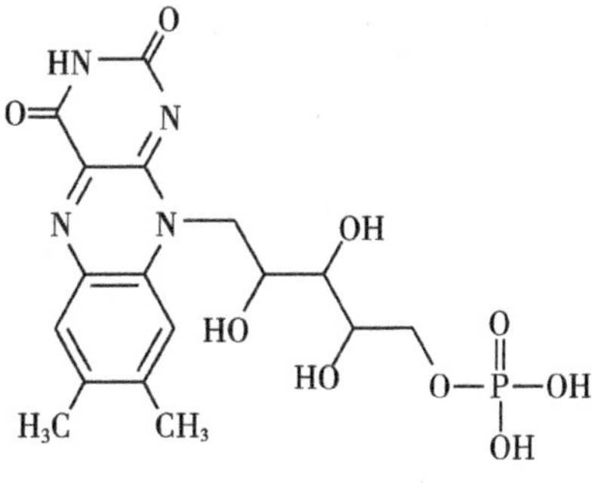

黄素单核苷酸
（flavin mononucleotide，FMN）

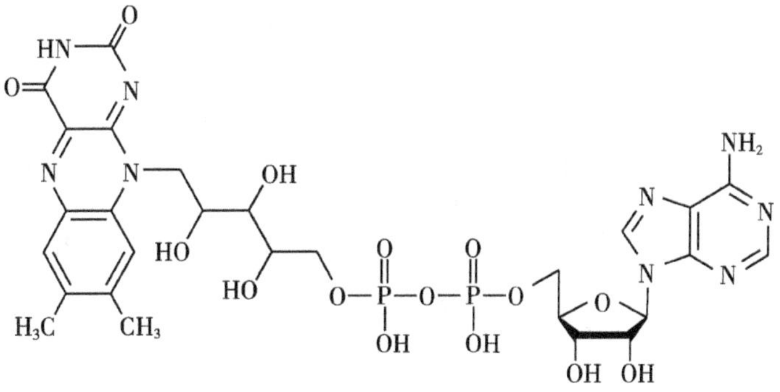

黄素腺嘌呤二核苷酸
（flavin adenine dinucleotid，FAD）

当人体缺乏本品时，组织呼吸减弱，代谢速率降低。主要症状为口角炎、舌炎、结膜炎、脂溢性皮炎及视觉模糊等。临床用于治疗因其缺乏引起的各种黏膜及皮肤的炎症。

维生素 B$_6$（vitamin B$_6$）

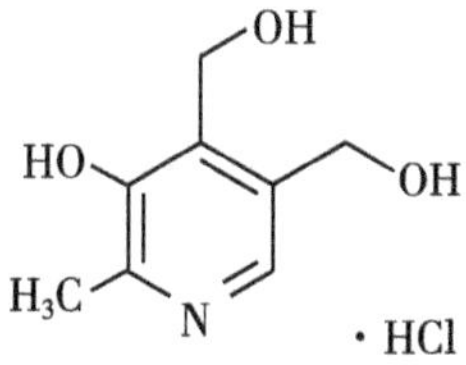

化学名为 6-甲基-5-羟基-3，4-吡啶二甲醇盐酸盐（5-hydroxy-6-methyl-3，4- pyridine dimethanol hydrochloride），又称吡多辛（pyridoxine），吡哆醇（pyridoxol）。

本品包括三种结构类似的化合物，即吡多醇（pyridoxol）、吡多醛（pyridoxal）和吡多胺（pyridoxamine），其中植物主要提供吡多醇和吡多胺，而吡多醛主要来源于动物。以吡多醇为维生素 B$_6$ 的代表。它们在体内通常以磷酸酯形式存在,三种化合物在肝中可相互转化,参与代谢作用的主要是磷酸吡多醛和磷酸吡多胺。

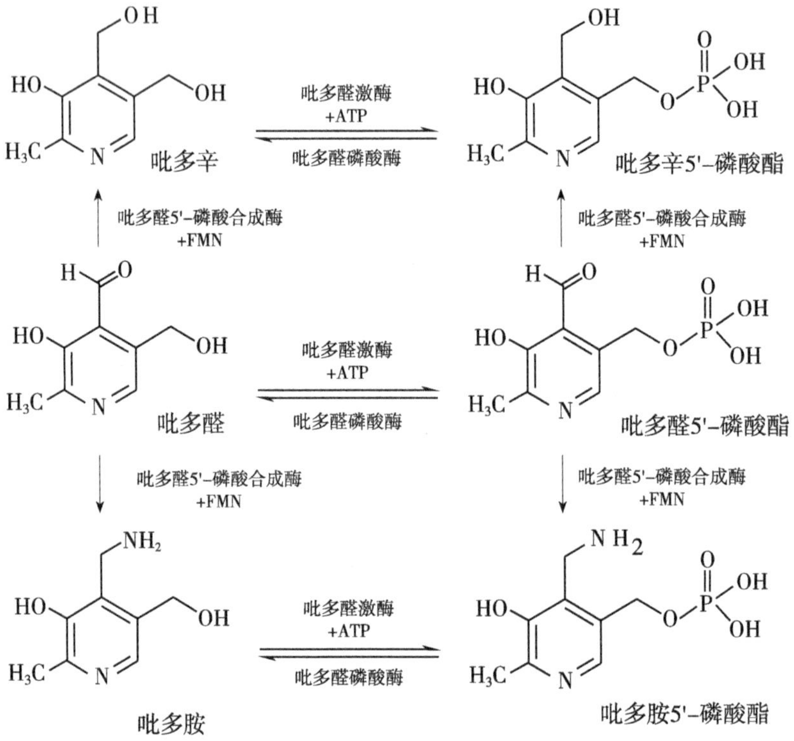

过量的维生素 B$_6$ 基本上转化为吡多醛,其在体内主要代谢为 4- 吡多酸。

临床上应用维生素 B$_6$ 治疗放射治疗引起的恶心、妊娠呕吐、异烟肼和肼屈嗪等药物引起的周围神经炎、白细胞减少症及痤疮和脂溢性湿疹等。

叶酸(folic acid)

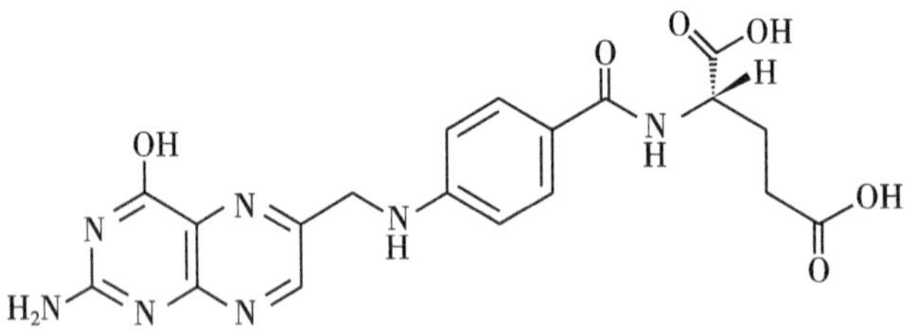

化学名为 *N*-(4-((2- 氨基 -4- 氧代 -1,4- 二氢 -6- 蝶啶)甲氨基)苯甲酰基)-L- 谷氨酸(*N*-[4-[[(2-amino-1,4-dihydro-4-oxo-6-pteridinyl)methyl]amino]benzoyl]-L-glutamic acid),又名维生素 B$_9$。

叶酸分子由蝶啶杂环体系(环 A 和环 B)、对氨基苯甲酸和谷氨酸三部分组成,其中前两部分合在一起称作蝶啶酸。

| 蝶啶 | 对氨基苯甲酸 | 谷氨酸 |

叶酸是物质代谢过程中催化"一碳基团"转移反应的辅酶组成部分。叶酸主要在空肠近端吸收，经门静脉进入肝脏，在肝内还原酶作用下，转变为具有生理活性的四氢叶酸，它是体内生化反应中"一碳基团"的传递体。尿苷酸转化为胸苷酸时所需的甲基来自携有"一碳基团"的四氢叶酸所提供的甲烯基。因此，当叶酸缺乏时，"一碳基团"转移就发生障碍，胸苷酸合成发生困难，DNA 合成也受影响，细胞分裂速度减慢。这不仅影响造血细胞，引起巨幼细胞贫血，也可累及体细胞，特别是消化道黏膜细胞。

叶酸是机体细胞生长和繁殖所必需的物质，也是人体利用糖和氨基酸的必要物质，参与蛋白质代谢，并与维生素 B_{12} 共同促进红细胞生成和成熟。主要用于治疗叶酸缺乏症。人体缺乏叶酸可导致红细胞异常、未成熟细胞增加、贫血及白细胞减少。怀孕期间，孕妇缺乏叶酸可导致胎儿出生时出现低体重、唇腭裂、心脏缺陷等，可提高胎儿神经管发育缺陷和胎儿畸形的风险。因此，准备怀孕的女性，须在怀孕前每天服用 100～300μg 叶酸。

维生素 B 类成员除维生素 B_1、B_2、B_6 外，还有烟酸、烟酰胺、泛酸、生物素和维生素 B_{12}（氰钴胺），其结构及药理作用特点见表 21-1。

表 21-1　其他水溶性维生素

药物名称	药物结构	药理特点与用途
烟酸 nicotinic acid， vitamin B_3		本品又称 vitamin PP，能促进细胞的新陈代谢，还有扩张血管和降低血脂的作用。其酰胺衍生物烟酰胺（nicotinamide）作用与烟酸相同，但无血管扩张作用
泛酸 pantothenic acid， vitamin B_5		本品为 β- 丙氨酸的衍生物，是用于治疗白细胞减少症、特发性血小板减少性紫癜、动脉硬化和心肌梗死的重要辅助药物，亦与 ATP、胰岛素一起用作能量合剂
生物素 biotin， vitamin B_7		本品是四氢咪唑烷酮的衍生物，用于生物素缺乏症，例如乳酸中毒、癌细胞对抗肿瘤药耐受性升高、脱发、皮肤病、畏食、恶心、体重减轻及感觉消失

续表

药物名称	药物结构	药理特点与用途
维生素 B₁₂ vitamin B₁₂	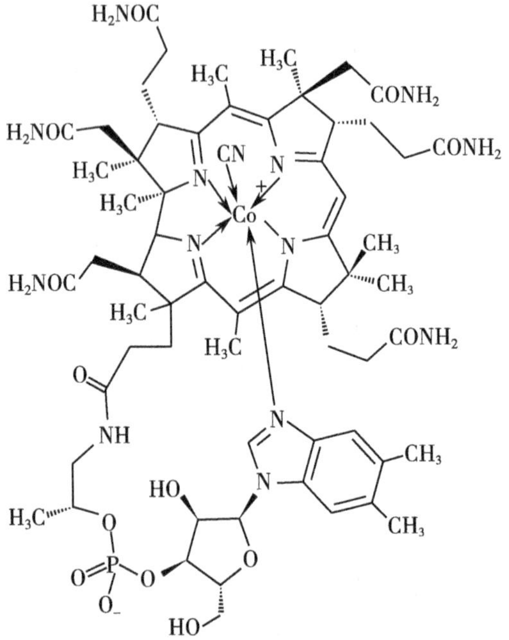	本品是由苯并咪唑核苷酸与考啉环形成的钴内络盐。临床用于治疗恶性贫血、巨幼细胞贫血、抗叶酸药引起的贫血及神经系统疾病如坐骨神经痛、神经痛、视神经炎等

二、维生素 C 类药物

维生素 C（vitamin C），又称抗坏血酸（ascorbic acid），广泛存在于新鲜水果及绿叶蔬菜中，尤以番茄、橘子、鲜枣、山楂、刺梨及辣椒等含量丰富，药用维生素 C 主要用化学方法合成。维生素 C 缺乏可引起坏血病。

维生素 C（vitamin C）

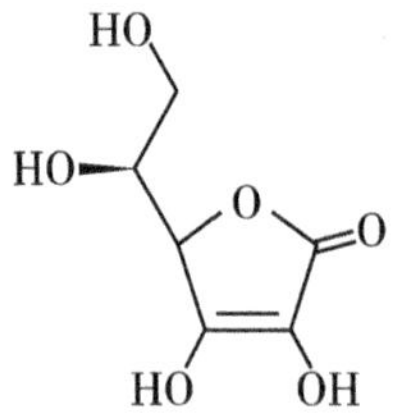

化学名为 L（+）- 苏糖型 -2，3，4，5，6- 五羟基 -2- 己烯酸 -4- 内酯（L-(+)-*threo*-2，3，4，5，6- pentahydroxy -2-hexenoic acid -4-lactone），又称抗坏血酸（ascorbic acid）。

本品分子中有 2 个手性碳原子，故有 4 个光学异构体。4 个异构体中以 L-（+）- 抗坏血酸的活性最高，D-（－）- 异抗坏血酸的活性仅为其 1/20。D-（－）- 抗坏血酸和 L-（+）- 异抗坏血酸几乎无效。

本品分子中含有连二烯醇结构，显酸性。2 位上的羟基可与 1 位的羰基形成分子内氢键，故酸性弱于 3 位羟基。3 位羟基可与碳酸氢钠或稀氢氧化钠溶液反应，生成 3 位烯醇钠盐。

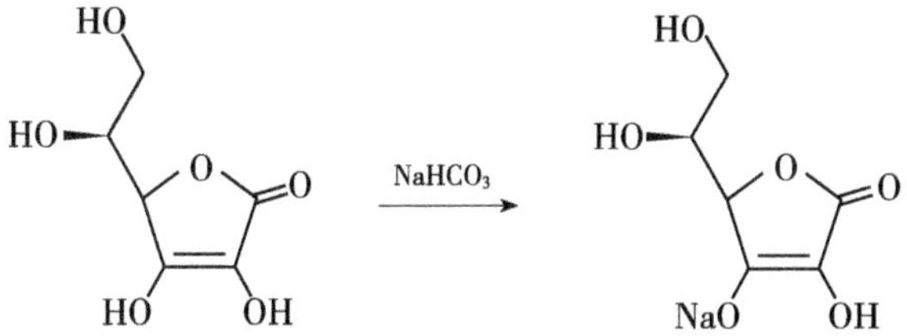

本品易被氧化为去氢抗坏血酸（dehydroascorbic acid），后者仍具有生物活性，但易被水解生成无活性的开环产物二酮古洛糖酸。二酮古洛糖酸不稳定，进一步氧化成赤藓酮糖和草酸。去氢抗坏血酸在氢碘酸、硫化氢等还原剂的作用下，又可逆转为维生素C。

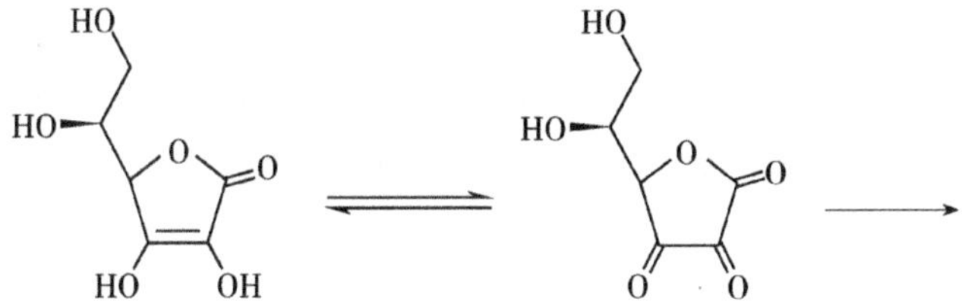

L-去氢抗坏血酸（L-dehydroascorbic acid）

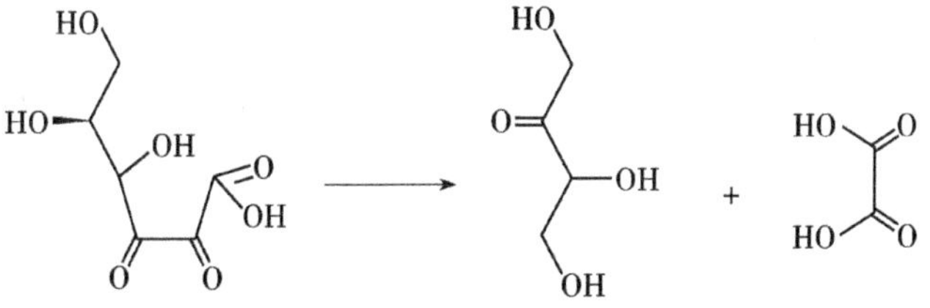

2,3-L-二酮古洛糖酸   赤藓酮糖（erythrulose）
（2,3-diketo-L-gulonic acid）

本品在酸性条件下可被碘氧化，故可用碘量法测含量。

本品在体内和去氢抗坏血酸形成可逆的氧化还原系统，失去2个电子被氧化为去氢抗坏血酸，后者被谷胱甘肽还原为维生素C。此系统在生物氧化及还原过程中和细胞呼吸中起重要作用。本品参与氨基酸代谢、神经递质的合成、胶原蛋白和组织细胞间质的合成，可降低毛细血管通透性，降低血脂，增加对感染的抵抗力，且有一定解毒功能和抗组胺作用。

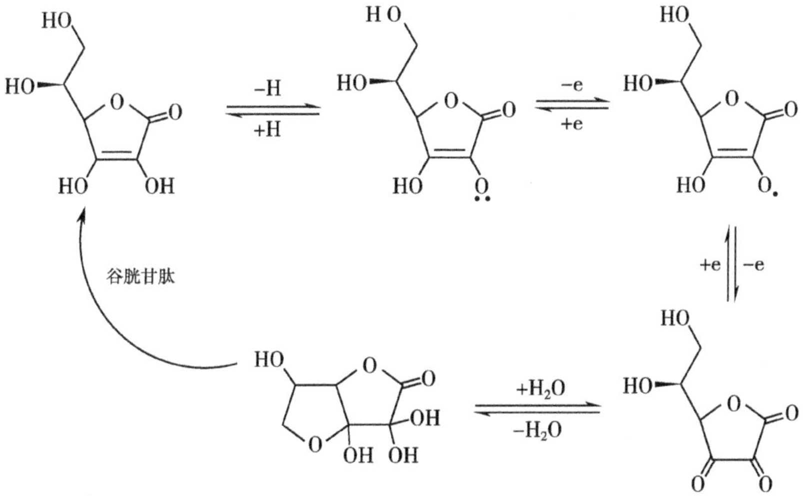

　　本品用于坏血病的预防及治疗,用于肝硬化、急性肝炎和砷、铅等慢性中毒时肝脏损伤的辅助治疗。大剂量可用于克山病患者发生心源性休克的治疗。

案例分析

　　案例:某患者患感染性肺炎,发热数天,须进行抗感染及补液等支持疗法,医生开具处方:氨苄西林钠注射液2g、维生素C注射液3g、10%葡萄糖注射液1000ml(静脉滴注)。作为药师,分析这一处方是否合理,若不合理须采取何种措施?

　　分析:维生素C含连二烯醇结构,显酸性,并具强还原性,可使青霉素类分解破坏而失效,混合后30分钟其含量即下降,2小时可下降15.4%。因此在氨苄西林钠输液中不宜加入维生素C。临床需补充维生素C时可在氨苄西林钠静脉滴注结束后,将维生素C加入50%葡萄糖注射液40ml中静脉注射。

思考题

　　1.维生素可分为哪几类?试列举每类的代表药物。

　　2.为什么高剂量维生素A会引起维生素过多症,而胡萝卜素为何却不会?

　　3.维生素C的氧化产物是什么,对活性有何影响?

(马玉卓)

主要参考文献

1. 翁玲玲. 临床药物化学. 北京：人民卫生出版社，2007.

2. 尤启东. 药物化学. 第2版. 北京：化学工业出版社，2008.

3. 汤光，李大魁. 现代临床药物学. 第2版. 北京：化学工业出版社，2008.

4. 国家药典委员会. 中国人民共和国药典临床用药须知：化学药和生物制品卷. 2010年版. 北京：中国医药科技出版社，2011.

5. 白东鲁，陈凯先. 高等药物化学. 北京：化学工业出版社，2011.

6. 尤启东，药物化学. 第7版. 北京：人民卫生出版社，2012.

7. 孟繁浩，余瑜. 药物化学. 案例版. 北京：科学出版社，2010.

8. Lemke TL,Williams DA, Roche VF, et al. Foye's principles of medicinal chemistry. 7th ed. Wolters Kluwer: Lippincott William & Wilkins, 2013.

9. Edward HK, Li D. Drug-like properties：concepts, structure design and methods：from ADME to toxicity optimization. 1st ed. Burlington: Elsevier Inc., 2008.

10. 陈新谦，金有豫，汤光. 新编药物学. 第17版. 北京：人民卫生出版社，2011.

11. Thurston D, Barrish JC, Carter PH, et al. A ccounts in drug discovery-case studies in medicinal chemistry. Cambridge: The Royal Society of Chemistry,Thomas Graham House, 2011.

12. 周伟澄. 高等药物化学选论. 北京：化学工业出版社，2006.

中英文对照索引

B

D

G

N

P

Q

R

S

T